# 精编综合临床护理学

## （上）

于乐静等◎主编

吉林科学技术出版社

**图书在版编目（CIP）数据**

精编综合临床护理学 / 于乐静等主编. -- 长春：
吉林科学技术出版社，2017.5
ISBN 978-7-5578-2504-1

Ⅰ．①精… Ⅱ．①于… Ⅲ．①护理学 Ⅳ．①R47

中国版本图书馆CIP数据核字(2017)第109450号

# 精编综合临床护理学
JINGBIAN ZONGHE LINCHUANG HULIXUE

主　　编　于乐静等
出 版 人　李　梁
责任编辑　许晶刚　陈绘新
封面设计　长春创意广告图文制作有限责任公司
制　　版　长春创意广告图文制作有限责任公司
开　　本　787mm×1092mm　1/16
字　　数　540千字
印　　张　47
印　　数　1—1000册
版　　次　2017年5月第1版
印　　次　2018年3月第1版第2次印刷

出　　版　吉林科学技术出版社
发　　行　吉林科学技术出版社
地　　址　长春市人民大街4646号
邮　　编　130021
发行部电话/传真　0431-85635177　85651759　85651628
　　　　　　　　　　　　　　　85652585　85635176
储运部电话　0431-86059116
编辑部电话　0431-86037565
网　　址　www.jlstp.net
印　　刷　永清县晔盛亚胶印有限公司

书　　号　ISBN 978-7-5578-2504-1
定　　价　188.00元（全二册）

# 编委会

主　编：于乐静　张欣红　王桂芳
　　　　姚彩霞　胡　萍　杨　赛
副主编：唐　慧　刘秀梅　余丽娟
　　　　方　威　郭　凯　边　丽
　　　　田　静　李福娥　许春英
编　委：(按照姓氏笔画)
　　　　于乐静　辽宁省肿瘤医院
　　　　于普艳　青岛大学附属医院
　　　　王　飒　沈阳军区总医院
　　　　王　璐　青岛大学附属医院
　　　　王桂芳　山东省烟台毓璜顶医院
　　　　牛迎东　牡丹江医学院第二附属医院
　　　　方　威　吉林大学中日联谊医院
　　　　田　静　吉林大学中日联谊医院
　　　　边　丽　吉林大学第二医院
　　　　朱　爽　沈阳军区总医院
　　　　刘秀梅　大连医科大学附属第一医院
　　　　刘墨菊　中国人民解放军第202医院
　　　　许春英　中国人民解放军第四六三医院
　　　　杨　赛　安阳地区医院
　　　　杨舜舜　青岛大学附属医院
　　　　李婉珺　中国人民解放军第一医院
　　　　李福娥　濮阳市安阳地区医院
　　　　李　静　沈阳军区总医院
　　　　吴　薇　河南省开封市儿童医院
　　　　余丽娟　新疆医科大学第六附属医院

张欣红　青岛市市立医院

陈　琰　青岛大学附属医院

赵冬梅　吉林大学中日联谊医院

胡　萍　湖北省荆州市第二人民医院

姚彩霞　京东誉美中西医结合肾病医院

徐　琦　青岛大学附属医院

高　倩　牡丹江医学院附属红旗医院

高　锐　沈阳军区总医院

郭宏英　沈阳军区总医院

郭　凯　吉林大学中日联谊医院

唐晓燕　青岛大学附属医院

唐　慧　山东省肥城矿业中心医院

盛海燕　青岛大学附属医院

程　倩　牡丹江医学院附属红旗医院

焦品莲　兰州大学第一医院

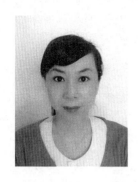

于乐静，就职于辽宁省肿瘤医院主任护师、结直肠外科护士长。担任辽宁省护理学会静脉输液治疗专委会副主任委员；曾任辽宁护理学会省神经专委会副主任委员；辽宁省肿瘤培训中心教师；大连医科大学外聘教师；《辽宁医学杂志》编委。从事临床护理工作二十余年，为静疗专科护士及疼痛专科护士。在国内刊物发表文章十余篇；参与编写书籍及杂志《中国护理大全》、《PICC临床护理知识问答》、《疼痛临床护理知识问答》、《肿瘤护理学》、《PICC园地》；参与课题《湿润密闭疗法对静脉炎的临床研究》、《周围静脉应用化疗药物致皮肤损害发生机制及护理干预的研究》、《evesblue在脑胶质瘤中的表达》。曾获辽宁省护士岗位技能精英赛三等奖；辽宁省护士技能服务赛二等奖；沈阳市百佳护士称号。

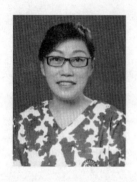

张欣红，女，1972年6月20日出生，毕业15年，现就职于青岛市市立医院东院泌尿外科，毕业于长治医学院护理本科、主管护师，护士长，从事护理管理工作，担任山东省护理学会泌尿外科专业委员会副主任委员；青岛市护理学会泌尿外科专业委员会主任委员；青岛市护理学会外科专业委员会委员；全国中西医结合泌尿外科专业护理学组组员；山东省医学会泌尿外科专业护理学组组员；山东省医学会抗癌学会泌尿外科专业护理学组组员。青岛市科技进步奖三等奖；参研课题2项，近几年发表论文10余篇，其中中华护理杂志1篇，中华医学情报杂志1篇，曾多次在全国泌尿外科护理年会发言，实用新型专利3个，主编著作三部。

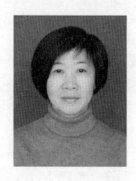

王桂芳，女，汉族，1964年出生，山东省烟台市人，主管护师。自1980年参加工作后，积极参与各项内科临床护理研究及实践活动，科研成果及经验多次在国内刊物发表并应用，连续多年被工作医院评为先进工作者称号，为医院的发展及后备人才的培养做出了突出的贡献。

# 前　言

护理是一门研究如何诊断和处理人类对存在的或潜在的健康问题反应的科学。随着医学科技的进步与发展,生活水平的提高,人民对医护服务的要求也不断提升,对护理学科的发展而言,正是机遇与挑战并存的时刻。护理学的相关理论基础以及更多人性化的护理方法技术层出不穷,目的则是为了更好地服务患者。本编委会鉴于护理学近年来的进展,为了更好地提高临床医护人员的护理水平,特编写此书,为广大临床医护人员提供参考。

本书共二十二章内容,涉及临床各系统常见疾病的护理,包括:神经内科疾病护理、心血管外科疾病护理、呼吸内科疾病护理、消化系统疾病护理、内分泌疾病护理、肾内科疾病护理、泌尿外科疾病护理、血液疾病护理、骨科疾病护理、老年病护理、儿科疾病护理、妇产科疾病护理、耳鼻喉疾病护理、急危重症护理、PICC临床应用与安全管理、护理管理、医院感染控制、肿瘤放射治疗的护理、手术护理、消毒供应中心护理、超声科护理以及放射检查护理。

针对每个涉及的疾病都进行了详细叙述,包括疾病的介绍、护理评估、护理要点、护理目标、护理问题、护理措施、操作规范、注意事项以及对患者的健康教育等,内容丰富,重点强调临床实用价值。

为了进一步提高临床护理人员的护理水平,本编委会人员在多年临床护理经验基础上,参考诸多书籍资料,认真编写了此书,望谨以此书为广大医护人员提供微薄帮助。

本书在编写过程中,借鉴了诸多护理相关临床书籍与资料文献,在此表示衷心的感谢。由于本编委会人员均身负一线护理临床工作,故编写时间仓促,难免有错误及不足之处,恳请广大读者见谅,并给予批评指正,以更好地总结经验,以起到共同进步、提高临床护理水平的目的。

《精编综合临床护理学》编委会

2017 年 5 月

# 目　　录

# 第一章 神经内科疾病护理

## 第一节 急性炎症性脱髓鞘性多发性神经病

急性炎症性脱髓鞘性多发性神经病(acute inflammatory demyelinating polyradicu－lo－neuropathies,AIDP)又称吉兰－巴雷综合征(Guillain－Barre syndrome,GBS),是神经系统由体液和细胞共同介导的单向性自身免疫性疾病,主要侵犯脊神经根、脊神经和脑神经,主要病变是周围神经广泛炎症性节段性脱髓鞘。临床特征为急性、对称性、弛缓性肢体瘫痪及脑脊液蛋白－细胞分离现象。患者大多在6个月至1年基本痊愈,病情严重者,出现延髓和呼吸肌麻痹而危及生命。

### 一、病因与发病机制

病因和发病机制尚未完全阐明,但普遍认为GBS是由免疫介导的迟发型超敏反应,感染是启动免疫反应的首要因素。最主要的感染因子有空肠弯曲菌、多种病毒及支原体等。近年来的研究表明,这些病原体某些成分与周围神经某些成分的结构相似,机体免疫系统发生识别错误,自身免疫细胞和自身抗体对正常的周围神经组分进行免疫攻击,导致周围神经脱髓鞘。

### 二、护理评估

(一)健康史

在发病前数日或数周患者常有上呼吸道或消化道感染症状,有的可有带状疱疹、流行性感冒、水痘、腮腺炎、病毒性肝炎病史,或有近期预防接种史。

(二)身体状况

1. 瘫痪 首发症状为四肢对称性无力,从双下肢开始,并逐渐加重和向上发展至四肢,一般是下肢重于上肢,近端重于远端,呈四肢对称性弛缓性瘫痪。腱反射减弱或消失,病理反射阴性。严重病例累及肋间肌和膈肌、发生呼吸麻痹。表现为呼吸困难、发绀、咳嗽无力、痰液淤积(呼吸音减弱或消失,肺部啰音等),急性呼吸衰竭是本病死亡的主要原因。

2. 感觉障碍 发病时肢体远端感觉异常,如麻木、蚁走感、针刺感和烧灼感,伴有肌肉酸痛,也可有四肢远端手套、袜套样感觉减退。

3. 脑神经损害 半数以上患者有脑神经损害,而且多为双侧。成人以双侧面神经麻痹多见;儿童以舌咽和迷走神经麻痹为多见,出现吞咽困难、构音障碍、呛咳和不能咳痰。

4. 自主神经损害 表现为多汗、皮肤潮红、手足肿胀及营养障碍。严重者可出现心动过速、直立性低血压。

(三)心理及社会资料

因突然发病、病情凶险、进展迅速,使患者情绪紧张、焦虑不安;出现呼吸困难时,患者极端恐惧、悲观失望。

(四)辅助检查

1.脑脊液　典型的脑脊液改变为细胞数正常而蛋白质明显增高,即蛋白－细胞分离现象,这是 GBS 最重要的特征性检查结果。通常在发病 3 周后最明显。

2.电生理检查　神经传导速度减慢,对 GBS 的诊断也有意义。

## 三、治疗要点

1.辅助呼吸　呼吸麻痹是 GBS 的主要危险,保持呼吸道通畅,维持呼吸功能是增加治愈率、减少病死率的关键。如有缺氧症状(轻度发绀、烦躁、痰液阻塞、呼吸困难),肺活量降至 20～25mL/kg 以下,血氧饱和度＜90％、动脉血氧分压＜70mmHg 时,应及早使用呼吸机。

2.病因治疗　血浆置换可迅速去除血浆中与发病有关的抗体、补体及细胞因子等,从而减少和避免神经髓鞘损害,促进脱落髓鞘的修复和再生,每次置换血浆量为 40～50mL/kg 体重,5～8 次为 1 个疗程;滴注大剂量丙种球蛋白,可获得与血浆置换疗法相接近的效果,而且安全。成人剂量 0.4g/(kg·d),静脉滴注,连用 4～5d,重复治疗仍有效。

3.其他　包括神经滋养药物的应用、防治感染及营养支持等。近年来的研究发现糖皮质激素效果不佳,目前已不主张应用。

4.康复治疗　可采用针刺、理疗、主动及被动功能锻炼等,以利于瘫痪肌的功能恢复。

## 四、护理诊断及合作性问题

1.低效性呼吸型态　与呼吸肌麻痹有关。

2.清理呼吸道无效　与呼吸肌麻痹,咽反射减弱,肺部感染致呼吸道分泌物增多有关。

3.躯体活动障碍　与四肢肌肉进行性瘫痪有关。

4.吞咽障碍　与延髓麻痹致舌咽神经损害有关。

5.潜在并发症　急性呼吸衰竭、心脏损害、肺部感染。

## 五、护理目标

1.呼吸频率、节律逐渐恢复至正常范围。

2.咳嗽有力,排痰顺利,呼吸道通畅,肺部啰音消失。

3.肢体运动功能逐渐恢复正常。

4.吞咽障碍好转,不发生误吸。

5.情绪平稳,能积极配合治疗和护理。

## 六、护理措施

(一)一般护理

保持病室通风良好,环境温度适宜。协助患者选择最佳的呼吸姿势和体位,及时排除呼吸道分泌物,保持呼吸道通畅,必要时给予吸氧,防止机体缺氧。减少探视,病房医护人员接触患者时戴口罩,治疗与护理时严格执行无菌操作,防止交互感染。

(二)心理护理

向患者及家属解释疾病过程,帮助患者尽快适应环境,告知患者本病经过积极治疗和康复治疗,预后良好,使患者增强信心,积极配合治疗。

（三）瘫痪护理

1. 肢体瘫痪　定时翻身、按摩，实施被动和主动运动，保持瘫痪肢体功能位，对于手下垂和足下垂的患者，可采用"T"形板固定，病情稳定后，及时进行肢体的被动和主动运动，加强功能锻炼，促进瘫痪肢体功能的恢复。

2. 咽肌瘫痪　做好进食护理，选择适合患者吞咽且营养丰富的食物，保证进食安全，保持营养状况良好，发现误吸应立即急救；不能经口进食者应给予鼻饲，注意进行吞咽功能训练，促进吞咽功能恢复。

（四）病情观察

观察患者呼吸频率、节律和深度，呼吸音及肺部啰音，痰的性状及排痰情况，动脉血氧饱和度变化；观察心率、心律、脉搏、血压；观察躯体活动能力及皮肤受压情况，吞咽功能，意识状态等。

（五）健康指导

1. 向患者及家属介绍简明病情及疾病转归情况，帮助患者树立康复的信心。教会患者家属观察脉搏、呼吸、吞咽、肌力等。指导恢复期患者及早进行肢体功能锻炼，由被动运动开始，逐步转向主动运动；加强日常生活活动能力的训练。

2. 饮食注意营养均衡，选择含高蛋白、丰富维生素的食物，多吃新鲜蔬菜、水果、豆及谷类、蛋、肝及瘦肉等。

3. 注意保暖，避免受凉、淋雨、疲劳等，以防感冒。

## 七、护理评价

1. 呼吸频率、节律是否恢复至正常范围。
2. 能否有效排痰，呼吸音是否正常，肺部啰音是否消失。
3. 肢体运动功能是否逐步恢复正常。
4. 能否经口进食，有无发生呛咳或误吸。
5. 是否情绪平稳，积极配合治疗和护理。

（郭宏英）

# 第二节　帕金森病

帕金森病（parkinson disease，PD）又称震颤麻痹（paralysis agitans），是一种较为常见的黑质和黑质纹状体通路变性的慢性疾病。临床以静止性震颤、肌强直、运动减少和体位不稳为主要特征。本病好发于 50 岁以上的中老年，男性略多于女性。本病呈慢性进行性发展，且不能自动缓解，患者主要死于疾病晚期出现的各种并发症。脑部炎症、肿瘤、代谢障碍、脑动脉硬化及使用某些药物如氟桂利嗪、氯丙嗪、利血平等产生的震颤、肌强直等症状，称为帕金森综合征。

## 一、病因与发病机制

本病的病因尚未阐明，目前认为并非单因素引起，可能是多因素共同作用的结果。①年龄老化：本病多见于中老年人，尤其多见于 60 岁以上老人。在活体或尸检中，均证实多巴胺在纹状体含量下降,以及纹状体的辽和以受体逐年下降。②环境因素:环境中存在类似甲苯基四氢基吡啶的某些工业毒物和农业毒物,可能是本病的病因之一。③遗传:约10%的患者有家族史,提示遗传因素参与发病,包括常染色体显性遗传或隐性遗传。

## 二、护理评估

（一）健康史

应询问患者家族中有无患同种疾病者;有无继发性因素如心脑血管疾病、脑外伤、脑炎、脑肿瘤病史;患者是否长期接触某些工业毒物和农业毒物。

（二）身体状况

帕金森病好发于50~60岁的男性。起病缓慢,进行性发展,动作不灵活和震颤为疾病早期的首发症状,随疾病进展出现特征性表现。

1. 静止性震颤　多从一侧上肢远端开始,逐渐扩展到同侧下肢及对侧上下肢。上肢震颤重于下肢,手指呈现有规律的拇指对掌和余指屈曲的震颤,形成"搓丸"样动作。震颤在静止时明显,精神紧张时加重,运动时减轻,入睡后消失。疾病后期,震颤可累及下颌、口唇、舌和头部。少数无震颤,尤其是70岁以上发病者。

2. 肌强直　本病的主要特征之一,多从一侧上肢或下肢近端开始,逐渐蔓延至远端、对侧和全身肌肉。被动运动关节时,始终保持阻力增高,类似弯曲软铅管的感觉,故称"铅管样强直",如合并有震颤,检查时可感到均匀的阻力中出现断续停顿,如同转动齿轮,称为"齿轮样强直"。患者可出现头部前倾,躯干俯屈,上臂内收,肘关节屈曲,腕关节伸直,手指内收,拇指对掌,指间关节伸直,髋、膝关节均略屈曲等特殊姿势。

3. 运动减少

（1）"写字过小症":书写时字越写越小,上肢不能做精细动作的表现。

（2）"慌张或前冲步态":行走时起步困难,且步距小,往前冲。

（3）"面具脸":面肌运动减少的表现。

（4）日常活动受限:如坐下后不能起立,卧床时不能自行翻身;进食困难,手持勺取食物时手发抖,不能将食物准确送入口中;不能独立取水、沐浴、刷牙、修剪指甲;不能取物、穿衣或脱衣,不能解系鞋带和纽扣,不能穿脱鞋袜,不能满意地修饰如剃须;不能独立如厕。

（5）严重患者:可因口、舌、腭及咽部肌肉运动障碍而出现流涎,进食时食物在口中咀嚼无力,咽食时发噎或反呛,甚至发生吞咽困难。此外,患者还可出现顽固性便秘、排尿不畅、出汗异常、言语障碍等。

（6）未及时治疗的晚期患者:可有痴呆、抑郁症,也可因严重肌强直和继发性关节僵硬,使患者长期卧床而并发肺炎和压疮。

（三）心理及社会资料

由于不自主的震颤、动作迟钝笨拙、"面具脸"的形成、语言断续、流涎等,患者往往自卑、胆怯、逃避,不愿参与社会活动。随着病情进行性加重,患者逐渐丧失劳动和生活自理能力,产生焦虑、无助、孤独、忧郁、恐惧,甚至绝望心理。

（四）辅助检查

本病缺乏有价值的辅助检查。脑脊液中多巴胺的代谢产物高香草酸含量可降低,但缺乏特异性。

### 三、治疗要点

1.药物治疗　药物治疗是 PD 最主要的治疗方法,以替代性药物(如复方左旋多巴)及多巴胺受体激动剂效果较好,但都存在不良反应和长期应用后药效衰减的缺点,故早期无需用药,当疾病影响患者日常生活和工作能力时,适当的药物治疗可减轻症状,减少并发症,增强自理能力,延长患者生命。应坚持"不求全效,但求细水长流"的用药原则。

(1)抗胆碱药:适用于震颤明显的年轻患者。常用盐酸苯海索(安坦)2～4mg,每日 3 次口服。

(2)多巴胺替代药物:由于多巴胺不能透过血脑屏障,须应用其前体左旋多巴,此药进入脑内经多巴脱羧酶作用转化成多巴胺而发挥治疗作用。复方多巴制剂美多巴是左旋多巴和苄丝肼的混合剂,可增强左旋多巴的疗效和减少其外周不良反应,剂量由 62.5mg 开始,每日 2～3 次,视症状控制情况,缓慢增加其剂量和服药次数,最大剂量不应超过 250mg,每日 3～4 次。

(3)多巴胺受体激动剂:常选用多巴胺以受体激动剂溴隐亭,初起服 0.625mg/d,1 周后每晚服 2.5mg,共 1 周,以后每周增加 2.5mg,直至 10～30mg/日的最适剂量。

2.手术疗法　适用于症状限于一侧或一侧较重的病例,年龄在 60 岁以下,且药物治疗无效或副作用严重而不能耐受药物治疗者。

### 四、护理诊断及合作性问题

1.躯体活动障碍　与黑质病变、锥体外系功能障碍有关。

2.自尊低下　与自体形象改变和生活依赖别人有关。

3.营养失调:低于机体需要量　与舌、腭及咽部肌肉运动障碍致进食减少和肌强直、震颤致机体消耗量增加有关。

4.自理缺陷　与黑质病变、锥体外系功能障碍有关。

### 五、护理目标

1.运动功能障碍进展减慢或有所改善。

2.患者能够调整心态,乐观面对生活。

3.营养状态改善,体重增加。

4.生活自理能力有所提高。

### 六、护理措施

(一)生活护理

1.加强巡视,主动了解患者的需要,指导和鼓励患者自我护理,做力所能及的事情,必要时协助患者洗漱、进食、沐浴、大小便料理。

2.对出汗多的患者,指导其穿柔软、宽松的棉质衣物,经常清洁皮肤,勤换被褥、衣服,勤洗澡,若洗澡有困难则应指导其家人协助完成,如调节适宜的水温至患者满意,洗澡用具放在患者容易拿到的地方,提供安全保护措施。

3.对如厕有困难者,应去除厕所通道上的障碍物,提供必需的辅助便器,如高度适中的座厕或便桶,便桶支撑侧要有长的扶手或周围有扶手,手纸放在患者伸手可及处,指导、训练、鼓励患者尽量使用便器。

4. 穿着、修饰能力差的患者,提供穿衣时适当的隐蔽条件,鼓励患者独立更衣、修饰,必要时提供帮助,更衣时将患者安置在轮椅或椅子上,以便患者有依靠,鼓励患者穿宽松的衣服,建议患者穿不用系带的鞋。

(二)心理护理

建立信任的护患关系,细心观察患者的心理反应,鼓励患者表达并注意倾听其心理感受和对自己的想法和看法。鼓励患者多与他人交往,不要孤立自己,安排家人和朋友多来探视,为患者创造良好的亲情和人际关系氛围,有助于减轻患者心理压力。

(三)运动护理

1. 首先要告知患者和家属运动锻炼的目的在于避免肌肉萎缩和关节强直,维持身体的灵活性,增加肺活量,防止便秘、保持并增强自我照顾能力。应与患者或家属商定切实可行的运动锻炼计划。

2. 鼓励患者尽量参与各种形式的活动,如养花、散步、太极拳、体操等,注意保持身体和各关节的活动强度与最大活动范围,做到每星期至少 3 次,每次至少 30min。

3. 对有功能障碍如起坐困难的患者,应指导其在做完每日的一般运动后,反复多次练习起坐动作;对起步较困难或步行时突然僵住不能动的患者,指导其思想要尽量放松,尽量跨大步,向前走时脚尽量抬高,双臂要摆动,眼睛注视前方不要注视地面等,护士或家属在协助患者行走时,不要强行拉着患者走;在运动锻炼过程中要活动与休息交替进行,对不能行走的患者,应每日协助做全关节运动及伸展运动,按摩四肢肌肉,并注意动作轻柔,以免造成患者疼痛。要为功能锻炼的环境配备沙发或坐椅,配置床护栏、手杖、走道扶手等必要的辅助设施,呼叫器置于患者床边。

(四)饮食护理

指导患者合理饮食和正确进食,有助于改善营养状况。

1. 告知患者及家属导致营养低下的原因、饮食治疗的原则和目的;仔细了解患者的吞咽反应是否灵敏,有无控制口腔活动的能力,是否存在咳嗽和呕吐反射,能否吞咽唾液;准备好有效的吸引装置。

2. 安置患者正确的体位,餐前餐后让患者取坐姿坐在椅子上或床沿上保持 10~15 分钟。

3. 从小量食物开始,让患者逐渐掌握进食的每一步骤,进食时不要催促,并注意保持合适的食物温度,以防进食时烫伤,餐具最好使用不易打碎的不锈钢餐具,不能持筷进食者改用汤勺。

4. 尽可能提供患者便于食用的食物,对咀嚼能力减退的患者提供易咀嚼、易消化的细软、无刺激的软食或半流质饮食,如选用稀粥、面片、蒸蛋等精细制作的小块食物或黏稠不易反流的食物,少量分次吞咽。对进流质、饮水反呛患者,经口进食易引起误吸、窒息或吸入性肺炎,应及时给予鼻饲,必要时按医嘱给予静脉维持营养。

5. 给予高热量、高维生素、高纤维素、低脂、适量优质蛋白的易消化饮食,并及时补充水分,蛋白不宜盲目给予过多,以免降低左旋多巴类药物的疗效。

6. 在实施指导合理饮食和正确进食的过程中,注意观察患者营养状况改善和体重变化的情况。

（五）病情观察

动态监测病情有助于掌握病情的发展与演变、药物的治疗效果，早期发现并发症。应重点观察肌强直、震颤及其发展情况，吞咽困难及其程度，每日的进食量及体重变化情况，有无肺炎、压疮等并发症出现。

（六）用药护理

指导患者遵医嘱正确用药，观察药物的疗效和不良反应。①左旋多巴制剂：主要不良反应有恶心、呕吐、厌食、不自主运动、直立性低血压，幻觉、妄想等精神症状，应嘱患者在进食时服药，以减轻消化道症状。同时嘱患者不应同时服维生素 $B_6$。若出现精神症状、不自主运动、每日多次突然波动于严重运动减少和缓解而伴异动（"开—关"现象）、出现每次服药后药物的作用时间逐渐缩短（"剂末"现象），应报告医生并按医嘱处理。②抗胆碱能药：主要不良反应有口干、眼花、少汗或无汗、面红、恶心、便秘、排尿困难、失眠和不安，严重者有谵妄、不自主运动等副作用。合并有前列腺肥大及青光眼者禁用此类药物。③多巴胺受体激动剂：主要有恶心、呕吐、直立性低血压和昏厥、红斑性肢痛、便秘、幻觉等副作用。在用药时宜从小剂量开始，逐渐缓慢增加剂量直至有效维持；服药期间嘱患者尽量避免使用维生素 $B_6$、利血平、利眠宁、氯丙嗪等药物，以免降低疗效或导致直立性低血压。

（七）健康指导

1.日常生活及社会活动中要适时调整心态以保持心理平衡，遇事冷静、沉着应对，避免情绪紧张、激动，以免加重病情。

2.坚持参加力所能及的活动和体育锻炼，运动中应根据病情及自己的体能，把握好方式、强度与时间，以免运动量过大而加重病情；户外活动应根据气温变化增减衣服，户内活动应调整好室温，以防受凉感冒；尽量做最大限度的全关节活动，以防止关节僵硬。加强日常生活动作、平衡功能及语言功能等康复训练，以增强自理能力；生活有规律，保证充足休息与睡眠，有助于体能的恢复；饮食结构与营养合理，有助于营养状况及病情的改善。

3.告诉患者按医嘱正确用药和坚持用药，以及药物的不良反应和处理方法。

4.嘱患者定期复查肝、肾功能，监测血压变化。

5.病情相对稳定时，尽量参与一些有益身心健康的活动，但在外出时要注意安全，防止意外伤害事故的发生，最好身边有人陪伴，无人陪伴时患者应随身携带有患者姓名、住址和联系电话的"安全卡"。

6.告知患者要注意病情变化和并发症的表现，发现异常及时就诊。

## 七、护理评价

1.日常生活受限的情况是否好转或进展减慢，能否自行起坐及翻身，慌张步态是否缓解，手的精细操作能力有无改善。

2.患者能否调整心态，乐观面对生活。

3.进食困难、咀嚼无力及吞咽困难是否改善，每日经口进食量是否增多，体重有无增加。

4.能否自己进食，能否独立完成沐浴及卫生、如厕、穿着及修饰等基本自理活动。

（郭宏英）

# 第三节 癫痫

癫痫(epilepsy)是一组由大脑神经元异常放电所引起的短暂中枢神经系统功能失常的综合征,具有突然发生、反复发作的特点。大脑皮层神经元过度放电是各种癫痫发作的病理基础。因病变累及大脑的部位不同,临床上可表现为运动、感觉、意识、行为和自主神经等障碍。每次发作称为痫性发作。癫痫是一种常见病。

## 一、病因与发病机制

1.病因 按病因是否明确分为如下几种。

(1)特发性癫痫:又称原发性癫痫。病因不清楚,有遗传倾向,多在儿童或青少年首次发病,药物治疗效果较好。

(2)症状性癫痫:又称继发性癫痫。有明确的病因,主要为脑部疾病或全身性疾病所致,如颅脑外伤、颅内感染(各种脑炎、脑膜炎)、脑部占位性病变、脑血管病、药物或食物中毒、尿毒症等。

(3)隐源性癫痫:临床表现提示为症状性癫痫,但现有的检测手段不能发现明确的病因。

2.诱发因素 睡眠剥夺、饥饿、疲乏、精神刺激、饮酒、便秘、过度饮水、过度换气、闪光等常是癫痫发作的诱因。

## 二、护理评估

(一)健康史

1.评估患者有无家族史,有无脑部病变或外伤史,有无中毒和代谢性疾病史。

2.了解患者有无引发癫痫的诱因,如睡眠剥夺、饥饿、疲乏、精神刺激、饮酒、便秘、过度饮水、过度换气、闪光等。

(二)身体状况

癫痫的临床表现多样,但都有发作性、短暂性、重复性、刻板性等共同特征。

1.部分性发作

(1)单纯部分性发作:以一侧肢体、局部肌肉的感觉障碍或节律性抽搐为特征,如放电沿大脑皮层运动区分布逐渐扩展,抽搐自一侧拇指沿腕部、肘部、肩部扩展,称为杰克逊(Jackson)发作;无意识障碍。

(2)复杂部分性发作:主要特征是有意识障碍,常出现精神症状和自动症,如吸吮、咀嚼、舔唇、搓手、解扣、脱衣、摸索衣裳和挪动桌椅等,甚至游走、奔跑、乘车、上船等,还可出现自言自语、唱歌、叫喊等,发作过后不能回忆发作中的情形;病灶多在颞叶,又称为颞叶癫痫。

(3)部分性发作继发全面性发作:先出现上述部分性发作,随后出现全身性发作。

2.全面性发作

(1)全面性强直-阵挛发作:全面性强直-阵挛发作(GTCS)也称为大发作,是最常见的发作类型之一,以意识丧失和全身抽搐为特征,并有瞬间麻木、疲乏、恐惧等先兆。发作可分为三期。①强直期:患者突然意识丧失,跌倒在地,全身骨骼肌呈持续性收缩,头后仰、眼球上翻、喉部痉挛发出叫声,口先强张后突闭,可咬破舌尖,上肢屈肘、下肢伸直,呼吸暂停,瞳孔散大,对光反应消失,持续 10~20s 后进入阵挛期。②阵挛期:患者全身肌肉节律性一张一弛地抽动,阵挛频率由快变慢,最后一次强烈阵挛后发作停止,进入惊厥后期;本期持续 30~60s。③发作后期:患者抽搐停止,口吐白沫,然后进入昏睡状态,生命征逐渐恢复正常,意识逐渐苏醒,自发作开始至意识恢复 5~15min;清醒后常感到头昏、头痛、全身酸痛和乏力,对发作不能回忆。

(2)失神发作:通常称为小发作,多见于儿童,表现为突然意识短暂中断,停止当时的活动,呼之不应,两眼瞪视不动,状如"愣神",一般不会跌倒,手中持物可坠落,5~10s 后立即清醒,继续原有的活动,对发作全无记忆。

(3)其他:肌阵挛发作、阵挛性发作、强直性发作、无张力性发作等。

3.癫痫持续状态 一次癫痫发作持续 30min 以上,或发作在短时间内频繁发生,两次发作之间意识不清楚的称为癫痫持续状态。癫痫持续状态多因突然停用抗癫痫药或因饮酒、感染、妊娠等所致,常伴有高热、脱水、酸中毒等,如不及时终止发作,可因呼吸、循环、脑功能衰竭等而致死。

(三)心理及社会资料

某些癫痫发作有损自身形象,尤其是当众出现抽搐、尿失禁、跌伤等,患者容易产生自卑感、孤独感;癫痫反复发作影响工作、学习和生活,使患者忧虑、沮丧,对生活失去信心。

(四)辅助检查

(1)脑电图检查对癫痫的诊断有重要价值,且有助于分型、估计预后及手术前定位。癫痫患者即使在间歇期也可出现各种痫样放电,如棘波、尖波、棘—慢波等病理波。常规脑电图记录时间短,可应用 24h 脑电图监测。

(2)头颅 CT、MRI 检查及脑血管造影等对癫痫诊断无用,但通过检查可以发现病因。

## 三、治疗要点

1.病因治疗 对症状性癫痫应积极治疗原发病,进行病因治疗,对颅内占位性病变首先考虑手术治疗。

2.药物治疗

(1)用药原则:根据发作类型、药物不良反应的大小等选择药物;尽可能单一用药,从小剂量开始,尽量避免联合用药;坚持长期服药,疗程一般为 4~5 年;停药遵循缓慢和逐渐减量的原则。

(2)常用抗癫痫药物:包括卡马西平、苯妥英钠、丙戊酸钠、苯巴比妥、扑痫酮、乙琥胺、氯硝西泮、拉莫三嗪、托吡酯、奥卡西平、加巴喷丁、氨己烯酸、左乙拉西坦等。强直性发作、部分性发作和部分性发作继发全面性发作首选卡马西平;全面性强直—阵挛发作、典型失神、肌阵挛发作、阵挛性发作首选丙戊酸钠。

3.癫痫持续状态 在给氧、防护的同时应迅速控制发作。

(1)首选地西泮(安定)10~20mg 缓慢静脉注射,儿童 0.25~0.5mg/kg,如有效,再将地西泮 60~100mg 溶于 5% 的葡萄糖盐水 500mL 中,于 12h 内缓慢静脉滴注。

(2)10% 水合氯醛 20~30mL,加等量植物油保留灌肠。

(3)苯妥英钠 0.3~0.6g 溶于生理盐水 500mL 中静脉滴注,速度不超过每分钟 50mg。

## 四、护理诊断及合作性问题

1.有窒息的危险 与癫痫发作时意识丧失、喉头痉挛、气道分泌物增多有关。

2. 有受伤的危险　与癫痫发作时意识丧失、精神失常、全身抽搐有关。

3. 潜在并发症　脑水肿、酸中毒、电解质紊乱。

## 五、护理目标

呼吸道通畅,未发生窒息;将受伤的危险减少到最低或不受伤。

## 六、护理措施

（一）一般护理

保持环境安静,避免睡眠不足、过度疲劳、情感冲动、饥饿、便秘、强光刺激;给予清淡饮食,避免辛辣等刺激性食物,避免过饱,戒除烟酒;适当参加体力和脑力活动,注意劳逸结合。

（二）发作时护理

1. 防止意外　发作时迅速将患者就地平卧,防止摔伤,用软物垫在患者头下;移走身边危险物体,以免抽搐时碰撞造成外伤;用牙垫或厚纱布包裹压舌板置于患者上、下臼齿之间以防咬伤舌头;不可用力按压抽搐肢体,以免造成骨折或脱臼;抽搐停止前,护理人员应守护在床边观察并保护患者。有精神症状的患者,应防止其自伤或伤人。

2. 防止窒息　应将患者头部放低,偏向一侧,便于唾液和分泌物从口角流出;解开领扣和裤带;取下义齿,及时清除口鼻腔分泌物;必要时托起下颌,用舌钳将舌拉出,防止舌后坠堵塞呼吸道;不可强行喂水、喂药,以免误入气管导致窒息或吸入性肺炎。

（三）用药护理

护士应指导患者遵医嘱服药,切不可突然停药、间断服药、随意增减药物剂量、不规则服药、换药等,向患者说明药物不良反应,监测血、尿常规和肝、肾功能,并定期测量血药浓度,以防药物的毒、副作用。多数抗癫痫药有胃肠道反应,宜分次餐后服用;如出现眩晕、共济失调、嗜睡等应及时报告医生。

（四）癫痫持续状态护理

1. 迅速建立静脉通路,遵医嘱缓慢静脉注射地西泮,速度≤2mg/min。用药过程中密切观察呼吸、血压、心律的变化,如出现呼吸变浅、昏迷加深、血压下降,宜暂停注射。

2. 保持环境安静,避免刺激,床旁加设护栏,并设专人保护。

3. 严密观察生命征、神志、瞳孔等变化,及时发现高热、周围循环衰竭、脑水肿等严重情况并做好抢救处理。

4. 保持呼吸道通畅和口腔清洁,防止感染。

5. 控制液体入量,遵医嘱快速静脉滴注脱水剂,并给予吸氧,以防脑水肿。高热时可物理降温。

（五）心理护理

护士应了解患者的心理状态,鼓励患者正确对待疾病,克服自卑心理。告知患者及其家属该疾病的相关知识,让其明白癫痫是可以控制的。鼓励家属给予患者更多的关爱,解除其精神负担,增强其自信心。

（六）健康指导

1. 避免诱因　向患者及家属介绍本病的基本知识和发作时的紧急处理方法。指导患者养成良好的生活习惯,避免睡眠不足、过度疲劳、情感冲动、饥饿等诱发因素。

2.饮食指导　饮食应清淡、富含营养,避免辛辣等刺激性食物,多吃蔬菜和水果,避免过饱,戒烟酒。

3.运动指导　鼓励患者参加有益的社交活动,适当参加体力和脑力活动,注意劳逸结合。

4.用药指导　嘱患者按医嘱服药,切不可突然停药、随意增减药物剂量、换药等,注意药物不良反应,定期检测血药浓度、血常规和肝、肾功能,一旦出现药物毒副作用应及时就诊。

5.安全指导　避免单独行动,随身携带病情诊疗卡,注明姓名、电话、地址、病史等,以便发作时得到及时有效的处理。禁止从事带有危险性的活动,如攀高、游泳、驾驶车辆、带电作业等,以免癫痫突然发作时危及生命。

## 七、护理评价

发作时呼吸道是否通畅,是否发生窒息;是否有受伤的情况发生。

(郭宏英)

# 第四节　短暂性脑缺血发作

## 一、概述

短暂性脑缺血发作(transient ischemic attack,TIA)是由于供应脑的动脉(主要为颈内—中动脉系统或椎—基底动脉系统两个脑供血系统)一过性供血不足,引起相应动脉分布脑组织暂时性功能障碍。

临床特点:突然发病,数分钟达高峰持续数分钟或十余分钟缓解,24h内可完全恢复,不留后遗症。反复发作,每次发作症状基本一致。TIA后48h内发生卒中风险最高,应快速诊断、尽早启动抗血小板治疗。

## 二、病因及发病机制

病因及发病机制主要有以下几方面,其病因尚不完全清楚。

1.微栓塞　颈部或颅内大动脉,尤其是分叉处的动脉粥样硬化斑块,附壁血栓或心脏的微栓子脱落。

2.脑血管痉挛、狭窄或受压　动脉硬化导致血管腔狭窄,或脑血管受各种刺激出现痉挛。

3.血流动力学改变　在脑血管壁动脉粥样硬化或管腔狭窄的基础上,出现低血压或血压波动时,引起血流减少。

4.其他　颅内血管炎和脑盗血综合征。

## 三、诊断要点

1.临床表现　TIA发作表现形式主要与脑缺血的部位有关。

颈内动脉系统TIA,典型症状为同侧失明、对侧偏瘫与感觉异常,主侧半球(通常为左侧)颈动脉缺血时可表现失语伴对侧轻偏瘫,偏盲亦是常见症状。特征性症状可有眼动脉交叉瘫和Horner征交叉瘫。

可能出现偏身麻木、感觉减退、对侧同向性偏盲。

椎－基底动脉系统 TIA,其表现为头晕、眼花、走路不稳、眩晕耳鸣,严重时意识模糊、双目失明或复视、单侧或双侧肢体无力与感觉异常、倾倒发作、构音障碍等。可能出现吞咽困难、构音不清、共济失调、意识障碍伴或不伴瞳孔缩小、交叉性瘫。

2.辅助检查

(1)血常规及生化检查是必要的。

(2)CT 和 MRI 检查多数正常;发作时间超过 20min MRI 弥散加权检查可显示颅内小缺血灶。

(3)数字减影血管造影(DSA)检查可见颈内动脉粥样硬化斑块、狭窄。

(4)彩色经颅多普勒(TCD)脑血流检查可显示血管狭窄、动脉粥样硬化斑。

(5)单光子发射计算机断层扫描(SPECT)可见局部脑灌流量减少程度及缺血部位。

(6)正电子发射断层扫描(PET)可见局灶性代谢障碍。

## 四、治疗

TIA 治疗目的是消除病因、减少复发、保护脑功能。

1.病因治疗　控制卒中危险因素;及时治疗高血压、高血脂、动脉粥样硬化、糖尿病、冠心病;戒烟,坚持体育锻炼。

2.药物治疗　首选抗血小板聚集药物:阿司匹林、氯吡格雷。TIA 后 24h 内阿司匹林联合氯吡格雷治疗在最初的 90 日内预防脑卒中的效果优于单独应用阿司匹林,但要注意颅内出血风险。抗凝治疗不应作为 TIA 患者的常规治疗,对于有心源性栓子或心房颤动患者建议采用抗凝治疗。

3.手术治疗　颈动脉内膜切除术可减少颈内动脉 TIA 或发生卒中的风险,血管成形术和血管内支架植入术对颈内动脉狭窄的疗效尚不明确。

## 五、护理

1.健康教育　TIA 发作快,持续时间短,往往到医院时症状已消失,已无阳性体征存在。所以健康教育是 TIA 护理的重点。

(1)病情观察:认识和了解 TIA 的各种发作表现。日常生活中发现类似症状时应注意每次发病的持续时间和间隔时间的长短变化,并及时就医。

(2)日常生活活动:根据天气变化及时增减衣物,注意保暖;按时进餐,避免暴饮暴食,清淡饮食:体胖者,适当减少体重;频繁发作期间,减少工作量,避免劳累,稳定情绪。适当体育锻炼,增强体质。

2.良好的支持系统　家庭是 TIA 患者重要的支持系统,为患者创造一个温馨舒适的家庭环境,鼓励患者积极配合治疗,协助患者进行康复锻炼等,这对患者有着不可估量的积极作用。并且以科学的态度正视疾病,家人紧张情绪也会影响患者的情绪,甚至影响治疗效果。

3.心理护理　绝大多数患者有焦虑、恐惧、易激惹、或抑郁、萎靡等不良情绪及心理,这时心理护理显得尤为重要。理解、同情患者,耐心倾听患者诉说,对患者提出的问题要给予明确的回答,医护态度和蔼,言语亲切,动作轻柔,建立良好的护患关系,用恰当的语言介绍病情,帮他们树立战胜疾病的信心(表 1－1)。

表1-1 心理护理

| | 心理护理 |
|---|---|
| 治疗环境对心理护理影响 | 病房空间设置要和谐,物品干净,摆放整齐 |
| | 医护人员态度和蔼,语言亲切,动作轻柔 |
| 家属配合对心理护理的影响 | 责任护士应和家属紧密配合,做好患者的思想工作 |
| | 杜绝在患者面前谈论与病情有关的刺激性言论 |
| 青年患者的心理护理 | 把青年人安排在同一病室 |
| | 循循善诱、耐心疏导 |
| | 调动起其积极性,使其主动配合治疗及护理 |
| 中年患者的心理护理 | 导真正接纳疾病并认真对待疾病 |
| | 动员其家庭和工作单位妥善安排患者所牵挂的人和事 |
| | 鼓励他们充分发挥主观能动性 |
| 老年患者的心理护理 | 对他们的称呼须有尊敬之意 |
| | 听他们说话时要专心,回答询问要慢,声音要大些 |
| | 尽量照顾他们的习惯 |
| | 有意识地告诉家人多来看望 |

(王桂芳)

# 第五节 三叉神经痛

## 一、概述

三叉神经痛(trigeminal neuralgia)系指三叉神经分布区的一种反复发作的、短暂的、难以忍受的阵发性剧痛。三叉神经痛归属于神经病理性疼痛。

## 二、病因

三叉神经痛分原发性和继发性两种类型。原发性三叉神经痛尚无确切病因;继发性三叉神经痛有明确病因,多为脑桥小脑角占位病变压迫三叉神经及多发性硬化等所致。

## 三、发病机制及病理

三叉神经感觉根切断术活检可见:神经节细胞消失,神经纤维脱髓鞘或髓鞘增厚,轴索变细或消失。部分患者后颅窝有异常小血管团,压迫三叉神经根或延髓外侧。

## 四、诊断要点

1.临床表现

(1)年龄性别:70%~80%发生于40岁以上中老年,女性略多,男女比例约为3:2。

(2)疼痛部位:严格限于三叉神经分布区内,以第二、三支受累最为常见,95%以上为单侧发病。

(3)疼痛发作:多为突发性剧痛,发作持续时间数秒到2min不等,间歇期完全正常。发作可数日一次至每日数百次。大多有随病程延长而发作频率增加的趋势,很少自愈。

（4）疼痛性质：常为电灼样、刀割样、撕裂样或针刺样，严重者可伴同侧面肌反射性抽搐，称为痛性抽搐。

（5）症状表现：发作时患者表情痛苦，可伴有面部潮红、皮温增高、球结膜充血、流泪等，常用手掌或毛巾紧按或揉搓疼痛部位。患者多出现面部皮肤粗糙、色素沉着、眉毛脱落等现象。

（6）扳机点：在疼痛发作的范围内常有一些特别敏感的区域，稍受触动即引起发作，成为"扳机点"，多分布于口角、鼻翼、颊部或舌面，致使患者不敢进食、说话、洗脸、刷牙，故面部和口腔卫生差，情绪低落，面色憔悴，言谈举止小心翼翼。

（7）原发性三叉神经痛患者神经系统检查常无阳性体征，继发性则多伴有其他脑神经及脑干受损的症状和体征。

2.辅助检查

（1）头颅 CT 或 MRI。

（2）必要时行脑脊液检查，寻找病因。

## 五、治疗

原发性三叉神经痛迅速有效止痛是关键，抗癫痫药物治疗有效。继发性者则主要针对病因治疗。

1.药物治疗

（1）卡马西平：首选药物。初始剂量为 0.1g，2～3 次/日，以后每次增加 0.1g，疼痛停止后逐渐减量，最小有效维持剂量常为 0.6～0.8g/d，有效率约 70%，孕妇忌用。常见不良反应有头晕、嗜睡、口干、恶心、行走欠稳，数日后消失。若出现皮疹、白细胞下降，须停药。若出现共济失调、复视、再障和肝功能障碍，须立即停药。

（2）其次可选用苯妥英钠、氯硝西泮、氯丙嗪、氟哌啶醇，轻者可服用解热镇痛药物。

2.封闭治疗　将无水乙醇或其他药物，如维生素 $B_{12}$、泼尼松龙等，注射到三叉神经分支或半月神经节内，可达到止痛目的。疗效可持续 6～12 个月。

3.经皮半月神经节射频电凝疗法　采用射频电凝治疗对大多数患者有效，可缓解疼痛数月至数年，但可能有面部感觉异常、角膜炎、复视、咀嚼无力等并发症。

4.手术治疗　原发者手术方式：

（1）三叉神经感觉根部分切断术；

（2）三叉神经脊髓束切断术；

（3）三叉神经显微血管减压术。近年较多进行显微血管减压术，止痛同时不产生感觉及运动障碍，并发症有面部感觉减退，滑车神经、展神经或面神经损伤等。

5.γ 刀或 X 线刀治疗　靶点是三叉神经感觉根，定位要求特别精确。

## 六、主要护理问题

1.疼痛　与三叉神经病变有关。

2.营养失调　低于机体需要量。

3.焦虑　与疼痛困扰、担心疾病预后有关。

4.知识缺乏　缺乏疾病、药物及护理等相关知识。

5.家庭运作异常　与调整的需要、角色紊乱，以及不确定的愈合有关。

## 七、护理目标

1.疼痛缓解或消失。

2.营养平衡。

3.情绪稳定,配合治疗。

4.患者及家属了解疾病相关知识。

5.人际关系良好,家庭和谐。

## 八、护理措施

常规护理内容见表1—2。

表1—2　常规护理内容

| | 常规护理内容 |
|---|---|
| 标准化的床旁评估 | 应包括以下组成部分:对触、压、针刺、冷、热、振动刺激的反应及时间总和效应,并以正常、释低、增高记录 |
| 心理护理 | 向患者介绍与本病有关的知识,帮助患者认清疾病的本质。尤其对那些久治不愈的患者,应使其认识到目前对他所患疾病还没有一种特定的最好方法,只能试用各种疗法。使患者心中既充满希望,又不至于对某种治疗期望过高<br>安排患者到有相似病种并恢复较好的患者病室,促进患者之间的交流使其得到良好的影响<br>指导家属如何照顾、关心患者,使其感到家庭的支持 |
| 心理护理 | 主动接近因害怕疼痛而不愿讲话的患者,理解、承认患者的痛苦,鼓励患者表达自身感受<br>转移注意力,引导患者将注意力放在工作上,培养兴趣爱好,让其忘记病痛,在工作成绩和兴趣爱好上找到安慰和满足<br>针对个体情况进行针对性心理护理 |
| 饮食 | 在间歇期鼓励患者进食,给予营养丰富的流质或半流质等,防止营养不良。饮食勿辛辣、油腻、避免用力咀嚼诱发疼痛<br>对食欲不佳的患者,尽量调整食物的色、香、味,以增进食欲<br>对担心进食会引起疼痛的患者,要耐心讲解饮食的重要性,鼓励进食 |
| 休息 | 保证休息和睡眠对疼痛患者来说至关重要。应合理安排镇痛药和镇静剂的服用时间,为患者提供安静、舒适的睡眠环境,必要时提供单间 |
| 基础护理 | 不能洗脸和刷牙的患者应给予口腔护理,1~2次/日,保持口腔清洁,预防感染 |
| 健康宣教 | 向患者及家属讲解疾病相关知识,介绍一些缓解疼痛的方法 |
| 药物指导 | 合理使用缓解疼痛的药物,注意用药时间、剂量、以及药物的不良反应,防止药物依赖或毒麻药成瘾<br>做好患者的疼痛评估,了解患者疼痛程度<br>在饮水、吃饭、剃须、洗脸、漱口等动作时不要触及患者的"触发区"而加重疼痛 |
| 疼痛发作时的护理 | 指导患者用盐水漱口或湿毛巾轻轻擦拭面部,切记避开"疼痛触发区"<br>当疼痛发作或加剧时,可暂停各种活动,置患者于舒适位置<br>提供各种起居方面的方便<br>疼痛缓解时可使用吸管饮水,减少睡液分泌,帮助吞咽<br>疼痛无法缓解的患者必要时到疼痛科由专科医生给予外周神经阻滞治疗缓解疼痛。效果不佳的极个别患者可在 CT 引导下做三叉神经单支毁损术 |

### 九、并发症的处理及护理

三叉神经痛最常出现的并发症是微血管减压术后头晕、恶心、口角疱疹、脑脊液漏、面瘫、肺部感染等。具体护理措施如下。

1.头晕、头痛、恶心、呕吐 予以止痛、止吐、护胃等药物对症护理,提高口腔卫生,以免引起呼吸困难和口腔感染,保证病房环境卫生,提高舒适度。头痛和呕吐严重者要及时通知医生,行 CT 检查。

2.口角疱疹 予以抗生素药物治疗,并做好口腔护理。

3.脑脊液漏 术后体征检测若发现脑脊液漏应及时通知医生,行切口二次缝合处理,对切口处进行加压包扎,腰穿排空脑脊液,避免二次感染。

4.面瘫、面部麻木、耳鸣、听力下降 密切关注患者面部五官对称性及面部颜色,眼睛闭合不严注意保护患者眼角膜,予以解痉药物治疗,保证机体健康。

5.高热 予以激素药物治疗,辅助冰敷等物理降温,降温护理可持续 3 日左右。

6.肺部感染 给予抗生素药物治疗,感染严重的患者行体位引流,可配合拍背、支纤镜下吸痰等方法。

7.后颅窝硬膜下血肿 及时清除血肿,给予抗生素治疗,加强常规护理,提高并发症中的舒适度。

### 十、预防

对不同发作程度的患者选用合适的治疗方法。指导患者生活规律,保持情绪稳定和愉快心情,培养多种兴趣爱好,适当分散注意力,保持正常作息和睡眠,洗脸、刷牙动作宜轻柔,食物宜软,忌生硬、油炸食物。

### 十一、特别关注

1.三叉神经痛的疼痛部位、性质、特点。
2.三叉神经痛的心理护理、饮食护理、疼痛发作时的护理。
3.三叉神经痛的用药观察和用药指导。

（王桂芳）

# 第六节　特发性面神经麻痹

### 一、概述

特发性面神经麻痹(idiopathic facial palsy)是茎乳孔(面神经管)内面神经的非特异性炎症引起的周围性面肌瘫痪,又称为面神经炎或 Bell 麻痹。

### 二、病因

病因尚不完全清楚,多数认为是病毒感染、风寒、自主神经功能障碍,导致面神经局部的营养血管痉挛、缺血、水肿,压迫面神经而发病。近些年的研究结果证实了受损面神经存在单纯疱疹病毒感染。

## 三、发病机制及病理

发病机制尚未完全阐明,病理变化主要是神经水肿,严重者并发髓鞘脱失、轴索变性。

## 四、诊断要点

1.临床表现

(1)任何年龄和季节均可发病,男性略多于女性。

(2)发病前多有受凉史,发病前后患病一侧的耳后乳突区可有轻度疼痛。

(3)起病迅速,症状在数小时或 1～3 日内达到高峰。

(4)典型表现:一侧面部表情肌瘫痪。病侧面部额纹消失,不能皱额蹙眉,睑裂变大,眼睑闭合无力或闭合不全,鼻唇沟变浅。示齿时口角歪向健侧,鼓腮和吹口哨动作时,患侧漏气。颊肌瘫痪使食物常滞留于齿颊之间。下眼睑松弛、外翻,使泪点外转,泪液不能正常引流而表现出流泪。

(5)Bell 征:通常闭目时眼球向上外方转动,患侧因无法闭目而露出巩膜。

(6)面神经病变在中耳鼓室段者可出现说话时回响过度和病侧舌前 2/3 味觉缺失。影响膝状神经节者,除上述表现外,还出现病侧乳突部疼痛,耳郭与外耳道感觉减退,外耳道或鼓膜出现疱疹,称为 Hunt 综合征。

2.辅助检查　部分患者需做头颅 CT 或头颅 MRI 检查,以排除其他疾病。

## 五、治疗

1.急性期治疗　治疗原则:减轻面神经水肿,改善局部血液循环与防止并发症。

(1)肾上腺皮质激素治疗:泼尼松 30～60mg,每日一次,连用 5 日,7～10 日以后逐渐减量。也可以用地塞米松 10～15mg/d,静脉滴注,1 周后改用泼尼松 30mg,每日一次,1 周后逐渐减量。

(2)B 族维生素的补充:口服或肌内注射维生素 $B_1$、维生素 $B_{12}$ 等。

(3)抗病毒治疗:阿昔洛韦 10～20mg/(kg·d),3 次/日静脉滴注,连续用 2 周。

2.恢复期治疗　治疗原则:促进神经功能恢复。

(1)继续使用 B 族维生素。

(2)针灸、按摩等治疗方法。

3.后遗症期治疗　少数在发病 2 年后仍留有不同程度的后遗症,严重者可以做面—副神经、面—舌下神经吻合术。但疗效不肯定。

## 六、主要护理问题

1.焦虑/恐惧　与突然起病、担心预后有关。

2.自我形象紊乱　与面部表情肌瘫痪有关。

3.营养失调:低于机体需要量　与颊肌瘫痪、咀嚼困难有关。

4.舒适的改变　与口角歪斜、眼睑闭合不全等有关。

### 七、护理目标

1.患者焦虑/恐惧程度减轻,情绪稳定,治疗信心提高。

2.患者及家属能接受其形象改变。

3.患者营养状况得到维持。

4.患者主诉不适感减轻或消失。

### 八、护理措施

1.一般护理措施见表1-3。

表1-3 常规护理内容

| | 常规护理内容 |
| --- | --- |
| 心理护理 | 向患者介绍与本病有关的知识,使其了解其病程及预后 |
| | 安排患者到有相似病种并恢复较好的患者房间,促进患者间的交流,以获得对治疗的信心 |
| | 指导家属对患者照顾,使患者能感到来自家庭的支持 |
| | 鼓励患者表达自身感受 |
| | 针对个体情况进行针对性心理护理 |
| 饮食 | 给予营养丰富的半流质或普食,以增强机体抵抗力 |
| 休息 | 保证充足睡眠,以增强机体抵抗力,利于疾病恢复 |
| 基础护理 | 协助患者做好口腔护理、保持口腔清洁 |
| 健康宣教 | 向患者及家属讲解相关疾病知识,并行用药指导 |

2.特别指导

(1)注意保暖,防受风寒;温水洗脸,刷牙。

(2)进食时食物放在患侧颊部,细嚼慢咽,促进患侧肌群被动训练。

(3)注意保护角膜、结膜,预防感染。必要时使用眼药水和眼罩。

3.康复指导 面瘫后自我锻炼、按摩、理疗非常重要,主要为防止麻痹肌的萎缩及促进康复。具体做法是指导患者注意面部保暖,耳后部及病侧面部行温热敷。因面肌瘫痪后常松弛无力,而且面肌非常薄,故病后即应进行局部按摩,按摩用力应柔软适度,持续稳重。方法:对镜用手紧贴于瘫痪侧面肌上做环形按摩,每日3次,每次10~15min,以促进血液循环,并可减轻瘫痪肌受健侧的过度牵引。当神经功能开始恢复后,鼓励患者练习瘫痪侧面肌的随意运动。

面瘫主要累及额肌、眼轮匝肌、提上唇肌、颧肌、提口角肌、下唇方肌和口轮匝肌。每日应针对这些肌肉进行功能训练,每个动作20次,每日1~2次。

(1)抬眉训练:让患者尽力上抬双侧眉目。

(2)皱眉训练:让患者双侧同时皱眉。

(3)闭眼训练:让患者双眼同时闭合。

(4)耸鼻训练:让患者往鼻梁方向用力耸鼻。

(5)努嘴训练:让患者用力收缩口唇并向前方努嘴。

(6)示齿训练:让患者的口角向两侧同时用力示齿。

(7)张嘴训练:让患者用力张大口。

(8)鼓腮训练:让患者鼓腮,漏气时让其用手上下扶住口轮匝肌进行训练。

康复训练有利于改善面部表情肌的运动功能,使患者面部表情肌对称协调。增强患者自信心,早日恢复健康。

（王桂芳）

# 第七节 多发性硬化

## 一、概述

多发性硬化(multiple sclerosis,MS)是以中枢神经系统白质炎性脱髓鞘病变为主要特点的自身免疫疾病,常累及脑室周围白质、视神经、脊髓、脑干和小脑。主要临床特点是中枢神经系统白质散在的多灶性与病程呈现的缓解复发,症状和体征的空间多发性和时间多发性。

## 二、病因

MS的病因仍不明确,但目前认为该病是一种由遗传和环境因素共同作用所引起的自身免疫性复杂性疾病。部分弱作用基因相互作用决定了MS的发病风险。

1. 病毒感染 MS与儿童期接触的某种环境因素如病毒感染有关,曾高度怀疑嗜神经病毒,但从未在MS患者脑组织证实或分离出病毒。推测病毒感染后体内T细胞激活生成抗病毒抗体可与结构相同或相似的神经髓鞘多肽片段发生交叉反应,从而引起脱髓鞘病理改变。

2. 自身免疫反应 目前资料支持MS是自身免疫性疾病。MS的组织损伤及神经系统症状被认为是直接针对自身髓鞘抗原的免疫反应所致,如针对自身髓鞘碱性蛋白产生的免疫攻击,导致中枢神经系统白质髓鞘的脱失,临床上出现各种神经功能的障碍。

3. 遗传因素 MS有明显的家族倾向。MS遗传易患性可能由多数弱作用基因相互作用决定MS发病风险。家族中两同胞可同时患病,约15%的MS患者有一个患病的亲属。患者的一级亲属患病风险较一般人群大12~15倍。

4. 环境因素 MS发病率随纬度增高而呈增加趋势,离赤道愈远发病率愈高,高危地区患病率可达40/10万或更高。我国为低发病区,中国MS患病率的大规模研究较少,目前上海一项研究得出的MS患病率为1.39/10万。

## 三、发病机制及病理

迄今发病机制仍不明确。多发性硬化的特征性病理改变是中枢神经系统白质内多发性脱髓鞘斑块,多位于侧脑室的周围,伴反应性神经胶质增生,也可有轴突损伤。病变可累及大脑白质、脊髓、脑干、小脑和视神经。镜下可见急性期髓鞘崩解和脱失,轴突相对完好,少突胶质细胞轻度变性和增生,可见小静脉周围炎性细胞浸润。病变晚期轴突崩解,神经细胞减少,代之以神经胶质形成的硬化斑。

## 四、诊断

1. 临床表现

(1)肢体无力:最常见的症状之一,多为不对称痉挛性轻截瘫,约50%的患者首发症状为一个或多个肢体无力。

（2）感觉异常：往往由脊髓后柱或脊髓丘脑束病损引起。病灶多见于颈髓，或见皮质型感觉障碍。最常见的主诉为麻刺感、麻木感，也可有束带感、烧灼感、寒冷感或痛性感觉异常。

（3）精神异常：多表现为抑郁、易怒和脾气暴躁，部分患者出现兴奋，也可表现为强哭强笑。

（4）言语障碍：多因小脑病损和（或）假性延髓性麻痹，引起构音肌共济失调或痉挛，而致构音不清、语音轻重不一。严重时可有声带瘫痪。

（5）眼部症状：常表现为急性视神经炎或球后视神经炎，多为急性起病的单眼视力下降或双眼视力同时受累。

（6）运动功能障碍：手部动作笨拙和意向性震颤及下肢易于绊跌都是常见的早期症状。也见言语呐吃与痛性强直性肌痉挛。

（7）其他病症：少数患者起病时即有尿频、尿急，后常打尿潴留或失禁。部分男性患者有阳痿与性欲减退。

2.辅助检查

（1）脑脊液（CSF）检查：脑脊液单个核细胞数轻度增高或正常，一般在 $15 \times 10^6 /L$ 以内，通常不超过 $50 \times 10^6 /L$。约 40%MS 病例脑脊液蛋白轻度增高。

（2）磁共振（MRI）检查：可见大小不一类圆形的 $T_1$ 低信号，$T_2$ 高信号，常见于侧脑室前脚与后脚周围，半卵圆中心及胼胝体，或为融合斑，多见于侧脑室体部；脑干、小脑和脊髓可见斑点状不规则 $T_1$ 低信号及 $T_2$ 高信号斑块（图 1-1）；病程长的多数患者可伴脑室系统扩张，脑沟增宽等脑白质萎缩征象。

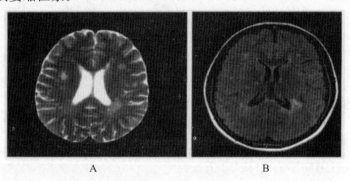

图 1-1　多发性硬化患者头部 MRI 典型的 $T_2$WI 和 Flair 图像
双侧大脑白质区见长 $T_1$ 长 $T_2$ 信号，Flair 呈高信号；
A. $T_2$WI 图像；B. Flair 图像

（3）诱发电位：50%～90%的 MS 患者视觉诱发电位、脑干听觉诱发电位和体感诱发电位中可有一项或多项异常。

（4）电子计算机 X 线断层扫描（CT）：可见病损部位有斑块异常信号。

3.诊断标准　多年来习惯采用的诊断标准完全基于临床资料。①从病史和神经系统检查，表明中枢神经系统白质内同时存在着两处以上的病灶。②起病年龄在 10～50 岁之间。③有缓解与复发交替的病史，两次发作的间隔至少 1 个月，每次持续 24h 以上；或呈缓解进展方式而病程至少 6 个月以上。④可排除其他疾病。如符合以上 4 项，可诊断为"临床确诊的多发性硬化"；如仅为一个发病部位，首次发作，诊断为"临床可疑的多发性硬化"。

MRI 已成为协助诊断 MS 的一项重要手段，主要采用 McDonald 诊断标准。该标准于 2001 年由 MS 诊断国际专家组制定，并在 2005 年进行首次修订。2010 年 5 月，国际专家组在爱尔兰再次开会讨论修订该标准，即 2010 版 McDonald 诊断标准（表 1—4）。将近年来的新证据和共识整合入新的诊断标准，简化了诊断空间和时间多发性的 MRI 标准。同时关注了新标准在儿童、亚洲和拉丁美洲人群中的应用，以简化 MS 诊断流程。

表 1—4　2010 版多发性硬化 McDonald 诊断标准

| 临床表现 | 必需的附加证据 |
| --- | --- |
| 2 次或 2 次以上发作（复发）临床证据提示 2 个以上不同部位病灶或 1 个病灶的客观临床证据并有 1 次先前发作的合理证据 | 不需要附加证据 |
| 2 次或 2 次以上发作（复发）临床证据提示 1 个病灶 | 有证据支持空间上的多发性（具备其中 1 项）<br>MS 4 个 CNS 典型病灶区域（脑室旁、近皮质、幕下和脊髓）中至少 2 个区域有≥1 个 $T_2$ 病灶<br>等待累及 CNS 不同部位的再次临床发作 |
| 1 次发作临床证据提示 2 个以上不同部位病灶 | 有证据支持时间上的多发性（具备其中 1 项）<br>任何时间 MRI 检查同时存在无症状的钆增强和非增强病灶<br>随访 MRI 发现有新发 $T_2$ 病灶和（或）钆增强病灶，不管与基线 MRI 扫描的间隔时间长短<br>等待再次临床发作 |
| 1 次发作临床证据提示 1 个病灶（单症状临床表现；临床孤立综合征） | 有证据支持空间上的多发性（具备其中 1 项）<br>MS 4 个 CNS 典型病灶区域（脑室旁、近皮质、幕下和脊髓）中至少 2 个区域有≥1 个 $T_2$ 病灶<br>等待累及 CNS 不同部位的再次临床发作<br>同时有证据支持时间上多发性<br>任何时间 MRI 检查同时存在无症状的钆增强和非增强病灶<br>随访 MRI 发现有新发 $T_2$ 病灶和（或）钆增强病灶，不管与基线 MRI 扫描的间隔时间长短<br>等待再次临床发作 |
| 原发进展型多发性硬化 | 疾病进展 1 年（回顾性或前瞻性证实）<br>并且具备以下 2 项<br>MS 典型病灶区域（脑室旁、近皮质或幕下）中至少 1 个 $T_2$ 病灶以证明脑内病灶的空间多发性<br>脊髓内至少 2 个 $T_2$ 病灶以证明脊髓病灶的空间多发性<br>CSF 阳性结果（寡克隆 IgG 带或 IgG 指数升高或两者兼有） |

## 五、治疗

MS 治疗的主要目的是抑制炎性脱髓鞘病变进展，包括急性发作期的治疗和缓解期的治疗，晚期采取对症和支持疗法。临床常用的有以下几种疗法。

1. 肾上腺皮质激素治疗　常用的是大剂量甲泼尼龙短程疗法和口服泼尼松治疗 MS 的急性发作。激素治疗的方法：从 1g/d 开始，共 3 日；然后剂量减半并改用口服，每 3 日减半量,每个剂量用 3 日,直到减完,一般 28 日减完。激素具有抗炎和免疫调节作用,是 MS 急性发作和复发的主要治疗药物,可加速急性复发的恢复和缩短复发期病程,但不能改善恢复程度。目前对激素的短期疗效基本认可,但对于它的长期疗效,还缺乏肯定的结论,但不良反应较多,因此一般不主张对 MS 患者长期应用激素治疗。

2.免疫球蛋白疗法　大剂量免疫球蛋白静脉滴注(intravenous immunoglobulin,IVIg):0.4g/(kg·d),连续 3~5 日。对降低 R—R 型患者复发率有肯定疗效,但最好在复发早期使用。

3.β—干扰素疗法　具有免疫调节作用,可抑制细胞免疫。常用的有 IFNβ—1a 和 IFNβ—1b 两类重组制剂。常见不良反应为流感样症状,持续 24~48h,2~3 月后通常不再发生。IFNβ—1a 可引起注射部位红肿及疼痛、肝功能损害及严重变态反应如呼吸困难等。1FNβ—1b 可引起注射部位红肿、触痛,偶引起局部坏死、血清转氨酶轻度增高、白细胞减少或贫血。妊娠时应立即停药。

4.环磷酰胺疗法　环磷酰胺用于治疗此病可能有助于终止继发进展型 MS 病情进展,但尚无定论,宜用于快速进展型 MS。

5.血浆置换疗法　包括特异性淋巴细胞去除、淋巴细胞去除、免疫活性物质去除等。血浆置换对 MS 的疗效不肯定,通常不作为急性期的首选治疗,仅作为一种可以选择的治疗手段。

### 六、主要护理问题

1.焦虑　与患者对疾病的恐惧、担心预后有关。
2.躯体移动障碍　与肢体无力有关。
3.视力障碍　与病变引起急性视神经炎或球后视神经炎有关。
4.排尿异常　与膀胱功能障碍有关。

### 七、护理目标

1.患者焦虑程度减轻,配合治疗及护理。
2.患者能使用辅助器械进行适当活动,在允许范围内保持最佳活动能力。
3.患者能使用适当工具弥补视觉损害。
4.患者排尿形态正常,未发生尿路感染。

### 八、护理措施

1.一般护理见表 1—5。

表 1-5 一般护理措施

| | |
|---|---|
| 休息 | 保持病室安静、整洁,常通风,条件允许下每日用紫外线灯对病区进行消毒,空气新鲜、减少环境中的不良刺激,保持病区的环境卫生,床单位清洁、舒适<br>指导患者及家属掌握有关疾病知识及自我护理方法<br>重症患者应绝对卧床;病情好转后,可适当活动 |
| 瘫痪护理 | 应给予皮肤护理,每 2h 翻身一次,预防压疮<br>小便失禁:应保持床铺干燥、清洁,及时更换床单<br>注意皮肤护理,保持会阴部清洁 |
| 尿潴留护理 | 应在无菌条件下给予保留导尿<br>按医嘱给予膀胱冲洗,防止泌尿系感染 |
| 病情观察 | 定时测 T、P、R、BP 并记录,注意心率、心律、心电图变化密切观察病情变化,以便尽早进行处置<br>全面了解病情,掌握复发病的特点及容易引起复发的因素 |
| 心理护理 | 向患者及家属介绍本病的性质及发展,取得家属的最大配合,稳定患者的情绪(MS 患者情绪易于激动,或强哭、强笑,抑郁反应也不少见)<br>个体化心理指导,用科学的语言进行耐心细致的宣教<br>介绍以往成功病例,增强对疾病的治疗信心。尤其是复发病例<br>主动与患者交流,解除患者思想顾虑,积极配合治疗 |
| 饮食护理 | 给予低脂、高蛋白、营养丰富、富含纤维素的食物,补足身体的营养需要量。蛋白质在患者 3 餐食物中配比:早餐应占患者摄取总热能的 30%,午餐占 40%～50%,晚餐占 20%<br>教会患者和家属按顺时针方向即肠蠕动方向按摩腹部,养成定时排便习惯,防止便秘<br>有吞咽困难者:予以留置胃管,按时鼻饲流质饮食<br>由于 MS 患者多应用大剂量激素冲击治疗,易损伤消化道黏膜,应指导患者注意保护胃黏膜,避免进食辛辣、过凉、过热、过硬等刺激性食物,不可饮用浓茶、咖啡等刺激性饮料 |
| 用药护理 | 密切观察药物的不良反应,如发现不良反应,应及时通知医师并协助予以处理<br>将诊疗期间观察药物不良反应的方法教会患者,由其自我掌握<br>遵医行为教育:嘱患者不要擅自更改剂量或突然停药,以防止病情变化 |

**2. 专科护理** 见表 1-6。

表 1-6 专科护理措施

| | |
|---|---|
| 眼部护理 | 视野障碍时须留陪护,眼睑不能闭合时,遵医嘱用药和予以护理<br>劳逸结合,避免过度用眼,严密观察有无异常<br>伴有视力减退时,避免强光照射、阅读小字和长时间读书写作,整理环境,排除障碍物,使其行动方便<br>失明的时候,将物品放置清楚、固定位置,以便患者拿取 |
| 体像障碍的护理 | 若患者心理恐惧,予以安慰、关心和精神鼓励,及时向医生汇报,给予及时处理<br>经常检查有无感觉障碍,防止意外损伤,保证患者安全 |
| 语言功能障碍的护理 | 正确把握语言障碍的种类与症状,确定治疗方法<br>要求患者慢慢地一句一句地诉说,利用笔谈、文字或单词来沟通,用确定是或不是的表现法,循序渐进,进行语言功能训练 |
| 运动、感觉障碍的护理急性发作期 | 保证患者安全,保持麻痹肢体处于最佳位置,以防止挛缩及变形<br>对于感觉障碍严重的患者,注意避免烧(烫)伤;同时注意预防压疮,感觉障碍伴有疼痛时,轻者,给予按摩、体位变换及交谈等;重者,遵医嘱给予药物治疗 |
| 慢性期 | 与康复科协作,制订计划,进行主动运动和被动运动,以保持和提高残存功能,根据麻痹的程度,考虑使用步行器、轮椅等工具<br>患者自己能做的事情尽量让其自己完成,不能做的事情,给予帮助,并给予一些基本动作的指导 |
| 恢复期 | 鼓励患者适当的体育锻炼,但不应剧烈运动 |

3.康复功能训练　包括肢体运动功能训练和膀胱功能训练。

(1)肢体无力常导致患者行走困难或卧床不起,故早期的功能训练尤为重要。采取被动运动和主动运动相结合的原则。对瘫痪肢体,早期注意肢位的摆放,行被动按摩及屈伸运动,鼓励和指导患者坚持生活自理能力的训练,如穿脱衣服及进餐等。条件许可则尽早下床活动,遵循扶杆、拄拐站立、移动、步行等循序渐进的原则,做到劳逸结合,从而使肢体功能恢复,防止肌肉萎缩、关节强直发生残障。

(2)膀胱功能训练:也是康复功能训练的一项重要内容。MS患者常因排尿障碍需留置尿管,应加强尿道口护理,防止尿路感染,同时指导患者膀胱训练的方法和步骤,教会其排尿方法,达到自行排尿的目的。

## 九、并发症的处理及护理

1.排尿异常的护理　留置尿管者每日进行尿道口清洁、消毒,鼓励患者多饮水,2000～3000ml/d,注意观察尿液颜色、量、性质,必要时每日给予膀胱冲洗。

2.排便异常的护理　便秘患者指导其多食用粗纤维食物,以促进肠蠕动,指导其按摩下腹部,并养成定时排便的习惯,严重便秘者给予保留灌肠。

3.保持皮肤的完整性　加强翻身,每1～2h 1次,运用掌部大小鱼际按摩受压部位,必要时应用气垫床,以防压疮。

4.预防坠积性肺炎　长期卧床患者会出现肺纤毛运动减少,翻身的同时给予叩背,叩背时五指并拢呈腕状,借助腕关节的力量由下而上、由外向内依次震动叩击背部。

## 十、预防

1.一级预防　目前MS的病因和发病机制迄今不明,一般人群尚无明确方法预防此病。

2.防止复发　告知患者及家属MS容易在疲劳、感染、感冒、体温升高及手术创伤后复发,应注意避免。避免热疗,沐浴时水温不宜过高。女性首次发病后2年内应避孕。

## 十一、特别关注

部分患者因为脑部病变的因素及精神压力而出现抑郁症,严重者可导致自杀。因此有必要注意观察患者的精神状态,以防自杀。

(王桂芳)

# 第二章 心血管外科疾病护理

## 第一节 二尖瓣置换围手术期的护理

### 一、概述

后天性二尖瓣病变包括二尖瓣狭窄和二尖瓣关闭不全这两种类型。二尖瓣狭窄是指二尖瓣结构异常导致在二尖瓣膜的水平发生左室流入道的梗阻,限制了左室舒张期二尖瓣膜正常开放。而二尖瓣在解剖或(和)功能上的任何异常均可引起二尖瓣关闭不全。在国内二尖瓣病变的主要病因是风湿热。

### 二、病因

二尖瓣病变病因见表2-1。

表2-1 二尖瓣病变病因

| 病因 | 二尖瓣狭窄 | 二尖瓣关闭不全 |
|---|---|---|
| 风湿热 | √ | √ |
| 瓣叶瓣环钙化 | √ | √ |
| 感染性心内膜炎 | √ | √ |
| 心肌严重缺血 | | √ |
| 心脏肿瘤 | √ | |
| 心内膜纤维化 | √ | √ |
| 乳头肌断裂 | | √ |
| 急性钝挫伤 | | √ |

### 三、病理

(一)二尖瓣狭窄

二尖瓣狭窄使左心房排血受阻→左心室血流量减少、左心房血液淤滞→左心房容量和压力升高以及肺静脉压升高→肺淤血及肺血管阻力升高→肺动脉高压,右心负担增加→右室肥厚、扩大一右心衰竭。

(二)二尖瓣关闭不全

1.二尖瓣关闭不全产生二尖瓣反流→左心房容量负荷增加→肺淤血、肺动脉压升高→右心衰竭

2.二尖瓣关闭不全产生二尖瓣反流→左心室舒张末期容量及压力明显升高→持续左心室容量超负荷→心肌肥厚、心肌耗氧量增加→左心室收缩功能逐渐减弱→左心衰竭。

### 四、诊断要点

(一)临床表现

二尖瓣病变的临床表现与瓣膜狭窄或关闭不全的程度、代偿功能、劳动强度等相关。

1.二尖瓣狭窄

(1)症状:呼吸困难的严重程度与二尖瓣狭窄的严重程度有关。轻度狭窄者无明显症状,常在重体力劳动时才产生呼吸困难;中度狭窄者常于快步行走或做较轻的体力劳动时产生呼吸困难;重度狭窄者于慢步行走或静息时就有呼吸困难。咳嗽可为干咳,伴肺水肿时可带粉红色泡沫痰;咯血多发生于瓣膜严重狭窄者;体循环血栓栓塞症状。

(2)体征:心尖区舒张期隆隆样杂音,第一心音亢进、二尖瓣开放拍击音和肺动脉区第二心音亢进。重度狭窄患者常有轻度发绀,形成"二尖瓣面容"。

2.二尖瓣关闭不全

(1)症状:轻度关闭不全者,多无明显症状;中度以上的关闭不全者,可出现疲倦、乏力、心悸和活动后气促;晚期可出现急性肺水肿、咯血和右心衰竭等症状。

(2)体征:心尖区第一心音沉闷或减弱。中度以上关闭不全者可闻及3级以上全收缩期吹风样杂音,向左腋中线传导。肺动脉瓣区第二心音可亢进和晚期额分裂,晚期可有右心衰体征。

(二)辅助检查

1.心电图。

2.胸部X线。

3.二维超声心动图。

4.彩色多普勒。

5.心导管检查。

## 五、治疗

(一)外科手术

1.瓣膜置换术　风湿性二尖瓣狭窄和关闭不全的主要治疗方法。

2.瓣膜成形术　二尖瓣退行性病或缺血性病导致的关闭不全的主要治疗方法。

(二)其他

介入手术、微创手术。

## 六、主要护理问题

1.焦虑/恐惧　与患者对手术的恐惧、担心预后有关。

2.知识缺乏　与患者缺乏疾病相关知识有关。

3.活动无耐力　与患者心功能降低有关。

4.舒适的改变　与切口疼痛等有关。

5.清理呼吸道低效　与痰液黏稠、咳嗽乏力等有关。

6.潜在并发症　心排血量降低、出血、电解质紊乱、心律失常、栓塞、感染等。

## 七、护理目标

1.患者焦虑/恐惧程度减轻,配合治疗及护理。

2.患者获得疾病相关知识。

3.患者主诉活动耐力改善。

4. 患者主诉不适感减轻或消失。

5. 患者咳嗽、咳痰有力，能够排出痰液。

6. 术后未发生相关并发症或并发症发生后能得到及时治疗与处理。

## 八、术前护理措施

1. 心理护理

(1)解释手术的必要性、手术方式、注意事项。

(2)鼓励患者表达自身感受，了解患者的心理及精神状况'鼓励患者术前多接触一些术后患者，了解术后患者的亲身体会和经验。

(3)教会患者自我放松的方法。

(4)针对个体情况进行针对性心理护理。

(5)鼓励患者家属和朋友给予患者关心和支持。

2. 健康教育

(1)介绍与疾病相关的问题：疾病的病因、临床表现、治疗方法、手术的安全性、手术效果、术后并发症、手术对今后生活和工作的影响等。

(2)训练患者床上大小便，教会患者监测尿量、体温、脉搏的方法。教会患者有效咳嗽、深呼吸的方法。

(3)根据患者的营养状况指导患者及家属选择合适的饮食。

3. 改善心功能　遵医嘱应用强心、利尿、补钾及血管扩张等药物，观察用药效果及不良反应，减少患者的活动量。

4. 病情观察及护理

(1)观察并记录患者主诉，二尖瓣狭窄合并附壁血栓患者应注意观察患者的神志、语言和肢体的感觉和运动等，指导患者以卧床休息为主，保持情绪稳定及大便通畅，改变体位时动作宜缓慢、轻柔，避免血栓脱落导致体循环栓塞的发生。

(2)患者心功能状况的观察，根据情况协助患者完成生活护理。

(3)预防上呼吸道及肺部感染，监测患者尿量及电解质情况。

5. 术前常规准备

(1)术前行抗生素皮试及交叉配血，术晨遵医嘱带入术中用药。

(2)协助完善相关术前检查：心电图、心脏彩超、胸部X线片、出凝血实验等。

(3)术前8~12小时禁食。

(4)术前晚遵医嘱应用镇静药物。

(5)术晨更换清洁病员服。

(6)术晨建立静脉通道。

(7)术晨与手术室人员进行患者、药物核对后，送入手术室。

(8)麻醉后置尿管。

## 九、术后护理措施

1. 外科术后病房护理常规

(1)伤口观察及护理：观察伤口有无渗血渗液，若有，应及时通知医生并更换敷料。

（2）各管道观察及护理

1）输液管保持通畅，留置针妥善固定，注意观察穿刺部位皮肤。

2）尿管按照尿管护理常规进行，一般术后第 1 日可拔除尿管，拔管后注意观察患者排尿情况。

3）心包、纵隔、胸膜腔引流管参照引流管护理相关要求。

4）临时起搏器导线固定稳妥，临时起搏器处于正常工作状态。

（3）疼痛护理

1）评估患者疼痛情况。

2）对有镇痛泵（PCA）患者，注意检查管道是否通畅，评价镇痛效果是否满意。

3）遵医嘱给予镇痛药物。

4）提供安静舒适的环境。

（4）基础护理：做好口腔护理、尿管护理、定时翻身、雾化、患者清洁等工作。

2. 心包、纵隔、胸腔引流管护理

（1）通畅

1）定时挤捏管道，使之保持通畅。

2）勿折叠、扭曲、压迫管道。

（2）固定

1）引流瓶妥善挂于床边，保证足够的长度，利于患者翻身，避免牵拉脱出。

2）告知患者引流管的重要性，切勿自行拔出。

3）挤捏引流管时观察固定管道的缝线是否松动，挤捏时不可牵拉管道。

（3）观察并记录

1）观察引流液性状、颜色、量；正常情况下手术当天引流液为暗红色，24 小时引流量＜400ml，术后 24 小时后仍有新鲜血液流出，应通知医生，给予止血药物或输入血小板、凝血因子等，必要时再次手术止血。

2）观察胸腔闭式引流管水柱波动情况，结合胸部 X 线片判断患者肺复张情况，观察患者置管周围皮肤有无积气现象。

（4）拔管：心包及纵隔引流液量 24 小时小于 50ml；胸腔闭式引流管水柱波动不明显，胸部 X 线片提示肺复张良好。

3. 饮食护理

（1）拔除气管插管 6 小时之前：禁食。

（2）拔除气管插管 6 小时之后

1）进食内容：饮水。

2）进食量：50 毫升/小时。

（3）拔除气管插管 8 小时之后

1）进食内容：流质。

2）进食量：50～80 毫升/小时。

（4）拔除气管插管 12 小时之后

1）进食内容：半流质。

2）进食量：100～150 毫升/次，4～5 次/日。

（5）拔除气管插管 16 小时之后

1）进食内容：软食。

2）进食量：100～200 克/次，4～5 次/日。

（6）拔除气管插管 24 小时之后

1）进食内容：普食。

2）进食量：5～6 餐/日，少食多餐。

**4.体位与活动**

（1）全麻清醒前：去枕平卧位，头偏向一侧。

（2）全麻清醒后手术当日：半卧位。

（3）术后第 1 日：半卧位为主，增加床上运动。

（4）术后第 2 日：半卧位为主，可在搀扶下适当下床沿床边活动。

（5）术后第 3 日：半卧位为主，可在搀扶下适当屋内活动。

（6）术后第 4 日起：适当增加活动度。

注：活动强度应当根据患者个体化情况，循序渐进，对于年老或体弱患者应当相应推后活动进度。

**5.健康宣教**

（1）饮食：注意饮食搭配，少量多餐，忌烟酒、咖啡及刺激性食物。

（2）活动：根据体力，适当活动。

（3）复查：术后定期门诊随访，复查抗凝酶原时间、血常规、血钾等，早期 1～2 周查一次，稳定后可每 3 个月复查一次。

（4）药物：根据医嘱服药，避免漏服，不可补服。

（5）自我监测：观察有无牙龈出血、皮下出血、血尿、黑便等出血现象；观察有无体循环栓塞症状；监测脉搏、体温、尿量。

**6.并发症的处理及护理**

（1）出血

1）临床表现：①胸管引流量在手术后第 1 小时超过 500ml，在手术后 2 小内超过 400ml/h，手术后 3 小时内超过 300ml/h 或手术后 6 小时内超过 200ml/h。②伤口敷料持续有新鲜血液渗出。

2）处理：①监测 ACT 值：根据 ACT 值追加鱼精蛋白。②使用止血药物，输入血板、凝血因子等。③药物治疗无效者应及时进行再次手术。

（2）心律失常

1）临床表现：①室性期前收缩。②室性心动过速。③心房纤颤。④室上性心动过速。⑤窦性心动过缓。

2）处理：①行血气分析，排除酸碱电解质紊乱、低氧等。②遵医嘱使用抗心律失常药物，观察药效及不良反应。③电复律。④临时起搏器的使用。

（3）电解质紊乱

1）临床表现：①乏力、纳差。②心律失常。

2）处理：①血清钾在 4～5mmol/L，补钾后要及时复查。②补钾同时适当补镁钙。

（4）栓塞

1）临床表现：①脑梗死所致的神志不清、失语、偏瘫。②动脉栓塞：远端皮温下降、脉搏减弱或消失、皮肤苍白、疼痛、感觉减退。

2）处理：①行 CT 检查、复查凝血酶原时间及活动度。②遵医嘱使用抗凝药。③介入治疗取出栓子。④患肢的功能锻炼。

（5）瓣周漏

1）临床表现：①出现收缩期或舒张期杂音。②血流动力学不稳定，患者突然发生心力衰竭。

2）处理：①床旁彩超确诊。②等待再次手术期间遵医嘱积极使用强心利尿剂。③再次手术。

（6）感染

1）临床表现：①发热，白细胞计数升高。②血培养结果为阳性。③伤口愈合不良。④胸骨移开和纵隔感染。⑤感染性心内膜炎。

2）处理：①监测体温，预防上呼吸道及肺部感染。②遵医嘱使用抗生素预防和控制感染。③伤口换药处理。④再次手术。

（赵冬梅）

# 第二节　主动脉瓣置换围手术期的护理

## 一、概述

后天性主动脉瓣病变包括主动脉瓣狭窄和主动脉瓣关闭不全这两种类型。

## 二、病因

### （一）主动脉瓣狭窄

单纯性主动脉狭窄多见于男性患者，常见的病因有退行性病变，糖尿病和高脂血症是发生主动脉瓣退行性钙化狭窄的危险因素。而风湿性病变少见，瓣膜风湿性疾病损害可引起瓣叶交界的融合，使瓣膜开口面积缩小。

### （二）主动脉瓣关闭不全

1. 主动脉瓣瓣叶钙化、卷曲、增生导致瓣叶对合障碍。

2. 主动脉瓣环扩张导致瓣叶对合障碍。

## 三、病理

### （一）主动脉瓣狭窄

主动脉瓣狭窄使左室射血受阻→心排血量下降，室壁张力增高→左心室通过向心性肥厚代偿，维持足够的心排出量→左心室顺应性下降，左心室收缩功能下降→左心衰竭→肺静脉高压→肺动脉高压及右心衰。

### （二）主动脉瓣关闭不全

主动脉瓣关闭不全，舒张期主动脉内的血液反流入左心室，左室同时接受来自左房内的血液→左心室容量负荷显著增加，室壁张力增高→左心室出现代偿性肥厚→心肌纤维化和心肌缺血→左心衰→右心衰。

## 四、诊断要点

(一)临床表现

1.主动脉瓣狭窄

(1)症状:劳力性呼吸困难、心绞痛、晕厥。

(2)体征:收缩期喷射性、高调、粗糙的杂音,在胸骨右缘第二肋间隙最明显,杂音向两侧颈动脉传导。

2.主动脉瓣关闭不全

(1)症状:慢性主动脉瓣关闭不全者由于左心室强大的代偿功能,患者可在相当长的时间内毫无临床症状。在失代偿后逐渐出现活动后乏力、疲倦,劳累性呼吸困难,甚至端坐呼吸和夜间阵发性呼吸困难、心绞痛等。

(2)体征:心尖区向左下移位,可触及抬举样搏动,在胸骨右缘第二肋间隙可闻及舒张期泼水样杂音,呈高调、递减型,向心尖部传导。周围血管体征:颈动脉搏动明显、水冲脉、毛细血管搏动征、股动脉枪击音。右心衰体征。

(二)辅助检查

1.心电图。

2.胸部X线。

3.二维超声心动图。

4.彩色多普勒。

5.心导管检查。

## 五、治疗

(一)外科手术

1.瓣膜置换术　症状严重的主动脉狭窄或关闭不全;严重的主动脉瓣狭窄或关闭不全者行外科冠状动脉搭桥术时;严重主动脉瓣狭窄或关闭不全进行主动脉等瓣叶成形外科手术时;严重主动脉瓣狭窄或关闭不全者伴左室收缩功能不全时。

2.瓣膜修复术　无法实施主动脉瓣置换术时。

(二)其他

内科治疗、微创手术。

## 六、主要护理问题

1.焦虑/恐惧　与患者对手术的恐惧、担心预后有关。

2.知识缺乏　与患者缺乏疾病相关知识有关。

3.活动无耐力　与患者心功能降低有关。

4.舒适的改变　与切口疼痛等有关。

5.清理呼吸道低效　与痰液黏稠、咳嗽乏力等有关。

6.潜在并发症　心排血量降低、出血、电解质紊乱、心律失常、栓塞、感染等。

## 七、护理目标

1.患者焦虑/恐惧程度减轻,配合治疗及护理。

2.患者获得疾病相关知识。

3.患者主诉活动耐力改善。

4.患者主诉不适感减轻或消失。

5.患者咳嗽、咳痰有力,能够排出痰液。

6.术后未发生相关并发症或并发症发生后能得到及时治疗与处理。

## 八、术前护理措施

1.心理护理

(1)解释手术的必要性、手术方式、注意事项。

(2)鼓励患者表达自身感受,了解患者的心理及精神状况,鼓励患者术前的接触一些术后患者,了解术后患者的亲身体会和经验。

(3)教会患者自我放松的方法。

(4)针对个体情况进行针对性心理护理。

(5)鼓励患者家属和朋友给予患者关心和支持。

2.健康宣教

(1)介绍与疾病相关的问题:疾病的病因、临床表现、治疗方法、手术的安全性、手术效果、术后并发症、手术对今后生活和工作的影响等。

(2)训练患者床上大小便,教会患者监测尿量、体温、脉搏的方法。教会患者有效咳嗽、深呼吸的方法。

(3)根据患者的营养状况指导患者及家属选择合适的饮食。

3.改善心功能　主动脉瓣狭窄患者遵医嘱应用强心、利尿药物,但应密切观察心电图,避免室性心律失常的发生。硝酸甘油和β受体阻滞剂需慎用,血管扩张等药物不宜多用。主动脉瓣关闭不全者常使用血管扩张剂。观察用药效果及不良反应,减少患者的活动量。

4.病情观察及护理

(1)观察并记录患者主诉,观察主动脉瓣重度狭窄患者的循环情况,防止心搏骤停的发生。

(2)患者心功能状况的观察,根据情况协助患者完成生活护理。

(3)观察患者有无胸闷胸痛症状,根据医嘱用药、吸氧。

(4)观察患者有无任何潜在的感染,及时报告主管医生。

5.术前常规准备

(1)术前行抗生素皮试及交叉配血,术晨遵医嘱带入术中用药。

(2)协助完善相关术前检查:心电图、心脏彩超、胸部 X 线片、出凝血实验等。

(3)术前 8～12 小时禁食。

(4)术前晚遵医嘱应用镇静药物。

(5)术晨更换清洁病员服。

(6)术晨建立静脉通道。

（7）术晨与手术室人员进行患者、药物核对后，送入手术室。

（8）麻醉后置尿管。

## 九、术后护理措施

1. 外科术后病房护理常规

（1）伤口观察及护理：观察伤口有无渗血渗液，若有，应及时通知医生并更换敷料。

（2）各管道观察及护理

1）输液管保持通畅，留置针妥善固定，注意观察穿刺部位皮肤。

2）尿管按照尿管护理常规进行，一般术后第1日可拔除尿管，拔管后注意观察患者排尿情况。

3）心包、纵隔、胸膜腔引流管参照引流管护理相关要求。

4）临时起搏器导线固定稳妥，临时起搏器处于正常工作状态。

（3）疼痛护理

1）评估患者疼痛情况。

2）对有镇痛泵（PCA）患者，注意检查管道是否通畅，评价镇痛效果是否满意。

3）遵医嘱给予镇痛药物。

4）提供安静舒适的环境。

（4）基础护理：做好口腔护理、尿管护理、定时翻身、雾化、患者清洁等工作。

2. 心包、纵隔、胸腔引流管护理

（1）通畅

1）定时挤捏管道，使之保持通畅。

2）勿折叠、扭曲、压迫管道。

（2）固定

1）引流瓶妥善挂于床边，保证足够的长度，利于患者翻身，避免牵拉脱出。

2）告知患者引流管的重要性，切勿自行拔出。

3）挤捏引流管时观察固定管道的缝线是否松动，挤捏时不可牵拉管道。

（3）观察并记录

1）观察引流液性状、颜色、量；正常情况下手术当天引流液为暗红色，24小时量小于400ml，术后24小时后仍有新鲜血液流出，应通知医生，给予止血药物或输入血小板、凝血因子等，必要时再次手术止血。

2）观察胸腔闭式引流管水柱波动情况，结合胸部X线片判断患者肺复张情况，观察患者置管周围皮肤有无积气现象。

（4）拔管：心包及纵隔引流液量24小时小于50ml；胸腔闭式引流管水柱波动不明显，胸部X线片提示肺复张良好。

3. 饮食护理

（1）拔除气管插管6小时之前：禁食。

（2）拔除气管插管6小时之后

1）进食内容：饮水。

2）进食量：50毫升/小时。

（3）拔除气管插管 8 小时之后

1）进食内容：流质。

2）进食量：50～80 毫升/小时。

（4）拔除气管插管 12 小时之后

1）进食内容：半流质。

2）进食量：100～150 毫升/次，4～5 次/日。

（5）拔除气管插管 16 小时之后

1）进食内容：软食。

2）进食量：100～200 克/次～5 次/日。

（6）拔除气管插管 24 小时之后

1）进食内容：普食。

2）进食量：5～6 餐/日，少食多餐。

4.体位与活动

（1）全麻清醒前：去枕平卧位，头偏向一侧。

（2）全麻清醒后手术当日：半卧位。

（3）术后第 1 日：半卧位为主，增加床上运动。

（4）术后第 2 日：半卧位为主，可在搀扶下适当下床沿床边活动。

（5）术后第 3 日：半卧位为主，可在搀扶下适当屋内活动。

（6）术后第 4 日起：适当增加活动度。

注：活动能力应当根据患者个体情况，循序渐进，对于年老或体弱患者应当相应推后活动进度。

5.健康宣教

（1）饮食：注意饮食搭配，少量多餐，忌烟酒、咖啡及刺激性食物。

（2）活动：根据体力，适当活动。

（3）复查：术后定期门诊随访，复查抗凝酶原时间、血常规、血钾等。早期 1～2 周复查一次，稳定后可每 3 个月复查一次。

（4）药物：根据医嘱服药，避免漏服，不可补服。

（5）自我检测：观察有无牙龈出血、皮下出血、血尿、黑便等出血现象；观察有无体循环栓塞症状；监测脉搏、体温、尿量。

6.并发症的处理及护理

（1）出血

1）临床表现：①胸管引流量在手术后第 1 小时超过 500ml，在手术后 2 小时内超过 400ml/h，手术后 3 小时内超过 300ml/h 或手术后 6 小时内超过 200ml/h。②伤口敷料持续有新鲜血液渗出。③抗凝过度。

2）处理：①监测 ACT 值：根据 ACT 值追加鱼精蛋白。②使用止血药物，输入血小板、凝血因子等。③药物治疗无效者应及时行再次手术。④静脉输入维生素 $K_1$。

（2）心律失常

1）临床表现：①室性期前收缩。②室上性心动过速。③心室纤颤。④房室传导阻滞。

2）处理：①行血气分析，排除酸碱电解质紊乱、低氧等。②遵医嘱使用抗心律失常药物，首选利多卡因，观察药效及不良反应。③电复律。④临时起搏器的使用。⑤主动脉内球囊反搏。

（3）左心室功能不全

1）临床表现：①心排出量下降。②肢端湿冷。③心率快。

2）处理：正性肌力药物、利尿剂、血管扩张剂的使用；主动脉内球囊反搏。

（4）肾功能不全或衰竭

1）临床表现：①少尿。②无尿。

2）处理：①维持心排出量。②扩张肾血管。③肾功能不全应尽早处理，及时透析。④监测尿量及尿比重。

（5）瓣周漏

1）临床表现：①出现杂音。②血流动力学不稳定。③心功能不全。

2）处理：①床旁彩超确诊；预防感染。②再次手术。

（6）冠状动脉损伤

1）临床表现：①心肌缺血。②心排血量下降。

2）处理：冠状动脉旁路移植。

（赵冬梅）

# 第三节　多瓣膜置换患者的护理

## 一、概述

需要行外科治疗的心脏多瓣膜病变,其瓣膜的病理性改变可能是风湿性改变、退行性变、感染性及其他各种原因引起的病变。瓣膜的功能障碍可以是原发性的,也可以是继发性的。外科治疗既需要考虑瓣膜病变的原发性致病因素,还要考虑原发性瓣膜病变整形或置换后,继发受累的瓣膜可能的反应,即是否可以不处理而自愈或需要整形或置换。

## 二、病因

1. 风湿性心脏病多瓣膜病变。

2. 黏液样变性和瓣膜脱垂累及多瓣膜病变。

3. 老年性主动脉瓣钙化合并多瓣膜受损。

4. 感染性心内膜炎合并多瓣膜病变。

5. 心脏类肿瘤并多瓣膜病变。

## 三、病理

病理改变与受累的瓣膜种类相关,根据具体受累瓣膜可推断其病理改变,请参阅前两章病理介绍。

## 四、诊断要点

1. 患者的临床表现与受累瓣膜种类相关。

2. 辅助检查

（1）心电图。

(2)胸部 X 线。

(3)二维超声心动图。

(4)彩色多普勒。

(5)心导管检查。

## 五、治疗

1.外科手术

(1)瓣膜置换术。

(2)瓣膜修复术。

2.其他 内科治疗、微创手术。

## 六、主要护理问题

1.焦虑/恐惧 与患者对手术的恐惧、担心预后有关。

2.知识缺乏 与患者缺乏疾病相关知识有关。

3.活动无耐力 与患者心功能降低有关。

4.舒适的改变 与切口疼痛等有关。

5.清理呼吸道低效 与痰液黏稠、咳嗽乏力等有关。

6.潜在并发症 心排血量降低、出血、电解质紊乱、心律失常、栓塞、感染等。

## 七、护理目标

1.患者焦虑/恐惧程度减轻,配合治疗及护理。

2.患者获得疾病相关知识。

3.患者主诉活动耐力改善。

4.患者主诉不适感减轻或消失。

5.患者咳嗽咳痰有力,能够排出痰液。

6.术后未发生相关并发症或并发症发生后能得到及时治疗与处理。

## 八、术前护理措施

1.心理护理

(1)解释手术的必要性、手术方式、注意事项。

(2)鼓励患者表达自身感受,了解患者的心理及精神状况,鼓励患者术前的接触一些术后患者,了解术后患者的亲身体会和经验。

(3)教会患者自我放松的方法。

(4)针对个体情况进行针对性心理护理。

(5)鼓励患者家属和朋友给予患者关心和支持。

2.健康教育

(1)介绍与疾病相关的问题:疾病的病因、临床表现、治疗方法、手术的安全性、手术效果、术后并发症、手术对今后生活和工作的影响等。

(2)训练患者床上大小便,教会患者监测尿量、体温、脉搏的方法。教会患者有效咳嗽、深呼吸的方法。

（3）根据患者的营养状况指导患者及家属选择合适的饮食。

3.改善心功能 遵医嘱应用强心、利尿药物，血管活性药物，观察用药效果及不良反应，减少患者的活动量。

4.病情观察及护理

（1）观察并记录患者主诉，观察患者的循环情况。

（2）患者心功能状况的观察，根据情况协助患者完成生活护理。

（3）观察患者有无胸闷胸痛症状，根据医嘱用药、吸氧。

（4）观察患者有无任何潜在的感染，及时报告主管医生。

5.术前常规准备

（1）术前行抗生素皮试及交叉配血，术晨遵医嘱带入术中用药。

（2）协助完善相关术前检查：心电图、心脏彩超、胸部 X 线片、出凝血实验等。

（3）术前 8～12 小时禁食。

（4）术前晚遵医嘱应用镇静药物。

（5）术晨更换清洁病员服。

（6）术晨建立静脉通道。

（7）术晨与手术室人员进行患者、药物核对后，送入手术室。

（8）麻醉后置尿管。

## 九、术后护理措施

1.外科术后病房护理常规

（1）伤口观察及护理：观察伤口有无渗血渗液，若有，应及时通知医生并更换敷料。

（2）各管道观察及护理

1）输液管保持通畅，留置针妥善固定，注意观察穿刺部位皮肤。

2）尿管按照尿管护理常规进行，一般术后第 1 日可拔除尿管，拔管后注意观察患者自解小便情况。

3）心包、纵隔、胸腔引流管参照引流管护理相关要求。

4）临时起搏器导线固定稳妥，临时起搏器处于正常工作状态。

（3）疼痛护理

1）评估患者疼痛情况。

2）对有痛泵（PCA）患者，注意检查管道是否通畅，评价镇痛效果是否满意。

3）遵医嘱给予镇痛药物。

4）提供安静舒适的环境。

（4）基础护理：做好口腔护理、尿管护理、定时翻身、雾化、患者清洁等工作。

2.心包、纵隔、胸腔引流管护理

（1）通畅

1）定时挤捏管道，使之保持通畅。

2）勿折叠、扭曲、压迫管道。

（2）固定

1)引流瓶妥善挂于床边,保证足够的长度,利于患者翻身,避免牵拉脱出。

2)告知患者引流管的重要性,切勿自行拔出。

3)挤捏引流管时观察固定管道的缝线是否松动,挤捏时不可牵拉管道。

(3)观察并记录

1)观察引流液性状、颜色、量;正常情况下手术当天引流液为暗红色,24 小时量小于 400ml,术后 24 小时后仍有新鲜血液流出,应通知医生,给予止血药物或输入血小板、凝血因子等,必要时再次手术止血。

2)观察胸腔闭式引流管水柱波动情况,结合胸部 X 线片判断患者肺复张情况,观察患者置管周围皮肤有无积气。

(4)拔管:心包及纵隔引流液量 24 小时小于 50ml;胸腔闭式引流管水柱波动不明显,胸部 X 线片提示肺复张良好。

3.饮食护理

(1)拔除气管插管 6 小时之前:禁食。

(2)拔除气管插管 6 小时之后

1)进食内容:饮水。

2)进食量:50 毫升/小时。

(3)拔除气管插管 8 小时之后

1)进食内容:流质。

2)进食量:50~80 毫升/小时。

(4)拔除气管插管 12 小时之后

1)进食内容:半流质。

2)进食量:100~150 毫升/次,4~5 次/日。

(5)拔除气管插管 16 小时之后

1)进食内容:软食。

2)进食量:100~200 克/次,4~5 次/日。

(6)拔除气管插管 24 小时之后

1)进食内容:普食。

2)进食量:5~6 餐/日,少食多餐。

4.体位与活动

(1)全麻清醒前:去枕平卧位,头偏向一侧。

(2)全麻清醒后手术当日:半卧位。

(3)术后第 1 日:半卧位为主,增加床上运动。

(4)术后第 2 日:半卧位为主,可在搀扶下适当下床沿床边活动。

(5)术后第 3 日:半卧位为主,可在搀扶下适当屋内活动。

(6)术后第 4 日起:适当增加活动度。

注:活动能力应当根据患者个体情况,循序渐进,对于年老或体弱患者应当相应推后活动进度。

5.健康宣教

(1)饮食:注意饮食搭配,少量多餐,忌烟酒、咖啡及刺激性食物。

(2)活动:根据体力,适当活动。

（3）复查术后定期门诊随访，复查抗凝酶原时间、血常规、血钾等。早期 1～2 周复查一次，稳定后可每 3 个月复查一次。

（4）药物：根据医嘱服药，避免漏服，不可补服。

（5）自我监测：观察有无牙龈出血、皮下出血、血尿、黑便等出血现象；观察有无体循环栓塞症状；监测脉搏、体温、尿量。

6.并发症及处理

（1）出血

1）常见并发症：①胸管引流量在手术后第 1 小时超过 500ml，在手术后 2 小时内超过 400ml/h，手术后 3 小时内超过 300ml/h 或手术后 6 小时内超过 200ml/h。②伤口敷料持续有新鲜血液渗出。③抗凝过度。

2）处理：①监测 ACT 值：根据 ACT 值追加鱼精蛋白。②使用止血药物，输入血小板、凝血因子等。③药物治疗无效者应及时行再次手术。④静脉输入维生素 $K_1$。

（2）心律失常（电解质紊乱）

1）常见并发症：①室性期前收缩。②室速。③室颤。④房室传导阻滞。

2）处理：①行血气分析，排除酸碱电解质紊乱、低氧等。②遵医嘱使用抗心律失常药物，首选利多卡因，观察药效及副反应。③电复律。④临时起搏器的使用。⑤主动脉内球囊反搏。

（3）左心室功能不全

1）常见并发症：①心排出量下降。②肢端湿冷。③心率快。④血压不稳定。

2）处理：正性肌力药物、利尿剂、血管扩张剂的使用；主动脉内球囊反搏。

（4）肾功能不全或衰竭

1）常见并发症：①少尿。②无尿。

2）处理：①维持心排出量。②扩张肾血管。③肾功能不全应尽早处理，及时透析。

（5）瓣周漏

1）常见并发症：①出现杂音。②血流动力学不稳定。

2）处理：①监测尿量及尿比重。②床旁彩超确诊；预防感染。③再次手术。④冠状动脉旁路移植。

（6）冠状动脉损伤

常见并发症：①心肌缺血。②心排血量下降。

（7）栓塞

1）常见并发症：①脑梗死所致的神志改变、失语、偏瘫。②动脉栓塞：远端皮温下降、脉搏减弱或消失、皮肤苍白、疼痛、感觉减退。

2）处理：①行 CT 检查、复查凝血酶原时间及活动度。②遵医嘱使用抗凝药。③介入治疗取出栓子。④患肢的功能锻炼。

（8）感染

1）常见并发症：①发热，白细胞计数升高。②血培养结果为阳性。③伤口愈合不良。④胸骨移开和纵隔感染。⑤感染性心内膜炎。

2）处理：①监测体温，预防上呼吸道及肺部感染。②遵医嘱使用抗生素预防和控制感染。③伤口换药处理。④再次手术。

（赵冬梅）

# 第三章 呼吸内科疾病护理

## 第一节 急性呼吸道感染

### 一、急性上呼吸道感染

急性上呼吸道感染简称上感,是鼻腔、咽或喉部的急性炎症的概称,是呼吸道最常见的急性感染性疾病。全年皆可发病,冬春季节多发,多数为散发性,在气候突变时可造成流行。病原体主要通过飞沫传播,也可由于接触被病毒污染的用具而传播。

（一）病因与发病机制

急性上感有 70%～80% 由病毒引起,包括鼻病毒、流感病毒、副流感病毒、呼吸道合胞病毒、腺病毒、埃可病毒、柯萨奇病毒、麻疹病毒和风疹病毒等。由于病毒的类型较多,人体对各种病毒感染后产生的免疫力较弱且短暂,病毒间又无交叉免疫,故一个人一年内可多次发病,特别是老幼体弱、呼吸道有慢性炎症者更易患病。少数上感由原发或继发细菌感染引起,以溶血性链球菌最常见,其次为流感嗜血杆菌、肺炎球菌和葡萄球菌等,偶见革兰阴性杆菌。上感在受凉、淋雨、过度疲劳、全身或呼吸道局部防御功能降低时诱发。

（二）健康史

有无受凉、淋雨、过度疲劳等使机体抵抗力降低等情况,发病前有无与急性呼吸道感染患者密切接触史;应注意询问本次起病情况,既往健康状况,有无呼吸道慢性炎症等。

（三）身体状况

1. 症状和体征

(1)普通感冒:俗称"伤风",又称急性鼻炎或上呼吸道卡他,以鼻咽部卡他症状为主要表现。起病较急。初期有咽干、喉痒、喷嚏、鼻塞、流清水样鼻涕,2～3d 后分泌物变稠。可伴咽痛,有时因耳咽管炎使听力减退,也可出现流泪、味觉迟钝、咳嗽或少量黏液痰等。一般无发热,或仅有低热、轻度头痛、全身不适等症状。检查可见鼻腔黏膜充血、水肿、有分泌物,咽部充血。如无并发症,一般 5～7d 痊愈。

(2)病毒性咽炎和喉炎:咽炎,表现为咽痒和灼热感,咽痛不明显;喉炎,表现为声嘶,可有咳嗽,咳嗽时喉部疼痛。体格检查可见咽喉部充血、水肿,局部淋巴结肿大、触痛。

(3)疱疹性咽峡炎:常为柯萨奇病毒 A 引起,多见于儿童,好发于夏季。表现为明显咽痛、发热。检查可见咽部充血,咽和扁桃体表面有灰白色疱疹和浅表溃疡,周围伴红晕。

(4)咽结膜热:常为腺病毒和柯萨奇病毒引起。常发生于夏季,儿童多见,由游泳传播。表现为发热、咽痛、畏光、流泪、咽和结膜明显充血。

(5)细菌性咽扁桃体炎:起病急,明显咽痛,吞咽时加剧,伴畏寒、发热,体温可达 39℃ 以上。检查可见咽部明显充血,扁桃体充血肿大、表面有黄色脓性分泌物,颌下淋巴结肿大、压痛,肺部无异常体征。

2. 并发症　急性鼻窦炎、中耳炎、气管－支气管炎。部分患者可并发风湿热、病毒性心肌炎、肾小球肾炎等。

（四）心理及社会资料

上呼吸道感染的患者虽然症状明显，但经休息和（或）治疗能很快痊愈，一般不影响生活和工作，患者心理上比较轻松。部分患者因发热、全身酸痛而表现疲惫不堪，情绪低落。少数患者对疾病轻视，不能及时就诊，易致病情延误而使感染向下蔓延而加重病情。

（五）辅助检查

1.血常规　病毒感染时白细胞计数正常或偏低，淋巴细胞比例升高。细菌感染时白细胞计数及中性粒细胞计数可偏高，可有核左移。

2.病原学检查　需要时可做病毒分离或血清学检查，可判断病毒的类型。细菌培养可判断细菌类型并做药物敏感试验以指导临床用药。

（六）治疗要点

急性上呼吸道感染传染性强，少数可引起严重并发症，必须积极预防和治疗。病毒感染者，目前尚无特效的抗病毒药物，治疗原则以对症处理为主，确定为细菌感染时可用抗生素治疗。

（七）护理诊断及合作性问题

1.体温过高　与病毒和（或）细菌感染有关。

2.舒适度减弱　鼻塞、咽痛、流涕与感染有关。

（八）护理目标

患者体温恢复正常，躯体不适缓解，日常生活不受影响。

（九）一般护理

1.休息　适当休息，减少体力活动，发热患者应卧床休息，保持室内空气流通，调节适宜的温度、湿度。

2.营养　给予清淡、易消化的高热量、高维生素、低脂肪的流质或半流质饮食，鼓励患者多饮水，以补充出汗等消耗，维持体液平衡。

（十）病情观察

每4h测1次体温、脉搏、呼吸并记录，观察患者发热程度和热型。警惕并发症，若咳嗽加重、咳脓痰，体温升高，提示并发下呼吸道感染；如耳痛、听力减退提示中耳炎；头痛伴脓性鼻涕等提示鼻窦炎；恢复期患者出现心悸、胸闷、眼睑水肿、高血压及关节痛等提示心肌炎、肾炎、风湿热等。

（十一）用药护理

发热伴全身酸痛者，可遵医嘱服用阿司匹林、索米痛片、感冒清冲剂等解热止痛药；应注意避免大量出汗引起虚脱；咽痛、声嘶可用淡盐水含漱或润喉片含服，局部雾化治疗；鼻塞、流涕用1%麻黄碱滴鼻；遵医嘱给予抗生素或抗病毒药物治疗，防治感染并注意观察药物疗效。

（十二）对症护理

当患者体温超过39℃时可进行物理降温，如头部冷敷、温水或酒精擦浴等。必要时遵医嘱使用药物降温，并观察记录降温效果。患者寒战时可用热水袋保暖。患者退热时常大汗淋漓，应及时擦干汗液，更换衣服及被褥。

（十三）健康指导

1.避免受凉、淋雨、过度疲劳等诱发因素，吸烟者应戒烟。

2.加强体育锻炼，坚持耐寒训练，增强体质。

3.在疾病流行季节不去公共场所,防止交叉感染;室内可用食醋加热熏蒸,每日1次,连用3d;可酌情用流感疫苗行鼻腔喷雾;也可用板蓝根、野菊花、桑叶等中草药熬汤饮用。

4.恢复期若出现眼睑水肿、心悸、腰酸、关节痛等症状,应及时诊治。

（十四）护理评价

1.体温是否降至正常。

2.鼻塞、咽喉痛等症状是否减轻。

## 二、急性气管-支气管炎

急性气管-支气管炎(acute broncho-bronchitis)是指由于各种原因导致气管-支气管黏膜的急性炎症,临床主要症状为咳嗽和咳痰。本病多发生于寒冷季节或气候变化明显时,常继发于上呼吸道感染。

（一）病因与发病机制

感染是最常见的病因。凡能引起上呼吸道感染的病毒和细菌均可导致本病。常见病毒有腺病毒、流感病毒、呼吸道合胞病毒等,细菌以流感嗜血杆菌、肺炎球菌、链球菌、葡萄球菌为主。细菌和病毒可直接感染,也可由上呼吸道感染蔓延引起。其他病因包括吸入过冷空气、粉尘、烟雾或刺激性气体。此外,花粉、有机粉尘、真菌孢子等变应原的吸入也引起气管-支气管的变态反应,均可引起本病。

（二）健康史

1.评估患者发病前有无上呼吸道感染史。

2.询问患者发病前有无吸入刺激性气体,有无过敏史等。

（三）身体状况

1.症状　起病较急,大多先有上呼吸道感染的症状,随之出现咳嗽,咳痰。先为干咳,或伴少量黏液性痰,随着感染加重,痰量逐渐增加,可由黏液性痰转变成黏液脓痰,偶有痰中带血。全身症状一般较轻,常表现为发热、乏力、食欲减退等,多3～5d后恢复正常。伴支气管痉挛时,可出现胸闷、气促。咳嗽、咳痰可持续2～3周。少数患者迁延不愈,可演变为慢性支气管炎。

2.体征　双肺呼吸音增粗,可闻及不固定的散在干、湿性啰音。

（四）心理及社会资料

评估患者有无因咳嗽、咳痰影响日常工作和休息,是否伴有焦虑等。

（五）辅助检查

1.血液检查　病毒感染者,白细胞计数正常或偏低;细菌感染者,白细胞计数和中性粒细胞明显增多。

2.痰液检查　痰涂片或痰培养可发现致病菌。

3.X线检查　胸部X线检查多无异常,或表现为肺纹理增粗,肺门阴影增深。

（六）治疗要点

治疗原则主要是控制感染和止咳祛痰、解痉平喘等对症治疗。具体措施:①控制感染:病毒感染可给予抗病毒药物,细菌感染可选用青霉素类、头孢菌素类、大环内酯类、氟喹诺酮类抗生素,或根据细菌培养和药敏试验结果选择有效药物。给药方式以口服为主,必要时可静脉注射。②对症治疗:剧烈干咳者可选用喷托维林或氢溴酸右美沙芬等镇咳剂,痰多不易咳出可用溴己新(必嗽平)、复方氯化铵合剂或盐酸氨溴索(沐舒坦),也可行雾化治疗,还可口服兼有咳嗽和祛痰作用的复方甘草合剂,不宜使用强力镇咳药如可待因,以免抑制咳嗽反射,影响痰液排出。支气管痉挛者可给予解痉平喘的药物,常用氨茶碱或 $\beta_2$ 受体激动剂。

(七)护理诊断及合作性问题

1.清理呼吸道无效　与呼吸道分泌物过多、痰液黏稠不易咳出有关。

2.体温过高　与病毒或细菌感染有关。

(八)护理目标

1.能有效咳嗽,顺利排出痰液,咳嗽减轻,呼吸道通畅。

2.体温恢复到正常范围。

(九)一般护理

1.休息　充分休息,保持室内空气清新流通,温、湿度适宜,避免粉尘、烟雾的刺激。

2.饮食　提供清淡、易消化、营养丰富的流质或半流质饮食。多饮水,以稀释痰液促进排出。

(十)病情观察

观察咳嗽、咳痰的情况,记录痰的颜色、量和性状。密切观察体温变化。

(十一)促进排痰,保持呼吸道通畅

指导患者正确排痰,鼓励有效咳嗽,痰液黏稠行超声雾化吸入,辅以拍背以促进痰液排出。

(十二)用药护理

遵医嘱予抗生素、止咳化痰剂、平喘剂,观察药物疗效及不良反应。

(十三)健康指导

1.积极预防上呼吸道感染,根据气温变化及时增减衣物,感冒流行季节少去人多拥挤处,避免交叉感染。

2.平时加强体质锻炼,选择合适的体育活动,如跑步、跳健身操、打太极拳等,进行耐寒训练。

3.患病期间避免劳累,加强休息,补充营养,及时就诊。

(十四)护理评价

咳嗽、咳痰是否减轻,肺部干、湿啰音是否消失,体温是否恢复正常。

(杨赛)

# 第二节　慢性阻塞性肺疾病

慢性阻塞性肺疾病(chronic obstructive pulmonary disease,COPD)是以一组气流受限为特征的肺部疾病,气流受限不完全可逆,呈进行性发展。COPD 与慢性支气管炎及肺气肿密切相关。慢性支气管炎(简称慢支)是指气管、支气管黏膜及其周围组织的慢性非特异性炎症。阻塞性肺气肿(简称肺气肿)是指终末细支气管远端(呼吸性细支气管、肺泡管、肺泡囊和肺泡)的气道弹性减退、过度膨胀、充气和肺容积增大,或同时伴有气道管壁破坏的病理状态。当慢支、肺气肿患者肺功能检查出现气流受阻,并且不完全可逆时,则诊断为 COPD。

COPD 是呼吸系统疾病中的常见病和多发病,1992 年在我国北部及中部地区,对 102230

名农村成年人的调查显示,COPD 的患病率为 3%,近年来,对我国 7 个地区 20245 名成年人的调查显示,COPD 的患病率占 40 岁以上人群的 8.2%。肺功能进行性减退严重影响患者的劳动力和生活质量,其中部分患者经过一定时间可发展至呼吸衰竭和右心衰竭。

## 一、病因与发病机制

### (一)病因

COPD 可能与下列因素有关。

1. 吸烟　吸烟为重要的发病因素,烟龄越长,吸烟量越大,COPD 患病率越高。香烟可损伤气道上皮细胞和纤毛运动,促使支气管杯状细胞分泌黏液增多,使气管净化能力减弱,还可破坏肺弹力纤维,诱发肺气肿的形成。

2. 感染　感染是本病发生、发展的重要因素,多为病毒和细菌感染。常见病毒为鼻病毒、流感病毒、腺病毒和呼吸道合胞病毒等;常见细菌为肺炎球菌、流感嗜血杆菌、甲型链球菌等。

3. 大气污染　空气中的刺激性烟雾、有害气体等大气污染对支气管黏膜损伤,使纤毛清除功能下降,分泌增加,为细菌入侵创造了条件。

4. 气候及过敏　冷空气刺激、气候变化,使呼吸道黏膜防御能力减弱;喘息型慢支往往有过敏史,接触抗原物质如细菌、真菌、尘螨、花粉、某些食物和化学气体等都可引起发病。

5. 遗传因素　$\alpha_1$ 抗胰蛋白酶缺乏与肺气肿的发生有密切关系。此外,机体内在因素与慢支的发生也有关,如呼吸道的副交感神经反应性增高、呼吸道局部防御功能及免疫功能降低等。

### (二)发病机制

在病因的作用下,支气管壁有各种炎性细胞浸润,炎性物质释放,导致黏膜下腺体增生、分泌增加及黏液纤毛运动障碍、气道清除能力减弱,黏膜充血水肿,加重了气道阻塞,易于导致感染。慢性炎症使白细胞和巨噬细胞蛋白水解酶的释放增加,使肺组织和肺泡壁损害导致多个肺泡融合成肺大疱,形成肺气肿。另外,肺泡壁的毛细血管受压,血液供应减少,也引起肺泡壁弹力减弱,易促成肺气肿的发生。

## 二、护理评估

### (一)健康史

1. 应询问慢支、肺气肿患者吸烟史和慢性咳嗽、咳痰病史;评估患者吸烟的时间和量。

2. 询问患者是否存在引起慢支的各种因素,如感染、大气污染、职业性有害气体的长期吸入、过敏等。患者每次发作是否与季节和气候的突变有关。寒冷常为本病发作的重要原因和诱因,冷空气刺激使呼吸道局部小血管痉挛,纤毛运动障碍,呼吸道防御功能降低,有利于病毒、细菌入侵和繁殖。

### (二)身体状况

1. 慢性支气管炎　多缓慢起病,病程较长,因反复急性发作而加重。初期症状轻微,在寒冷季节、吸烟、劳累、感冒后可引起急性发作或症状加重,气候转暖时可自然缓解。主要症状有慢性咳嗽、咳痰,或伴有喘息。具体症状与体征如下。

(1)症状:①咳嗽:一般晨间起床时咳嗽较重,白天较轻,睡眠时有阵咳;急性发作时咳嗽加重。②咳痰:常以清晨排痰较多,由于夜间副交感神经兴奋,支气管分泌物增加,故起床后或体位改变时可刺激排痰；痰为白色黏液或浆液泡沫状，伴有细菌感染时，则变为黏液脓性。③喘息或气急：喘息明显者称为喘息性慢性支气管炎，患者因支气管痉挛而出现喘息，常伴有哮鸣音。

（2）体征：早期可无任何异常体征。急性发作期可在背部或双肺底听到干、湿啰音，咳嗽后可减少或消失。喘息性慢性支气管炎可听到哮鸣音和呼气延长。

2.阻塞性肺气肿　慢支反复发作，不断加重可发展为阻塞性肺气肿。其具体症状与体征如下。

（1）症状：在原有咳嗽、咳痰、喘息等症状的基础上出现逐渐加重的呼吸困难。早期在劳力时出现，后逐渐加重，甚至休息时也感到呼吸困难。这是 COPD 的标志性症状。当慢支急性发作时，通气功能障碍进一步加重，胸闷、气急加剧。

（2）体征：典型体征为桶状胸、呼吸运动减弱、触诊语颤减弱或消失、叩诊呈过清音、听诊两肺呼吸音减弱，呼气延长，并发感染时肺部可有湿啰音，心音遥远。

3.COPD病程分期

（1）急性加重期：指在疾病过程中，短期内咳嗽咳痰、气短和（或）喘息加重，痰量增多，呈脓性或黏液脓性，可伴发热等症状。

（2）稳定期：指患者咳嗽咳痰、气短等症状稳定或症状较轻。

4.并发症　COPD可并发慢性呼吸衰竭、自发性气胸、慢性肺源性心脏病等。

（三）心理及社会资料

慢性支气管炎患者早期由于症状和体征不明显，尚不影响生活和工作。慢性阻塞性肺气肿由于病程长，反复发作，患者易出现焦虑、悲观、沮丧、孤独等心理反应，甚至对治疗失去信心。

（四）辅助检查

1.血液检查　一般无异常，继发感染时白细胞、中性粒细胞增多，喘息型 COPD 者嗜酸性粒细胞可增多。

2.胸部 X 线检查　肺气肿的典型 X 线片改变为：胸廓前后径增大，肋间隙增宽，肋骨平行，膈低平；两肺透亮度增加；心脏常呈垂位，心影狭长。

3.肺功能检查　早期常无异常，随着病情发展，可出现阻塞性通气功能障碍。第 1 秒用力呼气容积占用力肺活量百分比减少（$FEV_1/FVC < 70\%$），残气容积占肺总量百分比增加（$RV/TLC > 40\%$）。这是诊断肺气肿的重要指标。

## 三、治疗要点

1.稳定期治疗　支气管舒张药短期按需使用可暂时缓解症状，长期有规律地使用可减轻症状。常选用 $\beta_2$ 肾上腺素受体激动剂、抗胆碱能药、氨茶碱及其缓（控）释片。祛痰药可选用盐酸氨溴索，30mg，每日 3 次，或羧甲司坦 0.5g，每日 3 次。此外，采用长期家庭氧疗（LTOT）护理，持续低流量吸氧能改善生活质量。

2.急性加重期治疗　使用支气管舒张药，吸氧，合理选用抗生素，如给予 β—内酰胺类/β—内酰胺酶抑制剂、第二代头孢菌素、大环内酯类或喹诺酮类等，如出现持续气道阻塞，可使用糖皮质激素。

## 四、护理诊断及合作性问题

1.气体交换受损　与肺组织弹性降低、通气功能障碍、残气量增加有关。

2.清理呼吸道无效　与分泌物过多、痰液黏稠、咳嗽无效有关。

3.活动无耐力　与慢性阻塞性肺气肿引起的缺氧有关。

4.营养失调:低于机体需要量　与食欲减退、能量消耗增加有关。

## 五、护理目标

1.患者能有效进行呼吸肌功能锻炼,呼吸功能逐渐改善。

2.患者能进行有效咳嗽、排痰,呼吸道通畅。

3.患者缺氧有所好转,活动后无明显不良反应。

4.患者食欲增加,摄入的营养物质能满足机体的需要。

## 六、护理措施

(一)一般护理

1.休息　保证患者充分睡眠,降低机体耗氧量,促进心肺功能恢复。休息时取半卧位,使膈肌下降,增加肺通气,减轻呼吸困难。

2.饮食　鼓励患者多饮水,根据机体每日的需要量、体温、痰液黏稠度,估计每日水分补充量,使痰液稀释,易于排出。饮食应给予高热量、高蛋白、高维生素的食物,避免产气食物摄入,以防腹胀而影响肺部换气功能。呼吸困难伴有便秘者,应鼓励多食含纤维素高的蔬菜和水果,保持大便通畅。

(二)病情观察

监测呼吸、体温、脉搏变化,如体温超过 39℃应给予物理或药物降温。观察患者咳嗽、咳痰情况,呼吸频率、节律、幅度及其变化特点。

(三)用药护理

遵医嘱使用祛痰、镇咳药,应以抗炎、祛痰为主,不宜选用强烈镇咳药,如可待因,以免抑制咳嗽中枢,加重呼吸道阻塞,导致病情恶化。观察药物的疗效和副作用。

(四)保持呼吸道通畅

及时清除呼吸道分泌物,包括指导患者有效咳嗽,协助患者翻身、胸部叩击和震荡、湿化和雾化吸入、机械吸痰等。

(五)呼吸功能锻炼

教会患者有效呼吸的技巧,指导患者做深而慢的呼吸,做缩唇呼吸、膈式或腹式呼吸。

1.膈式或腹式呼吸　具体方法是:①患者采取舒适而松弛的半坐卧位姿势;②指导患者用鼻进行深吸气,吸气时腹肌松弛,腹部凸出,用口缓慢呼气,呼气时腹肌收缩,腹部下陷;③开始训练时,患者可将两手分别放于前胸和上腹部,以感知胸腹起伏,呼吸时应使胸廓保持最小的活动度,吸气与呼气时间比为 1:2 或 1:3;④每分钟训练 10 遍左右,每日训练 2 次,每次 10~15min,熟练后增加训练次数和时间;⑤患者熟练掌握上述呼吸运动后,也可以平卧、站立及运动中进行练习。

2.缩唇呼吸　鼓励患者全身放松,由鼻吸气,然后通过缩唇(吹口哨样)缓慢呼气,产生一种"吹"的效果。缩唇呼气可使呼出的气体流速减慢,延缓呼气气流下降,防止小气道因塌陷而过早闭合,改善通气和换气。

（六）氧疗护理

氧疗是纠正 COPD 缺氧的最直接和最有效的方法,应给予低流量（1～2L/min）低浓度（25%～29%）持续吸氧,使 $PaO_2$ 达到 60mmHg 以上, $PaCO_2$ 呈逐渐下降趋势。每天氧疗时间达到或超过 15h。

（七）心理护理

应聆听患者的叙述,做好患者与家属的沟通,减轻其心理压力。

（八）健康指导

1. 戒烟 吸烟是 COPD 的主要病因,有资料表明戒烟能有效地延缓病情的进展,应教育患者及家属认识到戒烟的重要性。

2. 指导患者适当休息,加强营养,注意保暖,避免受凉,预防感冒。

3. 教育患者认识积极预防感染的重要性,鼓励患者坚持锻炼,以加强耐寒能力和提高机体抵抗力。

4. 避免刺激呼吸道,消除及避免烟雾、粉尘和刺激性气体等诱发因素对呼吸道的影响。

5. 对于长期接受家庭氧疗的患者,须向患者说明长期家庭氧疗的必要性,取得患者的积极配合,同时指导患者,长期家庭氧疗每天吸氧的时间必须超过 15h,否则疗效将会受到影响。此外,长时间高浓度（超过 50%）吸氧还会引起氧中毒,应避免长时间吸入高浓度氧。

## 七、护理评价

1. 呼吸困难是否改善,咳嗽有无减轻,痰液是否顺利排出。

2. 活动耐力有无增强,饮食营养是否足够。

（杨赛）

# 第三节 慢性肺源性心脏病

慢性肺源性心脏病简称慢性肺心病,是由支气管、肺组织、肺动脉血管或胸廓的慢性病变引起的肺组织结构和（或）功能异常,产生肺血管阻力增加、肺动脉高压、使右心室扩张、肥厚,伴或不伴右心衰竭的心脏病。慢性肺心病患病年龄多在 40 岁以上,随年龄增长患病率增高,在我国平均患病率为 4‰,以老年人、寒冷地区、高原地区、农村、吸烟者患病率高,男女无明显差异。

## 一、病因与发病机制

（一）病因

慢性肺心病的病因以慢性阻塞性肺疾病（COPD）最为多见,占 80%～90%。其次为肺结核、支气管哮喘、支气管扩张、尘肺、慢性弥漫性肺间质纤维化等支气管、肺部疾病;胸廓运动障碍性疾病（如严重的脊椎后凸或侧凸）、神经肌肉疾病（如脊髓灰质炎等肺血管疾病,如广泛或反复发生的多发性肺小动脉栓塞及肺小动脉炎等。急性呼吸道感染是肺心病急性发作的主要诱因,常导致肺、心功能衰竭。

（二）发病机制

1.肺动脉高压的形成 缺氧、高碳酸血症和呼吸性酸中毒使肺血管收缩、痉挛,其中缺氧是肺动脉高压形成的最重要因素。慢支反复发作引起血管炎,肺气肿引起肺泡内压增高,压迫肺毛细血管,造成管腔狭窄或闭塞,毛细血管网毁损使肺循环阻力增大,使肺血管重塑而产生肺动脉高压。

2.心脏病变和心力衰竭 肺动脉高压的早期,右心室发挥代偿作用而导致右心室肥厚。随着病情发展,肺动脉高压超过右心室的负荷,右心室渐失代偿,出现右心室扩大和右心衰竭。

## 二、护理评估

（一）健康史

1.慢性肺源性心脏病多由慢性呼吸道疾病发展而来,患者常有漫长病史,因此,应了解有无慢性阻塞性肺疾病、支气管哮喘、支气管扩张等病史。

2.注意收集诱发病情加重的因素及季节变化对病情的影响。慢性肺心病急性发作以冬、春季多见,常因急性呼吸道感染、吸烟、寒冷季节而加重。

（二）身体状况

慢性肺源性心脏病进展缓慢,除原发病的各种症状和体征外,可逐步出现肺、心功能衰竭以及其他器官损害的征象。现按其功能的代偿期与失代偿期进行介绍。

1.肺、心功能代偿期 咳嗽、咳痰、气促,活动后心悸、乏力、呼吸困难、活动耐力下降,可有不同程度的发绀和肺气肿体征。偶可闻及干、湿啰音,肺动脉瓣区第二心音亢进,三尖瓣区出现收缩期杂音或剑突下出现心脏搏动,提示右心室肥厚。

2.肺、心功能失代偿期 最为突出的表现是呼吸衰竭和心力衰竭。

（1）呼吸衰竭:多因急性呼吸道感染而诱发,出现呼吸困难加重,甚至出现头痛、烦躁、谵妄、嗜睡、抽搐、昏迷等肺性脑病的表现。

（2）右心衰竭:表现为:气促加重、心悸、厌食、恶心、腹胀、少尿等;严重发绀,颈静脉怒张,心率加快,剑突下可闻及收缩期杂音,肝大、肝颈静脉回流征阳性,下肢水肿,严重右心衰竭者腹水征阳性。

3.并发症 由于低氧血症和高碳酸血症,可出现严重的并发症,如肺性脑病、心律失常、休克、酸碱失衡及电解质紊乱、消化道出血、弥散性血管内凝血等。

（三）心理及社会资料

肺心病患者多因疾病迁延不愈,临床疗效不显著而出现情绪低落,对治疗缺乏信心,易产生绝望厌世心理。

（四）辅助检查

1.血液检查 红细胞和血红蛋白可升高,全血黏度和血浆黏度可增加,并发感染时白细胞总数增加,中性粒细胞增多。

2.X线检查 慢性肺心病除原有肺、胸疾病的特征外,尚有肺动脉高压综合征,如:右下肺动脉干扩张,肺动脉段明显突出;右心室增大征等。

3.心电图检查 主要为右心室肥大的改变,如电轴右偏、重度顺钟向转位、$RV_1 + SV_5 \geqslant$ 1.05mV 及肺型 P 波。

4.动脉血气分析　可出现低氧血症或合并高碳酸血症,当 $PaO_2 < 60mmHg$、$PaCO_2 > 50mmHg$ 时,表示有呼吸衰竭。

5.其他检查　如痰细菌学检查对急性加重期慢性肺心病使用抗生素有指导意义。

## 三、治疗要点

急性加重期应积极控制感染,保持呼吸道通畅,改善呼吸功能,纠正缺氧和二氧化碳潴留,控制呼吸衰竭和心力衰竭;缓解期应防治原发病,增强机体免疫力,促进肺、心功能恢复,防止反复急性发作,从而延缓病情发展。

1.控制感染　参考痰菌培养及药敏试验选择抗生素,常用的有青霉素类、氨基糖苷类、喹诺酮类及头孢菌素类等。

2.改善呼吸功能　通畅呼吸道,合理氧疗,纠正缺氧和二氧化碳潴留。

3.控制心力衰竭　在控制感染、改善呼吸功能后,心力衰竭便能得到改善。

但对治疗无效的重症患者,可适当选用利尿药、强心药或扩血管药物。

## 四、护理诊断及合作性问题

1.气体交换受损　与肺泡及毛细血管丧失、弥散面积减少而导致通气与血流比例失调有关。

2.清理呼吸道无效　与痰液增多而黏稠、无效咳嗽等有关。

3.体液过多　与右心衰竭使静脉回流障碍、水钠潴留有关。

4.活动无耐力　与肺部原发病及肺、心功能下降引起组织慢性缺氧有关。

5.潜在并发症　肺性脑病、酸碱平衡失调、上消化道出血等。

## 五、护理目标

1.患者呼吸困难缓解,发绀减轻。

2.能有效排痰,肺部啰音消失。

3.尿量增加,水肿减轻或消失。

4.活动耐力增强。

5.无并发症发生,一旦发生能及时发现并处理。

## 六、护理措施

(一)一般护理

1.休息　卧床休息,减少机体耗氧量,从而减慢心率和减轻呼吸困难,以有利于肺、心功能的改善。

2.饮食护理　给予高蛋白、高维生素、低糖类、易消化、清淡和富含纤维素的饮食。对水肿、少尿患者应限制水钠的摄入。同时进食含钾丰富的食物。

(二)病情观察

监测呼吸、心率、心律、血压、脉搏、尿量及意识,记录 24h 液体出入量,观察有无下肢水肿、厌食、腹胀等右心衰竭的表现。定时监测动脉血气分析的变化,密切观察有无头痛、烦躁、意识障碍等肺性脑病的表现,一旦出现应及时通知医生并协助抢救。根据病情限制输液量,输液量每天不超过 1L,速度不超过 30 滴/分。

（三）氧疗护理

缺氧伴二氧化碳潴留者,一般给予持续低流量(1～2L/min)、低浓度(25%～29%)吸氧。

（四）用药护理

1. 利尿剂　使用利尿剂应以缓慢、小量和间歇用药为原则,避免过度脱水引起血液浓缩、痰液黏稠而导致排痰不畅,防止低钾、低氯性碱中毒而加重感染等副作用。尽可能在白天给药,以免因频繁排尿而影响患者夜间睡眠。

2. 强心剂　由于肺心病患者长期处于缺氧状态,对洋地黄类药物耐受性很低,故疗效差、易中毒,宜选用速效、排泄快的制剂,剂量宜小。

3. 慎用镇静催眠药　以免诱发或加重肺性脑病,从而进一步加重呼吸衰竭。

4. 血管扩张剂　使用血管扩张剂时,注意观察心率增快、血氧分压降低、二氧化碳分压升高等副作用。

（五）心理护理

了解患者的心理反应和情绪变化,当患者出现情绪波动、焦虑、紧张等心理反应时可引起交感神经兴奋,儿茶酚胺分泌增加,心率加快,心肌耗氧量增加,进而导致出现呼吸困难、心力衰竭加重等症。因此,应做好患者心理护理,帮助患者认识这些问题并指导应对措施。

（六）健康指导

1. 向患者及家属介绍肺心病的病因,向患者宣传及时控制呼吸道感染的重要性,积极防治呼吸道慢性疾病,避免各种诱发因素。

2. 教会患者呼吸训练的方法,嘱家属督促患者长期坚持。

3. 告知患者增加营养,保证足够的热量和蛋白质的供应。

4. 坚持家庭氧疗和定期门诊随访。患者如感到呼吸困难加重、咳嗽剧烈、咳痰、尿量减少、水肿明显或家属发现患者神志淡漠、嗜睡或兴奋躁动、口唇发绀时,提示病情变化或加重,需及时就医诊治。

## 七、护理评价

1. 呼吸困难是否缓解,尿量是否增加、水肿是否减轻。

2. 日常活动是否疲乏、心悸,情绪是否稳定、睡眠是否正常。

（杨赛）

# 第四节　支气管哮喘

支气管哮喘(简称哮喘)是以嗜酸性粒细胞、肥大细胞和 T 淋巴细胞等多种炎症细胞参与的气道慢性炎症性疾病。这种炎症导致易感者对各种激发因子具有气道高反应性,并引起可逆性气道阻塞。临床上以反复发作性呼气性呼吸困难伴哮鸣音为特点,多数患者可自行缓解或经治疗后缓解。约 40% 的哮喘有家族史;儿童发病率高于成人,约半数在 12 岁以前发病;发达国家高于发展中国家;城市高于农村。

## 一、病因与发病机制

哮喘的病因尚不十分清楚,目前认为多与基因遗传有关,也受环境因素影响。哮喘发病有明显的家族聚集现象。环境因素中主要包括:吸入性过敏原,如花粉、尘螨、动物毛屑、二氧化硫、氨气等;感染,如病毒、细菌、原虫、寄生虫等;食物,如鱼、虾、蛋、牛奶等;药物,如普萘洛尔、阿司匹林等;以及精神因素、气候变化、运动、妊娠等。

哮喘的发病机制不完全清楚,但大致可概括为免疫—炎症反应、气道高反应性和神经机制及其相互作用。多种炎症细胞、炎症介质及细胞因子引起气道平滑肌收缩、腺体分泌增加、血管通透性增高,加上气道对各种刺激因子出现过强或过早的收缩反应(气道高反应性)和神经机制($\beta$—受体功能低下和迷走神经张力亢进),从而产生气道阻塞、哮喘发作。

疾病早期病理变化不明显,随疾病发展可出现肺泡高度膨胀,支气管壁增厚,黏膜及黏膜下血管增生、黏膜水肿。若长期反复发作可使气管壁增厚、气管狭窄,逐渐发展为阻塞性肺气肿。

## 二、护理评估

### (一)健康史

询问家族史,了解患者哮喘发作的病因和诱因;了解患者的生活起居、环境;了解患者有无呼吸道感染(尤其病毒感染);了解患者有无药物接触史;了解患者有无过敏史等。

### (二)身体状况

1. 症状　哮喘发作前可有干咳、打喷嚏、流泪等先兆症状,典型表现为发作性伴有哮鸣音的呼气性呼吸困难或发作性胸闷和咳嗽。严重者被迫采取坐位或呈端坐呼吸,甚至出现发绀等症。哮喘起病急,可在数分钟内发作,经数小时至数天,可自行或用支气管舒张剂缓解。根据发作期病情轻重,临床上将哮喘分为以下四度。

(1)轻度:行走、上楼时感气促,尚能平卧,说话连续成句,血气分析各项指标在正常范围,两次发作间正常。

(2)中度:稍事活动即感明显气短,说话常有中断,日常生活受限,可有三凹征,$PaO_2$下降。

(3)重度:休息时亦明显气促,呈端坐呼吸,发绀,说话困难,焦虑或烦躁不安,日常生活明显受限,呼吸和脉搏明显增快,呼吸频率>30次/分,常有三凹征,脉率>120次/分,有奇脉,$PaO_2$下降的同时有二氧化碳潴留。

(4)危重:患者出现意识改变如嗜睡或意识障碍,呼吸音、哮鸣音减弱或消失,脉率变慢或不规则,血压下降,严重脱水,严重发作时可持续1~2d(称为重症哮喘)。

2. 体征　哮喘发作时胸部呈过度充气状态,胸廓饱满,叩诊呈过清音,听诊双肺可闻及广泛的哮鸣音,呼气延长,但在严重发作时哮鸣音可不出现。严重哮喘可出现发绀、奇脉和胸腹反常运动,非发作期体格检查可无异常。

3. 并发症　发作时可并发自发性气胸、纵隔气肿和肺不张;长期反复发作和感染可并发慢支、肺气肿、慢性肺源性心脏病、慢性呼吸衰竭等。

### (三)心理及社会资料

哮喘发作严重的患者,因呼吸困难、濒死感等症状而导致焦虑、恐惧,甚至丧失生活信心,易对医务人员和支气管舒张药产生依赖心理。

（四）辅助检查

1.血常规检查 发作时可有嗜酸性粒细胞增高,合并感染时白细胞总数和中性粒细胞增高。

2.痰液检查 痰液涂片在显微镜下可见较多嗜酸性粒细胞。

3.肺功能检查 哮喘发作时有关呼气流速的全部指标均显著下降,如第一秒用力呼气量（$FEV_1$）、第一秒用力呼气量占用力肺活量的比值（$FEV_1/FVC\%$）、呼气峰流速（PEF）等均减小,残气量增加,残气量占肺总量百分比增高。

4.动脉血气分析 哮喘发作时可有 $PaO_2$ 降低,由于过度通气可使 $PaCO_2$ 下降,pH 值上升,表现为呼吸性碱中毒。如重症哮喘,气道阻塞严重,可有缺氧和 $CO_2$ 潴留,$PaCO_2$ 上升,出现呼吸性酸中毒。若缺氧明显,可合并代谢性酸中毒。

5.胸部 X 线检查 早期哮喘发作时双肺透亮度增加,呈过度充气状态;缓解期多无明显异常。

6.特异性变应原检测 体外检测可检测患者的特异性 IgE,哮喘患者血清特异性 IgE 可明显增高。在缓解期用可疑的变应原做皮肤敏感试验,有助于变应原的判断,从而可用于指导如何避免接触过敏原和脱敏治疗。

## 三、治疗要点

目前哮喘不能根治,但长期规范化治疗可使大多数患者达到良好或完全的临床控制。哮喘治疗的目的是长期控制症状,防止病情恶化,尽可能保持肺功能正常,维持患者正常活动能力（包括运动）,避免治疗不良反应,防止不可逆气道阻塞,避免死亡。

1.脱离变应原 找到引起哮喘发作的变应原或其他非特异性的刺激因素,迅速脱离变应原是防治哮喘最有效的方法。

2.药物治疗

（1）糖皮质激素类:是当前控制哮喘最有效的抗炎药物。吸入剂有倍氯米松、莫米松、布地奈德等,通常需规律吸入 1 周以上方能起效。口服剂有泼尼松、泼尼松龙,泼尼松起始剂量为每日 30～60mg,症状缓解后逐渐减量至每日≤10mg,然后停用。重症哮喘发作时应静脉给药,可用琥珀氢化可的松（每日 100～400mg）或甲泼尼龙（每日 80～160mg）。

（2）$\beta_2$ 肾上腺素受体激动剂（简称 $\beta_2$ 受体激动剂）:是控制哮喘急性发作的首选药物。常用药物有沙丁胺醇（又称舒喘宁、喘乐宁）、特布他林（博利康尼、喘康速）、福莫特罗、丙特卡罗（美喘清）、沙美特罗等。用药方法可采用吸入,包括定量气雾剂、干粉吸入、持续雾化吸入等,也可采用口服或静脉注射。首选吸入法,因药物吸入气道直接作用于呼吸道,局部药物浓度高且作用迅速,所用剂量小,全身不良反应少。干粉吸入方便,患者较易掌握。

（3）茶碱类:有舒张支气管平滑肌作用,增强呼吸肌的收缩、抗气道炎症,增强黏膜纤毛功能的作用。常用药物有氨茶碱、茶碱等,可口服和静脉给药。口服氨茶碱、茶碱控（缓）释片（舒弗美）,茶碱控（缓）释片尤其适用于夜间哮喘。对重症哮喘,必要时可用氨茶碱加入葡萄糖溶液中缓慢静脉推注或滴注,每天总量一般不超过 1.0g。

（4）抗胆碱能药物:具有舒张支气管、减少痰液的作用。与 $\beta_2$ 受体激动剂联合应用有协同作用,对于夜间哮喘、痰多的患者尤其适用。常用溴化异丙托品和溴化泰乌托品。

(5)其他药物:白三烯调节剂如扎鲁司特、孟鲁司特,具有抗炎和舒张支气管平滑肌的作用;色甘酸钠通过抑制炎症细胞,预防变应原引起速发和迟发反应,对预防运动和过敏原诱发的哮喘最有效。

3.其他治疗 如控制感染、湿化气道、采用脱敏疗法等。

## 四、护理诊断及合作性问题

1.低效性呼吸型态 与支气管狭窄、气道阻塞有关。

2.清理呼吸道无效 与支气管痉挛、痰液黏稠、无效咳嗽、疲乏有关。

3.焦虑/恐惧 与哮喘发作伴呼吸困难、濒死感有关。

4.潜在并发症 自发性气胸、肺气肿、慢性肺源性心脏病、呼吸衰竭等。

## 五、护理目标

1.患者呼吸困难缓解,能平卧,情绪稳定。

2.能进行有效咳嗽,排痰顺畅。

3.预防哮喘发作,不发生呼吸衰竭。

## 六、护理措施

(一)一般护理

1.环境 保持室内空气流通、新鲜,维持室温在 $18\sim22℃$、湿度在 $50\%\sim70\%$。应避免环境中的过敏原,不宜在室内放置花草、地毯、皮毛,不宜用羽毛枕头,注意避免吸入刺激性物质。

2.休息与体位 哮喘发作时,协助患者采取半卧位或坐位并较舒适地伏在床旁小桌上休息,以减轻体力消耗。

3.饮食护理 指导患者进食营养丰富、高维生素、清淡的流质或半流质饮食,忌食鱼、虾、蛋等易致敏食物。对痰液黏稠者鼓励其多饮水,每日进液量为 $2500\sim3000mL$,必要时可遵医嘱静脉补液,注意输液速度。

4.氧疗护理 哮喘发作时,$PaO_2$ 可有不同程度的下降,按医嘱给予吸氧,速度为 $2\sim4L/min$,伴有高碳酸血症时应低流量($1\sim2L/min$)、低浓度吸氧。注意呼吸道的湿化和通畅。

(二)病情观察

严密观察病情变化,重症哮喘患者应有专人护理,检测动脉血气分析结果、肺功能指标等。如重症哮喘经治疗病情无缓解,应做好机械通气准备工作。

(三)用药护理

1.糖皮质激素 口服用药不良反应为向心性肥胖、糖尿病、高血压、骨质疏松、消化性溃疡等,宜饭后服用,以减少对胃肠道黏膜的刺激。吸入剂可引起口咽部念珠菌感染、声音嘶哑或呼吸道不适,喷药后应用清水漱口。

2.$β_2$ 受体激动剂 指导患者按需用药,以免出现耐受性。注意观察药物的不良反应,如心悸、肌震颤、低血钾等。

3.茶碱类 主要不良反应为恶心、呕吐、心律失常、血压下降,偶可兴奋呼吸中枢,严重者可引起抽搐,甚至死亡。因此静脉注射时浓度不宜过高,速度不宜过快,注射时间应大于10

分钟。茶碱缓释片必须整片吞服。

(四)吸入剂类型与吸入器的使用

治疗哮喘的吸入剂主要有两大类,一是气雾剂,二是粉剂。

1.气雾剂 药物为液体,用药前应将吸入器摇动数次,在慢慢尽力呼气后,口含吸入器,在手指按压吸入器的同时,经口做深吸气,然后屏息10s再缓慢呼气。若要做另一次吸入需等候10s以上,才可重复上述步骤。使用气雾剂需要按压动作与吸入动作配合好,按压时气雾剂必须呈垂直状态。

2.粉剂 药物呈粉状。这类药物需要用力吸入,它与气雾剂的缓慢吸入不同。药物吸入肺内的量也比气雾剂多。粉剂吸入器避免了协调的问题,因而夜间发作时不需起身即可启动吸入器吸入药物。

无论使用何种吸入剂及其装置,吸入后均应充分漱口,然后将漱口水吐掉,以避免留在口腔和咽部的激素引起咽部肿痛和鹅口疮。

(五)心理护理

哮喘发作时患者精神紧张、恐惧,而不良情绪常会加重哮喘发作。因此,护士应提供良好的心理支持,尽量守护在患者床旁,使其产生安全感。哮喘发作时多伴有背部发胀、发凉的感觉,可按摩背部使患者感觉轻松,以有利于症状的缓解。

(六)健康指导

1.向患者介绍哮喘的诱因以及避免诱因的方法,尽量不用可能引起哮喘的药物,如阿司匹林、吲哚美辛、普萘洛尔等。熟悉哮喘发作的先兆及相应的处理方法。

2.了解所用药物的用法、作用和副作用,掌握正确的药物吸入方法。

3.指导患者摄入营养丰富的清淡饮食,避免摄入易诱发哮喘发作的食物,避免摄入刺激性食物,不饮酒,鼓励多饮水。

4.适当锻炼,保证充足睡眠,增强体质,保持有规律的生活和乐观情绪。

5.注射哮喘疫苗以增强非特异性体液因子,提高白细胞吞噬功能。

## 七、护理评价

1.呼吸困难是否改善,痰液能否顺利咳出。

2.情绪是否稳定,睡眠是否好转。

(杨赛)

# 第五节 支气管扩张

支气管扩张多见于儿童和青年。支气管及其周围组织的慢性炎症可损坏管壁,导致支气管管腔扩张和变形。该病症的临床特点为慢性咳嗽、咳大量脓痰和(或)反复咯血。

## 一、病因与发病机制

支气管扩张的主要病因是支气管-肺组织感染和支气管阻塞,两者互为因果。其中继发于婴幼儿期的麻疹、百日咳和迁延不愈的支气管肺炎是最常见病因。细菌反复感染使充满炎性介质和病原菌黏稠液体的气道逐渐扩大,形成瘢痕和扭曲。感染使支气管黏膜充血、水肿,分泌物增多,引起管腔狭窄甚至阻塞,导致引流不畅而加重感染,促发支气管扩张。支气管先天性发育缺损和遗传因素引起的支气管扩张较少见。另有约30％支气管扩张患者可能与机体免疫功能失调等因素有关。

支气管扩张包括囊状扩张、柱状扩张及不规则扩张三种类型。支气管扩张好发于左肺下叶,肺结核引起的支气管扩张多发生在上叶。

## 二、护理评估

(一)健康史

1.了解既往病史,是否曾患麻疹、百日咳或有支气管肺炎迁延不愈的病史和呼吸道感染反复发作史。

2.了解患者吸烟史及生活、工作环境是否有尘埃或废气污染等。

(二)身体状况

1.症状 症状主要包括慢性咳嗽、咳大量脓痰和反复咯血。

(1)慢性咳嗽、咳大量脓痰咳嗽、咳痰与体位变化有关,晨起及晚间卧床改变体位时咳嗽明显、咳痰量增多。急性感染发作时,黄绿色脓痰量每日可达数百毫升。如有厌氧菌混合感染,则还带有恶臭味。痰液收集于玻璃瓶中静置后可分四层:上层为泡沫,泡沫下悬脓性成分,中层为混浊黏液,下层为坏死组织沉淀物。

(2)反复咯血:50％～70％的患者反复咯血,量不等,从痰中带血至大咯血,咯血量与病情严重程度有时不一致。少数患者咯血为唯一症状,无咳嗽、咳痰等呼吸道症状,临床上称为干性支气管扩张。

2.体征 轻者无异常肺部体征。病变较重或继发感染时常可在两肺下方、背部闻及局限性、固定的湿啰音,有时可闻及哮鸣音,部分慢性患者伴有杵状指(趾)。

(三)心理及社会资料

由于长期反复感染,咳嗽、咳痰、咯血等症状迁延不愈,患者易产生焦虑、悲观情绪。因发病年龄较轻,会给患者的学习、工作甚至婚姻带来影响,特别是痰多伴口臭的患者,在心理上会产生极大压力,害怕到人群中去,从而将自己孤立起来。

(四)辅助检查

1.实验室检查 白细胞计数一般正常,如继发急性感染时白细胞总数和中性粒细胞数可增多。痰涂片或培养可发现致病菌。

2.胸部X线片 可见患侧肺纹理增多或增粗,典型者表现为多个不规则的蜂窝状透亮阴影,或沿支气管的卷发状阴影,感染时阴影内可见液平面。CT检查可显示管壁增厚的柱状扩张或成串成簇的囊样改变。

3.支气管造影 可确定病变部位、范围、严重程度,从而可作为手术切除的重要参考依据。

4.纤维支气管镜检查 可明确出血、扩张或阻塞部位,还可进行局部灌洗,取冲洗液做微生物学检查。

## 三、治疗要点

治疗原则是防治呼吸道感染和促进痰液引流。反复呼吸道感染或大咯血者,若病灶比较局限,内科治疗无效者可行肺叶切除术。

## 四、护理诊断及合作性问题

1. 清理呼吸道无效　与痰多黏稠、咳嗽无力有关。
2. 有窒息的危险　与痰多黏稠、大咯血造成气道阻塞有关。
3. 焦虑/恐惧　与疾病迁延、反复发作、大咯血有关。

## 五、护理目标

1. 患者能有效清除痰液。
2. 呼吸道通畅,不发生窒息。
3. 患者情绪稳定,焦虑、恐惧程度减轻或消失。

## 六、护理措施

(一)一般护理

1. 休息与体位　急性感染时应卧床休息,大咯血患者应绝对卧床休息,取患侧卧位。
2. 饮食　加强营养,摄入高热量、高蛋白及富含维生素的饮食,以增强机体的抵抗力。鼓励患者多饮水,保证摄入足够的水分,每日饮水量应在 1500～2000mL 以利于稀释痰液,使痰液易于咳出。保持口腔清洁,要勤漱口,以减少感染并增进食欲。

(二)病情观察

观察患者体温、脉搏、呼吸的变化,痰液的量、性质及咯血的情况等。密切观察有无窒息先兆,以便及时抢救。

(三)体位引流的护理

体位引流是利用重力作用使肺、支气管内分泌物排出体外,适用于支气管扩张、肺脓肿、慢性支气管炎等痰液较多者。严重高血压,心功能Ⅲ、Ⅳ级,肺水肿患者,近期内有大咯血的患者禁忌体位引流。

体位引流的方法是安置患者于引流体位,使病变部位处于高处,引流支气管开口向下,利于痰液流进大支气管和气管而排出。具体措施:①引流前向患者说明体位引流的目的及操作过程,消除顾虑,以取得患者及其家属的合作;②依病变部位不同,采取相应的体位并保持该姿势 5min 以上,同时辅以拍背,以借重力作用使痰液流出;③每次引流用时 15～20min,每日 1～3 次,时间安排在早晨起床时、进餐前及睡前;④引流过程中注意观察患者反应,如出现咯血、头晕、发绀、呼吸困难、出汗、疲劳等情况应及时停止;⑤在体位引流过程中,鼓励患者做深呼吸运动,有效咳嗽;⑥引流完毕,给予漱口,擦净口周的痰液,并记录排出的痰量和性质,必要时送检。

(四)用药护理

1. 祛痰剂　盐酸溴己新 8～16mg 或盐酸氨溴索 30mg,每日 3 次。
2. 抗菌药物　急性感染时应根据临床表现,必要时根据痰培养及药物敏感试验选用合适的抗生素。常用阿莫西林、头孢菌素、喹诺酮类抗生素口服,或青霉素肌内注射。重症者,尤其是铜绿假单胞菌感染时,常需第三代头孢菌素加氨基糖苷类药物联合静脉用药。如有厌氧菌混合感染,加用甲硝唑或替硝唑。

（五）健康指导

1.向患者及其家属解释预防呼吸道感染的重要性,指导患者正确认识疾病,积极配合治疗。

2.积极治疗口腔及上呼吸道的慢性病灶,如扁桃体炎、鼻窦炎等,避免受凉;吸烟者应戒烟;注意口腔卫生,可用复方硼酸溶液漱口,一日数次。

3.培养患者自我保健意识,学会自我监测病情,掌握体位引流的方法。对并发肺气肿者,应鼓励和指导其进行适当的呼吸运动锻炼,促进呼吸功能的改善。

4.生活起居要有规律,保证适当休息,防止情绪激动和过度活动而导致咯血的发生和加重。

## 七、护理评价

1.患者痰液是否清除。

2.呼吸道是否通畅。

3.神情是否安逸,恐惧感是否减轻或消失。

（杨赛）

# 第六节　肺炎

肺炎是指终末气道、肺泡和肺间质的炎症,为呼吸系统常见病,可由多种病原体引起,如细菌、病毒、真菌、寄生虫等,其他如放射线、化学因素、过敏因素等亦可引起肺炎。肺炎在我国发病率及病死率较高,尤其是老年人和机体免疫力低下者。

## 一、分类

肺炎可根据病因、解剖或患病环境进行分类。

（一）病因分类

细菌性肺炎最为常见,占80%左右,其次为病毒、真菌、支原体、衣原体及寄生虫感染所致的肺炎。细菌性肺炎最常见的致病菌为肺炎链球菌,其次为金黄色葡萄球菌、肺炎克雷伯杆菌等。化学物质(特别是药物)、放射线、误吸等理化因素,以及过敏性、风湿性疾病等免疫和变态反应亦可引起肺炎。

（二）解剖分类

肺炎按解剖特征分为大叶性(肺泡性)肺炎、小叶性(支气管性)肺炎、间质性肺炎等。大叶性肺炎的致病菌多为肺炎链球菌。

（三）患病环境分类

肺炎按患病环境分为社区获得性肺炎和医院获得性肺炎。

1.社区获得性肺炎　这是指在医院外罹患的感染性肺实质炎症,包括具有明确潜伏期的病原体感染而在入院后的平均潜伏期内发病的肺炎。其主要病原菌为肺炎链球菌、肺炎支原体、肺炎衣原体等。

2.医院获得性肺炎　这是指患者入院时不存在、也不处于潜伏期,而于入院48h后在医院内发生的肺炎。常见病原菌为革兰阴性杆菌,包括铜绿假单胞菌、肺炎克雷伯杆菌、肠杆菌等。

## 二、护理评估

（一）健康史

肺炎的发生与微生物的侵入和机体防御能力的下降有关。注意询问患者起病前是否存在使机体抵抗力下降、呼吸道防御功能受损的因素。了解患者既往健康状况。了解患者有无吸入口咽部的分泌物。了解患者有无周围组织感染的直接蔓延。了解患者有无菌血症等。吸烟、酗酒、年老体弱、长期卧床、意识不清、吞咽和咳嗽反射障碍、长期使用糖皮质激素或免疫抑制剂、接受机械通气及大手术者均可因机体防御机制降低而继发肺炎。

（二）身体状况

1.症状　肺炎症状因类型不同而有所差异。

（1）肺炎链球菌肺炎：多见于既往健康的男性青壮年。起病急骤，高热，呈稽留热型，多伴寒战、全身肌肉酸痛、食欲缺乏；患侧胸部疼痛，可放射到肩、腹部，咳嗽或深呼吸时加重；咳嗽、咳痰，可痰中带血，典型者痰呈铁锈色；病变范围广泛时，可出现低氧血症，表现为呼吸困难、发绀。

（2）革兰阴性杆菌肺炎：中毒症状较重，早期即可出现休克、肺脓肿，甚至有心包炎的表现。患者起病急，高热、胸痛、可有发绀、气急、心悸。咳嗽、咳痰，其中痰中带血、黏稠脓性、量多、呈砖红色胶冻状，多见于肺炎克雷伯杆菌肺炎；绿色脓痰见于铜绿假单胞菌感染。

（3）葡萄球菌肺炎：起病多急骤，可有寒战、高热、胸痛、咳嗽、咳痰，痰为脓性、量多、带血丝或呈粉红色乳状，常伴头痛、全身肌肉酸痛、乏力等。病情严重者早期即可出现周围循环衰竭症状。

（4）肺炎支原体肺炎：起病较为缓慢，2～3d后出现明显的呼吸道症状，如阵发性刺激性咳嗽，咳少量黏痰或黏液脓性痰，有时痰中带血，发热可持续2～3周，多无胸痛。

（5）病毒性肺炎：临床症状较轻，起病较急，发热、头痛、全身酸痛、乏力等较为突出，以后逐渐出现咳嗽、咳少量白色黏液痰、咽痛等呼吸道症状，少有胸痛。

2.体征　肺炎链球菌肺炎患者多呈急性病容，双颊绯红，鼻翼扇动，皮肤干燥，唇周可出现单纯疱疹。有败血症者，皮肤黏膜可有出血点，巩膜黄染。肺实变时有典型体征，如呼吸运动减弱、触觉语颤增强、叩诊呈浊音，并可闻及支气管呼吸音，消散期可闻及湿啰音。心率增快或心律不齐。

3.并发症　休克型或中毒性肺炎可发生于多种病原体所致的肺炎。肺炎链球菌引起者，病情一般较轻；金黄色葡萄球菌及革兰阴性杆菌引起者，多较险恶。表现为血压降低、四肢厥冷、出冷汗、少尿或无尿、脉快、心音弱，伴烦躁、嗜睡及意识障碍等。

（三）心理及社会资料

由于肺炎起病多急骤，短期内病情严重，高热和全身中毒症状明显，患者及家属常出现忧虑和恐惧。

（四）辅助检查

1.血常规检查　白细胞计数升高，可达$(10～20)×10^9$/L，中性粒细胞占80%以上。休克型肺炎、免疫功能低下者白细胞计数常不增高，只是存在中性粒细胞的比例增高，有核左移现象；而病毒性肺炎，白细胞计数正常、稍高或偏低。

2.痰液检查　使用抗生素前进行痰涂片或培养,肺炎链球菌肺炎可见革兰染色阳性、带荚膜的双球菌或链球菌。

3.胸部 X 线检查　早期仅见肺纹理增多。典型表现为与肺叶、肺段分布一致的片状、均匀、致密的阴影。病变累及胸膜时,可见肋膈角变钝的胸腔积液征象。葡萄球菌肺炎可见片状阴影伴空洞及液平。

4.动脉血气分析　可出现动脉血氧分压下降和(或)二氧化碳分压增高。休克型肺炎可出现呼吸性酸中毒合并代谢性酸中毒。

## 三、治疗要点

肺炎的治疗原则为抗感染、对症治疗和支持疗法,如止咳化痰、降温、纠正缺氧、补充营养和水分等。休克型肺炎应早期使用足量有效的抗生素、补充血容量、纠正酸中毒、使用血管活性药物和糖皮质激素。肺炎大部分预后良好,免疫功能低下者预后较差,其主要死因为感染性休克。

## 四、护理诊断及合作性问题

1.气体交换受损　与肺部病变所致的有效呼吸面积减少有关。

2.清理呼吸道无效　与痰液过多、黏稠或咳痰无力有关。

3.体温过高　与细菌感染所致的体温调节障碍有关。

4.疼痛　胸痛与炎症累及胸膜有关。

5.潜在并发症　感染性休克。

## 五、护理目标

1.患者呼吸平稳,发绀消失。

2.咳嗽、咳痰症状减轻,呼吸道通畅。

3.体温逐渐恢复至正常范围。

4.疼痛减轻或消失。

5.感染得到控制,不发生休克。

## 六、护理措施

(一)一般护理

1.休息与体位　室内应阳光充足、空气新鲜,室内通风每日 2 次,室温应保持在 18～20℃,湿度以 55％～60％为宜,以防止因空气过于干燥,降低气管纤毛运动的功能,而导致排痰不畅。急性期要强调卧床休息的重要性,卧床休息可以减少组织耗氧量,利于机体组织的修复。协助患者取半卧位,可增加肺通气量,以减轻呼吸困难。

2.饮食护理　补充营养和水分,高热时机体分解代谢增加,碳水化合物、蛋白质、脂肪及维生素等营养物质消耗增多,故应给予高热量、高蛋白、丰富维生素、易消化的流质或半流质饮食。鼓励患者多饮水,每日摄水 2000mL 以上。

(二)病情观察

1.注意患者呼吸频率、节律、深度的改变;观察皮肤黏膜的色泽和意识状态;监测白细胞计数和分类、动脉血气分析结果。

2.观察体温，每4h测量体温、脉搏和呼吸一次，体温骤变时应随时测量并记录。观察体温热型及其变化规律。

（三）对症护理

1.清除痰液，保持气道通畅　指导患者进行有效的咳嗽，协助排痰，采取翻身、拍背、雾化吸入等措施。对痰量较多且不易咳出者，可遵医嘱使用祛痰剂。

2.气急发绀者用鼻导管或鼻塞法给氧，流量一般为2～4L/min，以迅速提高血氧饱和度，纠正组织缺氧，改善呼吸困难。

3.高热时予以物理降温，尽量不用退热药，避免大量出汗而影响临床判断。寒战时应注意保暖，适当增加被褥。高热持续不退者，可遵医嘱给予解热镇痛药物。患者退热时，出汗较多，应勤换床单、衣服，保持皮肤干燥清洁。

4.缓解疼痛　胸痛患者宜采取患侧卧位，通过减小呼吸幅度来减轻局部疼痛。

5.保持口腔、皮肤清洁：高热时，由于水分消耗过多及胃肠道消化吸收障碍，导致口腔黏膜干燥、口唇干裂，出现疱疹、炎症，甚至出现口腔溃疡。因此，应定时清洁口腔，保持口腔的清洁湿润，口唇干裂可涂润滑油保护。

（四）心理护理

以通俗易懂的语言耐心地讲解有关疾病的知识，各种检查、治疗的目的，解除患者紧张、焦虑等不良心理，使之积极主动地配合治疗，促进疾病的康复。

（五）休克型肺炎的观察与护理

1.将患者安置在监护室，取仰卧位并抬高头胸部和下肢约30°，以利于呼吸和静脉血的回流，增加心输出量。减少搬动，注意保暖。

2.吸氧，给氧前应注意清除气道内分泌物，保证呼吸道通畅，达到有效吸氧。流量为4～6L/min。如患者发绀明显或发生抽搐，应适当加大吸氧浓度，以改善组织器官的缺氧状态。

3.迅速建立两条静脉输液通道，遵医嘱给予扩充血容量，纠正酸中毒，使用血管活性药物、糖皮质激素等抗休克治疗，使用抗生素进行抗感染治疗。

（1）扩充血容量一般先输入低分子右旋糖酐，以迅速扩充血容量，继之输入5％葡萄糖盐水、复方氯化钠溶液、葡萄糖溶液等。输液速度应先快后慢，输液量宜先多后少，可在中心静脉压的监测下决定补液的量和速度。扩容治疗要求达到的效果：收缩压＞90mmHg，脉压＞30mmHg；中心静脉压≤10cmH$_2$O；每小时尿量＞30mL；脉率＜100次/分；患者口唇红润、肢端温暖。

（2）纠正酸中毒：常用5％碳酸氢钠溶液静脉滴注。

（3）使用血管活性药物：在补充血容量和纠正酸中毒后，末梢循环仍无改善时可使用血管活性药物，如多巴胺、酚妥拉明、间羟胺等血管活性药物，并随时根据血压的变化来调整滴速。应注意观察用药后的反应。滴注多巴胺时，注意勿使药液外溢至组织中，以免引起局部组织的缺血坏死。

（4）抗感染治疗：应早期使用足量、有效的抗生素，重症患者常需联合用药。用药过程中应注意观察疗效和毒副作用，发现异常及时报告并处理。

（5）使用糖皮质激素：病情严重、经以上药物治疗仍不能控制者，可使用糖皮质激素，以解除血管痉挛，改善微循环，从而达到抗休克的作用。常用氢化可的松、地塞米松加入葡萄糖液中静脉滴注。

（六）用药护理

1. 肺炎球菌肺炎　应首选青霉素 G,对于轻症患者,可用 160 万 U/d,分 2 次肌内注射;病情较重者,可用 240 万～480 万 U/d,静脉滴注,每 6～8h 1 次。滴注时,每次量尽可能在 1h 内滴完,以维持有效血浓度。对青霉素过敏者,可用红霉素、头孢菌素等。抗生素疗程一般为 5～7d,或在热退后 3d 停药,或由静脉用药改为口服,维持数日。

2. 革兰阴性杆菌肺炎　其预后较差,病死率高,应尽早使用有效抗生素,使用之前做药敏试验。院内感染的重症肺炎在未明确致病菌前,即可给予氨基糖苷类抗生素与半合成青霉素或第二代、第三代头孢菌素。宜大剂量、长疗程、联合用药,以静脉滴注为主,辅以雾化吸入。针对肺炎克雷伯杆菌肺炎,目前主要用第二代、第三代头孢菌素联合氨基糖苷类抗生素。对铜绿假单胞菌有效的抗生素有 β—内酰胺类、氨基糖苷类及氟喹诺酮三类。使用氨基糖苷类抗生素时,要注意观察药物对肾功能及听神经的损害,如出现尿量减少、管型尿、蛋白尿或血尿素氮、肌酐升高,或耳鸣、眩晕,甚至听觉障碍等,应及时通知医生改用其他有效的抗生素。对肺炎支原体肺炎的治疗,首选红霉素,每次 0.3g,每日 4 次。口服红霉素因食物会影响其吸收,故应在进食后一段时间给药,口服红霉素之前或当时,嘱患者不要饮用酸性饮料（如橘子汁等）以免降低疗效。葡萄球菌肺炎宜早期选用敏感的抗菌药物。对于病毒性肺炎,主要以对症治疗为主。可选用抗病毒药物,如金刚烷胺、利巴韦林（病毒唑）、阿糖腺苷等。抗生素治疗无效时,可选用中药制剂和生物制剂治疗。

（七）健康指导

1. 向患者宣传有关肺炎的基本知识,避免受凉、过劳或酗酒,平时应注意锻炼身体,增加营养物质的摄取,保证充足的休息和睡眠时间,以增强机体的抵抗力。

2. 老年人及久病卧床的慢性病患者,更应根据天气的变化随时增减衣物,积极避免各种诱因,预防呼吸道感染。必要时可进行预防接种。

3. 做好出院后需继续用药的患者的用药指导。

## 七、护理评价

1. 患者呼吸困难是否减轻或消失。

2. 呼吸道是否通畅。

3. 体温是否恢复正常范围。

4. 疼痛是否缓解或消失。

5. 感染是否控制,有无休克发生。

（杨赛）

# 第七节　肺结核

肺结核是由结核分枝杆菌引起的肺部慢性传染病。临床常有低热、乏力、盗汗、消瘦等全身症状和咳嗽、咳痰、咯血、胸痛等呼吸系统表现。从 20 世纪 60 年代起,结核病化学治疗的应用使其发病率显著降低。但到 20 世纪 80 年代中期结核病又卷土重来,严重危害人类健康。在全球传染性疾病中,肺结核已成为 5 岁以上人口的首要死因。但结核病若能及时诊断并予合理治疗,大多可获得痊愈。

## 一、病因与发病机制

### (一)结核分枝杆菌

结核菌属分枝杆菌,涂片染色具有抗酸性,故又称抗酸杆菌,其中引起人类结核病的主要为人型结核菌。结核菌的生物学特征有:①生长缓慢,为需氧菌,在改良罗氏培养基上培养需4~6周才能繁殖成明显的菌落;②对外界抵抗力较强,在阴湿环境中能生存5个月以上,但在烈日下曝晒2h,或70%乙醇接触2min,或煮沸1min可被杀死。

### (二)肺结核的传播

传染源是排菌的肺结核患者,呼吸道飞沫传播是肺结核最重要的传播途径。经消化道和皮肤等其他途径传播现已罕见。易感人群包括:与肺结核患者密切接触者、免疫抑制剂使用者、HIV感染者、居住拥挤者、年老体弱者、婴幼儿等机体抵抗力低下者。

### (三)发病机制

人体感染结核菌后是否发病,取决于结核菌的数量和毒力、人体的免疫状态及变态反应。结核病的免疫主要是细胞免疫,结核菌侵入人体后4~8周,身体组织对结核菌及其代谢产物所发生的反应称为变态反应,属于Ⅳ型(迟发型)变态反应,与免疫反应同时存在。人仅在受大量毒力强的结核菌侵袭而机体免疫力低下时才会发病。

结核菌侵入人体后引起炎症反应,结核菌与人体抵抗力之间的较量互有消长,可使病变过程十分复杂,但其基本病变主要有渗出、增生和变质三种性质。三种病变可同时存在于一个肺部病灶中,但往往以一种病变为主。

## 二、护理评估

### (一)健康史

了解有无接触史,生活环境和卡介苗接种史;了解有无引起机体免疫力低下的情况,如生活贫困、营养不良、婴幼儿、老年人、糖尿病、矽肺、免疫缺陷疾病和长期使用免疫抑制剂;了解抗结核治疗经过和疗效,目前的用药情况,能否按医嘱服药等。

### (二)身体状况

1.症状

(1)全身症状:表现为长期午后潮热、盗汗、乏力、食欲减退、消瘦等,妇女可有月经失调和闭经,当肺部病灶急剧进展播散时,可有不规则高热。

(2)呼吸系统症状:①咳嗽、咳痰:一般为干咳或带少量黏液痰,继发感染时痰液呈脓性且量增多。②咯血:1/3~1/2的患者有咯血,多数患者为少量咯血,少数为大咯血。大咯血时若血块阻塞大气道可引起窒息。③胸痛:炎症波及壁层胸膜,可有相应部位胸痛。④呼吸困难:慢性重症肺结核时,常出现渐进性呼吸困难,并发大量胸腔积液者,可出现重度呼吸困难。

2.体征 早期一般无明显体征。若病灶广泛,可见患侧呼吸运动减弱,叩诊浊音,听诊呼吸音减弱。肺结核好发于肺尖,在锁骨上下、肩胛间区叩诊稍浊,于咳嗽后可闻及湿啰音,对肺结核的诊断具有重要意义。

3.临床类型

(1)原发型肺结核,多见于儿童,为初次感染结核菌引起,首先在肺部形成渗出性炎性原发病灶,继而引起淋巴管炎和肺门淋巴结炎,原发病灶、淋巴管炎、淋巴结炎三者统称为原发复合征,X线片表现为哑铃状阴影。症状多轻微,时间短暂,类似感冒,常有低热、咳嗽、盗汗、食欲缺乏、体重减轻等。

(2)血行播散型肺结核,为各型肺结核中较严重者,包括急性、亚急性和慢性血行播散型肺结核。儿童多由原发型肺结核发展而来,成人多继发于肺或肺外结核病灶破溃至血管而引起。急性血行播散型肺结核发病急骤,主要为较重的全身毒血症状,如高热、盗汗、气急、发绀等,少数并发脑膜炎,出现脑膜刺激征;X线片可见两肺粟粒状阴影,分布均匀,密度大小一致。

(3)继发型肺结核,多发生于成人,病程长、易反复,包括浸润性肺结核、纤维空洞性肺结核等。浸润性肺结核病变部位多在肺尖和锁骨下,可为浸润渗出性结核病变和纤维干酪增殖病变。纤维空洞性肺结核为肺结核未及时发现或治疗不当,或由于病灶吸收、修复与恶化、进展交替出现,导致空洞长期不愈、病灶出现广泛纤维化。继发型肺结核轻者可有低热、盗汗等;重者病情有明显毒血症状和呼吸道症状,如高热、咳嗽、咳痰、呼吸困难等。X线片可见片状、絮状阴影,边缘模糊。一侧或两侧单个或多个厚壁空洞,多伴有支气管播散病灶及明显的胸膜增厚。

(4)结核性胸膜炎,为结核菌侵入胸膜腔引起的胸膜炎,包括结核性干性胸膜炎、结核性渗出性胸膜炎、结核性脓胸。结核性胸膜炎除出现全身中毒症状外,有胸痛和呼吸困难。早期出现局限性胸膜摩擦音,随着胸腔积液增多出现胸腔积液体征。X线片可见中下肺野均匀致密阴影,上缘弧形向上,外侧升高。

(5)其他肺外结核,按部位和脏器命名,有肠结核、骨关节结核、肾结核等。

(6)菌阴肺结核,三次痰涂片及一次培养阴性的肺结核为菌阴肺结核。

(三)心理及社会资料

由于肺结核病具有传染性,患者患病期间十分关注亲友、同事对他(她)的态度,对人际交往有紧张、恐惧情绪,从而造成心理上的压抑和孤独,并且还会因疾病导致角色的改变而产生自卑、悲观和抑郁情绪。

(四)辅助检查

1.痰结核菌检查　该项检查是确诊肺结核病最特异、最可靠的方法,其方法有痰涂片检查法、痰培养检查法。痰培养检查法更精确,且可鉴定菌型。

2.结核菌素(简称结素)试验　目前多采用结素的纯蛋白衍化物(PPD)。通常取 0.1mL(5IU)PPD 在左前臂屈侧中上部 1/3 处做皮内注射,注射后 48～72h 测皮肤硬结直径,如<5mm 为阴性,5～9mm 为弱阳性,10～19mm 为阳性,≥20mm 或虽<20mm 但局部有水疱和淋巴管炎为强阳性。结核菌素试验阳性仅表示结核分枝杆菌感染,并不一定患病,接种过卡介苗的人也呈阳性。3 岁以下强阳性者,应视为有新近感染的活动性结核病,须给予治疗。

凡是呈阴性反应的儿童一般可以排除结核病,但以下情况例外:①结核菌感染尚未到 4～8 周,机体内变态反应尚未完全建立者;②使用了糖皮质激素、免疫抑制剂,营养不良和老年体弱病者;③严重结核病和危重患者。

3.影像学检查　胸部 X 线检查是早期诊断肺结核和临床分型的重要方法,可确定病灶部位、范围、性质,且可观察病情变化及治疗效果;胸部 CT 检查能发现微小或隐蔽性病变。

4.其他检查　严重病例可有贫血、血沉增快,可作为判断结核病活动程度的指标之一。

### 三、治疗要点

肺结核的治疗原则主要是抗结核化学药物治疗(简称化疗)和对症治疗。抗结核化学药物治疗对结核病的控制起着决定性作用,合理的化疗可使病灶全部灭菌、痊愈。传统的休息和营养疗法都只起辅助作用。

(一)结核病的化疗

1. 化疗原则　即早期、联合、适量、规律和全程用药。

(1)早期是指一旦发现和确诊活动性结核应立即治疗。

(2)联合是指同时使用多种抗结核药物进行治疗,以增强疗效,并减少或预防耐药菌的产生。

(3)适量是指根据不同病情和抗结核药物的作用特点给予适当药物剂量。药物剂量不足不能有效杀菌,还会导致继发耐药,剂量过大毒副作用增加。

(4)规律是指严格按照化疗方案规定的用药方法按时服药,不漏服、不停药,亦不可自行更改方案。

(5)全程是指必须按治疗方案,坚持治满疗程。

2. 剂量　常用抗结核药物的剂量和主要不良反应见表3-1。

表3-1　常用抗结核药的用法、不良反应和注意事项

| 药名 | 成人每日用量/g | 间歇疗法一日量/g | 主要不良反应 | 注意事项 |
|---|---|---|---|---|
| 异烟肼(H,INH) | 0.3～0.4(空腹顿服) | 0.6～0.8 | 周围神经炎,偶有肝功能损害 | 避免与抗酸药同时服用;注意消化道反应;肢体远端感觉及精神状态;定期查肝功能 |
| 利福平(R,RFP) | 0.45～0.6*(空腹顿服,或分3次饭前一小时服) | 0.6～0.9 | 肝功能损害,胃肠道不适,腹泻,血白细胞及血小板减少,变态反应 | 体液及分泌物呈橘黄色,使隐形眼镜永久变色;监测肝脏毒性及过敏反应;会加速口服避孕药、口服降糖药、茶碱、抗凝血等药物的排泄,使药效降低 |
| 链霉素(S,SM) | 0.75～1.0(一次性肌注) | 0.75～1.0 | 听神经损害,眩晕,听力减退,口周麻木,过敏性皮疹,肾功能损害 | 进行听力检查,注意听力变化及有无平衡失调;监测尿常规及肾功能的变化 |
| 吡嗪酰胺(Z,PZA) | 1.5～2.0(顿服或分3次服用) | 2～3 | 发热,黄疸,肝功能损害,痛风 | 监测肝脏功能;注意关节疼痛、皮疹等反应;定期监测血清尿酸 |
| 乙胺丁醇(E,EMB) | 0.75～1.0**(顿服或分3次服用) | 1.5～2.0 | 视神经损害,视力减退,皮疹 | 检查视觉灵敏度和颜色的鉴别力(用药前、后1～2个月检查一次) |
| 对氨基水杨酸钠(P,PAS) | 8～12(分3次饭后服用) | 10～12 | 胃肠道不适,肝功能损害 | 监测不良反应的症状、体征,定期查肝功能 |

注:＊体重<50kg用0.45g,>50kg用0.6g;＊＊前2个月25mg/kg,其后15mg/kg。

3. 化疗方法

(1)短程化疗:现在联用异烟肼、利福平等两个以上杀菌剂,具有较强杀菌和灭菌效果,可将化疗疗程从常规12～18个月(标准化疗)缩短至6～9个月(短程化疗),效果相同,目前应用广泛。

(2)间歇用药:结核菌与药物接触数小时后,生长会延缓数天。因此,临床上有规律地每周3次用药(间歇用药),与每天用药效果相同。在开始化疗的1~3个月内,每天用药(强化阶段),其后每周3次间歇用药(巩固阶段),与每日用药效果同样好,且因减少投药次数而使毒副反应和药费都降低,也方便了患者,还有利于监督用药,保证全程化疗。

4.化疗方案　化疗方案分强化和巩固两个阶段。视病情轻重、痰中带菌情况和细菌耐药情况,以及经济条件、药源供应情况等,选择化疗方案。

(1)初治病例:初治涂阳病例,无论培养是否阳性,可以用异烟肼(H)、利福平(R)和吡嗪酰胺(Z)组合为基础的6个月短程化疗方案,痰菌常较快转阴,疗程短,便于随访管理。①每日用药方案:前2个月强化期用异烟肼、利福平、吡嗪酰胺和链霉素(或乙胺丁醇),每日1次;后4个月继续用异烟肼和利福平,每日1次,记作2S(E)HRZ/4HR。②间歇用药方案:可隔日用药(即每周用药3次),记作$2H_3R_3Z_3E_3/4H_3R_3$。

(2)复治病例:结核菌产生继发耐药性,痰菌阳性,病变迁延反复。复治病例应该选择联用敏感药物。故临床常用的方法是根据患者既往详细用药情况,选出过去未用的或很少用过的,或曾规则联合使用过的药物(结核菌可能仍对之敏感),另拟方案,联用两种或两种以上敏感药物进行治疗。复治病例,可用方案2S(E)HRZ/4HR,督导化疗,保证规律用药。6个月疗程结束时痰菌仍未阴转者,巩固期可延长2个月。如延长治疗仍未阴转,可采用方案$2S_3H_3R_3Z_3E_3/6H_3R_3E_3$。

（二）手术治疗

近年来外科手术在肺结核治疗上已较少应用。对于多重耐药的厚壁空洞、结核球、单侧的毁损肺、反复大咯血经内科治疗无效者,结核性脓胸和(或)支气管胸膜瘘患者,可做肺叶或全肺切除。

## 四、护理诊断及合作性问题

1.营养失调:低于机体需要量　与机体消耗增加、食欲减退有关。

2.知识缺乏　即缺乏结核病防治知识和坚持服药原则的知识。

3.活动无耐力　与结核菌感染引起的毒血症状有关。

4.有窒息的危险　与结核病灶内大出血阻塞大气道有关。

## 五、护理目标

1.保证营养物质的摄入,维持足够的营养和液体。

2.患者获得结核病的有关知识,治疗期间按时服药。

3.患者身心得到休息,能够维持日常生活和社交活动,乏力等不适症状减轻。

4.呼吸道通畅,无窒息发生。

## 六、护理措施

（一）一般护理

1.休息与活动　急性期应取半坐卧位卧床休息;进展期或咯血时,以卧床休息为主,适当离床活动;大咯血时应绝对卧床休息,保持患侧卧位,以免病灶扩散;稳定期可适当增加户外活动,如散步、打太极拳、做保健操等,加强体质锻炼,提高机体耐力和抗病能力。协助患者日常活动,减少机体消耗和减轻疲乏感。

2.饮食护理　制定较全面的饮食营养摄入计划。补充蛋白质、维生素等营养物质,如鱼、肉、牛奶、蛋和豆制品等动植物蛋白,成人每日蛋白质总量为 90～120g,以增加机体的抗病能力及修复能力;每天摄入一定量的新鲜蔬菜和水果,满足机体对维生素 C、维生素 B,等的需要;应补充足够的水分,每日 1500～2000mL,既保证机体代谢的需要,又有利于体内毒素的排泄。每周测体重 1 次并记录,观察患者营养状况的改善情况。

(二)病情观察

注意观察患者咳嗽、咳痰的性质、咯血的颜色、咯血量,是否伴随高热,并观察生命体征和意识状态的变化,若发现窒息先兆、气胸等并发症应及时处理。

(三)用药护理

1.掌握早期、联合、适量、规律和全程的抗结核化疗的用药原则,督促患者按化疗方案用药,不遗漏或中断。

2.向患者说明用药过程中可能出现的不良反应,并注意观察有无巩膜黄染、肝区疼痛及胃肠道反应等,发现异常随时报告医生并协助处理。

(四)对症护理

1.毒性症状　结核毒性症状严重者,如有高热等,可在有效抗结核药物治疗的基础上短期使用糖皮质激素。

2.咯血　遵医嘱使用止血药物。垂体后叶素 10U 加入 20～30mL 生理盐水或 50％葡萄糖溶液中,在 15～20min 内缓慢静脉推注;然后以 10U 垂体后叶素加入 500mL5％葡萄糖溶液中静脉滴注维持治疗。使用过程中须密切观察药物不良反应。

(五)心理护理

帮助住院患者尽快适应环境,消除焦虑、紧张心理,充分调动人体内在的自身康复能力,增进机体免疫功能,使患者处于接受治疗的最佳心理状态,积极配合治疗。

尊重理解患者,指导患者进行自我心理调节,了解患者家庭主要成员对患者的关怀和支持程度,了解患者家庭的经济条件,患者有无医疗保障的支持,指导患者使用全身放松术,解除精神负担和心理压力。

(六)健康指导

1.用药指导　根据患者及家属对结核病知识的认识程度及接受知识的能力,进行卫生宣教,使其了解结核病是一种慢性呼吸道传染病,抗结核用药时间至少半年,有时可长达一年半之久。告知患者,只有坚持合理的、全程的化疗,才能完全康复,不规则服药或过早停药是治疗失败的主要原因。

2.营养指导　宣传饮食营养与人体健康及疾病痊愈的关系,宣传在坚持药物治疗的同时,辅以营养疗法的意义。使患者了解:结核病是一种慢性消耗性疾病,由于体内分解代谢加速和抗结核药物的毒性反应,会导致营养代谢的失衡和机体抵抗力下降,从而使疾病恶化,因此必须高度重视饮食营养疗法。

3.生活指导　指导患者进行有利于身心健康和疾病恢复的有益活动,如保健体操、行走、太极拳等,以促进疾病早日康复。宣传休息、营养、阳光、空气对结核病康复的重要性。有条件的患者可选择在空气新鲜、阳光充足、气候温和的海滨、湖畔疗养。

4.消毒与隔离　指导患者采取有效的消毒、隔离措施,并能自觉遵照执行。

(1)患者应实行呼吸道隔离,保持室内通风良好,每日用紫外线照射消毒,或用过氧乙酸1～2mL加入空气清洁剂内做空气喷雾消毒。

(2)注意个人卫生,为避免结核菌的传播,外出时应戴口罩。严禁随地吐痰,痰液须经灭菌处理,将痰吐在纸上直接焚烧是最简易的灭菌方法。打喷嚏或咳嗽时应使用双层纸巾遮住口鼻,纸巾用后焚烧,以控制传染源。进餐时实行分餐制,患者使用的餐具、痰杯应煮沸消毒或用消毒液浸泡消毒。被褥、书籍应在烈日下曝晒,时间不少于6h。

5.定期复查 指导出院患者定期做胸部X线片检查和肝、肾功能检查,以了解病情变化及监测药物的不良反应,及时调整治疗方案。

### 七、护理评价

1.患者营养状况是否改善。

2.患者能否正确认识结核病的危害,能否坚持化疗、合理用药。

3.活动耐力是否提高。

4.呼吸道是否通畅,有无窒息发生。

(杨赛)

# 第八节 自发性气胸

胸膜腔是脏层胸膜与壁层胸膜之间不含气体的密闭潜在腔隙,各种原因导致气体进入胸膜腔,造成积气状态,称为气胸。气胸可分为自发性、外伤性和医源性3种。自发性气胸(spontaneous pneumothorax)是指肺组织及脏层胸膜的自发破裂,使肺和支气管内空气进入胸膜腔所致的气胸。

### 一、病因与发病机制

自发性气胸以继发于肺部基础疾病为多见,其次是原发性(或特发性)气胸。

1.继发性自发性气胸是指在原有肺部疾病的基础上发生的气胸,由于慢性阻塞性肺疾病、肺结核、支气管哮喘、肺癌、肺脓肿等肺部基础疾病可引起细支气管的不完全阻塞,形成肺大疱破裂,以继发于慢性阻塞性肺疾病及肺结核最常见。

2.原发性自发性气胸是指常规胸部X线检查无明显异常,多由脏层胸膜下肺大疱破裂引起的气胸。好发于体型瘦长的男性青壮年,其肺大疱形成原因不明,可能与吸烟、肺组织先天性弹力纤维发育不全、非特异性炎症瘢痕等有关。此外,航空、潜水作业时如防护措施不当,或从高压环境突然进入低压环境均可发生气胸。剧烈运动、抬举重物、上臂高举、剧咳、喷嚏、屏气甚至大笑、用力排便等均是气胸发生的诱因。

### 二、临床类型

根据脏层胸膜破裂口的情况以及气胸发生后对胸膜腔内压力的影响,自发性气胸通常分为以下三种类型。

1.闭合性(单纯性)气胸 胸膜破裂口较小,随肺萎陷而自行关闭,气体停止进入胸膜腔。胸膜腔内压的正负取决于进入腔内的气体量,抽气后压力下降不再复升。

2.开放性(交通性)气胸  胸膜破裂口较大,或两层胸膜粘连牵拉使破裂口持续开放,气体随呼吸经裂口自由出入胸膜腔。患侧胸腔内压在 $0cmH_2O$ 上下波动,抽气后可恢复负压,但很快又复升至抽气前水平。

3.张力性(高压性)气胸  胸膜破裂口呈单向活瓣或活塞作用,吸气时胸廓扩大,胸膜腔内压变小,活瓣开放,空气进入胸膜腔;呼气时胸廓缩小,胸膜腔内压升高,压迫活瓣使之关闭,导致胸膜腔内气体不能排出而越积越多,胸膜腔内压力持续上升,常大于 $10cmH_2O$。抽气后腔内压可显著下降,但很快又复升。此型因纵隔向健侧移位,健侧肺脏受压,心脏血液回流受阻,严重影响呼吸、循环功能,危及生命,必须立即抢救处理。

## 三、护理评估

(一)健康史

评估患者既往有无慢性呼吸道疾病如慢性支气管炎、阻塞性肺气肿、肺结核等病史;有无抬举重物、用力排便、剧烈咳嗽、屏气、大笑等诱发因素;是否首次发病,是在活动中还是安静休息时发生。

(二)身体状况

1.症状

(1)胸痛:常在剧烈咳嗽、用力排便、提举重物、屏气大笑时突发一侧胸痛,呈刀割样或针刺样,持续时间较短,随后出现胸闷、呼吸困难。

(2)呼吸困难:常与胸痛同时出现,轻者自觉呼吸受限,重者呼吸困难明显,张力性气胸呈进行性加重的呼吸困难伴烦躁不安、大汗、发绀、脉速、血压下降,甚至休克、昏迷。

(3)咳嗽:轻至中度刺激性干咳,与气体刺激胸膜有关。

2.体征  少量气胸时体征不明显,气胸量超过 30% 时,出现呼吸增快,明显发绀,气管向健侧移位,患侧胸廓饱满,肋间隙增宽,呼吸运动减弱,触觉语颤减弱或消失,叩诊鼓音或过清音,心或肝浊音界消失,患侧呼吸音减弱或消失。

3.并发症  脓气胸、血气胸、纵隔气肿、皮下气肿等。

(三)心理及社会资料

患者常因突然发生的剧烈胸痛和呼吸困难而出现紧张、焦虑、恐惧等不良心理反应。部分年轻患者,平素身体健康,无慢性呼吸道疾病病史,对于疾病的发生不能充分重视,导致疾病反复发生;原有慢性呼吸系统疾病的患者,则过分担心病情,从而忧心忡忡。

(四)辅助检查

1.胸部 X 线检查  胸部 X 线检查是诊断气胸的重要方法。典型表现为被压缩肺边缘呈外凸弧形线状阴影,称为气胸线,是肺组织和胸膜腔内气体的交界线,线外透亮度增高,无肺纹理,线内为压缩的肺组织。积气量少时,气体多局限在肺尖部;大量积气时,肺被压向肺门,呈球形高密度影,纵隔和心脏向健侧移位;合并胸腔积液或积血时,可见气液平面。

2.胸部 CT  表现为胸膜腔内极低密度气体影,伴有不同程度的肺萎缩改变。

3.动脉血气分析  可有不同程度低氧血症。

## 四、治疗要点

自发性气胸的治疗目的是促进患肺复张、消除病因及减少复发。具体措施包括:

1. 保守治疗　适用于肺萎缩在 20% 以下,不伴呼吸困难的闭合性气胸,患者应卧床休息,辅以吸氧、镇痛、止咳、控制感染、积极治疗肺部原发病。

2. 排气治疗　适用于气胸量太,呼吸困难明显,肺压缩程度较重者,特别是张力性气胸。排气方法常用的有紧急排气、胸腔穿刺抽气或胸腔闭式引流。

3. 其他　胸膜粘连术、手术治疗等。

## 五、护理诊断及合作性问题

1. 低效性呼吸型态　与胸膜腔内积气,肺扩张受限有关。

2. 疼痛、胸痛　与脏层胸膜破裂、胸腔置管引流有关。

3. 焦虑　与突发胸痛、呼吸困难、担心气胸复发有关。

4. 潜在并发症　纵隔气肿、皮下气肿、血气胸、脓气胸。

## 六、护理目标

1. 呼吸平稳,频率和节律恢复正常。

2. 疼痛感减轻或消失。

3. 情绪稳定,焦虑感减轻或消失,能积极配合治疗。

## 七、护理措施

(一)一般护理

1. 休息　应绝对卧床休息,协助患者取舒适体位,如半坐位或端坐位等以利于呼吸、咳嗽排痰及胸腔引流。避免一切可增加胸腔内压的活动,如用力、屏气、咳嗽等。

2. 饮食护理　给予高蛋白、高热量、高维生素及含粗纤维的食物,保持大便通畅,防止因用力排便引起胸膜腔内压力升高,延误胸膜破裂口愈合。

3. 给氧　根据患者缺氧的程度合理选择鼻导管或面罩吸氧,高浓度吸氧有利于促进胸膜腔内气体的吸收,促进肺复张。

(二)病情观察

密切观察病情,注意患者的呼吸频率、呼吸困难和缺氧的程度、血氧饱和度的变化;监测生命体征、意识状态;观察胸痛的表现;观察胸腔闭式引流的情况及效果等。如患者出现体温升高、寒战、胸痛加重、血白细胞增多,提示可能并发胸膜炎或脓气胸;如患者出现严重呼吸困难、伴心率加快、血压下降、脉搏细速等休克症状,应立即通知医生进行抢救。

(三)胸腔闭式引流护理

1. 术前准备

(1)向患者说明排气治疗的目的、意义、过程及注意事项,取得患者的理解与配合。

(2)严格检查胸腔引流装置内是否密闭,引流管是否通畅。在水封瓶内注入适量无菌蒸馏水或生理盐水,标记液面水平。

(3)将连接胸腔引流管的玻璃管一端置于水面下 1～2cm,使胸膜腔内压力维持在 1～2cmH_2O(图 3—1)。引流瓶塞上的另一短玻璃管为排气管,其下端应距离液面 5cm 以上。如同时引流液体时,需在水封瓶之前增加一贮液瓶(图 3—2),促使液体引流入贮液瓶中,确保水封瓶液面的恒定。

(4)引流效果不佳时,可遵医嘱连接负压引流装置,注意保持负压在$-20\sim-10cmH_2O$之间,防止因负压过大造成肺损伤,为确保患者安全,可在水封瓶与负压吸引之间增加一调压瓶(图 3-2)。瓶中的压力调节管末端应保持在水面下 10~20cm 处,并确保压力调节管的瓶外端处于开放状态。当负压过大时,外界空气可经压力调节管进入调压瓶,从而确保胸腔所承受的吸引负压不会超过设置值。

(5)所有引流装置在使用前应全部灭菌,严格按照无菌操作进行安装,防止感染发生。

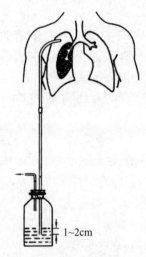

图 3-1 单瓶水封瓶闭式引流装置

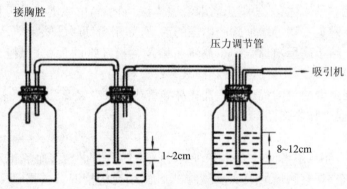

图 3-2 三瓶负压吸引水封瓶闭式引流装置

2.引流中的注意事项

(1)引流瓶应放在低于患者胸部不易被踢到或打破的地方,其液平面应低于引流管胸腔出口平面 60cm,防止瓶内液体反流入胸腔。

(2)保持引流管通畅,密切观察引流管内的水柱是否随呼吸上下波动,有无气体自水封瓶逸出。必要时,可嘱患者做深呼吸或咳嗽,如水柱随呼吸波动明显,提示引流通畅;若波动不明显,液面无气体逸出,患者无胸闷、呼吸困难,可能肺组织已复张;如患者呼吸困难加重,伴发绀、大汗、胸闷、气管向健侧偏移,可能为引流管不畅或部分脱出胸膜腔,应立即通知医生处理。

(3)引流过程中,应观察和记录引流液的量、颜色和性状。引流液黏稠或引流出血液时,为防止管腔被凝血块或脓块堵塞,应定时由胸腔端向引流瓶端的方向挤压引流管。

（4）妥善固定引流管于床旁，引流管长度合适，既要便于患者翻身活动，又要避免过长发生折叠、扭曲和受压。

（5）搬动患者前，先用2把血管钳双重夹紧引流管，防止发生引流管滑脱、漏气或引流液反流。如引流管不慎脱出，应嘱患者呼气，同时用凡士林纱布及胶布立即封闭引流口，并及时通知医生进行处理。

（6）鼓励患者每隔2h进行1次咳嗽及深呼吸，以促进肺组织扩张，加快胸腔内气体排出，促进肺复张，但应避免剧烈咳嗽。

3.引流装置及伤口护理　严格执行无菌操作，引流瓶上的排气管外端应用1～2层纱布包裹，避免空气中尘埃或脏物进入引流瓶内，注意连接管和接口处的消毒，防止感染。一次性的引流装置可每周更换一次，非一次性闭式引流装置需每日更换引流瓶。更换时，应先将近心端的引流管用双钳夹紧，更换完毕经检查无误后方可放开，以防止气体进入胸腔。伤口敷料每1～2天更换1次，如敷料被分泌物渗湿或污染应及时更换。

4.拔管护理

（1）若24h引流液少于50mL，脓液少于10mL，引流管管口无气体逸出，夹闭引流管1～2d后患者无呼吸困难，听诊呼吸音正常，X线检查显示肺膨胀良好，可拔除引流管。

（2）嘱患者坐在床旁或躺向健侧，深吸气后屏气拔管，用凡士林纱布覆盖，再盖上无菌纱布，胶布固定。

（3）拔管后24h内应注意观察患者有无呼吸困难、胸闷、伤口处有无渗液、漏气、出血、皮下气肿等，如发现异常应通知医生处理。

（四）心理护理

向患者介绍气胸的相关知识，在做各项检查、操作前应解释操作目的、方法，取得患者配合。患者呼吸困难发作、疼痛剧烈时，医护人员应尽量陪伴、安慰，增加其安全感。

（五）健康指导

1.向患者介绍气胸的形成与肺部原发疾病关系密切，指导患者积极治疗原发病，减少气胸的发生。

2.避免诱因，如抬举重物、剧烈咳嗽、屏气、大笑、用力排便等。

3.保持心情愉悦，情绪稳定，注意劳逸结合，在气胸痊愈后的1个月内，不要进行剧烈运动，如跑步、球类运动等。吸烟者应戒烟。

4.告知患者一旦出现胸闷、气急、突发胸痛，可能为气胸复发，应及时就诊。

## 八、护理评价

1.呼吸是否平稳，频率和节律是否恢复正常。

2.疼痛感有无减轻或消失。

3.情绪是否稳定，焦虑感是否减轻或消失，能否积极配合治疗。

（杨赛）

# 第九节　呼吸衰竭

呼吸衰竭简称呼衰，是各种原因引起的肺通气和（或）换气功能严重障碍，甚至在静息状态下亦不能维持足够的气体交换,导致缺氧伴(或不伴)二氧化碳潴留,引起一系列生理功能和代谢紊乱的临床综合征。在静息状态下,呼吸大气压空气时,排除心内解剖分流和原发心排血量降低等情况后,动脉血氧分压($PaO_2$)低于 60mmHg(8.0kPa),伴或不伴有动脉血二氧化碳分压($PaCO_2$)高于 50mmHg(6.7kPa),即为呼吸衰竭。

临床上对呼吸衰竭有两种分类方法。①根据动脉血气分析结果,分为Ⅰ型和Ⅱ型:Ⅰ型呼吸衰竭仅有缺 $O_2$ 而无 $CO_2$ 潴留,即 $PaO_2<60mmHg$,$PaCO_2$ 降低或正常,见于存在换气功能障碍的患者,如 ARDS 等;Ⅱ型呼吸衰竭既有缺 $O_2$ 又有 $CO_2$ 潴留,即 $PaO_2<60mmHg$ 且 $PaCO_2>50mmHg$,系肺泡通气不足所致。②按病程可分为急性呼吸衰竭和慢性呼吸衰竭。

## 一、慢性呼吸衰竭

### (一)病因与发病机制

慢性呼吸衰竭多发生在慢性疾病基础上,由于呼吸功能损害逐渐加重,经过较长时间最终发展成为呼吸衰竭。

慢性呼吸衰竭常见的病因是支气管－肺疾病,最常见的是慢性阻塞性肺疾病(COPD),其他病因如重症肺结核、尘肺、肺间质纤维化等。上呼吸道梗阻、肺血管疾病、胸廓及神经肌肉病变如胸廓畸形、重症肌无力等亦可导致慢性呼吸衰竭。呼吸道感染是引起慢性呼吸衰竭的最常见诱因。

慢性呼吸衰竭发生的主要机制为肺泡通气量不足,通气与血流比例失调,以及气体弥散障碍。慢性呼吸衰竭出现的缺 $O_2$ 和 $CO_2$ 潴留对中枢神经系统、循环系统、呼吸系统、体液平衡、肝肾功能均造成影响。

### (二)健康史

了解患者是否有慢性呼吸道疾病及呼吸道感染史。感染、手术、创伤、高浓度吸氧、使用麻醉药等均可诱发呼吸衰竭。在评估患者一般状况时,还应注意:发热、呼吸困难、肌肉抽搐等可增加耗氧量,使缺氧加重。

### (三)身体状况

除原发病症状外,主要是缺氧和二氧化碳潴留引起的呼吸困难和多脏器功能紊乱的表现。

1.呼吸困难 呼吸困难是最早、最突出的症状,表现为呼吸频率、节律和深度的改变。呼吸浅快,或出现三凹征。严重者有呼吸节律的改变,呈潮式、间停或抽泣样呼吸。二氧化碳麻醉时,可出现浅慢呼吸。

2.发绀 发绀是缺氧的典型症状,可在口唇、甲床等处出现发绀。因发绀的程度与还原血红蛋白含量相关,故伴有严重贫血或出血者,发绀可不明显。

3.精神神经症状 慢性缺氧多表现为智力或定向力障碍。二氧化碳潴留常表现为先兴奋后抑制的症状,如烦躁不安、多汗、白天嗜睡、夜间失眠等。二氧化碳潴留加重时,中枢神经系统则表现为抑制作用,出现表情淡漠、肌肉震颤、间歇抽搐、昏睡、昏迷等(称肺性脑病)。

4.心血管系统症状 二氧化碳潴留使外周浅表静脉充盈、皮肤潮红、温暖多汗,血压升高、球结膜充血水肿。多数患者有心动过速,严重缺氧、酸中毒时,可出现周围循环衰竭、血压下降、心率减慢、心律失常甚至心跳骤停。

5.其他表现 严重呼吸衰竭损害肝、肾功能,损害胃肠黏膜而引起上消化道出血,少数可出现休克及弥散性血管内凝血等。

（四）心理及社会资料

呼吸衰竭患者的意识状态发生改变，对外界环境及自我的认识能力逐渐减弱或消失，出现记忆、思维、定向力、性格、行为等一系列精神紊乱。

（五）辅助检查

1.动脉血气分析　呼吸衰竭时，$PaO_2 < 60mmHg$，$PaCO_2 > 50mmHg$，$SaO_2 < 75\%$，血液pH值常降低。

2.电解质测定　可有高血钾、低血钾、低血钠、低血氯等。

（六）治疗要点

本综合征为临床急症，一旦发现，应立即采取有效措施。处理原则是在保持呼吸道通畅的条件下，改善缺氧，纠正二氧化碳潴留，以及纠正代谢功能紊乱，防止多器官功能损害。慢性呼吸衰竭死亡率的高低，与能否早期诊断、合理治疗有密切关系。

（七）护理诊断及合作性问题

1.气体交换受损　与通气不足、通气与血流比例失调、气体弥散障碍有关。

2.清理呼吸道无效　与分泌物过多、呼吸肌无力、无效咳嗽、意识障碍有关。

3.意识障碍　与缺氧和二氧化碳潴留引起的中枢神经系统抑制有关。

4.营养失调：低于机体需要量　与呼吸困难、人工气道、缺氧致食欲下降有关。

5.语言沟通障碍　与脑组织缺氧和二氧化碳潴留抑制大脑皮质或气管切开有关。

6.潜在并发症　肺性脑病、心力衰竭、休克、消化道出血。

（八）护理目标

1.患者呼吸困难缓解，发绀减轻或消失。

2.气道通畅，痰能排出。

3.患者精神状态好转，神志逐渐清醒。

4.体重增加，营养状态好转。

5.能够与医护人员有效沟通。

6.无并发症发生。

（九）一般护理

协助患者取半卧位或坐位，以利于呼吸。营养支持有利于提高呼吸衰竭抢救的成功率，应鼻饲高蛋白、高脂肪、低碳水化合物、适量维生素和微量元素的流质饮食，必要时给予静脉营养。

（十）合理给氧

目前多采用鼻导管、鼻塞或面罩给氧，配合机械通气可进行气管内给氧。根据患者病情和动脉血气分析结果采用不同的给氧浓度和给氧方法。慢性呼吸衰竭患者常既有缺氧又有二氧化碳潴留，应低流量（$1 \sim 2L/min$）、低浓度（$25\% \sim 29\%$）持续给氧。主要原因在于：缺氧伴二氧化碳潴留的慢性呼吸衰竭患者，其呼吸中枢化学感受器对$CO_2$的敏感性降低，此时呼吸中枢兴奋主要依靠缺氧对颈动脉窦和主动脉体化学感受器的刺激作用；若吸入高浓度氧，$PaO_2$迅速上升，则削弱了缺氧对呼吸中枢的兴奋作用，结果使呼吸受到抑制，从而加重了$CO_2$潴留，严重时可陷入二氧化碳麻醉状态，诱发肺性脑病。给氧过程中，注意观察氧疗效果，若呼吸困难缓解、心率减慢、发绀减轻、神志清醒，提示氧疗有效。若呼吸过缓、意识障碍加深,可能是 $CO_2$ 潴留加重。

（十一）病情观察

监测生命体征和意识改变,记录 24h 液体出入量,监测动脉血气分析等检查结果,根据血气分析结果判断酸碱失衡情况。注意有无肺性脑病、上消化道出血、心力衰竭、休克等并发症。一旦发现异常情况应及时报告医生。

（十二）保持呼吸道通畅

注意清除口咽分泌物或胃内反流物,预防呕吐物反流入气管。遵医嘱给予抗生素和祛痰剂,对昏迷患者可使用无菌多孔导管吸痰,以保持呼吸道通畅。对昏迷或呼吸道大量痰液潴留伴有窒息危险、全身状态较差、$PaCO_2$ 进行性增高的患者,应及时建立人工气道和机械通气支持。

（十三）经鼻插管护理

为避免气管插管及气管切开,近年来多采用经鼻插管。经鼻插管的患者耐受性好,可停留较长时间,从而可减少发生并发症。插管前将塑料导管用 30℃ 的液体加温使之变软,这样易于经鼻腔后鼻孔插入气道,减少插管对气道的机械损伤;吸痰管必须超过导管顶端,吸痰时边抽边旋转吸痰,将深部分泌物吸出;充分湿化气道使痰液稀释,防止管腔阻塞;塑料导管气囊每日需放气 1~2 次。

（十四）用药护理

1.抗生素　在保持气道通畅的条件下,根据痰的细菌培养和药敏试验结果,选择有效的抗生素控制感染。注意观察药物的疗效和副作用。

2.支气管扩张剂　可缓解支气管痉挛,松弛支气管平滑肌,减少气道阻力,改善通气功能。

3.呼吸兴奋剂　可以刺激呼吸中枢,增加呼吸频率和潮气量,从而改善通气。尼可刹米（可拉明）是目前常用的呼吸中枢兴奋剂。使用时必须保持呼吸道通畅,适当提高吸入氧浓度。静脉滴注时速度不宜过快,如出现恶心、呕吐、烦躁不安、面色潮红、肌肉颤动等现象,表示过量,应减慢滴速或停用。

4.镇静剂　对烦躁不安、夜间失眠的患者,慎用镇静剂,以免引起呼吸抑制。

（十五）心理护理

建立人工气道和使用呼吸机治疗的患者,语言表达和沟通障碍,应经常床旁巡视,通过语言或非语言方式抚慰患者,以缓解焦虑/恐惧的情绪,增强患者战胜疾病的信心。向患者解释监护仪、异常声音、各项操作和器械的作用,并以关切的态度给患者以安全感,取得患者的信任和合作。

（十六）健康指导

1.向患者及家属讲解疾病的发生机制、诱发因素、发展和转归、护理过程,与患者共同制定长期防治措施。

2.教会患者缩唇、腹式呼吸等呼吸功能锻炼的方法,以促进康复、延缓肺功能恶化。

3.增强体质,积极避免各种引起呼吸衰竭的诱因,不去人多拥挤的公共场所,以减少呼吸道感染的机会。鼓励患者进行耐寒锻炼（如冷水洗脸）。加强营养,改进膳食结构。避免吸入刺激性气体,劝告吸烟者戒烟。避免劳累、情绪激动等,以免加重气急而诱发呼吸衰竭。

4.嘱患者坚持正确用药,熟悉药物的用法、剂量和注意事项。

5.教会患者和家属合理的家庭氧疗方法,告知氧疗时应注意的问题,保证用氧安全。若有咳嗽加重、痰量增多、出现脓性痰、气急加重或神志改变应及时就医。

(十七)护理评价

患者呼吸困难是否减轻,动脉血气分析的指标是否正常,气道是否畅通,意识障碍是否好转,有无明显的体重减轻。

## 二、急性呼吸窘迫综合征

急性呼吸窘迫综合征(acute respiratory distress syndrome,ARDS)是指患者原心肺功能正常,但在肺内外致病因素的作用下发生的急性、进行性呼吸窘迫和难以纠正的低氧血症。急性呼吸窘迫综合征是一种典型的急性呼吸衰竭,病死率较高。

(一)病因与发病机制

引起 ARDS 的病因常见于:急性呼吸道阻塞、重度哮喘、急性肺水肿、肺血管疾病、外伤、气胸;急性颅内感染、颅脑损伤、脑血管病变;重症肌无力、有机磷中毒等。发病机制为通气功能障碍、通气与血流比例失调、气体弥散障碍。主要病理改变为肺广泛性充血水肿和肺泡内透明膜形成。

(二)健康史

了解患者是否有肺通气或换气功能障碍的基础疾病,呼吸中枢是否受抑制,有无神经系统受损情况等。

(三)身体状况

1.症状 在上述疾病发病后 $1\sim3d$ 内出现进行性呼吸窘迫、发绀,呼吸频率>28 次/分且常规氧疗无效。

2.体征 早期两肺多无阳性体征,中期两肺可闻及湿啰音,晚期有广泛湿啰音,也可出现浊音及其他实变体征。

(四)心理及社会资料

患者由于多器官功能障碍,表现为恐惧、濒死感,又因人工气道或机械通气的建立,还可出现紧张、焦虑等情绪。

(五)辅助检查

1.影像学检查 X线片可见两肺区出现边缘模糊斑片状阴影,逐渐融合成大片浸润阴影。

2.动脉血气分析 这是最重要的指标,典型改变为 $PaO_2$ 降低、$PaCO_2$ 降低、pH 值升高。氧合指数($PaO_2/FiO_2$)<200mmHg 为诊断 ARDS 的必要条件。

(六)治疗要点

治疗原则是迅速纠正缺氧、克服肺泡萎陷、改善肺循环、消除肺水肿、维持重要脏器功能和控制原发病。

(七)护理诊断及合作性问题

气体交换受损 与肺毛细血管损伤、肺水肿、肺泡内透明膜形成致换气功能障碍有关。

(八)护理目标

患者呼吸困难缓解,发绀减轻或消失,动脉血气分析指标恢复正常。

(九)一般护理

安置患者于监护室实施特别监护。取半卧位,以利于增加通气量。注意室内空气清新、温暖,定时消毒,防止交叉感染。根据病情给予鼻饲或肠道外营养,以维持有足够的能量供应,避免代谢功能和电解质紊乱。

(十)氧疗护理

迅速纠正缺氧是抢救 ARDS 的中心环节。一般均需高浓度(＞50％)高流量(4～6L/min)给氧,无效时早期给予机械通气。开始选用间歇正压通气(IPPV),如仍无效则应采用呼气末正压通气(PEEP),PEEP 时患者吸气及呼气均保持在大气压以上,有利于萎陷的肺泡扩张,提高肺顺应性,促进肺间质和肺泡水肿消退。

(十一)病情观察

观察生命体征和意识状态以及呼吸困难和发绀的病情变化,记录 24h 液体出入量。

(十二)治疗配合

维持液体平衡,在保证血容量足够、血压稳定的前提下,要求液体出入量呈轻度负平衡(－1000～－500mL)。为促进肺水肿消退,可适当给予利尿剂,如呋塞米。早期不宜补充胶体溶液,以防止肺水肿加重。早期大剂量短疗程使用糖皮质激素可控制病情,应注意观察其副作用。

其他护理措施、护理评价、健康指导同慢性呼吸衰竭。

(杨赛)

# 第四章　消化系统疾病护理

## 第一节　慢性胃炎

慢性胃炎(chronic gastritis)是由多种原因引起的胃黏膜慢性炎症性病变,是一种常见病,其发病率在各种胃疾病中居首位,男性稍多于女性,任何年龄段均可发病,但随年龄增长发病率逐渐升高。病变基本局限于黏膜层,分布不均匀,以淋巴细胞和浆细胞浸润为主,间或有少量中性粒细胞和嗜酸性粒细胞。慢性胃炎分为浅表性、萎缩性和特殊类型三大类。慢性浅表性胃炎是指胃黏膜层以淋巴细胞和浆细胞为主的慢性炎症细胞浸润但不伴有胃黏膜萎缩性改变的慢性胃炎。慢性萎缩性胃炎是指胃黏膜已经发生了萎缩性改变的慢性胃炎,常伴有肠上皮化生,进一步发展可形成异型增生,异型增生是癌前病变。慢性萎缩性胃炎可再分为多灶萎缩性胃炎(B型胃炎)和自身免疫性胃炎(A型胃炎)。多灶萎缩性胃炎常见,其萎缩性改变在胃内呈多灶性分布,以胃窦为主,多由幽门螺杆菌感染引起;自身免疫性胃炎少见,其萎缩性改变主要位于胃体部,由自身免疫引起。特殊类型胃炎种类很多,由不同病因所致,临床上较为少见。

### 一、病因与发病机制

1.幽门螺杆菌感染　目前认为幽门螺杆菌感染是慢性胃炎最主要的病因。幽门螺杆菌具有鞭毛,可在胃内黏液层中自由活动,其所分泌的黏附素与胃黏膜上皮细胞紧密接触,直接侵袭胃黏膜。幽门螺杆菌能够分泌尿素酶,尿素酶分解尿素产生的 $NH_3$,一方面中和胃酸,另一方面损伤上皮细胞,其分泌的空泡毒素蛋白可使上皮细胞损伤,细胞毒素相关基因蛋白能产生强烈的炎症反应,幽门螺杆菌菌体胞壁可作为抗原引起免疫反应。

2.自身免疫　壁细胞损伤后能作为自身抗原刺激机体产生壁细胞抗体和内因子抗体,破坏壁细胞,使胃酸分泌减少乃至缺失,还可影响维生素 $B_{12}$ 吸收,导致恶性贫血。

3.理化因素　长期饮浓茶、酒、咖啡,食用过热、过冷或过于粗糙的食物,可损伤胃黏膜;服用大量非甾体类抗炎药可破坏黏膜屏障。

4.其他因素　十二指肠液反流、胃黏膜的退行性变等也是慢性胃炎的病因。此外,心力衰竭、肝硬化门静脉高压、尿毒症以及营养不良等也使胃黏膜易于受损。

### 二、护理评估

(一)健康史

询问患者有无饮食无规律,是否经常食用刺激性食物、吸烟、酗酒,是否曾服用损伤胃黏膜的药物;有无口腔、咽喉部慢性炎症,有无慢性肝、胆及胰腺疾病,有无类风湿性关节炎,是否做过胃手术或胆囊切除术,有无急性胃炎等病史,首次发病的时间,本次发病的诱因等。

(二)身体状况

慢性胃炎病程迁延,常反复发作,缺乏特异性症状,主要表现为上腹部饱胀不适或无规律的上腹隐痛、嗳气、反酸、食欲缺乏等消化不良症状,少数患者有呕血与黑便。自身免疫性胃炎可出现明显厌食和体重减轻,可伴有恶性贫血。体征多不明显,可有上腹部轻压痛。

（三）心理及社会资料

了解患者的心理活动及对疾病的认识：是否因症状反复发作而产生紧张、焦虑、恐惧心理，是否因症状轻而忽视治疗。了解患者对治疗和护理的要求等。

（四）辅助检查

1.胃液分析　多灶性萎缩性胃炎胃酸正常或偏低，自身免疫性胃炎有胃酸缺乏。

2.血清学检查　部分慢性胃炎血清促胃液素水平明显升高，血清中可有壁细胞抗体和内因子抗体，维生素 $B_{12}$ 水平明显降低。

3.胃镜及胃黏膜活组织检查　该项检查是诊断慢性胃炎最可靠的方法，通过胃镜在直视下观察黏膜的病损，可取活检进一步确定类型，并可检测幽门螺杆菌。

4.幽门螺杆菌检查　可通过培养、涂片、尿素酶测定等方法检测出幽门螺杆菌。

## 三、治疗要点

慢性胃炎的主要治疗原则是寻找和消除病因，缓解症状。若系药物引起者应立即停服药物并给予制酸剂或胃黏膜保护剂如硫糖铝等；若因胆汁反流所致，可使用考来烯胺或氢氧化铝凝胶；由幽门螺杆菌引起的胃炎，常用三联疗法根除幽门螺杆菌感染；自身免疫性胃炎无特异治疗方法，有恶性贫血时，可注射维生素 $B_{12}$ 纠正，有进食后腹胀等症状时，可给予促胃肠动力药如多潘立酮、西沙必利等对症处理。

## 四、护理诊断及合作性问题

1.疼痛　腹痛与胃酸分泌增加、胃痉挛、胃黏膜炎症刺激等有关。

2.营养失调：低于机体需要量　与食欲缺乏、吸收障碍有关。

3.焦虑　与病程迁延不愈、担心癌变有关。

## 五、护理目标

腹痛缓解或消失；进食量恢复正常，消化吸收功能良好，营养中等或良好；焦虑感消失，情绪平稳。

## 六、护理措施

（一）一般护理

1.休息与活动　慢性胃炎的发作期或有上消化道出血者，应卧床休息。病情缓解后可恢复正常活动，但应避免过度劳累。

2.饮食护理　少量出血患者可给予牛奶、米汤等饮食以中和胃酸，有利于黏膜的修复；剧烈呕吐、呕血者应禁食，可静脉补充营养。患者生活要有规律，注意劳逸结合，避免过度劳累。可进食营养丰富易消化的食物，定时进餐，少量多餐，细嚼慢咽，避免食用生冷、过热、粗糙和辛辣的刺激性食物，戒烟限酒，少食油炸、油煎食物，养成良好的饮食习惯。胃酸缺乏者给予刺激胃酸分泌的食物，如肉汤、鸡汤等或适当食用酸性食物，如山楂、食醋等；胃酸高者应避免进食酸性、高脂肪食物。

（二）病情观察

严密观察疼痛的部位、性质、程度及其变化，观察呕吐物的量、颜色及性状，对急性腹痛患者还应观察有无生命体征的改变，对慢性腹痛患者应监测体重及大便隐血试验，如发现异常，应尽快报告医生。

（三）用药护理

硫糖铝在餐前1h与睡前服用效果最好。多潘立酮、西沙必利等促胃肠动力药应餐前服用，不宜与阿托品等解痉剂合用。制酸药宜餐后0.5～2h服用。同时要注意药物的不良反应，如上腹部不适、食欲减退、口干、心慌、头晕、大便变黑等。停药后上述症状可消失。

（四）对症护理

对于上腹部疼痛患者可遵医嘱给予局部热敷、针灸、按摩和止痛药物，同时护士应安慰、陪伴患者以使其精神放松，消除患者紧张、恐惧心理，保持情绪稳定，从而增强患者对疼痛的耐受性。

（五）心理护理

患者常因呕血、黑便或症状反复发作而产生紧张、焦虑、恐惧心理，护士应向患者说明呕血、黑便及病情反复发作的原因，给予解释和安慰，并告诉患者，通过有效的自我护理和保健，可减少复发。

（六）健康教育

1.向患者和家属讲明病因，避免病因和诱因，并介绍出院后常用药物的名称、作用、用法和不良反应。

2.向患者和家属强调饮食调理对预防慢性胃炎复发的重要性，教育患者养成良好的饮食习惯：细嚼慢咽，不食用过冷、过热、粗糙和刺激性食物。叮嘱家属为患者创造良好的进食环境。

3.有烟酒嗜好者，护士应首先向患者讲明其危害，后与患者及家属共同制订戒烟、戒酒计划，并嘱家属监督该计划的实施。

4.告知患者及家属急性胃炎应及时治疗，以免发展为慢性胃炎；慢性胃炎患者要坚持定期门诊复查，因极少数慢性多灶萎缩性胃炎经长期演变可发展为胃癌。

### 七、护理评价

腹痛是否减轻，食欲缺乏是否消失，营养状况是否改善，情绪是否平稳。

（王桂芳）

# 第二节　消化性溃疡

消化性溃疡（peptic ulcer）是指发生于胃、十二指肠的慢性溃疡，因溃疡的形成与胃酸和胃蛋白酶的消化作用有关，故称消化性溃疡，其临床表现主要为慢性、周期性、节律性的上腹部疼痛。临床上十二指肠溃疡（duodenal ulcer，DU）较胃溃疡（gastric ulcer，GU）多见，两者之比为3∶1。本病可见于任何年龄，十二指肠溃疡多见于青壮年，胃溃疡多见于中老年，后者发病高峰较前者约晚10年。男性多于女性。秋冬和冬春之交为好发季节。

### 一、病因与发病机制

消化性溃疡的病因和发病机制尚未完全明了。目前认为，胃、十二指肠黏膜损害因素增强和（或）保护因素削弱是消化性溃疡发生的基本原理。黏膜的损害因素主要指胃酸、胃蛋白酶的消化作用，其他因素有幽门螺杆菌感染、药物（非甾体类抗炎药）、饮食失调（酒、浓茶、咖啡、刺激性食物等)、吸烟、精神紧张等。黏膜的保护因素,包括黏膜屏障、黏液—碳酸氢盐屏障、黏膜血流量、细胞更新、前列腺素和表皮生长因子等。

1.幽门螺杆菌感染  大量研究表明,幽门螺杆菌感染是消化性溃疡的主要病因。多数消化性溃疡黏膜可检出幽门螺杆菌,而杀灭幽门螺杆菌可促进溃疡愈合。一般认为,幽门螺杆菌可产生细胞毒素和尿素酶,尿素酶分解尿素产生氨,细胞毒素和氨均可破坏黏膜屏障,导致上皮细胞受损。

2.非甾体类抗炎药  该类药物有阿司匹林、吲哚美辛和布洛芬等,它们除具有直接损伤胃和十二指肠黏膜的作用外,主要通过抑制前列腺素合成,从而削弱后者对黏膜的保护作用。

3.胃酸和胃蛋白酶  消化性溃疡的最终原因是胃酸、胃蛋白酶对黏膜的自身消化作用。胃蛋白酶的活性与胃液 pH 值有关,当胃液 pH>4 时便失去活性。因此胃酸的存在是溃疡发生的决定因素。而胃酸分泌过多在十二指肠溃疡的发病机制中起主要作用。

4.其他因素  应激和心理因素,如长期处于紧张环境中,工作负担太重、悲伤、沮丧、愤怒等可使胃酸和胃蛋白酶分泌增加;遗传因素,如消化性溃疡有家庭聚集现象,O 型血易得十二指肠溃疡;吸烟、饮食不节等因素也可诱发溃疡。

## 二、病理

十二指肠溃疡多发于球部,胃溃疡多发于胃角和胃窦小弯。溃疡呈圆形或椭圆形,溃疡边缘光整、底部洁净,上面覆盖有灰白色渗出物,溃疡周围黏膜常有炎症水肿;溃疡浅者累及黏膜肌层,深者达肌层甚至浆膜层,溃破血管可引起出血,穿破浆膜层可引起穿孔;溃疡愈合常留有瘢痕,瘢痕收缩可使周围黏膜皱襞向瘢痕集中。

## 三、护理评估

(一)健康史

询问患者此次发病的时间,有无明确的诱因,如饮食不当、受凉、精神刺激等。患者生活习惯如何,有无饮食无规律、暴饮暴食、喜食辛辣等刺激性食物,有无吸烟、酗酒等不良嗜好,有无经常服用非甾体类抗炎药,有无糖皮质激素等药物史。家庭中有无类似患者。

(二)身体状况

1.临床表现

(1)上腹痛:上腹痛是消化性溃疡的主要症状,多为灼热痛,也可为钝痛、胀痛或剧痛。胃溃疡疼痛在中上腹或偏左,十二指肠溃疡疼痛在中上腹或偏右。上腹痛的特点如下。①慢性过程:本病病程可达几年、十几年或更长时间。②周期性发作:即发作与缓解相交替,发作时间长短不一,气候寒冷、饮食失调、精神刺激、过度疲劳等均可诱发。③节律性:胃溃疡疼痛多在餐后 0.5～1h 出现,至下一餐前消失,即进食→疼痛→缓解,称为餐后痛;十二指肠溃疡多在餐后 3～4h 出现,进餐后可缓解,即疼痛→进食→缓解,故又称为空腹痛;有些患者出现夜间痛,且常常痛醒;如出现并发症,疼痛的节律性可不典型,或节律性消失。

(2)其他症状:常有上腹胀满、胃灼热、嗳气、恶心、呕吐等。

(3)体征:发作期上腹正中偏右或偏左有轻度压痛,缓解期无明显体征。

2.并发症

(1)出血:出血是消化性溃疡最常见的并发症,主要表现为呕血与黑便。十二指肠溃疡比胃溃疡容易发生。大量出血常引起周围循环衰竭,甚至失血性休克。

(2)穿孔:穿孔是最严重的并发症,常因饮酒、劳累或服用非甾体类抗炎药诱发。急性穿孔时突发上腹剧烈疼痛,迅速蔓延至全腹,并伴恶心、呕吐,体格检查可发现腹肌紧张呈板状腹、腹部压痛及反跳痛等急性弥漫性腹膜炎的体征,肝浊音界消失,部分患者出现休克。如腹痛的节律性发生改变,出现持续性疼痛,程度也较前为重或向背部放射,可考虑为慢性穿孔。

(3)幽门梗阻:幽门梗阻主要由十二指肠溃疡或幽门管溃疡引起。溃疡活动期可因溃疡处充血、水肿、痉挛致暂时性梗阻,一旦炎症消退梗阻可解除。溃疡愈合瘢痕收缩可致持久性梗阻。由于胃排空延迟或胃潴留,出现上腹胀痛,餐后加重,大量呕吐有酸腐味的宿食。严重呕吐可导致失水、低氯低钾性碱中毒、营养不良。

(4)癌变:少数胃溃疡可发生癌变。长期胃溃疡病史,年龄在 45 岁以上,上腹痛失去规律性,症状顽固,体重明显减轻,大便隐血试验持续阳性,应怀疑是否癌变,需进一步检查。

(三)心理及社会资料

本病好发于青壮年,病程长,如不注意预防和坚持治疗,常反复发作,影响工作与生活。评估时应了解患者对本病的认识,有无焦虑、恐惧心理,患者是否有信心改变不良的饮食习惯,建立新的生活方式,家庭成员能否提供有规律的生活条件及满足患者对饮食的要求。

(四)辅助检查

1.胃液分析　胃溃疡患者胃酸分泌正常或低于正常,十二指肠溃疡患者胃酸分泌增加。

2.大便隐血试验　阳性提示溃疡有活动性。胃溃疡若持续阳性,则有癌变的可能。

3.X 线钡餐检查　龛影是溃疡的 X 线直接征象,龛影是钡剂填充溃疡凹陷部分而显示的阴影。

4.胃镜检查　此项检查对消化性溃疡有确诊价值:可直接观察溃疡的部位、大小、性质,并可取活组织做病理检查和幽门螺杆菌检查。

5.幽门螺杆菌检查　可做$^{13}$C—尿素呼气试验,测量血中抗幽门螺杆菌抗体,或检测活检标本确定有无幽门螺杆菌感染。

## 四、治疗要点

消化性溃疡的治疗原则是消除病因、控制症状、促进愈合、预防复发和避免并发症。

1.药物治疗　消化性溃疡的药物治疗方法主要包括抑制胃酸分泌和保护胃黏膜两种。

(1)抑制胃酸的药物:①制酸剂:常用氢氧化铝—镁乳合剂 15~30mL,饭后 1h 及睡前各服 1 次。②$H_2$ 受体拮抗剂:能阻止组胺与其 $H_2$ 受体相结合,使壁细胞分泌胃酸减少;常用西咪替丁 200mg,每日 3 次,饭后服用,睡前加服 400mg;4~6 周为 1 个疗程;其他药物还有雷尼替丁、法莫替丁。③质子泵抑制剂(PPI):抑制壁细胞胃酸分泌最后步骤中的关键酶 $H^+$—$K^+$—ATP 酶(质子泵),从而抑制胃酸分泌,是目前作用最强的抑酸剂;常用奥美拉唑 20mg,每日 1~2 次,疗程一般为 6~8 周;其他药物还有兰索拉唑、泮托拉唑等。

(2)保护胃黏膜的药物:①硫糖铝 1.0g,每日 3~4 次,饭前服,4~6 周为 1 个疗程。②枸橼酸铋钾 120mg,每日 3~4 次,餐前半小时服用,睡前加服 1 次,8 周为 1 个疗程。

(3)根除幽门螺杆菌的药物:根除幽门螺杆菌不仅可促进溃疡愈合,而且可预防溃疡复发。现多采用一种胶体铋剂或一种质子泵抑制剂(PPI)加两种抗生素的三联治疗方案,一种 PPI 或一种铋剂加上克拉霉素、阿莫西林、甲硝唑(或替硝唑)三种抗菌药物中的两种,组成三联疗法,疗程1～2周。

2.手术治疗 消化性溃疡并发急性穿孔、器质性幽门梗阻、癌变、经内科紧急处理无效的大出血和慢性穿孔,可行手术治疗。

## 五、护理诊断及合作性问题

1.疼痛 腹痛与胃和十二指肠黏膜受侵蚀、刺激有关。

2.营养失调:低于机体需要量 与疼痛导致摄食减少及消化、吸收障碍有关。

3.焦虑 与病情反复发作有关。

4.知识缺乏 即缺乏有关本病的病因及预防知识。

5.潜在并发症 上消化道出血、穿孔、幽门梗阻、癌变等。

## 六、护理目标

疼痛缓解或消失;能按机体需要摄取营养物质;焦虑消除;对疾病有正确认识,能够正确进食和用药;无并发症出现,如出现能及早发现并配合处理。

## 七、护理措施

(一)一般护理

1.溃疡活动期应注意休息,睡眠要充足。

2.调理饮食

(1)饮食应富营养、易消化,以面食为主,并需适量蛋白质。因面食较软、含碱性物质且易于消化,并能中和胃酸,不习惯面食者可用米粥代替。两餐间可摄取适量牛奶。脂肪可引起胃排空减慢,胃窦部扩张而胃酸分泌增多,故应低脂饮食。

(2)少量多餐,定时进餐。进餐时应细嚼慢咽。少量是指每餐不宜过饱,以免胃窦部扩张而刺激胃酸分泌。多餐可使胃内经常保持适量食物以中和胃酸。定时进餐可使胃液分泌有规律。

(3)避免辛辣、过酸、粗糙、煎炸、过冷、过热的食物及酒类、咖啡、浓茶等刺激性饮料。消化道出血者可进流质饮食,以牛奶、豆浆、米汤为宜。

(二)病情观察

观察患者腹痛的部位、性质、规律、程度及生命体征的改变,重点观察有无上消化道出血、急性穿孔、幽门梗阻和癌变等并发症,一旦发现应及时通知医生。

(三)用药护理

遵医嘱给予药物,注意定时服药,坚持用药疗程,不可过早停药。注意观察药物不良反应。

1.制酸剂 服用片剂时宜嚼碎,乳剂宜摇匀。氢氧化铝凝胶可阻碍磷的吸收,老年人服用应警惕骨质疏松。

2.$H_2$受体拮抗剂 常见不良反应有乏力、头痛、嗜睡、腹泻、中性粒细胞减少、皮疹等。如静脉给药,应缓慢注射,以防发生心律失常。用药期间,注意检测肝、肾功能并做血常规检查。

3.奥美拉唑 不良反应少,主要是腹泻、头痛、恶心及皮疹等。

4.硫糖铝　不良反应少,可有口干、便秘、皮疹、头晕及嗜睡等。

5.枸橼酸铋钾　少数患者可有恶心、便秘及一过性转氨酶升高。服药期间大便可呈黑色,应向患者说明原因。

(四)疼痛护理

疼痛剧烈者应卧床休息。帮助患者去除诱发或加重疼痛的因素,了解上腹痛的规律及缓解因素,按其特点介绍缓解方法。如十二指肠溃疡呈空腹痛或夜间痛,可让患者准备制酸食物如饼干、蛋糕在疼痛时食用。可服用制酸剂预防疼痛发生,亦可用热敷或针灸止痛。

(五)并发症护理

1.上消化道出血　一旦发现上消化道出血,应立即通知医生,安置患者平卧位,迅速建立静脉通路,做好输液、输血准备工作。呕血后立即清除血迹和呕吐物,以免引起患者恐惧。严密观察病情变化,迅速执行医嘱。

2.急性穿孔　应立即卧床,禁食并胃肠减压,迅速建立静脉通路,输液,备血,做好术前准备。

3.幽门梗阻　轻者可进流质饮食,重者需禁食、胃肠减压、静脉补液,准确记录液体出入量并定期复查血电解质;对内科治疗无效者,做好手术准备。

4.癌变　应做好术前准备。

(六)心理护理

消化性溃疡的发生与心理因素关系密切,故心理护理十分重要。耐心讲解本病有关知识及治疗效果,告诉患者本病是可治愈的,增强患者对治疗的信心。教会患者放松的技巧,如转移注意力、听轻音乐等。保持乐观的情绪,以消除焦虑、减轻症状、预防复发。

(七)健康指导

1.向患者及家属讲解有关消化性溃疡的知识以及复发与加重的诱因,以避免这些诱因。

2.合理安排患者休息与工作,保证足够睡眠。生活要有规律。劳逸结合,避免过度劳累、紧张,精神放松,心态良好。

3.合理饮食,戒烟、酒。

4.慎用或不用致溃疡药物,如阿司匹林、泼尼松等。

5.按医嘱服药,学会观察药物疗效及不良反应。不随便停药,以减少复发,坚持长期、全面治疗。

6.定期复查。

## 八、护理评价

腹痛是否减轻或消失;营养状况是否改善,体重是否增加;焦虑是否消除;是否掌握服药的剂量、方法和时间,能否描述饮食计划及禁忌,能否了解复发的诱因和症状;是否出现并发症。

(王桂芳)

# 第三节　溃疡性结肠炎

溃疡性结肠炎(ulcerative colitis,UC)是一种病因不明的慢性直肠和结肠非特异性炎症性疾病。病变主要限于大肠黏膜和黏膜下层；主要临床表现是腹泻、黏液脓血便和腹痛。病情轻重不等，病程漫长，常反复发作。本病好发于青壮年，男、女发病率无明显差别。

## 一、病因与发病机制

病因尚未完全明确，目前认为本病是由多因素共同作用所致，主要与环境、遗传、感染和免疫因素有关。患者直系亲属发病率明显高于普通人群，提示本病的发生与遗传有一定关系。发病机制多为在肠道菌从参与下，环境因素作用于遗传易感者，启动了肠道免疫和非免疫系统启动，最终导致免疫反应和炎症过程。此外，精神因素也与本病的发生有关。

本病的病理改变多在直肠、乙状结肠，从远端向近端发展，可扩展至降结肠、横结肠。早期常为黏膜弥漫性炎症，可有水肿、充血与灶性出血，黏膜可出现小溃疡和大片溃疡。病变一般限于黏膜和黏膜下层，少数重症者可累及肌层。结肠炎症在反复发作、不断破坏和修复的慢性过程中，丧失正常结构，大量新生肉芽组织增生，常出现炎性息肉，并且由于溃疡愈合形成瘢痕，黏膜肌层与肌层增厚，使结肠变形缩短，结肠袋消失，甚至出现肠腔狭窄。少数患者有结肠癌变。

## 二、护理评估

（一）健康史

评估患者有无溃疡性结肠炎家族史，有无感染、过度劳累、精神紧张、饮食失调等诱因。

（二）身体状况

起病多数缓慢，病程长，呈慢性经过，多表现为发作期与缓解期交替，少数症状持续并逐渐加重。

1. 症状

（1）消化系统表现：腹泻，粪便呈黏液脓血便甚至血便，排便次数和便血的程度可反映病情轻重程度，轻者每日排便 2～4 次，便血轻或无；重者每日可达 10 次以上，大量脓血，甚至大量便血。病变累及直肠常伴里急后重感。轻、中度腹痛，多位于左下腹或下腹，有疼痛—便意—便后缓解的规律。如并发中毒性巨结肠导致肠穿孔或腹膜炎，可出现全腹持续性剧烈疼痛。还可有腹胀、食欲下降，恶心、呕吐等。

（2）全身表现：常见于中、重型患者。活动期常有低热或中等度热，急性暴发型或合并并发症时出现高热。重症患者可出现消瘦、贫血、衰弱、低蛋白血症、水与电解质平衡紊乱等表现。

（3）肠外表现：包括外周关节炎、口腔复发性溃疡、结节性红斑、坏疽性脓皮病、前葡萄膜炎等。

2. 体征　患者呈慢性病容，精神差，消瘦、贫血貌。轻者可有左下腹轻度压痛；重者常有明显腹部压痛和鼓肠，如出现反跳痛、腹肌紧张、肠鸣音减弱等应注意中毒性巨结肠和肠穿孔等并发症。

3. 并发症

（1）中毒性巨结肠：最严重的并发症，预后差，多发生于暴发型或重症患者。表现为病情急剧恶化，中毒症状明显，有脱水和电解质平衡紊乱，出现鼓肠、腹部压痛、肠鸣音消失。易并发急性肠穿孔。

（2）直肠结肠癌变：多见于广泛结肠炎症、年幼起病而病程较长者。

（3）其他：直肠、结肠大出血、肠穿孔、肠梗阻。

（三）心理及社会资料

本病病程漫长、反复发作，排便次数的增多给患者的日常生活带来不便，患者易产生自卑、焦虑甚至抑郁情绪。

（四）辅助检查

1.血液检查　红细胞、血红蛋白减少。活动期白细胞计数增高。血沉增快、C反应蛋白增高是活动期的标志；重症患者可有血清清蛋白下降及电解质紊乱。

2.粪便检查　肉眼观可见黏液脓血，镜下可见红细胞、白细胞或脓细胞，急性发作期可见巨噬细胞。

3.结肠镜检查　诊断本病最重要的手段之一，可直接观察病变肠黏膜，确定病变部位、范围及程度，还可取活组织检查以明确病变性质。内镜下可见病变黏膜充血、水肿，粗糙呈颗粒状，组织变脆易出血。黏膜上有多发性浅溃疡，表面附有脓性分泌物。晚期可见假性息肉形成。

4.X线钡剂灌肠检查　可见黏膜皱襞粗乱或有细颗粒改变；也可呈多发性浅龛影或小的充盈缺损；有时病变肠管缩短、肠腔变窄，结肠袋消失，肠壁变硬，可呈铅管状。重型或暴发型病例一般不做此检查，以免加重病情或诱发中毒性巨结肠。

## 三、治疗要点

本病治疗目的是控制急性发作，缓解病情，减少复发，防治并发症。治疗措施如下。

1.一般治疗　急性期卧床休息，减少精神负担，病情严重者禁食，并予完全胃肠外营养治疗，轻中度患者可进食流质或半流质饮食。

2.药物治疗　氨基水杨酸制剂适用于轻、中型患者或重型经糖皮质激素治疗已有缓解者，首选柳氮磺吡啶（SASP），对于SASP不能耐受者也可选用近年研制的新型5-氨基水杨酸，如美沙拉嗪、奥沙拉嗪、巴柳氮等；糖皮质激素适用于对氨基水杨酸制剂疗效不佳的轻、中型患者，特别适用于重型活动期及急性爆发型患者；对于糖皮质激素疗效不佳或产生激素依赖的慢性持续性病例可用免疫抑制剂，如硫唑嘌呤或巯嘌呤。

## 四、护理诊断及合作性问题

1.腹泻　与炎症导致大肠黏膜对水钠吸收障碍，肠蠕动增加有关。

2.疼痛　腹痛与肠道炎症、溃疡有关。

3.营养失调：低于机体需要量　与长期腹泻、肠道吸收功能障碍有关。

4.潜在并发症　中毒性巨结肠、癌变、大出血、肠梗阻。

## 五、护理目标

1.排便次数减少，粪便性状恢复正常。

2.腹痛缓解或消失。

3.营养状况明显改善，贫血减轻。

### 六、护理措施

**（一）一般护理**

1. 休息　休息可减少肠蠕动,减轻症状,患者应加强休息,避免劳累。病室环境安静、舒适,告知患者精神紧张可加重症状,帮助患者稳定情绪,多安慰患者,树立战胜疾病的信心。

2. 饮食　提供高热量、高蛋白、富含维生素、少纤维素、清淡、易消化的软食。避免食用生冷、辛辣等刺激性大的食物,忌食牛乳和乳制品。急性发作期期间可进食无渣流质或半流质饮食,病情严重者禁食,按医嘱给予静脉营养支持,以改善全身营养状况。

**（二）病情观察**

观察排便次数,粪便的量及性状。观察皮肤弹性,有无脱水、电解质紊乱。观察腹痛的部位、性质、程度和生命体征的变化,以便及时发现是否出现中毒性巨结肠、肠穿孔等并发症,一旦发现腹痛性质改变,应及时通知医生并积极配合抢救。观察患者进食情况,监测体重,定期复查血红蛋白、清蛋白等,了解患者的营养状况。

**（三）用药护理**

遵医嘱予 SASP、糖皮质激素、免疫抑制剂,注意药物的疗效和不良反应。服用 SASP 后可出现恶心、呕吐、食欲缺乏、皮疹、粒细胞减少及再生障碍性贫血等,嘱患者饭后服用,并定期复查血常规;使用糖皮质激素时,要注意药物副作用,不可随意减量或停药,防止出现反跳现象。

**（四）心理护理**

本病病程较长,反复发作,迁延不愈,患者容易焦虑烦躁,医护人员应耐心倾听患者诉说,帮助患者克服不良心理,积极配合治疗。

**（五）健康指导**

1. 合理安排休息与活动,劳逸结合。告知患者疾病的相关知识,鼓励患者保持良好的心态,积极配合治疗,树立战胜疾病的信心。

2. 合理饮食,保证营养需要,避免摄入刺激性、多纤维食物。

3. 教会患者和家属识别有关诱因,如饮食失调、过度劳累、精神紧张等,并尽量避免。

4. 指导患者坚持治疗,遵医嘱用药,不随意增减或更换药物,一旦出现不良反应,应及时就医。

### 七、护理评价

1. 腹泻次数是否减少,粪便是否成形,黏液脓血是否消失,里急后重感有无减轻。

2. 腹痛是否减轻或消失。

3. 能否正确选择食物,营养状况是否明显好转,体重有无增加,贫血是否恢复到正常水平。

（王桂芳）

# 第四节　肝硬化

肝硬化(cirrhosis of liver)是各种慢性肝病发展的晚期阶段。其病理特点是广泛的肝细胞变性、坏死、弥漫性纤维化、再生结节和假小叶形成。肝硬化以肝功能减退和门静脉高压为主要表现，晚期常出现肝性脑病等严重并发症。肝硬化是常见病，发病高峰年龄为 35～50 岁，男性多见。

## 一、病因与发病机制

肝硬化的病因很多，同一病例可由一种或多种病因同时或先后引起。主要病因有以下几种。

1.病毒性肝炎　这是国内肝硬化最常见的原因，主要是乙型，其次为丙型或乙型加丁型肝炎重叠感染，称为肝炎后肝硬化。甲型和戊型肝炎一般不发展成肝硬化。

2.慢性乙醇中毒　长期大量饮酒，乙醇及其代谢产物（乙醛）的毒性作用可引起酒精性肝炎，继而还可发展为肝硬化。据统计，致肝硬化的乙醇剂量为平均每日摄入乙醇 80g 达 10 年以上。

3.血吸虫病　血吸虫虫卵在汇管区聚集，引起结缔组织增生，导致肝纤维化和门静脉高压，称血吸虫性肝硬化。

4.药物或化学毒物　长期服用某些药物，如异烟肼、甲基多巴等，长期接触某些化学毒物，如四氯化碳、砷、磷等，可致药物性肝损害或中毒性肝炎，最终发展成肝硬化。

5.循环障碍　慢性充血性心力衰竭、缩窄性心包炎可使肝脏长期淤血、肝细胞缺氧、坏死及纤维组织增生，逐渐发展成肝硬化。

6.其他病因　慢性肠道感染如慢性菌痢、慢性肠炎，长期胆管阻塞造成的肝内胆汁淤积，营养失调及代谢障碍等，都可能成为肝硬化的直接或间接原因。

各种因素导致肝细胞损伤、变性坏死，正常肝小叶结构破坏，进而肝细胞再生和纤维结缔组织增生，假小叶形成，发展为肝硬化。上述病理改变造成肝内血液循环紊乱，血管闭塞、扭曲、受压致血管床缩小，是形成门静脉高压的病理基础。

## 二、护理评估

（一）健康史

询问患者有无肝炎或输血史、黄疸、血吸虫病、心力衰竭等病史；有无长期使用损伤肝脏的药物及长期化学毒物接触史；是否长期大量饮酒；是否有疫水接触史。

（二）身体状况

肝硬化起病隐匿，进展缓慢，临床上分为肝功能代偿期和肝功能失代偿期。

1.代偿期　症状较轻，缺乏特异性，如乏力、食欲缺乏、厌油、恶心、呕吐、腹胀、腹泻、肝区隐痛等。上述症状多呈间歇性。体格检查可有肝脏肿大，质地较硬，有轻度压痛。脾脏亦可轻度肿大。肝功能正常或轻度异常。

2.失代偿期　以肝功能减退和门静脉高压为主要表现。

（1）肝功能减退的表现如下：

1）全身表现一般状况和营养状况差，消瘦，乏力，面色晦暗或黝黑（肝病面容），皮肤干枯粗糙，常有不规则低热和水肿。

2）消化道症状由于门静脉高压时胃肠道淤血、消化吸收功能障碍，患者常有明显食欲缺乏、上腹饱胀、恶心、呕吐，稍进油腻肉食即可引起腹泻。半数患者因肝细胞坏死而出现黄疸。

3)出血倾向和贫血:表现为鼻出血、牙龈出血、皮肤紫癜和胃肠道出血,这可能与肝合成凝血因子减少、脾功能亢进致血小板减少等有关。营养不良、脾功能亢进、消化吸收障碍等原因,常使患者有不同程度的贫血。

4)内分泌紊乱:肝硬化时肝脏对激素的灭活能力降低,使体内雌激素、醛固酮、抗利尿激素增多。雌激素增多时,男性可有乳房发育、睾丸萎缩,女性常有月经失调、不孕等。部分患者出现蜘蛛痣和肝掌;醛固酮和抗利尿激素增多可引起水肿,并促使腹水形成。

(2)门静脉高压的表现:脾大、侧支循环建立和开放、腹水是门静脉高压的三大临床表现。

1)脾大和脾功能亢进:脾脏因淤血而肿大,继发脾功能亢进时,可有红细胞、白细胞及血小板减少。

2)侧支循环建立和开放:门静脉高压时,来自消化器官和脾的回心血液流经肝脏受阻,使门腔静脉交通支血流增加,充盈扩张,形成侧支循环。常见的侧支循环(图4-1)如下。

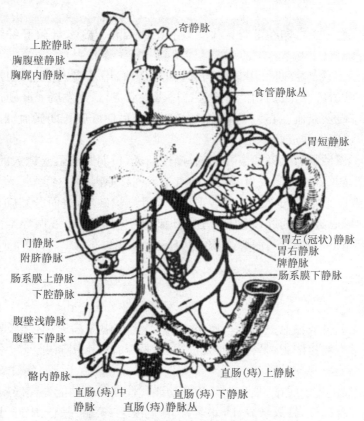

图4-1 门静脉回流受阻时,侧支循环血流方向示意图

①食管下段和胃底静脉曲张:常因门静脉压力明显升高、粗糙坚硬食物损伤、腹压突然增高而破裂出血。

②腹壁静脉曲张:表现为脐周和腹壁迂曲的静脉曲张,曲张的静脉以脐为中心向上、下腹壁延伸,外观呈水母头状。

③痔静脉扩张:即门静脉的直肠上静脉与下腔静脉的直肠中、下静脉吻合支扩张形成痔核,破裂时引起便血。

3)腹水:腹水是肝硬化失代偿期最突出的表现。患者感到腹胀、呼吸困难。出现大量腹水时可见腹部隆起,呈蛙状腹。叩诊有移动性浊音。腹水形成的机制如下。

①门静脉压力增高:腹腔脏器毛细血管静水压升高,组织液回流减少而漏入腹腔。

②低蛋白血症:由于肝脏合成白蛋白的能力减退,使血浆胶体渗透压降低,血管内液外渗。

③肝淋巴液生成过多:肝静脉回流受阻时,肝内淋巴液生成增多,大量淋巴液从肝包膜表面及肝门淋巴管渗出至腹腔。

④醛固酮和抗利尿激素增多,引起钠、水重吸收增加。

⑤有效循环血量减少,致肾血流量下降,肾小球滤过率降低,肾小管重吸收钠增多,尿量减少。

(3)肝脏情况:肝脏大小不一,一般是先大后小,质硬,表面有结节,一般无压痛。

3.并发症

(1)上消化道出血:这是肝硬化最常见的并发症,由曲张的食管下段或胃底静脉破裂所致,表现为突然大量呕血和黑便,常引起失血性休克或诱发肝性脑病。

(2)肝性脑病(亦称肝昏迷):这是最严重的并发症,也是最常见的死亡原因。

(3)感染:肝硬化患者因营养不良、白细胞减少而致机体抵抗力下降,易发生多种感染,如呼吸道感染、胆道感染和自发性腹膜炎等。

(4)原发性肝癌:肝硬化患者如出现持续性肝区疼痛、进行性肝脏肿大、血性腹水、不明原因的发热等,应想到并发肝癌的可能。

(5)肝肾综合征(功能性肾衰竭):肝硬化晚期,尤其是有大量腹水时,肾血流量减少,肾小球滤过率下降,可出现肝肾综合征,表现为少尿或无尿、氮质血症等。

(6)电解质紊乱:长期钠摄入减少、利尿及放出腹水,可引起低钠血症。摄食减少、呕吐、腹泻、使用排钾利尿剂等,可引起低钾血症。

(三)心理及社会资料

肝硬化是一种慢性疾病,久治不愈,症状多变,特别是到了晚期,患者丧失了劳动能力,生活质量下降,常产生多种心理问题。评估时应注意患者有无焦虑、悲观失望情绪,患者及家属对疾病的认识程度和态度,家庭经济状况等。

(四)辅助检查

1.血常规检查　脾功能亢进时,可有红细胞、白细胞、血小板减少。

2.肝功能　在代偿期可正常或轻度异常,失代偿期白蛋白(A)降低、球蛋白(G)增高、A/G降低或倒置。肝细胞坏死时可有血中丙氨酸氨基转移酶(ALT)和天冬氨酸氨基转移酶(AST)升高。重症患者血清胆红素常升高,凝血酶原时间延长。

3.腹水　一般为漏出液,并发自发性腹膜炎时,可呈渗出液。

4.其他检查　超声显像可显示肝、脾大小,脾静脉和门静脉增宽,有腹水时可见液性暗区。X线消化道吞钡检查及纤维胃镜检查可见食管及胃底静脉曲张。腹腔镜检查可直接观察肝、脾的情况,对病变明显处进行肝穿刺做活组织检查。

### 三、治疗要点

肝硬化目前尚无特效疗法,关键在于早期诊断,加强病因治疗及一般治疗,以延缓病情。肝功能失代偿期,采用对症治疗,改善肝功能,预防和处理并发症。对门静脉高压者应慎重选择手术治疗。

1. 一般治疗　包括休息、调理饮食等。

2. 药物治疗　适当选用保肝药物,但不可盲目过多使用,以免增加肝细胞负担,可用葡醛内酯、维生素等,肝硬化代偿期患者可用抗纤维化的药物(如秋水仙碱),也可以中西医结合治疗。

3. 腹水治疗

(1)限制钠、水的摄入:食盐限制在每天 1～2g,进水量限制在每天 1000mL 左右。

(2)利尿剂:常用保钾利尿剂螺内酯,与排钾利尿剂呋塞米联合应用,可起到协同作用,预防高血钾或低血钾。利尿忌过快过猛,以每天体重减轻不超过 0.5kg 为宜,否则可诱发肝性脑病和肝肾综合征。

(3)腹腔穿刺放腹水:为减轻症状可行穿刺放腹水,但会丢失蛋白质,且短期内腹水又复原,应同时给白蛋白静脉点滴,可提高疗效。每次放腹水在 4000～6000mL,亦可一次放10000mL,同时静脉输注白蛋白 40～60g。

(4)提高血浆胶体渗透压:每周输注新鲜血、白蛋白、血浆。

(5)腹水浓缩回输:是治疗难治性腹水较为有效的方法。放出的腹水通过超滤或透析浓缩后再静脉回输至患者体内,可消除水、钠潴留,提高血浆白蛋白浓度及有效循环血量,并能改善肾血液循环。已感染的腹水或癌性腹水不可回输。

4. 手术治疗　手术治疗包括各种分流、断流术和脾切除术等,以及近年来开展的以介入放射学方法进行的经颈静脉肝内门体分流术。肝移植手术是对晚期肝硬化尤其是肝肾综合征的患者的最佳治疗,可提高其存活率。

## 四、护理诊断及合作性问题

1. 营养失调:低于机体需要量　与肝功能减退、门脉高压引起的食欲减退及消化吸收障碍有关。

2. 体液过多　与肝功能减退、门脉高压引起的水钠潴留有关。

3. 活动无耐力　与肝功能减退、大量腹水、营养不良等有关。

4. 有皮肤完整性受损的危险　与营养不良、水肿、长期卧床有关。

5. 潜在并发症　肝性脑病、上消化道出血、感染等。

## 五、护理目标

患者能自觉遵守饮食计划,保证营养物质的摄入;腹水和水肿减轻或消除;能遵守休息和活动计划,活动耐力增加;无皮肤破损或感染;不发生并发症,一旦发生能及时发现和配合处理。

## 六、护理措施

(一)一般护理

1. 休息　休息可减轻肝脏负荷,减少能量消耗,增加肝脏血流量,有助于肝细胞修复和消除腹水。代偿期患者可做轻松的工作,失代偿期的患者应卧床休息。

2. 饮食　以高热量、高蛋白、适量脂肪、高维生素且易消化的食物为宜。蛋白质每天每千克体重 1～1.5g,应选择优质蛋白质,以利于肝细胞修复。但有肝性脑病先兆时,应限制蛋白质摄入。多食新鲜水果、蔬菜。有水肿及腹水者,应限制水、钠摄入。戒烟戒酒。进餐时应细嚼慢咽,忌食粗糙、坚硬及刺激性食物,片剂应磨成粉末服用,以免损伤食管和胃底静脉而诱发消化道出血。必要时遵医嘱静脉补充营养。

（二）病情观察

观察患者有无鼻出血、牙龈出血,有无皮肤紫癜出血倾向;观察有无皮肤、巩膜黄染;观察腹水及下肢水肿的消长;观察有无性格改变、行为异常及智力、定向力障碍（以及时发现肝性脑病）;观察有无呕血、黑便等上消化道出血的表现;观察有无少尿、无尿、水肿加重等肝肾综合征的表现;观察有无发热、腹痛、咳嗽等感染的表现。上述情况出现时,应立即报告医生,并协助处理。

（三）腹水护理

1.应采取平卧位,以增加肝脏血流量,大量腹水者,应采取半卧位,使膈肌下降,以缓解呼吸困难。

2.限制水、钠盐的摄入。

3.皮肤护理 衣着宜柔软、宽松,床铺应平整、干燥。定时翻身。臀部、足部可用软垫,并行热敷或按摩,以促进血液循环,防止压疮发生。每晚用温水擦浴,保持皮肤清洁。皮肤瘙痒者应给予止痒,防止搔破皮肤而引起感染。

4.观察水肿和腹水的消长,准确记录液体出入量,测量腹围、体重,并教会患者正确的测量和记录方法。

5.使用利尿剂的护理。长期使用氢氯噻嗪、呋塞米可引起低钠、低钾,使用氨苯蝶啶、螺内酯可引起高钾。可联合或交替使用,并定期抽血查血钾、血钠及氯化物,以防电解质紊乱。

6.协助腹腔穿刺放腹水或腹水浓缩回输。

（四）心理护理

告诉患者肝脏代偿能力强,经过良好的护理、适当的治疗以及正确的调养,常可使病情缓解或延缓发展,以此给患者精神上的安慰和支持,使其消除悲观失望情绪,保持精神愉快,安心休息,积极配合治疗。家庭及社会也要给予患者理解和经济上的支持。

（五）健康指导

1.向患者和家属讲解本病的有关知识,防治病毒性肝炎,讲解合理营养、避免使用损肝药物、避免长期接触化学毒物、定期进行体格检查的重要性。

2.保证身体和心理得到休息。根据病情,因人而异地安排休息和活动。代偿期可适当活动,以不引起疲劳为限度。失代偿期应卧床休息,保证足够睡眠。中医认为"郁"、"怒"伤肝,故要教育患者正确对待疾病,遇事豁达开朗,保持心情愉快。

3.合理安排好营养食谱,戒烟戒酒,保持大便通畅,注意个人卫生,预防感染。

4.遵医嘱用药:告诉患者目前本病尚无特效药物,勿滥用药物,以免增加肝脏负担。

5.定期复查肝功能,有前述并发症出现时,应立即就医。

# 七、护理评价

营养是否得到改善,腹水和水肿是否减轻或消失,活动耐力是否增加,有无皮肤破损或感染,是否出现并发症。

（王桂芳）

# 第五节　肝性脑病

肝性脑病(hepatic encephalopathy，HE)又称肝昏迷(hepatic coma)，是严重肝病引起的以代谢紊乱为基础的中枢神经系统功能失调综合征，以意识障碍、行为失常和昏迷为主要临床表现。门体分流性脑病强调门静脉高压，肝门静脉与腔静脉间有侧支循环，存在，从而使大量门静脉血绕过肝脏流入体循环。这是肝性脑病发生的主要机制。

## 一、病因与发病机制

### (一)病因及诱因

各型肝硬化和门体分流手术是引起肝性脑病最常见的原因，其中又以病毒性肝炎后肝硬化最多见。小部分见于重症病毒性肝炎、中毒性肝炎、药物性肝炎、原发性肝癌、妊娠期急性脂肪肝等肝功能严重受损。肝脏解毒能力下降，蛋白质代谢产物氨不能经过肝脏合成尿素，或存在门体分流时，肠道吸收的氨未经肝脏解毒而直接进入体循环，使血氨升高，影响大脑功能。肝性脑病尤其是门体分流性脑病常有明显的诱因，常见的诱因有上消化道大出血、大量排钾利尿和放腹水造成的低钾、高蛋白饮食、使用镇静剂、使用催眠药和麻醉药、感染、便秘、外科手术、尿毒症、分娩等。

### (二)发病机制

1.氨中毒学说　血氨主要来自肠道、肾脏和骨骼肌。氨主要在结肠部位以非离子型氨($NH_3$)弥散入肠黏膜内而被吸收，其吸收率比离子型氨($NH_4^+$)高得多。游离的$NH_3$有毒性，能透过血—脑脊液屏障；$NH_4^+$相对无毒，不能透过血—脑脊液屏障。二者的相互转化受肠腔 pH 梯度影响，当结肠中 pH>6 时，$NH_3$大量弥散入血，pH<6 时，则$NH_4^+$从血液中转至肠腔，随粪便排出。一般认为，氨的毒性作用主要是干扰脑细胞三羧酸循环，使大脑细胞的能量供应不足，以致不能维持正常功能。

2.假神经递质学说　肝功能衰竭时，食物中的芳香族氨基酸如酪氨酸、苯丙氨酸等在肝内清除发生障碍而进入脑组织，形成异常的 β—羟酪胺和苯乙醇胺，其化学结构和正常神经递质去甲肾上腺素相似，但不能传递神经冲动或作用很弱，因此称为假性神经递质，使神经传导发生障碍。

此外，氨基酸代谢不平衡、脂肪代谢异常，以及电解质和酸碱平衡失调等，在肝性脑病的发生、发展过程中都起一定作用。

## 二、护理评估

### (一)健康史

询问患者有无肝炎、肝硬化病史及其发展过程、治疗情况等，有无门体分流手术史，本次发病有无上消化道出血、大量排钾利尿、放腹水、感染、使用镇静催眠药和麻醉药等诱因；询问饮食情况。

### (二)身体状况

临床上根据意识障碍程度、神经系统体征和脑电图改变可将肝性脑病的临床过程分为四期。

一期(前驱期):以轻度的性格及行为异常为主,表现为欣快激动或淡漠少言,衣冠不整,随地便溺,答话尚正确但吐词不清,反应缓慢,可有扑击样震颤。此期脑电图多正常。

二期(昏迷前期):以意识错乱、睡眠障碍和行为异常为突出表现,出现定向力障碍、言语不清、书写障碍、昼睡夜醒;有腱反射亢进、肌张力增高、巴宾斯基征阳性等神经体征。扑击样震颤明显,脑电图有特征性异常。

三期(昏睡期):以昏睡和精神错乱为主。患者大部分时间呈昏睡状态,但可被唤醒。精神错乱明显,常有幻觉,各种神经体征持续或加重,扑击样震颤仍存在,肌张力增高、腱反射亢进、锥体束征阳性。脑电图有异常波形。

四期(昏迷期):意识完全丧失,不能唤醒。浅昏迷时,肌张力仍高,腱反射亢进,扑击样震颤无法引出;深昏迷时,各种反射消失,肌张力下降,瞳孔散大。可有抽搐。患者呼出气中有一种特殊气味(称肝臭)。脑电图明显异常。

以上各期界限不能截然分开,其临床表现可有重叠,在病情进展或经治疗好转时,分期也会随之发生变化。

(三)心理及社会资料

了解家属对患者的反映,通过心理智能试验(如数字连接试验、搭积木、构词、书写、画图)等判断病情。

(四)辅助检查

1.血氨测定　慢性肝性脑病特别是门体分流性脑病患者多有血氨升高,急性肝性脑病血氨多正常。

2.脑电图　该项检查对本病的诊断和预后有一定价值,典型的改变为节律变慢,出现每秒 $4\sim7$ 次的 $\theta$ 波和每秒 $1\sim3$ 次的 $\delta$ 波,昏迷期两侧同时出现对称的高波幅的 $\delta$ 波。

## 三、治疗要点

肝性脑病尚无特效疗法,应采取综合措施。治疗原则是消除诱因,减少肠内毒素的生成和吸收,使用降氨药以促进体内有毒物质的代谢消除,纠正氨基酸代谢紊乱,纠正水、电解质代谢失衡,防止脑水肿和继发感染,防治休克和出血。

1.消除某些可诱发或加重肝性脑病的因素。

2.减少肠内毒物生成和吸收。

(1)限制蛋白质摄入:禁食蛋白质,以碳水化合物为主要食物来源。

(2)灌肠或导泻:清除肠内蛋白质或积血,保持大便通畅,可用生理盐水或弱酸性溶液灌肠,禁用碱性肥皂水灌肠。也可口服或鼻饲 50% 硫酸镁 $30\sim50mL$ 导泻。

(3)抑制细菌生长:口服抗生素能抑制肠内细菌生长,促进乳酸杆菌繁殖,减少氨的形成和吸收。常用新霉素每日 $2\sim4g$,长期服用可能出现听力或肾功能减退。

(4)使用乳果糖:口服后在结肠中被细菌分解为乳酸和醋酸,使肠内呈酸性,从而减少氨的产生。一般用量为每日 $30\sim100mL$,分 3 次口服,以保持每日 $2\sim3$ 次软便为宜。副作用为腹胀、腹痛、恶心、呕吐等。

3.促进有毒物质代谢清除,纠正氨基酸代谢紊乱。

(1)使用降氨药物:谷氨酸钾或谷氨酸钠:与游离氨结合形成谷氨酰胺,从而降低血氨(根据电解质情况选择钠盐或钾盐)。精氨酸:精氨酸可与氨合成尿素和鸟氨酸,从而降低血氨

（该药酸性,适用于碱中毒）。L－鸟氨酸－L－门冬氨酸:能促进体内的尿素循环而降低血氨。

（2）补充支链氨基酸:口服或静脉滴注以支链氨基酸为主的氨基酸混合液,可纠正氨基酸代谢不平衡,抑制大脑中假神经递质的形成,并有助于改善氮平衡。

4.其他对症治疗　纠正水、电解质紊乱和酸碱平衡失调,防治脑水肿和继发感染、休克、出血等。

5.减少门体分流　对于门体分流性难治性肝性脑病,可采用介入方法用钢圈或气囊栓塞有关的门静脉系统减少分流。

6.使用人工肝　使用活性炭、树脂等进行血液灌流可清除血氨,对肝性脑病有一定的疗效。

## 四、护理诊断及合作性问题

1.急性意识障碍　与血氨增高、大脑处于抑制状态有关。
2.营养失调:低于机体需要量　与肝功能衰竭、消化吸收障碍、进食少有关。
3.有受伤的危险　与肝性脑病致精神异常、烦躁不安有关。
4.知识缺乏　缺乏预防肝性脑病发生的知识。

## 五、护理目标

意识障碍逐渐减轻、消除;每日摄入营养能满足机体需要;无受伤发生;能避免肝性脑病的诱因。

## 六、护理措施

（一）一般护理

昏迷者应忌食蛋白质类食物,并供给足够的热量,以碳水化合物为主食,可鼻饲或静脉补充葡萄糖供给热量,足量的葡萄糖除提供热量和减少组织蛋白分解产氨外,还有利于促进氨与谷氨酸结合形成谷氨酰胺而降低血氨。清醒后可逐步增加蛋白质饮食,摄入量从每天 20g 开始逐渐增加至 $1g/(kg \cdot d)$,最好给予植物蛋白如豆制品。植物蛋白含蛋氨酸、芳香族氨基酸少,含支链氨基酸多,适用于肝性脑病。腹水严重者钠摄入量应限制在 250mg,每日入水量一般为尿量加 1000mL。

（二）病情观察

密切观察并记录患者的生命体征、瞳孔大小、对光反射、意识状态和行为状态,观察患者思维及认知的改变,如有异常应及时报告医生,以便处理。

（三）避免各种诱发因素

护理人员应协助医生迅速去除诱发因素,防止病情加重。

1.避免使用安眠、镇静药　一方面避免药物掩盖病情,同时可减少药物对肝脏的损害。

2.防止感染　如有感染症状出现,应及时报告医生并遵医嘱给予抗生素。

3.防止大量输液　过多液体可引起低血钾,稀释性低血钠、脑水肿等,从而可加重肝性脑病。

4.避免快速利尿和大量放腹水　防止水、电解质紊乱和酸碱平衡失调。

5.保持大便通畅 大便通畅有利于清除肠内含氮物质。有便秘者,可口服或鼻饲50%硫酸镁30~50mL导泄,也可用生理盐水或弱酸溶液灌肠。弱酸溶液(如稀醋酸溶液)灌肠可使肠内的pH值保持在5~6,有利于血中$NH_3$逸出至肠腔随粪便排出。忌用肥皂水灌肠,因其可使肠腔内呈碱性,造成氨离子弥散进入肠黏膜,然后进入血液循环至脑组织,使肝性脑病加重。

(四)对症护理

1.精神异常患者的护理

(1)躁动不安者须加床挡,必要时使用保护带,以防坠床。

(2)经常剪指甲,以防抓伤皮肤。

(3)以尊重、理解的态度对待患者的某些不正常行为,避免嘲笑,同时应向同室病友、家属等做好解释工作,让其了解这是疾病的表现,让他们正确对待患者。

2.昏迷患者的护理 患者取仰卧位,头偏向一侧,保持患者呼吸道通畅,必要时给予吸氧。可戴冰帽降低颅内温度,使脑细胞代谢降低,以保护脑细胞功能。做好口腔、眼、皮肤的护理,防止感染、压疮。同时,给患者做肢体的被动运动,防止静脉血栓形成和肌肉萎缩。

(五)用药护理

遵医嘱迅速给予降氨药物,并注意观察药物的疗效及副作用。注意谷氨酸钾和谷氨酸钠的不同,肾衰竭时慎用或禁用钾盐,以防血钾浓度升高;水肿、腹水、心力衰竭、脑水肿时慎用或禁用钠盐。静脉点滴精氨酸时速度不宜过快,以免引起流涎、面色潮红与呕吐等。

(六)健康指导

向清醒患者及家属讲解有关肝病的防治知识,防止各种诱发肝性脑病的因素;指导正确的饮食,如控制蛋白质的摄入量,避免粗糙食物,戒烟、戒酒;忌服含氨药物,慎用镇静剂及排钾利尿剂;保持大便通畅;注意观察病情变化,有肝性脑病先兆时应及时就诊;坚持定期门诊,随访复查。告诉患者家属肝性脑病发生的早期征象,以便早期发现,及时治疗。

# 七、护理评价

意识障碍程度是否减轻;神志是否清醒;摄入的营养能否满足机体需要;有无受伤发生;对疾病的发生、发展是否有正确的认识,能否有效避免肝性脑病的诱因。

(王桂芳)

# 第五章 内分泌疾病护理

## 第一节 甲状腺疾病

### 一、单纯性甲状腺肿

单纯性甲状腺肿(simple goiter),又称非毒性甲状腺肿,是指非炎症、非肿瘤原因导致的甲状腺肿,不伴甲状腺功能减退或亢进表现。本病可呈地方性分布,当人群单纯性甲状腺肿患病率超过 10%时,称为地方性甲状腺肿;也可呈散发性分布,发病率约为 5%。女性发病率是男性的 3～5 倍。

(一)病因与发病机制

地方性甲状腺肿最常见的原因是碘缺乏。碘是合成甲状腺激素(TH)的必需原料。海拔高的山区、远离海洋的地区,由于土壤、水源和食物中的含碘量低,TH 合成不足,反馈引起垂体分泌过多的促甲状腺激素(TSH),刺激甲状腺增生肥大。散发性甲状腺肿与甲状腺激素合成或分泌障碍密切相关,其原因包括:①外源性因素:摄碘过多、食用致甲状腺肿食物或药物等。②内源性因素:先天性甲状腺激素合成障碍,由于某些酶的缺乏导致甲状腺激素的合成减少,引起甲状腺肿。此外,青春期、妊娠期、哺乳期,机体对甲状腺激素的需要量增加,可出现相对性缺碘而导致生理性甲状腺肿。

(二)健康史

评估患者是否居住于地方性甲状腺肿流行地区,是否长期食用致甲状腺肿的食物或药物,有无对甲状腺激素需要量增加的情况,如处于青春发育期、妊娠期、哺乳期。

(三)身体状况

甲状腺呈轻度或中度弥漫性肿大,质地较软、表面光滑、无压痛。随着腺体增大,可出现颈部增粗和颈前肿块,并形成多发性结节引起压迫症状:压迫气管可出现呼吸困难;压迫食管可引起吞咽困难;压迫喉返神经可引起声音嘶哑;胸骨后甲状腺肿可引起上腔静脉回流受阻,表现为面部青紫、水肿,颈部与胸部浅静脉扩张等。病程较长者,甲状腺内形成的结节可有自主甲状腺激素分泌功能,出现自主性功能亢进。在地方性甲状腺肿流行地区,如自幼严重缺碘,可出现地方性呆小病;患者摄入过多的碘时,可诱发碘甲状腺功能亢进症。

(四)心理及社会资料

患者因甲状腺肿所致颈部增粗容易出现自卑、抑郁等心理障碍;由于缺乏疾病的相关知识,怀疑肿瘤或癌变而产生焦虑甚至恐惧心理;呆小病患者因智力障碍可影响人际交往和社交活动。

(五)辅助检查

1.甲状腺功能检查 血清 $T_4$、$T_3$ 基本正常,$T_4/T_3$ 的比值常增高。血清 TSH 一般正常。

2.甲状腺摄$^{131}$I率及 $T_3$ 抑制试验 摄$^{131}$I率增高但无高峰前移,可被 $T_3$ 所抑制。当甲状腺结节有自主功能时,可不被 $T_3$ 抑制。

3.甲状腺扫描 可见弥漫性甲状腺肿,常呈均匀分布。

（六）治疗要点

1.药物治疗　可使用碘剂、甲状腺制剂、中药（如昆布、海藻、海带、海螵蛸、夏枯草等），应避免大剂量碘治疗，以免诱发碘甲亢。

2.手术治疗　单纯性甲状腺肿一般不宜手术治疗，当肿大的甲状腺引起局部压迫症状、药物治疗无好转或疑有癌变时应手术治疗。

（七）护理诊断及合作性问题

1.体像紊乱　与甲状腺肿大导致颈部外形异常有关。

2.知识缺乏　缺乏与单纯性甲状腺肿有关的防治知识。

3.潜在并发症　呼吸困难、吞咽困难、声音嘶哑、碘甲状腺功能亢进症等。

（八）护理目标

1.颈部外形恢复正常，或能学会自我修饰改善自身形象。

2.能掌握与疾病有关的预防和治疗的相关知识，能积极配合治疗。

（九）一般护理

注意劳逸结合，适当休息。指导患者多食海带、紫菜等海产品及含碘丰富的食物。避免过多食用抑制甲状腺激素合成的食物如卷心菜、花生、菠菜、萝卜等。

（十）病情观察

观察患者甲状腺肿大的程度、质地，有无结节及压痛。观察颈部增粗的进展情况，如结节在短期内迅速增大，应考虑癌变可能。

（十一）用药护理

遵医嘱补充碘剂、甲状腺激素，观察药物疗效和不良反应，观察用药后甲状腺肿是否缩小。如患者出现心悸、气促、食欲亢进、怕热多汗、腹泻、手震颤等甲状腺功能亢进表现，应立即通知医生调整药物剂量。

（十二）心理护理

向患者讲解与疾病有关的病因和防治知识，消除紧张情绪，让患者认识到经积极治疗后甲状腺肿可逐渐减轻或消失；消除患者的自卑与挫折感，帮助患者进行恰当的外表修饰，改善自我形象；积极与患者家属沟通，多给予患者心理支持。

（十三）健康指导

1.在地方性甲状腺肿流行地区，开展宣传教育工作，指导患者补充碘盐，这是预防缺碘性地方性甲状腺肿最有效的措施。

2.指导碘缺乏患者和处于青春发育期、妊娠期、哺乳期人群多补充含碘丰富的食物，避免摄入阻碍甲状腺激素合成的食物和药物（如硫氰酸盐、保泰松、碳酸锂等）。

3.嘱患者按医嘱正确服药，不随意增量减量，并坚持长期服药，以免停药后复发。学会观察药物疗效及不良反应，如出现甲状腺功能亢进表现，应及时就诊。

（十四）护理评价

1.颈部外形是否明显改善或恢复正常。

2.患者能否掌握疾病的有关知识，能否积极配合治疗。

## 二、甲状腺功能亢进症

甲状腺功能亢进症（hyperthyroidism）简称甲亢，是指由于血液循环中甲状腺激素过多所致的以神经、循环、消化等系统兴奋性增高和代谢亢进为主要表现的一组临床综合征。按病因分:弥漫性毒性甲状腺肿伴甲亢(Graves病)、多结节性毒性甲状腺肿伴甲亢、甲状腺自主高功能腺瘤等。临床上以Graves病最常见,本节将重点阐述。

(一)Graves病

Graves病(GD)又称弥漫性毒性甲状腺肿,占全部甲亢的80%~85%,可见于任何年龄,以20~50岁女性患病率高,男女之比为1∶(4~6)。其主要临床表现有甲状腺毒症、弥漫性甲状腺肿、眼征、胫前黏液性水肿。

1.病因与发病机制　GD是一种自身免疫性疾病,其病因与发病机制尚未能完全阐明。GD有明显的家族聚集性倾向,显示GD与遗传密切相关。GD患者血清中存在自身抗体即促甲状腺素(TSH)受体抗体(TRAb)。其中一种TSH受体刺激性抗体(TSAb)能与TSH受体结合,模拟TSH的作用,导致甲状腺细胞增生和甲状腺激素合成、分泌增多。

2.健康史

(1)详细评估患者有无家族史,患者及其亲属是否还有其他的自身免疫性疾病性患者应评估生育史和月经史。

(2)询问发病前有无病毒感染、精神刺激、过度劳累、严重应激、创伤或怀孕等甲亢诱发因素。

3.身体状况

(1)甲状腺毒症表现

1)高代谢综合征:甲状腺激素分泌过多致交感神经兴奋性增高和新陈代谢加速,患者常有疲乏无力、怕热多汗、皮肤湿润、多食易饥、体重锐减等症状。

2)精神、神经系统:多言好动、神经过敏、紧张焦虑、焦躁易怒、失眠不安、记忆力下降等精神神经症状。腱反射亢进,可有手和眼睑震颤等。

3)心血管系统:心悸气短、心动过速(在休息或睡眠时心率仍增快是甲亢的特征性表现之一)、脉压增大。合并甲状腺毒症心脏病时出现心律失常(以心房颤动最常见)、心脏扩大和心力衰竭。

4)消化系统:食欲亢进、消瘦,排便次数增多、稀便;重者有肝大及肝功能异常,偶有黄疸。

5)肌肉骨骼系统:主要是甲状腺毒症性周期性瘫痪(与低钾血症有关),部分患者可出现不同程度的肌无力、肌萎缩。

6)血液系统:周围血液中白细胞总数偏低,淋巴细胞和单核细胞相对增加;血小板寿命缩短,可出现紫癜;部分患者有轻度贫血。

7)生殖系统:因促性腺激素分泌受到抑制,女性月经减少或闭经;男性可有阳痿、乳房发育。

(2)甲状腺肿:多数患者甲状腺呈弥漫性、对称性肿大,随吞咽动作上下移动;腺体质软、无压痛;其肿大程度和甲亢轻重无明显关系;甲状腺上下极可触及震颤、闻及血管杂音,这是GD的重要体征。

(3)眼征:按病变程度可分为单纯性突眼和浸润性突眼两类。

1)单纯性突眼:一般为双侧对称,主要与交感神经兴奋,眼外肌和提上睑肌张力增高有关。其临床表现为:①眼球向前突出,一般不超过18mm;②瞬目减少;③上眼睑挛缩,睑裂增宽;④双眼向下看时,由于上眼睑不能随眼球下落,显现白色巩膜;向上看时,前额皮肤不能皱起；⑤双眼看近物时，眼球辐辏不良。

2）浸润性突眼：与自身免疫有关，多发生于成年患者。除上述眼征外，眼球明显突出（一般在 18mm 以上），双侧多不对称；常有眼睑肿胀肥厚、结膜充血水肿；眼球活动受限；视力下降及视野缩小、畏光、流泪、眼部刺痛、复视。严重者眼球固定，角膜外露可形成溃疡或全眼球炎，甚至失明。

（4）甲状腺危象：这是甲亢急性恶化时的严重表现，其原因可能与交感神经兴奋，垂体—肾上腺皮质轴应激反应减弱，大量 $T_3$、$T_4$ 释放入血有关。①主要诱因：感染、甲亢手术前准备不充分、放射性碘治疗反应、精神创伤等。②临床表现：高热（＞39℃）、大汗淋漓、心率加快（＞140 次/分），常伴心房颤动、烦躁不安、呼吸急促、厌食、恶心、呕吐、腹泻，患者大量失水可导致虚脱、休克、嗜睡、谵妄或昏迷。

4. 心理及社会资料　患者常处于精神紧张状态，对他人言行和周围事物敏感多疑，烦躁易怒，受到不良刺激后更明显。由于情绪不稳定，患者可能不配合治疗、护理，或出现社交障碍。也可因为突眼、甲状腺肿大等形象改变而产生自卑心理。

5. 辅助检查

（1）基础代谢率（BMR）测定：BMR 正常值为 $-10\%\sim+15\%$，本病约 95% 的患者 BMR 增高。测定 BMR 应在禁食 12h，睡眠 8h 以上、静卧空腹状态下进行。BMR 常用简易计算公式：BMR（%）＝脉压＋脉率－111。

（2）血清甲状腺激素测定：甲亢患者血清游离甲状腺素（$FT_4$）、血清游离三碘甲状腺原氨酸（$FT_3$）、血清总甲状腺素（$TT_4$）、血清总三碘甲状腺原氨酸（$TT_3$）、血清反 $T_3$（$rT_3$）增高。游离甲状腺素能直接反映甲状腺功能，对甲亢诊断的敏感性和特异性均明显高于 $TT_3$ 和 $TT_4$。

（3）血清促甲状腺激素（TSH）测定：TSH 是反映甲状腺功能最敏感的指标。甲亢患者 TSH 降低。

（4）血清促甲状腺激素释放激素（TRH）兴奋试验：GD 时血 $T_3$、$T_4$ 增高，反馈抑制 TSH，故 TSH 不受 TRH 兴奋。静脉注射 TRH 后，TSH 不升高则支持甲亢的诊断。

（5）甲状腺摄$^{131}$I 率测定：该方法不能反映病情严重程度与治疗中的病情变化，但可鉴别不同病因的甲亢。甲亢时摄$^{131}$I 率表现为总摄取量增高，高峰前移。

（6）甲状腺自身抗体测定：未经治疗的 GD 患者血中 TSAb 阳性检出率可达 $75\%\sim96\%$，这是诊断 GD 的重要指标之一。

6. 治疗要点

（1）抗甲状腺药物（ATD）：ATD 的作用机制为抑制甲状腺过氧化物酶，阻断甲状腺激素的合成。这是 GD 的基本治疗方法，主要适合于轻症，20 岁以下，孕妇或合并严重心、肝、肾等疾病且不宜手术者。常用的抗甲状腺药物有硫脲类和咪唑类。硫脲类有甲硫氧嘧啶和丙硫氧嘧啶（PTU）。咪唑类有甲巯咪唑（他巴唑）和卡比马唑（甲亢平）。丙硫氧嘧啶可抑制 $T_4$ 转换为 $T_3$，控制甲亢症状快。药物治疗分初治期、减量期和维持期，剂量依据病情轻重决定，症状缓解或 $T_3$、$T_4$ 恢复正常后可以逐渐减量，最后减至维持量，总疗程为 1.5～2 年。

（2）放射性$^{131}$I 治疗：利用甲状腺摄取$^{131}$I 后释放出 β 射线，破坏甲状腺组织细胞，从而减少甲状腺激素的分泌。$^{131}$I 治疗具有简便、安全、高效等优点，但可引起永久性甲状腺功能减退症。妊娠、哺乳期妇女，年龄在 25 岁以下者，严重心、肝、肾功能衰竭者，活动性肺结核者，粒细胞减少者，重症浸润性突眼症，甲状腺危象患者禁用。

（3）手术治疗：甲状腺次全切除术对中度以上的甲亢目前仍是最常用而有效的疗法，治愈率可达 95% 左右，但可引起各种并发症，可出现甲状腺功能减退症。

（4）甲状腺危象的防治：去除诱因；抑制甲状腺素的合成，首选 PTU，首剂 600mg，口服或胃管注入；抑制甲状腺素释放，服 PTU 1h 后加用复方碘溶液口服，5 滴，每 8h 一次，一般使用 3～7d 停药；降低周围组织对甲状腺激素的反应可用普萘洛尔；拮抗应激反应用氢化可的松静脉滴注；上述疗效不满意时，可选用血液透析、腹膜透析或血浆置换等措施迅速降低血中甲状腺激素浓度；同时给予降温及其他对症支持治疗。

7. 护理诊断及合作性问题

（1）营养失调：低于机体需要量与机体代谢增高有关。

（2）活动无耐力：与蛋白质分解增加、甲状腺毒症心脏病及甲亢性肌病等有关。

（3）有组织完整性受损的危险：与浸润性突眼有关。

（4）体像紊乱：与突眼和甲状腺肿大引起的身体外形改变有关。

（5）个人应对无效：与性格及情绪改变有关。

（6）潜在并发症：甲状腺危象。

8. 护理目标

（1）摄取的营养能够满足机体需要，恢复并保持正常体重。

（2）能逐步增加活动量，活动时无明显不适。

（3）能正确运用保护眼睛的方法，角膜无损伤。

（4）能正确认识自我，注意修饰，保持良好的形象。

（5）保持情绪稳定，正常进行人际交往。

（6）能主动避免诱发甲亢危象的因素，无并发症发生或并发症已控制。

9. 一般护理

（1）休息：轻症患者可适当活动，但不宜紧张和劳累；病情重者或有心律失常时应卧床休息。甲亢患者情绪不稳定，易激动。应安置于安静、整洁、舒适、通风的环境中，保持室温恒定且凉爽宜人，避免强光和噪音刺激。

（2）饮食护理：为满足机体代谢亢进的需要，应提供高蛋白、高热量、高维生素和含钾、钙丰富的饮食，多饮水，以补充丢失的水分。应食用无碘食盐，避免吃含碘丰富的食物，如海带、紫菜等，以免加重和延长病程。避免进食辛辣刺激性食物，避免饮浓茶、咖啡等兴奋性饮料。限制高纤维素饮食。慎用卷心菜、花椰菜、甘蓝等致甲状腺肿食物。

10. 病情观察　观察患者的生命体征，尤其是心率和脉压的变化；监测各种激素的治疗结果；测定基础代谢率的变化，以判断甲亢的严重程度；当患者出现症状加重、高热、心率加快、大汗、腹泻、严重乏力等甲状腺危象的表现时，要立即通知医生并协助处理。

11. 用药护理

（1）抗甲状腺药物（ATD）：①告知患者抗甲状腺药物对已合成的甲状腺素无作用，在用药 4 周左右才开始有效，以免患者对治疗效果产生怀疑。叮嘱患者不能随意中断治疗或自行更改药物剂量。②ATD 的主要副作用是导致粒细胞减少，严重者可致粒细胞缺乏症，因此在服药的最初 1～2 个月，需每周检查血白细胞计数和分类一次，以后每 2～4 周检查一次，外周血白细胞计数 $<3 \times 10^9/L$ 或中性粒细胞计数 $<1.5 \times 10^9/L$ 时应当停药；如伴发热、咽痛、皮疹等应警惕粒细胞缺乏症，须立即停药。此外药疹也较常见，可先给予抗组胺药物，皮疹严重时

应及时停药,以免出现剥脱性皮炎。若发生中毒性肝炎、肝坏死等应立即停药抢救。

(2)普萘洛尔:能迅速改善心悸、紧张、肌肉震颤等临床症状,用药过程中应注意观察心率,防止心动过缓,有哮喘病史的患者禁用。

(3)甲状腺片:用于在 ATD 治疗过程中症状缓解而甲状腺反而增大或突眼加重的患者,这是为了避免 $T_3$、$T_4$ 减少后对 TSH 的反馈抑制减弱。用药须从小剂量开始,并注意观察患者的心率有无明显增快,有冠心病史的患者应注意用药后是否出现心绞痛。

12. 对症护理

(1)$^{131}$I 治疗的护理:①告知患者在治疗前和治疗后 1 个月内避免服用含碘的药物和食物;应空腹服药,服药后 2h 内不吃固体食物,以免引起呕吐而造成碘的丢失;服药后 24h 内避免咳嗽、咳痰以减少碘的丢失;服药后的 2~3d 内,每日饮水量应达 2000~3000mL,以增加排尿;服药后第 1 周避免用手按压甲状腺,避免精神刺激和感染。②患者的排泄物、衣服、被褥、用具等须单独存放,待放射作用消失后再做清洁处理,以免污染环境。③密切观察病情,如有发热、心动过速、大汗、神经过度兴奋等,需考虑有发生甲状腺危象的可能,应及时报告医生,并做好抢救准备。

(2)甲状腺危象的护理:①绝对卧床休息,将患者安置于安静、舒适、室内温度较低的环境中,避免一切不良刺激。烦躁不安者,按医嘱给予适量镇静剂;立即吸氧;迅速建立静脉通道。②给予高热量、高蛋白、高维生素饮食,多饮水或通过静脉及时补充足量的液体,维持营养与体液平衡。③遵医嘱准确给药,使用碘剂时注意观察中毒或过敏反应。④监测生命体征、神志;准确记录 24h 液体出入量。⑤做好对症护理,体温过高者给予冰敷或酒精擦浴以降低体温,必要时可行人工冬眠;躁动不安使用床栏保护患者安全;昏迷者加强皮肤、口腔护理,定时翻身,防止出现压疮、肺炎。⑥观察甲状腺危象表现有无好转;注意重要器官(如心、肾)功能有无异常,发现异常及时与医生联系,及时处理。

(3)浸润性突眼的护理:①配戴有色眼镜或眼罩,以减少强光刺激和异物损伤;复视者戴单侧眼罩。②经常以眼药水湿润眼睛,防止过度干燥;睡前涂抗生素眼膏,并用无菌生理盐水纱布覆盖双眼。③睡觉或休息时,抬高头部,限制钠盐摄入,遵医嘱适量使用利尿剂,以减轻球后水肿。④指导患者在眼睛有异物感、刺痛时,勿用手直接揉眼睛。⑤定期进行眼科角膜检查,发生角膜溃疡或全眼球炎时,应配合医生按医嘱及时给予治疗和护理。

13. 心理护理　关心体贴患者,与患者交流时态度和蔼,避免刺激性语言;鼓励患者表达内心的感受,理解和同情患者,建立相互信任的关系;告诉患者突眼和甲状腺肿大等体态变化在疾病得到控制后会得到改善,消除患者顾虑,使患者能积极配合治疗;指导和帮助患者正确处理生活中遇到的突发事件;保持居室安静和轻松的气氛。

14. 健康指导

(1)指导患者保持身心愉快,避免过度劳累和精神刺激。保持环境安静,避免嘈杂。学会自我监护和自我护理的方法:上衣领宜宽松,避免压迫肿大的甲状腺;不用手挤压甲状腺,以免甲状腺激素分泌过多而加重病情。

(2)加强营养,多吃高热量、高蛋白、高维生素、含矿物质丰富的食物,禁服海带、海藻、紫菜及加碘盐;禁饮兴奋性饮料及高纤维素食物;戒烟戒酒。

(3)坚持长期按时服药,每隔 1~2 个月做甲状腺功能测定一次。每日清晨起床前自测脉搏,定期测量体重。脉搏减慢、体重增加是治疗有效的标志。若出现高热、恶心、呕吐、腹泻、突眼加重等,应警惕甲状腺危象的可能,及时就诊。

(4)妊娠期甲亢患者,指导其避免对自己及胎儿造成影响的因素,禁用放射性$^{131}$I治疗,慎用普萘洛尔,产后如需继续服药,则不宜哺乳。

15.护理评价

(1)患者摄取的营养能否满足机体的需要,体重是否恢复至正常范围。

(2)活动耐力是否增加,活动时有无不适感。

(3)角膜损伤是否修复,眼球炎是否治愈。

(4)能否对身体外观改变有正确的认识,能否掌握容貌修饰技巧,人际交往有无心理障碍。

(5)能否正常处理生活突发事件,保持情绪稳定。

(6)有无甲状腺危象发生。

### 三、甲状腺功能减退症

甲状腺功能减退症(hypothyroidism),简称甲减,是由多种原因引起的低甲状腺激素血症或存在甲状腺激素抵抗所致的全身性低代谢综合征。按起病年龄可分为3型:起病于胎儿或新生儿者称呆小病(cretinism),又称克汀病,多伴明显智力障碍和发育迟缓;起病于青春期发育前儿童者称幼年型甲减;起病于成人者称成年型甲减。病情严重者可引起黏液性水肿,甚至黏液性水肿昏迷(myxedema coma)。本节主要介绍成年型甲减,女性多见,男女之比为1:(5~10)。

(一)病因与发病机制

本病按病因和发病机制可分为:①原发性甲减:占90%以上,由甲状腺腺体本身病变引起,其病因有自身免疫损伤(自身免疫性甲状腺炎最常见);甲状腺次全切除术后;甲亢$^{131}$I治疗;缺碘或碘过量;抗甲状腺药物使用等。②垂体性甲减:由于垂体病变导致TSH分泌不足而继发甲减,常因肿瘤、手术、放疗和产后垂体缺血坏死等引起。③下丘脑性甲减:罕见,由于下丘脑病变导致TRH分泌不足,使TSH及TH相继减少而发生甲减,可由下丘脑肿瘤、肉芽肿、慢性炎症或放疗等引起。④TH抵抗综合征:少见,是由于外周组织对TH不敏感,导致TH在外周组织实现生物效应障碍引起的甲减。

(二)健康史

评估女性患者有无产后大出血、休克、昏迷、长期闭经不育病史;评估患者有无其他自身免疫性疾病,是否长期使用糖皮质激素;有无甲状腺、头颅部手术史;有无甲亢$^{131}$I治疗史等。

(三)身体状况

1.一般表现 乏力、怕冷、食欲减退而体重无明显减轻、记忆力减退、注意力不集中、反应迟钝、嗜睡、精神抑郁、腹胀、便秘、体温低于正常。典型者可呈黏液性水肿面容:表情淡漠,面色苍白,颜面水肿,皮肤干燥、发凉、增厚、粗糙、脱屑,毛发稀疏,眉毛外1/3脱落。少数患者指甲厚而脆,多裂纹,踝部呈非凹陷性水肿,手足掌面皮肤呈姜黄色。

2.肌肉与关节 肌肉松弛乏力,咀嚼肌、胸锁乳突肌、股四头肌及手部肌肉可出现进行性肌萎缩,受寒时可有暂时性肌强直、痉挛、疼痛等,腱反射减弱,部分患者伴关节病变,偶有关节腔积液。

3.心血管系统 心肌收缩力减弱,心动过缓,心排血量减少,心脏扩大,心音减弱,可伴心包积液。久病者由于血胆固醇增高,易并发冠心病。

4.消化系统　厌食、腹胀、便秘,严重者可出现麻痹性肠梗阻或黏液水肿性巨结肠。

5.血液系统　可因 TH 缺乏引起血红蛋白合成障碍或铁、叶酸、维生素 $B_{12}$ 吸收障碍导致贫血。

6.内分泌系统　性欲减退,女性患者常月经过多,经期延长或闭经,有时出现溢乳。男性患者可出现勃起功能障碍。

7.黏液性水肿昏迷　见于病情严重者,冬季易发,老人多见,死亡率高。其诱因包括寒冷、感染、手术、严重躯体疾病、中断 TH 替代治疗和使用麻醉剂、镇静剂等。表现为嗜睡、低体温(体温<35℃),呼吸减慢,心动过缓,血压下降,四肢肌肉松弛,反射减弱或消失,甚至昏迷、休克,心肾功能不全而危及患者生命。

(四)心理及社会资料

患者常抑郁寡欢、对外界事物缺乏兴趣,加之记忆力减退、反应迟钝、嗜睡,易产生自卑心理,拒绝参加社交活动。

(五)辅助检查

1.血常规及生化检查　多为轻、中度贫血,血胆固醇、甘油三酯常增高。

2.甲状腺功能检查　血清 TSH 增高,$TT_4$、$FT_4$ 降低是诊断本病的必备条件;$TT_3$、$FT_3$ 多正常,但疾病后期或病情严重时可降低;甲状腺摄[131]I 率降低。

3.病变定位

(1)血清 TSH:原发性甲减者增高,下丘脑一垂体性甲减者常降低。

(2)TRH 兴奋试验:静脉推注 TRH 后,血清 TSH 不增高者提示垂体性甲减;延迟增高者为下丘脑性甲减;如血清 TSH 基值已增高,TRH 刺激后更高,提示原发性甲减。

(3)影像学检查:有助于异位甲状腺、下丘脑一垂体病变等的确定。

4.病因检查　如甲状腺过氧化物酶抗体、甲状腺球蛋白抗体增高,表明原发性甲减是由自身免疫性甲状腺病所致。

(六)治疗要点

甲减的治疗主要是对症处理和甲状腺激素替代治疗。各种类型的甲减,均需用 TH 替代,永久性甲减者需终身服用。首选左甲状腺素(L-$T_4$)口服。治疗的目标是用最小剂量纠正甲减而不产生明显不良反应,使血 TSH 和 TH 水平恒定在正常范围内。一般从每日 $25\sim50\mu g$ 开始,每 $1\sim2$ 周增加 $25\mu g$,直到达到治疗目标,长期维持量为每日 $75\sim150\mu g$。

(七)护理诊断及合作性问题

1.活动无耐力　与甲状腺激素不足导致肌肉软弱无力、心功能减退、贫血有关。

2.体温过低　与机体基础代谢率降低有关。

3.便秘　与代谢率降低及体力活动减少导致肠蠕动减慢有关。

4.有皮肤完整性受损的危险　与黏液性水肿有关。

5.社交障碍　与甲状腺功能低下造成精神情绪改变有关。

6.潜在并发症　黏液性水肿昏迷。

(八)护理目标

1.活动耐力逐渐增加,能进行日常活动,活动时无明显不适。

2.体温维持在正常范围。

3.便秘症状减轻或消失,能定时排便。

4.皮肤组织完整,局部清洁干燥,未发生皮肤损伤。

5.对所患疾病有正确认识,能正常进行社交活动。

(九)一般护理

1.室内温度保持在 22～23℃,注意保暖,及时添加衣服,睡眠时加盖棉被或用热水袋保暖等。

2.给予高蛋白、高维生素、高纤维素、低钠、低脂饮食,细嚼慢咽,少量多餐,增加食物的色、香、味,以促进患者食欲。摄入足够的水分以防止脱水。

3.保持皮肤清洁,经常翻身或下床活动,协助患者按摩受压部位,皮肤干燥、粗糙时,可局部涂抹乳液或润肤油,防止皮肤干裂。洗澡时水温不宜过高,避免使用肥皂。

(十)病情观察

监测生命体征变化,观察精神、神志、语言状态,每日记录患者体重,如出现体温低于35℃、呼吸浅慢、心动过缓、血压降低、嗜睡等表现,应考虑并发黏液性水肿昏迷,应立即通知医师积极配合抢救。观察黏液性水肿的情况,注意皮肤有无发红、发绀或破损等。观察大便次数、性状、量,有无腹胀、腹痛等麻痹性肠梗阻的表现。

(十一)便秘护理

1.多食粗纤维食物如全麦制品、蔬菜、水果等有利于促进肠蠕动。

2.指导患者每日定时排便,为卧床患者创造良好的排便环境。

3.教会患者促进排便的方法,如腹部顺时针按摩,或用手指按摩肛周,鼓励患者下床进行适当活动,如散步、慢跑等。

4.必要时遵医嘱给予轻泻剂,并观察大便的次数、性质改变。

(十二)用药护理

1.遵医嘱补充甲状腺制剂,从小剂量开始,逐渐增量,注意观察药物疗效,用药后如出现大汗、情绪激动、多食消瘦、呕吐、腹泻、发热、脉率>100 次/分、心律失常、血压升高等,提示用药过量,应及时通知医生。

2.对于有心脏病、高血压、肾炎的患者,应特别注意用药的准确性,不可随意增减剂量。

3.反映替代治疗达到最佳效果的指标为血 TSH 恒定在正常范围内,长期替代者应每 6～12 个月检测 1 次。

(十三)心理护理

多与患者沟通,关心患者,谈话过程中注意放慢语速,鼓励患者倾诉对患病后发生的外观及性格变化的感受,保持乐观情绪,克服自卑心理;鼓励患者合理安排每天的活动计划,积极参与社交活动,加强与其他患病病友之间的交流;鼓励患者家属及亲友多关心患者,理解患者的行为,提供心理支持;告知患者本病通过替代治疗可达到较好效果,树立患者配合治疗的信心。

(十四)黏液性水肿昏迷的护理

1.迅速建立静脉通路,遵医嘱立即静脉注射左甲状腺素(L—$T_4$)40～120$\mu$g,以后每 6 小时给予 5～15$\mu$g,至患者清醒后改为口服左甲状腺素片;氢化可的松 200～300mg/d 静脉滴注,待患者清醒及血压稳定后递减;根据需要补液,补液量不宜过多。

2.保温、吸氧、保持呼吸道通畅,必要时配合医生行气管切开、机械通气。

3.监测生命体征和动脉血气分析的变化,记录24h液体出入量。

4.遵医嘱控制感染,配合休克、昏迷的抢救。

(十五)健康指导

1.告知患者发病原因及注意事项,如地方性缺碘者可食用碘化盐,药物引起者应调整剂量或停药。

2.注意个人卫生,冬季应加强保暖,避免出入公共场所,防止感染和创伤。慎用镇静、催眠、止痛、麻醉等药物。

3.对需终身替代治疗者,应告知坚持服药的重要性和必要性,不可随意停药或变更药物剂量,否则可能导致心血管疾病如心衰、心肌梗死等。告之患者甲状腺激素服用过量的表现,指导其自我监测。

4.给患者讲解黏液性水肿昏迷发生的原因及表现,如出现低血压、心动过缓、体温低于35℃等,应立即就医。指导患者定期复查血常规、甲状腺功能、肝肾功能等。

(十六)护理评价

1.活动耐力是否逐渐增加,能否进行日常活动,活动时有无明显不适。

2.体温是否恢复正常。

3.便秘症状是否减轻或消失,能否养成定时排便的习惯。

4.皮肤营养状况有无改善,有无发生皮肤损伤。

5.对所患疾病有无正确认识,能否积极配合治疗,进行正常的社交活动。

(高倩)

# 第二节　库欣综合征

库欣综合征(Cushing syndrome)又名 Cushing 综合征,是由多种原因造成肾上腺分泌过多的糖皮质激素(主要为皮质醇)所致病症的总称。临床表现为满月脸、多血质、向心性肥胖、皮肤紫纹、痤疮、糖尿病倾向、高血压和骨质疏松等。本病成人多于儿童,女性多于男性,20～40 岁居多。

## 一、病因与发病机制

库欣综合征从病因上可分为两大类。

1.依赖 ACTH 的库欣综合征　包括:

(1)库欣病:为最常见的临床类型,指垂体 ACTH 分泌过多,伴肾上腺皮质增生,垂体多有微腺瘤,少数为大腺瘤,也有未发现肿瘤者。

(2)异位 ACTH 综合征:由垂体以外的肿瘤分泌大量 ACTH,刺激肾上腺皮质增生,分泌过量的皮质醇。最常见的是肺癌,其次是胸腺癌和胰腺癌。

2.不依赖 ACTH 的库欣综合征　包括:

(1)肾上腺皮质腺瘤;

(2)肾上腺皮质癌;

(3)不依赖 ACTH 的双侧肾上腺小结节性增生;

(4)不依赖 ACTH 的双侧肾上腺大结节性增生。

## 二、护理评估

（一）健康史

评估患者是否曾患垂体疾病，有无其他部位的肿瘤，有无糖皮质激素类药物服用史。

（二）身体状况

本病的临床表现主要是由于皮质醇分泌过多，引起代谢障碍、多器官功能障碍和对感染抵抗力下降。

1. 代谢障碍

（1）脂肪代谢障碍：皮质醇增多能促进体内脂肪分解与合成，使脂肪转移重新分布，形成典型的"向心性肥胖"，表现为满月脸、水牛背、球形腹，四肢相对瘦小。

（2）蛋白质代谢障碍：大量皮质醇能促进蛋白质分解，抑制蛋白合成，导致皮肤菲薄形成紫纹，以臀部外侧、下腹两侧、大腿内外侧等处多见，呈对称性分布；肌肉萎缩无力，腰酸背痛，严重时站立困难，行动不便；骨质疏松，以脊椎和肋骨明显，脊柱变性可发生自发性骨折。

（3）糖代谢障碍：大量皮质醇促进糖异生，抑制糖利用，拮抗胰岛素，致使血糖升高，出现糖尿病症状，称类固醇性糖尿病。

（4）电解质紊乱：大量皮质醇有潴钠、排钾作用，低血钾可加重乏力，并引起肾脏浓缩功能障碍，部分患者可伴轻度水肿。

2. 多器官功能障碍

（1）心血管病变：高血压常见，长期血压过高可并发左心室肥大、心力衰竭和脑血管意外。

（2）性功能障碍：由于皮质醇对垂体促性腺激素有抑制作用，女性患者可表现为月经稀少、不规则或停经，多伴不孕，痤疮亦常见；男性性欲减退、睾丸变软、阴茎缩小，背部及四肢体毛增多。

（3）神经精神症状：情绪不稳定，烦躁、失眠，严重者精神变态，个别可发生偏执狂。

（4）皮肤色素沉着：异位 ACTH 综合征及较重库欣病患者皮肤色素明显加深。

3. 感染　长期皮质醇分泌过多可抑制免疫功能，使抵抗力下降，易发生各种感染，其中以肺部感染多见。皮质醇增多还可使发热等机体防御反应被抑制，使患者在感染后，炎症反应不突出，发热不明显，容易漏诊造成严重后果。

（三）心理及社会资料

患者因体态外貌的改变和肢体软弱无力等症状的存在，常抑郁寡欢，不敢面对社会，造成工作生活质量下降；糖皮质激素可导致情绪不稳定，出现烦躁、失眠，甚至精神障碍或精神变态。

（四）辅助检查

1. 皮质醇测定　血浆皮质醇水平增高且昼夜节律消失，即早晨血浆皮质醇浓度高于正常，而晚上下降不明显。24h 尿 17-羟皮质类固醇和尿游离皮质醇升高。

2. 地塞米松抑制试验

（1）小剂量地塞米松抑制试验：尿 17-羟皮质类固醇不能被抑制到对照值的 50% 以下。

（2）大剂量地塞米松抑制试验：尿 17-羟皮质类固醇能被抑制到对照值的 50% 以下者，病变大多为垂体性；不能被抑制者，为原发性肾上腺皮质肿瘤或异位 ACTH 综合征。

3. ACTH 试验　垂体性库欣病和异位 ACTH 综合征者有反应，高于正常；原发性肾上腺皮质肿瘤者大多数无反应。

4.影像学检查　包括肾上腺超声检查、蝶鞍区断层摄片、CT、MRI 等,可显示病变部位的影像学改变。

### 三、治疗要点

根据不同病因进行相应的治疗。但在病因治疗前,对于病情严重者,宜先对症治疗以防止并发症的发生。

1.库欣病　本病的治疗主要有手术、放疗、药物 3 种方法。经蝶窦显微手术切除垂体瘤或微腺瘤为治疗的首选方法,其治愈率可达 80% 以上,少数患者术后可复发;若经蝶窦手术未发现或未摘除垂体微腺瘤,或垂体瘤摘除术后效果不佳,或患者因某些原因不宜手术而病情严重者,可切除一侧肾上腺,另侧肾上腺大部分或全切除术,术后行激素替代治疗和垂体放疗。对于垂体大腺瘤患者需作开颅手术,尽可能切除肿瘤。为避免复发,可在术后辅以放疗。

2.肾上腺肿瘤　肾上腺皮质腺瘤经检查明确腺瘤部位后,手术切除可根治,但术后可出现一过性的肾上腺皮质功能减退,需及时补充皮质激素作替代治疗。肾上腺皮质癌应尽早进行手术切除,未能根治或已有转移者,用肾上腺皮质激素合成阻滞药(如双氯苯二氯乙烷、美替拉酮、氨鲁米特、酮康唑等)治疗,以减少肾上腺皮质激素的分泌量。其他原因引起的库欣综合征,宜根据具体病情选择手术、放疗和化疗。

### 四、护理诊断及合作性问题

1.体像紊乱　与库欣综合征引起身体外观改变有关。

2.体液过多　与皮质醇增多引起水钠潴留有关。

3.有感染的危险　与皮质醇增多导致机体抵抗力下降有关。

4.有受伤的危险　与蛋白质代谢异常和钙吸收障碍有关。

5.潜在并发症　心力衰竭、脑血管意外、类固醇性糖尿病。

### 五、护理目标

1.能接受和正确认识身体外观的改变,学会修饰技巧,正常进行人际交往。

2.水肿减轻或消失。

3.无感染发生,或感染后能得到及时处理。

4.能采取适当的自我防护措施,未发生意外伤害。

### 六、护理措施

(一)一般护理

提供安静、舒适的环境,保证患者的睡眠。取平卧位,抬高双下肢,以利于静脉回流。给予高蛋白、高钾、高钙、低钠、低热量、低碳水化合物饮食,以纠正因代谢障碍所致机体负氮平衡和补充钾、钙,鼓励患者食用柑橘、枇杷、香蕉、南瓜等含钾高的水果。避免刺激性食物,禁烟酒。有糖尿病症状时应按糖尿病饮食。

(二)病情观察

观察血压、心律、心率变化,以早期发现高血压对心脏的影响。对血压明显升高,伴有左心室肥大的患者,一旦发现有左心衰竭的表现,应立即给予半卧位,氧气吸入,按医嘱进行抗心衰处理;观察水肿情况,记录24h液体出入量,观察有无低钾血症的表现,如出现乏力、腹胀、恶心、呕吐、心律失常等表现,应及时测血钾和心电图;观察体温变化,定期复查血常规,注意有无感染征象;观察患者进食量和有无糖尿病表现,必要时及早测空腹血糖或做糖耐量试验以明确诊断。

（三）感染的预防和护理

保持病室通风,温、湿度适宜,定期消毒,减少感染机会;医务人员应严格执行无菌操作,尽量减少侵入性治疗;教会患者预防感染的知识,如注意保暖,保持皮肤、口腔、外阴等部位清洁卫生,避免到人多的公共场所,避免交叉感染;观察体温变化,一旦发生感染争取及早治疗。

（四）外伤的预防和护理

减少安全隐患,对有广泛骨质疏松和骨痛的患者,应注意加强休息,避免过度劳累;移除环境中不必要的家具或摆设,浴室应铺上防滑脚垫,防止因碰撞或跌倒引起外伤或骨折;避免剧烈运动,严防摔伤。

（五）用药护理

应用肾上腺皮质激素合成阻滞药治疗时,应注意观察疗效和副作用。常见副作用有食欲减退、恶心、呕吐、嗜睡、乏力、共济失调等,偶有皮疹和发热反应。部分药物可导致肝损害,应定期查肝功能。

（六）心理护理

患者因身体外形的改变,产生焦虑和悲观情绪,应耐心解释和疏导,并鼓励家属提供情感支持。对出现精神症状者,应多关心照顾,避免情绪波动。

（七）健康指导

1.告知患者疾病的相关知识,教会患者自我护理,在日常生活中保持心情愉快,保持皮肤清洁,避免感染,防止意外摔伤、骨折等各种可能使病情加重或诱发并发症的因素。

2.指导患者正确用药并掌握药物疗效和不良反应的观察,了解激素替代治疗的有关注意事项,学会识别激素过量或不足的表现,并告诫突然停用激素会导致致命的肾上腺危象。

3.建议患者适当从事力所能及的活动,并尽量独立完成,以增强其自信心和自尊感。

## 七、护理评价

1.能否接受和适应身体外观的改变,有无学会修饰技巧改善自身形象,能否进行正常人际交往。

2.能否适应低钠饮食,水肿有无减轻或消失。

3.有无感染发生,感染后能否得到及时处理。

4.能否采取适当的自我防护措施,有无摔伤、骨折等意外发生。

（王桂芳）

# 第三节　糖尿病

糖尿病(diabetes mellitus,DM)是一组以慢性血葡萄糖(简称血糖)水平增高为特征的代谢性疾病。是由于胰岛素分泌和(或)作用缺陷所引起的。糖尿病除碳水化合物代谢紊乱外,还有蛋白质、脂肪、水、电解质代谢异常。糖尿病的典型临床表现为多尿、多饮、多食、体重减轻，随着病程延长可引起多系统损害，导致肾、眼、神经、心血管的慢性进行性病变、功能缺陷和衰竭。病情严重或应激时可发生急性代谢紊乱，如酮症酸中毒、高渗性昏迷等。

糖尿病是常见病、多发病，随着人们生活水平的提高、人口的老龄化、生活方式的改变，其患病率正在迅速上升。糖尿病已成为发达国家继心血管病和肿瘤之后的第三大非传染性疾病，是严重威胁人类健康的世界性公共卫生问题。据世界卫生组织（WHO）报告，目前全世界有超过 1.5 亿糖尿病患者，预计到 2025 年将上升到 3 亿。我国现有糖尿病患者约 4 千万，居世界第二位。

## 一、分型

临床上将糖尿病分成四大类型，即 1 型糖尿病、2 型糖尿病、其他特殊类型糖尿病和妊娠期糖尿病。1 型糖尿病（T1DM）多见于青少年。此型起病急，症状明显，胰岛素分泌不足，需要依赖胰岛素治疗，易发生酮症酸中毒。2 型糖尿病（T2DM）病例约占 95%，多发生在 40 岁以上的成年人。此型起病缓慢，症状相对较轻，体重指数常高于正常。多数患者在疾病初期甚至终身都不需要依赖胰岛素治疗。中晚期常出现多种慢性并发症，很少自发性发生酮症酸中毒。

## 二、病因与发病机制

糖尿病的病因和发病机制尚未完全阐明。目前认为它不是唯一病因所致的单一疾病，而是复合病因的综合征，遗传、自身免疫和环境因素共同参与其发病过程。1 型糖尿病与人类白细胞相容性抗原（HLA）有关，具有某些特殊类型的 HLA 的人具有遗传易感性，对环境因素尤其是病毒感染反应异常，可激发自身免疫反应，产生多种自身抗体，破坏胰岛 B 细胞；病毒也可直接损伤胰腺组织，以致胰岛素分泌不足而引起糖尿病。2 型糖尿病有着更强的遗传基础，是由多个基因及环境因素综合引起的复杂病。环境因素包括多食、体力活动减少、中央型肥胖、人口老龄化、现代生活方式、应激、感染等。胰岛素抵抗和胰岛素分泌缺陷是 2 型糖尿病发病的两个要素，并与动脉粥样硬化性心血管疾病、高血压、血脂异常等有关。胰岛素抵抗是指胰岛素作用的靶器官（主要是肝脏、肌肉、脂肪细胞）对胰岛素作用的敏感性降低。胰岛素抵抗时，脂肪组织对葡萄糖的摄取、利用或贮存能力降低，肝葡萄糖生成增加，使胰岛 B 细胞代偿分泌更多胰岛素以维持糖代谢的正常。当胰岛 B 细胞长期超负荷时，其分泌功能将逐渐下降。一旦胰岛 B 细胞分泌的胰岛素不足以代偿胰岛素抵抗，即可发生糖尿病。

## 三、护理评估

（一）健康史

询问患者的家族史，既往有无病毒反复感染史（尤其是柯萨奇病毒、流行性腮腺炎病毒、风疹病毒）等，有无多食、活动少、肥胖、长期应激及接触化学毒物等。对于糖尿病酮症酸中毒患者应了解其是否有感染、胰岛素中断或不适当减量、饮食不当、创伤、麻醉、大手术、妊娠、分娩等诱因。

（二）身体状况

1 型糖尿病患者多为青少年和儿童，发病较急，症状也明显，有自发酮症酸中毒倾向。2

型糖尿病患者占绝大多数,主要见于成年人,起病缓慢,症状相对较轻,半数以上无任何症状,随着病程延长可出现多种并发症。

1. 代谢紊乱症状群　典型表现为"三多一少"。①多尿:血糖过高形成渗透性利尿,每日尿量可达 3～5L,甚至达 10L 以上。②多饮:因多尿而水分丢失过多导致烦渴多饮。③多食:糖不能被利用并大量丢失,机体处于半饥饿状态,能量缺乏,导致食欲亢进。④消瘦:由于糖的利用障碍,脂肪和蛋白质分解加剧,致体重减轻,渐见消瘦,特别是幼年起病者。⑤其他症状:乏力、头昏、皮肤瘙痒(尤其是外阴瘙痒)、月经不调、阳痿、便秘等。

2. 糖尿病并发症

(1)急性并发症:糖尿病酮症酸中毒最常见,是糖尿病的一种严重的急性并发症,多发生于 T1DM 和 T2DM 的严重阶段,常因感染、胰岛素治疗中断或剂量不足、饮食不当、创伤、手术、妊娠、分娩等应激状态而诱发。糖尿病代谢紊乱加重时,脂肪分解加速,酮体(包括乙酰乙酸、β-羟丁酸、丙酮)生成增加,血酮体超过正常水平称高酮血症,当酮体浓度高至超出机体的调节能力时即发生酮症酸中毒。典型表现为食欲减退、恶心、呕吐、腹痛、极度烦渴、尿量显著增加、头痛、烦躁、嗜睡、呼吸深快、呼气有烂苹果味。后期患者失水严重而出现尿量减少、皮肤干燥而弹性差、眼球凹陷、血压下降甚至休克,严重者可发生昏迷。血糖显著升高,多为 16.7～33.3mmol/L,有时可达 55.5mmol/L 以上。

(2)感染:疖、痈等皮肤化脓性感染常见,可反复发生,有时可引起败血症;皮肤真菌感染如足癣、体癣也较常见;女性患者常见真菌性阴道炎;糖尿病合并肺结核的发生率较非糖尿病者高,进展快,易形成空洞;泌尿道感染常表现为肾盂肾炎和膀胱炎,反复发作可转为慢性。

(3)慢性并发症

1)大血管病变:动脉粥样硬化的患病率较高,发病年龄较轻,病情进展较快,主要侵犯主动脉、冠状动脉、脑动脉、肾动脉、肢体外周动脉等,引起冠心病、脑血管病(脑出血、脑血栓形成等)、肾动脉硬化、肢体外周动脉硬化(如间歇性跛行、肢体坏疽)等。

2)微血管病变:微循环障碍、微血管基底膜增厚是糖尿病微血管病变的典型改变。①糖尿病肾病:常见于病史超过 10 年以上者,是 T1DM 患者的主要死亡原因;主要为毛细血管间肾小球硬化症,表现为蛋白尿、水肿、高血压,晚期有氮质血症,最终发生肾衰竭,是 1 型糖尿病患者死亡的主要原因。②糖尿病性视网膜病变:病史超过 10 年,多数患者可出现不同程度的视网膜病变,是糖尿病患者失明的主要原因。③其他:糖尿病心脏微血管病变和心肌代谢紊乱可引起糖尿病心肌病,可致心功能不全、心律失常甚至猝死。

3)糖尿病性神经病变:以周围神经病变最为常见,表现为对称性的周围神经炎,病变进展缓慢,下肢较明显。临床上出现肢端感觉异常,异常感觉的分布如袜子或手套状,伴麻木、针刺、灼热或踏棉垫感,有时伴痛觉过敏,夜间及寒冷季节时症状加重。动眼神经和展神经亦可有损害。

4)糖尿病足:末梢神经病变、周围血管病变致肢体末端供血不足、感染等引起的足部疼痛、溃疡、肢端坏疽等病变,称为糖尿病足。糖尿病足是截肢、致残的主要原因。神经营养不良及外伤还可引起营养不良性关节炎,受累关节有广泛骨质破坏和畸形。

5)糖尿病还可引起白内障、青光眼、屈光改变等眼部疾病。

(三)心理及社会资料

糖尿病是慢性病,需终身治疗并严格控制饮食,这使患者失去了很多生活乐趣,胰岛素治疗给患者带来的不便,加上各种并发症的出现,使患者更加焦虑、抑郁,对治疗缺乏信心,有的患者变得无所谓了,麻木了。但当到了病重甚至致残时,他们又不知所措而产生沮丧、恐惧心理。此外,还应了解患者及家属对糖尿病的认识程度和态度,患者所在社区的医疗保健服务等情况。

（四）辅助检查

1.尿糖测定 目前使用尿糖试纸做尿糖的定性测定,尿糖阳性是糖尿病诊断的重要线索,尿糖阴性不能排除糖尿病的可能。每日 4 次尿糖定性检查(三餐前、睡前,或分段检查)和24h 尿糖定量测定可作为判断疗效的指标。

2.血糖测定 正常人空腹静脉血糖的正常范围为 3.9～6.0mmol/L。糖尿病诊断标准:空腹静脉血糖≥7.0mmol/L 或随机血糖≥11.1mmol/L,血糖升高是目前诊断糖尿病的主要依据,也是判断病情变化和控制情况的主要指标。

3.口服葡萄糖耐量试验(OGTT) 该试验用于血糖高于正常而又未达到糖尿病诊断标准者。OGTT 方法:清晨空腹取血后,成人口服 75g 无水葡萄糖,溶于 250～300mL 温水中,5min 内饮完,服后 30、60、120 和 180min 各取静脉血测血糖。当 OG-TT 试验中 211 血糖＜7.8mmol/L 时为正常糖耐量;7.8～11.1mmol/L 为糖耐量降低;≥11.1mmol/L 为糖尿病诊断标准。

4.糖化血红蛋白($GHbA_1$)和糖化血浆白蛋白测定 测定 $GHbA_1$ 可反映取血前 8～12周总的血糖水平,是糖尿病控制情况的主要监测指标之一;糖化血浆白蛋白测定可反映近 2～3 周内总的血糖水平,为近期病情监测的指标。

5.血浆胰岛素和 C-肽测定 此项测定可了解胰岛 B 细胞功能,并可指导治疗,但不作为诊断糖尿病的依据。

6.其他 血三酰甘油、胆固醇可增高,高密度脂蛋白胆固醇常降低;肾脏受损时尿常规及肾功能异常。

## 四、治疗要点

糖尿病的治疗强调早期、长期、综合治疗及治疗措施个体化的原则。该原则的目的是长期有效地控制血糖,纠正代谢紊乱,消除症状,防止及延缓并发症,维持健康和学习、劳动能力,保障儿童的生长发育,延长寿命,降低病死率,提高患者的生活质量。国际糖尿病联盟(IDF)提出了糖尿病治疗的五个要点:一是糖尿病教育;二是饮食治疗;三是运动疗法;四是药物治疗;五是血糖监测。具体治疗措施以饮食治疗和运动疗法为基础,根据病情结合药物治疗。以下主要介绍药物治疗。

（一）口服降糖药治疗

1.磺脲类 该类药物主要是刺激胰岛素的分泌,其降血糖作用有赖于尚存在相当数量有功能的胰岛 B 细胞组织。另外,该类药物还可增强靶组织细胞对胰岛素的敏感性。该类药物主要用于 T2DM 经饮食治疗和运动治疗不能使病情获得良好控制者,第 1 代磺脲类药物甲苯磺丁脲(D-860)、氯磺丙脲等已很少使用;第 2 代磺脲类药物有格列本脲(优降糖)、格列吡嗪(美吡达)、格列齐特(达美康)、格列喹酮(糖适平)、格列美脲等。第 2 代药物于早餐前半小时一次口服,从小剂量开始,根据血糖逐渐增加剂量,剂量较大时可改为早、晚餐前两次服药,直至血糖受到良好控制。

2.双胍类 此类药物的作用主要是可增加外周组织对葡萄糖的摄取和利用,抑制糖原异生,另外还可改善外周组织对胰岛素的敏感性。双胍类药物是肥胖和超重 T2DM 患者的第一线药物。常用药物有二甲双胍,500~1500mg/d,分 2~3 次服用,于进餐时或餐后服用。

3.α—葡萄糖苷酶抑制剂 此类药物通过抑制小肠黏膜上皮细胞表面的 α—葡萄糖苷酶而延缓碳水化合物的吸收,降低餐后高血糖,可作为 2 型糖尿病的第一线药物,尤其适用于空腹血糖正常(或不太高)而餐后血糖明显升高者。常用药物有阿卡波糖(拜糖平),每次 50mg,每日 3 次;伏格列波糖(倍欣),每次 0.2mg,每日 3 次。

4.胰岛素增敏剂 此类药物有格列酮类,其主要作用是增强靶组织对胰岛素的敏感性,减轻胰岛素抵抗,适用于胰岛素明显抵抗的 T2DM 患者。常用药物有罗格列酮,4~8mg/d,每日 1 次或分 2 次口服;吡格列酮,15~30mg/d,每日 1 次,口服。

(二)胰岛素治疗

1.适应证 胰岛素治疗糖尿病适用于:T1DM;糖尿病酮症酸中毒、高血糖高渗状态和乳酸酸中毒伴高血糖;T2DM 经饮食和口服降糖药物治疗未获得良好控制者;各种严重的糖尿病急性或慢性并发症、手术、妊娠和分娩时。

2.临床上使用的胰岛素按作用时间通常分为三类(表5—1)。另外,某些患者需要混合使用速、中效胰岛素,现有各种比例的预混制剂,如诺和灵 30R、诺和灵 50R 等。胰岛素"笔"型注射器,使用预先装满胰岛素的笔芯胰岛素,不必抽吸和混合胰岛素,使用方便,便于携带。

表5—1 胰岛素制剂类型及作用时间

| 作用类别 | 制剂 | 作用时间/h | | | 注射方法 |
| --- | --- | --- | --- | --- | --- |
| | | 开始 | 高峰 | 持续 | |
| 速(短)效 | 胰岛素(RI) | 0.5 | 2~4 | 6~8 | 餐前 30min,3 次/天 |
| 中效 | 低精蛋白锌胰岛素(NPH)慢胰岛素锌混悬液 | 1~3 | 6~12 | 18~26 | 早晚餐前 1h,2 次/天 |
| 长效 | 精蛋白锌胰岛素(PZI)特慢胰岛素锌悬液 | 3~8 | 14~24 | 28~36 | 早餐或晚餐前 1h,次/天 |

3.胰岛素治疗应在综合治疗的基础上进行,从小剂量开始,根据血糖水平逐渐调整剂量。T1DM 患者一般选用速效胰岛素,每餐前 30min 皮下注射 1 次,也可以采用不同类型的胰岛素一日多次进行强化治疗。T2DM 患者可选用中效胰岛素,每日早餐前 30min 皮下注射 1 次,开始剂量为 4~8U,根据血糖测定结果,每隔数日调整剂量,血糖达到良好控制为度。

## 五、护理诊断及合作性问题

1.营养失调:低于或高于机体需要量 与胰岛素分泌绝对或相对不足,致物质代谢紊乱有关。

2.有感染的危险 与营养不良及微循环障碍等有关。

3.焦虑 与血糖控制不佳、长期治疗加重经济负担、担心预后等有关。

4.知识缺乏 患者缺乏糖尿病的预防和自我护理知识。

5.潜在并发症 低血糖反应、酮症酸中毒、糖尿病足等。

## 六、护理目标

1.摄取适合病情的饮食,血糖、体重达到或接近正常水平。

2.病程中不发生严重感染或感染时及时发现和处理。

3. 能正确地认识自己的健康状况,焦虑好转。

4. 能获取糖尿病的有关知识,自我护理能力增强。

5. 不发生严重并发症。

### 七、护理措施

(一)一般护理

1. 饮食护理 饮食治疗是糖尿病最基本的治疗措施,应长期严格执行。合理的饮食不仅有利于控制高血糖和防止低血糖;还能减轻体重、纠正代谢紊乱和高血压,以及减少降糖药的剂量。饮食治疗以控制总热量为原则,给予低糖、低脂、适当蛋白质、高纤维素、高维生素饮食。

(1)计算总热量:按患者的性别、年龄、身高查表或用简易公式计算理想体重(理想体重(kg)=身高(cm)−105),然后根据理想体重和活动强度计算每日所需总热量。成人休息状态每日每千克理想体重给予热量 25~30kcal;轻度体力劳动 30~35kcal;中度体力劳动 35~40kcal;重度体力劳动 40kcal 以上。儿童、孕妇、乳母、营养不良以及消耗性疾病者应酌情增加,肥胖者酌减,使患者体重恢复至理想体重的±5%左右。

(2)营养物质分配:碳水化合物占 50%~60%,提倡食用粗制米、面和一定量的杂粮;蛋白质含量一般不超过总热量的 15%,成人按理想体重 0.8~1.2g/(kg·d)计算,儿童、孕妇、乳母、营养不良或消耗性疾病者可增至 1.5~2.0g;脂肪约占总热量的 30%。

(3)食谱及分配:每克碳水化合物、蛋白质均产热 4kcal,每克脂肪产热 9kcal,将热量换算为食品后制定食谱,并根据生活习惯、病情和药物治疗需要进行安排。病情稳定的 T2DM 患者可按每日三餐 1/5、2/5、2/5 或 1/3、1/3、1/3 分配;也可按四餐分为 1/7、2/7、2/7、2/7。对注射胰岛素或口服降糖药且病情有波动的患者,可按每天 5~6 餐,从三次正餐中匀出 25~50g 主食作为加餐用,这样可以更好地控制血糖,并避免低血糖的发生。

(4)膳食调配及注意事项:提倡用粗制米、面和适量杂粮为主食,忌食葡萄糖、蔗糖、蜜糖及其制品;蛋白质中动物蛋白应占总量的 1/3;以植物油为主,限制动物脂肪的摄入,少食胆固醇含量高的肥肉、动物内脏、蛋黄等,少食炸、煎食品。饮食中应增加纤维素含量,每日饮食中的纤维素≥40g,粗粮、蔬菜、水果、魔芋等都是高纤维素食品。纤维素可促进肠蠕动,延缓食物吸收,降低餐后血糖高峰。要注意补充各种维生素,限制饮酒,食盐食用量<6g/d。

2. 运动护理 适当的运动有利于减轻体重、提高胰岛素的敏感性。根据年龄、性别、体力、病情及并发症等情况,选择适当的方式和合理的运动量,循序渐进,长期坚持。

(1)运动方式:可以是步行、慢跑、骑自行车、打乒乓球、健身操、太极拳、游泳、跳交谊舞等,可根据个人兴趣和易掌握的程度选择。

(2)运动时间:在餐后 1h 之后,运动时间从 30min 左右,逐步延长至 1h 或更久,至少每周 3 次。提倡"有氧运动"。运动强度为活动时的心率=170−年龄。

(3)运动时注意事项:1 型糖尿病患者体育锻炼宜在餐后进行,运动量不宜过大,时间不宜过长;要尽量避免在恶劣天气、严寒酷暑中运动;运动时宜微汗而不能大汗;运动前应有准备活动,以免因血管调节功能障碍而发生晕厥;对于较重的心脑血管病变或严重的微血管病变者应按具体情况妥善安排运动,若运动中出现胸闷、胸痛、视力模糊等,应立即停止并及时处理;随身携带糖果,当出现饥饿感、心慌、出冷汗、头晕及四肢无力或颤抖等低血糖症状时应及时服用;不可单独进行运动;要随身携带糖尿病卡;运动后要做好运动日记。

（二）病情观察

糖尿病的病情监测是糖尿病治疗的重要内容。要定期监测血糖,建议患者使用便携式血糖计进行自我血糖监测;每3～6个月复查糖化血红蛋白,了解血糖总体控制情况,以便及时调整治疗方案。观察有无感染、糖尿病足的发生;观察患者在原有的糖尿病症状的基础上,是否出现新的症状,要警惕糖尿病酮症酸中毒的发生。治疗中观察有无低血糖反应,一旦出现,立即采取相应的措施急救。每年1～2次全面复查,了解血脂及心、肾、神经、眼底情况,尽早发现相关并发症,给予相应治疗。

（三）用药护理

1. 口服降糖药的护理　应了解各类降糖药物的作用、剂量、用法,注意药物的不良反应和注意事项,指导患者正确服用。

（1）磺脲类药物的主要副作用是低血糖反应,其他还有恶心、呕吐、肝功能损害、白细胞减少、皮肤瘙痒等,治疗时应小剂量开始,餐前半小时服用。

（2）双胍类的常见副作用是胃肠道反应,有厌食、恶心、呕吐、口中金属味,偶有过敏反应,餐中或餐后服用可减轻不良反应。

（3）α—葡萄糖苷酶抑制剂主要有腹胀、腹泻、排气增多,应在进食第一口饭的同时嚼服。

2. 胰岛素治疗的护理

（1）使用胰岛素的注意事项:①准确执行医嘱,做到制剂种类正确,剂量准确,按时注射;注射期间应注意监测血糖、尿糖的变化。②采用皮下注射法,宜选择皮肤疏松部位,如双上臂外侧、腹部、臀部及大腿前外侧等,要经常更换注射部位,最好2周内不要在同一部位注射,两次注射点间隔1cm以上,以免形成局部硬结和皮下脂肪萎缩。胰岛素注射主张由患者自己进行,应严格无菌操作,防止发生感染。可选用胰岛素专用注射器或胰岛素笔,有条件的可选用胰岛素泵。③掌握胰岛素的注射时间:胰岛素于饭前半小时皮下注射,低精蛋白锌胰岛素在早餐前1h皮下注射;长、短效胰岛素混合使用时,应先抽吸短效胰岛素,再抽吸长效胰岛素,然后混匀,而不可相反,以免将长效胰岛素混入短效胰岛素内而影响其速效特性。④胰岛素制剂保存:胰岛素不宜冰冻,未开封的胰岛素放于冰箱冷藏（4～8℃）保存,正在使用的胰岛素无须放入冰箱,但应避免过冷、过热、太阳直射,否则可因蛋白质变性而失效。

（2）胰岛素的副作用及护理:①低血糖反应:是最主要的副作用,与剂量过大和（或）饮食失调有关;患者表现有饥饿感、心慌、疲乏、头晕、大汗、面色苍白,甚至抽搐、昏迷乃至死亡;一旦发生,要立即进食含糖高的食物（如糖果、糖水等）,或立即静脉注射50%葡萄糖40～60mL。②注射部位皮下脂肪萎缩或增生:可致胰岛素吸收不良,停止使用该部位注射后可缓慢恢复。③胰岛素过敏:表现为注射部位瘙痒,出现荨麻疹,少见全身性皮疹,可伴恶心、呕吐、腹泻等胃肠道症状,严重过敏反应罕见,发现过敏反应后应立即更换胰岛素制剂种类,使用抗组胺药、糖皮质激素、脱敏疗法等,严重者需暂时中断胰岛素治疗。

（四）并发症的护理

1. 感染　糖尿病患者抵抗力差,易并发各种感染,如疖、痈、肺炎、肺结核、肾盂肾炎等。而一旦感染又不易控制,且可使糖尿病病情加重及诱发酮症酸中毒。所以,预防感染十分重要。应指导患者注意个人卫生,保持全身和局部清洁;加强口腔、皮肤的清洁;女患者要经常清洗外阴并保持干燥;积极预防呼吸道感染;严格执行无菌操作技术;发现有感染的表现及时报告医生处理。

2.酮症酸中毒的护理

(1)让患者绝对卧床休息,专人护理,注意保暖,预防继发感染。寻找和去除诱因。.

(2)立即建立两条静脉通路,用于快速补液的通路应使用较大的针头并选择较粗的血管,另一通路专为滴注胰岛素用。准确执行医嘱。①立即补液:这是首要、关键的措施;一般开始2h输入1000~2000mL,第1个24h输入总量4000~6000mL或更多;输液种类先使用生理盐水,当血糖降至13.9mmol/L左右时改为5%葡糖糖液,并按每2~4g葡萄糖加入1U速效胰岛素。②同时使用小剂量持续静脉滴注速效胰岛素治疗方案,每小时每千克体重0.1U加入生理盐水中静脉滴注,尿酮体消失后,根据患者尿糖、血糖及进食情况调节胰岛素剂量或改为胰岛素皮下注射。③纠正电解质及酸碱平衡失调:血pH<7.1的严重酸中毒患者给予碳酸氢钠静脉滴注。④防治并发症。

(3)监测生命体征及神志变化,尤其要注意血压、体温、呼吸的形态和气味;记录24h液体出入量;监测血糖、尿糖、血酮、尿酮、电解质及动脉血气分析等。

3.糖尿病足 经常温水清洗,保持皮肤清洁、趾间干燥;注意按摩足部,冬季注意足部的保暖,尽量不用热水袋,以免烫伤皮肤而继发感染;每天进行适当的运动以促进血液循环;勤修指甲,但不宜太短;鞋袜平软、宽松、清洁、透气;每天检查双足一次,观察皮肤颜色、温度、湿度改变,注意检查趾甲、趾间、足底皮肤有无鸡眼、甲癣、红肿、水泡、溃疡、坏死等,有破溃、感染的应及时处理;预防外伤;积极控制血糖,说服患者戒烟。

(五)心理护理

及时将糖尿病的知识告知患者及家属,让患者积极配合治疗和护理,正确地对待糖尿病,使病情尽快缓解。告诉患者和家属糖尿病虽然不能根治,但通过合理控制饮食、适当运动、药物治疗、防治并发症等综合治疗措施,患者能和正常人一样生活和长寿。说明不良情绪会导致病情加重,帮助患者认识疾病,解除焦虑、紧张心理,同时鼓励患者积极参加社交活动,增强战胜疾病的信心。

(六)健康指导

糖尿病教育的重点是让患者认识到糖尿病的饮食、运动、药物治疗和病情监测的原则和重要性,以及如何预防、发现和治疗急、慢性并发症。

1.疾病知识宣传 认识糖尿病是需要终生治疗的疾病,能通过控制饮食、适当运动、药物治疗使血糖控制在正常水平,从而可减少并发症的发生,延缓慢性并发症的发展,提高糖尿病患者的生活质量。

2.生活指导 解释严格控制饮食的重要性,指导患者控制总热量、合理配餐、定时进食、食物选择等;指导患者掌握体育锻炼的方法和注意事项;改变不良生活习惯,戒烟、戒酒,注意个人卫生;保持心情轻松愉快。

3.用药指导 指导患者按医嘱服用降糖药,掌握胰岛素的注射方法,指导患者识别常用药物的不良反应,并教会处理方法。了解糖尿病控制良好的标准:空腹时血糖低于7.0mmol/L,餐后2h血糖低于11.1mmol/L。监测用药反应,如有并发症发生应及时处理或送医院。指导患者外出要携带一定量的糖类食物,要随身携带急救卡,以便发生紧急情况时,获得必要的帮助。

4.病情监测 要定期监测血糖、尿糖、糖化血红蛋白。教会患者自测尿糖,有便携式血糖计者教会其使用方法。每年进行全面复查,尽早发现有关并发症,及时给予处理。

## 八、护理评价

1. 多食症状有无好转,血糖是否正常,体重是否控制在正常范围。

2. 有无皮肤、呼吸道、泌尿道感染,体温是否正常。

3. 患者能否正确认识糖尿病,焦虑是否减轻。

4. 患者及家属是否掌握热量计算、饮食换算的方法,能否执行饮食计划;是否了解口服降糖药、胰岛素的使用注意事项;能否掌握尿糖、血糖、胰岛素注射的技术;能否进行病情监测和自我防护并发症。

(吴薇)

# 第六章　肾内科疾病护理

## 第一节　急性肾小球肾炎

### 一、概述

急性肾小球肾炎(acute glomerulonephritis,AGN)简称急性肾炎,临床以急性发作的血尿、蛋白尿、水肿和高血压为主要表现,可伴有一过性肾损害。常见于 A 组 β 溶血性链球菌导致的呼吸道感染(如急性扁桃体炎、咽炎)或皮肤感染(脓疱疮)以后,也可发生于其他细菌、病毒和寄生虫前驱感染之后。

### 二、病因及流行病学

急性肾小球肾炎由多种原因引起,以 β 溶血性链球菌"致肾炎菌株"感染引起的变态反应最为多见。常见于上呼吸道感染、皮肤感染等链球菌感染后,链球菌的主要致病抗原刺激机体产生特异抗体,抗原抗体结合成免疫复合物,激活补体而造成肾小球免疫病理损伤。

急性肾小球肾炎好发于儿童,男性多见,儿童约占总发病率的 90%。高峰发病年龄 2~6岁,<2 岁的儿童占总发病率的 5% 以下,>40 岁的成人占总发病率的 10% 以下。老年人急性肾小球肾炎常常缺乏典型症状;易进展为急性肾衰竭;首诊确诊率低,仅为 16%;预后不良,死亡率高。

### 三、病理

肾脏体积可增大,病理类型为毛细血管内增生性肾小球肾炎。病变主要累及肾小球,光镜下为弥漫性肾小球病变,以内皮细胞及系膜细胞增生为主,急性期可伴有中性粒细胞及单核细胞浸润,严重时,增生和浸润的细胞可压迫毛细血管祥使管腔狭窄或闭塞。肾小管病变不明显,肾间质可有灶性炎性细胞浸润及水肿。免疫病理检查可见 $C_3$ 及 IgG 呈颗粒状沿毛细血管壁和系膜区沉积。电镜下可见肾小球上皮细胞下有驼峰状大块电子致密物存在。

### 四、诊断要点

1.临床表现　本病好发于儿童,男性多见。前驱感染后常有平均 10 天左右的潜伏期,以1~3 周不等,呼吸道感染的潜伏期较皮肤感染者短。本病起病较急,病情轻重不一,轻者仅表现为镜下血尿及血清补体 $C_3$ 异常而无明显临床症状;重者呈急性肾小球肾炎综合征的表现,可表现为急性肾衰竭。本病大多预后良好,常在数月内临床自愈。

(1)尿液改变

1)少尿:见于 50% 患者,无尿罕见。起病初期可出现尿量减少,一般 400~700ml/d,多数起病 1~2 周后尿量渐增。

2)血尿:几乎所有患者均有肾小球源性血尿,约 40% 出现肉眼血尿。尿液呈洗肉水样,一般于数天内消失,也可持续数周转为镜下血尿。镜下血尿可持续数月。

3)蛋白尿:为肾小球源性蛋白尿,多为轻、中度蛋白尿,约 1/4 患者 24 小时蛋白定量不超过 3.5g。

(2)水肿:多为晨起眼睑水肿,严重者可波及全身,可见凹陷性。

(3)高血压:60%～80%患者会出现一过性高血压,多因肾小球滤过率下降引起的水、钠潴留所致,属于轻、中度高血压,经利尿后血压可逐渐恢复正常。少数患者可因严重高血压导致高血压脑病。

(4)肾功能异常:大部分患者起病时因尿量减少、肾小球滤过率下降导致一过性的轻度氮质血症。随着病情的缓解,尿量会逐渐增加,1～2 周后,肾功能可恢复正常,只有极少数患者出现急性肾衰竭。

(5)全身症状:患者疲乏、无力、厌食、恶心、呕吐等。

(6)并发症:少数重症患者可发生急性左心衰竭、高血压脑病及急性肾衰竭。

2.辅助检查　①尿液检查;②红细胞沉降率;③血清补体及免疫球蛋白测定;④肾功能检查;⑤细菌培养基血清学试验;⑥B 超检查;⑦肾活检。少尿 3～7 天以上或进行性尿量减少,肾小球滤过功能呈进行性损害,疑为急进性肾小球肾炎者;病程 1～2 个月以上,临床表现无好转趋势,考虑其他原发或者继发性肾小球疾病者,则应考虑肾活检。

## 五、治疗

目前尚无直接针对肾小球免疫病理过程的特异性治疗。主要为通过对症治疗、控制感染和休息,以防治急性期并发症、保护肾功能,利于其自然恢复。

1.一般治疗

(1)休息:急性期卧床休息,症状缓解后逐渐增加活动量。

(2)饮食:在水肿、少尿和高血压期要维持水、电解质的平衡,应适当控制水、盐和蛋白质的摄入。水分摄入以不显性失水加尿量计算供给,同时给予易消化的高糖、低盐、低蛋白饮食,食盐以 60mg/(kg·d)、蛋白质以 0.5g/(kg·d)为宜,保证热量摄入。尿量增多、氮质血症消除后恢复正常蛋白质供给,保证患儿生长发育需要。

2.感染灶的治疗　对仍有咽部、皮肤感染灶者应给予青霉素或其他敏感药物治疗 7～10天。待肾炎病情稳定后,经常反复发生的慢性感染灶如扁桃体炎、龋齿等予以清除。

3.利尿剂的应用　凡经控制水、盐而仍尿少、水肿、血压高者均应给予利尿剂。噻嗪类无效时可用强有力的袢利尿剂,如呋塞米和利尿酸。

4.降压药的应用　凡经休息、限水盐、利尿而血压仍高者应给予降压药。

5.透析　对少数发生急性肾衰竭,严重心力衰竭和不能控制的高血压可予血液透析或腹膜透析治疗。

## 六、主要护理问题

1.体液过多　与肾小球滤过功能下降致水、钠潴留有关。

2.潜在并发症　急性肾衰竭、急性心力衰竭、高血压脑病、电解质紊乱。

3.有皮肤完整性受损的危险　与皮肤水肿有关。

4.活动无耐力　与疾病所致高血压、水肿有关。

5.知识缺乏　缺乏急性肾小球肾炎相关知识。

6.焦虑/恐惧 与疾病病情进展快有关。

## 七、护理目标

1.维持体液平衡,水肿消失,血压恢复正常。

2.未出现急性肾衰竭、急性心力衰竭、高血压脑病、电解质紊乱等并发症。

3.保持皮肤完整性,无破溃、受损。

4.活动能力恢复。

5.患者了解急性肾小球肾炎相关知识,了解相关预防和康复知识,自我照顾和管理能力提高。

6.患者焦虑/恐惧减轻,配合治疗和护理,树立战胜疾病的信心。

## 八、护理措施

1.休息与活动 急性期应卧床休息,待水肿消退、肉眼血尿消失、血压恢复正常后,下床活动并逐步增加活动量。患儿应待红细胞沉降率正常后才可上学。2年内应避免劳累及重体力劳动。

2.饮食护理

(1)保证热量供给,每日不少于126kJ/kg,可给予高糖、易于消化和吸收的食物。

(2)盐:有水肿、高血压时严格限制钠盐摄入(<3g/d),以减轻水肿和心脏负担。当病情好转、血压下降、水肿消退、尿蛋白减轻后,由低盐饮食逐渐过渡到普通饮食,防止长期低钠饮食及应用利尿剂引起水、电解质紊乱或其他并发症。

(3)水:严格记录24小时的出入水量。尿量>1000ml/d可不限水,少尿时每天入水量为不显性失水量(约500ml)加上前一日的24小时尿量。入水量包括:饮食、饮水、服药、输液等所含水的总量。

(4)钾:少尿、无尿或血钾升高时,限制含钾高的食物。注意见尿补钾,尿量增多后补充含钾高的食物。

(5)蛋白质:肾功能正常时,给予正常量的蛋白质摄入为1.0g/(kg·d),出现氮质血症时,限制蛋白质的摄入为0.5g/(kg·d),优质动物蛋白占50%以上,如牛奶、鸡蛋、鱼等,以防增加血中含氮代谢产物的潴留。病情好转,尿量增多(>1000ml/d),可增加蛋白质摄入但不超过0.8g/(kg·d),病情稳定2～3个月后,蛋白质恢复正常量。

3.皮肤护理

(1)水肿较严重的患者应着宽松、柔软的棉质衣裤、鞋袜。协助患者做好全身皮肤黏膜的清洁,指导患者注意保护好水肿的皮肤,如清洗时注意水温适当、勿过分用力;避免擦伤、撞伤、跌伤、烫伤。阴囊水肿等严重的皮肤水肿部位可用中药芒硝粉袋干敷或硫酸镁溶液敷于局部。水肿部位皮肤破溃应用无菌敷料覆盖,必要时可使用稀释成1∶5的碘伏溶液局部湿敷,以预防或治疗破溃处感染,促进创面愈合。

(2)注射时严格无菌操作,采用5～6号针头,保证药物准确及时的输入,注射完拔针后,应延长用无菌干棉球按压穿刺部位的时间,减少药液渗出。严重水肿者尽量避免肌内和皮下注射,尽力保证患者皮肤的完整性。

4.病情观察

(1)定期测量患者体重,观察体重变化和水肿的部位、分布、程度和消长情况,注意有无腹水及胸腔、心包积液的表现;观察皮肤有无红肿、破损、化脓等情况发生。

(2)监测生命体征,尤其是血压的变化,注意有无剧烈头痛、恶心、呕吐、视力模糊,甚至神志不清、抽搐等高血压脑病的表现,以及有无呼吸困难、发绀、咳嗽、咯粉红色泡沫样痰等急性左心衰竭表现。

(3)准确记录24小时出入量,如经治疗尿量没有恢复正常,反而进一步减少,提示严重的肾实质损害。同时密切监测追踪尿常规、肾小球滤过率、血尿素氮、血肌酐、血浆蛋白、血清电解质等变化。

5.用药护理　遵医嘱使用利尿剂、降压药及抗生素。密切观察药物的疗效、可能出现的不良反应,如利尿剂使用后可能出现的低钾、低氯等电解质紊乱,耳鸣、眩晕、听力丧失等暂时性耳毒性不良反应;降压过程中直立性低血压的预防及抗生素使用过程中过敏反应的观察与处理。

6.心理护理　患者多为儿童及青少年,血尿、血压升高、严重的水肿可能让患者恐惧不安、限制患者活动,可导致焦虑、烦躁、抑郁等负性心理。护士应充分理解患者的感受和心理压力,通过健康教育使患者及家属了解病情、疾病的临床表现、治疗、预后等,了解急性期卧床休息及恢复期限制运动的重要性。卧床期间,护士尽量多关心、巡视,及时解决患者的合理需要。

7.健康指导

(1)休息与活动:急性期注意休息,限制活动量;平时适当参加体育锻炼,增强体质。注意选择合适的运动方式与运动量,避免过度劳累。

(2)预防感染和交叉感染:及时治疗感冒、咽炎、扁桃体炎、皮肤感染,实施预防感染的措施,如及时添减衣被和清洁皮肤,避免大汗、淋雨及过度劳累;注意居住环境的通风,少去人员拥挤的公共场所。在幼儿园、小学等儿童集中的场所,特别要注意预防呼吸道感染,做好隔离工作。

(3)饮食指导:使患者了解合理饮食对疾病康复的意义,指导患者及家属制订正确的饮食计划并认真实施。建议患者戒烟、戒酒。

(4)定期随访:急性肾小球肾炎临床症状消失后,蛋白尿、血尿等仍可能存在1~2年,故应定期随访直至完全康复。

(姚彩霞)

# 第二节　急进性肾小球肾炎

## 一、概述

急进性肾小球肾炎(rapidly progressive glomerulonephritis,RPGN)简称急进性肾炎,是一组病因不同而临床表现相似的急性肾小球肾炎综合征,患者病情危重,是以由蛋白尿(肾小球性蛋白尿)、血尿(畸形红细胞尿)、水肿和高血压为特征的肾脏疾病,迅速发展为无尿或少尿性急性肾衰竭。该病预后差,因肾小囊腔内广泛新月体形成,又名新月体性肾小球肾炎。

## 二、病因及流行病学

产生急进性肾小球肾炎的疾病种类很多,常常是系统性免疫复合物性疾病的一部分。其病因不十分清楚,可能与感染某些药物、化学物质(碳氢化合物)、自身免疫及遗传易感性等因素有关。其基本发病机制为免疫反应。抗肾小球基膜抗体型肾炎(Ⅰ型)是由于直接沉积于基膜的Ⅳ型胶原上的外源性抗体作用于该胶原链中的抗原产生的抗原抗体反应导致了肾损伤;免疫复合物型肾炎(Ⅱ型)则是由于循环免疫复合物和(或)原位免疫复合物在毛细血管壁或系膜沉积导致的炎症损伤;非免疫复合物型肾炎(Ⅲ型)的发病则与免疫因素的参与及中性粒细胞的激活有关,即血清抗中性粒细胞胞质抗体(ANCA)呈阳性,可能与肾微血管炎导致的内皮损伤有关。

急进性肾小球肾炎每年的发病率仅在7%以下,在我国绝大多数(91.7%)为Ⅱ型。Ⅱ型以儿童多见;Ⅰ型虽较少见,但有逐渐增多趋势,常发生于青年男性和老年女性;Ⅲ型多见于成年人、特别是老年人。

### 三、病理

肾脏体积常较正常增大,肿胀,呈苍白色或暗灰色,可见到瘀点。病理类型为新月体肾小球肾炎,光镜下,肾小球囊内大量新月体细胞充填。可伴不同程度的肾间质细胞浸润及纤维化。免疫病理检查是分型的主要依据:

Ⅰ型IgG及$C_3$呈光滑线条状沿肾小球毛细血管壁,Ⅱ型IgG及$C_3$呈颗粒状沉积于系膜区及毛细血管壁,Ⅲ型肾小球内可仅有微量免疫积沉物。电镜下可见Ⅱ型有电子致密物在系膜区和内皮下积沉,其他两型均没有。

### 四、诊断要点

1.临床表现　起病急骤,主要表现为急性肾小球肾炎综合征,少尿或无尿、血尿(常为肉眼血尿且反复发作)、大量蛋白尿、红细胞管型伴或不伴水肿和高血压,病情持续发作,致使肾功能损害进展迅速,可在数周或数月发展至肾衰竭终末期。患者可有前驱呼吸道感染。

它可有三种转归:①在数周内迅速发展为尿毒症,呈急性肾衰竭表现;②肾功能损害的进行速度较慢,在几个月或1年内发展为尿毒症;③少数患者治疗后病情稳定,甚至痊愈或残留不同程度的肾功能损害。

(1)尿改变:患者尿量减少,出现少尿或无尿,可出现肉眼血尿,常见红细胞管型和蛋白尿,尿中白细胞常增多。

(2)贫血:一般有不同程度的贫血,甚至严重贫血。

(3)水肿:半数以上患者出现水肿,以颜面和双下肢水肿为主,亦可出现重度水肿。

(4)高血压:部分患者可出现高血压。Ⅰ型及Ⅲ型患者血压正常或轻度升高。

(5)肾功能损害:血肌酐、尿素氮进行性增高,内生肌酐清除率显著下降,肾小管功能障碍,最终发展至尿毒症。

(6)其他表现:患者咳嗽、呼吸困难、疲乏、无力、精神差。消化道症状常见恶心、呕吐,甚至上消化道出血。可出现肺水肿、心力衰竭和酸碱失衡、电解质紊乱。

2.辅助检查

(1)尿液检查:常为肉眼血尿,镜下可见大量红细胞、白细胞和红细胞管型。尿蛋白常呈阳性。

(2)血液检查:血常规、肾功能、电解质和免疫学检查。

（3）B超检查：双肾增大。

（4）肾活检：怀疑本病患者尽早行肾活检。肾穿刺前血肌酐（Scr）＞400μmol/L者，应透析以确保肾穿刺顺利进行。

## 五、治疗

本病应及早做肾活检明确病理类型，以便及早开始治疗。

1.使用大剂量肾上腺皮质激素及免疫抑制剂，以抑制炎症反应，减少抗体生成。

2.应用抗凝剂低分子质量肝素、尿激酶、华法林（warfarin）配合双嘧达莫等治疗。

3.对症治疗　如利尿、降压、抗感染等治疗。

4.透析疗法　由于本病病程为持续进展，预后甚差，非透析疗法无肯定疗效，出现终末期肾衰竭病例应采用腹膜透析或血液透析。

5.血浆置换法　以降低血中抗体或免疫复合物浓度。

6.肾移植。

7.利尿剂的使用。

（1）襻利尿剂：①呋塞米抑制襻升段NaCl主动重吸收；②布美他尼破坏髓质间质浓度梯度；③丁尿酸限制肾脏稀释功能；④托拉塞米损伤肾脏浓缩功能：a.最大利尿效果可达滤过Na＋20％～50％（为噻嗪类药物作用的6～8倍）；b.增加尿$K^+$排泄；c.扩张肾皮质血管。

（2）噻嗪类：①氯噻嗪抑制皮质远曲小管$Na^+$重吸收；②氢氯噻嗪于Ccr下降时作用差；③吲达帕胺限制肾脏稀释功能：a.不影响浓缩功能；b.增加尿$K^+$排泄；c.收缩肾血管。

（3）保钾利尿剂抗剂：①醛固酮拮保钾：螺内酯利尿作用较弱，不单独使用；②抑制排钾：阿米洛利、氯苯蝶啶。

## 六、主要护理问题

1.潜在并发症　急性肾衰竭。

2.体液过多　与肾小球滤过功能下降、大剂量激素治疗导致水钠潴留有关。

3.有感染的危险　与激素、细胞毒药物的应用、血浆置换、大量蛋白尿致机体抵抗力下降有关。

4.焦虑/恐惧　与疾病进展快、预后差有关。

5.有皮肤完整性受损的危险　与皮肤水肿有关。

6.知识缺乏　缺乏急进性肾小球肾炎相关知识。

7.自理缺陷　与疾病所致贫血、水肿和心力衰竭等有关。

8.电解质紊乱　与使用利尿剂有关。

## 七、护理目标

1.保护残余肾功能，纠正肾血流量减少的各种因素（如低蛋白血症、脱水、低血压等），防治急性肾衰竭。

2.维持体液平衡，水肿消失，血压恢复正常。

3.预防感染。

4.患者焦虑/恐惧减轻，配合治疗护理，树立战胜疾病的信心。

5. 保持皮肤完整性,无破溃、受损。

6. 患者了解急进性肾小球肾炎相关知识,了解相关预防和康复知识,自我照顾和管理能力提高。

7. 生活自理能力恢复。

## 八、护理措施

1. 病情观察

(1)密切观察病情,及时识别急性肾衰竭的发生。监测内生肌酐清除率(Ccr)、血尿素氮(BUN)、血肌酐(Scr)水平。若 Ccr 快下降,BUN、Scr 进行性升高,提示有急性肾衰竭发生,应协助医生及时处理。

(2)监测尿量的变化,注意尿量迅速减少或出现无尿的现象,此现象往往提示了急性肾衰竭。

(3)监测血电解质及 pH 的变化,特别是血钾情况,避免高血钾可能导致的心律失常,甚至心搏骤停。

(4)观察有无食欲明显减退、恶心、呕吐、呼吸困难及端坐呼吸等症状的发生,及时进行护理干预。

(5)定期测量患者体重,观察体重变化和水肿的部位、分布、程度和消长情况,注意有无腹水及胸腔、心包积液的表现;观察皮肤有无红肿、破损、化脓等情况发生。

2. 用药护理

(1)按医嘱严格用药,密切观察药物(激素、免疫抑制剂、利尿剂)在使用过程中的疗效与不良反应。

(2)治疗后都需认真评估有无甲泼尼龙冲击治疗常见的不良反应发生,如继发感染和水钠潴留、精神兴奋及可逆性记忆障碍、面红、血糖升高、骨质疏松、伤口不愈合、消化道出血或穿孔、严重高血压、充血性心力衰竭等。

(3)大剂量激素冲击治疗可有效抑制机体的防御能力,必要时实施保护性隔离,预防继发感染。

(4)观察利尿剂、环磷酰胺冲击治疗的相关不良反应,如血清电解质变化情况及相应的临床症状。

3. 避免正血容量下降的不利因素(低蛋白血症、脱水、低血压等)。

4. 避免使用损害肾脏的药物 同时积极预防感染。

5. 皮肤护理

(1)水肿较严重的患者应着宽松、柔软的棉质衣裤、鞋袜。协助患者做好全身皮肤黏膜的清洁,指导患者注意保护好水肿的皮肤,如清洗时注意水温适当、勿过分用力;平时避免擦伤、撞伤、跌伤、烫伤。阴囊水肿等严重的皮肤水肿部位可用中药芒硝粉袋干敷或硫酸镁溶液敷于局部。水肿部位皮肤破溃应用无菌辅料覆盖,必要时可使用稀释成 1 : 5 的碘伏溶液局部湿敷,以预防或治疗破溃处感染,促进创面愈合。

(2)注射时严格无菌操作,采用 5～6 号针头,保证药物准确及时的输入,注射完拔针后,应延长用无菌干棉球按压穿刺部位的时间,减少药液渗出。严重水肿者尽量避免肌内和皮下注射,尽力保证患者皮肤的完整性。

6.心理护理　由于病情重,疾病进展快,患者出现恐惧、焦虑、烦躁、抑郁等心理。护士应加强沟通、充分理解患者的感受和心理压力,并鼓励家属,共同努力疏导患者的心理压力。护士尽量多关心、巡视,及时解决患者的合理需要,让其体会到关心和温暖。护士应鼓励患者说出对患病的担忧,给其讲解疾病过程、合理饮食和治疗方案,以消除疑虑,提高治疗信心。

7.健康指导

(1)休息:患者应注意休息、避免劳累。急性期绝对卧床休息。卧床休息时间应较急性肾小球肾炎更长。

(2)积极预防和控制感染:从病因与治疗方法上对患者进行健康教育,提高患者预防感染的意识。

(3)提高治疗的依从性:告知患者与家属严格依从治疗的重要性、药物(激素及免疫抑制剂)治疗可能出现的不良反应与转归,避免患者擅自停药或改变剂量,鼓励患者配合治疗。

(4)避免加重肾损害的因素,建立随访计划,鼓励患者进行自我病情监测,以防止疾病复发及恶化。

(5)定期复查电解质(低钠、低钾等),有异常及时协助医生处理。

(姚彩霞)

## 第三节　慢性肾小球肾炎

### 一、概述

慢性肾小球肾炎是由多种病因引起的一组渐进性、免疫性、炎症性、原发性肾小球疾病。多具有起病缓慢或隐匿、病情迁延、病程较长,有不同程度的蛋白尿、血尿及管型尿,伴或不伴水肿、高血压和不同程度的肾功能减退等临床特点。

### 二、病因及流行病学

本病的病因不明。起病前多有上呼吸道感染或其他部位感染,少数慢性肾小球肾炎可能是由急性链球菌感染后肾炎演变而来,但大部分慢性肾小球肾炎并非由急性肾小球肾炎迁延而来,而由其他原发性肾小球疾病直接迁延发展而成,起病即属慢性肾小球肾炎。

慢性肾小球肾炎可发生于任何年龄,但以青、中年为主,男性多见。

### 三、病理

该病根据其病理类型不同,可分为如下几种类型:①系膜增生性肾小球肾炎,免疫荧光检查可分为以 IgA 沉积为主的系膜增殖性肾炎和非 IgA 系膜增殖性肾炎;②膜性肾病;③局灶节段性肾小球硬化;④系膜毛细血管性肾小球肾炎;⑤增生硬化性肾小球肾炎。

### 四、诊断要点

1.临床表现　以青、中年男性发病为主。多数起病缓慢、隐匿。临床表现个体间差异较大,可以表现为较长期的无症状性尿异常。

(1)蛋白尿:出现较早,是必有表现,24 小时尿蛋白定量为 1～3g,部分患者可出现大量蛋白尿。

(2)血尿:出现较早,为轻至中度镜下血尿,偶见肉眼血尿。

(3)水肿:早期多为眼睑、面部和(或)下肢轻、中度水肿,晚期长期存在,严重者也可出现全身性水肿。

(4)高血压:多数患者存在不同程度的高血压,部分患者以高血压为首发症状。

(5)肾功能损害:呈慢性渐进性,持续数年甚至数十年,轻度受损的肾功能可因感染、血压增高、劳累、高蛋白饮食摄入、应用肾毒性药物等因素发生急剧变化,如及时控制这些诱因,肾功能可在一定程度上恢复。多数患者病情逐渐恶化进入尿毒症期。

(6)其他:慢性肾小球肾炎出现肾功能损害时常有贫血表现。长期严重的高血压者可出现心脑血管的并发症。

2.辅助检查

(1)尿液检查;

(2)血液检查,血常规、肾功能、电解质和免疫学检查;

(3)B超检查;

(4)肾活组织检查。

## 五、治疗

本病治疗以防止或延缓肾功能进行性损害为目标。

1.饮食调整　限制食物中蛋白质和磷的摄入量,蛋白质摄入量限制在 0.6～0.8g/(kg·d),一般提供优质蛋白如蛋、奶、瘦肉等,并加用必需氨基酸疗法;有大量蛋白尿,而肾功能正常者,蛋白质摄入量可适当放宽至 0.8～1.0g/(kg·d)。同时,应注意限制磷的摄入,补充钙剂,给予低嘌呤饮食,限制脂肪摄入。

2.降压治疗　高血压是促使肾小球硬化的重要因素,降压治疗是控制病情恶化的重要措施。理想的血压控制水平视尿蛋白的程度而定:如尿蛋白≥1g/d 者,血压应控制在 125/75mmHg 以下;如尿蛋白<1g/d 者,血压控制可放宽到 130/80mmHg 以下。主要降压措施包括低盐饮食、使用降压药,应尽可能选择对肾脏有保护作用的降压药。首选为血管紧张素转换酶抑制剂(ACEI)和血管紧张素Ⅱ受体抑制剂(ARB),该两药不仅具有降压作用,还可降低肾小球毛细血管内压,缓解肾小球高灌注、高滤过状态,减少尿蛋白,保护肾功能。常用的 ACEI 有卡托普利、贝那普利等;ARB 有缬沙坦、氯沙坦等。其他降压药,如钙通道阻滞剂、受体阻滞剂、血管扩张剂和利尿剂也可选用,但噻嗪类利尿剂对于肾功能较差者效果不明显。

3.抗凝和抑制血小板聚集药物　长期服用血小板解聚集药可延缓肾衰竭。大剂量双嘧达莫,或小剂量阿司匹林有抗血小板聚集的作用,对系膜毛细血管性肾小球肾炎有一定降低尿蛋白作用。

4.防治加重肾损害的其他因素　积极预防和治疗感染性疾病,对伴有高脂血症、高血糖、高尿酸血症等应给予相关处理。亦应注意维持水、电解质及酸碱平衡,预防心力衰竭等的发生。避免感染、劳累、妊娠、使用肾毒性或易诱发肾功能损伤的药物(氨基糖苷类抗生素、磺胺类及非固醇类消炎药)。

## 六、主要护理问题

1.体液过多　与肾小球滤过功能下降所致水、钠潴留有关。

2.焦虑 与疾病反复发作、预后不良有关。

3.营养失调:低于机体需要量 与限制蛋白饮食,患者纳差、低蛋白血症等有关。

4.潜在并发症 慢性肾衰竭。

5.知识缺乏 缺乏慢性肾小球肾炎相关知识。

## 七、护理目标

1.维持体液平衡,纠正水、电解质紊乱。

2.患者无焦虑表现或焦虑减轻,能正确认识疾病,树立战胜疾病的信心。

3.维持良好的营养状态。

4.延缓肾功能减退,控制血压、合理饮食、预防感染、防止滥用药物。

5.患者了解慢性肾小球肾炎相关知识,自我照顾和管理能力提高。

## 八、护理措施

1.饮食护理

(1)蛋白质:优质蛋白(如牛奶、蛋、瘦肉等)应占 50%以上,一般为 $0.5\sim0.8/(kg \cdot d)$,不宜超过 $1.0g/kg$。

(2)水、钠:血压高或水肿者限制钠盐摄入,摄入盐分一般以每天 $2\sim3g$ 为宜。过分限制食盐,患者会出现四肢无力、精神不振、厌食及电解质紊乱等症状,并会使肾血流量减少。水肿伴少尿者限制液体入量,使用有刻度的杯子饮水,每次小便采用量杯计量,按 24 小时液体出入量补充液体。

(3)控制磷的摄入,注意补充多种维生素和锌元素,增加糖类摄入,保证足够热量。

(4)评估患者营养状况及改善情况,向患者及家属解释饮食的重要性,与其共同制订食谱,改进烹调方法,以提高患者食欲。定期监测体重、上臂肌围,定期监测血红蛋白及血清白蛋白浓度,观察皮肤、口唇、指甲的色泽。

2.休息与运动 延长卧床休息时间,以增加肾血流量和尿量、减轻水肿,有利于肾功能改善。指导适当运动,如太极拳、散步。重视调节生活状态,保证身心的休息。

3.病情观察

(1)生命体征:密切观察血压变化,维持血压的相对稳定,避免血压突然升高或持续高血压加重肾功能的恶化;患者有心率增快、心律不规则及视物模糊、头昏、头痛、烦躁不安等现象时,应立即监测血压,并与医生联系。监测体温的动态变化,注意防止感染。

(2)水肿:注意监测尿量、体重变化,定期测量腹围,观察水肿消长情况,是否出现胸腔积液、腹水等。

(3)肾功能:定期监测 Ccr、Scr、BUN 及血红蛋白、血浆清蛋白水平。监测血白细胞计数和水、电解质、酸碱平衡情况。观察有无头晕、嗜睡、恶心、呕吐、食欲缺乏、尿量异常等肾衰竭的表现。定期检查尿常规。

4.用药护理

(1)利尿药:观察利尿效果,防止低钠、低钾血症及血容量减少等不良作用的发生。

(2)降压药:使长期服用降压药者充分认识降压治疗对保护肾功能的作用,嘱其勿擅自改变药物剂量或停药,以确保满意的疗效。卡托普利对肾功能不全者易引起高钾血症,应定时观察血钾变化,降压不宜过快或过低,以免影响肾灌注。

(3)激素或免疫抑制剂:慢性肾小球肾炎伴肾病综合征者常见,应观察药物可能出现的不良反应。

(4)抗血小板聚集药:观察有无出血倾向,监测出、凝血时间等。

5.心理护理

(1)护士应鼓励患者说出对患病的担忧,及早预防和发现问题并给予心理疏导,采用倾听法让患者倾诉,引导抒发情绪,缓解心理压力。针对患者的负面情绪,给予合理的建议和指导,引导患者谈一些轻松愉快的话题,激活患者的主观能动性;指导患者进行放松训练,以改善心理状况,给其讲解疾病过程、合理饮食和治疗方案,以消除疑虑,提高治疗信心,积极配合治疗。

(2)提倡家属参与健康教育。慢性肾小球肾炎病程长、迁延不愈,患者容易出现悲观情绪,家属不仅要做好患者的心理工作,也要为患者做出榜样,鼓励患者树立战胜疾病的信心,保持良好的心情。通过对患者及其家属的健康指导,使患者及家属了解疾病的基本知识,提高健康意识,增强自我保健能力,预防并发症的发生,从而增进患者的身心健康。

(3)建议患者完善自身的医疗保障体系,做好经济的储备计划。

6.避免诱因　保持室内清洁和空气新鲜、流通,加强个人卫生,注意口腔和皮肤清洁,避免受凉,做好呼吸道和泌尿道感染等预防措施。避免劳累、妊娠、血压增高、高脂血症及高尿酸血症、肾毒性药物(氨基糖苷类抗生素,磺胺类及非固醇类消炎药)的使用等加重肾损害的因素。

7.健康指导

(1)饮食指导:向患者及家属讲解限制钠盐摄入、控制饮水量的方法,注意摄入优质低蛋白、保持充足热量和摄入富含多种维生素食物的意义。指导患者根据自己的病情动态地选择食物种类和数量。

(2)告知患者注意卧床休息,主动调整生活方式,保证休息时间,保持精神愉快。

(3)告诉患者疾病相关知识,提高自我监测和保护意识,使患者有能力进行家庭自我护理。

1)指导患者进行自我监测血压的方法和注意事项,并记录血压值,了解自身肾功能、血压的稳定情况,增强治疗的信心。

2)注意防寒保暖,避免潮湿、受凉,防治呼吸道感染;注意个人卫生,预防泌尿道感染。

3)避免剧烈运动和过重的体力劳动。

4)育龄期妇女应注意避孕。

(4)用药指导:指导患者正确服用降压药。

1)降压药第一次服药时间应在清晨醒后立即服用,服药不受食物影响。服用后应每日定时监测血压。

2)当变换体位由从坐位起立、平卧位起床时,动作应尽量缓慢,由卧位变为坐位再到立位应循序渐进。尤其夜间起床小便更应注意,防止直立性低血压。

3)药物为控释和缓释等特殊制剂时,药物需整片吞服。整片服用后药物在体内的降压速度是匀速的,如果掰开来服用,就会破坏控释或缓释片的结构,从而导致此药服用后在体内降压的速度不匀速,血药浓度不够恒定,从而影响到平稳降压的效果。

4)避免应用肾毒性药物(如氨基糖苷类抗生素、磺胺类及抗真菌药等)。介绍各类药物的疗效、不良反应,需做肾活组织检查者,应做好解释和术前准备工作。

5)定期复查尿常规和肾功能,教育患者坚持定期随访,如出现水肿或水肿加重、血压增高、少尿、血尿、尿液浑浊、膀胱刺激征和感冒等情况时应及时就医。

(姚彩霞)

# 第四节　肾病综合征

## 一、概述

肾病综合征(nephrotic syndrome,NS)是由多种肾脏疾病引起的,临床表现为大量蛋白尿(尿蛋白定量>3.5g/d)、低蛋白血症(血浆白蛋白<30g/L)、水肿、局脂血症的一组综合征。

## 二、病因及流行病学

肾病综合征的病因分为原发性和继发性两大类。原发性肾病综合征是指原发于肾小球本身的病变,因免疫介导性炎症而导致肾损害。继发性肾病综合征是指继发于全身系统性疾病或先天遗传性疾病,如系统性红斑狼疮、糖尿病肾病、过敏性紫癜、肾淀粉样变、多发性骨髓瘤、药物、感染、先天遗传性疾病(如 Alport 综合征)等。

原发性肾病综合征儿童期多见于微小病变,青少年期主要是系膜增生性肾小球肾炎、系膜毛细血管性肾小球肾炎、局灶节段性肾小球硬化;中老年多见于膜性肾病。继发性肾病综合征儿童期常见于过敏性紫癜肾炎、乙肝相关性肾炎等;青少年期常继发于系统性红斑狼疮、过敏性紫癜、乙肝等;中老年多继发于糖尿病、肾淀粉样变、多发性骨髓瘤等。

## 三、病理

原发性肾病综合征肾小球病变的主要病理类型有微小病变型肾病、系膜增生性肾小球肾炎、系膜毛细血管性肾小球肾炎、膜性肾病及局灶节段性肾小球硬化。

## 四、诊断要点

1.临床表现

(1)大量蛋白尿和低蛋白血症:尿蛋白超过 3.5g/d、血浆白蛋白低于 30g/L 是诊断必需条件。

(2)水肿:是肾病综合征最突出的体征,与低蛋白血症导致的血浆胶体渗透压下降直接相关,为凹陷性水肿。

(3)高脂血症:血胆固醇升高最常见,三酰甘油、低密度脂蛋白及极低密度脂蛋白也增高。

2.辅助检查　①尿液检查;②血液检查;③肾功能检查;④双肾B超;⑤肾活组织检查。

## 五、治疗

1.一般治疗

(1)休息:凡有严重水肿、低蛋白血症者应卧床休息至水肿消失,为了减少血栓形成,根据病情可做床上的肢体活动及定时的限制性起床活动。

（2）饮食：给予高热量、低脂、高维生素、低盐及富含可溶性纤维的饮食；肾功能正常者给予正常量的优质蛋白，肾功能减退者则给予优质低蛋白。

2.对症治疗　利尿消肿、减少尿蛋白。

3.抑制免疫与炎症反应　糖皮质激素、细胞毒药物、环孢素的应用。

## 六、主要护理问题

1.体液过多　与低蛋白血症致血浆胶体渗透压下降有关。

2.营养失调：低于机体需要量　与大量蛋白质丢失、胃肠黏膜水肿致蛋白吸收障碍等因素有关。

3.有皮肤完整性受损的危险　与皮肤水肿、大量蛋白尿致机体营养不良、严重水肿致活动能力下降有关。

## 七、护理目标

1.患者水肿程度减轻或消失。

2.能正常进食，营养状况逐步改善。

3.无皮肤破损的发生。

## 八、护理措施

1.皮肤护理

（1）观察水肿的部位及特点，注意血压、脉搏、呼吸、心率、静脉充盈情况和皮肤弹性，有无呼吸困难和肺水肿症状，注意体重、尿量的变化。

（2）眼睑、面部水肿者，可抬高枕头 $15°\sim30°$。有胸腔积液者可取半卧位休息，阴囊水肿者用托带将阴囊托起。严重水肿者，经常更换卧姿，必要时使用气垫床，预防压疮。输液时注意控制滴数，以防止发生心力衰竭、脑水肿等情况。

（3）保持皮肤清洁，用温水擦洗皮肤，被褥、衣裤应清洁、柔软、平整，防止皮肤损伤及感染。

（4）严格控制入量，准确记录 24 小时出入量。

（5）患者做各种穿刺前皮肤消毒要严格，进针时应推开皮下水分，拔针后给予皮肤按压，至液体不外渗为止。

2.休息与活动　全身严重水肿，合并胸腔积液、腹水，有严重呼吸困难者应绝对卧床休息，取半坐卧位，必要时给予吸氧。卧床期间注意肢体适度活动与被动运动，防止血栓形成。病情缓解后逐渐增加活动量，减少血栓等并发症的发生。高血压患者限制活动量，老年患者改变体位时不宜过快，以防止直立性低血压。

3.饮食护理　合理饮食能改善患者的营养状况和减轻肾脏负担，蛋白质的摄入是关键。肾病综合征患者食物中各种营养成分的构成一般如下。

（1）蛋白质：提倡正常量的优质蛋白（富含必需氨基酸的动物蛋白）1.0g/（kg·d）；有氮质血症的水肿患者，应同时限制蛋白质的摄入。优质蛋白如蛋类、肉类、家禽、奶及奶品类等。

（2）足够热量：低蛋白饮食者需注意提供不少于每天每公斤体重 $126\sim147kJ$（30～

50kcal)的热量,以免导致负氮平衡。

(3)水、钠限制:有明显水肿、高血压或少尿者,严格限制饮水量,摄入低钠饮食(<3g/d),勿食腌制品等含钠局的食物。

(4)脂肪限制:脂肪占总供能的30%～40%,饱和脂肪酸和不饱和脂肪酸比例1∶1,为减轻高脂血症,少进富含饱和脂肪酸的食物如动物油脂,选择富含不饱和脂肪酸的食物如植物油及鱼油等。

(5)注意补充各种维生素及微量元素(如铁、钙)。

(6)营养监测:记录进食情况,评估饮食结构是否合理、热量是否充足。

4.用药护理

(1)利尿药:用药期间记录尿量,观察治疗效果及有无脱水、低血钾、低血钠等水、电解质和酸碱平衡失调。使用大剂量呋塞米时,注意有无恶心、直立性眩晕、口干、心悸等。

(2)抗凝药:临床上常用的药物有低分子量肝素、双嘧达莫、华法林等。使用期间应监测凝血常规,观察是否有皮肤黏膜、口腔、胃肠道等的出血倾向,发现问题及时减药并给予对症处理,必要时停药。

(3)降脂药:宜睡前服用。观察有无药物过敏、胃肠道不良反应等。

(4)其他:不可使用对肾功能有毒性的抗生素,如卡拉霉素、庆大霉素、多黏菌素B等。

5.病情观察 观察并记录生命体征,尤其是血压的变化。记录24小时出入量,监测患者体重变化和水肿消长情况。监测尿量变化,如经治疗尿量没有恢复正常,反而进一步减少,甚至无尿,提示发生严重的肾实质损害。定期测量血浆白蛋白、血红蛋白等的指标反应机体营养状态。同时密切监测尿常规、Ccr、BUN、Scr、血浆蛋白、血清电解质等变化。

6.健康宣教

(1)注意休息和保暖,避免受凉、感冒,避免劳累和剧烈体育运动;适度活动,避免肢体血栓等并发症。

(2)乐观开朗,对疾病治疗与康复充满信心。

(3)密切监测肾功能变化,学会自测尿蛋白,了解其动态,此为疾病活动的可靠指标;水肿时注意限制水盐,摄入适当蛋白质。

(4)遵医嘱用药,了解和观察药物疗效和不良反应。定期门诊随访。

## 九、并发症及护理

1.感染 是肾病综合征复发和疗效不佳的主要原因之一。一般不主张常规使用抗生素预防感染,但一旦发生感染,应选择敏感、强效及无肾毒性的抗生素进行治疗。

(1)指导患者预防感染

1)告知患者及其家属预防感染的重要性,指导其加强营养、注意休息、保持个人卫生,指导或协助患者保持全身皮肤、口腔黏膜的清洁干燥,避免搔抓等导致的损伤。

2)避免感染源:尽量减少病区探访人次,限制上呼吸道感染者来访。寒冷季节外出时注意保暖,避免去公共场所等人多聚集的地方。防止外界环境中病原微生物的入侵。

3)保持环境清洁、舒适:定期做好病室的空气消毒,用消毒药水拖地板、湿抹桌椅等。室内保持合适温湿度,定时开门窗通风换气。

4)尽量避免肌内注射和皮下注射,积极处理会阴部及四肢的严重水肿,保证患者皮肤的完整性。

（2）观察感染征象：注意有无体温升高、皮肤感染、咳嗽、咳痰、肺部湿啰音、尿路刺激征、腹膜刺激征等。出现感染征象后，遵医嘱正确采集患者的血、尿、痰、腹水等标本及时送检。根据药敏试验结果使用有效的抗生素并观察疗效。

2.血栓、栓塞血栓、栓塞并发症 是直接影响肾病综合征治疗效果和预后的重要原因。当血液出现高凝状态时应给予抗凝剂，并辅以血小板解聚集药。一旦出现血栓或栓塞时，及时给予溶栓，并配合应用抗凝剂。

（1）观察有无血栓形成，如深、浅静脉有无红、肿、硬、痛等；有无突发呼吸急促或困难，经一般吸氧无效；有无突发意识障碍。定期监测凝血常规。卧床患者可在床上做被动或主动运动，以增加四肢的血液流动，减少血栓的形成。

（2）有血栓症状者，遵医嘱使用抗凝治疗。有肢体血栓者，患肢抬高制动，禁止按摩以防血栓脱落。有脑血栓者，遵医嘱使用脱水剂，并观察意识情况。有肺栓塞者，保持呼吸道通畅、吸氧；严重肺栓塞者，必要时应气管插管及正压呼吸。

3.急性肾损伤（acute kidney disease，AKI）

（1）袢利尿剂：对其仍有效者予以较大剂量冲刷阻塞的肾小管管型。

（2）血液透析：利尿无效且达到透析指针时。

（3）积极治疗原发病。

（4）碱化尿液：如口服碳酸氢钠以减少管型形成。

4.蛋白质及脂肪代谢紊乱 严格控制饮食，限制高糖、高脂食物及水、盐的摄入，选用优质蛋白，避免进食肥肉、动物内脏等。遵医嘱使用降脂药，适量运动。

（姚彩霞）

# 第五节　急性肾衰竭

## 一、概述

急性肾衰竭（acute renal failure，ARF）是由各种原因使肾小球滤过率在数天或数周内迅速下降达正常值 50% 以下，血尿素氮及血肌酐迅速上升（血肌酐每日上升 5mg/L 或 44.2$\mu$mol/L）引起电解质及酸碱平衡失调和急性尿毒症症状，或在慢性肾衰竭的基础上出现内生肌酐清除率较基础值急剧下降 15%。早期诊断、及时治疗是决定预后的关键，否则可致死。其死亡率为 49%～71%，其中 75% 是死于感染，其次死于呼吸或心脏并发症。急性肾衰竭分为肾前性、肾实质性和肾后性三种类型。

## 二、病因及流行病学

1.肾前性急性肾衰竭 占急性肾衰竭的 30%～60%。肾脏本身无器质性病变，由导致有效循环血量减少、心排血量减少及肾血管收缩等肾前因素引起的肾血灌注量减少，肾小管滤过率降低，肾小管重吸收水、钠增加，引起尿量减少、钠排出减少、血尿素氮和肌酐升高。

（1）有效循环血容量不足：血管内血容量减少，出血、细胞外液的消耗（呕吐、腹泻、利尿剂、失钠性肾炎、烧伤），细胞外液容量分离（烧伤、挤压伤、腹膜炎、胰腺炎）。

（2）心排血量减少：心功能不全（心肌梗死、缺血、心肌病、高血压、瓣膜疾病、肺心病、心律失常）、心包填塞。

（3）肾血管病：肾动脉或肾静脉栓塞及动脉粥样硬化斑块形成。

（4）严重肾血管收缩：血管紧张素转化酶抑制剂、非甾体抗炎药及前列腺素抑制剂的使用；败血症，肝肾综合征，应激状态（全麻，手术）。

2.肾性急性肾衰竭　占急性肾衰竭的 $20\%\sim40\%$。由各种肾实质病或肾前性因素未及时去除所致。

（1）肾小管疾病：急性肾小管坏死（最常见）、肾缺血、肾中毒（药物、食物、造影剂重金属、蚊毒及中草药等），异型输血后的色素肾病等。

（2）肾小球疾病

1）原发性肾小球疾病：如急性肾小球肾炎、急进性肾小球肾炎和 IgA 肾病。

2）继发性肾小球疾病：如狼疮性肾炎、紫癜性肾炎和小血管炎或结节性多动脉炎等。

（3）肾间质疾病：肾盂肾炎、浸润性（淋巴瘤白血病或肉瘤）、高尿酸和高钙代谢性毒物、重金属顺铂、药物过敏和自身免疫性疾病（SLE 或混合性结缔组织病）。

（4）肾血管性病

1）微血管病：如动脉粥样硬化栓塞性病（胆固醇斑块微血栓），血栓性血小板减少性紫癜、溶血性尿毒症综合征或产后急性肾衰竭（妊娠子痫和胎盘早剥）。

2）大血管病：肾动脉闭塞、严重腹主动脉病（动脉瘤）。

（5）慢性肾脏病基础上的急性肾衰竭：在诱因的作用下使原有慢性肾脏病的病情急剧恶化，肾功能急骤减退引起的急性肾衰竭。

3.肾后性急性肾衰竭　占急性肾衰竭的 $1\%\sim10\%$。各种原因导致肾盂和输尿管、膀胱、尿道梗阻，肾实质受压引起肾功能急剧下降。常见于尿路结石、前列腺肥大或前列腺癌、恶性肿瘤、腹膜后纤维化、骨盆肿块。

急性肾衰竭流行病学呈高龄化趋势发展，老年的急性肾衰竭发病率逐年上升，以梗阻因素为主；肾前性急性肾衰竭常因认识不足而被忽略；虽然肾小管间质病变仍是肾实质性急性肾衰竭的主要原因，其中以药物因素占首位。

## 三、病理

目前尚无一种学说能圆满解释急性肾衰竭的发病机制。

1.反漏及阻塞学说　各种原因导致肾小管损伤后，肾小管液反漏入间质造成肾间质水肿。坏死的肾小管上皮细胞脱落入管腔，与管腔内液中的蛋白质形成的管型阻塞了肾小管，组织水肿加剧，最终使肾小球有效滤过压降低、肾小管间质缺血，引起少尿。

2.肾小管上皮细胞代谢障碍学说　急性肾小管坏死发生过程中，肾小管上皮细胞代谢发生障碍，表现如下。

（1）ATP 含量明显下降。

（2）线粒体肿胀、能量代谢失常。

（3）细胞内酸中毒，最终导致细胞骨架结构破坏和细胞坏死。

3.肾血流动力学变化　肾缺血和肾毒素的作用使血管活性物质释放引起肾血流动力学变化，导致肾血流灌注量减少，肾小球滤过率下降致急性肾衰竭发生。此外，肾缺血后肾血流再通时，细胞内钙超负荷和氧自由基的作用下可见细胞的损伤继续加重。肾小管受损使其管液中钠氢的浓度因重吸收减少而升高,通过肾素血管紧张素的作用使入球小动脉收缩、肾血流减慢、肾小球滤过率降低。

4.非少尿型急性肾小管坏死的发病机制 损伤的肾单位不同一性及肾单位的液体动力变化不同,引起非少尿型急性肾小管坏死。在同一肾单位,肾小球与肾小管受损的程度不一致,也是引起非少尿型肾小管坏死的原因之一。

### 四、诊断要点

在排除慢性肾衰竭后根据病史、体征,特别是患者的尿量突然减少、肾功能的急剧变化,结合临床变化、病因及其他实验室检查诊断。

### 五、治疗

1.少尿期治疗
(1)限制水分和电解质。
(2)维持营养供给热量。
(3)预防和治疗高血钾。
(4)纠正酸中毒。
(5)严格控制感染。
(6)停用肾毒性药物及影响肾血流量的药物。
(7)血液净化,血液透析,腹膜透析,超滤。
2.多尿期的治疗 原则是保持水、电解质平衡,增进营养,增加蛋白质的补充,增强体质,预防治疗感染,注意合并症的发生。

### 六、主要护理问题

1.体液过多 与肾小球滤过率降低、摄入过多有关。
2.营养失调:低于机体需要量 与患者食欲缺乏、蛋白质摄入限制、原发疾病及透析的影响有关。
3.焦虑/恐惧 与患者对疾病的恐惧、担心预后有关。
4.潜在并发症 高血钾、代谢性酸中毒、急性肺水肿、出血。
5.有感染的危险 与机体抵抗力降低、外伤及侵入性操作有关。

### 七、护理目标

1.维持患者正常液体量、皮下水肿消退、尿量增加。
2.患者营养状况得到改善或维持。
3.患者焦虑/恐惧程度减轻,配合治疗及护理。
4.患者未发生相关并发症,或并发症发生后能得到及时治疗与处理。
5.患者在抵抗力有所提高,未发生感染并发症。

### 八、护理措施

1.体液过多
(1)指导患者绝对卧床休息,可减少代谢产物生成。并适当抬高患者水肿的肢体,可减轻局部水肿。

(2)准确记录 24 小时尿量,并观察尿的颜色,指导患者正确留取尿标本。

(3)严格控制液体入量,每天以前一天的尿量加 500ml 为宜。发热患者在体重不增加的情况下可适当增加液体入量。

(4)遵医嘱使用利尿剂,并观察治疗效果及不良反应。

2. 饮食指导

(1)提供足够的蛋白质、热量,以减少内源性蛋白分解,促使伤口愈合,减少感染等并发症。非透析者,热量 35kcal/(kg・d),蛋白质 0.6g/(kg・d);不能口服者,胃肠外补液以 50% 葡萄糖补充热量,每日 200～300g 必需氨基酸;营养不良、透析者,蛋白质 1.0～1.2g/(kg・d),热量 50kcal/kg,胃肠外营养氨基酸 1.0～1.2g/(kg・d)(EAA+NEAA)。

(2)脂肪及维生素和微量营养素的供给:脂肪占总热卡量的 30%～40%,由于急性肾衰竭时,脂蛋白脂酶和肝脏三酰甘油脂酶活性降低,脂肪代谢减慢,所以,应注意高脂血症的发生。

急性肾衰竭时应注意补充水溶性维生素、维生素 E、硒及叶酸、维生素 $B_1$、维生素 $B_6$ 和其他抗氧化剂,因肾衰竭体内维生素 A 水平较高,不需补充维生素 A。同时应限制钠盐摄入,根据病情限制高钾食物的摄入。

3. 心理护理

(1)介绍急性肾衰竭的病因、治疗及预后,提高患者对疾病的认识,减少顾虑。

(2)鼓励患者表达自身感受,保持积极乐观的心态,增强对疾病治疗和生活的信心,提高生活质量。

(3)指导患者家属及亲友多陪护患者,给予患者最大的心理支持。

4. 病情观察及护理

(1)动态监测生命体征变化,危重患者应安置床旁心电监护,详细观察并倾听患者的表现及主诉,及早发现有无心力衰竭、呼吸衰竭、肺水肿及消化道出血的发生。

(2)遵医嘱记录每日出入量,尤其是尿量的变化,及时为医生的治疗提供有效数据。

(3)遵医嘱监测血清电解质的变化,观察有无高血钾、低血钙的征象,以便及时处理。

(4)观察利尿剂、扩血管药、抗感染药物的使用效果及不良反应。

5. 健康指导

(1)预防急性肾衰竭的再发生,避免使用肾毒性药物;避免导致肾血流灌注不足的因素(脱水、失血、休克)。积极预防各类感染及食物中毒,避免工业毒物的接触。

(2)少尿期严格限制水、钠、钾的摄入,合理饮食,保证机体代谢需要。

(3)注意个人卫生、避免受凉。适当锻炼,增强体质。恢复期应尽量避免妊娠、手术、外伤等可能导致肾功能受损加重的因素。

(4)加强患者的自我监测及管理意识,要求患者每日测量尿量、定期随访。

## 九、并发症的处理及护理

1. 急性左心衰竭(肺水肿)

(1)临床表现:呼吸急促,烦躁不安,不能平卧,咳嗽,出冷汗,甚至咳粉红色泡沫样痰。双肺满布湿啰音,脉搏增快。

(2)处理

1)备齐急救药品及物品。

2)协助患者端坐位,双腿下垂于床沿,以减少静脉回心血量。

3)50%乙醇湿化,高流量给氧。

4)建立静脉通路,按医嘱正确使用扩管剂,利尿剂。

5)吸痰,保持呼吸道通畅。

6)严格控制输液量和速度,有条件者可监测中心静脉压。

2.高钾血症

(1)临床表现:恶心、呕吐,手麻,心率变缓,心电图改变:QRS 波群变宽,T 波高尖,PR 间期延长。

(2)处理

1)静脉给予钙剂(10%葡萄糖酸钙 10～20ml 静脉滴注或推注)。

2)补纳(5%碳酸氢钠 200～250ml)。

3)高渗糖水加胰岛素静脉滴注。

4)严重高血钾(血钾≥6.5mmol/L)者血液透析。

3.代谢性酸中毒

(1)临床表现:疲倦、嗜睡、恶心、呕吐、呼吸深长、心肌收缩无力、血压下降和昏迷。

(2)处理

1)用 5%碳酸氢钠 250ml 静脉滴注。

2)透析:顽固性酸中毒或二氧化碳结合力<13mmol/L、pH<7.25 可立即透析。

4.贫血

(1)临床表现:面色苍白,乏力,懒言,活动后有心累、气促不适。

(2)处理:轻度的贫血(80～100g/L)可不予以处理,中、重度贫血以输血为主。

5.出血

(1)临床表现

1)柏油样便,血便。

2)皮肤、牙龈、口鼻出血。

3)血液透析穿刺处敷料渗血。

(2)处理

1)监测记录血压、脉搏,并观察大便颜色,遵医嘱予以药物止血。

2)应急棉球、纱布指压止血,必要时油纱填塞。

3)指压肢体动脉止血,加压包扎止血。

6.感染

(1)临床表现

1)有外伤的创面,可出现局部红肿,有分泌物。

2)持续发热,咳嗽,咳痰。

(2)处理

1)对感染灶进行清疮、引流和清除。

2)及时应用抗菌药物(如二代或三代头孢、各种合成青霉素、大环内酯或氟喹诺酮类)。

## 十、预防

1. 去除和及早治疗诱发因素,包括扩充血容量,纠正水、电解质紊乱及酸碱失衡,恢复肾脏微循环功能。

2. 尽量避免使用和接触对肾脏有害的药物或毒物。

3. 及时治疗前列腺增生、尿路结石等梗阻因素,防止进一步肾损害。

4. 注意饮食生活习惯,加强身体锻炼,提高机体防御能力。

(姚彩霞)

# 第六节　血液透析技术及护理

## 一、概述

血液透析主要通过弥散、对流、吸附、超滤的原理在体外清除血液中异常的毒素或毒物,以达到清除体内代谢废物、排出多余水分和纠正水、电解质、酸碱平衡的目的。血液透析是慢性肾衰竭患者赖以生存的重要肾脏替代治疗手段之一。

早在 19 世纪,苏格兰化学家 Thomas Graham 就发现了晶体物质可以通过半透膜弥散的现象,并首次提出了"透析"的概念。1913 年,美国的 John Abel 等用火棉胶制成了管状透析器,并使用水蛭素作为抗凝剂,成功地进行了动物实验。1928 年 Haas 首次将透析技术应用于人类。1955 年,美国人工器官协会宣布人工肾正式应用于临床。此后,随着透析设备的不断发展和完善,血液净化技术进入了快速发展时期。

## 二、原理

血液透析是将患者的血液引入体外循环,根据 Gibbs-Donnon 膜平衡原理,使半透膜两侧溶液中的溶质及水分通过膜孔进行交换,再将净化后的血液回输入体,以达到清除代谢废物、毒物,维持水、电解质及酸碱平衡的目的。血液透析治疗的基本原理有弥散、对流、吸附及超滤等。

1. 弥散　溶质依靠浓度梯度从高浓度一侧向低浓度一侧的转运称为弥散。透析膜的厚度一般为 $10\sim20\mu m$,膜孔直径平均为 $30\times10^{-10}$ m,分子质量在 2000Da 以下的中小分子物质(如尿素氮、肌酐、钠、钾等)可以自由通过半透膜,而分子质量在 5000Da 以上的大分子物质(如致热源、细菌、病毒)不能通过半透膜。弥散是血液透析进行溶质交换的主要机制,溶质的弥散运动能源来自溶质的分子或微粒自身的不规则运动(布朗运动),并遵循物理学上的 Fick 定律。溶质的弥散量主要取决于溶质浓度梯度、分子质量大小、透析膜的有效弥散面积、透析膜阻力及血液和透析液流速。

2. 对流　水分从血液侧向透析液侧或滤液侧移动的同时携带水分中的溶质通过透析膜,即为对流。溶质和溶剂一起移动,是摩擦力作用的结果,不受溶质分子质量和其浓度梯度差的影响,跨膜的动力是膜两侧的静水压差,即所谓溶质牵引作用。对流是血液滤过清除溶质的主要机制。

3. 吸附　通过正负电荷的相互作用或范德华力、透析膜表面的亲水性基团选择性地吸附血液中某些异常升高的蛋白质、毒物及药物,从而达到治疗的目的,称为吸附。血液透析对与蛋白结合物质的清除一方面取决于血浆中该化合物游离部分所占的比例;另一方面取决于蛋白结合部分解析的快慢程度。目前,一些高分子合成透析膜具有一定的吸附功能,但是透析膜吸附蛋白质后可能使溶质的清除率降低。

4.超滤 液体在压力差作用下从血液侧通过半透膜向透析液侧的移动,称为超滤。血液透析治疗对水分的清除主要依靠超滤作用。跨膜压为超滤的动力,由静水压和渗透压组成。

(1)静水压超滤:透析器血液侧与透析液侧之间的静水压差(AP)决定超滤的速度。透析器中的半透膜对水的通透性高,但变动范围很大,它取决于膜厚度和孔径大小,并可用超滤系数(Kuf)来表示。Kuf 定义为每 mmHg 压力梯度下平均每小时通过膜转运的液体毫升数,单位为 ml/(h·mmHg)。

(2)渗透超滤:当两种溶液被半透膜隔开,溶液中溶质的颗粒数不等时,分子向溶质颗粒数多的一侧流动,在水分子流动的同时也带着溶质通过半透膜。水分子移动后将使膜两侧的溶质浓度相等,渗透超滤也停止,因此这种超滤是暂时性的。

### 三、适应证

1.急性肾衰竭

(1)无尿或少尿 48 小时以上,伴有明显的水潴留、心力衰竭、急性肺水肿时。

(2)用药物难以控制的高钾血症,$K^+ \geqslant 6.0$ mmol/L。

(3)严重的代谢性酸中毒,pH$\leqslant$7.25,$CO_2$ 结合力($CO_2CP$)$\leqslant$15mmol/L。

(4)有明显的尿毒症临床表现和并发症。

2.慢性肾衰竭

(1)尿素氮$>$28.6mmol/L,血肌酐$>$707.2$\mu$mol/L 或内生肌酐清除率$<$10ml/min(糖尿病肾病$<$15ml/min)。

(2)有明显的尿毒症临床表现和并发症,非透析治疗方法无效者。

(3)高钾血症,$K^+ \geqslant 6.0$mmol/L。

(4)严重的代谢性酸中毒,pH$\leqslant$7.25,$CO_2$ 结合力($CO_2CP$)$\leqslant$15mmol/L。

(5)有明显的水钠潴留、心力衰竭、急性肺水肿时。

3.急性药物或毒物中毒

4.其他 如免疫相关性疾病、肝硬化顽固性腹水、高热等。

### 四、禁忌证

血液透析无绝对禁忌证,但下列情况应慎用。

1.药物难以纠正的严重休克或低血压。

2.精神障碍不能配合治疗。

3.严重心肌病变或心律失常不能耐受血液透析治疗。

4.严重活动性出血或感染。

5.恶性肿瘤晚期或极度衰竭。

### 五、方法

1.设备与装置

(1)血液透析器:是一个基于微电脑技术的复杂的机电一体化设备,主要由血循环控制系

### 4. 健康宣教

(1)饮食:透析患者营养不良的发病率各家报道虽有不同,但都显示其高发性,营养状况直接影响透析患者的生活质量和生存率,应引起血液净化医务人员的重视。维持性血液透析患者的饮食原则是高热量、优质蛋白、高钙低磷、低盐低钾低脂饮食,注意控制水分摄入,并补充适量水溶性维生素。在实施饮食护理时应在遵循血液透析患者饮食原则的基础上给予个体化的饮食指导,见表6-2。

表6-2  维持性血液透析患者饮食原则

| 项目 | 进食原则 | 注意事项 |
|------|---------|---------|
| 热量 | 125.6~146.5kJ/kg(30~35kcal/kg) | 如患者极度消瘦或过度肥胖时总热量应适当增减 |
| | 每周透析2次的患者1.0~1.2g/(kg·d)<br>每周透析3次的患者:1.2~1.5g/(kg·d) | 优质蛋白质的摄入应占50%~70% |
| 脂肪 | 40~60g/d | 以植物油为主 |
| 钠 | 3~5g/d | 严重高血压、明显水肿或血钠较高者,钠入量限制在2g/d以内 |
| 钾 | 2~2.5g/d | 根据尿量、血清钾而定 |
| 钙 | 1500mg/d | |
| 磷 | 600~1200mg/d | |
| 水分 | 前一日尿量+500ml | 2次透析间期体重增长以不超过干体重的3%~5%为宜 |
| 维生素 | 每次血液透析时水溶性维生素严重丢失,应注意补充 | |

(2)血管通路:是血液透析患者治疗的基础,是患者的"生命线"。护士应在手术前后给予正确指导,使患者了解血管通路的重要性,掌握正确的自我护理知识,以更好地维护血管通路的功能。

血管通路健康教育内容:

1)中心静脉留置导管术前:①告知手术目的、重要性及手术注意事项;②清洁局部皮肤。

2)中心静脉留置导管术后:①保持局部清洁干燥,避免抓挠导管局部皮肤,预防感染发生;②如有体温异常及置管处局部红、肿、热、痛等症状应立即告知医务人员,及时处理;③避免剧烈活动,防止牵拉,以免导管移位、滑脱。一旦导管滑出,应局部压迫止血,并通知医务人员进行处理;④中心静脉留置导管是患者透析专用血管通路,一般不作其他用途,如输液、输血、抽血等。

3)动静脉内瘘术前:①告知手术目的与重要性;②保护非惯用侧手臂:避免动、静脉穿刺,避免破损,并保持皮肤清洁,防止术后感染。

4)动静脉内瘘术后:①内瘘成熟一般需要6~8周,最好12周以后使用;②若术侧手臂肿胀,可适当抬高,以促进静脉回流,减轻肿胀;③进行促进内瘘成熟的锻炼:术后24小时可做手指运动;术后3天即可进行握拳运动;拆线后进行内瘘的强化锻炼:用止血带或手压住内瘘手臂近心端,术肢反复交替进行握拳松拳或挤压握力球锻炼,每日3~4次,每次5~10分钟;④每天检查内瘘是否通畅,并避免可能导致内瘘闭塞的因素,如避免在内瘘侧肢体测量血压、抽血、输液等;内瘘侧手臂不可负重物及佩戴过紧饰物;透析结束后,避免因压迫时间过久造成的内瘘管闭塞(止住血后应在最短的时间内解除压迫);⑤预防内瘘感染;⑥如果出现内瘘疼痛、出血、感染及震颤消失,应立即到医院诊治。

（3）药物：多数血液透析患者均伴有多器官功能障碍，常需要长期服用多种药物。为提高血液透析患者用药的依从性并减少药物相关不良反应的发生，护士应告知患者每一种药物的作用、不良反应与注意事项，并指导患者合理、按时、科学地应用各种药物。

常用药物的健康教育内容：

1）降压药：①患者必须在专业医师指导下调整用药方案，不可随意减少或停止用药；②为防止透析中发生低血压，上午透析者早晨可停服一次降压药；下午透析者中午停服一次降压药（个别患者在停药后发生血压上升，则不必停药）。

2）促红细胞生成素（EPO）：①EPO皮下注射给药时半衰期平均为13～28小时，静脉给药的半衰期为4～12小时，推荐皮下注射；②使用EPO的同时，要进行充分的血液透析、保证充足的营养、合理补充铁剂和维生素，控制并发症的发生以有效纠正贫血；③高血压是应用EPO最常见的并发症，需注意监测血压变化。

3）钙制剂：不同的服药方式有不同的作用。空腹服用，由于胃内的酸度较高，钙制剂崩解更为完全、迅速，有利于吸收补钙。餐中服药，分解后的钙离子与食物中的磷结合，形成不能吸收的物质而随粪便排出体外，因此这种服药方法用于降低血磷。

4）胰岛素：患者应遵医嘱注射胰岛素，并定期检测血糖。对于透析过程中易发生低血糖的患者，可建议患者血液透析治疗前停止注射胰岛素1次，并备好糖块、糕点等，以备透析发生低血糖时食用。

（4）休息与运动锻炼：合理的休息与运动锻炼可以提高维持性透析患者的生活质量，有利于患者回归社会。相关研究证实，运动疗法对于透析患者的身体功能和心理状况都会产生有益的影响。患者在运动时应按照科学性、针对性、循序渐进和个体化的原则，根据专业人员建议并结合自身情况，进行一些力所能及的运动，如散步、打太极拳、慢跑步及简单的器械运动等，运动中若感到不适，应立即终止。

### 九、并发症的处理及护理

1. 血液透析即刻并发症　是指透析过程中或在透析结束时发生的与透析治疗本身相关的并发症，包括症状性低血压、失衡综合征、首次使用综合征、肌肉痉挛、心律失常、空气栓塞、溶血等。血液透析即刻并发症一般发生较快，若处理不及时可能危及患者生命，在透析过程中应加强观察，紧急处理。

即刻并发症的处理及护理：

（1）症状性低血压

1）临床表现：早期可表现为头晕、打哈欠、便意感、后背酸痛等；典型症状包括恶心、呕吐、冷汗、肌肉痉挛；严重者出现呼吸困难、脉搏细弱、一过性意识丧失甚至昏迷。

2）处理：取平卧位，抬高双下肢，同时减慢血泵流速，给予氧气吸入；调低或停止超滤，补充生理盐水100～200ml；必要时可给予高渗溶液。若经上述处理仍不好转，则需应用升压药物治疗，并停止血液透析。

（2）失衡综合征

1）临床表现：轻者可表现为头痛、恶心、呕吐及躁动，重者出现抽搐、意识障碍、昏迷，甚至死亡。

2）处理：轻者给予吸氧，减慢血流速度、缩短透析治疗时间，静脉注射高渗溶液，必要时给

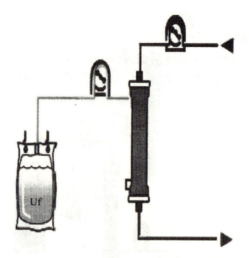

图 6-4 SCUF 示意图

SCUF 分为两种类型：一种是采用动脉－静脉建立血管通路,利用动静脉压力差建立血液循环称为动脉－静脉缓慢连续性超滤(A－VSCUF);另一种采用静脉留置单针双腔导管建立血管通路,借助血泵驱动血液循环称为静脉－静脉缓慢连续性超滤(V－VSCUF)。

(2)特点

1)SCUF 是 CAVH 的一种类型,主要原理是以对流的方式清除溶质。

2)不补充置换液,也不用透析液。

3)对溶质清除不理想,不能保证肌酐等氮质产物清除到正常水平,有时需要加用透析治疗。

(3)注意事项

1)A－VSCUF:①应用低通量透析器。②血流量(Qb),50～100ml/min;超滤率(Qf),2～6ml/min。

2)V－VSCUF:①应用低通量透析器。②血流量(Qb),50～200ml/min;超滤率(Qf),2～8ml/min。

8. 连续性高流量透析

(1)原理:连续性高流量透析(continuous high flux dialysis,CHFD)相当于无置换液"血液透析滤过系统"。在接近"0"超滤时,滤器内同时存在超滤和返超滤现象,不仅存在弥散清除,也有对流清除,对中、大分子物质的清除量增多。对流转运发生在滤器的"动脉端",此处的超滤量最大;在滤器的"静脉端"透析液返回到滤器血液侧,相当于补充置换液。因此相当于后稀释法的血液透析滤过。

(2)特点

1)CHFD 可控制超滤又可保证对流,比单纯血液透析能更好地清除大分子物质,尿素清除率可达 60L/d。

2)CHFD 是对流及弥散最优化组合,弥补中分子物质清除不足。

3)透析液逆向输入,双泵控制超滤率,不输入置换液。

(3)注意事项

1)CHFD 应用高通量滤器。

2）碳酸氢盐透析液，每袋10L，循环使用4小时后透析液中尿素和肌酐浓度与血浆中浓度达到平衡，应更新透析液。

3）血流量（Qb），50～200ml/min；超滤率（Qf），2～8ml/min；透析液流量（Qd），50～200ml/min。

4）增加血流量和透析液流量或透析器面积，清除率还可进一步增加。

9. 高容量血液滤过

（1）原理高容量血液滤过（high volume hemofiltration，HVHF）是在标准连续性肾脏替代治疗（CRRT）的基础上发展起来的，即持续进行CWH，通过增加置换液输入量，每天输入置换液＞50L，进一步提高对大、中分子溶质清除的一种CRRT模式。

（2）特点 HVHF是采用高通量滤器，膜表面积大（1.6～2.2m²），通常应用超滤系数在30～40ml/（h·mmHg·m²），生物相容性好，并具有一定的吸附作用。

（3）注意事项 HVHF置换液通常选用前稀释输入，可避免凝血。血流量应达到300ml/min。

10. 血浆置换

（1）原理：血浆置换（plasma exchange，PE）是一种用来清除血液中、大分子物质的一种CRRT模式。其基本过程是将患者的血液经血泵引出，经过血浆分离器，分离血浆和细胞成分，去除致病血浆或选择性地去除血浆中的某些致病因子，然后将细胞成分、净化后血浆及所需补充的置换液输回体内。

（2）特点：血浆置换包括单重血浆置换、双重血浆置换（double filtration plasmapheresis，DFPP）。此治疗模式能清除患者体内中分子质量以上的有毒物质，如内毒素、炎性介质、胆红素、胆酸、过氧化脂质及各种血管活性物质，阻断恶性循环；补充凝血因子，改善凝血功能，补充血浆蛋白调理素，免疫球蛋白等生物活性物质，即可减轻水肿，又可减少机体的感染机会，有利于细胞的修复。

（3）注意事项

1）血流量（Qb），80～150ml/min；超滤血浆量，1000～1500ml/h 血浆出量应与输入血浆和液体量平衡。

2）严格输血查对制度。

3）血浆置换时置换液补充方式选择后稀释。

11. 连续性血浆滤过吸附

（1）原理：连续性血浆滤过吸附（continuous plasmafiltration absorption，CPFA）是应用血浆分离器连续分离出血浆，然后将滤出的血浆进入包裹的活性炭或树脂吸附装置，经过吸附净化治疗后的血浆与血细胞混合，再进入滤器行CVVH或CVVHD的一种CRRT模式。

（2）特点

1）该治疗模式选择性去除炎症介质、内毒素、细胞因子和活化的补体，减少低血压发生率，最终降低死亡率。

2）临床上主要用于促炎症介质及内毒素的清除。

3）CPFA也可以与HF或HD联合应用。

（3）注意事项

1）不需要补充置换液，血流量（Qb）为50～200ml/min；超滤率（Qf）为20～30ml/min。

2)将吸附器装于滤器后及予以缓慢的血泵速是为使患者的血液最短时间、最充分的接触吸附体而保证吸附效果。需特别关注的是血流量要根据机器各项压力值的变化进行相应的调整,以避免体外循环管路凝血。

3)为避免吸附器内酸性的填充液对滤器的破坏作用及对患者的危害,吸附器应在串联前单独预冲。

12.持续缓慢低效血液透析

(1)原理:持续缓慢低效血液透析(sustained low efficiency dialysis,SLED)出现于 20 世纪 90 年代,是一种介于 CRRT 与间歇性血液透析(IHD)之间的"中间"模式,其结合了两者的优势,用价格低廉的普通血液透析器达到平稳、高效的血液净化效果。

SLED 使用普通血液透析机,采用低血流量(100~200ml/min)、低透析量(100~300ml/min)的模式,根据不同治疗需求每天或隔天治疗 6~18 小时,以弥散的方式清除体内小分子物质、水分和电解质的一种 CRRT 模式。

(2)特点

1)利用机械泵(血泵)驱动进行体外血液循环,可根据治疗需要调整血流量,血流量为 100~200ml/min,透析液流量为 100~300ml/min。

2)血流动力学稳定,对低分子溶质的清除率高。

3)以延长、缓慢、低效、低流量为主,用价格低廉的普通血液透析器达到平稳高效的血液净化效果。

4)不需要从血液中输入置换液,透析液从膜外输入,流向与血流方向相反。

5)溶质转运机制主要依赖弥散清除小分子物质。

(3)注意事项

1)透析液逆向输入。

2)血流量为 100~200ml/min;透析液流量为 100~300ml/min。

3)透析时间为 6~18 小时。

## 五、主要护理问题

1.体液过多　与患者肾小球滤过率下降引起水、钠潴留有关。

2.电解质、酸碱代谢紊乱　与患者肾脏泌酸减少,机体常处于代谢性酸中毒有关。

3.营养失调:低于机体需要量　与摄入不足,消化、吸收功能紊乱,血液净化导致营养物质丢失有关。

4.舒适的改变　与强迫治疗体位有关。

5.焦虑/恐惧　与患者对 CRRT 的陌生、担心预后有关。

6.潜在并发症　出血、感染、体外循环凝血、低血压、低温等。

## 六、护理目标

1.了解患者体液过多的原因,维持患者正常液体量。

2.纠正电解质酸碱代谢紊乱,使患者达到内环境平衡。

3.患者了解营养不良的影响因素,营养状况得到改善,身体抵抗力增强。

4.患者主诉不适感减轻,避免压疮的发生,治疗顺利进行。

5.患者了解 CRRT 的基本知识,焦虑/恐惧程度减轻,配合治疗及护理。

6.未发生相关并发症或发生后能得到及时处理与治疗。

## 七、护理措施

1.治疗前评估

(1)环境评估:要求治疗空间宽敞、整洁安静,以保证医务人员有足够的空间进行监护治疗;备齐各种急救物资,并使监护设备处于良好状态,以便及时发现和处理各种异常情况;配置置换液等治疗液体的空间要符合大输液配置要求,尽量避免人群流动。

(2)一般情况评估:评估患者的神志、生命体征、对治疗的了解及配合程度。

(3)通路评估:重点评估新置管患者局部的出血情况,对已有置管的患者重点评估导管的通畅性、固定的稳妥性及可能的感染情况。

(4)治疗处方了解:CRRT 护士应及时了解医嘱内容以便准备合适的设备物资,必要时进行人力调整。根据病情设置治疗初期血流速度、每小时置换液的入量和滤出液量、电解质的补充、碳酸氢钠的泵入等。尽可能地避免 CRRT 开始时因血容量短时间内减少导致的血压下降,患者因不能耐受而发生其他不良反应,从而影响治疗的顺利进行。

(5)治疗设备准备:包括 CRRT 机、输液泵、微量泵、置换液、换药包等相关治疗设备物资处于备用状态。

(6)心理护理:患者多因病情危重而首次接受血液净化治疗,患者或家属情绪反应可能特别强烈。因此,治疗前护士应主动安排对患者的访视,做好心理护理,通俗易懂的讲解治疗原理、目的,消除患者及家属的疑虑,使其配合治疗。

2.基础护理

(1)维持适当体位:适当的体位能够保证充足的血流量,因此在治疗中有可能在相当长的时间内患者会处于被动体位。在此期间,应注意对受压部位的保护,预防压疮。

(2)协助气道管理:患者病情危重,治疗时间长,生活基本不能自理,故应加强口腔护理,保持呼吸道通畅,及时排除痰液,可通过湿化、雾化、叩背、吸痰等手段清理呼吸道,以预防肺部感染。

3.消毒隔离措施的实施　CRRT 的血管通路建立及通路的使用,血液的体外循环本身可成为细菌的感染源,管路、滤器的连接及测压管与压力传感器的连接、采样口均是细菌侵入的部位,大量置换液的配置、置换液袋的不断更换都可能导致污染,因此,必须严格实施消毒隔离措施。

(1)保证治疗空间的空气洁净度。在普通病房进行治疗前应用移动空气消毒机对室内空气进行消毒。治疗期间注意保证空气流通。

(2)可重复使用的设备、机器(如 CRRT 机、输液泵及微量泵)应做到一物一用一消毒。

(3)医务人员每次操作前应洗手或手消毒,及时更换患者被污染的被褥、衣裤。

(4)保证治疗期间患者的基础护理质量。

(5)若为感染耐药菌株的患者或传染患者行 CRRT 应做好呼吸道隔离及接触隔离,在患者床旁应放置明显的隔离标识。预计可能接触患者血液时,应先穿隔离衣再进行操作,接触患者血液或体液时,应戴手套,接触过患者的手套、隔离衣或患者血液、体液的污染物应单独封口包装后再放入医用垃圾转运站。

4.治疗中注意事项

（1）动态监测各项指标

1）CRRT机压力监测：CRRT机的压力监测系统能对整个体外循环系统压力进行连续性动态监测。

压力监测：

①动脉压（PA）：a.此压力监测血泵前的压力，由血泵转动后抽吸产生；b.主要反映血管通路所能提供的血流量与血泵转速的关系，一般为负值；c.若动脉压报警，应检查血管通路的通畅性，如患者体位、有无受压打折及导管与管路接口是否脱离等。

②滤器前压（PBE）：a.此压力监测血泵后，滤器前的压力是体外循环压力最高处，受血泵流量、滤器阻力、体外循环通路阻力等多个因素的影响，一般为正值；b.若滤器前压报警，应特别注意观察滤器凝血的情况。

③静脉压（PV）：a.此压力监测滤器后血液回流入患者体内的压力；b.受静脉置管开口情况、管道的通畅性及血泵流量等因素的影响，一般为正值；c.若静脉压报警，应检查回血端管路通畅性，如患者体位、有无受压打折及导管与管路接口是否脱离等。

④跨膜压（TMP）：a.此压力监测滤器要达到设定的超滤率所需的压力，是由血泵对血流的挤压及超滤液泵的抽吸两者共同作用所产生；b.受血泵流量、超滤率大小、滤器前压，静脉压、废液压等因素的影响；c.若跨膜压报警，应警惕滤器凝血状况。

⑤废液压（PD2）：a.此压力监测滤出液的压力，受超滤泵转速及滤器通透性改变的影响；b.若废液压报警，应检查滤器凝血情况、废液管路有无打折、受压或废液夹是否打开。

⑥滤器压力降（PFD）：a.此压力监测滤器前压与静脉压之间的压力；b.受滤器前压、静脉压、血泵流量、滤器阻力等因素的影响；c.若滤器压力降报警，应检查滤器凝血情况及管路是否打折。

2）安全性监测

①漏血监测：a.CRRT机在超滤液回路上设置有漏血探测器；b.当滤器内纤维膜破裂，血细胞混入滤出液中，该探测器会发出警报；c.护士应加强巡视，准确判断；d.在排除非治疗因素如患者有溶血、黄疸、服用抗结核药等情况时，应及时更换滤器。

②空气监测：a.CRRT机在静脉回路或置换液补入管路上设置有空气探测器；b.当静脉回路或置换液输注完毕出现气泡，空气探测器的超声探测能感应到；c.若发生空气监测报警，立刻停止治疗，及时处理报警，从而避免空气进入患者体内造成空气栓塞的危险。

③液体平衡监测：a.CRRT机具有自动液体平衡系统；b.通过置换液泵和超滤泵来控制置换液的补入速度和滤出液的滤出速度，依靠置换液秤和废液秤的称重连续动态地监测液体出入的平衡，从而避免治疗中出现液体失衡。

④压力监测：及时地观察动脉压、滤器前压、静脉压、跨膜压、滤器压力降和血流量的变化，预见性地采取对应护理措施，防止体外循环凝血或出现压力过高而导致管路连接处崩开、脱落。

（2）密切观察病情变化：治疗期间应有专人负责，持续心电监护，一般30～60min测脉搏、呼吸、血压一次，每4小时测体温一次，尤其应注意血压和中心静脉压的变化。密切观察患者意识、瞳孔、肢体活动及末梢循环情况，发现异常，及时报告医生并配合处理。监测每小时尿量，准确留取各种检验标本，每日检测肝肾功能、电解质。

1)血压:治疗初期血流量应逐渐增加,同时严密观察病情,监测血压,如无明显变化可逐渐调至理想流速。若患者病情严重,应采用多功能监护仪持续监测生命体征,血氧饱和度。随时观察患者神志变化,定时监测中心静脉压,以便及早发现低血压。当血压有所下降时除仔细观察症状外,应减慢血流量,调整超滤量,分析原因待血压平稳后再将血流量调至最佳状态。

2)电解质:定时检测生化指标,一般 CVVH 或 CVVHDF 可在上机 2 小时、6 小时,之后每 8 小时监测血气,并根据检验结果,调整置换液钾、钠、钙的入量,以维持内环境的稳定。

3)pH:由于输入的基础置换液 pH 多小于 7,呈酸性。因此,需根据患者的血气监测结果动态调整同步输入的碱基(5%NaHCO_3)量。

4)出血与凝血监测:①治疗期间,应根据使用的不同抗凝技术,给予定时监测相应的抗凝指标,保证抗凝效果和安全。②严密观察患者置管处有无渗血,全身皮肤黏膜有无瘀点、瘀斑,伤口有无渗血,各种引流管中有无血性液体流出,大小便颜色,同时复查凝血结果。一旦出现出血倾向或凝血结果异常,及时向医生汇报,调整抗凝剂用量或改用其他抗凝方式,必要时应用止血药物及鱼精蛋白中和。

(3)出入量:出入量平衡=同期入量(置换液量+静脉输液量+口服量)-同期出量(同期超滤液量+尿量+引流量+其他液体丢失量)。应尽可能均匀的分配每日置换总量。因此,设定液体平衡目标,可将超滤量和置换液量均衡分配在预定的治疗时间内。

(4)对药物的影响:CRRT 选用大孔径、高通透性的滤器,一般分子质量<30000Da 的药物或毒物不与白蛋白结合,都能被滤过清除。对于蛋白结合率高的物质,血液滤过清除率低。除了滤过作用,高分子合成膜尚能吸附部分药物,降低血药浓度。目前已知阿米卡星、卡那霉素、万古霉素、链霉素等多种药物在血液滤过中清除率高。由于 CRRT 对药物有以上的影响,因此,在治疗过程中应暂不使用抗生素或选用不能通过滤器的抗生素。以升压药或呼吸兴奋剂维持生命体征时,注意随着置换液的清除,药物浓度会下降。

5.置换液管理

(1)置换液加温:CRRT 机均配置有置换液加温装置。在置换液进入血液前一般会被加热到 37～38℃。置换液输入一般对高热患者可有效降低体温,但如温度设定过低,治疗时大量置换液短时间内交换可致体温快速下降,患者主观感觉怕冷、寒战,并可导致严重心律失常。在使用具有置换液加温装置的 CRRT 机进行治疗时,注意同时输入的碱基部分(碳酸氢钠)与置换液中钙、镁离子结合形成结晶对管路及滤器的影响,密切观察有无堵塞情况发生,及时更换被堵塞的管路或滤器。

(2)使用成品基础置换液注意事项:①使用前用力挤压塑料袋,并仔细检查,如发现有渗漏或药液浑浊,不得使用。②置换液应一次用完,切勿经储藏后再使用。③开袋加药后的置换液应在 4 小时内用完。

(3)配置置换液注意事项:①配制过程中严格执行查对制度,配方医嘱、型号、生产日期、包装完整性、液体清澈度及异物、电解质剂型剂量等。②严格无菌操作,配制过程必须在治疗室进行,所有接口严格消毒,配制好后放置在操作台或治疗车上备用。室内保持清洁、无菌,工作人员进出要更换衣服,戴口罩、帽子,限制非工作人员进出。③配制后的置换液须注明配制日期、时间、加入电解质名称和剂量。④配制后的置换液须在 4 小时内使用。

(4)碱基部分(B液)使用注意事项:碱基部分用碳酸氢盐作缓冲剂,使用时应根据患者的血气结果通过输液泵控制输入速度,将 5% 碳酸氢钠用并联的方式与置换液同步输入,避免产生结晶堵塞管路。

(5)置换液补充方法

1)前稀释法:置换液在滤器前输入,称为前稀释(由动脉端输入)。其优点是血流阻力小、滤过率稳定、残余血量少和不易形成蛋白质覆盖层,同时因为置换液量大,又可降低血液黏稠度、减少滤器内凝血。其缺点是进入血液滤过器的血液已被置换液稀释,降低了滤器内血液的有效溶质浓度,溶质清除量与超滤液量不平行,清除效率降低,其下降率取决于前稀释液流量与血流量的比例,适用于高凝状态或红细胞比容>35%者。以清除水分为主时选择前稀释。

2)后稀释法:置换液在滤器后输入,称为后稀释(由静脉端输入)。其优点是置换液用量少,清除效率高,但其缺点是容易凝血,因此超滤速度不能超过血流速度的 30%。当红细胞比容>45%不采用,易于发生凝血。以清除溶质为主时选择后稀释。

对于临床上常见的 CVVH 治疗模式,部分 CRRT 机器前后稀释可按不同比例同时进行。

6.抗凝护理

(1)肝素抗凝的护理

1)临床护士需熟悉 CRRT 机器,操作熟练,在整个治疗中能对体外循环或滤器的凝血给予正确评估,同时能及时正确处理机器报警。

2)在治疗过程中检查各接头的紧密性,避免空气进入循环管路及滤器中造成凝血,保证患者治疗安全。

3)治疗期间由专人护理,持续心电监护,严密观察病情变化,及时发现并发症。

4)严格掌握肝素抗凝的剂量,严密观察抗凝效果,动态监测反映肝素抗凝效果的各项指标,避免出血等并发症的发生。

A.治疗前询问和查看患者有无过敏史、出血情况。

B.应用时间和不良反应,使用前做好三查七对工作,确保肝素用量准确,同时还应注意长期肝素使用中对并发症的观察(自发性出血、血小板减少症等)。

C.若患者有以上任何一种情况出现时,应立即通知医生,调整肝素用量或改用其他抗凝方法。

5)保证肝素输入的准确性,严密观察并确保肝素泵持续输入通畅。观察肝素输入管路的夹子是否处于开放状态,防止因追加肝素未起抗凝作用而使管路、滤器凝血。

6)治疗过程中,应确保血管通路通畅,防止管路受压、扭曲、脱落,保证充足的血流量。一旦出现动脉压报警或血泵停止运转都被视为造成管路凝血的重要原因,必须立即排除原因。

7)判断凝血程度,准确处理滤器和管路的凝血。

凝血的分级及处理

①Ⅰ度凝血

a.凝血征象:管路血液由红色变为深暗色,滤器内有成束纤维凝血,回路静脉压和跨膜压较前增高。

b.处理:应及时输入生理盐水冲洗,去除滤器内凝血,调整抗凝药物用量。

②Ⅱ度凝血

a.凝血征象:管路严重凝血,各滴壶内可见明显凝血形成,滤器内有半数以上纤维凝血或呈索条状,滤器端盖上的血液明显分布不均,回路静脉压和跨膜压有较大增高。

b.处理:应增加生理盐水冲洗频率,做好更换滤器及管路的准备。

③Ⅲ度凝血

a.凝血征象:管路及滤器严重凝血,压力报警,无法继续进行治疗。

b.处理:先立即用生理盐水进行回血;通知医生后,再根据病情确认是否需更换滤器或管路后继续治疗。

(2)低分子量肝素抗凝的护理

1)要求临床护士操作熟练,在整个治疗中能对体外循环管路或滤器的凝血给予正确评估,同时能及时正确处理机器报警。

2)严格掌握低分子量肝素抗凝的适应证和禁忌证,使用前做好三查七对工作,询问患者有无过敏史、出血史,遵医嘱使用,按无菌原则配置。

3)治疗中应严格抗凝操作,需维持抗凝时应确保低分子量肝素泵持续输入通畅。治疗中始终保持血流量充足,各连接处密闭,妥善固定双腔导管及体外循环管路。对神志不清的患者,可适当给予约束,严防体外循环管路扭曲、脱落、折叠,防止空气进入,及时纠正和消除各种原因引起的报警和停机,避免一切加重凝血的因素发生。

4)一般低分子量肝素在治疗前 20～30 分钟推注首剂,持续输入或临时追加不宜在滤器前给药,否则将使低分子量肝素中部分相对分子质量较小的有效成分经滤器清除。

5)在治疗过程中应注意药物剂量、应用时间和不良反应。护理过程中应提高警惕,严密观察患者穿刺导管部位有无渗血、出血或其他出血倾向加重的现象,及时给予相应处理,并做好记录。

6)加强对管路及滤器凝血的观察,处理方法同肝素抗凝。

(3)阿加曲班抗凝的护理

1)阿加曲班直接抑制凝血酶活性,要求护士操作熟练,在治疗过程中对管路及滤器给予正确评估,护理方法同低分子量肝素抗凝。

2)一般首剂量 $250\mu g/kg$、追加剂量 $2\mu g/(kg \cdot min)$。一般持续滤器前输注。

3)治疗结束前 20～30 分钟停止追加。

4)根据患者血浆部分活化凝血酶原时间的监测来调整剂量。

(4)无抗凝剂的护理

1)治疗时,应确保血流量达到 200～300ml/min,血流量不足容易增加凝血概率。

2)治疗时,尽量避免输入血制品、白蛋白、脂肪乳等高渗性液体,以免血液黏稠度加重体外循环凝血或发生输血反应影响治疗效果。

3)治疗时,尽量采用前稀释法输入置换液。因前稀释时滤器内血液被稀释,滤过分数降低,故不易凝血。一般情况下,每 30～60 分钟,给予 100～200ml 生理盐水冲洗管路和滤器。

4)加强巡视和对管路凝血的观察,并及时处理,方法同肝素抗凝。必要时专人守护。

(5)局部枸橼酸钠抗凝的护理:局部枸橼酸钠抗凝是通过螯合体外循环中的血清离子钙而阻断血液的凝固过程,既有体外循环的抗凝作用,又不会对体内的凝血功能产生影响,还具有生物相容性好,无肝素相关的白细胞、血小板减少,以及降低离子钙后,抑制了补体激活、改善了滤过膜的生物相容性等优势。在 2012 年推出的关于急性肾损伤的 KIDGO 指南中已成为 CRRT 抗凝的首选推荐。临床上使用的枸橼酸浓度为 4%～46.7%,以 4% 枸橼酸钠较为常用。

目前临床上有两种模式：预冲式枸橼酸输入法(图 6—5)和同步式枸橼酸输入法(图 6—6)。同步式枸橼酸输入法因其抗凝效果动态监测好、护士操作简单等优势，目前广泛应用于临床。部分医院(如四川大学华西医院)已经在同步式枸橼酸输入法的基础上，采用含钙置换液进行治疗(图 6—7)，从而进一步优化流程、简化护理操作，取得了满意的治疗效果。

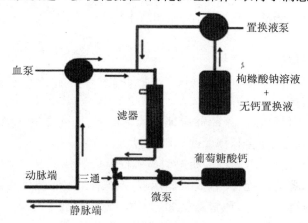

图 6—5　预冲式枸橼酸输入法模式图

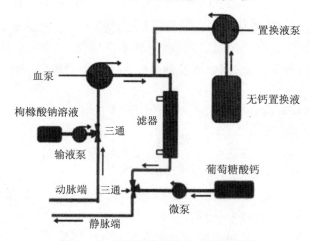

图 6—6　同步式枸橼酸输入法模式图

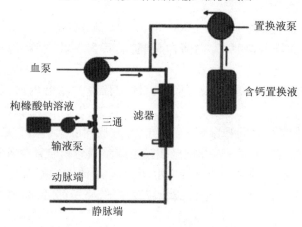

图 6—7　含钙置换液治疗模式图

1)在治疗中需要额外使用输液泵和(或)微量泵,分别用于泵入枸橼酸钠溶液、碳酸氢钠溶液和(或)钙剂,以保证速率恒定、剂量输入准确,根据临床监测和实验室检查结果可及时方便调整治疗处方。

2)及时处理机器出现的各种报警,限制置管处肢体局部活动,以防管路扭曲、牵拉,出血不畅,保证治疗的顺利进行。

3)严格掌握枸橼酸钠抗凝的适应证和禁忌证。当患者存在肝功能障碍、低氧血症(动脉氧分压<60mmHg)和(或)组织灌注不足、代谢性碱中毒、高钠血症,此时最好不采用局部枸橼酸抗凝方式。因枸橼酸根代谢减慢,易蓄积,可能导致患者出现严重枸橼酸中毒。

4)同步式枸橼酸输入法抗凝要求确保枸橼酸溶液尽早地进入体外循环管路,并尽量让枸橼酸在体外循环的动脉端附近输注,血流速度控制在150～200ml/min,这样才能获得最佳的抗凝效果,减少体外循环管路的凝血事件。

5)并发症观察与处理

A. 低钙血症:患者可出现手足麻木、四肢疼挛、腹痛等低钙症状,或心电监护监测心率减慢及 QT 间期延长。应在减慢或暂停枸橼酸泵的同时,遵医嘱对患者进行血电解质监测,如确为低钙血症则根据医嘱在外周静脉通道给予10％葡萄糖酸钙或5％氯化钙10～20ml 静脉推注。

B. 枸橼酸中毒:指导患者及时陈述异常感受,如感觉异常、口周颜面麻木、头晕、心慌等。应遵医嘱及时调整钙剂或枸橼酸钠输入速度。若病情严重,则遵医嘱调整抗凝药物的使用类型。

C. 代谢性碱中毒:大多发生在肝功能不全的患者,但一般程度较轻。严重者可出现呼吸浅而慢,神经肌肉兴奋性增高,甚至出现意识障碍乃至昏迷。因此一般建议减少碳酸氢钠的输入量。轻症及中等程度碱中毒,只需补充生理盐水就可纠正。重症者除积极治疗原发病的同时,可适当补充酸性盐。

D. 高钠血症:多是由于枸橼酸钠过量输入造成。早期主要症状为口渴、软弱无力、恶心、呕吐、体温增高。晚期则出现脑细胞失水的临床表现,如烦躁、易激惹或精神淡漠,以至昏迷。应及时处理病因,调整或暂停枸橼酸钠溶液泵入,控制发热,并按计划补液治疗。

6)严密观察患者有无低氧血症、低血压等现象,并做好记录。

7)加强对凝血的观察并及时处理。

7. 中心静脉置管护理

(1)导管通畅性维护

1)勿折叠、扭曲、压迫管道。

2)有出血倾向或高凝状态的患者遵医嘱个体化封管,除常用不同浓度的肝素液封管外,不同浓度的枸橼酸钠封管也在临床上有所应用。

3)对于早期形成血栓的导管,可尝试使用尿激酶溶栓后再使用。

4)中心静脉置管一般只用于血液净化治疗;非紧急情况下,不做抽血、输液等通路使用。

(2)感染的预防

1)严格保证无菌原则下的定期换药、定期通路无炎症性评估。

2)每日测量体温。

3)必要时更换管路。

（3）妥善固定

1）每日检查固定导管的胶布，限制置管侧肢体活动。

2）注意正确粘贴胶布，确保牢固，防止管路打折、脱出，向时注意观察导管缝线有无断开。

3）告知患者导管重要性，切勿自行拔出。

4）对不合作的患者应予以适当的约束。

5）若导管不慎脱出，应立即指压止血，并通知主管医生，必要时做血管缝合止血或使用止血药物。

（4）观察并记录

1）注意观察置管处有无出血、红肿、分泌物及插管侧肢体有无肿胀。

2）中心静脉置管穿刺处有渗出时，应及时更换敷料；若没有渗出72小时给予更换一次，更换敷料时要严格无菌操作。

## 八、并发症

1.技术性并发症

（1）管道连接不良：体外循环中，血液速度高、压力大，任何部位连接不良都可以导致连接处脱开，进而危及生命。此情况在早期应用CAVH时可见，目前购买的滤器和管路连接口较好，减少了这种并发症的发生。

（2）体外循环凝血：早期CAVH依靠动静脉压力差驱动循环，易出现血流量不足和凝血。动脉内径减少，插管长度增加或扭曲均可引起血流量下降或血流停止，从而导致体外循环凝血。血泵的使用减少了此类并发症的发生。

（3）空气栓塞：CAVH时，若出现静脉通道连接不良，吸气时负压可将气体吸入静脉系统形成气栓。目前使用的CRRT机器，均有空气监测和报警系统，可以预防空气栓塞。

（4）水电解质失衡：当使用泵驱动系统或负压抽吸超滤时，大量的超滤未及时的补充置换液时，容易出现低血压。同样，如果置换液量大于超滤量，可出现容量负荷过多及肺水肿。目前的仪器有液体平衡系统，但如果监控不精确，也会出现这种液体失衡。当应用低钠透析液（132mmol/L）及限钠胃肠外营养时，会出现低钠血症。同样，置换液或透析液含葡萄糖时会出现高血糖，需要补充胰岛素。应用乳酸盐透析液或醋酸盐透析液时，若患者不能及时代谢，则会出现高乳酸血症或代谢性酸中毒。

2.临床并发症

（1）出血：皮下穿刺可导致局部出血；动静脉内瘘、血管动脉粥样硬化时，穿刺损伤血管壁和斑块，更易出血；血液滤过过程中，抗凝药的应用不当会出现出血，对出血倾向的重患者，可采用局部肝素化、前列环素、低分子量肝素、枸橼酸及前稀释、无肝素等方法减少出血风险；拔出动脉导管时应仔细持续按压，避免出血。

（2）血栓：留置中心静脉导管可以形成血栓，动脉硬化者更易发生，有时影响远端的血液灌注。静脉血栓也可出现，且有可能扩展至腔静脉，并有可能形成栓塞，包括肺栓塞。应经常监测血管灌注情况和体外循环静脉压力，有助于早期发现这种危险的并发症。

（3）感染：局部感染，特别是局部血肿感染是严重的并发症。行CRRT的患者免疫功能低下，易于感染。体外循环可成为细菌源，管道连接，取样处和管道外露部分可成为细菌侵入部位。另外，污染的置换液或透析液也可以引起内毒素血症。

（4）低温：大量液体交换可致体温下降。置换液加温可纠正此问题。

（5）生物相容性和变态反应：血－膜反应及残存消毒液可引起一系列不良反应，生物不相容性膜可使循环中细胞因子水平增加。必须最大限度地降低这种并发症。

（6）营养丢失：持续性血液滤过每周可丢失蛋白质 40～60g。另外，氨基酸及其他营养成分也可能丢失。因此，要注意营养补充。

（7）血液净化不充分：对有高分解代谢的患者，单一治疗模式往往不能充分地清除体内产生的毒素。可联合采用其他增加溶质清除的治疗模式来联合治疗，避免血液净化不充分。

（8）其他：如皮下穿刺可造成神经损伤；抗凝药可引起相关的并发症，如肝素诱发的血小板减少，前列环素引起的低血压及枸橼酸引起的碱中毒和低钙血症等。

（姚彩霞）

# 第八节　腹膜透析患者的护理

腹膜透析是慢性肾衰竭患者一体化治疗中的主要措施之一，已广泛应用于临床。与血液透析相比具有操作简单、勿需特殊设备、易于家庭开展、且对患者血流动力学有影响等优点。

## 一、概述

腹膜透析（peritoneal dialysis，PD），简称腹透，是利用腹膜作为透析膜，向腹腔规律、定时灌入透析液，通过弥散和渗透的原理，将机体中代谢废物和潴留过多的水分随废旧透析液排出体外，同时由新鲜透析液补充必要的物质，达到清除体内毒素、脱水、纠正酸中毒和电解质紊乱的治疗目的。

## 二、原理

腹膜是一层生物性半透膜，有丰富的毛细血管，允许一些中、小分子溶质通过。腹膜透析就是利用腹膜作为透析膜，通过弥散和渗透的原理来清除溶质和水分。

弥散是指物质从高浓度的一侧向低浓度的一侧移动，如肌酐、尿素、胍类等可从高浓度的血液中进入腹透液中，腹透液中的碳酸氢根等溶质进入到血液中，直到腹膜两侧溶质浓度达到平衡。超滤是指水分从渗透压低的一侧流向渗透压高的一侧。腹膜透析液的渗透压高于血液，从而可让体内的水分进入腹腔、排出体外。

## 三、方法

1.腹膜透析装置

（1）腹膜透析管：为硅胶管，具有柔软可弯曲、无毒和生物相容性好的特点。现常用的有标准 Teckhoff 管、鹅颈管、卷曲管等。

（2）腹膜透析液：是腹膜透析的重要组成部分，主要由三部分构成：渗透剂、缓冲液、电解质。有等渗、高渗、含钾、无钾、乳酸盐等多种类型。临床上常以葡萄糖为渗透剂，浓度分别为1.5％、2.5％和4.25％。一般来讲，腹膜透析液的成分应和正常细胞外液大致相等。

（3）腹膜透析体外连接装置：腹膜透析导管腹外段与连接管路之间依靠一个钛金属接头进行连接。腹膜透析液袋通过适当长度的塑胶管路与透析导管的连接管路相连，这个管路叫做腹膜透析体外连接系统。现在常用的体外连接系统为双联液袋连接系统。

2.腹膜透析方式

(1)持续不卧床腹膜透析(CAPD):每日 24 小时持续进行透析,每天交换透析液 3～5 次,每次 1.5～2L,白天透析液在腹腔内留置 4～6 小时,晚上留置 10～12 小时。患者只在更换透析液的短暂时间内不能自由活动,而其他时间患者可自由活动或从事日常工作,在一天 24 小时内,患者腹腔内基本上都留有透析液,并持续进行溶质交换,常规 CAPD 每天交换透析液 3～5 次。

(2)间歇性腹膜透析(IPD):每个透析日连续交换 8～10 次,1～2L/次,每次 1 小时,每周 4～5 个透析日,透析总时数为 36～42 小时。

(3)自动化腹膜透析(APD):最常用的透析方式(CCPD),即患者在夜间入睡前与腹膜透析机连接,将腹腔内腹膜透析液引流干净,然后进行腹膜透析液的交换,2～3L/次,留置 2.5～3 小时,最末代腹透液灌入腹腔后关闭透析机,脱离机器。白天透析液一般留腹 14～16 小时,日间自由活动,夜间再与腹膜透析机连接。

## 四、适应证

1.尿毒症 当 Ccr≤10ml/min,或 Scr≥707.2$\mu$mol/L(80mg/L),并伴有下列情况之一者可进入腹膜透析治疗:①明显的尿毒症症状(如恶心、呕吐);②明显的水、钠潴留(高度水肿、高血容量性心力衰竭或高血压);③严重的电解质紊乱(如血钾≥65mmol/L);④严重的代谢性酸中毒($CO_2$CP≤6.74mmol/L)。

2.肾移植前后

3.几种特殊情况的慢性肾衰竭

(1)糖尿病肾病:对于糖尿病肾病的患者,血肌酐 Scr 的指标可以稍微放宽些,若患者的 Scr 超过 400$\mu$mol/L,同时有水负荷过重,难以纠正的心力衰竭、顽固性水肿和腹水,均可考虑开始腹膜透析治疗。

(2)儿童患者。

(3)老年患者,有明显出血倾向、反复血管造瘘者。

## 五、禁忌证

1.绝对禁忌证

(1)腹膜的广泛粘连和纤维化＞50％,腹膜清除率降低。

(2)腹壁广泛地存在炎症病灶,无法置管。

(3)难以纠正的机械性问题,如腹裂、膀胱外翻、脐突出等会影响腹膜透析效果或增加感染的风险。

(4)严重腹膜缺损。

2.相对禁忌证

(1)腹部手术 3 天内。

(2)腹腔内有局部炎症病灶。

(3)晚期妊娠或腹内有巨大肿瘤,不能耐受获得充分透析所需的透析液量。

(4)腹腔内血管疾患,如多发性血管炎、严重动脉硬化、硬皮病等,均会降低透析效能。

（5）未修补疝。

（6）高分解代谢者或严重营养不良患者。

（7）严重肺功能不全。

（8）不合作者或有精神病。

## 六、主要护理问题

1. 自我护理知识缺乏　与患者缺乏专科知识信息来源,护理操作训练不够有关。

2. 营养失调:低于机体需要量　与食欲缺乏、消化吸收不良、腹透液丢失营养成分有关。

3. 舒适的改变　与腹内压改变、腹部长期带有腹透导管有关。

4. 潜在并发症　腹透相关感染、出血、透析液渗漏、引流障碍、失超滤等。

## 七、护理目标

1. 患者操作熟练,掌握自我观察和护理方法,能胜任居家透析。

2. 患者营养状况得到改善或维持。

3. 患者主诉不适感减轻或消失,适应腹透生活。

4. 术后未发生相关并发症,或并发症发生后能得到及时治疗与处理。

## 八、护理措施

1. 腹膜透析植管术前护理

（1）术前评估

1）腹膜透析治疗前要对患者的原发病、残余肾功能、血压、贫血状况、尿毒症症状、临床用药、液体和酸碱平衡、营养状态、饮食、睡眠及心理状态等进行整体临床评估。

2）若选择腹膜透析治疗,则要评估患者的心肺功能、尿毒症症状等,明确是否需要急诊置管手术并立刻开始腹膜透析或择期手术。

3）对患者是否适合腹膜透析手术、术中耐受性及手术风险进行评估。

4）评估患者或家属是否能够自行操作腹膜透析,患者及家庭环境、卫生情况是否适合做腹膜透析。

（2）术前教育

1）教育对象:往往培训对象是患者、家属或其他非医务人员。规范的培训和宣教是预防腹膜透析相关感染的关键措施之一。

2）教育形式:通过相关书面资料、幻灯讲解、口头沟通、电教培训、病患交流等形式了解原发病、目前存在的问题、治疗方案,以消除患者的紧张心理。

3）教育内容:介绍慢性肾衰竭的相关知识,客观地向患者及其家属说明所有可能的治疗选择（腹膜透析、血液透析、肾移植）。患者意向选择腹透方式后,为患者介绍腹膜透析的原理、方法及优缺点、植管手术的过程及可能出现的情况,客观说明可能的近期、远期腹透相关并发症。评估患者对疾病的认知度、家庭环境、心理状况。

（3）术前准备

1）完成腹膜透析手术同意书签署。

2）根据患者情况选择麻醉方式。

3)术前适当减少进食或禁食,服用药物可用少量水送服。

4)手术前排尽大小便。

5)术前用药:有高血压者应常规降压治疗,术前可预防性使用抗生素对于紧张恐惧者,可于术前半小时肌内注射苯巴比妥钠 0.1～0.2g 镇静。

2.腹膜透析植管术中配合

(1)检查、打开各手术包,清点各包内器械、物品是否齐全及各用物数量。

(2)术中做好配合工作,监测患者病情和生命体征。

(3)手术结束时,检查切口包扎、导管固定情况,监测并记录生命体征。通知中央运输入员送患者回病房。

3.腹膜透析植管术后护理

(1)术后切口护理

1)观察手术切口处有无渗血、渗液,有无水肿及分泌物。

2)保持辅料清洁干燥,5～7 天更换敷料一次,不能强行去除出口处结痂。一旦发现出口有渗液、渗血、肿胀、发红、按压时疼痛、出口处有脓性分泌物等情况及时通知医生处理。

3)术后 10～14 天拆线,切口愈合差的患者,可适当延长拆线时间。

(2)透析导管护理

1)术后导管制动以利于导管出口处的愈合,减少渗漏、导管相关感染的发生率。避免外伤、过度牵拉导管,顺应导管自然走向固定导管,可距离出口 6cm 以外再调整导管走行方向。

2)选择不粘连创面,具有良好吸收性、透气、透水蒸汽和良好粘连强度的敷料,如妙贴。保持导管出口处干燥。

3)鼓励患者术后早期下床活动,避免漂管移位引起腹膜透析液引流不畅。

4)无论在伤口愈合期或感染期均不应行盆浴和游泳。淋浴时保护出口处,淋浴完毕后出口处应及时清洗、消毒。

5)导管及外接短管应紧密连接,避免脱落。

6)在进行导管及外接短管护理时不可接触剪刀等锐利物品。

7)外接短管使用 6 个月必须更换,如有破损或开关失灵时应立即更换。如果患者在家庭透析时出现导管或外接短管损伤或渗液,应嘱其终止透析、夹闭管路,并立即到腹膜透析中心就诊处理。

8)碘伏帽一次性使用,无需使用消毒剂,不可用碘伏直接消毒短管。

(3)操作培训

1)安全地进行腹透换液操作(以双联袋可弃式"Y"形管路系统为例):"Y"形管路系统中的两个分支分别与新透析液袋和引流袋以无接头形式相连接,"Y"型管的主干以接头形式与外接短管上的接头连接。

2)环境:有一个独立空间能放下一张小桌子来摆放物品,有地方来悬挂腹透液,外出时可以临时找一个相对独立和安静的地方进行换液。换液的地方应该满足下面的条件:紫外线消毒,洁净干燥,暂时关闭风扇和门窗,光线充足,不养宠物,不允许宠物进入换液房间,换液时不接电话。

3)物品准备:血压计、体温计、磅秤、体重计、恒温暖液袋或恒温箱、挂钩或输液架、洗澡保护袋(可用肛袋)、洗手液、口罩、消毒棉签、纱布和胶布、碘伏、一块干净毛巾和纸巾、紫外线灯、手表或闹钟一个、《腹透居家日记》,如不能备齐,可向医护人员商量替代物品。

4)换液前准备:腹透液加温到接近体温(37℃左右),过冷或过热可能导致腹部不适或腹痛,把少量乙醇喷洒在桌面上,然后用纸巾或抹布由内往外擦干清洁桌面,备齐换液所需物品:腹透液、口罩、碘液微型盖、管路夹子。

5)洗手:戴口罩,罩住鼻子和嘴巴,取下手表、戒指、手镯或手链,如需调温,先调节水温至微温,冲湿手后,用肥皂或洗手液洗手,按顺序搓洗指尖、指背、指间、手背、手掌和手腕,用流动的水将手冲洗干净,用干净的纸巾将手擦干,用纸巾关水龙头。

6)换液前检查腹透液:撕开外袋,取出并检查①是否在有效期内;②浓度是否正确;③挤压袋子;④有无渗漏袋中液体;⑤是否清澈;⑥有无漂浮物;⑦可折断出口塞是否已经折断;⑧接口拉环有无脱落;⑨管路中有无液体。

7)换液步骤一(准备):取出身上的短管,确保短管处于关闭状态,必要时从加药口加药入透析液中。

8)换液步骤二(连接):拉开接口拉环;取下短管上的碘伏帽;迅速将腹透液与短管相连;连接时应将短管朝下,旋拧腹透液管路至完全密合。

9)换液步骤三(引流):悬挂透析液袋;用管路夹子夹住入液管路;将透析液袋口的出口塞折断;将引流袋放低位;开始引流,观察引流液;引流完毕后关闭短管。

10)换液步骤四(冲洗):移开入液管路的夹子;观察透析液流入引流袋;慢数到5后;用夹子夹住引流管路。

11)换液步骤五(灌注):打开短管旋钮开关;开始灌注;灌注结束后;关闭短管开关;再用夹子夹住入液管路。

12)换液步骤六(分离):检查并撕开碘伏帽的外包装;检查帽盖内海绵是否浸润碘液;将短管与腹透液分离;将短管朝下、旋紧碘伏帽至完全密合;称量透出液并做好记录;丢弃使用过的腹透物品。

13)换液后需要做的事情:检查透出液;称量透析液;记录《腹透居家日记》;处理透析液和用过的物品;将其他物品妥善收好。

(4)饮食护理

1)术后无需禁食,卧床期间宜给予易消化、富含粗纤维的软食,能下床活动后再逐步过渡到正常饮食。

2)进行腹膜透析治疗时,白蛋白、球蛋白、免疫球蛋白都有不同程度的丢失,因此要求患者从饮食中摄入足够的蛋白质。一般每日蛋白质的摄入量应不低于$1.0\sim1.2g/kg$,最好能达到$1.2\sim1.5g/kg$,其中一半以上应是优质蛋白,如鸡蛋、牛奶、瘦肉、鱼肉等含必需氨基酸丰富的动物蛋白;同时避免摄入高磷饮食。

3)患者每日水分的摄入取决于患者的尿量和腹膜透析超滤量,一般每日的摄水量＝前1日尿量＋前1日腹膜透析超滤量＋500ml。

(5)心理护理:与患者建立良好的合作关系,请治疗较成功的患者现身说法,帮助患者逐渐树立对腹膜透析的治疗信心,主动配合,并寻求家人及社会的支持。

(6)腹膜透析的监测:观察患者生命体征、体重、尿量,关心患者的精神状态和主诉。观察透析液灌入和排出情况,透析液进出是否通畅,透出液的颜色、性质和量。正常腹膜透析透出液应是清亮、淡黄色液体。

（7）加强患者的自我保护能力,保持自身的清洁卫生。给予卫生知识宣教、健康教育、腹膜透析培训和指导。

4.腹膜透析导管出口处护理。

（1）早期出口处（＜6周）

1）为止血而缝合的出口,应在3～4天拆线,避免形成感染灶。

2）伤口的敷料每周换药一次,有渗液污染随时更换。

3）用无菌敷料覆盖出口处。

4）导管需固定,避免牵拉损伤。

5）术后2周内不要洗澡,2～6周可以在洗澡袋的保护下淋浴,导管用肛袋保护。

6）避免透析液沿导管外漏。

7）伤口出现渗液、损伤、感染或出血,及时处理。

（2）长期出口处（＞6周）

1）出口清洁护理每隔1～2天一次。

2）导管固定良好,防止受压、扭曲;导管方向保持向下。

3）出口处保持干燥。

4）出口有渗出物时需要无菌敷料覆盖。

5）出口处痂皮用生理盐水软化清除,切忌强行去除。

6）避免对出口有害的行为。

（3）感染出口处

1）局部涂片和病原菌培养。

2）对出口局部清创。

3）加强对出口局部的护理,每天换药1～2次。

4）局部用抗生素软膏。

5）换药时避免过度牵拉导管,不要强行去除结痂。

## 九、并发症的处理及护理

1.出血

（1）临床表现

1）隧道出口处或手术切口渗血,伤口敷料持续有新鲜血液渗出。

2）隧道皮下血肿。

3）血性透析液。

（2）处理

1）切口出血给予加压包扎、沙袋压迫、冰敷。

2）用未加温的腹透液反复冲洗腹腔。

3）遵医嘱使用止血药。

4）以上方法无效,打开伤口寻找出血点止血。

2.腹膜炎

（1）临床表现

1）透析液浑浊、超率下降。

2)腹痛、腹部压痛、反跳痛。

3)恶心、呕吐、发热、腹泻。

4)实验室检查:腹膜透析流出液中白细胞计数＞100/ml,中性粒细胞＞50％。

(2)处理

1)留取透析液送检腹水常规和细菌培养。

2)1.5％腹透液 2000ml 冲洗腹腔,透出液外观清凉后,遵医嘱腹膜透析液中加抗生素。

3)遵医嘱静脉输入抗生素。

4)反复治疗无效者拔管。

3.出口处感染

(1)临床表现

1)导管出口处有脓性分泌物,出口周围发红、肿胀、疼痛。

2)出口处培养有细菌生长。

(2)处理

1)局部涂片和病原菌培养。

2)遵医嘱使用敏感抗生素。

3)清除肉芽组织、痂皮。

4)局部护理换药 1～2 次/天。

5)合并隧道炎、局部换药和抗生素治疗 2 周无效者拔管。

4.透析导管引流不畅

(1)临床表现

1)透析液流出量明显少于灌入量。

2)灌入后不能流出。

3)透析液灌入、流出速度均缓慢或不通畅。

(2)处理

1)排除腹膜透析管扭曲、受压通便。

2)改变患者体位。

3)灌入时加压挤压透析液袋生理盐水或腹膜透析液 20～30ml 从腹膜透析管快速注入腹腔。

4)腹膜透析管中注入肝素、尿激酶等药物。

5)处理均无效,拔管重新植管。

5.透析液外漏

(1)临床表现:透析管皮肤出口周围或皮肤手术切口处有透析液渗漏。

(2)处理

1)术后 5～14 天开始透析。

2)小剂量间断透析。

3)暂停腹膜透析 3～5 天。

4)停止透析,寻找原因,行手术修复或重新植管。

6.透析液引流过程腹痛

(1)临床表现:透析液引流/灌注过程中腹痛、腹胀。

（2）处理

1）根据患者对腹透液温度的敏感度调节腹透液温度至 37℃左右。

2）暂时改用低浓度腹膜透析液。

3）减少留腹时间，1～2 小时放出降低进液袋高度或调节开关，减慢进液速度。

4）调节废液袋位置或调节开关，减慢引流液体速度。

5）引流液体时，腹腔内透析液不要放的太空。

（姚彩霞）

# 第七章　泌尿外科疾病护理

## 第一节　膀胱和尿道先天性畸形

### 一、膀胱外翻

膀胱外翻(exstrophy of bladder)是一种较为罕见的泌尿系统性畸形,在脐下方的腹壁中可见一块粉红的黏膜,这是膀胱后壁向外翻出的内面,外翻膀胱的周缘和腹壁相连接。几乎均合并尿道上裂和耻骨联合分离,或伴有髋关节脱位。此外,还可并发腹股沟疝、隐睾、脐膨出、脊柱裂等多种畸形。新生儿发病率为1/(3~4)万。男性发病率高于女性,为(2~5)∶1。

（一）病因

膀胱外翻是胚胎期泄殖腔膜发育异常,阻碍间充质组织的移行和下腹壁的正常发育,导致膀胱外翻、尿道上裂等一系列先天性异常。病因复杂,多由于在胚胎发育期受某些因素影响所致,也可能与遗传因素有关。

（二）临床分类

1. 膀胱没有闭合,敞开外翻在下腹正中线。

2. 外翻膀胱的下方连接敞开在两个阴茎海绵体之间的尿道,形成完全性尿道上裂。

3. 外翻膀胱的上缘(头侧)为脐尿带附着处,但它不能形成脐孔。

4. 在膀胱外翻的两侧可触及圆滑的左右两耻骨端,距离可达5~7.5cm,腹直肌固定在耻骨端上,所以腹直肌亦分裂于外翻膀胱的两侧。

5. 在外翻的膀胱壁上容易查到两侧输尿管的开口处但很少发生逆行肾盂感染和肾盂输尿管积水。

6. 膀胱外翻的婴儿常常合并有腹股沟疝(尤其是男婴)。

7. 女婴的膀胱外翻与尿道上裂的阴蒂位于尿道上裂的两侧,阴唇在腹中线上分为两侧,阴道口往前移,成年后可以经阴道生育。

8. 男婴两阴茎海绵体附近近端附着于耻骨上支,阴茎海绵体向前外侧旋转,加上阴茎与尿道向腹侧上翘,阴茎头的尿道海绵体末端扁平,所以阴茎呈现短而粗。

（三）临床表现

裸露的膀胱黏膜色泽鲜红,易擦伤出血,伴有剧痛,且因慢性炎症和长期机械性刺激,可使黏膜上皮变性,甚至恶变。在后壁还可见到略高起的输尿管口有尿液间歇喷出。尿液经常浸湿周围皮肤,引起皮疹或湿疹。多数病儿在幼年因泌尿道上行性感染而死亡。

（四）治疗要点

修复膀胱及腹壁缺损,恢复膀胱或适当的贮尿器,保护肾功能,控制排尿。解除外翻治疗,消除脐外黏膜引起的痛苦。修复腹壁缺损、阴茎畸形与尿道上裂。修复男性阴茎,尽可能获得接近正常的外观和功能,恢复生育能力。

采用的手术方法有:①缝合膀胱,重建尿道括约肌,修补前腹壁缺损,但能获得控制排尿功能者不多;②切除外翻膀胱,修补前腹壁缺损,同时施行尿流改道术。

（五）护理评估

1. 健康史 了解既往诱发膀胱外翻的因素,有无家族遗传史。

2. 身心状况

（1）身体评估:评估患者膀胱外翻的程度、重要器官功能及营养状况、患者对手术的耐受性。

（2）心理－社会状况:评估患者是否有焦虑及生活不便;患者及家属是否了解治疗方法及护理方法。

3. 辅助检查 通过腹部平片检查、尿路造影、B超检查和肾核素的扫描确诊,但值得注意的是膀胱外翻很容易误诊。

（1）腹部平片:骨盆发育异常,耻骨联合完全分开,分开的宽度约和骶骨宽度相当,使骨盆张开呈马蹄形,两股骨外旋。

（2）尿路造影:膀胱位置下降。须注意伴发畸形,做静脉尿路造影了解上尿路情况。

（3）B超检查:双肾、输尿管是否有畸形。

（4）肾核素扫描:了解肾功能、肾血流情况及进行全面检查,了解心肺功能是否正常。

（六）护理诊断/合作性问题

1. 疼痛 与膀胱裸露在外易擦伤有关。

2. 知识缺乏 与缺乏膀胱外翻的知识有关。

3. 焦虑与恐惧 与害怕手术及术后愈合情况有关。

4. 潜在并发症 有感染的危险与失血及手术后机体抵抗力下降有关。

（七）护理目标

1. 患者疼痛减轻,舒适感增强。

2. 患者及家属能够复述膀胱外翻的相关知识。

3. 产妇焦虑及恐惧感减轻。

4. 未发生并发症或并发症得到及时发现与处理。

（八）护理措施

1. 术前护理

（1）入院后均检查皮肤的完整性,保持局部干燥,减少湿疹的出现。

（2）需要对外翻的膀胱黏膜进行保护,针对长期尿液浸渍皮肤所致湿疹进行对症护理。

（3）手术前做好手术宣教,与家属充分沟通护理问题,手术前晚常规清洁灌肠,灌肠后予以补液支持治疗。

（4）术前即予以局部湿润纱布保护,0.02％呋喃西林溶液冲洗膀胱黏膜,予以生理盐水冲洗,也可以用塑料薄膜覆盖,更换薄膜时用无菌生理盐水冲洗膀胱黏膜。保护膀胱外露的黏膜,减少对黏膜的刺激和损伤,为手术做好准备,有利于术后黏膜的愈合和膀胱功能的恢复。

2. 术后护理

（1）导管护理:术后保持引流管道的通畅,并做好局部护理。各引流管予以明确标记,分别接引流袋并妥善固定,准确记录引流量并观察颜色、性质。术后膀胱分泌物较多,引流管较易堵塞,堵塞后容易引起感染及尿漏,所以应予以密切观察,如果尿量减少或感到肾区胀痛,必须考虑有导管堵塞的可能,及时给予适当冲洗导尿管、造瘘管、输尿管支架管。翻身时注意勿使管子打折、受压,另外引流管的长短应适宜,以利于翻身。下腹壁的关闭、腹腔内压力的增加,手术的扰动、术后镇痛带来的肠蠕动不良均有可能增加患着的腹部不适感,主要有腹胀、排便排气恢复缓慢,并致伤口张力增高,需要注意适当润肠通便,必要时术后短期内留置胃肠减压,并予胃肠减压的护理。

(2)预防压疮的护理:预防是避免压疮发生的重要因素,而压疮的预防是护理中的难点,压疮不仅给患者增加痛苦,而且加重病情甚至危及生命,因此要对压疮易患因素进行正确的评估,采取行之有效的防护措施,制定饮食计划、作好健康宣教工作是必不可少的。由于术后需长期卧床,易发生压疮,妥善安置患者体位,因日间需要牵引,保持仰卧位,所以术后使用气垫床减轻对局部表面的压迫,保持皮肤干燥。

3.康复指导　患者出院后可自行排尿,但同时可能伴有尿失禁的情况,应教会患者局部皮肤护理,保持皮肤干燥,防止湿疹的发生。观察排尿情况,有无尿线粗细的改变,及时就诊。定时随访尿常规,长期口服抗生素,预防感染,如有不适立即就诊。并给予必要的心理辅导。

(九)护理评价

1.患者疼痛缓解或消失,舒适感增强。

2.患者情绪稳定,饮食、体力恢复正常。

3.患者无感染发生,伤口一期愈合。

## 二、尿道上裂

尿道上裂是一种尿道背侧融合缺陷所致的先天性尿道外口畸形,男性患者表现为尿道外口位于阴茎背侧,女性患者中表现为尿道上壁瘘口,阴蒂分裂,大阴唇间距较宽。由于先天性尿道上裂常与膀胱外翻并发,胚胎学可视为膀胱外翻的一部分。尿道上裂多见于男性,男女比例约3∶1。

(一)病因

尿道上裂在胚胎早期发生,是由生殖结节原基向泄殖腔膜迁移的过程出现异常所致,具体原因尚不明确,常合并膀胱外翻,单发的尿道上裂是此类畸形中较轻的一类。

(二)临床分类

1.男性　按尿道外口位置不同分为下列三个类型:①阴茎头型:尿道外口开口于宽而扁的阴茎头背侧,很少发生尿失禁;②阴茎型:尿道外口开口于耻骨联合至冠状沟之间,尿道口宽大呈喇叭状,尿道外口远端呈沟状至阴茎头;③阴茎耻骨型:尿道口开口于耻骨联合处,阴茎背侧有一完整的尿道沟至阴茎头,常合并膀胱外翻。

2.女性　分为轻、中、重三型。①轻型:又称阴蒂型,尿道开口宽大;②中型:又称耻骨联合下型,背侧尿道大部分裂开;③重型:又称完全型,背侧尿道全部裂开并伴有尿失禁。

(三)临床表现

1.尿道开口位置异常　男性尿道开口可位于从耻骨联合至阴茎顶部之间。女性异常的尿道开口位于阴蒂和阴唇之间,远端尿道缺如。

2.尿失禁　男性尿失禁的严重程度主要取决于背侧异位尿道口缺损程度。90%女性患者有尿失禁。尿失禁的原因包括:尿道括约肌的丧失;膀胱发育不良,容量小;尿道阻力降低。

3.外生殖器畸形　男性患者阴茎发育较差,阴茎头扁平,阴茎体短且宽,背侧包皮分裂,常伴有阴茎短缩背翘。女性因耻骨联合分离使阴阜扁平下降,大、小阴唇前联合分开,小阴唇发育差,阴蒂及包皮分裂。

4.耻骨联合分离　左右耻骨间仅有纤维组织相连,坐骨结节之间的距离增宽。

5.反流性肾病　部分患者可合并伴随畸形,出现膀胱输尿管反流。

6.泌尿系统感染　大多数患者可合并泌尿系统感染。

7.性功能障碍　男性患者由于阴茎头弯向腹壁,大多数不能性交。有的射精功能好,有的因膀胱颈部不能关闭,精液反流入膀胱。

(四)治疗要点

尿道上裂的外科治疗目的是重建尿道;控制治疗尿失禁;矫正外生殖器畸形。任何类型的男性尿道上裂均需手术,主要是矫正阴茎畸形,重建有性功能和较满意外形的阴茎,修复尿道畸形,重建尿道以及治疗尿失禁,控制排尿,保护肾功能。女性尿道上裂常因无尿失禁不要求手术治疗,手术目的在于延长后尿道,重建膀胱颈部,以达到控制排尿的目的,并矫正女性外生殖器畸形。

男性患者手术推荐在3岁以后进行,4～5岁为宜,以便有一个发育好、有适当容量和肌肉的膀胱,男孩青春期的发育有利于尿的控制。女性患者手术可在18个月至2岁期间进行,外生殖器尿道膀胱颈重建可一期完成,也可分期手术,先行外生殖器尿道成形,4～5岁再行膀胱颈成形,此时不仅膀胱容量可达50ml以上,患儿也可接受排尿训练。

(五)护理评估

1.健康史　了解既往诱尿道上裂的因素,有无家族遗传史。

2.身心状况

(1)身体评估:评估患者尿道上裂的程度、重要器官功能及营养状况,患者对手术的耐受性。

(2)心理－社会状况:评估患者是否有焦虑及生活不便;患者及家属是否了解治疗方法及护理方法。

3.辅助检查　B超可筛查双肾、输尿管是否合并有畸形。尿路造影有助于了解上尿路情况。肾核素扫描能对肾功能、肾血流情况进行全面检查。尿流动力学可了解下尿路功能情况。

(六)护理诊断/合作性问题

1.知识缺乏　与缺乏尿道上裂的知识有关。

2.焦虑与恐惧　与害怕手术及术后愈合情况有关。

3.潜在并发症　感染。

(七)护理目标

1.患者及家属能够复述膀胱外翻的相关知识。

2.患者焦虑及恐惧感减轻。

3.未发生并发症或并发症得到及时发现与处理。

(八)护理措施

1.术后处理　患者在手术之后应遵医嘱使用抗生素预防感染。对于12岁以上患者术后一周内遵医嘱给予适量镇静剂及雌激素,防止阴茎勃起。术后第3～4天更换敷料。每次更换敷料时需清除尿道口的分泌物,并沿尿道由近侧向远侧轻轻挤压,以清除尿道内的分泌物。术后7～8天拆除皮肤缝线。术后10～12天拆除固定阴茎海绵体白膜的U型缝线。如伤口愈合良好,可于术后9～12天夹闭膀胱造口管试行排尿。如创口感染愈合不良或部分裂开时则暂不排尿。经常清除尿道的分泌物,并作物理治疗,较小的瘘口常可自行愈合。如经 3～4 周的积极治疗,瘘孔仍不愈合,则拔除膀胱造口管,3～6 个月后再修补尿道瘘。

2.术后并发症防治

(1)尿道瘘及阴茎部皮肤裂开:主要原因是皮肤张力过大、切口感染及血肿形成。术中采用减张缝合或减张切口,创面彻底止血及术后应用抗生素,可降低这种并发症的发生率。

(2)阴茎背曲矫正不全:阴茎背侧除阴茎悬韧带外,在未裂开的阴茎部尿道背侧尚有纤维索与耻骨联合相连接,术中需向后分离达阴茎根部或耻骨联合后方,切断阴茎悬韧带及彻底切除阴茎背侧纤维索,即能彻底矫正阴茎背曲。

(3)尿失禁未能控制:多因重建的膀胱颈及后尿道过粗、过短、张力不足所致。术中整复膀胱颈及后尿道时应尽量延长后尿道,并注意后尿道不宜过粗、过短。在 V 形切除膀胱颈和后尿道后,以 F 12～14 号导尿管为支架,用 2−0 号肠线缝合,重建的膀胱颈及后尿道粗细较为合适。

(4)排尿困难:多因手术后尿道狭窄或尿道扭曲引起。膀胱颈部如缝合过紧,呈索带样压迫后尿道,使后尿道狭窄、变形,术后出现排尿困难。前尿道成形后,连同左侧阴茎海绵体向逆时针方向旋转至阴茎腹侧皮下后,缝合两侧阴茎海绵体时,如尿道受挤压,亦可出现排尿困难。

(九)护理评价

1.患者疼痛缓解或消失,舒适感增强。

2.患者情绪稳定,饮食、体力恢复正常。

3.患者无感染发生,伤口一期愈合。

## 三、尿道下裂

尿道下裂是一种男性尿道开口位置异常的先天缺陷,尿道口可分布在正常尿道口至会阴部的连线上,多数患者可伴有阴茎向腹侧弯曲。尿道下裂是小儿泌尿系统中的常见畸形,国外报道发病率可高达 125～250 个出生男婴中有 1 个尿道下裂。

(一)病因

在尿道下裂中,阴茎筋膜和皮肤在孕期 8～14 周发育过程中未能在阴茎腹侧正常发育,尿道沟融合不全时可形成尿道下裂,同时尿道海绵体也发育不全,在尿道下裂的远端形成索状,可导致阴茎弯曲。多数的尿道下裂病例没有明确的病因,大部分学者认为有多个因素参与尿道下裂的形成。有少数病例可能是由于单基因突变引起,而文献中报道的多数病例与产妇高龄、内分泌水平、促排卵药、抗癫痫药、低体重儿、先兆子痫以及其他环境因素相关。

(二)临床分类

1.阴茎头型 尿道口位于冠状沟的腹侧,多呈裂隙状,一般仅伴有轻度阴茎弯曲,多不影响性生活及生育。

2.阴茎型 尿道口位于阴茎腹侧从冠状沟到阴囊阴茎交接处之间,伴有阴茎弯曲。

3.阴囊型 尿道口位于阴囊部,常伴有阴囊分裂,阴茎弯曲严重。

4.会阴型 尿道外口位于会阴部,阴囊分裂,发育不全,阴茎短小而弯曲,常误诊为女性。由于阴茎弯曲纠正后,尿道外口会不同程度的向会阴回缩,故近年来按阴茎下弯矫正后尿道口的退缩位置来分型的方法被很多医生接受。严重的尿道下裂患儿常有其他伴随畸形,包括隐睾、腹股沟疝、鞘膜积液、前列腺囊、阴茎阴囊转位、阴茎扭转、小阴茎、重复尿道等,少数患者可合并肛门直肠畸形。

(三)临床表现

1.异位尿道口 尿道口可出现在正常尿道口近端至会阴部尿道的任何部位。

2.阴茎下弯 即阴茎向腹侧弯曲,不能正常排尿和性生活。导致阴茎下弯的原因有阴茎腹侧发育不全及组织轴向短缩。

3.包皮的异常分布 阴茎头腹侧包皮因未能在中线融合,故呈 V 形缺损,包皮系带缺如,全部包皮转至阴茎头背侧呈帽状堆积。

4.其他 排尿时尿流溅射。

(四)治疗要点

由于尿道下裂已致尿道口位置异常,阴茎弯曲,不能正常排尿和性生活者,均需手术治疗。手术治疗是为了恢复阴茎的排尿和性交功能。

1.手术目标

(1)阴茎下弯完全矫正;

(2)尿道口位于阴茎头正位;

(3)排尿时形成向前的正常尿流;

(4)阴茎外观接近正常,成年后能进行正常的性生活。

2.手术时机 从心理发育角度考虑,有两个适宜的手术时机。

(1)6～15 个月:患儿在此年龄段尚无性别意识,也并不能意识到手术是一种创伤;从此年龄段开始治疗,在患儿入学前即可以结束治疗;阴茎短小并发症可通过药物治疗;此年龄段愈合较快。

(2)3～4 岁:目前,多依据尿道下裂的严重程度及有无合并阴茎下弯来选择手术方法。尿道下裂的修复方法很多,可分为一期修复法和分期修复法,能够一次手术修复的病例多选择一次修复法,当尿道下裂较严重或伴有畸形和阴茎下弯或一次手术无法修复的病例,可选用分期修复法。一期修复法包括:尿道延伸一期修复尿道下裂法,阴囊纵隔血管丛轴型皮瓣重建尿道法,阴茎背侧皮管重建尿道法,包皮皮瓣转移重建尿道法。分期修复法第一期手术为矫正阴茎弯曲畸形,第二期手术为尿道重建术,主要按重建尿道的材料来源分为埋藏皮条重建尿道法、局部皮瓣重建尿道法、皮片移植重建尿道法、膀胱黏膜片移植重建尿道法、口腔黏膜片移植重建尿道法。

尿道下裂手术方法很多,至今仍无一种理想的适用于各种类型尿道下裂的手术,应结合患者年龄、病变类型及自己对术式的理解和经验来选择手术方法。无论采用何种方法,手术后并发症仍有可能发生,最常见的手术并发症是尿道瘘(5％～15％)和尿道瘢痕增生狭窄,其他还有阴茎下弯复发、尿道狭窄、尿道憩室等。

(五)护理评估

1.健康史 了解既往诱发尿道下裂的因素,有无家族遗传史。

2.身心状况

(1)身体评估:观察患者的体形、身体发育、第二性征,外生殖器检查有无阴道,触摸双侧睾丸表面质地、体积。评估患者尿道下裂的程度,重要器官功能及营养状况,患者对手术的耐受性。

（2）心理—社会状况：评估患者是否有焦虑及生活不便；患者及家属是否了解治疗方法及护理方法。

3. 辅助检查　尿道下裂是外生殖器畸形，根据典型临床表现和体格检查很容易确诊。确诊尿道下裂后需进一步检查有无伴发畸形，严重的尿道下裂需行进一步泌尿系统检查，如排泄膀胱尿道造影，以除外其他泌尿系统畸形。当尿道下裂合并双侧隐睾时要注意有无性别异常。检查项目包括：腹部超声、染色体检查、尿 17 酮类固醇测定、腹腔镜检查及性腺活检。

（六）护理诊断/合作性问题

1. 知识缺乏　与缺乏尿道下裂的知识有关。

2. 焦虑与恐惧　与害怕手术及术后愈合情况有关。

3. 潜在并发症　感染。

（七）护理目标

1. 患者及家属能够复述膀胱外翻的相关知识。

2. 患者焦虑及恐惧感减轻。

3. 未发生并发症或并发症得到及时发现与处理。

（八）护理措施

1. 麻醉未醒前　将患儿平卧位，头偏向一侧，以防呕吐物误吸。麻醉完全清醒后可半卧位。固定好膀胱造瘘管，防止牵拉、折叠、脱落。保持创口区域清洁，局部用离背架保护并铺无菌单，保持局部敷料清洁干燥。注意观察阴茎头颜色，防止由于阴茎包扎过紧影响血运，造成阴茎坏死。观察尿量及颜色，是否有液体量不足及活动性出血。

2. 伤口换药　切口敷料的使用目的是固定阴茎、减少水肿、防止血肿、保护伤口。选择硅胶泡沫最佳，也可用吸水性好的纱布。包扎方式：术后 2 天内，伤口易出现渗血，一般采用无菌敷料包扎，以防止伤口出血，手术后 2～3 天后，伤口渗血期一般已度过，可解除包扎。根据情况采用暴露或无菌敷料保护伤口。敷料更换：膀胱造瘘管口 2～3 天更换一次敷料，对渗血较多者，酌情增加换药次数，阴茎切口打开包扎后，表面涂抗生素药液，以利其干燥愈合。手术采用可吸收线，吸收期在 14 天左右，不必拆线。

3. 引流管、造瘘管、支架管的护理　为防止血肿形成，部分患儿常常于阴茎两侧放置引流条，术后要妥善保护，防止脱出或逆行感染，经常检查引流条情况，注意消毒。一般术后 1～2 天后无出血可拔除引流条。保护好膀胱造瘘管，保持通畅，防止脱出及逆行感染，每天用庆大霉素加生理盐水冲洗造瘘管。成形尿道内留置支架管，为防止堵塞，减少刺激，可用带侧孔的支架管插至膀胱，保留 5～10 天。

4. 伤口疼痛及便秘的处理　一般患儿术后采用 PECA（硬膜外自动镇痛），患儿多以表情和语言表达疼痛，需护士按时给药，并注意监护，以防止发生呼吸抑制。2～3 天后，局部反应减轻，水肿消退，伤口疼痛明显减轻，在安静时不会感到疼痛，则不再给予 PECA。患儿术后卧床可引起便秘而导致阴茎切口出血，故术前用 2% 肥皂水灌肠，术后给缓泻药。对青春期患儿，为防止阴茎勃起引起渗血，疼痛，应给予雌激素。

5. 术后注意事项　既往尿道做尿道成形时，年龄多为 3～10 岁，术后须注意小儿活动，防止损伤已愈合的成形尿道。保持局部清洁，每日用 1/5000 高锰酸钾溶液坐浴，多饮水，以冲洗形成的新尿道。

（九）护理评价

1. 患者疼痛缓解或消失，舒适感增强。

2. 患者情绪稳定，饮食、体力恢复正常。

3. 患者无感染发生，伤口一期愈合。

（刘墨菊）

# 第二节　肾和输尿管先天性畸形

## 一、多囊肾

多囊肾又名 Potter Ⅰ综合征、Perlmann 综合征、先天性肾囊肿瘤病、囊胞肾、双侧肾发育不全综合征、肾脏良性多房性囊瘤、多囊病。我国 1941 年朱宪彝首先报道，本病临床并不少见。多囊肾有两种类型，常染色体隐性遗传型（婴儿型）多囊肾，发病于婴儿期，临床较罕见；常染色体显性遗传型（成年型）多囊肾，常于青中年时期被发现，也可在任何年龄发病。

（一）病因

90％多囊肾患者的异常基因位于 16 号染色体的短臂，称为多囊肾 1 基因，基因产物尚不清楚。另有约 10％患者的异常基因位于 4 号染色体的短臂，称为多囊肾 2 基因，其编码产物也不清楚。两组在起病、高血压出现以及进入肾功能衰竭期的年龄有所不同。

本症确切病因尚不清楚。尽管大多在成人以后才出现症状，但在胎儿期即开始形成。囊肿起源于肾小管，其液体性质随起源部位不同而不同，起源于近端小管，囊肿液内成分如 $Na^+$、$K^+$、$Cl^-$、$H^+$、肌酐、尿素等与血浆内相似；起源于远端则囊液内 $Na^+$、$K^+$ 浓度较低，$Cl^-$、$H^+$、肌酐、尿素等浓度较高。多囊肾患者的肾小球囊内上皮细胞异常增殖是多囊肾的显著特征之一，处于一种成熟不完全或重发育状态，高度提示为细胞的发育成熟调控出现障碍，使细胞处于一种未成熟状态，从而显示强增殖性。上皮细胞转运异常是多囊肾的另一显著特征，表现为细胞转运密切相关的 $Na^+-K^+-ATP$ 酶的亚单位组合，分布及活性表达的改变；细胞信号传导异常以及离子转运通道的变化。细胞外基质异常增生是多囊肾第三种显著特征。

目前许多研究已证明：这些异常均有与细胞生长有关的活性因子的参与。但关键的异常环节和途径尚未明了。总之，因基因缺陷而致的细胞生长改变和间质形成异常，为本病的重要发病机制之一。

（二）临床分类

1. 围产期型　围产期时已有严重的肾囊性病变，累及 90％集合管，同时有少量门静脉周围纤维增殖，于围产期死亡。

2. 新生儿型　累及 60％集合管，伴轻度门静脉周围纤维增殖。于出生后 1 个月出现症状，于几个月时死于肾功能衰竭。

3. 婴儿型　表现为双肾肿大，25％肾小管受累，肝、脾肿大伴中度门静脉周围纤维增殖。出生后 3～6 个月出现症状，于儿童期因肾功能衰竭死亡。

4. 少年型　少年型在 13～19 岁出现症状。肾脏损害相对轻微，仅有 10％以下的肾小管显示囊性变，偶尔发展成为肾功能衰竭。肝脏门静脉区严重纤维性变。一般于 20 岁左右因肝脏并发症、门静脉高压死亡。

（三）临床表现

1. 分型　本病患者幼时肾大小形态正常或略大，随年龄增长囊肿数目及大小逐渐地增多和增大，多数病例到 40～50 岁时肾体积增长到相当程度才出现症状。主要表现为两侧肾肿大、肾区疼痛、血尿及高血压等。

（1）肾肿大：两侧肾病变进展不对称，大小有差异，至晚期两肾可占满整个腹腔，肾表面布有很多囊肿，使肾形不规则，凹凸不平，质地较硬。

（2）肾区疼痛：常为腰背部压迫感或钝痛，也有剧痛，有时为腹痛。疼痛可因体力活动、行走时间过长、久坐等而加剧，卧床后可减轻。肾内出血、结石移动或感染也是突发剧痛的原因。

（3）血尿：约半数患者呈镜下血尿，可有发作性肉眼血尿，此系囊肿壁血管破裂所致。出血多时血凝块通过输尿管可引起绞痛。血尿常伴有白细胞尿及蛋白尿，尿蛋白量少，一般不超过 1.0g/d。肾内感染时脓尿明显，血尿加重，腰痛伴发热。

（4）高血压：为多囊肾的常见表现，在血清肌酐未增高之前，约半数出现高血压，这与囊肿压迫周围组织，激活肾素－血管紧张素－醛固酮系统有关。近 10 年来，Graham PC，Torre V 和 Chapman AB 等都证实本病肾内正常组织、囊肿邻近间质及囊肿上皮细胞肾素颗粒增多，并有肾素分泌增加。这些与囊肿增长和高血压的发生密切相关。换言之，出现高血压者囊肿增长较快，可直接影响预后。

（5）肾功能不全：个别病例在青少年期即出现肾衰竭，一般 40 岁之前很少有肾功能减退，70 岁时约半数仍保持肾功能，但高血压者发展到肾衰竭的过程大大缩短，也有个别患者 80 岁仍能保持肾脏功能。

（6）多囊肝：中年发现的多囊肾患者，约半数有多囊肝，60 岁以后约 70％有多囊肝。一般认为其发展较慢，且较多囊肾晚 10 年左右。其囊肿是由迷路胆管扩张而成。此外，胰腺及卵巢也可发生囊肿，结肠憩室并发率较高。

2. 分期　多囊肾是一类遗传性的肾病，其发病和发展也有一定的规律，多囊肾的分期有如下规律。

（1）发生期：此病为遗传性疾病，一般出生即有囊肿，只是较小，不易查出，20 岁以前一般不易发现，但家族中如有多囊肾病例，应早期检查，及早观测到囊肿的生长状况。注意保养。

（2）成长期：患者在 30～40 岁，囊肿将会较快的生长，医学上把这一时期称为成长期。成长期应加强观测，西医对这一时期的治疗没有任何办法，只是对症处理，如高血压等，这显得很被动。在这一时期仍应积极的治疗，治疗的目的在于通过运用有较强活血化瘀作用的中药，使囊肿不再生长或延缓囊肿的生长速度，达到延长患者寿命的作用，也可以说这是中药活血化瘀延缓囊肿生长的关键时期。

（3）肿大期：患者进入 40 岁以后，囊肿会有进一步的生长肿大，当囊肿超过 4cm 以后到囊肿溃破前，称为肿大期。随着囊肿的扩大会出现较多的临床症状，如腰痛、蛋白尿、血尿、血压升高等，这时应当密切观测，在治疗上，这一时期是中西结合治疗的关键时期。可采用中药活血化瘀排毒泄浊，通过去除危害肾功能的囊液达到保护肾功能的目的，所以，多囊肾肿大期是中西医结合治疗保护肾功能的关键时期。

（4）破溃期：如囊肿持续生长，在一些外因的作用下，会出现破溃，破溃之后就应立即住院进行治疗,积极控制感染,防止败血症和肾功能急性恶化,以利于其他对症处理。

(5)尿毒症期:针对尿毒症治疗,保护肾功能,晚期行腹膜透析术或血液透析。

(四)治疗要点

目前尚无任何方法可以阻止疾病的发展。早期发现,防止并发症的发生与发展,及时正确地治疗已出现的并发症至关重要。

1.一般治疗 一般情况下,患者检查出多囊肾后,首先要保持乐观的心态,如果尚未对患者正常生活造成影响的,平时需注意不要或少吃过咸、过辣等刺激性的食物,作息时间要规律,情绪要平稳乐观;如果对患者正常生活造成影响的,除了平时要注意以上几条,还要进行治疗,而且越早越好,否则任其发展到肾功能衰竭尿毒症,为时已晚。

2.囊肿去顶减压术 此手术减轻了囊肿对肾实质的压迫,保护了大多数剩余肾单位免遭挤压和进一步损害,使肾缺血状况有所改善,部分肾功能单位得到恢复,延缓了疾病的发展。手术成功的关键是尽早施行手术,囊肿减压必须彻底,不放弃小囊肿和深层囊肿的减压。双侧均应手术,一般双侧手术的间隔时间为半年以上。晚期病例如已有肾功能损害处于氮质血症、尿毒症期,不论是否合并有高血压,减压治疗已无意义,手术打击反可加重病情。

3.透析与移植 进入终末期肾功能衰竭时,应立即予以透析治疗,首选血液透析。多囊肾的肾移植生存率与其他原因而施术者相仿,但因同时伴发的疾病,增加了术后处理的困难,影响移植效果。

4.血尿的治疗 出现血尿时,除尽快明确原因给予治疗外,应减少活动或卧床休息。已透析或即将透析患者,如反复发生严重而无法控制的血尿,可考虑采用经导管肾动脉栓塞术。

5.感染的治疗 肾实质感染和囊肿内感染是本病主要并发症,一般以联合应用抗生素为原则。

6.合并上尿路结石治疗 根据结石部位及大小按尿路结石处理原则进行治疗。

7.高血压治疗 肾缺血和肾素-血管紧张素-醛固酮系统的激活,是发生高血压的主要原因,应依此选择降压药物。

(五)护理评估

1.健康史 了解导致多囊肾的因素,有无家族遗传史。

2.身心状况

(1)身体评估:评估患者多囊肾畸形程度,重要器官功能及营养状况,患者对手术的耐受性。

(2)心理-社会状况:评估患者是否有焦虑及生活不便;患者及家属是否了解治疗方法及护理方法。

3.辅助检查

(1)尿常规:早期无异常,中晚期时有镜下血尿,部分患者出现蛋白尿。伴结石和感染时有白细胞和脓细胞。

(2)尿渗透压测定:病变早期仅几个囊肿时,就可出现肾浓缩功能受损表现,提示该变化不完全与肾结构破坏相关,可能与肾脏对抗利尿激素反应不良有关。肾浓缩功能下降先于肾小球滤过率降低。

(3)血肌酐:随肾代偿能力的丧失呈进行性升高。肌酐清除率为较敏感的指标。

(4)KUB平片:显示肾影增大,外形不规则。

（5）IVP：显示肾盂肾盏受压变形征象，肾盂肾盏形态奇特呈蜘蛛状，肾盏扁平而宽，盏颈拉长变细，常呈弯曲状。

（6）B超：显示双肾有为数众多之暗区。

（7）CT：显示双肾增大，外形呈分叶状，有多数充满液体的薄壁囊肿。

（六）护理诊断/合作性问题

1. 知识缺乏　与缺乏多囊肾的知识有关。

2. 焦虑与恐惧　与害怕手术及术后愈合情况有关。

3. 潜在并发症　感染。

（七）护理目标

1. 患者及家属能够复述多囊肾的相关知识。

2. 患者焦虑及恐惧感减轻。

3. 未发生并发症或并发症得到及时发现与处理。

（八）护理措施

多囊肾由于肾脏损伤程度的不同，分为四个时期。每个时期患者的护理措施是不同的。

1. 无肾功能损伤患者　当体检时发现此病，应告知疾病相关知识，使患者了解此病为遗传性疾病，如结婚后怀孕要进行产前筛选，无肾功能损伤无明显症状的要定期随访，了解肾功能进展情况，防止碰撞、挤压，不进行剧烈活动，防止血尿及尿路感染，合理饮食，生活规律，适当运动，劳逸结合，戒烟限酒，准确对待身体及生活。

2. 肾功能代偿期伴有肾性高血压患者　当疾病至肾功能代偿期并伴有肾性高血压，使用降压药物同时并进行饮食上的指导，低盐、低脂、优质蛋白饮食，注意休息、防止劳累，防止感冒及尿路感染、肠道感染。定期检查肾功能、尿常规，由于囊肿的长大，肾单位逐渐减少、肾功能也随之下降，因此延缓肾功能下降是主要的目的。

3. 慢性肾衰早中期　慢性肾衰时期应尽量避免使用对肾脏有毒性的药物如庆大霉素、卡那霉素、先锋6号、万古霉素以及消炎痛等。这些药物可以直接造成肾实质的损害使肾功能恶化，因大部分药物的原形从肾脏排泻，在肾功能不全时肾脏排泄功能减慢，这无形中增加了药物的剂量，所以要根据肾功能不全的程度适当减少或延长给药间隔时间。

防止高血钾，饮食上采用麦淀粉饮食、低蛋白摄入不仅可以减轻高灌注、高滤过、高压力，同时减少体内尿素氮潴溜，而麦淀粉是低蛋白高热量的食物，适用于肾衰患者。为增强体质有条件者配合 α—酮酸以补充必需氨基酸，防止负氮平衡。

4. 尿毒症晚期　由于多囊肾体积巨大对腹膜透析带来一定困难，所以目前对多囊肾尿毒症晚期患者的治疗以血液透析为主。大多数多囊肾晚期尿毒症透析期间由于应用肝素等抗凝剂故囊肿出血的风险仍较大，尿毒症患者出血率为35%、感染率为5%，仍经常发生血尿及尿路感染。常需卧床休息、抗感染、止血等治疗，及时治疗后能恢复，提高生活质量。

（九）预防

1. 预防感冒　患有多囊肾疾病的肾病患者内心是非常痛苦的，因为同别的肾病不一样，多囊肾是一种终身性的遗传疾病，即便是格外注意、家人的体贴照顾再多，仍阻挡不了囊肿继续肿大的客观现实。此时，如患感冒，尤其是反复感冒就会使得多囊肾患者的肾损害加重，起到雪上加霜的恶化作用，更会加速肾功能损伤的进展。

2. 控制好饮食　多囊肾患者的合理饮食对控制肾功能恶化非常重要。采用低盐饮食每天 2～3g 克食用盐为宜,少吃含钾、磷的食物,要低蛋白、低脂肪饮食,多吃富含维生素与植物粗纤维的食物,保持大便通畅。

3.预防外伤 多囊肾的囊肿不断肿大,将会导致囊肿的囊内压不断增高,迫使患者的双肾也不断增大,腹腔内压加大。此时任何一点轻微的外伤,如扭伤、碰伤、跌伤等就会加大腹腔内压,或外伤外力直接对肿大囊肿的冲击,促使具有高内压的囊肿破裂、出血,很易诱发感染。

4.控制好血压 绝大多数的多囊肾患者在肾功能受损之前就会出现高血压,我们称其多囊肾已经发病。高血压的出现会加速肾功能的损害,同时高血压也会对心、脑血管产生损伤,会有多囊肾伴有脑血管瘤破裂出血造成中风等严重并发症,故控制好血压对延缓肾功能恶化速度、防止并发症至关重要。

(十)护理评价

1.患者疼痛缓解或消失,舒适感增强。

2.患者情绪稳定,饮食、体力恢复正常。

3.患者无感染发生,伤口一期愈合。

## 二、重复肾盂、输尿管

重复肾盂、输尿管是最常见的畸形,重复肾盂、输尿管畸形可分为完全性和不完全性两种,前者是指重复之输尿管分别开口于膀胱或其他部位,后者是指重复之输尿管会和后共同开口于膀胱,在合并感染和结石时方有临床症状。重复部分常位于上极,一般不需特殊处理,若重复之输尿管开口于膀胱以外,称为异位输尿管开口,女性多见,临床表现取决于异位开口部位,男性异位开口多见于后尿道及精囊,女性多见于尿道、前庭和阴道,女性患者的典型症状是既有正常自行排尿,又有持续漏尿或尿失禁。

由于输尿管异位开口常与肾盂、输尿管重复畸形同时存在,静脉尿路造影显示有重复畸形时,间接提示该侧即为异位开口之输尿管,女性患者可通过仔细检查前庭、阴道或尿道发现异位开口。根据有无重复肾盂及其相应肾实质的功能决定治疗方案,若重复肾盂严重积水、感染或功能不良,做重复肾盂的切除,若无上述表现,特别是功能尚好时,作病侧输尿管与其下方正常肾盂或输尿管端侧吻合或输尿管膀胱再植术。

(一)病因

胚胎早期有两个输尿管芽进入一个后肾胚基所造成。

(二)临床表现

重复肾盂、输尿管是最常见的畸形,重复肾盂、输尿管畸形可分为完全性和不完全性两种,前者是指重复之输尿管分别开口于膀胱或部位,后者是指重复之输尿管会和后共同开口于膀胱,在合并感染和结石时方有。重复部分常位于上极,不需特殊,若重复之输尿管开口于膀胱以外,称为异位输尿管开口,女性多见,表现取决于异位开口部位,男性异位开口多见于后尿道及精囊,女性多见于尿道、前庭和阴道,女性的典型是既有自行排尿,又有持续漏尿或尿失禁。

(三)治疗要点

根据有无重复肾盂及其相应肾实质的功能决定,若重复肾盂积水、感染或功能不良,做重复肾的,若无上述表现,是功能尚好时,作病侧输尿管与其下方肾盂或输尿管端侧吻合或输尿管膀胱再植术。

（四）护理评估

1.健康史　了解导致重复肾盂、输尿管的因素，有无家族遗传史。

2.身心状况

（1）身体评估：评估患者重复肾盂、输尿管畸形程度，重要器官功能及营养状况，患者对手术的耐受性。

（2）心理－社会状况：评估患者是否有焦虑及生活不便；患者及家属是否了解治疗方法及护理方法。

3.辅助检查　输尿管异位开口常与肾盂、输尿管重复畸形同时存在，静脉尿路造影显示有重复畸形时，间接提示该侧即为异位开口之输尿管，女性可通过前庭、阴道或尿道发现异位开口。

（五）护理诊断/合作性问题

1.有皮肤完整性受损的危险　与长期漏尿有关。

2.营养失调：低于机体需要量。

3.部分生活自理缺陷（卫生、如厕、进食）　与术后留置治疗性管道有关。

4.感染的危险　与疾病或手术后泌尿系感染有关。

5.知识缺乏　缺乏疾病、手术及护理的相关知识。

（六）护理目标

1.患者皮肤无破溃、无压疮发生。

2.患者营养缺乏状态有改善。

3.患者术后留置各种引流管期间基本生活得到满足。

4.患者泌尿系统感染的危险性下降或不发生泌尿系统感染。

（七）护理措施

1.术前护理

（1）术前常规护理。

（2）一般护理：手术是目前治疗输尿管异位开口的唯一方法。搞好术前准备是手术成功的重要保证。因为异位开口的输尿管多来自重复畸形的上肾，而且肾组织多合并发育不全，反复发生泌尿系统感染，部分患者长期低热，胃纳差，精神萎靡，呈慢性病容，营养与发育状态较差，故患者手术前护理特别强调做好以下方面的准备。

1）营养支持：输尿管异位开口的患者胃纳差，由于疾病而常有代谢紊乱及营养不良，手术治疗造成的创伤或脏器切除又将带来营养和代谢的进一步变化。因此，应重视增加营养，配合给予高蛋白、高糖、高维生素的食物。同时，鼓励患者多饮水，增加尿流量，减少尿盐析出沉淀，为早期手术做好充分的准备。

2）会阴部皮肤准备：患者因长期漏尿均有会阴部皮肤潮红、湿疹。使用1∶5000高锰酸钾溶液坐浴，每天2次，注意保持床铺整洁、会阴部的清洁以促使会阴皮肤恢复正常，不妨碍手术如期进行。若为反复泌尿系感染的患者，术前应控制原有的感染。

（3）心理护理：输尿管异位开口的患者由于长期尿失禁，身有异味，自尊心受挫，性格孤僻；同时由于环境陌生，手术期的临近，也会给患者带来不同程度的恐惧、忧虑。针对这些情况，可采取的护理措施如下。

1)以和蔼可亲的态度与患者建立良好的关系,给予心理支持,并且多给予鼓励,使患者感到真诚与温暖,使患者具有安全感和信任感。

2)做好患者家属的心理疏导也是重要环节,通过患者亲属良好心理支持作用,使患者得到安慰和支持,摆脱顾虑,增强战胜疾病的信心,积极配合检查和治疗。

3)让患者亲属享有知情权,耐心、详细地向其讲明患者病情,使他们对疾病有充分了解,明白手术治疗的必要性,向其简要介绍手术方法及预后,使其消除顾虑、稳定情绪。

2.术后护理

(1)正确选择术后体位,严密观察生命体征。术后主张患者卧床,头偏向一侧,防止呕吐物误吸,在全麻未清醒前,给予持续吸氧,尽快改善微循环并要保暖。测血压、呼吸、脉搏 1次/h,平稳后可酌情延长测量时间。年龄在 7 岁以下的患儿血压难以测量,应准确监测心音,注意第一心音强度、心率快慢、心律失常情况。测体温 1 次/4h,体温正常 3 天后改 1 次/12h。术后 3～7 天可能有低热,如发热明显或持续时间长,应警惕伤口或上行性泌尿系统感染可能。

(2)引流管观察及护理:输尿管异位开口手术较为复杂和细致,术后加强各引流管的管理对保证患者手术成功是十分必要的。在护理中做到:

1)妥善固定各引流管,并定时挤压,保持引流管通畅。

2)严密观察引流液情况,术后 2～3 天,患者的重复输尿管支架,膀胱引流液呈淡红色属正常现象,以后逐渐为澄清尿液。每天准确记录各引流液的量和尿量,同时注意伤口渗液情况,有无肾功能代偿不全可能,以便及时发现,报告医生共同处理。

3)术后易发生尿路感染,及时使用抗菌药物,导管、引流管要保持无菌,定时更换引流袋,并注意保护和清洁引流口及周围皮肤,每日用碘伏液清洗尿道口,鼓励患者进食后多饮水以达净化之目的。

(3)置管期的观察及护理:术后第 7 天左右拔尿管,观察自行排尿情况,同时密切注意伤口愈合情况,若拔管后伤口愈合好,无漏尿,术侧无肾功能不全,无尿液反流,再观察 1 周,可拔除输尿管支架引流管(D－J 管),在拔支架管后 1～2 天,可行排泄性尿路造影,了解尿液排泄是否通畅。

3.健康教育

(1)向亲属做宣教工作,指导其给予患者减盐食物,力求饮水量与排尿量的平衡。

(2)为保持尿量,预防尿路感染,每日饮水 1000～1500ml。

(3)避免剧烈活动,只能从轻体力活动开始,逐渐适当增加活动量。

(八)护理评价

1.患者疼痛缓解或消失,舒适感增强。

2.患者情绪稳定,饮食、体力恢复正常。

3.患者无感染发生,伤口一期愈合。

(张欣红)

# 第三节　肾损伤

肾脏是腹膜后器官,解剖位置隐蔽,其前后内外均有良好的保护,不易受到损伤。但肾实质脆弱,对来自背部、腰部、下胸或上腹部的暴力打击,也会发生肾损伤(renal injury)。有时肌肉强烈收缩或躯体受到强烈震动,可使已存在病变的肾脏损伤。肾损伤多见于20~40岁男性,儿童肾损伤的发病率也较高。

## 一、损伤机制

暴力超过肾实质的抗拉强度时,即可引起肾损伤。按损伤机制的不同,可分为闭合性损伤、开放性损伤和医源性损伤。

1.闭合性损伤　车祸、高处坠跌、物体直接撞击是闭合性损伤的主要原因。

(1)直接暴力打击:外伤的着力点很重要,如果直接打击腹部,肾损伤发生率为10.0%~20.1%,腰部受到打击则为60%左右。致伤原因以撞击为主,其次为跌落、交通事故等。国外以交通事故居首,占50%以上,最高的达80%。若肾脏本身有病变,如巨大肾积水、肾肿瘤或肾囊性疾病等,有时肾区受到轻微的创伤,也可造成严重的"自发性"肾破裂。

(2)减速伤:高速运动中突然减速或挤压可将肾脏挤向肋骨、脊椎、驾驶盘或其他物体,腹部或腰腹遭受直接打击,均可引起肾脏实质和肾蒂挫伤、撕裂伤或粉碎伤。从高处落下或突然减速所致的肾急剧移位,可使肾动脉被牵拉、血管内膜撕裂,形成血栓,儿童常发生肾盂输尿管交界处撕裂(图7-1)。

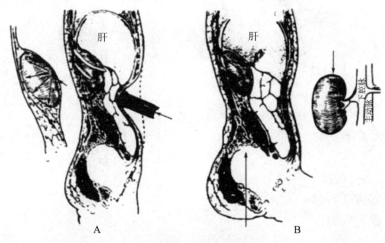

图7-1　闭合性损伤
A.腹部暴力伤;B.坠落伤

2.开放性损伤　开放性肾损伤多为利器、子弹或弹片等所致,可发生肾实质、集尿系统和血管等明显受破坏。

(1)现代火器伤:低速投射物穿入组织时,其作用力沿着弹道的轴线前进。在其前进过程中,直接离断、撕裂和击穿弹道上的组织,形成所谓的残伤道或原发伤道。高速投射物穿入组织不仅具有前冲力,形成原发伤道,而且还产生很大的能量和速度,并向四周扩散,迫使原发伤道的组织迅速向四周压缩与移位,由此形成一个比原发伤道或投射物直径大数倍甚至数十倍的椭圆形空腔,即瞬时空腔,空腔内压力的迅速变化可使伤道周围,甚至远离伤道的组织发生变位和震荡,形成所谓"爆炸效应",从而使这些组织受伤。目前火器伤损伤的机制有以下几种学说:①直接损伤;②水粒子运动学说;③脉冲性瞬时空腔效应;④压力波作用;⑤远达效应。

（2）刺伤：利器所造成的肾脏开放性损伤，平时战时均可见到，可使利器刺入伤道所经过的器官组织发生直接损伤。

3.医源性损伤　在医疗操作过程中，如经皮肾穿刺、腔内泌尿外科检查或治疗时，也可能发生肾损伤。

## 二、病理分类

按肾损伤所致的病理改变，肾损伤可分为轻度肾损伤和重度肾损伤（图7－2）。

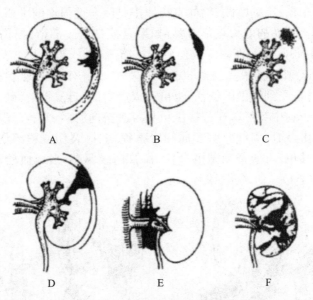

图7－2　轻度肾损伤和重度肾损伤

轻度肾损伤：A.表浅撕裂伤；B.包膜下血肿；C.肾挫伤；重度肾损伤；D.集尿系统撕裂伤；E.肾动静脉裂伤；F.肾粉碎伤

1.轻度肾损伤　包括：

（1）浅表肾实质撕裂伤；

（2）小的包膜下血肿；

（3）肾挫伤。

肾挫伤可伴有包膜下局部淤血或血肿形成。轻度肾损伤一般不产生肾脏之外的血肿，无尿外渗。大多数患者属此类损伤，常不需手术治疗。

2.重度肾损伤　包括：

（1）肾实质深度裂伤，裂伤达肾皮质、髓质结合部和集尿系统；

（2）肾血管蒂损伤，包括肾动、静脉主干或分支血管撕裂或离断；

（3）肾粉碎伤，特点是肾实质有多处裂伤，使肾实质破碎成多块。

## 三、临床表现

1.血尿　重度损伤可出现肉眼血尿，轻度损伤则表现为显微镜下血尿，若输尿管、肾盂断裂或肾蒂血管断裂时可无血尿。

2.休克　严重肾损伤尤其合并有其他脏器损伤时，表现为创伤性休克和出血性休克，甚至危及生命。

3.疼痛及腹部包块 疼痛由局部软组织伤或骨折所致,也可由肾包膜张力增加引起;有时还可因输尿管血块阻塞引起肾绞痛。当肾周围血肿和尿外渗形成时,局部发生肿胀而形成肿块。

4.发热 血肿及尿外渗吸收可致发热,但多为低热。若继发感染,形成肾周围脓肿或化脓性腹膜炎,可出现高热、寒战,并伴有全身中毒症状;严重者可并发感染性休克。

5.伤口流血 刀伤或穿透伤累及肾脏时,伤口可流出大量鲜血。出血量与肾损伤程度以及是否合并有其他脏器或血管的损伤有关。

6.并发症 肾损伤后并发症分为早期和远期两类。所谓早期并发症是指损伤后6周之内所发生的那些威胁患者生命,或者使损伤的肾脏丧失的情况,如继发性出血、尿外渗、肾周围脓肿、急性肾小管坏死、尿瘘等。远期并发症包括高血压、肾积水、结石、慢性肾盂肾炎、慢性肾功衰竭、动静脉瘘等。这两类并发症大都发生于严重肾损伤之后,个别例外。

高血压是远期并发症中最常见者,发病率为0.7%～33%。主要原因是由于肾缺血引起肾素－血管紧张素系统活性增加,如肾蒂周围血肿、肾周围血肿、肾被膜下血肿机化、肾实质广泛瘢痕形成、肾内假性动脉瘤等对肾实质压迫造成供血不足,导致近球细胞及颗粒斑分泌肾素增多而继发肾素性高血压。对此应长期随诊观察。

### 四、辅助检查

1.尿液检查 血尿为诊断肾损伤的重要依据之一。肾组织损伤可释放大量乳酸脱氢酶,尿中含量可增高。对腰腹部受伤且疑有肾损伤的患者应立即行尿常规检查,了解出血情况。必要时导尿,留尿进行比色观察。但血尿的多少有时与损伤的程度不一定成比例。

2.CT 在肾损伤的诊断及随访中有十分重要的价值。在患者全身情况允许的情况下,应作为首选的检查。CT显示挫伤的肾明显增大,增强后肾实质强化延迟或不强化;并可清楚显示肾裂伤部位、尿外渗和血肿范围;还可区分血肿是在肾内、肾包膜下或在肾周。

3.B超 能提示肾损伤的部位和程度,有无包膜下和肾周血肿、尿外渗,提示其他器官损伤及对侧肾的情况。须注意肾蒂血管情况,如肾动、静脉的血流等。

4.X线检查

(1)X线平片:严重的肾裂伤、肾粉碎伤或肾盂破裂时,可见肾影模糊不清、腰大肌影不清晰等,还可以发现脊柱、肋骨骨折等现象;

(2)排泄性尿路造影(excretory urography):大剂量静脉尿路造影对肾损伤的诊断至关重要,造影剂作静脉推注造影,可发现造影剂排泄减少,肾盂、肾盏裂伤时,可见造影剂向肾实质内甚至肾周外渗,肾内血肿可见肾盂、肾盏受压变形;

(3)动脉造影:适宜于排泄性尿路造影未能提供肾损伤的部位和程度,尤其是伤侧肾未显影,疑有肾蒂血管伤时,作选择性肾动脉造影可显示肾动脉和肾实质损伤情况。肾动脉造影可发现有造影剂外溢以及肾血管较大分支阻塞。若伤侧肾动脉完全梗阻,表示为外伤性血栓形成,宜紧急施行手术。有持久性血尿者,作动脉造影可以了解有无肾动静脉瘘或创伤性肾动脉瘤,同时可行选择性肾动脉分支栓塞以控制出血。

5.MRI 诊断肾损伤的作用与CT类似,但对血肿的显示比CT更具特征性。

### 五、治疗要点

以抢救生命,尽量保留肾为处理原则。治疗肾损伤的处理与损伤程度直接相关。轻微肾挫伤经短期休息可以康复,多数肾挫裂伤可用保守治疗,仅少数需手术治疗。

1. 紧急处理　对有大出血、严重休克时应迅速输血和积极复苏处理。一旦病情稳定,应尽快行定性检查,确定肾损伤的范围和程度,并确定是否合并其他脏器损伤,作好手术探查的准备。

2. 非手术治疗　适用于肾挫伤、轻型肾裂伤及无其他脏器合并损伤的患者。

(1)卧床休息:绝对卧床休息2～4周,待病情稳定、血尿消失后患者可离床活动。通常损伤后4～6周肾挫裂伤才趋于愈合,过早、过多下床活动有可能再度出血。非手术保守治疗恢复后2～3个月内不宜参加重体力劳动。

(2)药物治疗:①止血:根据病情选择合适的止血药,如酚磺乙胺等。②补充血容量,维持水电解质平衡:给予输液、输血等支持治疗。可选用羟甲淀粉扩容,必要时输血,以补充有效循环血量和水电解质平衡。③抗感染:应用广谱抗菌类药物预防和治疗感染。④止痛:必要时应用镇静、镇痛药。

3. 手术治疗　开放性肾损伤、检查证实为肾粉碎伤或肾盂破裂、肾动脉造影示肾蒂损伤及合并腹腔脏器损伤等,应尽早行手术治疗。保守治疗期间出现下列指征时也应行手术探查:①经积极抗休克治疗后症状未见改善,怀疑有内出血;②血尿逐渐加重,血红蛋白和血细胞比容继续降低;③腰腹部肿块增大;④疑有腹腔内脏器损伤。

(1)开放性肾损伤:原则为手术探查,特别是枪伤或锐器伤。需经腹部切口进行手术清创、缝合及引流并探查腹部脏器有无损伤。

(2)闭合性肾损伤:若明确为严重肾破裂、肾粉碎、肾蒂伤和肾动脉内膜破裂、内膜剥离,需尽早手术探查。原则为尽量保留肾组织,依具体情况行肾修补术或肾部分切除术。若患肾修复困难,在检查明确对侧肾功能正常情况下可切除患肾。

1)肾粉碎:对于有生命力的肾组织,应尽可能保留,若肾脏破裂严重,原位修复难度大,可加用肠线网袋束紧或利用大网膜包裹,以达到止血和愈合的目的。如对侧肾功能良好而伤肾修复困难者,可行肾切除。

2)肾盂破裂:肾盂破裂后大量的外渗尿积聚于肾周,形成尿性囊肿。如腹膜破裂应吸尽腹腔尿液,然后缝合破裂肾盂,放置引流。如肾盂破裂严重,应同时行肾造瘘术。

3)肾蒂伤:肾蒂伤常由于出血严重、病情危急而难以救治。绝大多数患者,只有紧急切除肾脏,才能彻底止血从而挽救生命;只有少数患者在极早期施行手术,才有可能通过修复术挽救损伤肾。

4)肾动脉内膜破裂、内膜剥离:可切除受伤血管段行血管吻合术或搭桥术,但需在伤后12h内进行;若损伤已超过18h则患肾功能的损害为不可逆性,再行此类手术无明显意义。一旦确诊为肾动脉损伤性血栓形成,应尽快行手术取栓或血管置换术,以挽救肾功能。

(3)手术方式:肾损伤患者一般经腹切口施行手术。先探查并处理腹腔损伤脏器,再切开后腹膜,显露并阻断肾动脉,然后切开肾脂肪囊探查肾脏。肾周筋膜为制止肾继续出血的屏障,在未控制肾动脉出血之前不宜切开肾周筋膜,否则易发生难以控制的出血,而被迫施行不必要的肾切除。可根据肾损伤的程度施行破裂的肾实质缝合修复、肾部分切除、肾切除或选择性肾动脉栓塞术。

4.并发症的处理　肾损伤后的近期并发症有腹膜后尿性囊肿、残余血肿并发感染及肾周脓肿,可经皮穿刺或切开引流治疗。远期并发症有高血压及肾积水。恶性高血压需施行血管修复或肾切除。输尿管狭窄、肾积水需施行成形术或肾切除术。其他远期并发症还有肾萎缩、肾脂肪性变、肾盂肾炎等。由于肾段动脉损伤和假性肾动脉瘤所致迟发性出血可行选择性肾血管栓塞治疗。

## 六、护理评估

1.术前评估

(1)健康史和相关因素:包括患者的一般情况、受伤史、既往史等。

1)一般情况:患者的年龄、性别、婚姻、职业及运动爱好等。

2)受伤史:了解受伤的原因、时间、地点、部位、姿势、暴力性质、强度和作用部位,受伤至就诊期间的病情变化及就诊前采取的急救措施,效果如何;损伤后是否发生腹痛或腰痛,腹、腰痛的特点,程度和持续时间,有无放射痛和进行性加重。

(2)身体状况

1)局部:伤部有无皮肤裂伤,腰、腹部有无包块,有无合并腹膜炎体征。

2)全身:患者的血压、脉搏、呼吸、尿量及尿色变化情况,有无休克症状和体征。

3)辅助检查:血、尿常规变化情况,B超检查有无异常发现。

(3)心理-社会状况:患者对伤情和并发症产生的恐惧、焦虑程度,家属对伤情的认知程度和患者所需治疗费用的承受能力。

2.术后评估

(1)康复状况:伤口愈合情况,引流管是否通畅,是否合并感染。

(2)肾功能恢复情况是否满意。

(3)心理-社会状况:患者及家属的心理状况,对治疗的配合及有关康复等知识的掌握程度。

## 七、护理诊断/合作性问题

1.恐惧　与焦虑与外伤打击、害怕手术和担心预后不良有关。

2.组织灌流量改变　与创伤、肾裂伤引起的大出血、尿外渗或腹膜炎有关。

3.潜在并发症　感染。

## 八、护理目标

1.患者恐惧与焦虑减轻。

2.患者可维持有效循环血量。

3.并发症得到有效的预防或及时发现和处理。

## 九、护理措施

1.维持体液平衡,保证组织有效灌流量:

(1)密切观察病情:非手术治疗期间应密切观察病情变化。①密切观察生命体征变化,特别是在肾损伤的第 1 周非手术治疗过程。②观察血尿情况,定时检测血红蛋白及血细胞比容,了解出血情况,如果血尿液逐渐转清,局部症状逐渐改善,提示出血停止,若血、尿液突然转清,而出现腹部疼痛加重,可能是血凝块堵塞输尿管所致,而不能盲目认为出血停止。③每日检查伤侧局部情况,如触及肿块,应准确测量、标记,并记录其大小范围,以便比较其变化。④若出现少尿及无尿时及时通知医生进行处理。手术治疗的患者应密切观察:①生命体征:维持生命体征的平稳,肾脏是血管极丰富的器官,且手术止血操作较困难,所以术后有发生大出血的可能。②观察尿液的量及颜色:准确测量并记录尿量,一侧肾脏全切除术后,更要注意尿量。如尿量突然减少或尿量逐日减少,应寻找原因,及时处理。手术后 12h 内,尿大多带有血色,但尿色鲜红且浓时,应立即报告医生。③观察伤口状态及各种引流管、引流物。

(2)维持水电解质及血容量的平衡:建立静脉通道,遵医嘱及时输液,必要时输血,以维持有效循环血量。根据实验室检查结果,合理安排输液种类并及时输入液体和电解质,以维持水、电解质及酸碱平衡。

2.感染的预防和护理

(1)伤口及引流管的护理:保持手术切口清洁干燥,切口及引流管处敷料渗湿时应及时更换;观察引流物的量、色、性状及气味。各引流管要反复挤压保持通畅,根据引流物的量及性状决定拔管时间。

(2)加强观察:定时测量体温;若患者体温升高、切口处疼痛并伴有血白细胞计数和中性粒细胞比例升高、尿常规示有白细胞及引流管液或切口渗出物为脓性时多提示有感染,应及时通知医生处理,遵医嘱应用抗菌药物。

3.心理护理　减轻焦虑与恐惧,主动关心、帮助患者和家属了解治愈疾病的方法,解释手术治疗的必要性和重要性,解除其思想顾虑;术后给予患者及家属心理上的支持,解释术后恢复过程。

## 十、护理评价

1.患者的恐惧与焦虑是否减轻,情绪是否稳定。

2.患者的组织灌流量是否正常,生命体征是否平稳,皮肤是否温暖,毛细血管充盈是否正常。

3.患者术后伤口及损伤肾脏愈合情况,体温及血白细胞计数是否正常,伤口有无感染。

## 十一、健康指导

1.卧床　肾损伤非手术治疗患者出院后应保证伤后绝对卧床休息 2～4 周,防止损伤部位再次继发损伤,患者应适时变换体位,预防压疮的发生。

2.康复指导　非手术治疗、病情稳定后的患者,出院后 3 个月不宜从事体力劳动或竞技运动。肾切除后的患者须注意保护健肾,防止外伤,不使用对肾功能有损害的药物,如氨基糖苷类抗菌药等。

(张欣红)

# 第四节 膀胱损伤

膀胱损伤(injury of bladder)是指膀胱壁在受到外力的作用时发生膀胱浆膜层、肌层、黏膜层的破裂,引起膀胱腔完整性破坏、血尿外渗。

## 一、病因和分类

膀胱损伤主要因外力打击引起,极少数由医源性因素导致。膀胱损伤依损伤的原因而分为不同的临床类型。

1.根据膀胱损伤是否与体表相通分类

(1)开放性损伤:膀胱损伤处与体表相通。多见于战伤,由弹片、子弹或锐器贯通所致,常合并其他脏器损伤如阴道、直肠等,可形成腹壁尿瘘、膀胱直肠瘘或膀胱阴道瘘等。

(2)闭合性损伤:膀胱损伤处不与体表相通,常由上述直接及间接暴力所致。产妇产程过长,膀胱壁被压在胎头耻骨联合之间引起缺血性坏死,可导致膀胱阴道瘘。医源性损伤多为闭合性损伤。

2.根据膀胱损伤的程度分类

(1)挫伤:仅伤及膀胱黏膜或肌层,膀胱壁未穿破,局部有出血或形成血肿,无尿液外渗,可出现血尿。

(2)膀胱破裂:分为腹膜内型、腹膜外型和混合性膀胱破裂。

1)腹膜内型膀胱破裂:膀胱在充盈状态下受直接暴力撞击,使有腹膜覆盖的膀胱顶部破裂,尿液进入腹腔,形成尿性腹膜炎。

2)腹膜外型膀胱破裂:常因外伤性骨盆骨折刺破膀胱前壁或底部,尿液外渗进入盆腔内膀胱周围间隙。

3)混合性膀胱破裂:同时存在腹膜内型及腹膜外型膀胱破裂,多由火器利刃伤所致,常为复合型损伤。

## 二、临床表现

膀胱损伤依轻重不同及是否合并其他脏器损伤而有不同临床表现。膀胱壁轻度挫伤可仅有少量血尿或伴下腹部轻度疼痛,短期内可自行消失。膀胱壁全层破裂时症状明显,腹膜外型和腹膜内型各有其特殊表现。

1.休克 多为合并损伤如骨盆骨折等引起大出血所致。患者表现为脸色苍白、皮肤湿冷和血压下降等。

2.腹痛 腹膜外型膀胱破裂时,尿外渗及血液进入盆腔及腹膜后间隙引起下腹部疼痛,可有压痛及腹肌紧张,直肠指检有触痛及饱满感。腹膜内型膀胱破裂时,尿液流入腹腔而引起急性腹膜炎症状,并有移动性浊音。

3.血尿和排尿困难 膀胱壁轻度挫伤者可仅有少量血尿,而膀胱壁全层破裂时由于尿外渗到膀胱周围或腹腔内,患者可有尿意,但不能排尿或仅排出少量血尿。

4.尿瘘 开放性损伤时,因体表伤口与膀胱相通而有漏尿,若与直肠、阴道相通则经肛门、阴道漏尿。闭合性损伤,在尿外渗继发感染后可破溃而形成尿瘘。

### 三、辅助检查

1. 实验室检查　尿常规可见肉眼血尿,镜下红细胞满视野。

2. 影像学检查　膀胱造影可见造影剂漏至膀胱外。

3. 特殊检查　导尿试验,经导尿管注入无菌生理盐水 200ml 至膀胱,5 分钟后吸出,若引流出的液体量明显少于或多于注入量,则提示膀胱破裂。

## 四、治疗要点

尿流改道,避免尿液进一步外流,充分引流外渗的尿液及尽早闭合膀胱壁的缺损。

1. 非手术治疗

(1)应急处理:合并骨盆等损伤而致失血性休克时应积极抗休克治疗,如输血、输液、镇痛等,并尽早使用广谱抗菌药以预防感染。

(2)留置导尿管、持续引流尿液:膀胱轻度损伤,如挫伤或膀胱造影仅见少量尿液外渗、症状较轻的患者,尤其是腹膜外膀胱破裂时,可从尿道插入导尿管,持续引流尿液 1～2 周,保持尿管通畅。腹膜内膀胱破裂者,若经留置尿管后症状缓解不明显甚至持续加重,应转为手术治疗。

(3)合理使用抗菌药预防感染。

2. 手术治疗　对开放性损伤、经非手术治疗无效及严重膀胱破裂伴有出血、尿外渗、病情严重者,应尽早施行剖腹探查手术。若为腹膜内膀胱破裂,探查时应同时处理腹内其他脏器的损伤,分层修补腹膜与膀胱壁,并作腹膜外耻骨上膀胱造瘘,于耻骨后留置引流管。若为腹膜外破裂,手术时清除外渗尿液、修补膀胱并作耻骨上膀胱造瘘。对血肿稳定者宜慎重,以免使趋于停止的出血再度活跃。充分引流外渗尿液,使用抗菌药预防控制感染。

3. 并发症的处理　对合并骨盆骨折的患者,应予适当处理。合并结肠及直肠损伤时,应行膀胱及结肠造瘘,并彻底清创后修补膀胱及肠道损伤处,待伤口愈合后再去除膀胱造瘘管,封闭结肠造瘘。盆腔血肿应尽量避免切开,以免再次引发大出血,出血难以控制时可行选择性盆腔血管栓塞术。

## 五、护理评估

1. 术前评估

(1)健康史和相关因素:包括患者的一般情况、受伤史和既往史等

1)一般情况:患者的年龄、性别、婚姻、职业及运动爱好等。

2)受伤史:患者受伤的原因、时间、部位、暴力性质、强度和作用部位,就诊前采取的救治措施及效果;损伤后是否发生腹痛,腹痛的特点、程度和持续时间,有无放射痛和进行性加重;有无血尿、尿痛或排尿不畅。

3)既往史:有无膀胱损伤和手术史等。

(2)身体状况

1)局部:受伤处皮肤有无破裂、出血、淤斑以及范围大小;局部有无肿胀及尿液渗漏。

2)全身:患者的血压、脉搏变化情况,有无休克的临床表现。

3)辅助检查:评估患者实验室、影像学等检查结果,以判断患者除膀胱损伤外,有无其他

合并损伤。

（3）心理和社会支持状况：患者对自身伤情的了解程度，对并发症的恐惧、焦虑程度；患者和家属对所需治疗费用的承受能力。

2.术后评估　有无继发出血及感染的发生。

## 六、护理诊断/合作性问题

1.恐惧　与焦虑与外伤打击、害怕手术和担心预后不良有关。

2.组织灌流量改变　与膀胱破裂、骨盆骨折损伤血管出血、尿外渗或腹膜炎有关。

3.潜在并发症　感染。

4.排尿异常　与膀胱破裂不能储尿有关。

## 七、护理目标

1.患者恐惧与焦虑减轻。

2.患者能够维持足够的循环血量。

3.未发生感染或感染已控制。

4.患者排尿功能恢复。

## 八、护理措施

1.减轻焦虑和恐惧

（1）心理护理：主动关心、帮助患者了解伤情，解释目前采用的治疗方法的可行性，消除患者及家属的顾虑，以取得配合。

（2）加强入院宣教和沟通：通过认真细致的工作态度、娴熟的技术取得患者及家属的信任，与患者及时沟通，尽量满足患者的合理需求，使患者的恐惧心理减轻甚至消失。

2.维持体液平衡和有效循环血量

（1）密切观察患者生命体征：定时测量呼吸、脉搏、血压，准确记录尿量，了解患者的病情变化。

（2）输液护理：根据患者内环境变化情况给予合理输液，必要时输血，维持有效循环血量，同时注意保持水、电解质及酸碱平衡。

3.并发症的预防与护理　观察患者体温变化；及时了解血、尿常规检查结果；保持伤口清洁、干燥，注意观察引流物的量、色、性状及气味；保持各引流管引流通畅。若发现患者体温升高、伤口疼痛、引流管内容物及伤口渗出物为脓性、血白细胞计数和中性粒细胞比例上升，常提示有继发感染，应及时通知医生并遵医嘱应用抗菌类药物。

4.排尿异常的护理　患者因膀胱破裂行手术修补后1周内不能自行排尿，需留置导尿或膀胱造瘘，对此类患者应加强导尿管或膀胱造瘘的护理。

（1）留置导尿管：定时观察，保持引流管通畅，防止逆行感染；定时清洁、消毒尿道外口；鼓励患者多饮水；每周行尿常规化验及尿培养一次。遵医嘱8～10天后拔除导尿管。

（2）膀胱造瘘管：定时观察，保持引流通畅；造瘘口周围定期换药；每周行尿常规及尿培养检验一次。拔管时间一般为10天左右，但拔管前需先夹闭此管，观察患者排尿情况良好后再拔除膀胱造瘘管，拔管后造瘘口适当堵塞纱布并覆盖。

### 九、护理评价

1.患者恐惧与焦虑是否减轻。

2.患者组织灌流是否正常,生命体征是否平稳,皮肤是否温暖,毛细血管充盈是否正常。

3.患者伤口及膀胱破口愈合情况,尿外渗引流及吸收情况,体温及白细胞计数是否正常,伤口有无感染。

4.患者排尿异常状态是否得以纠正,恢复正常排尿。

### 十、健康指导

1.膀胱造瘘或留置导尿管在拔除之前要夹闭导尿管,以使膀胱扩张到一定的容量,达到训练膀胱机能的目的后再拔除导尿管。

2.膀胱破裂合并骨盆骨折者有部分患者发生勃起功能障碍,患者在伤愈后须加强训练心理性勃起及采取辅助性治疗。

(张欣红)

## 第五节　尿道损伤

尿道损伤(urethral tmuma)多见于男性。男性尿道以尿生殖膈为界,分为前、后两段。前尿道包括球部和阴茎体部,后尿道包括前列腺部和膜部。前尿道损伤多发生在球部,而后尿道损伤多在膜部,早期处理不当,常产生尿道狭窄、尿瘘等并发症。

### 一、病因和分类

1.**按尿道损伤是否与体表相通分类**

(1)开放性损伤:因弹片、锐器伤所致,常伴有阴茎、阴囊、会阴部贯通伤。

(2)闭合性损伤:常因外来暴力所致,多为挫伤或撕裂伤。会阴部骑跨伤时将尿道挤向耻骨联合下方,引起尿道球部损伤。骨盆骨折引起尿生殖膈移位,产生剪力,使膜部尿道撕裂或撕断。经尿道器械操作不当可引起球膜部交界处尿道损伤。

2.**按尿道损伤程度分类**

(1)尿道挫伤:尿道内层损伤,阴茎及筋膜完整;仅有水肿和出血,可以自愈。

(2)尿道裂伤:尿道壁部分全层断裂,引起尿道周围血肿和尿外渗,愈合后可引起瘢痕性尿道狭窄。

(3)尿道断裂:尿道完全离断,断端退缩、分离,血肿和尿外渗明显,可发生尿潴留

### 二、病理生理

1.**尿道球部损伤**　血液及尿液渗入会阴浅筋膜包绕的会阴袋,使会阴、阴茎、阴囊和下腹壁肿胀、淤血。处理不当或不及时,可发生广泛的皮肤、皮下组织坏死、感染和脓毒症。

2.**骨盆骨折致尿道膜部断裂**　骨折端及盆腔血管丛的损伤可引起大出血,尿液沿前列腺尖处外渗至耻骨后间隙和膀胱周围,若同时有耻骨前列腺韧带撕裂,则前列腺向后上方移位。

### 三、临床表现

1.休克　骨盆骨折所致后尿道损伤,常因合并大出血可引起损伤后创伤性失血性休克。

2.疼痛　尿道球部损伤时会阴部肿胀、疼痛,排尿时加重。后尿道损伤表现为下腹部疼痛,局部肌紧张、压痛。伴骨盆骨折者,移动时疼痛加剧。

3.尿道出血　前尿道破裂时可见尿道外口流血,后尿道破裂时可无尿道口流血或仅少量血液流出。

4.排尿困难　尿道挫裂伤后因局部水肿或疼痛性括约肌痉挛,发生排尿困难。尿道断裂时,则可发生尿潴留。

5.血肿及尿外渗　尿道骑跨伤或后尿道损伤引起的尿生殖膈撕裂时,会阴、阴囊部出现血肿及尿外渗。

### 四、辅助检查

1.导尿试验　严格无菌下轻缓插入导尿管,若顺利进入膀胱,说明尿道连续而完整。若一次插入困难,不应勉强反复试插,以免加重局部损伤和导致感染。后尿道损伤伴骨盆骨折时,一般不宜导尿。

2.X线检查　骨盆前后位片显示骨盆骨折。必要时从尿道口注入造影剂 $10\sim20ml$ 可确定损伤部位及造影剂有无外渗。

### 五、治疗要点

1.非手术治疗

(1)急诊处理:损伤严重伴出血休克者,需采取输血、输液等抗休克措施。骨盆骨折患者须平卧,勿随意搬动,以免加重损伤。尿潴留不宜导尿或未能立即手术者,可行耻骨上膀胱穿刺吸出膀胱内尿液。

(2)对症处理:尿道挫伤及轻度裂伤,症状较轻、尿道连续性存在而排尿不困难者,无需特殊治疗。尿道损伤排尿困难或不能排尿、插入导尿管成功者,留置尿管引流 $1\sim2$ 周。

(3)应用抗菌药预防感染。

2.手术治疗

(1)前尿道裂伤导尿失败或尿道断裂:立即行经会阴尿道修补或断端吻合术,并留置导尿管 $2\sim3$ 周。病情严重、会阴或阴囊形成大血肿及尿外渗者,行耻骨上方膀胱穿刺造瘘术,3个月后再修补尿道。

(2)尿外渗:在尿外渗区作多个皮肤切口,深达浅筋膜下,彻底引流外渗尿液。

(3)骨盆骨折致后尿道损伤:经抗休克治疗病情稳定后,局麻下作耻骨上高位膀胱造瘘(或穿刺造瘘)。尿道不完全撕裂者,一般在3周内愈合,恢复排尿;但须经膀胱尿道造影明确尿道无狭窄及尿外渗后,方可拔除膀胱造瘘管。若不能恢复排尿,则留置导尿造瘘3个月,二期施行解除尿道狭窄的手术。

为早期恢复尿道的连续性,避免尿道断端远离形成瘢痕性假道,对部分病情不严重、骨盆环稳定的患者,可施行尿道会师复位术,并留置导尿管 $3\sim4$ 周;若患者排尿通畅,则可避免二期尿道吻合术。

(4)并发症处理:为预防尿道狭窄,待患者拔除导尿管后,需定期作尿道扩张术。对晚期发生的尿道狭窄,可用腔内技术经尿道切开或切除狭窄部的瘢痕组织,或于受伤 3 个月后手术切除尿道瘢痕组织,作尿道端端吻合术。后尿道合并直肠损伤时应立即修补,并作暂时性结肠造瘘。若并发尿道直肠瘘,应等待 3～6 个月后再施行修补手术。

## 六、护理诊断/合作性问题

1.恐惧与焦虑　与外伤打击、害怕手术和担心预后不良有关。

2.组织灌流量改变　与创伤、骨盆骨折损伤血管出血;尿外渗或腹膜炎有关。

3.排尿异常　与尿路感染、尿道损伤、尿瘘及尿道狭窄有关。

4.潜在并发症　感染。

## 七、护理措施

1.有效缓解患者的恐惧与焦虑

(1)心理护理:对患者进行正确的引导,热情接待、做好入院宣教。和蔼亲切的态度、周到礼貌的语言可使患者感受到关心和尊重,产生信任,减轻负性情绪的影响,可有效缓解焦虑和恐惧。

(2)形象示范:介绍病区环境及管床医生、护士;以认真细致的工作态度和精湛的医术、护理取得患者的信任,尽量满足患者的合理需求,从而化解患者的恐惧心理。

2.维持体液平衡

(1)观察生命体征:准确测量血压、脉搏、呼吸,记录尿量,掌握内环境变化状况。

(2)输液护理:根据患者内环境变化情况和医嘱给予合理输液,必要时输血,以维持体液、电解质及酸碱平衡。

3.排尿异常的护理　尿道断裂经修复后并发尿道狭窄可导致排尿困难,属临床常见,应告知患者无须过于担心,遵医嘱定期进行尿道扩张,并根据排尿困难的程度制定尿道扩张的间隔时间。由于尿道扩张有较重的疼痛,患者会产生恐惧心理,此时除向患者解释此治疗的必要性外,还应在进行尿道扩张时根据医嘱采取镇痛措施,如应用镇静、镇痛药,尿道内给予表面麻醉药物等,以减轻患者的痛苦。

4.并发症的预防及护理　观察患者的体温及伤处的变化情况,尿道断裂后血、尿外渗容易导致感染,表现为伤处肿胀、搏动性疼痛、体温升高,如发现异常表现应立即通知医生处理,协助引流伤部,并选择有效抗菌药物并合理应用。

## 八、健康指导

1.前后尿道损伤经手术修复后患者尿道狭窄的发生率较高,患者需要定期进行尿道扩张以避免尿道狭窄,导致排尿障碍。

2.继发性功能障碍者应训练心理勃起加辅助性治疗。

(张欣红)

# 第六节　泌尿系统梗阻

发生在自肾至尿道口任何部位的梗阻都将影响尿液的排出,此现象称为泌尿系统梗阻,又称尿路梗阻(obstruction of urinary tract)。尿路梗阻可致梗阻近端的尿液淤积,尿路扩张积水,梗阻如不能及时解除,可导致肾积水、患侧肾功能损害或丧失;若为双侧梗阻,可导致肾衰竭。尿路梗阻在泌尿外科很常见,且多继发或并发其他泌尿外科疾病,如尿路梗阻后尿潴留、肾积水,易于细菌繁殖而导致感染和形成结石;而感染、结石又会加重梗阻的程度,因此梗阻、感染、结石三者可互为因果关系。

## 一、概述

泌尿系统是由肾小管、集合管、肾盏、肾盂、输尿管、膀胱和尿道组成的一个管道系统,其主要功能是主动、单向地将肾产生的尿液排出体外。泌尿管道系统保持通畅是维持正常肾功能的必要条件。这个管道系统的任何一个部位受阻,均会引发尿路梗阻。引起尿路梗阻性病变的原因很多(图7-3),既有机械性梗阻、动力性梗阻如先天畸形、结石、肿瘤、狭窄等,也有中枢或周围神经疾病造成某部分尿路功能障碍。

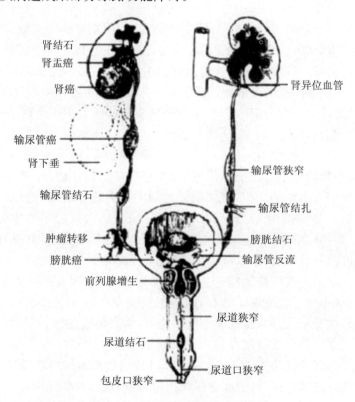

肾结石
肾盂癌
肾癌
肾异位血管
输尿管癌
肾下垂
输尿管狭窄
输尿管结石
输尿管结扎
肿瘤转移
膀胱结石
膀胱癌
输尿管反流
前列腺增生
尿道狭窄
尿道结石
尿道口狭窄
包皮口狭窄

图7-3　泌尿系统梗阻的常见病因

## 二、梗阻的部位和病因

泌尿系统梗阻病因在不同年龄和性别有一定差异。儿童以先天性疾病,如肾盂输尿管连接处狭窄较多见；青壮年以结石、损伤、炎性狭窄常见；妇女可能与盆腔内疾病有关；老年男性以良性前列腺增生最常见，其次为肿瘤。根据梗阻发生的部位可分为上尿路和下尿路梗阻两类，根据发生的原因一般分为机械性和动力性梗阻。

1. 上尿路梗阻　梗阻部位在膀胱以上，多由结石、肿瘤所致。腹膜后的病变压迫输尿管时也可发生上尿路梗阻。

2. 下尿路梗阻　梗阻部位发生在膀胱尿道，常见原因为前列腺增生、尿道狭窄等。

3. 机械性梗阻　泌尿系统管道内或泌尿系统附近器官的病变均可以导致尿路机械性梗阻。

依据病因不同，可分为：

(1)先天性梗阻：由泌尿系统和生殖道先天性畸形所致，常见于小儿，如肾盂输尿管交界处狭窄、下腔静脉后输尿管、输尿管膨出症、输尿管异位开口、后尿道瓣膜症等；

(2)后天性梗阻：泌尿系统管道内肿瘤、结石、炎性狭窄、结核、外伤、腹腔或盆腔纤维化、肿瘤浸润等；还有一些医源性梗阻，如手术或器械检查损伤、肿瘤放射治疗损伤等。

4. 动力性梗阻　在尿路器官的肌肉或其支配神经发生病变时，尿液不能顺利从上向下排出体外，产生尿液淤积。常见的原因为神经源性膀胱功能障碍等。

### 三、病理生理

尿路梗阻后，由于梗阻的部位及程度不同，各有差异，但基本病理改变是梗阻部位以上压力增高，尿路扩张积水，梗阻长时间如不解除，终将导致肾积水和肾功能衰竭。

上尿路梗阻时，初期通过增加输尿管肌肉收缩力维持正常排尿功能，后期肌肉逐渐丧失代偿能力，输尿管管壁变薄，肌肉萎缩，收缩力减弱或消失。随着梗阻程度的加重，肾也发生病理改变。肾盂内正常压力约为 $10cm\ H_2O$，尿路梗阻时其压力不断升高，并经集合管传递至肾小管、肾小球，当压力达到 $25cm\ H_2O$ 相当于肾小球滤过压时，肾小球即停止滤过，尿液形成停止。肾小球停止滤过时，肾盂内尿液可经肾小管、淋巴管、静脉和间质回流，此时肾盂内压下降，肾小管、肾小球囊内压力亦随之降低，肾小球恢复滤过功能，这种肾内"安全阀"的开放，在梗阻时起到保护肾组织的作用，使梗阻短时间内不引起肾组织严重损害。如果尿路梗阻不解除，尿液继续分泌，由于尿液分泌和回流的不平衡，回流只能起到暂时缓冲作用，结果肾积水使肾盂内压力持续增高，压迫肾小管、肾小球及其附近的血管，造成肾组织缺血缺氧，肾实质逐渐萎缩变薄，肾容积增大，致肾积水，最后全肾成为一个无功能的巨大水囊。

下尿路梗阻，如果发生在膀胱颈部，为了克服排尿阻力，膀胱逼尿肌逐渐代偿增生，纵横交叉的增生肌束形成小梁。如梗阻持续存在，膀胱长期高内压，造成肌束间薄弱部分向壁外膨出，形成小室或假性憩室；后期，膀胱失去代偿能力，肌肉萎缩变薄，容积增大，出现残余尿；膀胱过度膨胀，造成逼尿肌纤维过度牵拉及支配膀胱的神经末梢纤维受损，进一步损害了膀胱的收缩功能；随着膀胱代偿功能的丧失，输尿管口括约肌功能被破坏而逐渐失去抗反流功能，出现尿液自膀胱向输尿管反流，引起上尿路梗阻、肾积水和肾功能损害。

尿路梗阻后，由于尿液引流不畅，极易发生膀胱炎、肾盂肾炎、肾周围炎等感染，且细菌可经过肾盏穹窿部裂隙或通过高度膨胀时变得极薄的尿路上皮层进入血液，造成菌血症。另外，结石是尿路梗阻的另一常见并发症，这是因为梗阻造成尿流停滞与感染，促进了结石形成。梗阻、感染和结石常互为因果，感染和结石可引起梗阻，而梗阻又可以继发感染和结石。

而梗阻时尿路失去尿液的冲刷作用,抗菌药物亦不易进入尿路,感染往往难以控制。因此,在处理感染和结石的同时,必须解决尿路梗阻的问题。

## 二、肾积水

尿液从肾盂排出受阻,使肾内压力升高、肾盏肾盂扩张、肾实质萎缩,造成尿液积聚在肾内称为肾积水(hydronephrosis)。成人肾积水超过 1000ml、小儿超过 24h 的正常尿量,称为巨大肾积水。

(一)临床表现

肾积水患者随梗阻的原因、部位及发展快慢出现不同症状。因先天性病变,如肾盂输尿管连接部畸形、狭窄、异位血管压迫等所致者可长期无明显症状,腹部包块可能是此类患者就诊的最初原因。因结石、肿瘤、炎症和结核引起的继发性肾积水,多以原发病因的症状和体征为主要表现,很少显示肾积水的征象。间歇性肾积水患者多由于输尿管梗阻引起患侧腰腹部疼痛、尿量减少,发作间歇期可排出大量尿液。

肾积水并发感染或肾积脓时,可出现全身中毒症状,有些患者表现为尿路感染症状。双侧肾或孤立肾患者发生完全梗阻时可表现为无尿,以至肾衰竭。

(二)辅助检查

1.实验室检查

(1)尿液检查:除尿常规检查和尿细菌培养外,需进行结核杆菌和脱落细胞的检查。

(2)血液检查:通过血常规和生化检查了解有无感染、氮质血症、酸中毒和电解质紊乱。

2.影像学检查

(1)B超检查:是判断和鉴别肾积水或肿块的首选方法。

(2)X线造影:常规剂量或大剂量的延缓、排泄性尿路造影可了解肾积水的程度和分侧肾功能。必要时行逆行肾盂造影或肾穿刺造影。

(3)CT、MRI检查:可明确和区分增大的肾是积水还是实质性肿块,亦可发现压迫泌尿系统的病变。MRI水成像检查可代替逆行性尿路造影。

(4)肾图:对肾积水诊断亦有意义。

(三)治疗要点

1.去除病因　去除病因、保留患肾是最理想的处理方法。对肾盂输尿管连接部狭窄者可作肾盂成形术,对结石者可行碎石或取石术。

2.肾造瘘术　病情危重者先做肾引流术,待感染控制、肾功能改善后,再针对病因治疗。

3.肾切除术严重肾积水、功能丧失或肾积脓时,若对侧肾功能良好,可切除病肾。

(四)护理诊断/合作性问题

1.疼痛　与尿路梗阻有关。

2.潜在并发症　肾脓肿、肾衰竭。

(五)护理措施

1.缓解疼痛　注意患者疼痛的部位、程度、诱因等;出现疼痛时遵医嘱给予解痉止痛。

2.并发症的观察、预防和护理

(1)观察和预防感染

1)注意患者的排尿情况、腹部肿块大小和体温变化。

2)保持各引流管通畅。肾盂成形术后应保持各引流管通畅及切口清洁。若无漏尿,肾周引流物于术后 3～4 日拔除,肾盂输尿管支架引流管一般于术后 3 周拔除,证实吻合口通畅后拔除肾造瘘管。若切口处或肾周引流管内流出较多的淡黄色液体,常提示有吻合口漏的发生,应及时与医生联系,予以相应处理和护理。

3)遵医嘱用药。高热者给予物理降温,对并发感染者合理使用抗菌药。

(2)观察和预防肾衰竭:①严格限制入水量,记录 24h 出入量。②及时处理肾衰竭。③予以低盐、低蛋白质、高热量饮食。

### 三、良性前列腺增生

前列腺分为围绕尿道的腺体和外周腺体两部分。良性前列腺增生(benign prostatic hyberplasia,BPH)简称前列腺增生,俗称前列腺肥大,是男性老人常见病。实际是前列腺细胞增生导致泌尿系统梗阻而出现的一系列临床表现及病理生理改变。男性自 35 岁以后前列腺可有不同程度的增生,50 岁以后出现临床症状。

(一)病因

尚未完全明确。目前公认老龄和有功能的睾丸是发病的基础。上皮和基质的相互影响,各种生长因子的作用,随年龄增长而出现的睾酮、双氢睾酮以及雌激素水平的改变和失去平衡是前列腺增生的重要因素。

(二)病理生理

良性前列腺增生起源于围绕尿道精阜部的腺体,常以纤维细胞增生开始,继之其他组织亦增生。增生的前列腺可将外围的腺体压扁形成假包膜(外科包膜),与增生腺体有明显界限。增大的腺体使尿道弯曲、伸长、受压成为引起排尿困难或梗阻的机械性因素,前列腺内尤其是围绕膀胱颈增生的、含丰富的 α 肾上腺素能受体的平滑肌收缩则是引起排尿困难或梗阻的功能性因素。

随着长期膀胱出口梗阻,黏膜面出现小梁、小室、憩室;逼尿肌的代偿性肥大可发生不稳定的逼尿肌收缩,致膀胱内高压甚至出现压力性尿失禁。逼尿肌失代偿,则不能排空膀胱而出现残余尿,严重时膀胱收缩无力,出现充溢性尿失禁。长期排尿困难使膀胱高度扩张或膀胱内高压,可发生尿液的膀胱输尿管反流,最终引起肾积水和肾功能损害。由于梗阻后膀胱内尿液潴留,容易继发感染和结石。

(三)临床表现

取决于梗阻的程度、病变发展的速度以及是否合并感染和结石,而不在于前列腺本身的增生程度。

1.症状

(1)尿频:是最常见的早期症状,夜间更为明显。早期因前列腺充血刺激引起,随梗阻加重残余尿量增多,膀胱有效容量减少,尿频更加明显。

(2)排尿困难:进行性排尿困难是前列腺增生最主要的症状,但发展缓慢。轻度梗阻时排尿迟缓、断续、尿后滴沥。严重梗阻时排尿费力、射程缩短、尿线细而无力,终成滴沥状。

(3)尿潴留:严重梗阻者膀胱残余尿增多,长期可导致膀胱无力,发生尿潴留或充溢性尿失禁。在前列腺增生的任何阶段,患者可因受凉、劳累、饮酒等使前列腺突然充血、水肿,发生急性尿潴留。

（4）其他：前列腺增生时因局部充血可发生无痛性血尿。若并发感染或结石，有尿急、尿痛等膀胱刺激症状。少数患者在后期可出现肾积水和肾功能不全表现。长期排尿困难者可并发疝、痔或脱肛。

2.体征　直肠指诊时可触到增大的前列腺，表面光滑、质韧、有弹性，中间沟消失或隆起。

（四）辅助检查

1.B超检查　可测量前列腺体积、内部组织结构是否突入膀胱。经直肠超声检查更为精确，经腹壁超声可测量膀胱残余尿量。

2.尿流动力学检查　尿流率测定可初步判断梗阻的程度：若最大尿流率<15ml/s，提示排尿不畅；<10ml/s提示梗阻严重。评估最大尿流率时，排尿量必须超过150ml才有诊断意义。应用尿动力仪测定压力、流率等可鉴别神经源性膀胱功能障碍、逼尿肌和尿道括约肌功能失调以及不稳定性膀胱逼尿肌引起的排尿困难。

3.血清前列腺特异抗原（PSA）测定　前列腺体积较大、有结节或较硬时，应测定血清PSA以排除合并前列腺癌的可能。

（五）治疗要点

包括随访观察、药物治疗、非手术介入治疗和手术治疗。

1.非手术治疗

（1）随访观察：无明显前列腺增生症状和无残余尿者需门诊随访，定期复查，每年至少一次。如症状加重，再采用其他处理方法。

（2）药物治疗：适用于有较轻临床症状、残余尿<50ml的患者。包括α受体阻滞剂、激素、降低胆固醇药物以及植物药疗等。其中以α—受体阻滞剂特拉唑嗪、5α还原酶抑制剂非那雄胺最为常用，前者可降低平滑肌的张力，减少尿道阻力，改善排尿功能；后者通过降低前列腺内双氢睾酮的含量使前列腺缩小，改善排尿功能。对症状较轻的病例有良好疗效。

（3）其他疗法：用于尿道梗阻较重而又不适宜手术者。激光治疗、经尿道气囊高压扩张术、经尿道高温治疗、体外高强度聚焦超声，适用于前列腺增生体积较小者。前列腺尿道支架网适用于不能耐受手术的患者。

2.手术治疗　症状重的患者，手术治疗仍是最佳选择。手术只切除外科包膜以内的增生部分。方式有经尿道前列腺切除术（transurethral resection of prostate，TURP）、耻骨上经膀胱前列腺切除术和耻骨后前列腺切除术。

（六）护理评估

1.术前评估

（1）健康史及相关因素：了解患者吸烟、饮食、饮酒和性生活等情况；患者平时饮水习惯，是否有足够的液体摄入和尿量。注意评估患者排尿困难程度及夜尿次数，有无尿潴留情况，有无血尿及尿路刺激症状；是否有定时排尿或憋尿的习惯；有无并发疝、痔、脱肛等情况。注意有无高血压及糖尿病病史以及相关疾病的家族史。

（2）身体状况

1）局部：前列腺是否增大，表面是否光滑、质地如何、是否见有疝或痔形成或脱肛现象。

2）全身：判断有无合并感染的征象；注意重要内脏器官功能情况及营养状况，以评估患者对手术的耐受性。

3）辅助检查：根据直肠指诊、B超和尿流动力学等检查结果判断前列腺的大小和尿路梗阻程度。

(3)心理—社会状况:前列腺增生是一种症状进行性逐渐加重的疾病。尿频,特别是夜尿次数的增多将严重影响患者的休息与睡眠;排尿困难,甚至尿潴留、血尿等症状可造成患者肉体上的痛苦及较大的精神压力;留置尿管又给患者带来很多生活的不便;患者多希望能尽快得到治疗及希望护士能给予更多的照顾,帮助其解决手术前后生理及心理的问题。因此,应了解患者及家属对拟采取的治疗方法、对手术及可能导致并发症的认知程度、家庭经济承受能力,以提供相应的心理支持。

2.术后评估 注意膀胱引流管是否通畅,膀胱冲洗液的颜色、血尿程度及持续时间;切口愈合情况;术后是否出现膀胱痉挛;水电解质平衡状况,了解有无 TUR 综合征表现。

(七)护理诊断/合作性问题

1.排尿形态异常 与膀胱出口梗阻、逼尿肌受损、留置尿管和手术刺激有关。

2.疼痛 与逼尿肌功能不稳定、导管刺激、血块堵塞冲洗管引起的膀胱痉挛有关。

3.潜在并发症 TUR 综合征、尿频、尿失禁、出血。

(八)护理目标

1.患者恢复正常排尿形态。

2.患者主诉疼痛减轻或消失。

3.患者未发生并发症,若发生能够得到及时发现和处理。

(九)护理措施

1.保持尿液排出通畅

(1)观察排尿情况:注意排尿次数和特点,特别是夜尿次数。为保证患者的休息和减轻焦虑的心情,可遵医嘱给予镇静安眠药物。

(2)避免急性尿潴留的发生:鼓励患者多饮水,勤排尿。多摄入粗纤维食物,忌饮酒及辛辣食物,以防便秘。

(3)及时引流尿液:残余尿量多或有尿潴留致肾功能不全者,及时留置尿管引流尿液,改善膀胱逼尿肌和肾功能。做好留置导尿管或耻骨上膀胱造瘘的患者的护理。

(4)避免膀胱内血块形成

1)保证入量:鼓励患者术后多饮水,保证足够尿量。

2)作好膀胱冲洗护理:前列腺切除术后都有肉眼血尿,术后需用生理盐水持续冲洗膀胱 3~7 日。①冲洗速度,可根据尿色而定,色深则快、色浅则慢。随冲洗持续时间延长,血尿颜色逐渐变浅;若尿色深红或逐渐加深,说明有活动性出血,应及时通知医生处理。②确保冲洗及引流管道通畅,若引流不畅应及时作高压冲洗抽吸血块,以免造成膀胱充盈、痉挛而加重出血。③准确记录尿量、冲洗量和排出量,尿量=排出量-冲洗量。

2.缓解疼痛 前列腺术后患者可因逼尿肌不稳定、导管刺激、血块堵塞冲洗管等原因引起膀胱痉挛,导致阵发性剧痛。术后留置硬脊膜外麻醉导管者,按需定时注射小剂量吗啡有良好效果;也可口服硝苯地平、丙胺太林、地西泮或用维拉帕米加入生理盐水内冲洗膀胱。

3.并发症的预防与护理

(1)TUR 综合征:行 TURP 的患者因术中大量的冲洗液被吸收可致血容量急剧增加,出现稀释性低钠血症,患者可在几小时内出现烦躁、恶心、呕吐、抽搐、昏迷,严重者出现肺水肿、脑水肿、心力衰竭等,称为 TUR 综合征。应加强观察,一旦出现,遵医嘱给予利尿剂、脱水剂,减慢输液速度,对症处理。

(2)尿频、尿失禁:为减轻拔管后出现的尿失禁或尿频现象,一般在术后第 2～3 天嘱患者练习收缩腹肌、臀肌及肛门括约肌;也可辅以针灸或理疗等。尿失禁或尿频现象一般在术后 1～2 周内可缓解。

(3)出血:加强观察。指导患者在术后 1 周逐渐离床活动;避免增加腹内压的因素、禁止灌肠或肛管排气,以免造成前列腺窝出血。

4.其他

(1)对于拟行 TURP 的患者,术前协助医生探扩尿道。

(2)导管护理:术后有效固定或牵拉气囊尿管,防止患者坐起或肢体活动时气囊移位而失去压迫膀胱颈口的作用,导致出血。行开放性手术的患者,多留置引流管,不同类型的引流管留置的时间长短不一。

1)耻骨后引流管术后 3～4 日待引流量很少时拔除。

2)耻骨上前列腺切除术后 5～7 日拔除导尿管。

3)耻骨后前列腺切除术后 7～9 日拔除导尿管。

4)TURP 术后 3～5 日尿液颜色清澈即可拔除导尿管。

5)膀胱造瘘管通常在术后 10～14 日排尿通畅时拔除。

(3)饮食:术后 6h 无恶心、呕吐者,可进流食,1～2 日后无腹胀即可恢复正常饮食。鼓励患者多饮水、进食富含纤维的食物,以免便秘。

(十)护理评价

1.患者排尿形态是否恢复正常,排尿是否通畅、能否控制。

2.患者疼痛是否减轻。

3.患者是否发生并发症,若发生是否得到及时发现和处理。

(十一)健康指导

1.生活指导

(1)采用非手术治疗的患者,应避免因受凉、劳累、饮酒、便秘而引起的急性尿潴留。

(2)预防出血:术后 1～2 个月内避免剧烈活动,如跑步、骑自行车、性生活等,防止继发性出血。

2.康复指导

(1)排尿功能训练:若有溢尿现象,患者应有意识地经常锻炼肛提肌,以尽快恢复尿道括约肌功能。

(2)自我观察:TURP 患者术后有可能发生尿道狭窄。术后若尿线逐渐变细,甚至出现排尿困难,应及时到医院检查和处理。有狭窄者,定期行尿道扩张,效果较满意。附睾炎常在术后 1～4 周发生,故出院后若出现阴囊肿大、疼痛、发热等症状应及时去医院就诊。术后前列腺窝的修复需 3～6 个月,因此,术后可能仍会有排尿异常现象,应多饮水。

(3)门诊随访:定期行尿液检查、复查尿流率及残余尿量。

3.心理和性生活指导

(1)前列腺经尿道切除术后 1 个月、经膀胱切除术 2 个月后,原则上可恢复性生活。

(2)前列腺切除术后常会出现逆行射精,不影响性交。少数患者可出现阳痿,可先采民心理治疗,同时查明原因,再进行针对性治疗。

### 四、尿潴留

尿潴留是指尿液潴留在膀胱内不能排出,急性尿潴留(acute retention of urine)是一种常见急症,需及时处理。

(一)病因和分类

病因很多,可分为机械性和动力性两类。

1.机械性梗阻　任何导致膀胱颈部及尿路梗阻的病变,如前列腺增生、尿道损伤、尿道狭窄、膀胱尿道结石、异物和肿瘤等均可引起急性尿潴留。

2.动力性梗阻　膀胱、尿道并无器质性病变,尿潴留系排尿功能障碍所致,如中枢或周围神经系统病变、脊髓麻醉和肛管直肠手术后、应用松弛平滑肌的药物如阿托品等;也可见于高热、昏迷、低血钾或不习惯卧床排尿者。

(二)临床表现

发病突然,膀胱胀满但滴不出尿,患者十分痛苦;耻骨上可触及膨胀的膀胱,用手按压有尿意。

(三)治疗要点

解除病因,恢复排尿。病因不明或一时难以解除者,则需先作尿液引流。

1.非手术治疗

(1)病因处理:某些病因如包皮口或尿道口狭窄、尿道结石、药物或低血钾引起的尿潴留,经对因处理后可很快解除,恢复排尿。

(2)诱导、药物或导尿:对术后动力性尿潴留可采用诱导排尿的方法、针灸、穴位注射新斯的明或在病情允许下改变排尿姿势。若仍不能排尿,可予以导尿。

2.手术治疗　不能插入导尿管者,可采取耻骨上膀胱穿刺抽出尿液。对需长期引流者应行耻骨上膀胱造瘘术。

(四)护理诊断/合作性问题

1.尿潴留　与尿路梗阻有关。

2.潜在并发症　膀胱出血。

(五)护理措施

1.解除尿潴留

(1)解除原因:协助医生辨明尿潴留的原因,并解除病因。

(2)促进排尿:对于术后尿潴留患者给予诱导排尿,必要时在严格无菌操作下导尿,并做好尿管和尿道口的护理。对行耻骨上膀胱穿刺或耻骨上膀胱造瘘术者,做好膀胱造瘘管的护理并保持通畅。

2.避免膀胱出血　注意一次放尿量不可超过1000ml,以免引起膀胱出血。

(张欣红)

# 第七节　尿石症

尿石症(urolithiasis)又称尿路结石,为多种病理因素相互作用引起的泌尿系统内任何部位的结石病,是肾结石(renal calculi)、输尿管结石(ureteral calculi)、膀胱结石(vesical calculi)

和尿道结石(urethral Calculi)的总称,为很常见的泌尿外科疾病。尿石症是一种古老的有记载疾病,在我国医籍《黄帝内经》中等被称为"淋"、"石淋"和"砂淋"。传统的治疗方法主要是采用开放式泌尿系统取石手术。20世纪末,尿石症的病因学研究和临床治疗取得了突破性进展:①冲击波碎石:是利用体外骤然冲击波粉碎尿路结石的技术,取代了传统的取石手术;②体内碎石:是利用微创腔道进行体内碎石的技术,包括经皮肾镜碎石和经输尿管镜碎石,为治疗复杂性尿路结石开辟了新途径;③代谢评估:是揭示和诊断尿石病病因的一种生物化学评估方法,已成为评估成石危险因素的金标准。

## 一、概述

### (一)尿石症流行特点

尿石症是泌尿外科的三大疾病之一,因生活习惯、地理位置和种族的不同,患病率在1%~15%,发病率在0.04%~0.40%。尿石病是一种终生性疾病,复发率很高,10年复发率为50%,两次发病中位间期为9年。尿石症好发年龄为30~50岁,男性高峰年龄为35岁,女性两个高峰年龄即30岁和55岁,男女之比为(2∶1)~(3∶1)。25%的患者有一级亲属家族史,而且复发率也较普通人群高。

影响结石流行的因素很多,年龄、性别、种族、遗传、环境因素、饮食习惯、营养状况、劳动强度、生活卫生条件、社会经济发展水平和职业对结石的形成影响很大。某些人群中,如高温作业的人员、飞行员、海员、外科医生、办公室工作人员等发病率相对较高。饮食中动物蛋白过多、精制糖多、纤维少者,上尿路结石发病多。原发性膀胱结石多见于男孩,与营养不良和低蛋白饮食有关。在全球范围内,尿石症具有明显的地理分布特征,热带和亚热带是其好发地区。在我国,南方比北方更为多见,夏季的发生率明显高于其他季节。上尿路结石在富裕地区常见,而下尿路结石在贫穷地区居多,其中主要是小儿膀胱结石。迄今,我国的上尿路结石和下尿路结石大约分别占95%和5%。

### (二)尿结石物质组成及特性

结石由晶体和基质组成。①晶体:是结石的主体部分,约占结石干重的97%。②基质:约占3%,是类似尿黏蛋白物质。基质与结石的因果关系尚未确定。临床上比较重要的晶体成分有10余种,根据化学成分可概括为五大类:草酸钙类(一水草酸钙、二水草酸钙)、磷酸钙类(羟基磷灰石、碳酸磷灰石、二水磷酸氢钙、磷酸三钙)、尿酸类(无水尿酸、二水尿酸、尿酸铵、一水尿酸钠)、磷酸铵镁(六水磷酸铵镁)和胱氨酸。

多数结石是混合性结石,含两种以上的成分,以其中的一种为结石主体。含钙类结石(包括草酸钙结石、磷酸钙结石及两者的混合结石)最多见,接近结石总数的90%;尿酸类结石大多发生于男性患者;磷酸铵镁结石则大多见于女性患者;胱氨酸结石在儿童中的比率较高;碳酸钙结石、二氧化硅结石等少见。

草酸钙结石,其质硬、不易碎、粗糙、不规则、呈葚样、棕褐色,平片易显影。磷酸钙、磷酸铵镁与尿路感染和梗阻有关,易碎,表面粗糙,不规则,常呈鹿角形,灰白色、黄色或棕色,平片可见多层现象。尿酸结石与尿酸代谢异常有关,其质硬、光滑、多呈颗粒状、黄色或红棕色,纯尿酸结石不被平片所显影。胱氨酸结石是罕见的家族性遗传性疾病所致,质坚、光滑、呈蜡样、淡黄至黄棕色,平片亦不显影。

（三）尿石形成机制

尿石的形成机制尚未完全清楚，有多种学说，肾钙化斑、过饱和结晶、结石基质、晶体抑制物质、异质促进成核学说是结石形成的基本学说。许多资料显示，尿路结石形成可能是多种影响因素共同促成的结果。其中，尿中成石物质浓度过高所致的尿液过饱和是结石形成过程中最为重要的驱动力。尿饱和度在一天中常有较大幅度的波动。即使在短时间内，高度饱和的尿液也可能会触发微结石形成。结石的始发部位可能多在肾小管。结石形成大致经过以下几个步骤。

1.结晶核形成　在形成晶体之前，必须先形成晶核。在尿液中一般是由外来颗粒诱发晶核形成，即异质性成核。这些外来颗粒多为上皮细胞碎片、各种管型、红细胞、基质或其他结晶等。肾集合管基底膜和肾乳头表面的钙化亦可诱发成核。

2.结晶生长　过饱和尿液中的离子不断沉积到晶核的表面，使晶体逐渐长大。由于集合管的管腔直径仅为 $50\sim200\mu m$，单靠结晶生长所致的体积还不足以引起管腔阻塞，这些晶体被冲入肾盂并随尿液排出。

3.结晶聚集　尿中的晶核或结晶亦可借助化学或电学的驱动力相互聚合成较大的晶体颗粒，这一过程称为结晶聚集。结晶聚集的危险在于其发生速度较快，甚至可出现在未饱和的尿中。这种聚集体的体积较大，足以阻塞肾集合管和肾乳头管的管腔。然而，由于结晶聚集体非常脆弱，即使阻塞肾集合管，一般也达不到形成临床结石所需的时限。

4.结晶滞留　亦称晶体—细胞相互作用，是结石形成的关键步骤之一。结晶或其聚集体往往需要通过基质的黏合作用附着于受损的肾集合管上皮细胞，或是通过结晶与细胞之间电荷的作用介导了晶体与细胞表面吸附，并使晶体陷入细胞内，形成一个稳定的"立足点"后逐渐长大，最终形成临床结石。

在非钙（尿酸、胱氨酸、磷酸铵镁）结石形成的过程中，一般单纯尿液过饱和就是成石的充分条件，但对含钙结石却非如此，除了尿液过饱和外，有时它还取决于尿饱和度与结晶抑制因子之间的平衡。在正常情况下，尿中钙性成石物质的饱和度往往超过其溶解度。例如，正常尿中草酸钙的浓度是其溶解度的 4 倍，但并不形成结石，这主要是依赖结晶抑制因子（如枸橼酸盐、焦磷酸盐、镁）的活性作用。结晶抑制因子主要通过两种作用抑制结石形成：一是直接抑制，结晶抑制因子能够吸附在晶体表面的生长点上，组织结晶的成核、生长和聚集；二是间接抑制，某些抑制因子能够络合某些成石物质，形成可溶性络合物，降低成石物质的尿饱和度。因此，尿中结晶抑制因子的含量降低也是钙性结石的形成条件之一。

（四）病因和危险因素

尿石的成因，既有尿石形成的尿过饱和第一驱动力作用，又有涉及导致尿过饱和的高尿钙尿、高草酸尿、低枸橼酸尿、胱氨酸尿等危险因素作用。少数是内因（基因）或外因（环境）的单一作用所致，多数是两者共同作用的结果。

1.内在因素　身体的代谢异常、尿路的梗阻、感染、异物是结石形成的常见内在病因。

（1）代谢异常：尿路结石大多是由人体代谢产物构成，不同成分的结石可以反映体内相应成分的代谢异常。尿液内常见的石成分包括钙、草酸、尿酸、胱氨酸等，任何生理紊乱引起这些成石物质在尿液中排泄过多而致尿高度过饱和（或）其结晶抑制因子缺乏时，都有可能启动结石形成和促进结石生长。①引起草酸钙结石的代谢异常有：肠道吸收钙的能力异常增加，使尿钙排出增多；肾小管对钙的重吸收功能受损而造成肾脏漏钙；甲状腺旁腺功能亢进引起骨骼脱钙,致使钙从肾脏滤除增加。②常染色体显性异常病肾小管性酸中毒,肾酸化功能减弱,致使尿 pH 升高,磷酸钙在碱性环境中发生沉淀析出,形成磷酸钙结石。③痛风患者,嘌呤核苷酸代谢酶缺陷,嘌呤合成增加,尿酸产生多、排泄障碍,易并发尿酸结石。④常染色体隐性或部分隐性遗传病胱氨酸尿,肾小管对胱氨酸的转运发生障碍时,胱氨酸重吸收减少,大量胱氨酸排入尿液,极易在酸性尿液中发生饱和结晶,形成胱氨酸结石。

(2)局部因素:发生于泌尿系统的感染、梗阻、异物等局部因素,可继发结石。①泌尿系统感染时,细菌、坏死组织、脓块等均可成为结石的晶核,尤其与磷酸铵镁和硫酸钙结石的形成有关。②机械性尿路梗阻、尿动力学改变、肾下垂等原因均可以引起尿液的淤滞,促使结石形成。③长期留置尿管、内支架、手术遗留在尿路的丝线等可成为结石的晶核诱发结石。

2.外部因素

(1)气候环境:可以直接或间接诱发结石形成。在热带和亚热带结石发生率较高。夏季是发病的高峰。其首要原因是气温高,人体通过排汗和呼吸丢失的水分增加,尿液浓缩,成石物质浓度增高。其次是由于日照时间长,人体合成 1,25-二羟基维生素 $D_3$ 增加,促进了肠道钙吸收,尿钙的排泄也随之增多。

(2)饮食:①水分:水分摄入不足,尿量<1000ml/d,结晶形成的机会明显增加;尿量<500ml/d,结石形成的概率增加。②蛋白质:大量摄入动物蛋白后,作为其代谢产物的氨基酸可增加体内酸负荷,骨骼脱钙,引发高尿钙。肉类蛋白富含嘌呤,过多食用,尿酸排泄增加,易发生尿酸结石,且高尿酸尿还会诱发草酸钙结晶沉淀。③钙:摄钙过量可致高钙尿。④钠:摄钠过多也会导致高钙尿。⑤镁:不仅是一种结晶抑制因子,也是一种络合因子,能与尿中游离草酸结合成可溶性草酸镁。长期低镁饮食可引发结石。⑥维生素:维生素 A 在尿石症患者的血清中往往较低;维生素 $B_6$ 是乙醛酸转变为甘氨酸的辅酶,缺乏时草酸合成增加。

(3)药物:可通过两种方式引起结石形成。一是增加体内某些成石物质的排泄率;二是药物本身或其代谢产物直接在尿路中沉淀,这种药物性结石非常少见。①糖皮质激素:长期使用可使骨骼脱钙,导致高钙尿。②维生素:每日服用维生素 C 超过 500mg 时,尿草酸增加,可诱发草酸钙结石;长期过量服用维生素 D 或鱼肝油,可引发肾结石、肾钙化。③磺胺类药物:易在酸性尿中形成难溶性乙酰化合物结晶,或本身可直接形成磺胺结石。

(4)有机化合物:如化工原料三聚氰胺。食用被三聚氰胺污染的配方奶粉,可致二水尿酸和尿酸铵混合结石,我国 2008 年因"三鹿"奶粉暴发的至少 29.4 万名婴儿尿路结石就属于此。

(五)病理生理

尿路结石在肾脏或膀胱内形成。绝大多数结石起源于肾乳头,脱落后可移至尿路任何部位并继续长大,小结石可随尿液自然排出;膀胱结石可起源于膀胱,也可以来自上尿路的结石作为核心在膀胱内不断长大而形成;输尿管结石和尿道结石一般是结石排出过程中在此停留所致。

尿路结石可引起泌尿道直接损伤、梗阻、感染、甚至恶变。结石本身的直接刺激可致尿路黏膜充血、水肿、糜烂或脱落。所有这些病理生理改变与结石部位、大小、数目、继发炎症和梗阻程度等有关。一些体积较大或嵌顿在管腔内的结石可在局部引起溃疡、肉芽肿或瘢痕性狭窄,偶尔并发恶变。输尿管结石梗阻时,容易导致进行性肾损害,主要表现为肾盂内、集合管内和肾间质的压力升高,肾盂和肾盏扩张,引起肾积水,同时肾小球滤过率和肾血流量下降,肾功能损害;如果梗阻持续存在,肾功能将发生不可逆损害。肾盂和膀胱结石时,因其容积较大,对肾脏的损害程度较输尿管结石轻。尿路结石合并梗阻时,由于尿液淤滞,有时可能会并发尿路感染,而感染又会引发结晶的析出和沉淀,使原有的结石体积迅速增大,会进一步加重尿路梗阻,形成恶性循环。

(六)防治原则

结石防治的总原则是:去除病因,防止结石复发;消除结石,保护肾脏功能。当今的结石防治体系(图7—4)已经相当完备有效,但目前国内因各种原因,临床上往往只重视去除结石的疾病结果治疗,只有同样重视结石病因的治疗,才能有效地防止结石复发。

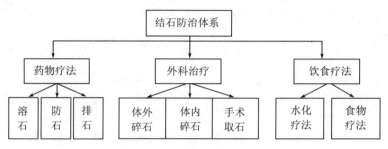

图7—4 结石防治体系

1.药物疗法 分为溶石、防石和排石疗法,相关结石治疗的药物机制、用途和用法见表7—1。

(1)溶石疗法:用于非钙性结石,90%的尿酸结石可被彻底溶解,而磷酸镁铵结石、胱氨酸结石只能部分溶解;

(2)防石疗法:对于含钙结石,目前尚无有效的溶石药物,现有药物只是用来预防结石复发;

(3)排石疗法:代表性药物是 $\alpha_1$ 受体阻滞剂,如坦索罗辛、萘哌地尔等,但仅用于下段输尿管结石和肾结石碎石后的辅助排石。

表7—1 结石治疗药物机制、用途

| 结石种类 | 药物 | 机制 | 剂量 | 用途 |
| --- | --- | --- | --- | --- |
| 含钙结石 | 枸橼酸钾 | 结晶抑制因子,钙络合剂 | 2.0g,tid | 用于低枸橼酸尿 |
| | 氢氯噻嗪 | 增强肾脏对钙的重吸收 | 25mg,qd 或 bid | 除甲状旁腺亢进之外的各种钙尿 |
| 尿酸结石 | 枸橼酸钾 | 碱化尿液 | 2.0g,tid | 将 pH 控制在 6.5～7.5 |
| | 别嘌醇 | 抑制尿酸合成 | 100mg,tid | 高尿酸血或高尿酸尿 |
| 硫酸铵镁结石 | 抗生素 | 控制细菌尿 | | 根据药敏试验选用 |
| | 乙酰氧肟酸 | 解脲酶竞争抑制剂 | 2500mg,bid | 术后残石或无法行外科治疗者 |
| 胱氨酸结石 | 枸橼酸钾 | 碱化尿液 | 2.0g,tid | 把尿 pH 维持在 7.0 |
| | 硫普罗宁 | 胱氨酸结合剂 | 250mg,tid | 用于重度胱氨酸尿 |

2.外科治疗 多是针对结石本身的治疗,只有少数是针对结石病因的治疗(如甲状旁腺切除、尿路整形等)。体外冲击波碎石技术(shock wave lithotripsy,SWL)已成为肾结石治疗的第一线选择。肾结石、输尿管结石在尿路滞留时间超过4周将对肾功能产生不利影响,超过6周则很难排出。结石的大小和成分是制订治疗方案的主要参数和指征,符合指征者,应尽早外科治疗。

3.饮食疗法　尿石症是一种终生性疾病,复发率极高。调整饮食结构后可显著降低结石复发率。

(1)水化疗法:大量饮水是防治各种成分尿路结石简单而有效的方法。大量饮水也有助于预防结石复发,如能持之以恒,可使结石复发率大约降低60%。日摄水量的标准是将每日尿量保持在2000ml以上,至尿液清亮无色或微黄为宜,这样每日约需饮水2500～4000ml。

(2)食物疗法:是预防性治疗代谢性结石的重要措施。在饮食中限制草酸的摄入。富含草酸的食物包括菠菜、甜菜、茶、巧克力、草莓、麦麸和各种坚果(松子、核桃、板栗等)。导致高钙尿的第一推动力是高蛋白饮食,故蛋白的摄入量每天不宜超过1g/kg。由于尿钠过多也会促使含钙结石的形成,氯化钠的摄入量每天应限制在5g以内。在非钙结石中,尿酸结石应采取低嘌呤饮食,主要是忌食动物内脏,限食各种肉类和鱼虾类等富含嘌呤的高蛋白食物;蛋氨酸是胱氨酸代谢过程的前体物质,胱氨酸结石主要限食富含蛋氨酸的食物如蛋、奶、肉、花生和小麦等。

## 二、上尿路结石

肾和输尿管结石(renal & ureteral calculi),又称上尿路结石。

(一)肾结石

肾结石按其所在的具体部位可进一步划分为肾盂结石和肾上、中、下盏结石。充满肾盂和肾盏的分支状结石因其形似鹿角,被称为鹿角形结石。临床上肾结石约占上尿路结石的35%,左右两侧的发生率相似,双侧肾结石约占10%。

1.临床表现

(1)疼痛:患者多有腰肋部的深在性疼痛,可表现为肾绞痛和肾钝痛。肾绞痛是因结石引起急性梗阻后过度牵张集尿系统所致;而钝痛则是由于肾包膜膨胀或尿外渗引起。疼痛程度取决于结石的大小和位置,大结石在肾盂或肾盏内移动度小,痛感反而较轻,表现为钝痛或隐痛,也可无痛;小结石在肾内移动度大故常引起严重肾绞痛。肾绞痛是一种突发性严重疼痛,多在深夜至凌晨发作,可使人从熟睡中痛醒,先从腹部或肋部开始,由于肾脏和睾丸均属同一腹腔神经从支配(肾－睾丸反射),疼痛沿输尿管向下放射到膀胱甚至睾丸;疼痛可持续数分钟至数小时;发作时患者精神恐惧、面色苍白、坐卧不宁,痛极时可伴恶心、呕吐;一般8～12小时后,随着肾盂内压逐渐减低,发作次数减少,亦可自行缓解。

(2)血尿:多发生在疼痛之后,有时是唯一的症状。血尿一般轻微,表现为镜下血尿,少数为肉眼血尿。在绞痛发作期间,血尿的出现是肾绞痛与其他各种急腹症相鉴别的重要佐证。

(3)排石:少数患者可能发觉自行排出细小结石,俗称尿砂,是尿石症的有力证据。

(4)感染:少数结石可能并发尿路感染或本身就是感染石。应当注意,在儿童结石患者中,继发性尿路感染可能是主要的临床表现,容易忽略结石的存在。

(5)体征:患侧肾区可有轻度叩击痛,并发重度肾积水可触及肿大的肾。

2.辅助检查

(1)实验室检查:①尿液检查:尿中常见红细胞,少量白细胞出现提示为炎症而不一定说明存在尿路感染;肾绞痛发作期多见结晶尿,可推测结石组成成分;尿pH持续小于6.0提示尿酸结石,持续大于7.2提示磷酸铵镁结石;细菌培养可以明确病原菌种类,为选用抗生素提供参考。②血液检查:肾绞痛发作时,白细胞可轻微升高,$>13\times10^9/L$提示尿路感染。标准生化 7 项是代谢评估的重要指标:血钙升高、血磷降低、PTH 升高,是甲状旁腺功能亢进的定性指标;血氯升高、血钾和二氧化碳结合力降低提示肾小管酸中毒;血尿酸升高提示痛风并发尿酸结石;尿素氮和肌酐是临床上评价总肾功能的惯用指标。③结石分析:是确定结石性质的方法,是选择碎石、防石疗法的重要依据。④24h 尿定量分析:是一种代谢评估技术,主要用于评估复发危险较高的结石,具体检测项目有尿量、PH、钙、钠、镁、磷、尿酸、草酸盐、枸橼酸盐、胱氨酸等。

(2)影像学检查:是确诊肾结石的主要方法。①B 超:是肾结石的重要筛查手段。②尿路平片(KUB):为肾、输尿管、膀胱的 X 线平片检查,与 B 超联合使用是确诊肾结石的常规检查方法,诊断准确率相当于静脉尿路造影术(intravenous urography,IVU)。③IVU:曾是尿路结石的标准诊断方法。④CT:能分辨出 0.5cm 的微小结石,且能够显示任何成分的结石,CT 的敏感度高,有时会把肾钙斑显示出来而被误认为微结石,一般不作为肾结石检查的首选。

3. 治疗要点　除尿酸结石应首选药物溶石外,其他成分的结石只要符合指征,都可采用外科治疗,必要时可结合药物治疗,而且应防止术后结石复发(图 7-5)。

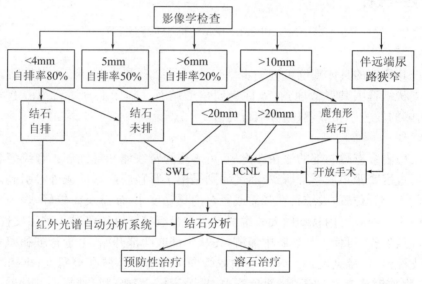

图 7-5　肾结石治疗流程

(1)SWL:现已成为治疗最大直径<2cm 肾结石的首选方法。

(2)经皮肾镜碎石术(percutaneousn ephrolithotomy,PCNL):是把肾镜经皮肤穿入肾盂肾盏内进行体内碎石和取石的微创技术,主要用于治疗一些复杂性肾结石,如直径>2cm 的肾结石、鹿角形结石、多发肾结石和胱氨酸结石。

(3)腹腔镜取石:适用于直径>2cm 的结石,或经 SWL、ESWL 失败者。

(4)开放式手术:大多数上尿路结石已不再用开放式手术,仅占外科肾结石治疗总数的 1%～5%,而且有被腹腔镜替代的趋势。开放式手术适用于:结石远端存在狭窄梗阻,需要在取石的同时进行尿路成形者;经 SWL、ESWL 失败者;体积过大或数目过多的复杂性肾结石;泌尿系统畸形、结石嵌顿紧密、其他治疗无效、肾积水感染严重或结石导致肾功能丧失而被迫肾切除者。主要术式有肾盂切开取石术、非萎缩性肾实质切开取石术、肾部分切除术、肾切除术。

(二)输尿管结石

输尿管结石(ureteral calculi)约占上尿路结石的 65%。输尿管分为三段:上段起自输尿管肾盂连接处(UPJ),下至骶髂关节上缘,中段骶髂关节上缘至其下缘,下段自骶髂关节至膀胱。过去一直认为,输尿管内有 3 个结石易停留的狭窄部位,分别是输尿管肾盂连接处、输尿管跨越髂血管处和输尿管膀胱连接处。但实际上,结石最易停留或嵌顿的部位是上段输尿管的第三腰椎水平及其附近。

1.临床表现

(1)疼痛:是因结石在输尿管内移动所致,典型的临床表现是输尿管绞痛。临床上所谓的"肾绞痛"实际上大多是输尿管绞痛。①上段输尿管结石一般表现为肋腹部剧痛,并向同侧下腹部放射,有时伴有恶心和呕吐;②中段输尿管结石引起的绞痛位于中下腹部,右侧结石有时易与阑尾炎相混;③下段输尿管结石引起的绞痛位于下腹部并向同侧腹股沟、阴囊或大阴唇放射;④如果结石到达输尿管膀胱连接处(UVJ)则表现为耻骨上区绞痛伴膀胱刺激症状,这是因输尿管远端肌肉与膀胱三角区肌肉相连所致。在绞痛发作静止期,患者可无任何症状,或仅有肾积水及肾周尿外渗引起的腰部胀痛。

(2)血尿:腹部绞痛伴血尿是输尿管结石的特征性表现。90%的患者有血尿,其余的病例可因输尿管完全性梗阻而无血尿。肉眼血尿者仅占 10%,大多为镜下血尿。

(3)排石:患者有时自己发觉结石排出。

(4)体征:绞痛发作期腹部体征与症状不成正比,往往仅有沿输尿管走行区的深在压痛,但无腹膜刺激症状。患侧肾区有叩击痛。有时因绞痛刺激,患者可能出现一过性血压升高。

2.辅助检查　出现典型的输尿管绞痛并伴有血尿时应首先考虑输尿管结石,辅助检查与肾结石基本相同。

(1)B超:是常用的筛查手段;

(2)KUB:是确诊输尿管结石的基本方法;

(3)IVU:目的是进一步明确结石的诊断以及了解尿路梗阻和肾功能损害的程度,同时也可发现导致结石形成的潜在性局部因素如输尿管狭窄和瓣膜等,应在绞痛之后 2 周行 IVU 为宜,严重肾积水和肾功能受损者,可采用大剂量 IVU 和延迟摄片,以便测定残存的肾脏功能;

(4)尿路逆行造影(retrograde pyelography,RP):RP 是对 IVU 的一种补充性形态学检查方法,仅适用于碘过敏、IVU 显影效果不佳、结石远端疑有输尿管梗阻和需经输尿管导管注入空气作为对比剂提高影像的反差来显示 X 线透光结石的患者;

(5)螺旋CT:可进行连续的无漏层扫描,螺旋 CT 平扫对输尿管结石的检出率可达 95% 以上,尤其适用于输尿管绞痛发作时普通影像学检查未能确诊的结石,有取代 IVU 检查的趋势。

3.治疗要点　输尿管结石对肾功能影响较大,常引发肾绞痛,故应积极处理(图 7-6)。

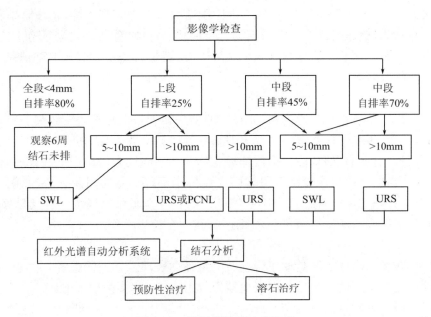

图 7-6　输尿管结石治疗流程

1.SWL　是首选外科治疗方法,但因输尿管结石往往被管壁包裹,周围缺乏有利于冲击波充分发挥作用的水环境,所以比肾结石难以粉碎。

2.输尿管镜取石术(ureterorenoscopy,URS)　是中段和下段输尿管结石治疗的第一线选择,上段输尿管结石经 SWL 治疗无效时,可改用 URS,靠近 UPJ 的上段输尿管结石亦可行PCNL。

3.输尿管切开取石术　包括传统开放式手术(traditional open surgery)或经腹腔镜取石,只适用于 SWL 和输尿管镜治疗失败和结石合并远端输尿管梗阻(狭窄、瓣膜和息肉等)的患者。

## 三、下尿路结石

膀胱和尿道结石(vesical & urethral calculi),又称下尿路结石。

### (一)膀胱结石

膀胱结石仅占尿路结石 5% 左右。其患病率有明显的地域、种族、年龄和性别差异。原发性膀胱结石(primary vesical calculi)很少见,多发于男性儿童,与营养不良和低蛋白、低磷酸饮食有关,其发生率在我国已明显降低;少数发生在成年,可能与机体脱水和钙代谢异常有关。继发性膀胱结石(secondary vesical calculi)比较多见,可因尿道狭窄、良性前列腺增生、膀胱憩室、神经源性膀胱、异物或肾、输尿管结石排入膀胱而发生。一般而言,感染性结石的成分主要是磷酸铵镁、碳酸磷灰石和尿酸铵;非感染性结石的成分则以草酸钙和尿酸多见。

1.临床表现

(1)症状:常见症状是下腹部疼痛、排尿困难和血尿。疼痛在排尿时尤为明显,并向会阴部和阴茎头部放射,常伴有终末血尿。结石可在膀胱内活动,造成排尿困难,症状时轻时重。若排尿时结石落于膀胱颈会引起尿流突然中断,此时患者改变体位,使结石离开膀胱颈,又可排出尿液,这种现象是由于结石在膀胱颈形成"球阀"样作用所致。若结石持续嵌顿于膀胱颈,可发生急性尿滞留。膀胱结石的男童在发病时常用手牵拉或揉搓阴茎,并试图改变体位以排出尿液及减轻痛苦。继发于较严重的下尿路梗阻性疾病的膀胱结石,一般也表现为尿频、尿急、排尿困难等症状,可与原发疾病引起的症状相混。

(2)体征:下腹部有轻度压痛。结石较大和腹壁较薄弱时,在膀胱区偶尔可触及结石。

2. 辅助检查

(1)实验室检查:尿中常见红细胞;如并发感染,白细胞尿培养可有细菌生长。

(2)影像学检查:①B超:结石在膀胱腔内呈现高回声伴声影,其位置随体位改变而异,常可同时发现前列腺增生、膀胱憩室等病变。②KUB:大部分膀胱结石不透X线,可显示高密度影。KUB与B超的结果一致可对膀胱结石做出定性诊断,其准确性相当于IVU。③膀胱镜检查(cystoscopy):是最可靠的诊断方法,可以直接观察结石的大小、数目和形状,同时也可观察有无其他病变,如前列腺增生、膀胱颈纤维化等。因此法属侵入性检查,不作常规使用。

3. 治疗要点　不仅是取出结石,更为重要的是病因治疗,包括解除梗阻、控制感染、纠正代谢异常等。处理方法的选择取决于患者的年龄和体质,结石的大小、硬度和成分,以及有无泌尿系统其他原发疾病。

(1)经尿道取石术:适用于直径<4cm的单纯膀胱结石。其方法是,经尿道在内镜下采用机械、超声或气动式等体内碎石器把结石粉碎,然后将其经腔镜冲洗出体外。对于较小的继发性膀胱结石也可针对其病因,如经尿道前列腺切除术、直视下尿道狭窄内切开术等。

(2)SWL:适用于体积较小并能一次性粉碎的结石。

(3)传统开放式手术:适用于直径>4cm的结石或有膀胱镜检查禁忌证的患者。一般采用耻骨上膀胱切开取石术,亦可同时针对病因治疗,如耻骨上前列腺切除术、膀胱憩室切除术等。

(二)尿道结石

尿道结石(urethral calculi)见于男性,绝大多数来自肾和膀胱。有尿道狭窄、尿道憩室及异物存在时亦可致尿道结石。多数尿道结石位于前尿道。

1. 临床表现

(1)症状:主要症状是在会阴部剧烈疼痛后出现急性排尿困难,不能完全排空膀胱内尿液,甚至发生急性尿潴留。有时表现为点滴状排尿伴尿痛和血尿。患者常能指明尿流受阻的部位。

(2)体征:男性前尿道结石在阴茎和会阴部大多可触及,后尿道结石可经直肠触到;女性尿道结石可经阴道前壁触及。

2. 辅助检查　尿道大部分结石在X线平片上可以显示,必要时可行逆行尿道造影,进一步明确其位置,同时可发现有无尿道狭窄和尿道憩室。

3. 治疗要点　先取结石,解除痛苦,防止尿潴留,后行结石的病因治疗。结石取出途径和方法的选择应符合最易于取出结石并对尿道的损伤最小原则。

(1)经尿道直接取石:适用于大部分前尿道结石。可用镊子将结石直接钳出,必要时切开尿道外口。小结石可用手将结石轻轻挤出尿道口,切忌使用暴力。儿童因尿道娇嫩,不宜用"挤奶式"手法取石,以防尿道狭窄。

(2)推入膀胱后取石:把结石推入膀胱后再取出,适用于后尿道结石及无法由尿道口取出的前尿道结石。经尿道口注入液体石蜡,用尿道探子将结石轻轻地推入膀胱,再按膀胱结石处理。如果无法及时进行手术,可先行保留导尿,防止结石再次嵌顿于尿道。

(3)原位处理尿道结石:适合以上2种方法不能处理的尿道结石。可在尿道内行气动式、超声式等碎石术。开放手术仅适用于紧嵌于尿道无法取出的结石或有尿道憩室需同时切除者。

### 四、尿石症患者的护理

(一)护理评估

1.术前评估

(1)健康史及相关因素:了解患者的年龄、职业、生活环境、饮食饮水习惯及特殊爱好,疼痛性质,有无血尿、排尿困难、膀胱刺激症状和尿路感染的表现。了解患者的既往史和家族史;有无泌尿系统梗阻、感染和异物史,有无甲状旁腺功能亢进、痛风、肾小管酸中毒、长期卧床病史。了解止痛药物、钙剂等药物的应用情况。

(2)身体状况

1)局部:叩痛部位。

2)全身:肾功能状态和营养状况,有无其他合并疾病的体征。

3)辅助检查:包括实验室、影像学和有关手术耐受性方面的检查,了解结石情况及对尿路的影响,判断总肾功能和分肾功能。

(3)心理—社会状况:结石复发率较高;肾、输尿管结石梗阻可引起肾功能进行性衰退,特别是双肾结石,最终可发展为尿毒症。此类患者对疾病的预后有很多心理问题,希望能经非手术办法使结石排出。体外冲击波碎石技术在临床的应用,拓宽了治疗的范围,但治疗的周期较长,有时疗效不明显,患者可能产生焦躁心理,故应了解患者及家属对相关知识的掌握程度和对治疗的期望。

2.术后评估

(1)康复状况:结石排出、尿液引流和切口愈合情况,有无尿路感染。

(2)肾功能状态:尿路梗阻解除程度,肾积水和肾功能恢复情况,残余结石对泌尿系统功能的影响。

(二)护理诊断/合作性问题

1.疼痛　与结石刺激引起的炎症、损伤及平滑肌痉挛有关。

2.排尿形态异常　与结石或血块引起尿路梗阻有关。

3.潜在并发症　血尿、感染。

(三)护理目标

1.患者自述疼痛减轻,舒适感增强。

2.患者恢复正常的排尿功能。

3.患者未发生血尿、感染等并发症,若发生能够得到及时发现和处理。

(四)护理措施

1.缓解疼痛

(1)观察:密切观察患者疼痛的部位、性质、程度、伴随症状有无变化及与生命体征的关系。

(2)休息:发作期患者应卧床休息。

（3）镇痛：指导患者采用分散注意力、深呼吸等非药物性方法缓解疼痛，不能缓解时，遵医嘱应用镇痛药物。

2.保持尿路通畅和促进正常排尿

（1）多饮水、多活动：鼓励非手术治疗的患者大量饮水，在病情允许的情况下，适当作一些跳跃或其他体育运动，以促进结石排出。ESWL后以及手术治疗后患者均可出现血尿，嘱患者多饮水，以免形成血块堵塞尿路。

（2）体位：结石位于中肾盏、肾盂、输尿管上段者，碎石后取头高脚低位，上半身抬高；结石位于肾下盏者碎石后取头低位。左肾结石取右侧卧位，右肾结石取左侧卧位，同时叩击肾区，利于碎石由肾盏进入输尿管。巨大肾结石碎石后可因短时间内大量碎石突然充填输尿管而发生堵塞，引起"石街"和继发感染，严重者引起肾功能改变；因此，碎石后应采取患侧卧位，以利结石随尿液逐渐排出。非开放性手术的患者经内镜钳夹碎石后，也应适当变换体位，增加排石。

（3）观察排石效果：观察尿液内是否有结石排出，每次排尿于玻璃瓶或金属盆内，可看到或听到结石的排出。用纱布过滤尿液，收集结石碎渣作成分分析；定期摄腹部平片观察结石排出情况。

3.并发症观察、预防和护理

（1）血尿：观察血尿变化情况。遵医嘱应用止血药物。肾实质切开者，应卧床2周，减少出血机会。

（2）感染

1）加强观察：注意患者生命体征、尿液颜色和性状及尿液检查结果。

2）饮水：鼓励患者多饮水，可起到内冲刷作用，也有利于感染的控制。

3）做好伤口及引流管护理：经皮肾镜取石术后常规留置肾盂造瘘管，必要时放置输尿管引流管，开放性手术术后常见引流管有伤口引流管、尿管、肾盂造瘘管、输尿管支架管、膀胱造瘘管等，应保持通畅并作好相应护理。

4）有感染者：遵医嘱应用抗菌药控制感染。

4.体外冲击波碎石术（SWL）的护理

（1）术前护理

1）心理护理：向患者及家属解释ESWL的方法、碎石效果及配合要求，解除患者的顾虑。

2）术前准备：术前3日忌食产气食物，术前1日口服缓泻药，术日晨禁食；教患者练习手术配合体位、固定体位，以确保碎石定位的准确性；术晨行泌尿系统X线平片（KUB）复查，了解结石是否移位或排出，复查后用平车接送患者，以免结石因活动再次移位。

（2）术后护理

1）一般护理：术后卧位休息6h；鼓励患者多饮水，增加尿量。

2）采取有效运动和体位。

3）观察碎石排出的情况。

4）并发症的观察与护理：①血尿：碎石术后多数患者出现暂时性肉眼血尿，一般无须处理。②发热：感染性结石患者，由于结石内细菌播散而引起尿路感染，往往引起发热。遵医嘱应用抗生素，高热者采用降温措施。③疼痛：结石碎片或颗粒排出可引起肾绞痛，应给予解痉止痛等处理。④"石街"形成：是ESWL常见且较严重的并发症之一。SWL后过多碎石积聚输尿管内,可引起"石街";患者有腰痛或不适,可继发感染和脏器损伤等,需立即经输尿管镜取石或碎石。

5.经皮肾镜碎石术(PCNL)的护理

(1)术前护理

1)心理护理:向患者及家属解释 PCNL 的方法与优点,术中的配合要求及注意事项,解除患者的顾虑,使其更好的配合手术与护理。

2)术前准备:①协助做好术前检查:除常规检查外,应注意患者的凝血功能是否正常,若患者近期服用阿司匹林、华法林等抗凝药物,应嘱患者停药,待凝血功能正常后再行碎石术。②体位训练:术中患者需取截石位或俯卧位。俯卧位时患者呼吸循环受到影响,可能引起不适。因此,术前指导患者作俯卧位练习,从俯卧 30min 开始,逐渐延长至 2h,以提高患者术中体位的耐受性。③术前一日备皮、配血,术前晚行肠道清洁。

(2)术后护理

1)病情观察:观察患者生命体征、尿液颜色和性状。

2)引流管护理

A.肾造瘘管:PCNL 后常规留置肾造瘘管,目的是引流尿液及残余碎石渣。护理:①妥善固定:向患者及家属解释置管的目的及妥善保护好各引流管的重要性,告知患者翻身、活动时勿牵拉造瘘管,以防造瘘管脱出。②引流管的位置:不得高于肾造瘘口,以防引流液逆流引起感染。③保持引流管通畅:勿压迫、折叠管道。若发现肾造瘘管堵塞,挤捏无效时,可协助医生在无菌操作下作造瘘管冲洗。用注射器吸取少量(5~10ml)生理盐水,缓慢注入造瘘管内再缓慢吸出,反复多次,直至管道通畅。在操作过程中切不可过度用力,以免因压力过大造成肾损伤。④引流液观察:观察引流液的量、颜色和性状,并做好记录。⑤拔管:术后 3~5 天,引流尿液转清、体温正常,可考虑拔管。拔管前先夹闭 24~48h 观察有无排尿困难、腰腹痛、发热等反应。拔管后 3~4 天,应督促患者每 2~4h 排尿一次,以免膀胱过度充盈。

B.双"J"管:碎石术后于输尿管内放置双"J"管,可起到内引流、内支架的作用,还可扩张输尿管,有助于小结石的排出,防止输尿管内"石街"形成。护理:①术后指导患者尽早取半卧位,多饮水、勤排尿,勿使膀胱过度充盈引起尿液反流;②鼓励患者早期下床活动,避免活动不当(如剧烈活动、过度弯腰、突然下蹲等)引起双"J"管滑脱或上下移位;③双"J"管一般留置 4~6 周,经 B 超或腹部摄片复查确定无结石残留后,膀胱镜下取出双"J"管。

3)并发症的观察与护理:①出血:PCNL 术后早期,肾造瘘管引流液为血性,一般 1~3 日内颜色转清,不需处理。若术后短时间内造瘘管引出大量鲜红色血性液体,须警惕大出血。此时,应安慰患者,嘱其卧床休息,及时报告医生处理。除应用止血药、抗生素等处理外,可夹闭造瘘管 1~3h,使肾盂内压力增高,达到止血的目的。若出血停止,患者生命体征平稳,重新开放肾造瘘管。②感染:术后密切观察患者体温变化;遵医嘱应用抗生素,嘱患者多饮水;保持各引流管通畅,留置尿管者应清洁尿道口与会阴部;肾造瘘口应定时更换敷料,保持皮肤清洁、干燥。

(五)护理评价

1.患者疼痛程度是否减轻或消失,有无痛苦表情。

2.患者排尿形态和功能是否正常。

3.患者是否出现并发症,若出现是否得到及时发现和处理。

（六）健康指导

根据结石成分、代谢状态及流行病学因素进行指导，坚持长期预防，对减少或延迟结石复发十分重要。

1. 大量饮水　以增加尿量，稀释尿液，可减少尿中晶体沉积。成人保持每日尿量在2000ml以上，尤其是睡前及半夜饮水，效果更好。

2. 活动与休息　有结石的患者在饮水后多活动，以利结石排出。

3. 解除局部因素　尽早解除尿路梗阻、感染、异物等因素，可减少结石形成。

4. 饮食指导　根据所患结石成分调节饮食。含钙结石者宜食用含纤维丰富的食物，限制含钙、草酸成分多的食物，如牛奶、奶制品、豆制品、巧克力、坚果等；浓茶、菠菜、番茄、土豆、芦笋等含草酸量高。避免大量摄入动物蛋白、精制糖和动物脂肪。尿酸结石者不宜食用嘌呤含量高的食物，如动物的内脏、豆制品、啤酒。

5. 药物预防　根据结石成分，血、尿钙磷、尿酸、胱氨酸和尿 PH，应用药物降低有害成分，碱化或酸化尿液，预防结石复发。维生素 $B_6$ 有助减少尿中草酸含量，氧化镁可以增加尿中草酸溶解度。枸橼酸钾、碳酸氢钠等可使尿 PH 保持在 6.5～7 以上，对尿酸和胱氨酸结石有预防意义。口服别嘌醇可减少尿酸形成，对含钙结石有抑制作用。口服氧化氨使尿液酸化，有利于防止磷酸钙及磷酸镁铵结石的生长。

6. 预防骨脱钙　伴甲状旁腺功能亢进者，必须手术摘除腺瘤或增生组织。鼓励长期卧床者功能锻炼，防止骨脱钙，减少尿钙含量。

7. 双"J"管的自我观察与护理　部分患者行碎石术后带双"J"管出院，期间若出现排尿疼痛、尿频、血尿时，多为双"J"管膀胱端刺激所致，一般多饮水和对症处理后可缓解。嘱患者术后 4 周回院复查并拔除双"J"管。

8. 复诊　定期行尿液检查、X 线或 B 超检查，观察有无复发及残余结石情况。若出现剧烈肾绞痛、恶心、呕吐、寒战、高热、血尿等症状，及时就诊。

（张欣红）

# 第八节　肾结核

肾结核多见于 20～40 岁青壮年，男女之比 2∶1。近年来，老年患者比例上升。肺结核血行播散引起肾结核需 3～10 年时间，因此 10 岁以下的儿童很少发生。

## 一、病理

结核分枝杆菌经血液循环散播至肾，主要在靠近肾小球的血管中形成多发性微小病灶。细菌数量少及机体免疫力强时，绝大多数病灶都能愈合，不会形成大的病灶，故未出现临床症状而难以被发现，称病理型肾结核。当细菌数量多、毒力强或集体抵抗力差时，结核菌进入肾髓质，形成干酪样坏死并可继续向肾盏肾盂发展，引起临床症状，称为临床肾结核，多为单侧。一般肾结核指临床肾结核。

结核病变扩散至肾髓质后不能自愈，结核结节相互融合，中心发生干酪样坏死、液化，肾盏颈和肾盂出口发生纤维化狭窄时，可致局限的闭合脓肿或结核性脓肾。全肾广泛钙化时，肾功能完全丧失，输尿管常完全闭合，含菌的尿液不能进入膀胱，膀胱病变反而好转，膀胱刺激症状逐渐缓解,尿液检查趋于正常,称为"肾自截"(autonephrectomy)。

病变蔓延至膀胱常从患侧输尿管开口周围开始扩散。起初该处黏膜充血,呈炎性改变,形成浅黄色结核结节,随后发生溃疡、肉芽肿或纤维化,并向基层扩散指示逼尿肌纤维化而失去收缩功能。输尿管口肌肉纤维化导致患侧输尿管开口狭窄和(或)关闭不全。病变严重时,膀胱广泛纤维化导致膀胱瘢痕性收缩,容量显著减少(不足 50ml),形成挛缩膀胱(contracted bladder)。此时常有健侧输尿管口狭窄或"闭合不全",引起上尿路积水或尿液反流,导致该侧肾积水。病变向深层发展,可穿透膀胱壁,形成膀胱阴道瘘或膀胱直肠瘘。

尿道结核主要发生于男性,肠胃前列腺、精囊结核形成空洞破坏后尿道所致,少数为膀胱结核蔓延引起。其病理改变主要是结核性溃疡、纤维化导致尿道狭窄,引起排尿困难,加剧肾功能损害。

## 二、临床表现

肾结核症状取决于肾病变范围及输尿管、膀胱继发结核病变的严重程度。肾结核早期常无明显症状,随着病情的发展,可出现以下的临床表现。

1.症状

(1)尿频、尿急、尿痛:尿频是最突出的症状,出现最早、持续时间最长。最初是因含有结核分枝杆菌的脓尿刺激膀胱黏膜引起;结核病变侵及膀胱壁,发生结核性膀胱炎及溃疡时,尿频加剧,并有尿急、尿痛。晚期形成挛缩膀胱时,膀胱容量显著减少,尿频更为严重,每日排尿可达数十次,甚至出现急迫性尿失禁。

(2)血尿:是重要症状,常为终末血尿,主要是因为存在结核性炎症及溃疡的膀胱排尿终末示收缩出血。少数肾结核因侵及血管,也可出现全程肉眼血尿。出血严重时,血块通过输尿管可出现肾绞痛。

(3)脓尿:是常见症状,患者均有不同程度的脓尿。多为镜下脓细胞,每高倍显微镜视野 20 个以上;严重者尿如洗米水样,内含有干酪样碎屑或絮状物;混有血液时呈脓血尿。尿中有脓细胞,也可含结核分枝杆菌,但普通细菌培养结果一般为阴性,称为"无菌性血尿"。

(4)腰痛:一般无明显腰痛,仅少数肾结核病变破坏严重,发生结核性脓肾或继发肾周围感染,或输尿管被血块、干酪样物质堵塞时,可引起腰部钝痛或绞痛。

(5)全身症状:常不明显。晚期或合并其他器官活动性结核时,可有发热、盗汗、消瘦、贫血、虚弱、食欲减退和血沉快等典型结核症状。严重双肾结核或肾结核对侧肾积水时,可出现贫血、水肿、恶心、呕吐、少尿等慢性肾功能不全的症状,甚至突然发生无尿。

2.体征

(1)肿块:较大肾积脓或对侧巨大肾积水时,腰部可触及肿块。

(2)硬块、"串珠"样改变:50%~70%肾结核患者合并生殖系统结核,虽然病变主要从前列腺、精囊开始,但临床上表现最明显的是附睾结核,可触及不规则硬块。输精管结核病变时,输精管变粗硬呈"串珠"样改变。

## 三、辅助检查

1.尿液检查 尿液多呈酸性,常规检查可见蛋白、白细胞和红细胞。尿沉渣涂片作抗酸染色,约 50%~70%的病例可找到结核分枝杆菌,以清晨第 1 次尿液检查阳性率最高,至少连续检查 3 次。尿结核分枝杆菌培养对肾结核诊断有决定性意义,阳性率可高达 90%,但费时较长(4~8 周)。

2. 影像学检查

(1)B 超:对于中晚期病例可初步确定病变部位,常显示肾结构紊乱,有钙化者则显示强回声,也容易发现对侧肾积水及膀胱挛缩。

(2)X 线:泌尿系统平片(KUB)可见到病肾局灶或斑点状钙化影或全肾广泛钙化。静脉尿路造影(IVU)是诊断泌尿系统结核的标准方法,可以了解患侧肾功能、病变程度与范围。早期表现为肾盏破坏,边缘不整呈虫蚀样改变,逐渐表现为肾盏颈部狭窄而至肾盏扩张甚至消失。有干酪样坏死灶时可见空洞影,肾破坏严重而失去功能时表现为不显影。输尿管常有狭窄、僵硬或继发性扩张等表现。膀胱痉挛时容量明显减少,膀胱壁粗糙,形态僵硬。对不显影的肾可辅以逆行造影或穿刺造影,但均为有创,且无法了解肾功能。

(3)CT 和 MRI:IVU 显影不良时有助诊断。在病变后期,CT 能直接显示扩大的肾盏肾盂、皮质空洞及钙化灶,三维成像可显示输尿管全长病变。MRI 对了解上尿路积水情况有特殊意义。

3. 膀胱镜检查 可见膀胱黏膜炎性充血、水肿、浅黄色结节、结核性溃疡、肉芽肿及瘢痕等病变,以膀胱三角区和患侧输尿管口周围较明显。膀胱挛缩或急性膀胱炎,不宜作膀胱镜检查。

## 四、治疗要点

抗结核化疗是泌尿和男性生殖系统结核的基本治疗手段,手术治疗必须在化疗的基础上进行。

1. 抗结核化疗 适用于早期肾结核。抗结核化疗的周期一般较长,目前多采用 6 个月的短期疗法,最常用的一线抗结核化疗药有异烟肼(H)、利福平(R)、吡嗪酰胺(Z)、乙胺丁醇(E)。最好采用 3 种药物联合服用的方法,并且药量要充分、疗程要足够长,早期病例用药 6~9 个月,有可能治愈。

2. 手术治疗 抗结核化疗 6~9 个月无效,肾结核破坏严重者,应在药物治疗的配合下行手术治疗。肾切除术前抗结核治疗不应少于 2 周,保留肾的手术前则应用药 6 周以上。

(1)肾切除术:肾结核破坏严重、对侧肾功能正常时,应切除患肾。对侧肾积水代偿功能不良,应先引流肾积水,待肾功能好转后再切除无功能的患肾。双侧肾结核严重呈"无功能"状态,抗结核化疗后择期切除严重的一侧患肾。

(2)保留肾组织的肾结核手术:①肾部分切除术:适用于病灶局限于肾的一极;②结核病灶清除术:使用局限于肾实质表面闭合性的、与肾集合系统不相通的结核性脓肿。现已较少选用此类手术。

(3)解除输尿管狭窄手术:输尿管结核病变致使管腔狭窄引起肾积水,如肾结核病变较轻、功能良好,且狭窄较局限、位于中上段,可切除狭窄段,行输尿管对端吻合术;狭窄靠近膀胱者,则行狭窄段切除,输尿管膀胱吻合术,并放置双 J 形输尿管支架引流管。

(4)挛缩膀胱的手术治疗:患肾切除及抗结核化疗 3~6 个月,膀胱结核完全愈合后,对侧肾正常、无结核性尿道狭窄的患者,可行肠膀胱扩大术;有后尿道狭窄者可行输尿管皮肤造口、回肠膀胱或肾造口术。

### 五、护理评估

1. 术前评估

(1)健康史：了解患者的年龄、性别、职业，有无吸烟、饮酒；发病前有无工作劳累、情绪波动等；既往有无结核病史，如肺结核，以及患结核病后是否接受全程的抗结核化疗，有无与结核患者密切接触史。

(2)身体状况

1)局部：评估尿频的程度，每日排尿的次数及尿量；有无血尿，为终末血尿还是全程血尿，是否含有血块；有无脓尿、脓血尿；腰部有无触及肿大包块，触痛及疼痛部位、程度等；附睾有无串珠样结节或溃疡。

2)全身：了解患者的营养状况和精神状态；有无结核中毒的全身表现；有无肾外结核；有无抗结核化疗引起的肝肾功能损害等。

3)辅助检查：了解尿结核分枝杆菌涂片及培养结果；了解影像学检查结果，特别是 IVU 检查显示肾损害的情况及肾功能，有无对侧肾积水、输尿管狭窄、挛缩膀胱等。

(3)心理－社会状况：患者是否因尿频、尿痛而感到焦虑；患者和家属对泌尿系统结核药物治疗及手术的认知和接受情况，是否知晓抗结核化疗药物的副作用及自我护理知识。

2. 术后评估　了解患者的手术方式，引流管是否通畅、固定良好，引流液的量、颜色及性状；肾功能的情况，24h 出入量；有无出血、感染、尿瘘等并发症；术后抗结核化疗的依从性等。

### 六、护理诊断/合作性问题

1. 恐惧与焦虑　与病程长、病肾切除、担心预后有关。
2. 排尿障碍　与结核性膀胱炎、膀胱挛缩有关。
3. 潜在并发症　出血、感染、尿瘘、肾衰竭、肝功能受损。

### 七、护理目标

1. 患者恐惧与焦虑减轻。
2. 患者能维持正常的排尿状态。
3. 患者未发生并发症，或并发症能够得到及时发现和处理。

### 八、护理措施

1. 抗结核化疗的护理/术前护理

(1)心理护理：患者多因尿频、尿痛、血尿等症状，以及患有结核病、抗结核化疗而感到焦虑和恐惧，应告知患者该病的临床特点及规范抗结核化疗的意义，并解释各项检查机手术的方法和治疗效果，解除其恐惧、焦虑等不良情绪，增强患者战胜疾病的信心，使其更好地配合治疗。

(2)休息与营养：卧床休息为主，避免劳累。指导患者进食高热量、高蛋白、高维生素及易消化饮食，必要时通过静脉途径补充营养，改善营养状态。

(3)用药护理：指导患者按时、足量、足疗程服药。药物多有肝损害等副作用，遵医嘱使用药物保护肝脏，并定期检查肝功能。链霉素对第Ⅷ对脑神经有损害，影响听力，一旦发现立即通知医生停药、换药。勿用和慎用对肾脏有毒性的药物，如氨基糖苷类、磺胺类药物等，尤其是双肾结核、孤立肾结核、肾结核双肾积水的患者。

（4）完善术前准备：完善尿培养、尿涂片及 IVU 等检查；术前 1 日备皮、配血，术前晚行肠道清洁灌肠。对于肾积水的患者，需经皮留置引流管处理肾积水，待肾功能好转后再行手术治疗，因此须做好引流管及皮肤护理。

2. 术后护理

（1）休息与活动：生命体征平稳后，可协助患者翻身，取健侧卧位，肩及髋部垫枕。避免过早下床。肾切除术后一般需卧床 3～5 日，行部分肾脏切除手术的患者则需卧床 1～2 周。

（2）预防感染：密切观察体温、白细胞计数、手术切口及敷料情况，遵医嘱使用抗生素，保持切口敷料清洁、干燥。

（3）管道护理：妥善固定引流管和导尿管，保持引流管通畅，密切观察并记录引流液的颜色、量和性状。

（4）肾衰竭的观察与护理：术后准确记录 24h 尿量，若手术后 6h 仍无尿或 24h 尿量较少，可能发生肾衰竭，及时报告医生并协助处理。

（5）尿漏的观察与护理：保持肾窝引流管、双管及导尿管等引流通畅，指导患者避免憋尿及减少腹部用力。若出现肾窝引流管和导尿管的引流量减少、切口疼痛、渗尿、触及皮下有波动感等情况，提示可能发生尿漏，应及时报告医生并协助处理。

3. 健康教育

（1）康复指导：加强营养，注意休息，适当活动，避免劳累，以增强机体抵抗力，促进康复。

（2）用药指导：术后继续抗结核化疗 6 个月以上，以防结核复发。严格遵医嘱服药，不可随意间断或减量服药、停药，避免产生耐药性而影响治疗效果。若出现恶心、呕吐、耳鸣、听力下降等症状，及时就诊。

（3）定期复查：单纯抗结核化疗及术后患者都必须重视尿液检查和泌尿系统造影结果的变化。每月定时检查尿常规和尿结核分枝杆菌，必要时行静脉尿路造影。连续半年尿中未找见结核分枝杆菌为稳定转阴。5 年不复发即可认为治愈。但如果有明显膀胱结核或伴有其他器官结核，随诊时间需延长至 10～20 年或更长。伴有挛缩膀胱的患者在患肾切除后，继续抗结核化疗 3～6 个月，待膀胱结核完全治愈后返院行膀胱手术治疗。

## 九、护理评价

通过治疗与护理，患者是否：①焦虑减轻、情绪稳定；②排尿正常；③未发生并发症，或并发症得到及时发现和处理。

（张欣红）

# 第九节　肾肿瘤

肾肿瘤（renal tumor）分为良性肿瘤和恶性肿瘤，其中恶性肿瘤占绝大多数。常见恶性肾肿瘤有肾细胞癌（renal cell carcinoma，RCC）、尿路上皮癌、肾母细胞瘤和肾转移瘤等。成人肾肿瘤中，绝大部分为肾癌，肾盂癌相对少见。但在小儿恶性肿瘤中，最常见的是肾母细胞瘤。少见的良性肾肿瘤有肾血管平滑肌脂肪瘤（angiomyolipoma of kidney）、肾纤维瘤、肾脂肪瘤等。本节重点介绍肾癌和肾母细胞瘤。

## 一、肾癌

肾癌（renal carcinoma）通常指肾细胞癌，也称肾腺癌。占原发肾肿瘤的 85％，占成人恶性肿瘤的 3％。肾细胞癌在泌尿系统肿瘤中的发病率在膀胱癌、前列腺癌之后，居第三位。目前，我国尚无肾细胞癌发病率的流行病学调查结果。尽管肾细胞癌的患病年龄趋于年轻，但该病的发病高峰在 50～60 岁人群，男女之比为 2：1，无明显的种族差异。

（一）病因

肾细胞癌的病因不清。目前认为与环境接触、职业暴露、染色体畸形、抑癌基因缺失等有密切关系。流行病学调查结果显示吸烟是唯一的危险因素，即吸烟人群比非吸烟人群患肾细胞癌的危险性高两倍以上。此外，石棉、皮革等制品也与肾细胞癌的发病有很大关系。遗传因素对肾细胞癌的发生有重要作用，已发现有视网膜血管瘤家族性肾癌染色体异常，尤其是第 3、11 号染色体异常家族性肾癌，如 Von Hippel－Lindau 病，可以累及多个器官，其中包括肾。

（二）病理和分型

肾癌发生于肾小管上皮细胞，外有假包膜。肾癌穿透假包膜后可经血液和淋巴途径转移。

1.组织学类型　肾癌有三种基本细胞类型，即透明细胞、颗粒细胞和梭形细胞，均来源于肾小管上皮细胞。单个癌内可有多种细胞，临床以透明细胞癌最为多见；梭形细胞较多的肾癌恶性程度高、预后差。

2.病理分级（按细胞分化程度）　Ⅰ级：细胞分化程度尚可，属低度恶性。Ⅱ级：细胞分化程度已有明显异形性，属中等程度恶性。Ⅲ级：细胞分化程度极差，属高度恶性。

3.转移途径　以直接侵犯肾周围脂肪组织的途径较常见，也可以通过肾静脉扩散至邻近脏器或经淋巴道转移。最常见的转移部位是肺，其他为肝、骨骼、肾上腺、对侧肾及同侧邻近淋巴结。

（三）临床分期

根据 1987 年国际抗癌联盟提出的 TNM 分期。其中 T 为肿瘤的大小，N 为淋巴转移，M 为转移情况。

$T_0$：无原发肿瘤。

$T_1$：肿瘤最大径≤2.5cm，局限在肾内。

$T_2$：肿瘤最大径＞2.5cm，局限在肾内。

$T_3$：肿瘤侵犯大血管、肾上腺和肾周围组织，局限在肾周筋膜内。

$T_{3a}$：侵犯肾周脂肪组织或肾上腺。

$T_{3b}$：肉眼可见侵犯肾静脉或下腔静脉。

$T_4$：侵犯肾周筋膜以外。

$N_0$：无淋巴结转移。

$N_1$：单个、单侧淋巴结转移，最大径≤2cm。

$N_2$：多个局部淋巴结转移或单个淋巴结最大径 2～5cm。

$N_3$：局部转移淋巴结最大径超过 5cm。

$M_0$:无远处转移。

$M_1$:远处转移。

**(四)临床表现**

1.**肾细胞癌三联症**　血尿、腰痛、包块被称为肾细胞癌的三联症。由于诊断技术的进步,以此三联症就诊的病例已极少见。具有此三联症的肾细胞癌患者事实上为晚期。以血尿原因就诊的病例约占 60%。

2.**肾外症候群**　肾细胞癌有很多肾外临床表现,如红细胞增多、高钙血症、高血压、非转移性的肝功能异常。红细胞增多是由于肿瘤产生的红细胞生成素增加,或组织缺氧所致的红细胞生成素增加所致。高血压的发生率为 40%,主要由于肿瘤组织产生肾素等血管收缩物质。非转移性肝功能异常被认为是肿瘤产生的肝毒性物质引起;通常在肿瘤切除后功能可以自然恢复。

**(五)辅助检查**

1.**实验室检查**　血、尿常规检查可提示贫血、血尿、血沉增快。

2.**影像学检查**

(1)B超检查:能够准确地区分肿瘤和囊肿,对于直径<0.5cm 的病灶也能够较清楚地显示。目前已经作为一种普查肾肿瘤的方法。

(2)CT 检查:优于超声波检查。可明确肿瘤部位、肾门情况、肾周围组织与肿瘤的关系、局部淋巴结等,有助于肿瘤的分期和手术方式的确定。

(3)静脉尿路造影:能显示肾盂、肾盏受压的情况,并能了解双侧肾功能。是患者能否接受手术的重要参考指标之一。

(4)肾动脉造影:可显示肿瘤新生血管,也可同时进行肾动脉栓塞,能降低手术难度和减少术中出血。但是由于 CT 的普及以及 CT 血管重建术(CTA)的应用,肾动脉造影检查的应用率大大降低。

(5)MRI 检查:作用与 CT 相近,但对血管,如下腔静脉等显像中,其作用明显优于 CT检查。

**(六)治疗要点**

1.**肾癌根治术**　适用于无扩散的肾细胞癌。手术切除范围包括患肾、肾周围的正常组织、同侧肾上腺、近端 1/2 输尿管、肾门旁淋巴结。肾癌根治术后局部淋巴结清扫在肾癌根治术中的效果还存在争议。如果肿瘤位于中、下极,无须切除同侧肾上腺。手术入路取决于肿瘤分期和肿瘤部位等。近年开展了腹腔镜肾癌根治术,此方法具有创伤小、术后恢复快等优点。

2.**放疗**　可以作为肾细胞癌的新辅助治疗方法或术后辅助治疗。放疗的辅助效果难以定论。

**(七)护理评估**

1.**术前评估**

(1)健康史及相关因素:包括家族中有无肾系列癌发病者,初步判定肾癌的发生时间,有无对生活质量的影响,发病特点。

1)一般情况:患者的年龄、性别、婚姻和职业等。

2)发病特点:患者有无血尿、血尿程度,有无排尿形态改变和经常性腰部疼痛。本次发病是体检时无意发现还是出现血尿、腰痛或自己扪及包块而就医。不适是否影响患者的生活质量。

3)相关因素:家族中有无肾系列癌发病者,男性患者是否吸烟,女性患者是否有饮咖啡的习惯等。

(2)身体状况

1)局部:肿块位置、大小及数量,肿块有无触痛、活动度情况。

2)全身:重要脏器功能状况,有无转移灶的表现及恶病质。

3)辅助检查:包括特殊检查及有关手术耐受性检查的结果。

2.术后评估　是否有肾窝积液和积脓、尿瘘、腹腔内脏器损伤,继发出血,切口感染等并发症。

(八)护理诊断/合作性问题

1.营养失调:低于机体需要量　与长期血尿、癌肿消耗、手术创伤有关。

2.焦虑　与担心疾病及治疗效果有关。

3.潜在并发症　出血、感染。

(九)护理目标

1.患者营养失调得到纠正或改善。

2.患者恐惧与焦虑程度减轻或消失。

3.并发症得到有效预防或发生后得到及时发现和处理。

(十)护理措施

1.改善患者的营养状况

(1)饮食:指导胃肠道功能健全的患者选择营养丰富的食品,改善就餐环境和提供色香味较佳的饮食,以促进患者食欲。

(2)营养支持:对胃肠功能障碍者,应在手术前后通过静脉途径给予营养,贫血者可予少量多次输血以提高血红蛋白水平及患者抵抗力,保证术后顺利康复。

2.减轻患者焦虑和恐惧

(1)对担心得不到及时有效的诊治而表现为恐惧、焦虑的患者,护理人员要主动关心患者,倾听患者诉说,适当解释病情,告知手术治疗的必要性和可行性,以稳定患者情绪,争取患者的积极配合。

(2)对担心术后并发症及手术后影响生活质量的患者,应加强术前各项护理措施的落实,让患者体会到手术前的充分准备。亦可通过已手术患者的现身说法,告知患者手术治疗的良好疗效,消除患者的恐惧心理。

3.并发症的预防和护理

(1)预防术后出血

1)密切观察病情:定时测量血压、脉搏、呼吸和体温的变化。

2)观察引流管引流物状况:若患者术后引流量较多、色鲜红且很快凝固,同时伴血压下降、脉搏增快,常提示有出血,应立即通知医生处理。

3)止血和输血:①根据医嘱,应用止血药物;②对出血量大、血容量不足的患者给予输液和输血;对经处理出血未能停止者,积极做好手术止血的准备。

(2)预防感染

1）观察体温变化情况。

2）观察伤口及引流管内引流物的量及性状，保持各引流管引流通畅；加强术后护理，保持伤口干燥。

3）遵医嘱应用抗菌类药物，防止感染的发生。

（十一）护理评价

1.患者术后营养状态是否得以改善。

2.患者恐惧与焦虑是否减轻、情绪是否稳定。

3.患者在治疗过程中是否发生出血、全身或伤口感染。若发生，是否得到及时发现和处置。

（十二）健康指导

1.康复指导　保证充分的休息，适度身体锻炼及娱乐活动，加强营养，增强体质。

2.用药指导　由于肾癌对放、化疗均不敏感，生物素治疗可能是此类患者康复期的主要方法。在用药期间，患者可能有低热、乏力等不良反应，若出现应及时就医，在医生指导下用药。

3.定期复查　本病的近、远期复发率均较高，患者需定期复查 B 超、CT 和血、尿常规有利于及时发现复发或转移。

（十三）预后

肾癌未能手术切除者 3 年生存率不足 5％，5 年生存率在 2％以下。根治手术后 5 年生存率：早期局限性肾内肿瘤可达 60％～90％；未侵犯肾周筋膜者 40％～80％；肿瘤超出肾周筋膜者仅 2％～20％。偶见原发肾肿瘤切除后转移灶自发消退者。

## 二、肾母细胞瘤

肾母细胞瘤（nephroblastoma、Wilms tumor）又称为肾混合瘤、肾胚胎瘤（renal embryonoma）或 Wilms 瘤，是婴幼儿泌尿系最常见的恶性肿瘤，占 15 岁以下儿童泌尿生殖系统肿瘤的 80％。约 75％的肾母细胞瘤患儿年龄为 1～5 岁，发病高峰为 3～4 岁。

（一）病因

具有遗传倾向，可能与常染色体显性遗伴不全外显有关，但也有学者认为遗传因素并不重要，仅 1％～2％的患者有家族史。也有学者认为还可能与某些先天畸形如无虹膜症、偏侧肢体肥大症、泌尿生殖系统畸形等有关。近年已肯定 WT1 和 WT2 基因的突变和肾母细胞瘤的发生有关。总之，后肾胚基未正常分化成肾小管和肾小球而异常增生可能是肾母细胞瘤的病因。

（二）病理

肾母细胞瘤可发生于肾实质的任何部位。肿瘤起源于间叶组织，由间质、胚芽和上皮构成。间质组织占肿瘤的绝大部分，包括结缔组织、黏液组织、脂肪、肌肉及软骨等成分，偶见骨质。可根据肿瘤内组织分四型：胚芽型、间叶型、上皮型和混合型。肿瘤生长迅速，剖面呈鱼肉样膨出，灰白色常有出血坏死，其间有囊腔形成。肿瘤可压迫和破坏肾组织，使肾盏、肾盂变形，当突破肾被膜后，可广泛浸润周围器官及组织。肿瘤可经淋巴转移至肾蒂及主动脉旁淋巴结，也可经血行转移至全身各部位，而以肺转移最为常见，其次为肝，也可以转移至脑组织。

（三）临床表现

主要临床表现是上腹部或腰部肿块，腹胀、虚弱。

1.全身症状　偶见腹痛及低热，有时伴有尿道感染。晚期可出现食欲不振、体重下降、恶心及呕吐等表现。

2.原发灶表现

（1）腹部肿块：是最常见的症状，约85%患儿以腹部或腰部肿块就诊。肿块常在家长给小儿沐浴或更衣时被偶然发现。肿块位于上腹部一侧，表面平滑，中等硬度，无压痛，早期可稍有活动性，迅速增大后少数病例可超越腹中线。发现小儿上腹部较光滑肿块，应想到肾母细胞瘤的可能。

（2）腹胀、腹痛：约40%患儿有腹部不适、腹胀，极少数肾母细胞瘤可自发破溃，临床表现与急腹症相似。

（3）血尿：25%的患儿有镜下血尿，肉眼血尿少见。

（4）高血压：25%～63%的患儿有轻度高血压，而且常伴有血浆肾素水平的升高。一般在肿瘤切除后，血压恢复正常。

3.局部压迫症状　巨大肿瘤压迫腹腔脏器或占据腹腔的空间，可出现气促、食欲不振、消瘦、烦躁不安等表现。

4.转移途径

（1）直接转移：肿瘤可直接向肾周围及腹腔临近的器官转移；

（2）淋巴道转移：是预后不良的指征之一，肿瘤可通过引流的淋巴管转移到局部所属的淋巴结；

（3）血行转移：肿瘤侵犯静脉可发生血行转移，肺和肝是最常见的转移部位；

（4）种植性转移：术前或术中肿瘤破溃可出现腹腔种植性转移。

（四）辅助检查

1.实验室检查　正常或红细胞增多，少数肿瘤产生红细胞生成素，导致红细胞增多。有高血压时可进行血浆肾素水平测定；可进行尿儿茶酚胺代谢产物和骨髓穿刺涂片检查以区别神经母细胞瘤。

2.遗传学检查　并发先天性畸形者，可进行染色体遗传学检查。

3.影像学检查　B超、X线检查、CT及MRI对诊断有决定意义。B超可检出肿瘤是来自肾的实质性肿瘤。静脉尿路造影（IVU）显示肾盏肾盂受压、拉长、变形、移位和破坏。10%病例因肿瘤较大，破坏过多的肾组织或侵及肾静脉而不显影。CT和MRI可显示肿瘤范围及邻近淋巴结、器官、肾静脉和下腔静脉有无受累及。胸片及CT可了解有无肺转移。

（五）治疗要点

采取手术、化疗、放疗的综合措施能取得极好的疗效。

1.手术治疗　早期应经腹横切口行肾切除术。双侧肾母细胞瘤可在化疗和放疗的基础上，行双侧单纯肿瘤剜除术或切除一侧较大肿瘤的病肾。

2.化疗　术前可用阿柔比星、放线菌素D、阿霉素、长春新碱化疗，可使肿瘤缩小，以利于手术。

3.放疗　巨大的肿瘤经化疗而缩小不明显者，可用放疗使肿瘤缩小再行手术。术后放疗最好在手术后10日内进行，以减少复发的机会。

（六）护理诊断/合作性问题

1.活动无耐力　与食欲不振、体重下降有关。

2.预感性悲哀　与预后不良有关。

3.潜在的并发症　放疗及化疗的副作用。

（七）护理措施

1.活动与休息　指导患儿及家长在病情允许的范围,合理安排作息时间,协助做好生活护理及个人卫生,防止外伤。

2.合理营养　给予高蛋白、高热量、高维生素易消化的食物,以增强机体的抵抗力。鼓励患儿进食。

3.心理护理　了解患儿及家长的心理状况,讲解肿瘤治疗与护理的发展,鼓励他们建立起治疗疾病的信心,正确对待疾病。

4.化疗护理

（1）化疗前:了解患儿的全身状态、血象、肝肾功能及患儿和家长的心理状态。向家长及患儿介绍治疗的有关知识,增加其对治疗的信心。做好保护性隔离,预防感冒。

（2）化疗中:注意药物应现用现配,掌握药物的配伍禁忌。肌肉注射时进针要深,以防硬结发生。鞘内注射时,观察有无头痛、发热、呕吐、腹痛等不良反应。静脉注射时,注意观察局部有无药液外渗、栓塞性静脉炎的表现,出现异常及时处理。观察药物的不良反应,做好用药护理。

（3）化疗后:注意按时用药,不要随意停药或减量,每1～2周在门诊复查1次。合理安排患儿生活与休息,缓解期可上学。年龄较大的患儿注意心理护理,使患儿能积极地面对疾病,保持心情愉快,主动配合治疗。

5.放疗护理

（1）放疗前:向患儿及家长介绍有关的放疗知识,进行全面的体格检查。

（2）放疗期间:注意观察有无乏力、头痛、眩晕、恶心等表现,保证休息和睡眠,加强营养。照射区皮肤避免冷、热刺激,不要用碘酒、万花油、红汞等含金属的药物,保持皮肤干燥,防止感染。注意观察局部有无红斑、色素沉着、干性脱皮、纤维素性渗出等,发现异常及时报告医生给予处理。

（3）放疗后:防止照射部皮肤受伤,以免引起溃疡和感染。保证营养,注意休息,增强体质,预防感冒。定期复查。

（八）预后

本病是应用现代综合治疗最早和效果最好的恶性实体瘤。其预后与小儿的年龄,肿瘤的大小、分型、临床分期有关。一般年龄<2岁、肿瘤重量<550g者预后较好。治疗后2年不复发,即被认为治愈,治愈率达80%～90%。约15%的患儿在治愈5～25年后继发软组织肉瘤、骨肿瘤或白血病。

（张欣红）

# 第十节　膀胱肿瘤

膀胱肿瘤（tumors of the bladder）为尿路上皮性肿瘤（urothelial tumor of the urinary tract)中最常见的肿瘤。尿路上皮（urothelium）为泌尿系统被覆上皮的总称，主要为移行上皮。除男性前部尿道以外，肾盂、输尿管、膀胱、后尿道均覆有移行上皮。这些部位的肿瘤有相似的病因及病理变化，且可同时或先后在不同部位发生肿瘤。膀胱癌发病率在我国泌尿生殖系统肿瘤中占第一位，高发病年龄为50～70岁，男女比例为4：1。大多数患者的肿瘤仅局限于膀胱，只有15％～20％有区域淋巴结转移或远处转移。

## 一、病因

1.长期接触某些致癌物质　膀胱癌的主要致癌因素是芳香族的胺。已肯定的化学致癌物质有2－萘胺、联苯胺、4－氨基双联苯、4－硝基双联苯、2－氨基－1－萘酚等。某些职业人员，如燃料、纺织、皮革、橡胶、塑料、油漆、印刷等，发生膀胱癌的危险性显著增加。

2.吸烟　吸烟是导致膀胱癌的重要因素之一，大约1/3膀胱癌与吸烟有关。50％的男性和30％的女性有长期吸烟病史。吸烟量与膀胱癌的发生有密切的相关性。吸烟致癌可能与香烟中含有多种芳香胺的衍生致癌物有关。吸烟量越大、吸烟史越长，发生膀胱肿瘤的危险性也越大。

3.膀胱慢性感染　与异物长期刺激膀胱结石、膀胱憩室、膀胱白斑、埃及血吸虫病膀胱炎等会增加发生膀胱癌的危险。

4.其他　长期大量服用镇痛药非那西丁、内源性色氨酸致代谢异常等，均可能为膀胱癌的病因或诱因。宫颈癌行盆腔放疗的妇女发生膀胱移行细胞癌的概率明显增加。近年大量研究资料表明，多数膀胱癌是由于癌基因的激活和抑制基因的缺失等诱导形成，使移行上皮的基因组发生多处病变，导致细胞无限增殖，最后形成癌。

## 二、病理和分型

膀胱的尿路上皮是移行细胞上皮，有3～7层。最浅表层由大的扁平型细胞组成。膀胱原位癌是指在扁平、非乳头尿路上皮上有增厚而发育不良的细胞学改变。膀胱癌的生长方式：一种是向膀胱腔内生长，成为乳头状瘤或乳头状癌，另一种是在上皮内浸润性生长，形成原位癌、内翻性乳头状瘤或乳头状癌。

1.病理类型

(1)大体类型：可分为乳头状及侵润性两类。

(2)组织学类型：上皮细胞恶性肿瘤占绝大多数。其中以移行上皮细胞癌为主，鳞癌和腺癌较少。

2.肿瘤分级

(1)Ⅰ级：细胞分化良好，属低度恶性。

(2)Ⅱ级：细胞分化程度已有明显异形性，属中等程度恶性。

(3)Ⅲ级：细胞分化程度极差，属高度恶性。

3.转移途径

(1)局部浸润：主要向深部浸润，直至膀胱外组织。

(2)淋巴结转移：较常见。

(3)血行转移：多在晚期，主要转移至肺、肝、肾及皮肤等处。

### 三、临床分期

国际抗癌联盟(UICC)2002 年将膀胱癌 TNM 分期作如下规定：

$T_{is}$：原位癌，侵及黏膜表层。

$T_a$：无浸润乳头状瘤，侵及黏膜表层。

$T_1$：肿瘤细胞侵及黏膜固有层。

$T_2$：肿瘤侵及浅肌层。

$T_3$：肿瘤侵及膀胱壁全层。

$T_4$：肿瘤侵及膀胱壁全层以外组织。

$N_0$：无淋巴结转移。

$N_1$：同侧区域淋巴结转移。

$N_2$：多发区域淋巴结转移。

$N_3$：区域淋巴结转移并固定。

$N_4$：区域外淋巴结转移。

$M_0$：无转移。

$M_1$：局部组织浸润或有远处组织和器官转移。

### 四、临床表现

1. 症状

(1)血尿：85%～90%患者出现血尿。血尿可以是肉眼血尿，也可以是显微镜下血尿，既可以是间断性，也可以是持续性血尿。

(2)膀胱刺激症状：尤其是原位癌患者。

(3)转移：骨转移患者有骨痛，腹膜后转移或肾积水患者可出现腰痛。

2. 体征　多数患者无明显体征。当肿瘤增大到一定程度，可能触到肿块。发生肝或淋巴结转移时，可扪及肿大的肝或锁骨上淋巴结。

### 五、辅助检查

1. 实验室检查　尿常规检查可见血尿或脓尿。大量血尿或肿瘤侵犯骨髓可致贫血，血常规见血红蛋白值和血细胞比容下降。

2. 影像学检查

(1)B 超检查：在膀胱充盈情况下可以看到肿瘤的位置、大小等特点。

(2)CT、MRI 检查：除能观察到肿瘤大小、位置外，还能观察到肿瘤与膀胱壁的关系。

3. 膀胱镜检查　是诊断膀胱癌最直接、重要的方法，可以显示肿瘤的数目、大小、外观、位置等。膀胱镜观察到肿瘤后应获取组织做病理检查。

4. 尿脱落细胞学检查　对于高危人群的筛选有较大的意义，也可用于肿瘤治疗的评估。检查的准确率与取材方法、肿瘤大小、肿瘤分期关系密切。

### 六、治疗要点

以手术治疗为主，化疗、放疗和免疫治疗为辅的综合治疗。

1.手术治疗

（1）经尿道膀胱肿瘤切除术（transurethral resection of bladder tumor，TURBt）：是所有膀胱肿瘤治疗的首选方法。如果肿瘤为单发、分化较好，且属非浸润型，单纯采用 TURBt 治疗即可。

（2）膀胱部分切除：适用于肿瘤比较局限、呈浸润性生长，病灶位于膀胱侧后壁、顶部等，离膀胱三角区有一定的距离。另有一些位于膀胱憩室内的肿瘤也是膀胱部分切除的适应证。

（3）根治性膀胱全切术：指切除盆腔的前半部器官。在男性，包括膀胱周围的脂肪、韧带、前列腺、精囊；在女性，有子宫、宫颈、阴道前穹隆、尿道、卵巢等器官。男性尿道复发的概率 6.1%～10.6%。故对肿瘤累及前列腺或膀胱颈部的患者，应当同时切除尿道。尿流改道、肠代膀胱等手术方式的问世，既提高了治疗效果，也提高了患者的生活质量。

2.放射治疗 在膀胱癌的治疗中毋庸置疑，但其治疗方案和效果尚难定论。

3.化学治疗 约 15% 的患者在就诊时已出现局部或远处转移的迹象。浸润性肿瘤即使接受根治性膀胱切除术，也有 30%～40% 的病例会出现远处转移。单个化疗药物以顺铂为代表，有效率在 30% 左右。其他有效的药物包括甲氨蝶呤、长春新碱、环磷酰胺、5－氟尿嘧啶等。多联合应用。

膀胱灌注化疗：因绝大多数的膀胱肿瘤会复发，对保留膀胱的患者，术后应当经导尿管给予膀胱化疗药物灌注，以消灭残余的肿瘤细胞和降低术后复发的可能性。

## 七、护理评估

1.术前评估

（1）健康史及相关因素：包括有无诱发肿瘤的原因，发病时间的初步判断，有无恶病质及影响生存质量的症状等。

1）一般情况：患者的年龄、性别、婚姻和职业，患者是否长期吸烟。职业是否为长期接触联苯胺及 13 萘胺的橡胶行业，此两种物质可致膀胱癌。

2）发病特点：出现肉眼血尿的时间，排尿时是否疼痛，为间歇性还是持续性血尿，有无血块，血块形状如何；排尿形态有无改变，有无尿路刺激症状。

3）既往史：以往是否有过血尿史，有无腰、腹部和膀胱手术创伤史。

4）家族史：患者家族中有无发生泌尿系统肿瘤。

（2）身体状况：患者有无消瘦、贫血等营养不良的表现，重要脏器功能状况，有无转移的表现及恶病质。了解膀胱镜所见肿瘤位置、大小、数量，组织病理学检查结果等。

（3）心理和社会支持状况：患者及家属对病情、拟采取的手术方式、手术并发症、排尿形态改变的认知程度，心理和家庭经济承受能力。

2.术后评估 有无盆腔脓肿、尿瘘、直肠损伤、肠瘘、肠梗阻、术后感染等并发症。

## 八、护理诊断/合作性问题

1.恐惧与焦虑 与对癌症的恐惧、害怕手术、如厕自理缺陷有关。

2.自我形象紊乱 与膀胱全切除尿流改道、造瘘口或引流装置的存在，不能主动排尿有关。

3.潜在并发症 出血、感染。

### 九、护理目标

1. 患者恐惧与焦虑减轻或消失。
2. 患者能接受自我形象改变的现实。
3. 患者未发生出血及感染。

### 十、护理措施

1. 减轻恐惧与焦虑　对担心不能得到及时有效的诊疗而产生恐惧、焦虑的患者,护理人员要主动向其解释病情,以消除其恐惧心理。膀胱癌属中等恶性,一般出现血尿立即就诊大多数属早期,及时手术治疗效果肯定,5 年生存率非常高。

2. 帮助患者接受自我形象改变的认识和护理

(1)解释尿流改道的必要性:告知患者尿流改道是膀胱癌治疗的一部分,有助治疗的彻底性,通过护理和训练,能逐步适应术后改变。

(2)输尿管皮肤造口和回肠膀胱腹壁造口的护理:保证造瘘处清洁,敷料渗湿后及时更换,保证内支撑引流管固定牢靠且引流通畅。在回肠内留置导尿管者,需经常冲洗,防止黏液堵塞。

(3)原位排尿新膀胱的护理:术后 3 周内保证各支撑管、引流管引流通畅,定期冲洗留置导尿管,防止黏液堵塞;拔除导尿管前训练新膀胱,待容量达 300ml 以上便可以拔管。告知患者一年内有不同程度的尿失禁存在,锻炼肛门括约肌功能,有利于早日恢复控尿功能。

(4)集尿袋护理:造口处伤口愈合后选择合适的集尿袋外接造瘘管、引流尿液,指导患者自行定期更换集尿袋。

3. 并发症的预防与护理

(1)出血:膀胱全切手术创伤大,术后可发生出血。需密切观察血压、脉搏、引流物性状,若血压下降、脉搏加快、引流管内引出鲜血,每小时超过 100ml 以上且易凝固,提示有出血,应及时通知医生处理。

(2)预防感染:观察体温变化情况;加强基础护理,保持切口清洁,敷料渗湿后及时更换;保持引流管引流通畅及牢靠的固定。应用广谱抗菌类药物预防感染。如有体温升高,引流物为脓性并有切口疼痛,多提示有感染,应尽快通知医生处理。

### 十一、护理评价

1. 患者的恐惧与焦虑是否减轻或消失。
2. 患者能否接受自我形象改变的事实,主动配合治疗和护理。
3. 患者是否发生出血、感染等并发症。若发生,是否得到及时发现和处理。

### 十二、健康指导

1. 康复指导　适当锻炼,加强营养,增强体质。禁止吸烟,避免接触联苯胺类致癌物质。

2. 膀胱灌注化疗指导　术后坚持膀胱灌注化疗药物,膀胱保留术后能憋尿者,即行膀胱灌注免疫抑制剂 BCG(卡介苗)或抗癌药物,可预防或推迟肿瘤复发。每周灌注 1 次,共 6 次,以后根据 B 超、血、尿常规复查结果,如膀胱内无肿瘤复发,可将膀胱灌注药物时间改为 2 周 1

次,6次后需复查膀胱镜;若有肿瘤复发,立即再次手术治疗,无复发者可将膀胱灌注间隔时间延长至1个月,1年后若仍无肿瘤复发,可将膀胱灌注间隔时间延长至2个月,终身灌注,每2～3年复查膀胱镜。膀胱灌注药物后需将药物保留在膀胱内2h,每半小时变换体位,俯、仰、左侧、右侧卧位各半小时。

3.定期复查　主要是全身系统检查,以便及时发现转移及复发征象。

4.自我护理　尿流改道术后腹部佩带接尿器者,应学会自我护理,避免接尿器的边缘压迫造瘘口。保持清洁,定期更换尿袋。可控膀胱术后,开始每2～3h导尿1次,逐渐延长间隔时间至每3～4h1次,导尿时要注意保持清洁,定期用生理盐水及开水冲洗集尿袋,清除黏液及沉淀物。

（张欣红）

# 第十一节　前列腺癌

前列腺癌(carcinoma of prostate)发病率不断上升,在我国大有升至泌尿系肿瘤首位的趋势。其原因包括平均寿命延长、饮食结构改变等。前列腺癌是目前美国男性因肿瘤死亡的最常见病因。前列腺癌的发病率与年龄有密切关系。50岁男性隐匿性癌的发病率为40%,临床前列腺癌为9.5%。40岁男性发生前列腺癌的可能性为1/1万,40～59岁男性的可能性为1/103,60～79岁男性则约为1/8。

## 一、病因

尚不明确,可能与环境、饮食、遗传和性激素等有关。有前列腺癌家族史的人群有较高的前列腺癌患病危险性。家族性前列腺癌患者的发病年龄也是其家族成员患前列腺癌的危险因素。如果先辈患前列腺癌的年龄在70岁,后辈的发病危险增加4倍;如果患病年龄在60岁,其后辈的患病危险性增加至5倍;患病年龄在50岁,后辈的患病危险性增加至7倍。高脂肪饮食也是前列腺癌的危险因素之一。接触金属镉能够增加前列腺癌的易患危险,烟草、碱性电池、焊接工业等都有接触这种金属的可能。美籍非洲人患前列腺癌的危险性远远高于白种人。

## 二、病理

前列腺癌常从腺体外周带发生,很少单纯发生于中心区域。

1.组织学类型　约98%的前列腺癌为腺癌;其余的2%中,90%是移行细胞癌,10%为神经内分泌癌和肉瘤。

2.转移途径　较常见的转移途径是淋巴结转移及经血行转移至骨骼。

## 三、临床分期

常采用2002年AJCC的前列腺癌TNM分期系统:$T_0$期:没有原发瘤的证据;$T_1$期:为不能被扪及和影像发现的临床隐匿肿瘤;$T_2$期:肿瘤限于前列腺内;$T_3$期:肿瘤穿透前列腺被膜;$T_4$期:肿瘤固定或侵犯精囊以外的组织。N、M代表有无淋巴结转移或远处转移。

## 四、临床表现

1.症状　早期前列腺癌一般无症状。进展期肿瘤生长可以挤压尿道,直接侵犯膀胱颈部、三角区,患者出现排尿困难、刺激症状;骨转移患者可以出现骨痛、脊髓压迫症状、排便失禁等。

2.体征　直肠指诊可触及前列腺结节。淋巴结转移时,患者可出现下肢浮肿。脊髓受压可出现下肢痛、无力。

## 五、辅助检查

1.实验室检查　前列腺特异性抗原(prostate－specific antigen,PSA)作为前列腺癌的标记物在临床上有很重要的作用。可作为前列腺癌的筛选检查方法。正常男性的血清 PSA 浓度应<4ng/ml。

2.影像学检查　B 型超声波检查能够对前列腺癌进行较可靠的分期,有重要的诊断意义,另外还可为前列腺穿刺活检进行精确定位,同时也能观察到前列腺周围的肿瘤浸润情况。

3.前列腺穿刺活检　六针法穿刺活检在临床的应用比较广泛。具体方法是在前列腺的两叶,从前列腺尖部、中部、基底部各穿 1 针,共 6 针。穿刺一般是在 TRUS 引导下进行。

## 六、治疗要点

1.局限性病灶　$T_1$ 期者观察,$T_2$ 期者行根治性手术治疗。

2.局部进展性前列腺癌　对于 $T_3$ 期的前列腺癌目前主张先给予新辅助激素治疗,然后外照射,其结果要好于单纯外照射。

3.复发性前列腺癌　如果前列腺癌患者在实施根治术后血清 PSA 先下降,后升高,提示有前列腺癌局部复发,此时手术治疗已无意义,可采用局部放疗加拮抗剂去势治疗或切除双侧睾丸。

4.转移性前列腺癌　大多数的前列腺癌为激素依赖性,约 $70\%\sim80\%$ 的转移性前列腺癌对各种雄激素阻断治疗有效。促黄体释放激素类似物和去势术是雄激素阻断治疗的主要方法。

## 七、护理诊断/合作性问题

1.营养失调:低于机体需要量　与癌肿消耗、手术创伤、骨转移有关。
2.恐惧与焦虑　与对癌症的恐惧、害怕手术等有关。
3.潜在并发症　出血、感染等。

## 八、护理目标

1.经治疗后肿瘤进展控制,消耗减少,营养状态好转。
2.患者恐惧与焦虑减轻或消除。
3.如出血、感染未发生或得到及时发现和有效控制。

## 九、护理措施

1.改善营养　前列腺癌早期无症状,患者有症状就医时多属中晚期,且多有不同程度的机体消耗。对这类患者在有效治疗疾病的同时,需给予营养支持,告知患者保持丰富的膳食营养,尤其多食富含多种维生素的食物,多饮绿茶。必要时给予肠内外营养支持。

2.减轻焦虑和恐惧　多与患者沟通,解释病情,前列腺癌恶性程度属中等,经有效治疗后疗效尚可,5年生存率较高。让患者充分了解自己的病情,如手术创伤不大、恢复快等,从而减轻思想压力,稳定情绪,消除恐惧、焦虑心理。

3.并发症的预防及护理

(1)出血的护理:根治手术后有继发出血的可能,若血压下降、脉搏增快、引流管内引出鲜血,立即凝固,每小时量超过100ml以上,提示继发出血,应立即通知医生处理。

(2)预防感染的护理:加强各项基础护理措施,保持切口清洁,敷料渗湿及时更换,保证引流管通畅且固定牢靠。应用广谱抗菌类药物预防感染。发现感染迹象时及时通知医生处理。

## 十、护理评价

1.患者的营养状况有无改善。

2.患者的恐惧与焦虑是否减轻或消除。

3.并发症是否得到有效预防或处理。

## 十一、健康指导

1.康复指导　适当锻炼,加强营养,增强体质。避免高脂肪饮食,特别是进食动物脂肪、红色肉类是前列腺癌的危险因素;豆类、谷物、蔬菜、水果、绿茶对预防本病有一定作用。

2.用药指导　雌激素、雌二醇氮芥、氟硝丁酰胺或拮抗剂去势、放射治疗对抑制前列腺癌的进展有作用,但也有较严重的心血管、肝、肾、肺的副作用,故用药期间应严密观察。

3.定期随诊　复查定期检测PSA可作为判断预后的重要指标。若有骨痛,应X线或MRI骨扫描,确定有骨转移者可加用放射治疗。

(张欣红)

# 第八章 血液疾病护理

## 第一节 贫血

### 一、贫血的分类

1. **按红细胞形态特点分类** 根据红细胞平均体积(MCV)、红细胞平均血红蛋白浓度(MCHC),将贫血分成三类(表8-1)。

表8-1 贫血的细胞形态分类

| 类型 | MCV/fL | MCHC/(%) | 常见疾病 |
| --- | --- | --- | --- |
| 大细胞性贫血 | >100 | 32~35 | 巨幼细胞性贫血再生障碍性贫血 |
| 正常细胞性贫血 | 80~100 | 32~35 | 溶血性贫血急性失血性贫血缺铁性贫血 |
| 小细胞低色素性贫血 | <80 | <32 | 铁粒幼细胞性贫血珠蛋白生成障碍性贫血 |

2. **按贫血的病因与发病机制分类**

(1)红细胞生成减少:①造血原料缺乏:如缺铁性贫血、巨幼细胞贫血。②骨髓造血功能障碍:如再生障碍性贫血、白血病等。

(2)红细胞破坏过多:①红细胞自身异常:遗传性球形红细胞增多症、葡萄糖6-磷酸脱氢酶缺乏症、珠蛋白合成异常(如地中海贫血)。②红细胞周围环境异常:免疫性溶血性贫血及理化因素、生物因素引起的溶血性贫血。

(3)失血:常见急性和慢性失血后贫血。

### 二、缺铁性贫血

缺铁性贫血(iron deficiency anemia)是体内贮存铁元素缺乏,导致血红蛋白合成减少而引起的一种小细胞低色素性贫血。缺铁性贫血是机体铁缺乏症的最终表现,也是各类贫血中最常见的一种,以生长发育期儿童和育龄妇女的发病率较高。全球约有6亿~7亿人患有缺铁性贫血。在多数发展中国家,约2/3的儿童和育龄妇女缺铁,其中1/3患缺铁性贫血。在发达国家,亦有约20%的育龄妇女及40%的孕妇患缺铁性贫血,儿童的发病率高达50%,而成年男性为10%。

(一)铁的代谢

1. **铁的分布** 在体内铁广泛分布于各组织。体内的铁大致可分为功能状态铁(包括血红蛋白铁、肌红蛋白铁、转铁蛋白铁、乳铁蛋白铁、酶和辅因子结合的铁)和贮存铁(以铁蛋白和含铁血黄素形式贮存于单核-巨噬细胞系统中)两大部分。

2. **铁的来源和吸收** 正常人制造新生红细胞每天需铁20~25mg,大部分来自体内衰老红细胞破坏释放的铁。每天从食物中吸收1~1.5mg的铁,即可维持体内铁的平衡。动物食物铁吸收率高,约为20%。植物食物铁吸收率低,为1%~7%。铁的主要吸收部位在十二指肠及空肠上段。影响铁吸收的因素有:①胃酸和维生素C能使三价铁还原成二价铁,以便于吸收,同时可使铁稳定在溶解状态,防止再氧化为三价铁;②肠黏膜能根据体内贮存铁的情况,调节铁的吸收,当体内铁储量丰富,铁的吸收就减少,反之则增多。

3.铁的转运和利用　吸收入血的二价铁被铜蓝蛋白氧化为三价铁后,与血浆中的转铁蛋白结合成为转铁蛋白复合体即血清铁;将铁运送到需要的各组织中,主要是骨髓中的幼红细胞;在细胞内铁与转铁蛋白分离,再次还原成二价铁,参与形成血红蛋白。生理情况下,转铁蛋白仅 $33\%\sim35\%$ 与铁结合,血浆中能与铁结合的转铁蛋白称为总铁结合力。转铁蛋白饱和度＝血清铁÷总铁结合力×100%。

4.铁的贮存及排泄　人体内多余的铁主要以铁蛋白和含铁血黄素形式贮存在肝、脾和骨髓等器官的单核－巨噬细胞系统中。当体内需铁量增加时,可动用贮存铁补充。正常人每天铁排泄不超过 1mg,主要由粪便排泄。育龄妇女还通过月经、妊娠、哺乳而丢失。

(二)病因与发病机制

1.需铁量增加而摄入不足　婴幼儿、青少年、妊娠和哺乳期妇女的需铁量增加,如果饮食中缺少铁则易引起缺铁性贫血。人工喂养的婴儿,以含铁量较低的牛乳、谷类为主要食物,如不及时补充含铁量较多的食品,也可引起缺铁性贫血。

2.铁吸收不良　患者行胃大部切除及胃空肠吻合术后,可影响铁的吸收。胃酸缺乏、小肠黏膜病变、肠道功能紊乱、服用制酸药等均可影响铁的吸收。

3.铁损失过多　慢性失血是成人缺铁性贫血最多见、最重要的原因,反复多次小量失血可使体内贮存铁逐渐耗竭,如消化性溃疡出血、肠息肉破裂出血、肠道癌肿破裂出血、痔出血、钩虫病、月经量过多等。

(三)护理评估

1.健康史　询问患者有无慢性失血的病因存在,如月经量过多、消化性溃疡出血等;并注意询问有无影响铁吸收的情况,如胃肠道手术史、消化道疾病等。对于儿童及育龄期女性,应注意其有无偏食、挑食、节食等饮食习惯。

2.身体状况

(1)本病多呈慢性经过,有一般贫血的表现,如面色苍白、乏力、易倦、头晕、头痛、心悸、气短、耳鸣等。

(2)组织缺铁表现:神经、精神系统异常,儿童较为明显,如过度兴奋、易激惹、好动、难以集中注意力、发育迟缓、智力低下、体力下降等。少数患者可有异食癖,喜吃生米、冰块、泥土、石子等。皮肤干燥、角化、萎缩、无光泽,毛发干枯易脱落,指(趾)甲扁平、不光整、脆薄易裂,甚至出现反甲或匙状甲。黏膜损害多表现为口角炎、舌炎、舌乳头萎缩,可有食欲缺乏,严重者可发生吞咽困难。

3.心理及社会资料　缺铁性贫血患者常因活动耐力下降、记忆力减退而影响日常生活、工作和学习,容易激动、生气或产生自卑感。

4.辅助检查

(1)血常规:典型血常规检查提示小细胞低色素性贫血。红细胞体积较正常小,形态不一,中心淡染区扩大。

(2)骨髓象:红细胞系增生活跃,以中晚幼红细胞为主,其体积变小、染色质颗粒致密、胞浆少。粒细胞和巨核细胞无明显变化。

(3)铁代谢:血清铁在 $8.95\mu mol/L$ 以下;总铁结合力增强, $>64.44\mu mol/L$ ;转铁蛋白饱

和度降低,<15%;血清铁蛋白测定可准确反映体内贮存铁情况,<12μg/L 可作为缺铁依据,但易受多种因素的影响。骨髓涂片染色示骨髓细胞外铁(含铁血黄素)消失,铁粒幼细胞极少或消失。骨髓细胞外铁消失为缺铁的可靠依据。

（四）治疗要点

1.病因治疗 病因或原发病确诊后,要积极治疗,这是纠正贫血、防止复发的关键环节。

2.铁剂治疗 首选口服铁剂,如琥珀酸亚铁 0.1g,每日 3 次,还有硫酸亚铁、富马酸亚铁等。注射铁剂的指征为:口服铁剂后胃肠道反应严重,无法耐受;消化道疾病导致铁的吸收障碍;病情要求迅速纠正贫血,如妊娠晚期的患者。注射铁剂前必须计算应补铁剂总量,避免铁过量发生铁中毒。

（五）护理诊断及合作性问题

1.活动无耐力 与贫血引起的全身组织缺氧有关。

2.营养失调:低于机体需要量 与铁需要量增加、摄入不足、吸收不良或丢失过多有关。

3.有感染的危险 与严重贫血引起营养缺乏和机体衰弱有关。

4.潜在并发症 铁剂的不良反应。

（六）护理目标

改善缺氧,活动耐力增强;营养充分,缺铁被纠正;无药物不良反应发生。

（七）一般护理

1.休息与活动 休息可减少氧的消耗。根据患者贫血的程度及发生速度制定合理的休息与活动计划。轻、中度贫血患者或贫血发生缓慢的患者,活动量以不感到疲劳、不加重症状为度;重度贫血者应卧床休息。

2.饮食护理 向患者及家属说明进食高蛋白、高维生素、高热量、含铁丰富且易消化饮食的必要性,强调均衡饮食以及适宜的进食方法:

（1）含铁丰富的食品,如动物心、肝、肾、瘦肉、鸡蛋黄、鱼、豆类、麦芽、紫菜、海带、木耳及香菇等;

（2）偏食是造成缺铁性贫血的主要原因之一,故饮食要多样化;

（3）消化不良者,应少量多餐;

（4）食欲降低者应经常变换食物品种,提供色、香、味俱全的饮食。口腔炎或舌炎影响食欲者,避免进食过热或过辣的刺激性食物,进食前后给予口腔护理。

（八）病情观察

观察病情,协助医生寻找病因;严密观察患者贫血进展的程度,心功能及各脏器的变化;观察患者的疲乏、面色苍白等表现有无好转,定期监测血象、血清铁蛋白等以判断治疗效果。

（九）用药护理

1.口服铁剂的护理 给予口服铁剂时向患者说明其注意事项。

（1）口服铁剂易引起胃肠道反应,如恶心、呕吐及胃部不适等,饭后服用可减少反应。

（2）避免与牛奶、浓茶、咖啡同服,因茶中的鞣酸会与铁结合成不易吸收的物质,牛奶含磷较高,影响铁的吸收。

（3）可与维生素 C、橙汁同服,以帮助铁的吸收。

（4）口服液体铁剂时使用吸管,避免牙齿染黑。

（5）服铁剂期间,大便会变成黑色,这是由于铁与肠内硫化氢作用而生成黑色的硫化铁所致,应做好解释,以消除患者顾虑。

(6)铁剂治疗后,先是外周血中网织红细胞增多,1周左右达高峰,可作为铁剂治疗有效的指标;外周血中血红蛋白浓度2周左右开始升高,约2个月恢复至正常。在血红蛋白浓度完全正常后,患者仍需继续服用铁剂4~6个月以补足体内贮存铁。

2.注射铁剂的护理 采用深部肌注并经常更换注射部位,避免形成硬结。药液的溢出可引起皮肤染色,故应注意:

(1)不要在皮肤暴露部位注射;

(2)抽取药液入空针后,更换针头注射;

(3)可采用"Z"形注射法或留空气注射法,以免药液溢出;

(4)密切观察患者有无面部潮红、恶心、头痛、肌肉关节痛、淋巴结炎及荨麻疹,尤其是过敏性休克,应备好肾上腺素。

(十)心理护理

向患者解释缺铁性贫血的原因、症状、并发症、治疗效果及预后,并帮助患者认识和去除病因,增强战胜疾病的信心。与患者共同制订切实可行的饮食计划,并督促其执行。

(十一)健康指导

1.进行疾病知识教育 介绍缺铁性贫血的病因、临床表现、对机体的危害性、相关实验室检查的目的、意义、治疗及护理的配合与要求等,提高患者及其家属对疾病治疗及护理的依从性,从而能主动地配合疾病的治疗。

2.缺铁性贫血的预防

(1)饮食指导:提倡均衡饮食,以保证足够热量、蛋白质、维生素及相关营养素(尤其是铁)的摄入。为增加食物铁的吸收,可同时服用弱酸性食物或药物,并避免与抑制铁吸收的饮料、食物或药物同服。

(2)高危人群可预防性地补充食物铁或口服铁剂:婴幼儿要及时添加辅食,包括肝泥、肉末、蛋黄和菜泥等;生长发育期的青少年要注意补充含铁丰富的食物,避免挑食;月经期、妊娠期与哺乳期的女性;应增加食物铁的补充,必要时可预防性地补充铁剂,特别是妊娠期妇女,每天可口服铁10~20mg。

(3)相关疾病的预防和治疗:这不仅是缺铁性贫血治疗的关键,也是预防缺铁性贫血的重点,特别是患有消化性溃疡、慢性胃炎、钩虫感染、长期腹泻、痔疮出血或月经过多的患者。

(十二)护理评价

活动后是否出现头晕、心悸、气促;其病因能否被去除或原发病能否得到彻底治疗,饮食结构是否合理,摄铁量是否能满足机体需要。

## 三、再生障碍性贫血

再生障碍性贫血(aplastic anemia,AA)简称再障,是指原发性骨髓造血功能衰竭综合征。患者外周血全血细胞减少。临床主要表现为进行性贫血、继发感染和出血。再障可发生在各年龄阶段,以老年人为多,男女无明显差异。依据病情、血常规检查、骨髓象及预后,可将再障分为重型再障和非重型再障。

(一)病因与发病机制

再障病因不明,可能为:①病毒感染:风疹病毒、EB病毒、流感病毒,特别是肝炎病毒可引起再障。②化学因素:药物如氯霉素类抗生素、磺胺类药物、抗肿瘤化疗药物,其中以氯霉素最多见。化学物品以苯及其衍生物为主,如油漆、塑料、染料、杀虫剂等。③物理因素:电离辐射如 X 射线、γ一射线及其他放射性物质等。

再障的发病机制目前尚未完全阐明,认为可能与造血干祖细胞缺陷(种子学说)、造血微环境异常(土壤学说)、免疫异常(免疫学说)有关。

(二)护理评估

1.健康史 评估时应询问患者的居住区和工作环境是否长期接触化学物质和放射线;起病前数周、数月是否使用了可致再障的药物;询问是否有病毒感染史,特别是肝炎病史。

2.身体状况 再障的临床表现与全血细胞减少有关,主要表现为进行性贫血、出血、感染,肝、脾淋巴结多无肿大。

(1)重型再障:起病急、进展快,病情重。早期主要表现为出血与感染,随着病程的延长出现进行性贫血。常见不同程度的皮肤、黏膜和内脏出血。皮肤出血可表现为大片淤斑、出血点,牙龈出血,鼻腔出血,口腔血泡;内脏出血可表现为消化道出血(呕血或血便)、咯血、持续阴道出血或月经量明显增多、血尿或眼底出血等,甚至可发生颅内出血,常为患者死亡的主要原因之一。多数患者有发热症状,体温在 39℃ 以上,以呼吸道感染引起发热为最常见,其次有消化道、泌尿生殖道、皮肤、黏膜反复感染,治疗困难,感染不易控制。重型再障预后差,常在 1 年内死亡,多死于感染或颅内出血。

(2)非重型再障:起病缓慢,病程长,多以贫血为主要表现;感染、出血较轻,经恰当治疗病情可缓解或治愈,预后相对较好,部分患者可存活多年。少数病例病情恶化,其表现同重型再障,预后极差。

3.心理及社会资料 再障的患者常因病情反复和严重的贫血、出血、感染,治疗效果较差而感到生命受到威胁,常常情绪低落、紧张、焦虑/恐惧,对治疗失去信心。女性患者因为使用了雄激素引起男性化而常常感到烦恼,不愿与人交往甚至沉默、抑郁。

4.辅助检查

(1)血常规:该项检查显示全血细胞减少,三种细胞减少的程度不一定平衡,贫血呈正常细胞正常色素型。网织红细胞绝对值低于正常。白细胞计数多减少,以中性粒细胞减少为主。血小板计数减少,出血时间延长。

(2)骨髓象:重型再障骨髓增生重度减低,粒、红系及巨核细胞明显减少。淋巴细胞及非造血细胞明显增多。非重型再障骨髓增生减低,可见较多脂肪滴,粒、红系及巨核细胞减少,淋巴细胞及网状细胞、浆细胞比例增高。

(三)治疗要点

再障应尽量争取早期治疗。治疗原则是及时去除病因、禁用对骨髓有抑制作用的药物、对症支持治疗(包括成分输血、止血及控制感染)等。非重型再障首选药物为雄激素,其作用机制是刺激肾脏产生红细胞生成素,并直接作用于骨髓,促进红细胞生成,常用司坦唑醇(康力龙)、达那唑、丙酸睾酮等;重型再障可给予造血干细胞移植(40 岁以下患者)、免疫抑制剂如抗淋巴/胸腺细胞球蛋白、造血生长因子(如重组人粒系集落刺激因子、重组人红细胞生成素)等。

(四)护理诊断及合作性问题

1.活动无耐力 与贫血导致组织缺氧有关。

2.有感染的危险　与粒细胞减少有关。

3.组织完整性受损　出血与血小板减少有关。

4.潜在并发症　颅内出血。

（五）护理目标

活动耐力逐渐恢复；减少或避免发生感染；减少发生出血；未发生严重并发症。

（六）一般护理

1.饮食护理　给予高热量、高蛋白、丰富维生素、易消化的软食或半流质饮食，以补充能量消耗。消化道大出血患者应禁食。

2.休息与活动　重症患者应卧床休息，可减少内脏出血。一般患者应适当休息，避免劳累，减少氧耗。病情稳定后，与患者及家属共同制订日常活动计划，并指导活动，保证安全。

（七）病情观察

观察患者生命体征、神志、瞳孔变化，一旦出现头痛、呕吐、视力模糊、意识障碍等颅内出血征象应立即报告医生；观察患者有无感染征象，如出现发热，大多提示患者存在感染，应仔细寻找感染灶。非重型再障应注意有无急性发作的表现。

（八）用药护理

1.雄激素　长期使用雄激素可出现男性化表现（如痤疮、毛发增多）、肝损害、水肿及体重增加等。丙酸睾酮为油剂，不易吸收，常可形成硬块，甚至发生无菌性坏死。故需深部缓慢分层肌内注射，并注意轮换注射部位，经常检查注射部位有无硬结，发现硬结及时理疗，以促进吸收和防止感染。用药时间3～6个月，治疗过程中应定期检查肝功能，并鼓励患者坚持完成疗程。

2.免疫抑制剂　免疫抑制剂如抗胸腺细胞球蛋白（ATG）和抗淋巴细胞球蛋白（ALG）等。其副作用是超敏反应、血清病（猩红热样皮疹、关节痛、发热等）和出血加重。用药期间应密切观察药物副作用，给予保护性隔离，加强支持疗法，防止出血及感染。

3.协助骨髓移植　骨髓移植是将供体正常骨髓中的造血干细胞移植到患者骨髓组织中，以重建正常造血功能。移植前应做好心理护理和清洁、消毒工作；移植时快速静脉滴注骨髓液，观察有无输血反应和栓塞现象；移植后注意身心照顾并严密观察有无并发感染或移植物抗宿主反应。

（九）心理护理

与患者及家属建立信任关系，了解患者的思想动态，向患者说明雄激素是治疗慢性再障的较好药物，并且病情缓解后可逐渐减量，不良反应会消失。针对患者不同的心理状况做好耐心的解释工作，鼓励患者正确面对疾病，消除不良情绪，积极配合治疗。指导家属关心体贴患者，积极参与患者的治疗与护理，消除悲观情绪，提高治疗信心。

（十）健康教育

1.向患者及其家属解释本病的治疗措施，说明坚持用药的重要性，取得患者及家属的积极配合。

2.指导患者学会自我照顾，例如：注意个人卫生和饮食卫生，不在外购买不干净的熟食，瓜果宜洗净削皮后食用，饮食要清淡、营养；学会调理情绪，保持心情舒畅；适当参加户外活动，如散步、打太极拳，注意劳逸结合；注意保暖，避免受凉；按时按量服药；避免外伤，掌握防治出血的简单方法。

3.向患者介绍再障的常见原因,避免使用对造血系统有害的药物,如氯霉素、磺胺类药物、保泰松、安乃近、阿司匹林等。坚持按医嘱治疗再障,定期门诊复查血常规,以便了解病情变化。

4.因职业关系长期接触毒物,如放射性物质、农药、苯及其衍生物的人员,应让其对工作环境的危害有所认识,以便提高自我保护意识,做好防护工作,严格遵守操作规程,定期进行血常规检查。

（十一）护理评价

患者活动后心悸、气短等症状是否减轻或消失,能否耐受一般活动;感染、出血是否出现或得到及时发现和处理。

（王桂芳）

# 第二节 出血性疾病

## 一、概述

出血性疾病是由于正常的止血或凝血功能发生障碍,引起机体自发性出血或轻微创伤后出血不止的一组疾病。引起这类疾病的主要因素有:毛细血管壁异常、血小板数量或功能异常、凝血功能障碍。其中一种或一种以上异常都可引起本病。

（一）分类

根据病因和发病机制,出血性疾病可分为三大类。

1.血管壁异常

(1)遗传性:如遗传性出血性毛细血管扩张症、家族性单纯性紫癜。

(2)获得性:如重症感染、过敏性紫癜、维生素 C 及维生素 PP 缺乏症、药物性紫癜、老年性紫癜。

2.血小板异常

(1)血小板数量减少:①血小板生成减少:如再生障碍性贫血、白血病、放疗及化疗后。②血小板破坏过多:如特发性血小板减少性紫癜。③血小板消耗过多:如血栓性血小板减少性紫癜、弥散性血管内凝血。

(2)血小板数量增多:①原发性:如原发性血小板增多症。②继发性:如脾切除术后。

(3)血小板功能异常:①遗传性:如血小板无力症。②获得性:如抗血小板药物作用、重症感染、尿毒症、严重肝病。

3.凝血异常

(1)遗传性:如各型血友病。

(2)获得性:如严重肝病、尿毒症、维生素 K 缺乏症。

4.抗凝及纤维蛋白溶解异常 如肝素使用过量、溶栓药物过量、抗因子Ⅷ和抗因子Ⅸ抗体形成、蛇咬伤、敌鼠钠中毒。

（二）临床表现

根据出血性疾病的临床表现及相关实验室检查,大致可将出血性疾病分为血管性疾病、血小板性疾病与凝血障碍性疾病(表8-2)。

表8－2　不同类型出血性疾病的临床特征

| | 血管性疾病 | 血小板性疾病 | 凝血因子缺乏 |
|---|---|---|---|
| 性别 | 多见于女性 | 多见于女性 | 多见于男性 |
| 家族史 | 少见 | 罕见 | 常见 |
| 出血诱因 | 多为自发出血 | 多为自发出血 | 多为外伤 |
| 出血部位及表现 | 皮肤黏膜为主,偶有内脏出血 | 皮肤黏膜为主,重症常有内脏出血 | 多见关节腔、肌肉和内脏出血,罕有淤点、紫癜,可见大片淤斑 |
| 病程与预后 | 短暂,预后较好 | 迁延,预后一般 | 常为终身性,预后不定 |

（三）辅助检查

1.筛选试验　用于初步判断出血性疾病是由于血管异常、血小板异常还是凝血功能障碍引起的出血。

（1）血管异常:束臂试验、出血时间(bleeding time,BT)。

（2）血小板异常:血小板计数、血块回缩试验、束臂试验。

（3）凝血时间(clotting time,CT)、活化部分凝血活酶时间(activated partial thromboplastin time,APTT)、血浆凝血酶原时间(prothrombin time,PT)、凝血酶时间(thrombin time,TT)等。

2.归类诊断的特殊检查　血小板及血管异常,可做血小板形态、血小板黏附试验、血小板聚集试验、血小板相关抗体测定、毛细血管镜等;凝血功能障碍,可做凝血活酶时间纠正试验、凝血酶原时间纠正试验,有条件时直接测定凝血因子的含量及活性,以检出缺乏的凝血因子。

（四）治疗要点

1.病因防治

（1）遗传性出血性疾病目前尚无根治办法。对于单基因遗传性出血性疾病,关键在于预防,包括进行必要的婚前咨询、禁止近亲结婚、对可能的女性疾病基因携带者做好产前诊断等。

（2）获得性出血性疾病,应积极治疗原发病,如严重肝病、慢性肾病和尿毒症、重症感染。过敏性紫癜应尽早明确过敏原并避免接触。

（3）避免使用抑制血小板聚集及扩张血管的药物如阿司匹林、吲哚美辛、双嘧达莫、保泰松、噻氯匹定等。血友病患者应慎用华法林、肝素等抗凝药。

2.止血措施　应根据患者出血的基础病因合理选择。

（1）血管异常:可用维生素C、维生素P、卡巴克络(安络血)、曲克芦丁、糖皮质激素等。

（2）血小板减少性紫癜:常用糖皮质激素,特发性血小板减少性紫癜急性发作时,可输注血小板悬液。

（3）重症肝病:可用维生素K等。

（4）凝血因子缺乏引起的遗传性出血性疾病:可补充相应的凝血因子,如纤维蛋白原、凝血酶原复合物、冷沉淀物、因子Ⅷ。

（5）肌肉、关节出血:出血明显时,可用弹性绷带压迫止血,必要时行关节固定以限制活动。

## 二、特发性血小板减少性紫癜

特发性血小板减少性紫癜(idiopathic thrombocytopenia purpura,ITP)是一种免疫介导的血小板过度破坏所致的出血性疾病。ITP是血小板减少性疾病中最常见的一种,临床上以广泛的皮肤、黏膜及内脏出血,骨髓巨核细胞成熟障碍,血小板减少、血小板生存时间缩短和抗血小板自身抗体出现为特征。可分为急性型和慢性型。前者多见于儿童;后者好发于40岁以下的女性,男女之比约为1∶4。

(一)病因与发病机制

ITP的病因迄今未明,相关的发病因素如下。

1.感染 细菌或病毒感染与ITP发病有密切关系,约80%的急性ITP患者,在发病前的2周左右有上呼吸道感染史。

2.免疫因素 免疫因素的参与可能是ITP发病的重要原因,患者体内由于病理性免疫所产生的抗血小板抗体,称为血小板相关性抗体(PAIg),PAIg不仅导致血小板破坏,同时也影响巨核细胞成熟,使血小板生成减少。

3.肝脏、脾脏因素 体外培养证实脾是ITP患者产生PAIg的主要部位,患者做脾脏切除后,多数血小板计数上升,血小板抗体有所下降;与抗体结合的血小板容易在脾脏被破坏。肝在血小板的破坏中有类似脾的作用。正常血小板寿命为7～11d,ITP患者血小板寿命明显缩短,为1～3d。

4.其他因素 ITP在女性中多见且多发生于40岁以前,推测本病可能是雌激素抑制血小板生成和(或)增强单核—巨噬细胞对抗体结合的血小板的破坏作用。

(二)护理评估

1.健康史 大多数患者在起病前1～2周有病毒感染史,如上感、风疹等。对女性患者应了解其月经史、生育史、出血性家族史。有无使用抗血小板的药物,如阿司匹林、双嘧达莫等。

2.身体状况

(1)急性型:多见于儿童,多数患者起病前1～2周有呼吸道感染史,特别是病毒感染史。起病急,常有畏寒、发热,皮肤、鼻、牙龈及口腔黏膜出血较重,皮肤可有大片淤点、淤斑、血肿,当血小板<$20\times10^9$/L时可出现内脏出血。颅内出血是致死的主要原因。出血量过大或范围过广者可出现不同程度的贫血、血压降低或失血性休克。

(2)慢性型:以40岁以下女性多见。起病缓慢,出血症状相对较轻,常反复发生皮肤黏膜淤点、淤斑,女性患者月经过多较常见,长期月经过多可出现贫血。部分患者可因感染等致病情突然加重,出现广泛而严重的皮肤黏膜和内脏出血。病程持续半年以上的患者常有轻度脾大。

3.心理及社会资料 由于广泛出血或出血不止,且常反复发生,引起患者恐惧、焦虑,随着病情迁延,患者可变得脾气暴躁、易怒。

4.辅助检查

(1)血小板:急性型发作期血小板常<$20\times10^9$/L,慢性型常为$(30\sim80)\times10^9$/L;血小板平均体积偏大;出血时间延长;血块收缩不良。血小板功能多正常。

(2)骨髓象:急性型巨核细胞轻度增加或正常,慢性型巨核细胞显著增加;巨核细胞发育成熟障碍,有血小板形成的巨核细胞显著减少(<30%)。

（3）其他：束臂试验阳性；80%以上 ITP 患者 PAIg 阳性；90%以上患者血小板生存时间明显缩短。

（三）治疗要点

ITP 的治疗原则是减少血小板的破坏，提高血小板数量，控制出血。

1. 糖皮质激素为治疗本病的首选药物，可减少 PAIg 生成、改善毛细血管的通透性、抑制单核－吞噬细胞系统对血小板的破坏、刺激骨髓造血及血小板向外周血释放。常用泼尼松 30～60mg/d，分次或顿服，持续 3～6 个月。

2. 脾切除　正规糖皮质激素治疗 6 个月无效；糖皮质激素维持量＞30mg/d；不能使用糖皮质激素者可做脾切除术。脾切除术的作用机制是减少血小板破坏及 PAIg 的产生，有效率为 70%～90%。

3. 免疫抑制剂　对以上治疗效果不佳者可使用免疫抑制剂。常用药物有长春新碱、环磷酰胺、硫唑嘌呤等。

4. 急症可输血及血小板悬液、血浆置换、静脉注射丙种球蛋白。

（四）护理诊断及合作性问题

1. 组织完整性受损　出血与血小板减少、血小板生存时间缩短及抗血小板抗体有关。

2. 有感染的危险　与糖皮质激素治疗有关。

3. 潜在并发症　颅内出血。

（五）护理目标

出血减少或停止；减少或不发生感染；无颅内出血出现。

（六）一般护理

出血严重者应卧床休息，当血小板＜20×10⁹/L 时，患者应绝对卧床休息，禁止剧烈活动，避免外伤，以防加重出血。依据病情选用流质、半流质饮食或普食，给予高蛋白、高维生素、少渣饮食。

（七）病情观察

应注意出血部位和出血量，观察患者有无生命体征及神志变化。监测血小板计数、出血时间等，血小板＜20×10⁹/L 时应严密观察有无颅内出血。

（八）预防和避免加重出血

1. 避免一切可能造成身体损伤的因素，如剪短指甲以防抓伤皮肤，避免拳击、扑打，禁用牙签剔牙或用硬牙刷刷牙。保持皮肤清洁，穿宽松棉织衣服，避免皮肤受刺激导致出血。

2. 不要使用可能引起血小板减少或抑制其功能的药物，如阿司匹林、吲哚美辛、双嘧达莫、保泰松等。

3. 减少活动，血小板＜20×10⁹/L 时应绝对卧床休息。④剧烈咳嗽、便秘可引起颅内压增高，可能导致颅内出血，要及时处理。

（九）用药护理

长期服用糖皮质激素的患者，护理人员应向其解释该药可引起库欣综合征，易诱发或加重感染，应注意预防；长春新碱可引起骨髓造血功能抑制、末梢神经炎；环磷酰胺可致出血性膀胱炎等。静脉滴注大剂量免疫球蛋白，可出现恶心、头痛、出汗、肌痉挛、发热、寒战等，应减慢滴速，必要时注射地塞米松等加以防治。定期检查血压、血糖、白细胞计数，发现可疑药物不良反应，应及时报告医生。

（十）心理护理

向患者及家属讲述该病的特点，帮助其寻找诱因并尽量避免以减少发作。鼓励患者及家属提出与疾病有关的问题，进行耐心细致的解释或说明。加强心理疏导，消除思想顾虑。若发生严重出血，护士应沉着冷静地配合抢救，给患者以安全感。

（十一）健康教育

1.给患者讲述本病的有关知识，使其能正确认识疾病，避免情绪紧张及波动，保持乐观态度，积极配合治疗。

2.注意休息和营养，增强机体抵抗力。慢性患者适当活动，血小板$<50\times10^9$/L 时，避免强体力活动，可适当散步、打太极拳、下象棋等，预防各种外伤。

3.用药指导。不要滥用药物，特别是对血小板有损伤作用的药物。长期服用糖皮质激素者应按医嘱服药，不可自行减量或突然停药，否则易出现反跳现象。服药期间，注意个人卫生，防止感染；低盐饮食，每周测体重，防止水钠潴留加重肾脏负担；注意观察其他不良反应。

4.定期门诊复查血小板，出现出血征象应及时就医。

（十二）护理评价

出血有无改善，是否发生感染，是否出现颅内出血。

### 三、过敏性紫癜

过敏性紫癜（allergic purpura）是一种常见的血管变态反应性出血性疾病。主要表现为皮肤淤点或紫癜，伴腹痛、便血、关节痛、血尿及血管神经性水肿和荨麻疹等过敏表现，多为自限性。本病多见于儿童及青少年，男性多于女性，春秋季多发。近年来，患病率呈上升趋势。预后良好。肾型患者预后主要与肾脏损害程度有关，多数患者仅有轻度肾损害，能逐渐恢复，少数可转为慢性肾炎或肾病综合征，预后较差。病死率低于 5%，主要死因为肾衰竭、肠套叠及肠梗阻。

（一）病因与发病机制

本病可由下列多种因素引起。

1.感染　包括细菌（以 β 溶血性链球菌所致的上呼吸道感染多见）、病毒（如麻疹、风疹、水痘病毒）、肠道寄生虫（如钩虫、蛔虫）感染等。

2.食物　主要是机体对某些异性蛋白质过敏，如鱼、虾、蟹、蛋、乳类等。

3.药物　包括抗生素类（如青霉素、链霉素、红霉素、氯霉素、头孢菌素类）、解热镇痛药（如水杨酸制剂、吲哚美辛、保泰松）、磺胺类、异烟肼、阿托品、巴比妥类、噻嗪类利尿剂等。

4.其他　寒冷刺激、花粉吸入、昆虫咬伤、疫苗接种、尘埃、精神因素等均可诱发本病。

发病机制尚未明确，可能是各种致敏原作用机体产生变态反应，形成抗原抗体复合物，该复合物沉积于血管壁或肾小球基底膜上，并激活补体释放炎性介质，引起广泛的毛细血管炎，使血管壁通透性和脆性增高，出现渗出性出血和水肿，以皮肤、黏膜、胃肠道、关节及肾脏最常见。

（二）护理评估

1.健康史　评估患者起病前有无上呼吸道感染史，有无食物或药物过敏史，有无受寒、接触花粉或尘埃、昆虫咬伤、接种疫苗等。

2.身体状况　多数患者起病前 1~3 周有上呼吸道感染史，表现为发热、乏力、食欲不振、头痛、咽痛等前驱症状,随后出现皮肤紫癜等典型表现。根据受累部位及临床表现的不同,可计为以下5种类型。

(1)单纯型(紫癜型):最常见的类型。以皮肤淤点、紫癜为主要表现。多发生于下肢及臀部。呈对称性分布,分批出现,形状大小不等,淤点呈紫红色,可融合成片或稍高出皮肤表面,数日后紫癜颜色逐渐变为黄褐色、淡黄色,经7~14d消退,可反复发作。严重者紫癜可融合成血泡,中心呈出血性坏死。

(2)腹型:除皮肤紫癜外,由于胃肠黏膜水肿、出血而致腹痛,伴恶心、呕吐、腹泻及血便,腹痛多位于脐周、下腹部,呈阵发性绞痛或持续性钝痛,发作时可因腹肌紧张、明显压痛及肠鸣音亢进而被误诊为急腹症。幼儿可因肠壁水肿、蠕动增强等而致肠套叠。

(3)关节型:除皮肤紫癜外,关节部位血管受累,出现关节肿胀、疼痛、压痛和功能障碍,多累及膝、踝、肘及腕关节。可反复发作,疼痛呈游走性,关节症状一般在数月内消失,不留后遗症。

(4)肾型:多在紫癜发生后1周,出现蛋白尿、血尿、管型尿。多数患者在3~4周内恢复,也可反复发作,迁延数月。严重者可发展为慢性肾炎或肾病综合征,伴高血压、水肿,甚至发生尿毒症。

(5)混合型:具备两种以上类型的特点,称为混合型。

3.心理及社会资料 广泛而严重的反复出血,可使患者出现恐慌、害怕等心理反应;肾型患者不易根治,预后欠佳,患者易产生悲观、抑郁情绪;儿童或青少年患者因治疗影响学习而产生焦虑。

4.辅助检查 血小板计数、出血时间及凝血各项试验均正常;部分患者束臂试验阳性,毛细血管镜检查可见毛细血管扩张、扭曲及渗出性炎症。

(三)治疗要点

1.病因防治 寻找并去除各种致病因素,如消除感染病灶,避免接触过敏药物和食物、驱除肠道寄生虫等。

2.药物治疗 可选用抗组胺类药物,如异丙嗪、阿司咪唑(息斯敏)、氯苯那敏(扑尔敏)等;辅助性应用大剂量维生素C、芦丁及钙剂静脉滴注,以增加血管壁抵抗力、降低毛细血管通透性和脆性;糖皮质激素对腹型和关节型疗效较好,常用泼尼松,重者可用氢化可的松或地塞米松;肾型或用激素疗效不佳者可酌情使用免疫抑制剂,如环磷酰胺、硫唑嘌呤等。

(四)护理诊断及合作性问题

1.组织完整性受损 与血管壁的通透性和脆性增加有关。

2.疼痛 腹痛、关节痛与局部过敏性血管炎性病变有关。

3.潜在并发症 肾功能损害。

(五)护理目标

1.出血症状减轻或消失,组织保持完整无损。

2.腹痛、关节痛减轻或消失。

(六)一般护理

急性期应卧床休息,避免过早或过多的行走活动。避免食用易引起过敏的食物,如鱼、虾、蛋、牛奶等,多吃蔬菜、水果。

(七)病情观察

1.皮肤出血的部位、范围。

2.腹痛的部位、性质、程度及持续时间,有无伴随恶心、呕吐、腹泻、便血等。若出现便血应记录便血量,定时测量血压、脉搏,观察粪便颜色及肠鸣音变化。若肠鸣音消失,出现腹胀和腹肌紧张,则有肠梗阻或肠穿孔发生的可能;若肠鸣音活跃,或伴脉搏细速、血压下降及血便,多提示再次便血。

3.关节局部红、肿、热、痛的情况。

4.尿液颜色的变化,尿常规检查结果。

（八）对症护理

提供安静舒适的环境,以减少因周围环境刺激产生焦虑而加重疼痛,协助患者取舒适体位,如腹痛者宜取屈膝平卧位,并遵医嘱皮下注射阿托品以减轻疼痛;关节型患者应保护病变部位,避免外伤,保持关节功能位,尽量减少活动,以减轻疼痛,促进积血的吸收。

（九）用药护理

遵医嘱正确、规律用药。若使用糖皮质激素,应向患者及家属讲明可能出现的不良反应,并加强护理,积极预防感染。应用环磷酰胺时,嘱患者多饮水,注意观察尿量及尿色的改变。

（十）心理护理

耐心与患者进行交谈,以了解患者对疾病的顾虑,对患者提出的问题,给予清楚的解释说明,使其积极配合治疗。

（十一）健康指导

1.向患者介绍疾病的有关知识,说明本病为过敏性疾病,积极寻找致病因素,避免接触与发病有关的药物或食物,是预防疾病发生的重要措施。注意休息,加强营养,预防上呼吸道感染;花粉季节宜减少外出,外出时应戴口罩;养成良好的个人卫生习惯,饭前饭后要洗手,避免食用不洁食物,以减少寄生虫感染。

2.教会患者自我监测病情,如发现新发的大量淤点或紫癜、明显腹痛或便血、关节肿痛、水肿、血尿、泡沫尿甚至尿量减少,多提示病情复发或加重,应及时就诊。

（十二）护理评价

1.出血是否减轻或消失,组织是否保持完整无损。

2.腹痛、关节痛是否减轻或消失。

## 四、血友病

血友病(hemophilia)是一组最常见的遗传性凝血因子缺乏的出血性疾病。其特点为幼年起病,自发性关节和组织出血,凝血活酶生成障碍,凝血时间延长等。根据患者缺乏的凝血因子种类的不同,分为:①血友病 A:Ⅷ因子缺乏,又称遗传性抗血友病球蛋白缺乏或 FⅧ：C 缺乏症。②血友病 B:Ⅸ因子缺乏,又称遗传性 FⅨ缺乏症。③遗传性 FⅨ缺乏症:又称 Rosenthal 综合征。以血友病 A 最为常见,约占遗传性出血性疾病的 85%。血友病发病率为 5~10/10 万,婴儿发生率约为 1/5000。

（一）病因与发病机制

血友病 A 和 B 均为典型的性染色体(X 染色体)连锁隐性遗传,故女性传递,男性患病,其遗传规律见图 8-1。约 1/3 的患者无家族史,发病原因不明,可能是由于基因突变所致。

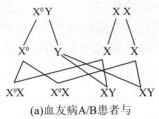
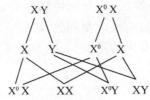
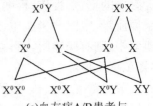

(a)血友病A/B患者与　　　　(b)正常男性与血友病　　　　(c)血友病A/B患者与
　　正常女性结婚　　　　　　　　A/B携带者结婚　　　　　　女性携带者结婚

图8-1　血友病 A、B 遗传规律

注:XY 正常男性;XX 正常女性;X⁰Y 血友病 A/B 男性患者;X⁰X 血友病 A/B 女性携带者;X⁰X⁰ 血友病 A/B 女性患者。

（二）护理评估

1.健康史　评估患者有无血友病家族遗传史;是否自幼有轻微创伤后出血不止的病史。

2.身体状况　血友病临床主要表现为出血和局部血肿形成所致的压迫症状与体征。出血轻重取决于其类型及相关凝血因子缺乏的严重程度。血友病 A 出血较重,血友病 B 出血较轻。

（1）出血

1）血友病出血具备下列特征:①出生即有,伴随终身;②常表现为皮下软组织及深部肌肉内血肿;③负重关节（如膝、踝关节等）反复出血甚为突出,最终可致关节肿胀、僵硬、畸形、可伴骨质疏松、关节骨化及相应肌肉萎缩（称血友病关节）。

2）皮肤紫癜极罕见。内脏出血较少见,一旦出现后果严重,颅内出血是患者死亡的主要原因。

（2）血肿压迫的表现:血肿压迫周围神经,可出现局部疼痛、麻木及肌肉萎缩;压迫血管可造成相应供血部位组织的淤血、水肿或缺血性坏死;颈部、口腔底部、咽后壁及喉部软组织出血可压迫气道,导致呼吸困难甚至窒息;压迫输尿管可引起排尿障碍。

3.心理及社会资料　患者常因广泛而严重的出血,出现紧张不安、恐慌害怕、无助感。由于是终身性疾病,且治疗难度大、费用高及预后不良,患者容易失去战胜疾病的信心,产生悲观失望的情绪。

4.辅助检查　本病主要为内源性途径凝血障碍,凝血时间和活化部分凝血活酶时间延长,凝血酶原消耗（PCT）不良及简易凝血活酶生成试验（STGT）异常。红细胞、白细胞及血小板计数大致正常,出血时间、血块回缩试验正常。

（三）治疗要点

血友病目前尚无根治方法且需终生治疗,最有效的治疗措施为凝血因子替代治疗,同时及时处理局部出血,最好的治疗方式是预防性治疗。替代治疗的目的是将患者缺乏的凝血因子提高到止血水平,以预防或治疗出血,其原则是尽早、足量和维持足够时间。血友病 A 可输入新鲜血浆、FⅧ的浓缩剂或基因重组的纯化 FⅧ、冷沉淀物等。血友病 B 常用凝血酶原复合物浓缩液。目前已开始使用基因治疗。对于局部深层组织血肿和关节腔出血,应避免活动,卧床休息,抬高患肢固定,局部采用冰袋或绷带压迫,不主张进行血肿穿刺,以免感染。

（四）护理诊断及合作性问题

1.组织完整性受损　与凝血因子缺乏有关。

2.疼痛 肌肉、关节疼痛与深部组织血肿或关节腔出血有关。

3.有失用综合征的危险 与反复多次关节腔出血有关。

4.焦虑 与终身出血倾向、担心丧失劳动能力有关。

（五）护理目标

1.出血症状减轻或无严重出血,组织保持完整无损。

2.疼痛减轻或消失。

3.病损关节能保持较好的功能状态。

4.焦虑感减轻或消失,情绪稳定。

（六）出血的护理

防止外伤,预防出血。告诉患者不要过度负重或进行剧烈的接触性运动(如拳击、足球、篮球不要穿硬底鞋或赤脚走路;使用刀、剪、锯等工具时应戴手套;尽量避免手术治疗,必须手术时,术前应根据手术规模大小补充凝血因子;尽量采用口服给药,避免各种不必要的穿刺和注射,必须使用时,在注射完毕拔针后至少压迫局部 5min,禁止使用静脉留置套管针,以免针刺点出血难止;注意口腔卫生,防龋齿,避免拔牙;不食带骨、刺的食物,避免刺伤消化道黏膜。

（七）关节的护理

关节腔积血导致关节不能正常活动时,应局部制动并保持肢体为功能位;在肿胀未完全消退、肌肉力量未恢复之前,切勿使患肢负重,适当增加卧床时间,避免过早行走。在关节腔出血控制后,帮助患者循序渐进地进行关节的主动或被动活动,同时给予理疗以促进关节功能的恢复。向患者及家属说明功能锻炼的目的是防止关节挛缩、强直、肌肉萎缩和功能丧失,与患者一起制订活动计划,使其主动配合。

（八）病情观察

观察肌肉及关节血肿的表现,判断其严重程度,协助医生进行相应处理;监测血压、脉搏及出血情况的变化,观察有无呕血、咯血等内脏出血的征象;观察有无颅内出血的表现,一旦发生头痛、呕吐、瞳孔不对称,甚至昏迷等,应及时报告医生,并配合紧急处理。

（九）用药护理

正确输注各种凝血因子制品。输全血者必须做好常规的核对工作,避免异型输血;凝血因子取回后,应立即输注;输注冷冻血浆或冷沉淀物时,应在输注前置于 37℃温水中 10min 内融化,并以患者可耐受的速度快速输入;输注过程中密切观察有无输血反应。遵医嘱用药,禁忌使用阿司匹林、双嘧达莫等抗血小板聚集或使血小板减少的药物,以防加重出血。

（十）心理护理

向患者及家属说明本病的发生、发展及预后,鼓励患者树立战胜疾病的信心,动员家属及其他社会力量给予患者适当的心理支持。

（十一）健康指导

1.向患者及家属介绍疾病的有关知识,说明本病为遗传性疾病,需终身治疗。

2.教育患者日常的、适度的活动是有益的,如游泳、散步、骑自行车等,可反复锻炼股四头肌,有效地预防肌肉无力和关节腔反复出血。避免剧烈的接触性运动,如拳击、足球、篮球等降低外伤和出血的危险。

3.指导患者注意口腔卫生,防止因拔牙等引起出血。避免使用阿司匹林或含有阿司匹林的药物,因此类药物减弱血小板功能,增加出血的频率和严重度。

4.指导患者自我监测病情,教会患者及家属出血的急救处理方法,有出血时应及时就医。告诉患者外出或远行时,应携带写明血友病的病历卡,以备发生意外时可得到及时救助。

5.血友病为遗传性疾病,重在预防。对于有家族史的患者,应在婚前去血友病遗传咨询门诊。血友病患者和其携带者不宜婚配,否则应避免生育,以减少本病的遗传。女性携带者如有怀孕,应于妊娠早期(第13～16周)进行羊水穿刺,以确定胎儿是否患病,从而决定是否终止妊娠。

(十二)护理评价

1.出血是否减轻,有无发生颅内出血,组织是否保持完整无损。

2.疼痛是否减轻或消失。

3.病变关节有无发生僵硬、畸形、肌肉萎缩等,能否保持较好的功能状态。

4.是否有信心战胜疾病,焦虑感是否减轻或消失,情绪是否稳定。

## 五、弥散性血管内凝血

弥散性血管内凝血(disseminated intravascular coagulation,DIC)是由多种致病因素激活机体内外源性凝血系统,大量凝血酶生成导致机体弥漫性微血栓形成,凝血因子大量消耗并继发纤溶亢进,引起全身性出血、微循环障碍、单个或多个器官功能衰竭的一种临床综合征。微血栓形成是DIC的基本和特异性病理变化。临床主要表现为严重出血、休克、栓塞及溶血。本病多起病急、进展快、病死率高,为临床急重症之一。

(一)病因与发病机制

1.感染性疾病　最多见,常见有败血症、斑疹伤寒、流行性出血热、内毒素血症、重症肝炎、麻疹和脑型疟疾等。

2.恶性肿瘤　次之,常见于急性白血病、淋巴瘤、前列腺癌、胰腺癌、肝癌、绒毛膜上皮癌、肾癌、肺癌及脑肿瘤等。

3.病理产科　常见于羊水栓塞、胎盘早剥、感染性流产、死胎滞留、重症妊娠高血压等。

4.组织损伤　少见,如大面积烧伤、严重创伤、毒蛇咬伤、富含组织因子的器官的手术(如脑、前列腺、胰腺、子宫及胎盘等)。

5.其他　包括全身各系统多种疾病,如恶性高血压、肺心病、ARDS、严重肝衰竭、急性胰腺炎、急进性肾炎、糖尿病酮症酸中毒、系统性红斑狼疮、异型输血、脂肪栓塞、移植物抗宿主病等。

(二)护理评估

1.健康史　评估患者是否患有感染性疾病、恶性肿瘤;近期有无生产史、手术史、创伤史、大面积烧伤、毒蛇咬伤史等。

2.身体状况　DIC按发展过程分为高凝血期、消耗性低凝血期、继发性纤溶亢进期3期。由于全身病变进展不同步,临床上各期之间常难以截然分开。

除原发病的症状体征外,具体表现可因原发病、DIC病期不同而有较大差异。

(1)出血:多为自发性、多发性出血,是DIC最常见的临床表现之一。出血部位遍及全身,多见于皮肤黏膜、伤口和穿刺部位出血,严重者出现内脏出血,如呕血、咯血、便血、血尿及阴道出血,甚至颅内出血而致死。

(2)休克或微循环障碍:轻者表现为一过性血压下降,重者出现休克,且早期即可出现肾、肺、脑等器官功能不全。患者常表现为四肢皮肤湿冷、少尿、呼吸困难、发绀及意识障碍等。

（3）栓塞：与弥漫性微血栓的形成有关。浅层栓塞表现为皮肤黏膜缺血、坏死及局部溃疡形成，皮肤损害多见于眼睑、四肢、胸背及会阴部，黏膜损伤易发生于口腔、消化道、肛门等部位；深部器官栓塞多见于肾、肺、脑等，可引起急性肾衰竭、呼吸衰竭、意识障碍、颅内高压等。

（4）微血管病性溶血：表现为进行性贫血，贫血程度与出血量不成比例；大量溶血时可见黄疸、血红蛋白尿等。

3.心理及社会资料　由于全身广泛而严重的自发性出血，患者容易紧张、恐惧；出现病情反复时患者容易失去战胜疾病的信心，产生悲观失望的情绪。

4.辅助检查　血小板计数减少、凝血酶原时间延长、纤维蛋白原含量减少、部分凝血活酶时间延长、血浆鱼精蛋白副凝试验（3P 试验）阳性、D－二聚体定量增高或定性阳性。

（三）治疗要点

1.消除诱因，防治原发病　如积极控制感染、治疗肿瘤、处理外伤、防治休克、纠正电解质和酸碱平衡紊乱等。

2.抗凝疗法　首选肝素抗凝，目前临床常用低分子肝素治疗，首次静脉滴注 25mg，以后按每 4～6h 给予 6mg，连续用药 3～5d。一旦病因消除，DIC 被控制，应及早停用肝素治疗。

3.补充凝血因子和血小板。

4.抗纤溶治疗　适用于继发性纤溶亢进为主的 DIC 晚期。

5.溶栓治疗　适用于 DIC 后期。

（四）护理诊断及合作性问题

1.组织完整性受损　与 DIC 所致凝血因子被消耗、继发性纤溶亢进有关。

2.组织灌注量改变　与 DIC 所致的微循环障碍及出血引起循环血容量减少有关。

3.潜在并发症　多器官功能衰竭

（五）护理目标

1.出血减轻或无严重出血。

2.能维持有效的组织灌注量。

（六）一般护理

安静卧床，避免情绪紧张，根据病情采取合适体位，如休克患者取中凹位、呼吸困难者取半卧位；保持呼吸道通畅，持续吸氧，以改善组织缺氧及避免脑出血的发生；遵医嘱进食流质或半流质饮食，必要时禁食；加强皮肤护理，防止压疮；协助排便，必要时保留尿管。

（七）病情观察

严密观察病情变化，及早发现休克或重要器官功能衰竭。监测生命体征、神志、尿量，记录 24h 液体出入量；观察皮肤颜色、温度、末梢感觉；有无重要器官栓塞的表现，如肺栓塞表现为突发胸痛、呼吸困难、咯血；脑栓塞出现头痛、抽搐、昏迷；肾栓塞可引起腰痛、血尿、少尿或无尿，甚至发生急性肾衰竭；胃肠黏膜栓塞有消化道出血；皮肤栓塞表现为手指、足趾、鼻、颈、耳部发绀，甚至出现干性坏死。

（八）用药护理

迅速建立两条静脉通路，注意维持静脉输液通畅。遵医嘱给予预防低血压的药物，以防血压降低后进一步减少末梢循环血量。熟知肝素的药理、适应证和禁忌证。肝素的主要不良反应是出血，使用时注意观察患者的出血状况，监测凝血时间以指导用药，在肝素抗凝过程中,补充新鲜凝血因子,并观察输血反应。

（九）健康指导

1.向患者及家属介绍疾病的相关病因、主要表现、临床治疗配合、预后等。说明反复进行实验室检查的意义、抗凝治疗、输血治疗的目的、氧气吸入的重要性等。

2.指导患者在疾病康复期应加强营养,适当运动,保证充足的休息和睡眠,保持情绪平稳,以促进身体的康复。

（十）护理评价

1.出血是否减轻,血小板是否有所回升,凝血酶原时间延长、纤维蛋白原下降等是否好转。

2.生命体征是否平稳,少尿、发绀、意识障碍等是否好转。

（王桂芳）

# 第九章　骨科疾病护理

## 第一节　锁骨骨折

### 一、概述

锁骨位于胸廓前上方,呈横 S 形,是联系上肢与躯干的支架。骨折主要为间接暴力所致,常为跌倒时肩部着地或以手撑地而引起,大多发生在中 1/3 与外 1/3 交界处,多见于青壮年及儿童。锁骨骨折的 X 线表现如图 9-1 所示。

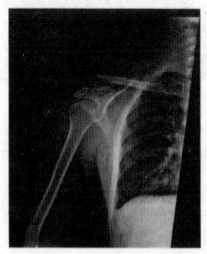

图 9-1　锁骨骨折 X 线片

### 一、解剖

从前面观察锁骨外形近似于直形,而从上面观察呈"S"形。锁骨有两个弯曲,外侧弯曲凹向后方,而内侧弯曲凸向前方。成人的锁骨较致密,呈蜂窝状,缺乏良好的髓腔结构。锁骨中 1/3 皮质增厚,对通过锁骨下方的血管神经起保护作用。新鲜锁骨骨折时可直接损伤神经和血管。锁骨骨折发生畸形愈合或不愈合,或有大量骨痂产生时亦可影响血管神经的功能。

锁骨的主要功能为:①连接上肢与躯干;②参与肩胛骨的活动;③锁骨是许多肌肉的附着点;④保护血管神经,⑤参与呼吸功能;⑥维持颈、肩部良好的外形。

### 二、临床表现

患者常有明确外伤史,局部疼痛、肿胀,锁骨上下窝变浅、消失,骨折处异常隆起、功能障碍,患肩下垂并向前内侧倾斜。患者常用健肢托住患肘,以对抗重力;头侧向患侧,下颌转向健侧,以放松胸锁乳突肌的牵拉。体检时要检查整个上肢,要特别注意有无血管、神经损伤的表现。

## 三、治疗

### (一)处理原则

大部分锁骨骨折采取保守治疗。治疗锁骨骨折的目的是获得骨折愈合的同时,尽可能地降低死亡率,减少功能损失及残存畸形。手术治疗形式包括:髓内固定,钢板固定,外固定架固定术。锁骨骨折的合理治疗方法取决于以下因素:年龄、健康状况、骨折部位及合并损伤。锁骨骨折术后 X 线片如图 9-2 所示。

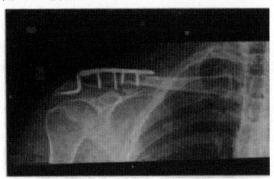

图 9-2 锁骨骨折术后 X 线片

### (二)并发症

**1. 不愈合**

(1)原因:影响因素为:①不适当的制动时间;②创伤程度;③再骨折;④骨折部位;⑤不适当的手术。

(2)处理:由于不愈合引发疼痛,肩关节力弱、功能受限,合并神经症状是手术的指征。比较一致的观点是采取切开复位内固定并植骨的方法治疗。

**2. 畸形愈合** 因儿童有很强的塑形能力,所以儿童锁骨骨折后出现短缩或成角畸形并不会产生功能障碍;而成人骨折后塑形能力差,短缩和成角常引起外观上的畸形,但很少影响功能。

**3. 血管神经损伤**

(1)原因:骨折早期并发血管神经损伤的可能性较低,在一些罕见情况下如锁骨分叉或锁骨弯度变直可导致血管神经的压迫症状;锁骨骨折晚期则可能由于骨痂的大量生长或明显的成角畸形造成锁骨下血管、颈动脉及臂丛神经卡压症状。

(2)处理:一旦发生此种情况,常需手术解压。

**4. 创伤性关节炎**

(1)原因:锁骨骨折后的创伤性关节炎往往发生在锁骨外 1/3 骨折后的肩锁关节,主要是暴力在创伤的瞬间对该关节的破坏所致。还有一部分是由于骨折涉及关节面。

(2)处理:患者的症状可以在局部注射利多卡因后缓解。保守治疗的办法为服用非甾体消炎镇痛药,如果症状严重可以考虑手术治疗。

## 二、护理

### (一)术前护理要点

**1. 体位**

(1)原因:保持两肩后伸、外展,有利于维持良好的复位位置。

（2）具体措施：复位固定后，站立时保持挺胸提肩，两手叉腰，卧位时应去枕仰卧于硬板床上，两肩胛骨中间垫一窄枕。

2. 术前功能锻炼

（1）原因：功能锻炼能够促进上肢的血液循环，改善受伤局部的血液供应。

（2）具体措施：术前可进行上肢手指、腕、肘关节的主动功能锻炼，并鼓励患者在病情允许时，进行适当的离床活动。

①手部锻炼：缓慢用力握拳，持续 5～10s，放松后缓慢用力伸直手指，持续 5～10s；反复练习 5～10 次为一组，每日练习 3～4 组。

②腕关节锻炼：双手对掌练习背伸动作。

③肘关节锻炼：肩关节中立位，进行肘关节屈伸运动。

④禁忌肩前屈、内收等动作。

（二）术后护理要点

术后功能锻炼：

1. 原因　术后的功能锻炼能够促进上肢的肿胀消退，同时有效避免肌肉的萎缩和促进骨折的愈合。

2. 具体措施

（1）麻醉作用消失后，可鼓励患者进行手指屈伸练习。

（2）术后第一天，平卧位进行手部及腕、肘关节的活动，如手指、腕、肘关节伸屈运动，每日 2～3 次，每次 5～10min，因人而异，不感疲劳为宜。

（3）术后第 2～3 天，坐位或站立位进行手指、腕、肘关节伸屈运动。坐起时使用吊带保护患肢。

（4）锁骨中 1/3 骨折的患者：术后需用吊带保护 4～6 周，早期可进行肩袖等肌肉的收缩练习，3 周后可以在保护下进行一定范围的肩关节活动，较大范围的活动则需手术后 4～6 周进行。定期拍片观察愈合情况。患者出现临床和放射学愈合后，且肩关节活动范围接近正常时，可进行体育活动，获得坚固的骨性愈合则需要 4～6 个月的时间。

（5）锁骨外 1/3 骨折的患者：改良 Knowles 针固定术后，需吊带保护 4～6 周。早期进行肌肉收缩练习，3 周后进行肩关节的功能活动，固定针可在 X 线片显示有早期愈合时拔除（在 6～8 周）。

（田静）

# 第二节　肱骨近端骨折

## 一、概述

肱骨近端骨折可发生在任何年龄段，但最常见于老年患者，其发生与骨质疏松有关。自 1970 年 Neer 提出根据骨折块多少、错位情况进行分类以来，治疗手段开始多样化，但由于预后不佳，常残留不同程度的肩关节功能障碍，人们对其研究越来越多。

（一）解剖

肱骨近端包括大结节、小结节、肱骨头、肱骨干及二头肌腱沟，其中肱骨头关节面下方至大小结节上方连线之间为解剖颈,大、小结节下方连线至胸大肌止点上方为外科颈。肱骨近端有丰富的血运供应,肱骨头血供主要来自旋肱前、后动脉。腋动脉自第一肋外缘处续于锁骨下动脉,穿过腋窝,至大圆肌和背阔肌的下缘,移行为肱动脉。在腋窝内腋动脉与腋静脉、臂丛神经相伴,肱骨颈骨折时易伤及腋动脉和腋神经。

(二)临床表现

骨折后最明显的表现是疼痛、肿胀、活动受限,因肩部软组织较厚,畸形表现不明显。发生肱骨近端骨折时必须检查患肢的血管神经。肱骨外科颈骨折时远折端向内侧移位,可能伤及腋动脉。腋神经损伤最常见,注意检查肩外侧的皮肤感觉,但无特异性,感觉正常不能除外腋神经损伤。同时注意检查胸部损伤,有肩关节骨折脱位后肱骨头脱向胸腔的报道。对于严重暴力损伤,注意是否合并血气胸。肱骨近端骨折正位、穿胸位 X 线片如图 9-3 和图 9-4 所示。

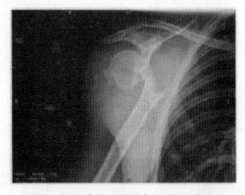

图 9-3　肱骨近端骨折正位 X 线片

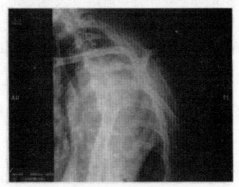

图 9-4　肱骨近端骨折穿胸位 X 线片

(三)治疗方法

1.处理原则　对于无移位或轻度移位的肱骨近端骨折可采用保守治疗。稳定性骨折使用简单的颈腕吊带制动即可。当伤后 1 周,疼痛肿胀等症状明显好转,即可开始功能锻炼。不稳定性骨折需采用标准颈腕吊带制动。因骨折端不稳定,制动时间相应延长,直到骨折稳定,但一般不超过 2～3 周,即可开始功能锻炼,但需在医生的指导下进行。而移位较大的骨折保守效果较差,则考虑手术治疗。术式包括闭合复位内固定术、切开复位内固定术及人工关节置换术。肱骨近端骨折内固定术后正位、改良腋位 X 线片如图 9-5 和图 9-6 所示。肱骨近端骨折肩关节置换术后正位、侧位 X 线片如图 9-7 和图 9-8 所示。

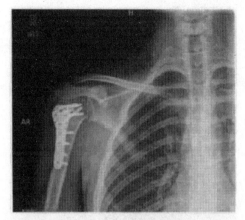

图9—5  肱骨近端骨折内固定术后正位X线片

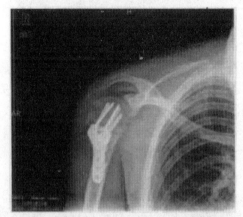

图9—6  肱骨近端骨折内固定术后改良腋位X线片

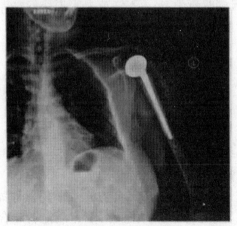

图9—7  肱骨近端骨折肩关节置换术后正位X线片

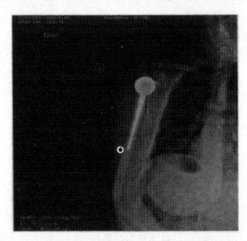

图9-8　肱骨近端骨折肩关节置换术后侧位X线片

2.并发症

(1)神经损伤

1)原因:肱骨近端骨折及骨折脱位或严重创伤可造成臂丛神经损伤,其中腋神经损伤最为常见。腋神经在后束分支处及进入三角肌处较为固定,且走经关节囊下方与之紧密相贴,因此当肩部受到向下的牵拉、外科颈骨折或肩关节脱位时容易造成损伤。

2)处理:肱骨近端骨折合并神经损伤者,大多数经保守治疗可恢复。在观察2~3个月后神经无恢复迹象的,可行手术探查。

(2)血管损伤

1)原因:交通伤或高能量损伤是造成肱骨近端骨折合并血管损伤的主要原因。对于老年患者,由于动脉硬化,血管弹性减小,很容易受到牵拉损伤,即使轻微创伤或轻微移位骨折也可造成血管损伤。在肢骨近端骨折中,最容易造成血管损伤的骨折类型为外科颈骨折。

2)处理:肱骨近端骨折后应仔细检查肢体远端的动脉搏动及缺血情况。当确诊血管损伤后,应早期手术探查修复。有学者认为,由于侧支循环供应,虽不致造成整个肢体坏死,但因血循环供应不足,约2/3的患者留有上肢功能障碍。

(3)不愈合:肱骨近端骨折不愈合并不多见,常与骨折粉碎程度、移位大小及治疗方法的选择有关。

(4)畸形愈合

1)原因:肱骨近端骨折畸形愈合最常见的原因是原始诊断不明确、各部位移位方向及程度判断不明确,导致错误的治疗。

2)处理:对于肱骨近端骨折畸形愈合患者,应仔细了解其原始损伤、骨折类型及治疗经过。根据患者的年龄、功能要求程度、是否耐受手术、术后能否配合功能锻炼及是否合并不能恢复的神经损伤来决定手术方案。对于年轻、功能要求较高的患者可积极手术治疗。

(5)肱骨头缺血坏死

1)原因:肱骨头缺血坏死在临床上并不少见,除严重的创伤、复杂的手术类型、手术暴露及软组织剥离外,内固定的原则也是造成创伤后肱骨头缺血坏死的一个原因。

2)处理:创伤后股骨头缺血坏死的主要临床表现为肩关节疼痛、活动障碍,当伴有大小结节畸形愈合及盂肱关节骨性关节炎时,症状更为突出,一般需人工关节置换来缓解疼痛、改善功能。也有文献认为,即使肱骨头缺血坏死,盂肱关节保持完整,大小结节在正常的解剖位置愈合,肩关节也可以有良好的功能。

（6）"冰冻肩"

1）原因:骨折后或手术后缺少适当的肩关节功能锻炼,导致肩关节活动范围严重受限。

2）处理:一般可在麻醉下推拿,效果不满意的患者,可手术松解,术后正确指导功能锻炼。

## 二、护理

（一）术前护理要点

1.体位

（1）原因:正确使用颈腕吊带,制动患肢,可避免骨折断端移位造成血管、神经损伤,并减轻疼痛。

（2）具体措施:前臂屈曲90°,悬吊肢体固定于胸壁前,以起到扶托作用并注意暴露手指以便观察血运。

2.肿胀护理

（1）原因:骨折及损伤可引起组织液回流障碍,导致患肢肿胀。

（2）具体措施

①损伤早期遵医嘱肢体局部冷敷,可使局部血管收缩,以达到止血和减少渗出的效果。冷敷期间加强巡视,以免发生冻伤。

②适当给予患肢抬高,以促进静脉血液回流,减轻患肢肿胀和疼痛。

③可进行手指的屈伸活动,以及肘、腕关节主动功能锻炼,以加速血液循环,促进肿胀消退。

④遵医嘱使用消肿药物,并观察用药反应。常用药物为β—七叶皂苷钠、甘露醇。

3.术前功能锻炼

（1）原因:术前功能锻炼能有效促进患肢肿胀的消退,同时避免因活动过少引起的"冰冻肩"。

（2）具体措施:可进行手指的屈伸活动,及肘、腕关节主动功能锻炼。

①手部锻炼:缓慢用力握拳,持续5～10s,放松后缓慢用力伸直手指,持续5～10s;反复练习5～10次为一组,每日练习3～4组。

②腕关节锻炼:双手对掌练习背伸动作。

③肘关节锻炼:肩关节中立位,进行肘关节屈伸运动。

（二）术后护理要点

1.体位

（1）原因:保持患肢的位置,利于静脉的回流和肿胀的消退。

（2）具体措施:患者平卧位时,将患肢用气垫抬高;患者离床活动时,患肢使用吊带悬吊,从而保护患肢,维持关节于功能位。

2.术后功能锻炼

（1）原因:术后功能锻炼能促进血液循环,有利于肿胀的消退,有效避免肩关节关节囊、韧带等软组织的粘连和促进骨折愈合。

（2）具体措施

①术后鼓励患者进行手指屈伸运动、双手对掌练习。

②取平卧位,做前臂抬举、外旋等被动锻炼。

③术侧上臂靠近胸壁,屈肘90°做外展、抬举动作,每个动作持续时间10s,每次做5～10个,每日2次,以后根据患者的耐受程度逐渐增加至每次做20个,每日2次。

④钟摆样锻炼,在手术1周后可在颈腕吊带下进行被动锻炼。对手术固定较牢固的患者,术后1～2天即可开始。主要进行钟摆样锻炼及在医生帮助下进行前屈外旋锻炼,4周后可进行肌肉等长收缩锻炼。

⑤术后4～6周:此阶段为被动功能锻炼,以增加活动范围为主,尽量减少关节囊、韧带等软组织粘连。对无移位或轻微移位骨折和经闭合复位后的稳定骨折,在1周后即可开始被动功能锻炼。早期进行钟摆样锻炼(可在颈腕吊带下)。随症状好转,进行外旋锻炼。3周后骨折进一步稳定,在医生的帮助下进行前屈锻炼。

⑥术后4～6周至3个月:此阶段为主动功能锻炼,一般在X线下出现愈合迹象后开始,逐步增加三角肌及肩袖肌力。主要在仰卧下主动前屈。注意保持屈肘位以减少上肢重力,利于前屈锻炼。后逐步在坐位或站立位下进行。可利用橡皮带增加内外旋锻炼。可鼓励患者双手抱头,进行上肢外展外旋锻炼。

⑦术后3个月后:主要加强活动范围和力量锻炼。上肢可倚于墙上,用力加强前屈,以伸展肩关节。3个月后逐步开始力量锻炼。

(田静)

# 第三节　肱骨干骨折

## 一、概述

肱骨干骨折是较为常见的骨折,约占所有骨折的3%。

### (一)解剖

肱骨干是一个长管状骨,上部较粗,自中1/3以下逐渐变细至下1/3渐成扁平状。上臂内侧有肱动脉、肱静脉、正中神经、尺神经等。桡神经自肱骨后方绕至其外侧下行,至肱骨中下1/3外侧髁上嵴部位。当肱骨中下1/3骨折时,易伤及此神经。

### (二)临床表现

肱骨干骨折患者常主诉上臂疼痛、肿胀及畸形,有反常活动和骨擦感。无移位的骨折患者的临床症状有时很轻。约有18%的肱骨干骨折合并桡神经损伤,最常见的是中段骨折或远1/3斜形骨折,表现为患肢垂腕、垂指、伸腕肌力下降、手的桡侧感觉迟钝或消失。肱骨干骨折正位、侧位X线片如图9—9和图9—10所示。

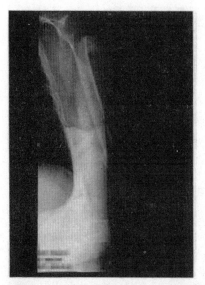

图9—9　肱骨干骨折正位 X 线片

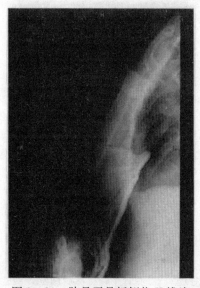

图9—10　肱骨干骨折侧位 X 线片

（三）治疗

肱骨干骨折的治疗目的是取得骨性愈合，获得良好的对线复位及恢复患者伤前的功能。有很多治疗肱骨干骨折的方法，非手术治疗或手术治疗都能获得很好的效果。因此，选择治疗方法时应考虑多种因素，包括患者的年龄、并发症、软组织情况及骨折类型。肱骨干骨折术后正位、侧位 X 线片如图9—11和图9—12所示。

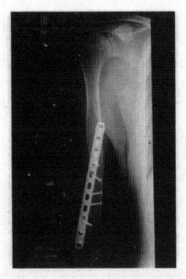

图 9—11　肱骨干骨折术后正位 X 线片

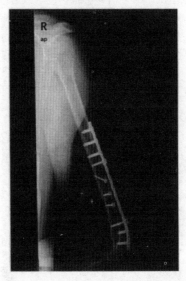

图 9—12　肱骨干骨折术后侧位 X 线片

## 二、护理

（一）术前护理要点

保护患肢：

1.原因　由于桡神经在肱骨中段的解剖位置关系，肱骨干骨折有时会造成桡神经损伤，甚至在搬运过程中引起桡神经的损伤。肱骨干中下 1/3 骨折处多由间接暴力所致，大多有成角移位，此处骨折最易导致桡神经损伤，表现为垂腕畸形。桡神经损伤大多为挫伤，一般在 3 个月内都能恢复正常。

2.具体措施

（1）为防止桡神经的进一步损伤，术前患肢应置屈肘位，可用软枕垫起，使损伤组织处于无张力状态。

（2）搬动伤肢时两手分别托住肩关节和肘关节。

（3）尽量不在患肢上使用止血带、输液，以免加重桡神经的缺血、缺氧，不利于神经功能的恢复。

（二）术后护理要点

功能锻炼：

1.原因 术后的功能锻炼能够促进上肢的肿胀消退，同时有效避免肌肉的萎缩、肘关节的僵硬和促进骨折的愈合。

2.具体措施

（1）伤后患肢手、腕关节的活动即刻就应开始。

（2）肩肘关节活动随着患者疼痛减轻应尽早开始。

（3）伸屈肩、肘关节：健侧手握住患侧腕部，使患肢向前伸展，再屈肘后伸上臂。

（4）旋转肩关节：身体向前倾斜，屈肘90°，使上臂与地面垂直，以健手握患侧腕部，做画圆圈动作。

（5）双臂上举：两手置于胸前，十指相扣，屈肘45°，用健肢带动患肢，先使肘屈曲120°，逐渐双上臂同时上举，再慢慢放回原处。

（田静）

# 第四节 肱骨髁间骨折

## 一、概述

肱骨髁间骨折是肘关节的一种严重损伤，好发于青、壮年。

（一）解剖

肱骨的关节端，内侧为滑车，即内髁，为前臂屈肌腱附着部；外侧为肱骨小头，即外髁，为前臂伸肌腱附着处。肱骨髁间骨折是指肱骨远端内外髁之间的骨折。

（二）临床表现

肘关节剧烈疼痛，压痛广泛，肿胀明显并伴有畸形。

肱骨髁间骨折正位、侧位X线片如图9－13和图9－14所示。

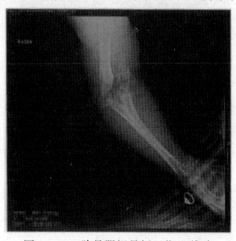

图9－13 肱骨髁间骨折正位X线片

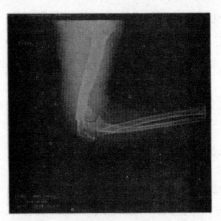

图 9—14 肱骨髁间骨折侧位 X 线片

（三）治疗

手法复位及尺骨鹰嘴克氏针持续牵引,对多数骨折可获得一定的效果。青壮年的不稳定骨折,手法复位失败者及某些新鲜的开放性骨折等,可采取切开复位内固定治疗。

肱骨髁间骨折术后正位、侧位 X 线片图 9—15 和图 9—16 所示。

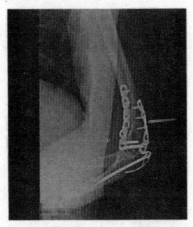

图 9—15 肱骨髁间骨折术后正位 X 线片

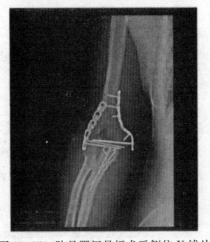

图 9—16 肱骨髁间骨折术后侧位 X 线片

### 二、护理

(一)术前护理要点

1.患肢的观察与护理

(1)原因:患肢的观察和护理有利于早期发现有无血管、神经损伤的表现。

(2)具体措施

①观察患者患肢的肿胀程度、血液循环情况,注意观察手指末梢皮肤的颜色、温度、桡动脉搏动情况,手指的屈伸活动、感觉情况。如出现手部皮肤苍白、皮温降低、麻木,则是血管受压或损伤的征兆,应及时处理。

②协助患者患肢下垫软枕或靠垫,以抬高患肢高于心脏 20~30cm,保证患者的舒适性。

③患肢肿胀较重时,给予患肢持续冰敷,并注意避免外敷料、支具的过度卡压。

④神经损伤的观察:观察有无正中神经、桡神经、尺神经损伤症状。正中神经损伤表现为拇指对掌动作丧失,拇指、示指、中指末节屈曲功能丧失呈"裙子"状。患肢的大鱼际肌群萎缩。拇指、示指、中指及环指一半掌面及诸指末节背面感觉消失。尺神经损伤表现为患肢出现小指、环指指间关节不能伸直,以及典型的"爪形"畸形。桡神经损伤可出现垂腕、伸指及拇指外展功能丧失,手背面皮肤感觉消失。如有上述神经损伤症状应及时报告处理。

2.支具的护理和骨筋膜室综合征的预防

(1)原因:应用支具的患者应注意防止因支具边缘卡压而引起的皮肤受损及血液循环不畅。

(2)具体措施:检查支具的边缘,注意询问患者的感受,如有卡压,应及时协助解除,并通知支具室技术人员,协助调整,直至舒适。如肢体出现进行性肿胀、疼痛加剧、麻木、皮肤发紫,出现张力性水疱,手指屈伸受限时,应立即通知医生,协助医生去除一切固定,解除压迫。

告知患者颈腕吊带的作用及重要性,教会患者正确使用颈腕吊带。

3.功能锻炼

(1)原因:功能锻炼有助于肢体功能的恢复。

(2)具体措施:

①术前的肌肉力量训练:握拳及手指伸直训练,握拳 10s,伸直 10s,≥300 次/天,以患者能耐受为主。给予颈腕吊带抬高患肢,利于血液回流,减轻肿胀,并做肩前后、左右摆动练习。

②功能锻炼须遵循循序渐进、由被动到主动、由易到难的原则。

(二)术后护理要点

1.患肢的观察与护理

(1)查看患者患肢的肿胀程度、血液循环情况,注意观察手指末梢皮肤的颜色、温度、动脉搏动情况,手指的感觉、屈伸活动情况。

(2)根据患者患肢的肿胀程度:患肢肿胀较轻时,协助患者患肢下垫软枕,使患肢高于心脏 20~30cm,保证患者的舒适性;患肢肿胀较重时,遵医嘱给予患肢持续冰敷,并注意避免外敷料、支具的过度卡压。

(3)观察伤口渗血、渗液情况。发现渗血较多时,及时通知医生进行相应处理。

(4)观察伤口引流情况,伤口引流液每小时>100ml 时及时通知医生。根据伤口引流的拔管指征,配合医生拔除引流管。

2.功能锻炼

(1)患者复位及固定后当日,护士开始指导其做握拳、伸指练习,第2天增加腕关节屈伸练习。患肢给予颈腕吊带胸前悬挂位,做肩前后、左右摆动练习。1周后指导其增加肩部主动练习,包括肩屈、伸、内收、外展与耸肩,并逐渐增加其运动幅度。

(2)患者骨折固定去除后,护士则可告知其增加关节活动范围的主动练习,包括肘关节屈、伸、前臂旋前和旋后练习,2组/天,30~50次/组,恢复肘关节活动度的练习,防止肘关节的僵硬。锻炼过程中动作要轻柔,以患者主动锻炼为主,不引起剧烈疼痛为度。

(田静)

# 第五节　尺桡骨骨折

## 一、概述

尺桡骨骨折又称前臂双骨折,常见于青少年,其发生率在前臂骨折中仅次于桡骨远端骨折而居于第二位。

（一）解剖

尺、桡骨在近端通过肘关节囊和环状韧带联系在一起,远端通过腕关节囊、掌背韧带以及纤维软骨关节盘相联系。前臂为双骨,在前臂的屈肌和伸肌之间,有强韧的纤维间隔将肌肉组织分隔,并多附着于骨干,肌肉外层为肢体筋膜所包绕,因而筋膜间隔与骨之间形成相对密闭的骨筋膜室,室内容纳肌肉、血管与神经。

（二）临床表现

临床表现主要包括疼痛、畸形、活动受限。如为开放性骨折,可有神经和血管损伤的表现。由于前臂解剖的特殊性,如前臂肿胀且张力大,可能已经发生骨筋膜室综合征或在进展中。判定骨筋膜室综合征最有价值的是检查手指被动伸直活动,如果被动伸直手指时,出现前臂疼痛或疼痛加剧,则很可能存在骨筋膜室综合征,而桡动脉搏动存在并不能排除骨筋膜室综合征的可能性。如果患者失去感觉或不配合,需测定骨筋膜室内压力以除外骨筋膜室综合征的可能。尺桡骨骨折X线片如图9-17所示。

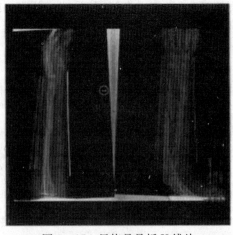

图 9-17　尺桡骨骨折 X 线片

（三）治疗

手术治疗适应证包括：①开放性骨折在 8 小时以内者，或软组织损伤严重者；②多发骨折；③手法复位失败者；④对位不良的陈旧性骨折；⑤火器伤所致骨折，伤口愈合端未达到功能复位者。该部分患者手术应尽早进行，最好在伤后的 24～48 小时内，行切开复位内固定术。

尺桡骨骨折术后 X 线片如图 9-18 所示。

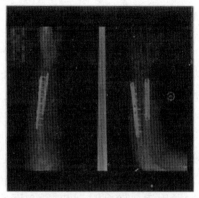

图 9-18　尺桡骨骨折术后 X 线片

## 二、护理

（一）术前护理要点

1.患肢的护理

（1）原因：由于前臂双骨的结构和骨筋膜室分布的特点，当筋膜室内肌肉出血、肿胀或因外部因素而引起骨筋膜室容积减小时，会引起骨筋膜室综合征，因而应注意观察患肢的血运、感觉、活动等，并给予相应的护理措施。

（2）具体措施

①评估患者患肢的肿胀程度、血液循环情况。注意观察手指末梢皮肤的颜色、温度、桡动脉搏动情况，手指的屈伸活动、感觉情况。

②区分正常和异常的患肢血液循环情况：正常为手指温暖、颜色红润或接近正常。按压甲床，血管充盈度良好，感觉正常，手指能屈伸活动。

③根据患者患肢的肿胀程度采取相应的措施。患肢肿胀较轻时，协助患者将患肢抬高，高于心脏 20～30cm，利于静脉回流，减轻肿胀。指导患者保持前臂中立位，避免做旋前、旋后的动作以防止骨间隙挛缩，患肢出现张力性水疱、肿胀较重时，给予前臂悬吊抬高，使前臂垂直于床面；如患肢出现进行性肿胀，按压甲床，血管充盈度差，肤色发绀，出现"5P"征，疼痛加剧或麻木，手指活动受限，被动牵拉痛剧烈，则应警惕骨筋膜室综合征的发生，应立即通知医生，协助医生去除一切外固定，遵医嘱应用甘露醇等脱水药物，并协助做好切开减张的准备。

2.功能锻炼

（1）原因：功能锻炼能够促进静脉血液回流，既能防止肢体肿胀，又能促进肢体消肿，减少关节僵硬和肌肉萎缩的发生。

（2）具体措施

①向患者说明功能锻炼的意义、方法和原则。

②指导患者拇指贴紧掌心，用力握拳，持续 3～5s，然后放松，再用力伸直手指，再持续 3～5s，然后放松，每天锻炼 3～4 次，每次 15～20min。

③指导患者在保护好患肢的情况下，进行肩关节的适当活动。

(二)术后护理要点

1.患肢的护理

(1)原因：患肢的观察和护理有利于早期发现骨筋膜室综合征的征兆，同时及时发现有无渗血过多，或血管、神经损伤的征象。

(2)具体措施

①查看患者患肢的肿胀程度、血液循环情况，注意观察手指末梢皮肤的颜色、温度、桡动脉搏动情况，手指的屈伸活动、感觉情况。

②根据患者患肢的肿胀程度，患肢肿胀较轻时，协助患者患肢下垫软枕，使患肢高于心脏 20～30cm，利于静脉回流；指导患者保持前臂中立位，避免做旋前、旋后的动作。患肢肿胀较重时，给予前臂悬吊抬高，前臂垂直于床面，如肢体出现进行性肿胀、疼痛加剧、麻木、皮肤发紫，出现张力性水疱，手指屈伸受限，被动屈伸时疼痛加剧，应立即通知医生，协助医生去除一切固定，解除敷料，遵医嘱应用甘露醇等脱水药物，并协助做好切开减张的准备。

③观察伤口渗血、渗液情况，发现渗血较多时，及时通知医生，进行相应处理。

④观察伤口引流情况，伤口引流液每小时＞100ml 时及时通知医生。根据伤口引流的拔管指征，配合医生拔除引流管。

2.功能锻炼

(1)原因：功能锻炼能够促进静脉血液回流，既能防止肢体肿胀，又能促进肢体消肿，减少关节僵硬和肌肉萎缩的发生，并在术后促进骨折的愈合。

(2)具体措施

①向患者说明功能锻炼的意义、方法和原则。

②指导患者拇指贴紧掌心，用力握拳，持续 10s，然后放松，再用力伸直手指，再持续 5～10s，然后放松，每天锻炼 3～4 次，每次 15～20min。

③指导患者在保护好患肢的情况下，进行肩关节、肘关节、腕关节的适当活动。

(田静)

# 第六节　桡骨远端骨折

## 一、概述

桡骨远端骨折是骨科临床常见的骨折类型，损伤机制复杂，骨折类型多样，多见于老年人，占全身骨折的 1/6。

(一)解剖

桡骨远端骨折是指距桡骨远端关节面约 2.5cm 的松质骨骨折，是上肢中最常见的骨折，占前臂骨折的 75%。桡骨干至桡骨远端逐渐变宽，呈四边形，骨皮质逐渐变薄，为松质骨所取代。

(二)临床表现

根据骨折情况不同，可有不同的临床表现，主要有以下几种表现：

1.伤后腕部疼痛,通常手和前臂明显肿胀和淤血,骨折移位明显者可见典型的"餐叉状"畸形。

2.除骨折局部肿胀、疼痛、屈伸活动受限外,骨折远端向掌侧移位,典型病例呈"工兵铲"样畸形。

3.伤后腕关节肿胀、疼痛、活动受限。桡骨远端骨折正位、侧位 X 线片如图 9－19 和图 9－20 所示。

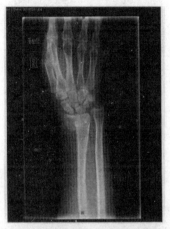

图 9－19 桡骨远端骨折正位 X 线片

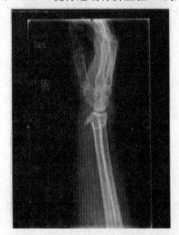

图 9－20 桡骨远端骨折侧位 X 线片

(三)治疗

手术适应证包括:①严重粉碎骨折,移位明显,桡骨远端关节面破坏;②不稳定骨折:手法复位失败,或复位成功,外固定不能维持复位以及嵌插骨折,导致尺、桡骨远端关节面显著不平衡者。

对于无移位或轻微移位的桡骨远端骨折可采用前臂桡背侧石膏托或夹板固定。患肢固定于中立位或轻度屈曲尺偏位,固定 4 周。

桡骨远端骨折术后正位、侧位 X 线片如图 9－21 和图 9－22 所示。

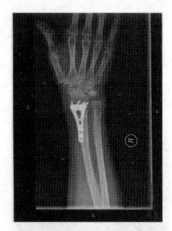

图 9－21　桡骨远端骨折术后正位 X 线片

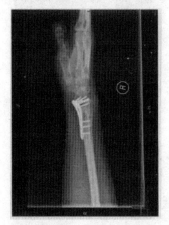

图 9－22　桡骨远端骨折术后侧位 X 线片

## 二、护理

（一）术前护理要点

1.患肢的护理

（1）原因：桡骨远端骨折患者术前多以前臂石膏托作为临时外固定，因而，通过对患者血运、感觉、活动的观秦可反映出是否有石膏相关并发症的发生。

（2）具体措施

①查看患者患肢的肿胀程度、血液循环情况，注意观察手指末梢皮肤的颜色、温度、桡动脉搏动情况，手指的屈伸活动、感觉情况。

②根据患者患肢的肿胀程度，患肢肿胀较轻时，协助患者患肢下垫软枕，使患肢高于心脏20～30cm，利于静脉回流；指导患者保持前臂中立位，避免做旋前、旋后的动作。患肢肿胀较重时，给予前臂悬吊抬高，前臂垂直于床面。

③指导患者下地行走时正确佩戴颈腕吊带，或者在行走时，将受伤部位高举高于心脏。

2.功能锻炼

（1）原因：桡骨远端骨折患者术前多有前臂石膏托作为临时外固定，有效的功能锻炼能够防止石膏并发症的发生，同时能促进肢体消肿，减少关节僵硬和肌肉萎缩的发生，有效避免肩手综合征的发生。

（2）具体措施

①向患者说明功能锻炼的意义、方法和原则。

②指导患者拇指贴紧掌心，用力握拳，持续 5～10s；然后放松，再用力分开五指，伸直手指，再持续 5～10s，然后放松。每天锻炼 3～4 次，每次 15～20min。

③指导患者在保护好患肢的情况下，进行肩关节的适当活动。

3.石膏的护理

（1）原因：应用石膏的患者，在保证石膏外固定作用的同时，避免石膏并发症的发生。

（2）具体措施：检查石膏边缘是否修理整齐、光滑，避免卡压、摩擦，并询问患者有无石膏压迫、卡压感。如肢体出现进行性肿胀、疼痛加剧、麻木、皮肤发紫，出现张力性水疱，手指屈伸受限时，应立即通知医生，协助医生去除一切固定，解除压迫。

（二）术后护理要点

1.患肢的护理

（1）原因：术后对患者患肢血运、感觉、活动、渗血、引流的观察能够早期发现患者有无血管、神经损伤的症状。

（2）具体措施

①查看患者患肢的肿胀程度、血液循环情况，注意观察手指末梢皮肤及甲床的颜色、温度、桡动脉搏动情况，手指的屈伸活动、感觉情况。

②根据患者患肢的肿胀程度：患肢肿胀较轻时，协助患者患肢下垫软枕，使患肢高于心脏 20～30cm，利于静脉回流，指导患者保持前臂中立位，避免做旋前、旋后的动作；患肢肿胀较重时，给予前臂悬吊抬高，前臂垂直于床面。

③观察伤口渗血、渗液情况，发现渗血较多时，及时通知医生。

④观察伤口引流情况，伤口引流液每小时＞100ml 时及时通知医生。根据伤口引流的拔管指征，配合医生拔除引流管。

2.功能锻炼

（1）原因：功能锻炼促进静脉血液回流，既能防止肢体肿胀，又能促进肢体消肿，减少关节僵硬和肌肉萎缩的发生。

（2）具体措施

①向患者说明功能锻炼的意义、方法和原则。

②指导患者拇指贴紧掌心，用力握拳，持续 5～10s，然后放松，再用力分开五指，伸直手指，再持续 5～10s，然后放松。每天锻炼 3～4 次，每次 15～20min。

③指导患者练习前臂旋前、旋后及背伸和掌屈。

（田静）

# 第七节　骨盆骨折

## 一、概述

（一）解剖

骨盆是一个骨性环，它是由髂骨、耻骨、坐骨组成的髋骨连同骶尾骨构成的闭合骨环。骨环后方是骶髂关节,骨环前方是耻骨联合。骨盆作为躯干与下肢之间的桥梁,躯干的重量经骨盆传递至下肢,发挥着负重功能。它还具有支撑脊柱的作用。骨盆有两个承重弓:在直立位时,重力线经骶髂关节、髂骨体至两侧髋关节,为骶股弓,坐位时,重力线经骶髂关节、髂骨体、坐骨支至两侧坐骨结节,为骶坐弓。另有两个连接副弓:一个副弓经耻骨上支与耻骨联合至双侧髋关节,以连接股弓和另一个副弓;另一个副弓经坐骨升支与耻骨联合至双侧坐骨结节连接骶坐弓。骨盆骨折时,往往先折断副弓;主弓断弓时,副弓往往已先期折断。

(二)临床表现

骨盆骨折的临床表现需从三方面来观察与检查,即骨盆骨折本身、骨盆骨折的并发伤与同时发生的腹腔脏器伤,后者无疑更为重要。

1.骨盆骨折本身的表现

(1)稳定性骨折多表现为局部疼痛和皮下淤血。

(2)不稳定性骨折由于骨盆失去稳定性,除疼痛外,翻身困难,甚至不能翻身。

2.合并损伤及并发症的表现

(1)可表现为轻至重度的失血性休克。

(2)直肠肛管损伤及女性生殖道损伤:伤后早期并无症状,如直肠损伤撕破腹膜,可引起腹内感染,否则仅引起盆腔感染。

(3)尿道及膀胱损伤:尿道损伤后排尿困难,尿道口可有血流出。膀胱在充盈状态下破裂,尿液可流入腹腔,呈现腹膜刺激征的症状。膀胱在空虚状态下破裂,尿液可渗出至会阴部。

(4)神经损伤:骨盆骨折可能损伤的神经包括马尾神经、坐骨神经、闭孔神经、股神经、股外皮神经,不同神经支配不同的皮肤感觉区与肌肉,有不同的表现。

(5)大血管损伤:骨盆骨折可伤及髂外动脉或股动脉。损伤局部血肿及远端的足背动脉搏动减弱或消失是重要体征。

3.腹部脏器损伤的表现　包括实质脏器和空腔脏器的损伤。实质脏器的损伤表现为腹内出血,可有移动性浊音的表现。空腔脏器破裂,主要是腹膜刺激征等表现。

骨盆骨折入口位、出口位和正位 X 线片如图 9－23~9－25 所示。

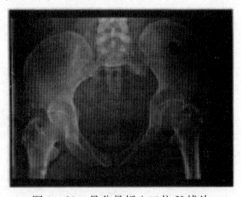

图 9－23　骨盆骨折入口位 X 线片

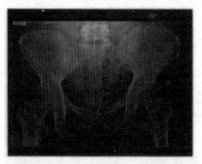

图9-24 骨盆骨折出口位X线片

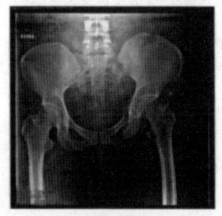

图9-25 骨盆骨折正位X线片

（三）治疗

骨盆骨折治疗的原则是救治危及生命的出血性休克及内脏损伤，同时固定骨盆骨折本身。北京积水潭医院王满宜教授通过分析国外各个版本的骨盆骨折的急救流程，总结出适合我国目前骨盆骨折的急救流程，如图9-26所示。

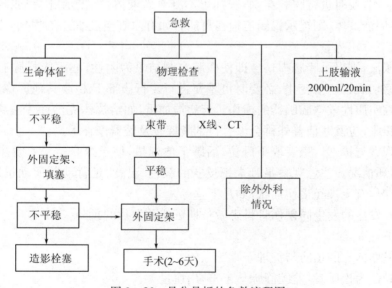

图9-26 骨盆骨折的急救流程图

## 二、护理

（一）术前护理要点

1.失血性休克的护理

（1）原因：骨盆为松质骨，血流丰富，加之盆壁静脉丛多且无静脉瓣，严重骨盆骨折常有大量出血（1000ml 以上），患者表现为不同程度的休克症状。

（2）具体措施

①护士应及时配合医生迅速准备好一切急救物品。将患者安置于抢救室，平卧硬板床，清理呼吸道，保持气道通畅，并即刻给予心电监护、吸氧并注意保暖。尽量减少搬动，如患者身体状况允许，采用休克体位，同时注意观察患者的意识变化。

②立即建立 2 条以上的静脉通路，选择上肢粗直的静脉进行置管，并注意确保有效的静脉通路。迅速进行扩容，维持有效循环。但同时注意中心静脉压的监测，防止急性肺水肿和心力衰竭的发生。

③留置尿管并注意观察尿液的颜色、量和性质。

④根据病情做血、尿常规及血型、电解质、肝功能、肾功能、血糖及血气分析等实验室检查。观察有无心动过缓、心律不齐、恶心、呕吐等高血钾症状及呼吸深大、昏迷等酸中毒表现。根据医嘱补充血容量及电解质，维持水电解质酸碱平衡。补液时应遵循"先盐后糖、先晶后胶、见尿补钾"制补液原则。

2.腹部内脏损伤的护理

（1）原因：骨盆骨折绝大多数为高能量损伤，同时，骨盆本身的变形、移位和剪切力作用均可引起腹部内脏的损伤。

（2）具体措施

①密切观察患者腹部情况，有无压痛、腹胀、腹肌紧张、反跳痛、肠鸣音减弱等。

②对可疑病例，及时进行腹腔穿刺，若抽出不凝血性液体，则提示肝、脾或肠系膜血管破裂可能；若抽出混浊液体，则提示胃肠道损伤可能。如有内脏空腔脏器的损伤，告知患者禁食水，并准确记录24h 出入量。

③若抽出尿液，则提示膀胱损伤。即使腹腔穿刺结果为阴性，亦不能排除有腹腔内脏损伤的可能。应密切观察病情变化，必要时可重复进行。行腹部 B 超或其他影像学检查，有助于判断有无腹腔实质性或空腔脏器的损伤。若病情加重，如给抗休克治疗无法纠正休克症状或出现进行性腹胀，应及时请普外科会诊后行剖腹探查及脏器修补术。

3.患肢的观察与护理　患者取平卧位，后踝下垫棉垫，使足跟悬空。查看患者患肢的肿胀程度、血液循环情况。注意观察足趾末梢皮肤的颜色、温度、足背动脉搏动情况，足趾的屈伸活动、感觉情况，有无神经损伤症状，如足下垂等。

有效避免并发症的发生同创伤骨科患者长期卧床并发症的预防。

（二）术后护理要点

1.低血容量性休克的预防与护理

（1）原因：骨盆为松质骨，盆腔静脉丛丰富，出血量大。

（2）具体措施：术后遵医嘱给予心电监护，每小时监测一次血压、脉搏、呼吸、氧饱和度。保证引流的通畅性，正确记录引流量。随时巡视患者，患者出现烦躁、出汗、脉搏细速、尿量减少等血容量不足的症状,或引流液每小时>100ml时,及时汇报医生,并配合处理。

2. 患肢的观察与护理

(1)原因:患肢足趾的感觉和血运能够反映患肢血管和神经有无受损。

(2)具体措施

①患者取平卧位,后踝下垫棉垫,使足跟悬空。查看患者患肢的肿胀程度、血液循环情况。注意观察足趾末梢皮肤的颜色、温度、足背动脉搏动情况,足趾的屈伸活动、感觉情况,有无神经损伤症状,如足下垂等。

②注意检查患者伤口外敷料,检查有无渗血,保证引流的通畅性,正确记录引流量和性质。当渗血过多或引流液每小时>100ml时,及时汇报医生,并配合处理。

3. 腹膜后血肿的护理

(1)原因:由于骨盆为海绵状松质骨,其周围有丰富的血管丛及大血管,骨折后广泛出血、量多,血液沿腹膜后疏松结缔组织间隙扩散蔓延至膈下形成腹膜后血肿,其突出的表现是内出血征象,腹痛及腹膜刺激征。

(2)具体措施

①护士应严密观察患者的腹部体征,包括腹部压痛、肌紧张、反跳痛的程度和范围,是否局限,有无移动性浊音等,并注意倾听患者的主诉。

②患者确诊后早期均严格禁食,禁食期间经静脉输注营养物质,恢复饮食前做好健康教育。血肿刺激腹腔神经丛易引起腹胀,腹胀明显者应予胃肠减压,保持胃管的通畅及通过减压装置行有效的负压吸引,及时观察并记录引流液的颜色、性质、量,加强口腔护理。腹痛腹胀消失,予温热流质易消化饮食并逐渐过渡到正常饮食。

③由于血肿的吸收热,可使体温升高,为预防继发感染,可加用抗生素并输入足量的液体,同时加强基础护理,预防呼吸道及泌尿道感染、压疮、下肢深静脉血栓形成等并发症的发生。

4. 功能锻炼

(1)原因:功能锻炼能够防止肌肉萎缩和关节僵硬,并促进骨折的愈合。

(2)具体措施

①术后麻醉恢复后,即指导患者进行踝关节的跖屈和背伸运动。

②术后第1天指导患者进行股四头肌力量的练习,防止肌肉萎缩。

③术后2~3天应用持续被动运动活动器(CPM)进行功能锻炼,每日2次,每次30min。

④指导患者进行膝关节、髋关节的被动伸屈活动,动作应轻、稳,幅度由小到大,循序渐进。

⑤卧床时可利用床上吊环做引体、抬臀运动(术后腹带固定,位置在耻骨联合上方)。

⑥术后7天起,遵医嘱指导患者主动活动膝关节,进行屈髋和抬臀练习,抬臀时可手拉牵引床吊环。术后2~4周,遵医嘱指导患者床上坐起,继续进行髋、膝关节屈伸练习。术后6~8周,可嘱患者扶拐下床行走,患肢部分负重。注意用拐方法的指导,防止患者摔伤。

(田静)

# 第八节 髋臼骨折

## 一、概述

髋臼骨折是暴力作用于股骨头和髋臼之间而产生的结果,如车祸、坠落伤、挤压伤等所致。主要发生在青壮年中,为高能量损伤。髋臼骨折是全身最大负重关节的损伤,所以治疗上也应和其他关节内骨折的处理原则一样,尽可能达到解剖复位、牢固固定及早期功能锻炼。

### (一)解剖

髋骨是由髂骨、坐骨和耻骨 3 块骨组成,这 3 块骨在 14 岁以前由 Y 形软骨相连,16～18岁以后 Y 形软骨愈合,3 块骨合为一体,成为髋骨。髋臼包含在髋骨之中,为一半球形深窝,占球面的 $170°\sim175°$。正常站立情况下,髋臼向前、向下、向外倾斜。髋臼并非整个覆以关节软骨,其关节面呈半月状,因其后部和顶部承受应力最大,所以此处的关节软骨也相应宽而厚。从外观上看,髋臼好似位于一个弓形之中,这个弓形包括两个臂,前方称为前柱,后方称为后柱。髋臼周围有广泛的肌肉附着,它们提供着丰富的血液供应。另外,在髋骨的内外均有大量的血管分支围绕着髋臼走行。

### (二)临床表现

髋臼骨折是高能量损伤,常合并多发损伤。

1.创伤性休克 髋臼骨折常合并全身多发损伤,如颅脑外伤、胸腹腔脏器损伤以及肢体的骨折等,均会造成创伤性休克。

2.髋关节后脱位 大多数后脱位都伴有典型的体征,即屈髋、内旋、短缩。对于伴有髋关节后脱位的患者,首先要闭合复位,复位后,患者平卧,患肢外展外旋位,如不稳定,可穿"丁"字鞋或暂时皮牵引。

3.中心性脱位 中心性脱位不像后脱位那样有典型的体征,不过通常伴有患肢轻度外旋,短缩并不明显。比较显著的体征是大粗隆处皮肤凹陷,髂前上棘较对侧向外、向下移位。

4.后腹膜血肿 髋臼骨折或骨盆骨折后,由于腹膜后组织松弛,所以骨折端及其周围组织的出血便向这些松弛的组织内扩散,从而形成后腹膜血肿,严重时会导致出血综合征。后腹膜血肿继续发展会导致麻痹性肠梗阻或亚急性肠梗阻,此时要采取胃肠减压以及其他外科措施来治疗。

5.合并损伤

(1)股骨头损伤。

(2)坐骨神经损伤。

(3)血管损伤:最容易受伤的血管是臀上动脉。臀上动脉几乎是外展肌的唯一血供来源。所以,臀上动脉损伤或结扎会造成臀外展肌萎缩。

(4)关节内骨块嵌卡。

(5)髋部皮肤软组织损伤:当暴力直接作用于大粗隆处或骨盆后方时,可能会造成局部皮肤擦伤或剥脱,进一步引起皮下血肿和积液形成。

(6)尿道损伤:髋臼前方的骨折会造成膀胱和尿道损伤。如果是膀胱或尿道破裂,则应急诊手术。常见的是尿道挫伤,经保守治疗便可恢复。

（7）骨盆其他部位损伤：如骶髂关节脱位、骶骨骨折和耻骨联合分离等。

（8）全身其他部位骨折。

髋臼骨折正位、闭孔斜位和髂骨斜位 X 线片如图 9－27～9－29 所示。

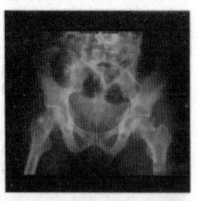

图 9－27 髋臼骨折正位 X 线片

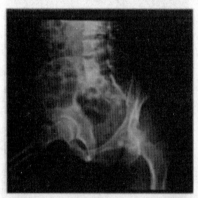

图 9－28 髋臼骨折闭孔斜位 X 线片

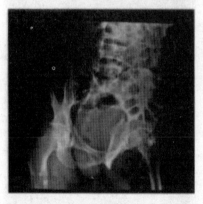

图 9－29 髋臼骨折髂骨斜位 X 线片

（三）治疗

1. 处理原则

（1）非手术治疗：非手术治疗的方法：患者取平卧位，最好置于屈髋屈膝位，以使患者感到舒适。通常采用股骨髁上或胫骨结节骨牵引，牵引重量不可太大，可根据患者体重进行选择以使股骨头和髋臼不发生分离为宜。持续牵引 5～7 天后，每天可小心被动活动髋关节数次。

牵引时间为 6～8 周,去牵引后,不负重练习关节功能;8～12 周后开始逐渐负重行走。

(2)手术治疗:手术适应证:任何有移位的髋臼骨折在伤后 3 周内均可手术治疗,但需除外以下条件:①有明确的手术禁忌证;②有明确的髂骨骨质疏松症;③低位的前柱骨折或低位的横断骨折;④粉碎的双柱骨折经闭合处理而恢复髋臼完整性者。

髋臼骨折术后正位、闭孔斜位和髂骨斜位 X 线片如图 9－30～9－32 所示。

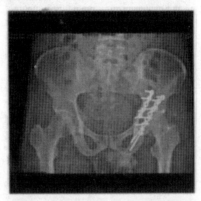

图 9－30  髋臼骨折术后正位 X 线片

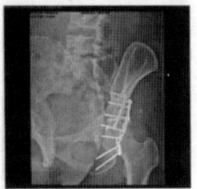

图 9－31  髋臼骨折术后闭孔斜位 X 线片

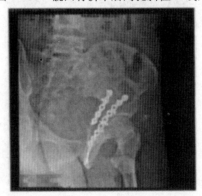

图 9－32  髋臼骨折术后髂骨斜位 X 线片

2.并发症

(1)早期并发症

1)感染

①原因:髋臼骨折通常合并有多发损伤,如腹部及盆腔脏器、同侧肢体损伤等。如果有肠

道、尿道的破裂，或同侧下肢的开放性骨折等，均会增加伤口感染的机会。另外，手术区域软组织的损伤、术中淋巴组织的损伤、伤口血肿形成等也是容易造成感染的因素。

②预防：a. 对于发热、白细胞增高的患者，在其体温和实验室检查恢复正常前不能手术；b. 术前对皮肤软组织损伤要及时处理；c. 术后充分引流，必要时放置多个引流，以防止伤口内血肿形成；d. 术前 1～2 天预防性使用抗生素，术后如有必要可延长使用时间。

③处理：一旦伤口发生感染，应立即拆除缝线或切开而进行引流，使用有效的抗生素，待局部炎症得到控制，手术彻底扩创，术后行灌洗治疗；如果感染严重，骨折端相对稳定时，则需去除内固定；如果波及关节内，还要做关节囊切除、关节内扩创术。

2)神经损伤：如坐骨神经、股神经、股外侧皮神经和臀上神经。

3)血栓栓塞：髋臼骨折后，容易发生深静脉血栓形成以及肺栓塞。为防止血栓形成，术后遵医嘱应用预防血栓药物，出院后继续使用预防血栓药物，一般用到术后 3～4 周，患者可拄拐行走为止。

(2)晚期并发症

1)不愈合或假关节形成。

2)骨坏死。

3)创伤后骨性关节炎。

4)异位骨化形成：异位骨化的病因仍不清楚。如果要手术切除异位骨化，有两个因素必须考虑：其一，异位骨化严重影响髋关节的活动；其二，异位骨化已经成熟。一般认为伤后 15～18 个月才可考虑手术切除异位骨化。

## 二、护理

(一)术前护理要点

1. 测量生命体征

(1)原因：髋臼骨折多为高能量损伤，损伤大、出血多。

(2)具体措施：患者入病房后即刻测量生命体征，给予多参数心电监护并持续低流量吸氧。尤其注意血压和意识状态的变化，防止低血容量性休克的发生。

2. 合并损伤的护理

(1)原因：髋臼骨折多为高能量损伤，患者遭受暴力大，易伴发其他部位的合并损伤。

(2)具体措施

①合并股骨头脱位：主要表现为髋部肿胀、疼痛、大腿内旋或外旋畸形。为了减轻疼痛和股骨头对髋臼的挤压，行闭合复位后予患肢皮牵引制动，重量 6～8kg。牵引时保持患肢外展 15°～20°，中立位，维持有效牵引，不可随意增减牵引的重量。日常定时检查牵引带的松紧、位置，受压皮肤有无红肿、水泡。骨突处垫以棉垫，定时查看受压部位的皮肤情况，防止压疮的发生。观察肢端皮温、颜色和足背伸活动，防止牵引带下滑压迫膝部、踝部，影响患肢血液循环。

②颅脑外伤：复杂型髋臼骨折多数由高能量创伤引起，患者入院时常合并有其他部位骨折和脏器损伤。合并颅脑外伤时，严密监测患者的生命体征、意识、瞳孔变化，以及有无头痛、呕吐症状，观察鼻腔和耳道有无流血、流液，保持局部清洁，禁忌填塞，防止颅内感染。

③尿道损伤：髋臼骨折时，软组织的严重牵拉容易使尿道撕裂或骨折片挫伤尿道。主要表现为尿道口流血、排尿困难、会阴部肿胀。当确诊尿道损伤后，迅速给予留置导尿，以解决排尿困难，减轻局部肿胀，利于尿道修复。操作时避免动作粗暴，以免加重尿道损伤。观察尿

液的颜色、性质、量,保持引流通畅,每日进行会阴护理2次,定期更换尿袋。嘱患者多饮水,每日尿量维持在2000ml以上,并保持会阴部清洁,预防泌尿道感染。

3.功能锻炼

(1)原因:术前的功能锻炼能够预防肌肉萎缩和关节僵硬。

(2)具体措施

①根据病情,鼓励患者取平卧位,做上肢抬举、扩胸运动。

②术前的下肢肌肉力量训练:踝关节的背伸、跖屈练习,股四头肌的等长收缩,每日2次,每次10~15min。

(二)术后护理要点

1.监测生命体征

(1)原因:髋臼骨折手术创伤大、出血多。

(2)具体措施:患者术后给予多参数心电监护并持续低流量吸氧。遵医嘱行心电监护的患者每小时监测生命体征。

2.引流管护理

(1)原因:髋臼骨折手术创伤大、出血多。

(2)具体措施:注意观察引流管是否通畅,记录引流液的颜色、量和性质,术后1h内引流量超过200ml且呈鲜红色,提示伤口有活动性出血。术后24h出血量超过800ml,需及时报告医生,并配合医生进行处理。

3.坐骨神经损伤

(1)原因:髋臼骨折合并坐骨神经损伤术前、术后均可存在,术前损伤的原因多为脱位的骨折块挫伤,术后主要指医源性损伤。

(2)具体措施:术后注意观察患肢有无麻木及足背伸活动障碍,给予穿"丁字鞋"固定,患肢摆放中立位,防止外旋造成腓总神经受压迫。膝部给予垫软枕,使膝关节屈曲>60°,避免对损伤神经的过度牵拉。早期指导患者做足背伸、跖屈锻炼。口服或肌内注射甲钴胺营养神经。

4.功能锻炼

(1)原因:功能锻炼能够促进患者局部组织消肿,防止肌肉萎缩、关节僵硬,促进骨折愈合,为下地行走打下基础。

(2)具体措施

①恢复肌力训练:术后第1天即可开始股四头肌、臀中肌、臀大肌的等长收缩锻炼,肌肉收缩坚持10s、休息10s为1个动作,最初以每30s完成1个动作为宜。当患者能坐起时,双小腿悬垂于床边,用力屈髋将大腿抬离床面,练习髂腰肌肌力,每次10s,然后休息10s,为1个动作。10个动作为1组,5~6组/天。

②关节活动度练习:在术后第2天即指导患者进行CPM锻炼,起始角度从30°开始,2次/天,每次1h。次日关节活动度可增加5°~10°。在拔除引流管之前即进行CPM锻炼,有利于挤压、引流局部积液,降低感染发生率。术后第3天,患者仰卧位进行屈膝、屈髋练习,3次/天,每次15min。逐渐过渡到双手环抱大腿锻炼。同时还要进行髋关节内收、外展,内旋、外旋锻炼。

③术后1周,在患肢不负重的情况下,鼓励患者站立位主动锻炼髋关节的屈曲、外展及后伸(对于扩展的髂骨股骨入路,术后4周内禁止患髋主动外展和被动内收)。

④手术后2~4周,可在医生指导下开始离床扶双拐免负重行走。

⑤术后 4～12 周内，根据情况，可逐渐部分负重，从最小量(5kg)开始。

⑥一般在手术 13 周以后，X 线示骨折基本愈合时可完全负重。

具体情况应在经治医生指导下进行。

（田静）

# 第九节　股骨干骨折

## 一、概述

（一）解剖

股骨是一个长管状结构，近端起于髋关节，远端止于膝关节，它是人体最长和最坚强的骨。股骨干骨折后受到多个肌肉力量的作用而使大腿产生畸形。

（二）临床表现

股骨干骨折临床容易诊断，可表现为大腿疼痛、畸形、肿胀和短缩。多数骨折由于高能量损伤所致而常合并其他损伤。股骨于骨折正位、侧位 X 线片如图 9－33 和图 9－34 所示。

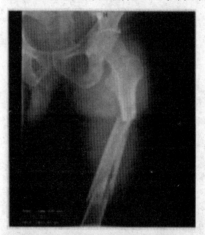

图 9－33　股骨干骨折正位 X 线片

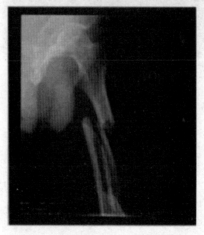

图 9－34　股骨干骨折侧位 X 线片

（三）治疗

1.非手术治疗　牵引是治疗股骨干骨折历史最悠久的方法,可分为皮牵引和骨牵引。皮牵引只在下肢损伤的急救和转运时应用,骨牵引在 1970 年以前是股骨干骨折最常见的治疗方法,现在则只作为骨折早期固定的临时方法。

2.手术治疗　行切开复位内固定术。股骨干骨折切开复位内固定术后正位、侧位 X 线片如图 9－35 和图 9－36 所示。

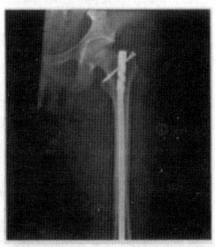

图 9－35　股骨干骨折切开复位内固定术后正位 X 线片

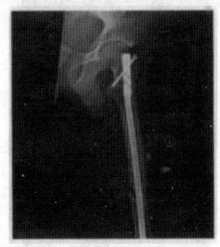

图 9－36　股骨干骨折切开复位内固定术后侧位 X 线片

## 二、护理

（一）术前护理要点

牵引护理:

1.原因　牵引作为手术前的过渡性治疗,能够促进移位骨折端的复位和保持患肢处于功能位,同时能有效缓解疼痛。

2.具体措施　观察牵引轴线、牵引滑轮、牵引重量是否正确。如发现滑轮偏移、轴线不对,应随时调整。牵引重量不可随意加减。股骨干骨折初期牵引重量一般为 6～8kg。骨折重叠纠正手法整复后,牵引重量可用3~4kg维持。

(二)术后护理要点

1.功能锻炼

(1)原因:功能锻炼可促进静脉回流,减轻水肿,防止肌肉萎缩和关节僵硬。

(2)具体措施

①练习股四头肌的等长收缩:伤后1~2周,指导患者练习患肢股四头肌的等长收缩,每天多次,每次5~20min。

②膝、髋关节功能锻炼:伤后1~2周,指导患者进行膝关节伸直练习。去除牵引或外固定架后,遵医嘱进行膝关节的屈伸锻炼和髋关节的活动。范围由小到大,幅度和力量逐渐加大,以不引起骨折端剧烈疼痛为原则。

③行走训练:开始需扶助行器或双拐,使患肢在不负重情况下练习行走,需有人陪伴,防止摔倒,患肢逐渐负重。

2.出院指导

(1)继续加强功能锻炼,股骨干骨折患者需较长时间扶拐锻炼,扶拐是下床活动的必要条件,且扶拐方法不正确与发生继发性畸形、再损伤或引起臂丛神经损伤等有密切关系。因此应指导患者正确使用双拐,教会患者膝关节功能锻炼方法。

(2)股骨中段以上骨折,下床活动时始终应注意保持患肢的外展体位,以免因负重和内收肌的作用而发生继发性向外成角突起畸形。

(3)功能锻炼用力应适度,活动范围应由小到大、循序渐进,切不可操之过急,每次应以不感到疲劳为度,以免给骨折愈合带来不良影响。

(4)2~3个月后拍片复查。若骨折已骨性愈合,可酌情使用单拐而后弃拐行走。

(田静)

# 第十节 胫骨平台骨折

## 一、概述

胫骨平台骨折是指胫骨上端与股骨下端接触面发生的骨折。可由间接暴力或直接暴力引起。

(一)解剖

胫骨上端与股骨下端形成膝关节。与股骨下端接触的面为胫骨平台,有两个微凹面,并有内侧或外侧半月板增强凹面,与股骨髁的相对面形成运动轨迹,并增加膝关节的稳定性。胫骨平台是膝的重要负荷结构,一旦发生骨折,使内、外平台受力不均,将产生骨关节炎改变。由于胫骨平台内侧分别有内、外侧副韧带,平台中央有胫骨粗隆,其上有交叉韧带附着,当胫骨平台骨折时,常发生韧带及半月板的损伤。

(二)临床表现

伤后膝关节肿胀,功能活动障碍。胫骨平台骨折正位、侧位X线片如图9-37和图9-38所示。

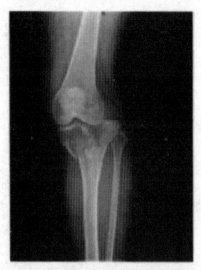

图 9—37　胫骨平台骨折正位 X 线片

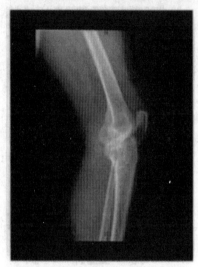

图 9—38　胫骨平台骨折侧位 X 线片

（三）治疗

1.非手术治疗　适应证：①无移位的或不全的平台骨折；②严重的内科疾病；③某些枪伤患者；④某些老年骨质疏松患者的不稳定外侧平台骨折；⑤感染患者；⑥严重污染的开放性骨折。

2.手术治疗　适应证：①开放性胫骨平台骨折；②胫骨平台骨折合并骨筋膜室综合征；③合并急性血管损伤；④可导致关节不稳定的外侧平台骨折。

胫骨平台骨折术后正位、侧位 X 线片如图 9—39 和图 9—40 所示。

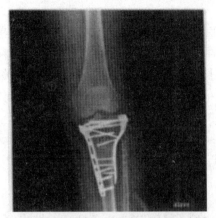

图 9—39 胫骨平台骨折术后正位 X 线片

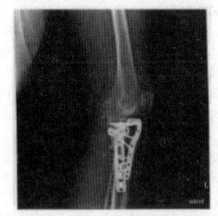

图 9—40 胫骨平台骨折术后侧位 X 线片

## 二、护理

(一)术前护理要点

1.患肢的观察与护理

(1)原因:患肢的血运、肿胀情况,感觉、活动情况能够反映出患肢的血液供应及神经的功能状态。观察患肢有利于早期发现血管、神经损伤情况。

(2)具体措施

①观察患者患肢的肿胀程度、血液循环情况;观察足趾末梢皮肤的颜色、温度、足背动脉搏动情况;观察足趾的屈伸活动、感觉情况。

②协助患者患肢下垫气垫,以抬高患肢高于心脏 20～30cm,同时辅以棉垫,保证患者的舒适性。严禁肢体外旋,以免压迫腓骨小头发生腓总神经损伤。

③患肢肿胀较重时,给予患肢持续冰敷,并注意避免外敷料、支具的过度卡压。

2.支具的护理

(1)原因:支具佩戴得当能起到保护患肢、有效复位和外固定的作用;如佩戴不当会引起局部皮肤的压迫,甚至坏死。

(2)具体措施:检查支具的边缘以及患者的足跟、内外踝处有无卡压现象。注意询问患者的感受,如有卡压,应及时协助解除,并通知支具室技术人员协助调整,直至舒适。

3.功能锻炼

(1)原因:功能锻炼可促进静脉血回流,减轻水肿,防止肌肉萎缩和关节僵直。

(2)具体措施:鼓励患者在床上进行适当的活动,向患者解释功能锻炼的目的、意义和方法,指导患者进行功能锻炼:上肢的主动运动;指导患者进行踝关节背伸和跖屈练习。

(3)功能锻炼须遵循循序渐进、由被动到主动、由易到难,身体能够承受为限的原则。

(二)术后护理要点

1.患肢的观察与护理

(1)原因:患肢的血运、肿胀情况,感觉、活动情况能够反映出患肢的血液供应及神经的功能状态。

(2)具体措施

①观察患肢的肿胀程度、血液循环情况,注意足趾末梢皮肤的颜色、温度、足背动脉搏动情况,及足趾的感觉、屈伸活动情况。

②根据患肢的肿胀程度,给予相应的护理措施。患肢肿胀较轻时,协助患者患肢下垫气垫,抬高患肢高于心脏 20～30cm,同时辅以棉垫,保证患者的舒适性。患肢肿胀较重时,遵医嘱给予患肢持续冰敷,并注意避免外敷料、支具的过度卡压。

③观察伤口渗血、渗液情况,发现渗血较多时,及时通知医生并协助处理。

④观察伤口引流情况,保持引流管的通畅,如伤口引流量大于 100ml/h,须通知医生。根据伤口引流的拔管指征,配合医生拔除引流管。

2.功能锻炼

(1)原因:功能锻炼可促进静脉血回流,减轻水肿,防止肌肉萎缩和关节僵硬。

(2)具体措施

①术后 6h 麻醉作用消失后,即指导患者进行踝关节的跖屈和背伸运动。

②术后每日指导患者进行股四头肌力量的练习,防止肌肉萎缩。

③术后第 2 天拔出引流管后,可以在髌骨固定带保护下下地行走,但行走时应扶双拐,患肢不负重。

④术后第 3 天,患肢疼痛已明显减轻,在骨折稳定的情况下开始进行 CPM 的练习。从屈膝 30°开始,每天增加 5°,一般屈膝不超过 90°,做"直腿抬高"锻炼,每组 10～30 次,每天 2 组,但骨折不稳定或内固定物不稳定的患者暂不宜行屈膝锻炼与"直腿抬高"锻炼。

⑤行走时扶拐,患肢可部分负重。

(田静)

# 第十一节 踝关节骨折

## 一、概述

踝关节是人体负重最大的关节,站立行走时全身重量均落在该关节上。日常生活中的行走和跳跃等动作,主要依靠踝关节的背伸、跖屈运动。踝关节骨折是一种常见创伤,发病率居各个关节内骨折的首位。其致伤原因一部分源于直接暴力,而更常见的原因则来自于扭转等间接暴力。

（一）解剖

踝关节是一个复合关节，由胫、腓骨下端的关节面与距骨滑车构成，并有韧带和关节囊的连接和支持。人体在站立、行走、下蹲等动作中，踝关节的稳定性与灵活性十分重要。踝关节的稳定性主要由以下三个结构维持：①内侧结构（包括内踝、距骨内侧面和三角韧带）；②外侧结构（包括腓骨远端、距骨外侧面和外侧韧带复合体）；③下胫腓联合（包括下胫腓联合韧带和骨间膜）。

（二）临床表现

局部肿胀、压痛和功能障碍是踝关节骨折的主要临床表现。患者踝部肿胀明显、皮下淤血，可有内翻或外翻畸形，局部有压痛，严重者可出现开放性骨折脱位。踝关节骨折术前正位、侧位 X 线片如图 9—41 和图 9—42 所示。

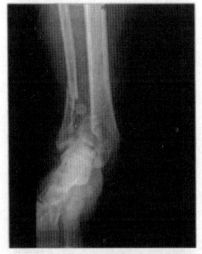

图 9—41　踝关节骨折术前正位 X 线片

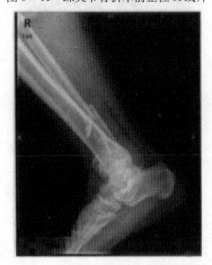

图 9—42　踝关节骨折术前侧位 X 线片

（三）治疗

1. 处理原则　踝关节骨折脱位治疗的目标是将骨折脱位解剖复位，并维持至骨折愈合，最终使踝关节恢复良好的功能。治疗手段分为保守治疗和手术治疗。对于闭合的踝关节骨折脱位,手术的时机有两个:一是在伤后发生明显的肿胀之前急诊手术;二是在肿胀的高峰期后,一般为1周后。如果决定延期手术,应对骨折脱位进行初步的闭合复位,石膏或支具固定,并注意抬高患肢以利于消肿。

踝关节骨折术后正位、侧位X线片如图9—43和图9—44所示。

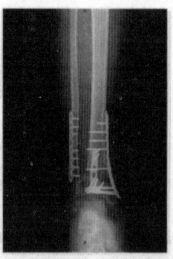

图9—43　踝关节骨折术后正位X线片

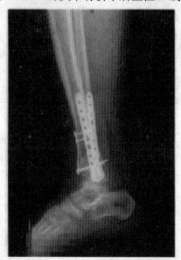

图9—44　踝关节骨折术后侧位X线片

2.并发症

(1)骨折不愈合

1)原因:最常见者为内踝骨折,其原因有复位不良、断端分离以及骨折断端间软组织嵌入。

2)处理:一般至少伤后半年以上在X线片仍可见到清晰的骨折线、骨折断端硬化、吸收等征象,方可诊断不愈合。明确诊断为骨折不愈合则应行切开复位内固定及植骨术。

(2)骨折畸形愈合

1)原因:踝关节骨折畸形愈合多由复位不良引起。

2)处理:可通过腓骨截骨延长术和胫骨远端截骨术进行纠正。

（3）踝关节创伤性关节炎

1）原因：踝关节创伤性关节炎的发生与原始损伤的严重程度、距骨复位不良以及骨折对位不良等因素有关，踝关节软骨与距骨关节软骨的损伤也可继发创伤性关节炎。

2）处理：对于年轻人应考虑实施踝关节融合术，如果骨关节病波及踝及距下关节者，建议行胫跟融合术。迄今为止，踝关节人工.关节置换术未被广泛推广使用。

## 二、护理

（一）术前护理要点

1.肿胀护理

（1）原因：骨折及损伤可引起组织液回流障碍，导致患肢肿胀。

（2）具体措施

①密切观察患者的肢体情况，认真听取患者主诉，评估肢体肿胀程度、疼痛、肤色、温度情况等，警惕骨筋膜室综合征的发生。

②指导患者进行足趾和膝关节的主动功能锻炼，促进肿胀消退。

③给予患肢局部冰敷，可使用化学冰袋或 Aircast 冰敷，每次 30min，2 次/日。

④在患肢后踝下方垫棉垫，抬高足部，从而减轻足跟部受压。

⑤遵医嘱使用消肿药物，并观察用药反应。常用药物为 β—七叶皂苷钠、甘露醇。

2.皮肤护理

（1）原因：骨折后软组织严重损伤，血液回流障碍，造成局部肿胀，加上液化坏死组织产生的液体在表皮、真皮之间薄弱处聚集，容易产生张力性水疱。

（2）具体措施：张力性水疱的护理：水疱发生初期，可给予松解外固定，解除束缚，抬高患肢，加强足的背伸及股四头肌的舒缩活动，肿胀减轻后水疱可自行吸收；水疱直径＞2cm 时，应抬高患肢，严格无菌技术操作下，用无菌注射器在每个水疱最底部抽出液体，然后用无菌棉棒轻轻按压，让疱壁贴于皮肤，避免疱壁大面积的破坏，遵医嘱使用外用药物治疗，防止感染。皮肤严重坏死者应按时清创换药，外用抗生素湿敷患处可促进愈合。

3.术前功能锻炼

（1）原因：踝关节为负重和行走所需的重要关节，术前的功能锻炼能够有效促进患肢消肿、防止关节内粘连形成。

（2）具体措施

①下肢肌肉等长收缩练习，每天 3～4 次，每次 10～15min。

②足趾及膝关节主动屈伸练习，每日 2 次，每次 10～15min。

（二）术后护理要点

功能锻炼：

1.原因　踝关节为负重和行走所需的重要关节，术前的功能锻炼能够有效促进患肢消肿、防止关节内粘连形成。下肢肌肉力量的训练能够为下地行走做好准备。

2.具体措施　进行踝泵运动和下肢肌肉力量训练，并进行足趾、膝关节的主动屈伸锻炼。

（1）术后 1～3 周：术后置踝关节于跖屈＜10°，接近垂直位。术后 3～7 天进行足趾的主动屈伸活动，既能促进消肿，又能为以后的锻炼做准备。一般在术后 7 天，创伤炎症开始消退，局部疼痛缓解。这可可在足趾主动活动的基础上，做踝关节被动屈伸活动。同时鼓励患者做髋及膝关节的功能活动。

(2)术后 4～6 周:此期骨折已基本稳定,骨折处已有纤维组织粘连原始骨痂形成。踝关节从以被动活动为主,逐渐过渡到以主动活动为主、被动活动为辅。鼓励患者做踝关节主动屈伸活动,同时辅以外力来增加踝关节活动范围。每日 3 次,每次 10～15min。

(3)术后 6～12 周:此期骨折已处于临床愈合期,患者可在医生指导下扶双拐做患肢部分负重功能活动,并逐渐增加负重量。至术后 12 周,X 线显示骨折愈合,可遵医嘱离拐完全负重行走。

(4)正确使用拐杖:告知患者使用拐杖的方法、注意事项及拐杖的保养方法。

协助患者选择合适的拐杖并调节高度;指导患者正确的拄拐行走步态,注意在练习时保护患者安全;及早发现患者错误的站立和行走姿势,及时予以纠正。

下地前先进行上肢肌力锻炼,并逐渐依靠上肢肌肉力量在床上靠起直至能端坐。逐渐能直立站稳而无头晕、目眩、血压下降等因体位改变而出现的症状为止,才可逐步练习。当下肢肌肉收缩有力,踝关节背伸时,患者抬高足不发颤时,即可让患者开始离床扶双拐练习行走。

(余丽娟)

# 第十二节　开放性关节损伤

## 一、概述

开放性关节损伤主要致伤原因依次为车祸、锐器伤、工作伤、坠落伤、枪伤、农场伤及其他。临床多见于青壮年,主要是由外来暴力作用于正常的关节引起。

## 二、护理评估

1.临床表现及体征

(1)疼痛、肿胀、关节功能丧失。

(2)畸形:开放性关节脱位后,关节处出现明显畸形。

(3)弹性固定:如果关节有脱位,关节面失去正常的对合关系,关节韧带及肌肉牵拉,关节囊的牵制,使患肢固定在异常位置,被动活动时感到弹性抗力。

(4)血管、神经损伤:开放性关节损伤、关节脱位后,应注意评估患肢的血液循环状况。检查患肢的感觉、运动等,早期发现有无血管、神经损伤。

2.影像学检查　X 线检查可进一步明确损伤的类型、程度以及有无骨折和关节脱位。

3.治疗原则　开放性关节损伤的患者一般都行手术治疗。治疗的主要目的是防止关节感染和恢复关节功能:开放性关节损伤最易发生的并发症是关节粘连和关节内骨折畸形愈合,影响关节功能。因此要求必须处理好关节腔内的清创,保护关节软骨,注意修复关节面。若能在伤后 6 小时或 8 小时内进行彻底清创并合理应用抗生素,创口多能一期愈合。

开放性关节损伤一般分为三度,各有不同的处理要求。

一度:锐器刺破关节囊,创口较小,关节软骨和骨骼无损伤。此类损伤不需要打开关节,以免污染进一步扩散。可在无创口的健康皮肤处,用粗针头刺入关节囊,进行关节腔内冲洗。创口清创缝合后,在关节内注入抗生素,一般固定 3 周后,开始功能锻炼,经治疗可以保留关节功能。若术后发现关节腔内有较多积液,可经正常软组织穿刺抽液。若有感染的可能,则按照急性化脓性关节炎早期处理。

二度:软组织损伤广泛,关节软骨及骨骼部分破坏,创口内有异物。应彻底清除关节内异物、血肿、小的碎骨片和一切失活组织。大的骨片应予复位,并尽量保留关节软骨面的完整,用克氏针或可吸收螺钉固定。关节囊和韧带应尽量保留修复。关节囊缺损可以用筋膜修补。

三度:软组织毁损,韧带断裂,关节软骨和骨骼严重损伤,创口内有异物,可合并关节脱位及血管神经损伤。经彻底清创后敞开创口,无菌敷料湿敷,3～5 天后可延期缝合。大面积的软组织缺损可在彻底清创后用显微外科技术行组织移植,如肌皮瓣或皮瓣移植修复。关节面严重破坏、关节功能无法恢复者,可一期行关节融合术。

### 三、开放性关节损伤患者的护理

1. 控制感染　抗生素应现配现用,以免降低疗效;注意配伍禁忌;按计划滴入以保持血液中抗生素的浓度。争取时间,早期清创,勤换药,实施有效引流;同时加强全身营养支持。注意观察伤口情况,伤口疼痛性质的改变常为最早征象。此外,注意观察伤口有无红肿、波动感,一旦发生感染,及时报告,并协助医师进行伤口处理。

2. 疼痛护理

(1)评估疼痛的性质,明确引起疼痛的原因,观察疼痛时患者全身及局部情况,有无发热、水肿、出血、感觉异常、放射痛、意识障碍等。一般伤口疼痛于术后三日开始缓解;创伤、关节脱位引起的疼痛多在复位固定后明显减轻,并随着肿胀消退而日趋缓解;搏动性疼痛常见于开放性损伤合并感染时。

(2)根据引起疼痛的不同原因对症处理,以减轻疼痛。

(3)对疼痛严重者遵医嘱应用镇痛药物,减轻患者疼痛。

(4)进行护理操作时,动作要轻柔、准确,切忌动作过大引起或加重患者疼痛。

(5)搬动患者时保护患肢关节,避免突然或剧烈移动。

(6)教患者应用自我松弛法或分散法缓解疼痛。指导患者和家属利用视觉或触觉分散法分散或转移注意力。

3. 心理护理

(1)面对情绪多变的患者,护理人员应主动关心,通过和蔼的态度、亲切的语言、精湛的技术取得患者的信任。

(2)护理操作轻柔认真,在患者面前谈话适当。

(3)生活上多关心患者,了解患者存在的实际困难,并给予必要的帮助,以减轻患者的顾虑。

(4)多与患者进行沟通与交流,鼓励患者表达思想情绪的变化,进行心理辅导;向患者介绍成功的病例,帮助患者树立战胜疾病的信心和勇气。

4. 健康指导

(1)向患者及家属讲解有关的知识;加强锻炼,进食含钙丰富的食品或适当补充钙剂,调整膳食结构,保证营养素的供给。

(2)教育患者保持良好的心态,以利于疾病的恢复。

(3)嘱患者出院后要坚持功能锻炼,使关节功能得到最大限度的恢复。

(4)向患者交代出院后的有关注意事项、拆线时间和来院复查的时间以及功能锻炼的方法。

(5)鼓励患者最大限度的自理,教会或协助患者合理利用健侧肢体完成日常生活活动的方法。

5.并发症的预防和护理　向患者讲述功能锻炼的重要性和必要性,指导正确的功能锻炼方法,使患者能够自觉地、有计划地进行功能锻炼。

(余丽娟)

# 第十三节　膝关节损伤

## 一、半月板损伤的护理

### (一)概述

膝关节半月板为纤维软骨盘,与胫骨相连续,滑膜缘厚,逐渐向中央过渡为薄的游离缘,分为内侧和外侧半月板。外侧半月板为一 2/3 环形结构,其直径小,周围厚,体积宽,活动度大,与交叉韧带相连,与胫骨的接触面积较内侧半月板大。内侧半月板为半圆形,其前角小而薄,后角则厚而重,与外侧半月板相反,活动度小,所以易于损伤。创伤性半月板损伤常发生于屈膝位时的扭转动作。内侧半月板易发生纵行撕裂和桶柄样撕裂,而外侧半月板因活动度大,易发生不完全的放射状裂。

### (二)护理评估

1.症状与体征　半月板损伤(meniscal injuries)可分为两大类。第一类为交锁症状,表现为伸膝轻度受限的交锁,有时需要双膝对比才能发现。正常情况下,有的膝关节会有 5°~10°的过伸,而交锁后仍可以伸膝至 0°中立位。只有纵裂才会造成交锁,其中,内侧半月板的桶柄样撕裂最常见。第二类为非交锁症状。常见的症状为反复关节不适,常伴有关节积液及短暂的功能障碍,也可能存在其他的非特异性症状,如疼痛、轻度肿胀、活动后膝前痛、打软腿、弹响、别卡感等。

2.影像学检查　常规摄正侧位及髌骨关节切线位片。意义在于排除游离体、剥脱性骨软骨炎及其他关节内扰乱。CT 和 MPI 的应用使半月板损伤的诊断准确率提高到 90% 以上。

### (三)治疗原则

1.非手术治疗　不完全的、小的(<5mm)、稳定的边缘撕裂、不合并关节不稳定者,可采取保守治疗,而且预后很好。经 3~6 周保护后,撕裂可以愈合。症状轻微的半月板撕裂可以采用康复治疗并限制活动。合并关节不稳定者,如果不进行韧带重建,也可保守治疗。经保守治疗的陈旧损伤再次急性发作后,应采取手术治疗。

2.手术治疗　①半月板部分或全部切除术;②半月板缝合术;③半月板修整术;④盘状软骨成形术;⑤半月板移植术。

### (四)护理措施

术前护理同骨科一般护理,术后护理按硬膜外麻醉后护理常规。

1.观察患肢血运,抬高患肢 15°,如病情准许可当天下地。

2.康复指导　膝关节主动活动即股四头肌等长收缩,15~30 秒/次,60~80 次/日。

### 二、半月板移植术后的护理

(一)概述

半月板移植(meniscal trasplantation)可供选择的移植物,包括自体移植、异体移植、半月板支架,但大多采用异体半月板移植。

(二)手术方式

1.切开手术  常与截骨手术联合进行。

2.关节镜辅助手术

(1)单独的半月板移植手术;

(2)复合骨移植物关节镜手术。

(三)护理措施

1.术前护理

(1)心理护理:患者对于突然外力造成疾病感到烦躁,不了解疾病手术方法、病因,对于术后的恢复有很大的担心,护士向患者解释手术目的、方法、效果以及术前术后的注意事项使患者增强信心,同时说明半月板移植后要通过膝关节锻炼才能恢复功能,正常活动。

(2)指导功能锻炼:正确的功能锻炼对于半月板移植术后功能的康复起到了重要作用。护士教患者股四头肌等长收缩,被动活动髌骨、踝关节的屈伸,直腿抬高等一系列的锻炼方法以利于术后的康复。

(3)指导患者进行有效的咳嗽、深呼吸,练习床上大小便及使用拐杖。

2.康复训练

(1)第一阶段:术后水肿期(术后1~7天)进行肌力练习及活动度练习,可避免粘连及肌肉萎缩,同时减轻疼痛、肿胀。

1)手术后患肢加压包扎,护理人员应观察其末梢血液循环情况。术后使用气垫抬高患肢,利于消肿;观察患肢的温度、颜色、肿胀程度、感觉活动、毛细血管充盈情况。可使用冰毯机冰敷患处,减少出血和疼痛。同时观察敷料有无渗血,伤口引流量,如有异常,立即通知医生进行处理。24小时后拔引流管,以减少因引流管造成感染的机会。

2)从术后第二天开始进行低频电疗刺激股四头肌,每天2次,每次10分钟。同时进行股四头肌等长收缩,本组训练术前即可开始,20~30分钟/次,3次/日,每次锻炼可分组进行,每组做20下股四头肌头长收缩。直腿抬高练习,伸膝后保持膝关节伸直,抬高至足跟离开床面10~15cm处,每次保持30~60秒。每天锻炼3组,每组20~30次。刚开始时可以给予一定的帮助,逐步地增加空中滞留时间。

3)被动活动髌骨:本组训练每次10分钟,每日3次。患肢伸直位,放松肌肉,双手拇指和示指固定于髌骨上、下两端,同时用力将髌骨进行最大范围上下左右推动,防止膝关节粘连。

(2)第二阶段:最大化保护期(术后2~6周)的目的为加强患肢肌力,患肢屈膝达到90°。

1)继续上一阶段的练习,术后第二周开始练习CPM机,开始使用CPM机,初期设定活动范围0°~30°,频率3~5次/分钟,患者持续练习1小时,2次/日。术后2周时屈膝可以达到45°~50°,术后4周时达到屈膝90°。练习时度数逐渐适度增加,以个人适应为宜。每天初步练习时要先巩固适应上一次的角度,循序渐进地进行,防止力量过强、过猛引起再损伤。练习后关节有发胀、发热感,及时用冰袋冷敷。

2)同时辅助练习屈膝,患者坐椅子上患足踩地,健足帮患腿屈膝 90°,每日 4 次,每次 5 个。

3)扶拐不负重行走。

(3)第三阶段:控制行走阶段(术后 7～12 周)的目的为恢复患肢负重、行走、平衡能力。

1)可单独站立,不用扶拐短距离行走。

2)开始靠墙静蹲练习:后背靠墙,双脚与肩同宽,脚尖及膝关节正向前,不得"内外八字",随力量增加,逐渐增加下蹲的角度(<90°),2 分钟/次,间隔 5 秒,5～10 个连续/组,2～3 组/天。

3)站立位直腿抬高训练:可以抗阻力,阻力由 0.5 磅逐渐增加到 5 磅(1 磅=0.45 千克)。

4)平行杠内患肢部分负重训练(从自身体重的 25％开始),重心前后、左右转移训练。

5)前后、侧向跨步训练。

(4)第四阶段:中期保护阶段(术后 13～24 周)的目的为增加肌肉抗阻力力量。

1)单腿提足跟训练:20 个/组。

2)功率自行车抗阻力训练:15 分钟。

3)俯卧位勾腿练习:30 次/组,2～4 组/天,以沙袋为负荷,在 0°～45°屈伸范围内进行。

(5)第五阶段:恢复到主动运动活动阶段(术后 25～52 周)的目的为增加肌肉耐力,恢复自理活动。

1)适应性训练:功率自行车,30 分钟。

2)力量和协调性训练:上下的双腿跳、对角线跳、单腿跳。

3)灵活性训练:垂直跳、跳绳、"8"字形跑。

4)在康复师指导下进行肌肉耐力训练。

3.出院指导　向患者讲明必须在医生的指导下进行功能锻炼,不可随意创造动作,定期来医院复查,继续加强肌力和膝关节的屈伸活动。

### 三、膝关节韧带损伤的护理

(一)概述

膝关节周围有很多韧带,其中有侧副韧带和交叉韧带等。交叉韧带分为前交叉韧带和后交叉韧带。前交叉韧带长约 38mm,宽约 10mm,厚 5mm。前交叉韧带起自股骨外髁内前交叉韧带侧面后部,止于胫骨髁间棘。后交叉韧带约 38mm 长,13mm 宽,起自股骨髁间窝股骨内髁的外侧面,止于胫骨内外髁之间的后侧面,关节平台以下 1cm 处。韧带损伤多发生于运动中,损伤的外在因素常是肢体的直接接触,来自各个方向的外力撞击或是自身的扭转应力;损伤的内在因素则是体位的影响,如膝关节屈曲、外展、外旋、屈曲、内收、内旋,过伸等。

(二)护理评估

1.症状与体征　有明确的外伤史,对于膝关节的强力扭转、撞击,以及损伤发生时的响声,都应警惕可能有韧带损伤的发生。膝关节的肿胀、疼痛、无力、活动受限等,只是韧带损伤的非特异性征象。因此,诊断韧带损伤要采用一些特殊的检查方法,如稳定性试验、韧带测试仪检查、磁共振扫描及关节镜检查等。

2.影像学检查

(1)X 线检查:包括标准的前后位、侧位、髌骨轴位。必要时采用应力下成像。急性损伤期应尽量避免使用应力下成像,以免加重损伤。

(2)MRI:在探查膝关节韧带损伤时,磁共振的磁通量至少应在 1.5T 以上。应在冠状面和矢状面两个平面上扫描影像。

3.治疗原则

(1)非手术治疗:保守治疗的适应证包括急性单纯前交叉韧带损伤、急性前交叉韧带损伤合并内侧副韧带损伤和部分前交叉韧带损伤。保守治疗所采用的方法主要包括休息、冷敷、加压绷带包扎、石膏制动、膝矫形器(支具)控制、使用抗炎药物等。

(2)手术治疗:手术方法(关节镜下)主要有 3 种。①前交叉韧带重建术或修复术;②前交叉韧带固缩术;③后交叉韧带重建术。

(三)护理措施

术前护理同骨科一般护理。术后护理按硬膜外麻醉后护理常规。

1.观察患肢血运,抬高患肢 15°,术后 6 周可负重。

2.康复指导

(1)股四头肌等长收缩及直腿抬高练习,15～30 秒/次,60～80 次/日。

(2)被动活动髌骨,做上下左右最大活动度的练习。

(3)足踝关节主动活动。

(4)被动伸膝,10 分钟/次,3 次/日。

(余丽娟)

# 第十四节　关节脱位

## 一、肘关节脱位

(一)概述

肘关节脱位(dislocations of the elbow)在四肢大关节中占首位,多见于青少年。肘关节为屈戌关节,由肱骨滑车和尺骨半月切迹、肱骨小头构成,由于关节囊前后壁没有韧带加强,尺骨鹰嘴长,半月切迹深,在其前的喙突却较短,故易发生后脱位,多由传达暴力或杠杆作用所引起。由于暴力的方向不同,脱位可分为:

1.肘关节后脱位　最多见的一种脱位类型。跌倒时,手掌着地,肘关节完全伸展,外力经由前臂传导到肘,尺骨鹰嘴在鹰嘴窝内又起到杠杆作用,使尺、桡骨同时被推向后外,造成肘关节脱位。

2.肘关节前脱位　临床很少见,常合并尺骨鹰嘴骨折。当肘关节处于屈曲位,后方受到直接暴力时,先发生尺骨鹰嘴骨折,而后尺桡骨上部移至肱骨下端之前,形成肘关节前脱位。

3.肘关节侧方脱位　当肘部受到传导暴力时,肘关节处于内翻或外展位,致肘关节的侧副韧带和关节囊撕裂,肱骨的下端可向桡侧或尺侧移位。

(二)护理评估

1.症状和体征

(1)一般症状:肘关节肿胀、疼痛、功能障碍。

(2)体征:①肘部明显畸形,肘前摸到肱骨下端,肘后可摸到高耸的尺骨鹰嘴。②肘关节弹性固定于 135°半屈曲位。③肘后三角失去正常关系。④前臂缩短,前后径增宽。

2.影像学检查　X线检查可确定诊断,并可了解脱位情况,有无合并骨折。

(三)治疗原则

1.非手术治疗

(1)复位:新鲜肘关节脱位均以手法复位为主,对某些陈旧脱位,时间短者也可先试行手法复位。

(2)固定:复位后用上肢石膏将肘关节固定于90°屈曲位3周。

(3)功能锻炼:早期指导患者做肩、腕及手指各关节的活动,拆除固定后,肘关节开始少量活动,逐渐加大自主活动范围及活动量。

2.手术治疗　对以下情况者,应考虑手术治疗:

(1)闭合复位失败者或不适于闭合复位者;

(2)肘关节脱位合并肱骨内上髁撕脱骨折,当肘关节脱位复位而肱骨内髁仍未能复位时,应施行手术将内髁加以复位或内固定;

(3)陈旧性肘关节脱位,不宜施行闭合复位者;

(4)某些习惯性肘关节脱位。

## 二、肩关节脱位

(一)概述

肩关节是人体诸多关节中活动度最大的关节,也是脱位发生率最高的关节。肩关节的稳定性主要依靠肩关节周围肌肉、盂唇以及关节囊韧带等软组织结构来维持,如上述软组织结构的完整性遭到破坏,则肱骨头不能在肩关节运动全程中保持于肩盂的中心位置,从而出现复发性肩关节脱位。其中约95%的脱位为前脱位,2%~4%为后脱位,约0.5%为下方脱位。

肩关节脱位的病因:①前脱位常发生于外展、伸直和外旋位,比如打排球时准备扣球的动作。老年人常因摔倒时手撑地引起。在脱位过程中,肱骨头受外力挤出盂肱关节,而将前关节囊从它在肱骨上或关节窝缘上的止点处撕裂。有时侧方亦有撕脱。②后脱位常发生在强力内旋、内收,如摔倒时手臂撑地或触电时。有时强力直接作用也可导致后脱位。双侧肩关节后脱位很少见,几乎都发生在突然抓住某物的动作时。③下方脱位少见,但很严重。下方脱位可发生在上肢上举时轴向外力作用下。这种损伤总是伴有骨折或严重的软组织损伤。

(二)护理评估

1.症状与体征

(1)前脱位:①上臂处于轻度外展和外旋位;②方肩外观,与对侧肩相比失去三角肌的外形;③前方可触及肱骨头(喙突下、盂下或锁骨下);④患者上臂内收和内旋时有抵抗(如患者不能扪及对侧肩部);⑤周围动脉搏动应与对侧对比,以除外血管病变;⑥复位前后,应通过检查局部针刺觉和三角肌收缩来检查腋神经的功能。同时检查肌皮神经和桡神经的感觉和运动功能。

(2)后脱位:①上臂处于内收内旋位;②方肩外观,肩部变平,喙突突出,有时双肩外观基本相同;③在肩峰下扪及肱骨头时,肩后丰满;④外旋、外展受限;⑤神经、血管损伤并不常见。

(3)下方脱位(垂直脱位):①上臂完全外展,肘部常屈曲位;②肱骨头可以在胸侧壁扪及。

2.影像学检查　前后位和肩胛"Y"像或穿胸像。

(1)在前后位像上,前脱位的特征是肱骨头位于喙突下。在肩胛"Y"像上,肱骨头在"Y"

的前方,脱位常更明显。在穿胸像上,"高尔夫球"(指肱骨头)掉到了肩关节盂的前面。

(2)在后脱位,前后位像上肱骨头可以像一根手杖,或由于旋转角度的不同而像灯泡或冰淇淋筒。肩胛"Y"像显示肱骨头在关节盂(Y 的中点)的后方。穿胸像上,"高尔夫球"(肱骨头)掉到了关节盂的后方。

(三)治疗原则

1.非手术治疗　复位。

(1)复位前、后进行 X 线检查、神经血管检查。

(2)复位操作:成功复位的关键是在适当的镇静和肌松下缓慢逐步地施以手法。复位成功可有明显的疼痛缓解和活动度的增加。可让患者触摸健侧肩部以确定复位成功。复位后,应固定肩部,并进行神经、血管方面的检查和 X 线检查。

2.手术治疗　对有以下情况者,需手术切开复位。

(1)新鲜的肩关节前脱位整复困难或复位失败者。

(2)合并神经、血管压迫症状者,应立即手术切开复位,缓解压迫,修补神经、血管损伤。

(3)伴大结节撕脱性骨折,骨折块卡在肱骨头与关节盂之间,影响关节复位者。

(4)合并肱二头肌长腱向后滑脱阻碍手法整复者。

(5)合并肱骨外科颈骨折,手法复位失败者。

(6)陈旧性肩关节后脱位一般采用手术切开复位。

### 三、髋、膝关节脱位

(一)髋关节脱位概述

髋关节脱位(dislocations of the hip)位于全身大关节脱位的第 3 位,多见于青壮年。髋关节为杵臼关节,由髋臼和股骨头组成。其特点是髋臼深而大,关节囊坚韧厚实,周围有丰厚的肌群保护,因而髋关节结构稳固,只有强大的暴力才能引起脱位。根据脱位后股骨头的位置,髋关节脱位可分为三类:

1.股骨头向后移位于坐骨大孔或其附近髂骨翼者,称髋关节后脱位。

2.股骨头向前移位于耻骨部或闭孔部者,称髋关节前脱位。

3.股骨头穿过髋臼骨折裂隙而进入盆腔者,称髋关节中心脱位。

其中以髋关节后脱位最为常见。

(二)髋关节后脱位

1.概述　多由间接暴力所致。髋关节 90°屈曲、内收、内旋位时,股骨头的上外侧已超越髋臼后缘,当有强大暴力由前向后撞击膝前方时,外力通过股骨干传达到股骨头,使之冲破关节囊后壁,脱出髋臼。

2.护理评估

(1)症状与体征:髋关节脱位有明确及相当严重的外伤史,除局部疼痛和功能丧失外,由于部位较深,肿胀不明显。患肢呈屈曲、内收、内旋和短缩形,并有弹性固定;患肢臀部膨隆,股骨大粗隆上移凸出,可触到移位的股骨头;髋关节被动活动时可引起疼痛及肌肉痉挛。

(2)影像学检查:X 线检查可了解脱位的情况及是否伴有骨折。

(三)髋关节前脱位

1.概述　以杠杆作用为主。当髋关节因外力强度外展时,大转子顶端与髋臼上缘相接触,构成支点,在外力继续作用下,使患肢稍外旋并挤推股骨头向前下方,股骨头可因髋臼缘的杠杆作用,突破关节囊前下方的薄弱处而发生前脱位。脱位股骨头位于闭孔处者,称闭孔脱位;股骨头向上、向前移位至耻骨处者,称耻骨脱位。后者可合并股动、静脉和神经损伤,引起血液循环障碍。

2.护理评估

(1)症状和体征:有明确的外伤史,患肢呈外展、外旋和屈曲畸形,患肢稍变长,髋关节弹性固定。腹股沟下肿胀,在该处可扪及股骨头。

(2)影像学检查:X线检查可确诊。

(四)髋关节中心性脱位

1.概述　髋关节中心性脱位比较少见,主要由传达暴力所致。当暴力作用于大粗隆外侧或髋关节轻度外展时,暴力沿股骨纵轴上传,使股骨头冲击髋臼底部,引起髋臼底骨折。如外力继续作用,股骨头穿破髋臼底连同骨折片一起向盆腔内移动,形成中心性脱位。髋关节中心性脱位必然合并髋臼骨折,如髋臼骨折片夹住股骨颈,可阻碍突入盆腔内的股骨头的复位。

2.护理评估

(1)症状和体征:股骨头移位不多者,往往只有局部疼痛、肿胀及轻度活动障碍,无特殊体位畸形。

(2)影像学检查:大多数病例需经X线检查,才能确定诊断。

(五)膝关节脱位

1.概述　膝关节为人体中最大和最复杂的关节。由于受坚强有力的韧带、关节囊及其周围肌肉的保护,膝关节脱位(dislocations of the knee)极为罕见。多因直接暴力冲击胫骨上端或间接暴力使膝关节旋转或一过性损伤,造成胫骨上端向后、向前或两侧脱位。临床上常见的是髌脱位。

2.护理评估

(1)症状和体征:膝关节剧烈疼痛、肿胀,压痛明显,关节活动受限,并有脱位畸形。应注意有无血管、神经损伤的并发症。

(2)影像学检查:膝关节正侧位X线片可确诊。

(六)关节脱位患者的护理

1.心理护理　热情接待患者,给以精神上的安慰,减轻患者紧张、恐惧的心理。

2.急诊患者应查看其伤腿的色泽、温度、伤肢的位置及姿态,注意体温、脉搏、呼吸、血压的变化,有无复合伤。有休克表现者,立即建立静脉通道,进行快速输液、输血。

3.确诊后向患者解释将要进行的处理步骤。需手术者,按常规做好术前准备,术后注意病情观察,维持肢体于功能位,防止畸形的发生。

4.关节脱位复位后,除做好全麻护理外,重点在于维持患肢的牵引和固定,防止再脱出。如髋关节后脱位者,复位后应将患肢固定于伸直、轻度内收和内旋位,避免髋关节外旋和外展活动。

5.对石膏固定者,应抬高患肢,注意观察患肢末梢循环情况,定时按摩,防止压疮的发生。肘关节脱位者卧床时可用枕垫高,离床活动时用颈腕吊带悬挂于胸前。髋人字石膏应用电吹风或烤灯使石膏快速干固,以减少不良反应。

6.手术切开复位术后护理

(1)注意出血情况。术后应密切观察生命体征变化,尽早发现出血征象,及时处理。有些髋关节脱位患者切开复位的同时还进行螺钉、钢板骨折内固定,手术比较大,术后应密切观察生命体征变化,尽早发现出血征象,及时处理。

(2)疼痛的处理。由于创伤大,患者常觉疼痛,故术后48～72小时内常规给肌内注射止痛药或使用麻醉泵。

(3)仔细观察伤口情况,换药或拔引流管时注意无菌操作,预防感染的发生。

(4)注意保持整复后的体位,防止再度脱出。

7.髋关节脱位牵引期间的护理

(1)经常检查牵引重量、方向和位置是否正确,牵引绳是否嵌顿,重锤是否悬空。

(2)需调整牵引方向或位置时,应保持患肢仍在牵引状态,不可随意增减重量。

(3)骨牵引者应使牵引针与骨保持平行防止左右滑动,并注意针孔有无出血及感染。

(4)避免牵引绳或足趾受压影响牵引效果或导致足下垂,皮肤牵引者,注意末梢循环,防止腓总神经损伤。合并坐骨神经损伤者,应做被动活动并以沙袋抵足,防止关节挛缩。

(5)髋关节后脱位者,禁止患者坐起,因坐起时,髋关节常处于屈曲、内收和内旋位;而前脱位患者在牵引期可以坐起来。要向患者讲解其中的原因,以取得患者的合作。

8.饮食护理  由于患者卧床时间长,活动量少,肠蠕动慢,常有大便干结。应指导患者进食大量新鲜蔬菜、水果等粗纤维食物,以保持大便的通畅。并注意添加营养丰富的食物,以利疾病的康复。

9.做好生活护理  患者受伤后,活动不便,护士应主动协助患者做好生活护理,满足其需要。

10.鼓励患者进行功能锻炼  患者常担心活动后再次脱位以及将来留下残疾,不愿意或不敢进行功能锻炼。因此,护士应先做好心理护理,耐心鼓励和指导患者,消除恐惧心理及悲观情绪,以取得主动配合,按分期进行练习。要结合患者的具体情况,循序渐进地指导患者进行功能锻炼。

(1)肘关节、肩关节脱位患者早期主要是进行握拳、伸掌及手指屈曲等动作,拆除固定后,主要进行肘关节主动伸、屈及前臂旋转活动。注意不要强行扳拉,以免发生周围骨化性肌炎。

(2)膝关节损伤患者术后康复锻炼

1)术后第2天开始进行股四头肌等长收缩、直腿抬高、轻度推动髌骨和轻度主动屈膝的锻炼。

2)术后第2～3天,患者可以扶双拐进行部分负重,负重量以患者能够耐受为限,但不要超过50%体重(一般为体重的25%左右)。

3)患者进行负重或步行锻炼时,必须佩戴支具。完全负重的时间一般在术后4周。

4)术后2周(拆线后),患者在洗澡或在室内移动时允许摘掉支具。但是,术后6周内,在行走和睡觉的时候都要求患者佩戴支具。

5)术后3个月,允许患者开始进行慢跑和轻度的体育活动。在开始恢复体育活动的时候,患者可以佩戴简单的护膝、髌骨稳定支具等进行保护。

6)如果患者膝关节屈伸活动范围和股四头肌肌力恢复正常,可以开始进行完全的体育活动,这一般需要6个月的时间。

11.出院指导  膝关节脱位者,待股四头肌恢复及膝关节伸屈活动较稳定后,才能负重,并继续加强功能锻炼。髋关节脱位者,3个月内避免负重,并继续加强功能锻炼。

(余丽娟)

# 第十五节　关节置换术的护理

## 一、关节置换术常规护理

### （一）术前护理

1. 完善术前检查　血、尿化验胸片，心电图，膝关节 X 线，超声心动图，双下肢静脉彩超，肺功能等。

2. 健康教育

（1）详细询问病史、过磺史、用药情况，掌握患者基本信息，针对其疾病做好相关知识宣教。停用阿司匹林类具有抗凝血作用的药物。

（2）指导患者戒烟、戒酒。

（3）使患者充分认识术后康复锻炼的重要性并教会患者康复锻炼的方法。

（4）心理护理。

3. 术前护理　手术肢体术区皮肤准备，用记号笔明确标记手术肢体。对于使用连续神经阻滞镇痛泵的患者，给予相应穿刺点周围备皮。

### （二）术后护理

1. 心理护理　向患者及家属讲解手术情况，术后注意事项，减少患者及家属的恐惧感。

2. 严密观察生命体征的变化　监测患者的体温、脉搏、血压、呼吸和血氧饱合度的情况。

3. 密切观察伤口敷料有无渗出情况　及时更换敷料以保持伤口清洁干燥。

4. 疼痛护理　应用疼痛评分量表，客观了解患者疼痛情况，给乎相应镇痛治疗并制定个性化的康复计划。术后疼痛多伴有肿胀，尤其在功能锻炼后加重。可以抬高患肢，局部冷敷，遵医嘱给予阿片类镇痛药，如吗啡、哌替啶、曲马多缓释片等。术后放置股神经阻滞泵，能有效的缓解患者的疼痛。

5. 引流管护理　关节置换术后应妥善固定引流管，保持其通畅，严格无菌操作防止感染。引流球不应高于伤口位置或使用抗返流引流袋，避免引流液反流造成逆行感染。严密观察引流液的颜色、量、性质并详细记录。

6. 饮食护理　术后早期（1～3d）由于疼痛及情绪不稳使食欲不佳，宜进清淡易消化富营养的饮食，多食蔬菜，瓜果等。中晚期（术后 3～14d）宜进食补血的食物，补充高热量、高蛋白、富含维生素及钙类的食物，如鸡蛋，瘦肉，鱼类，豆类制品。

## 二、肩关节置换术

人工肩关节置换术主要为患者解除肩关节疼痛，恢复其功能，稳定关节。适用于骨关节病，难于闭合和手术复位恢复功能差的肱骨头粉碎性骨折、肱骨头缺血性坏死、肱骨头肿瘤、类风湿关节炎等疾病。

### （一）术前护理要点

1. 心理护理　患者由于患肢的长期疼痛和活动受限，严重影响生活质量，易产生烦躁、抑郁、恐惧心理。耐心地讲解疾病相关知识、手术过程，以消除患者的顾虑，树立信心。多尊重、关心、鼓励患者，使之自愿接受人工肩关节置换术，积极主动地配合治疗和护理。

2.术前准备 患肢肩关节周围皮肤准备,包括上臂肘部同侧的前胸、背部及腋下。做好患肢标记。

(二)术后护理要点

1.观察重点

(1)生命体征的观察:注意观察患者生命体征变化,预防脂肪栓塞及失血性休克的发生。

(2)患肢肢端血液循环及活动情况的观察:肩关节置换术术中分离三角肌、胸大肌间沟时易损伤头静脉;外翻及牵拉时易损伤支配三角肌的神经及血管。因此,术后应密切观察患肢皮温、颜色、动脉搏动、伤口渗血情况和患肢感觉、运动情况。如有手指麻木、感觉减退,患肢青紫、皮温降低、桡动脉搏动消失等神经血管损伤及时报告医师处理。

(3)伤口引流的观察:严密观察引流液的颜色、性质、量并做好记录。保持引流管的通畅并妥善固定,防止堵塞、打折、扭曲,防止逆行感染。如每小时引流量超过 50ml 或 24h 引流量超过 200ml 应及时通知医师处理。

(4)体位:术后返回病房后即给予平卧位,肩部抬高,屈肘位将患肢用绷带包扎固定于胸前,即贴胸搭肩位;侧卧位应向健侧卧位,禁止术侧卧位,术侧卧位可造成置换关节局部受压,导致置换关节前脱位。站立时用外展架固定,保持肩关节中立位,使患者舒适,减轻伤口疼痛。

(5)疼痛:使用客观量表评估术后患者疼痛程度。NRS 评分疼痛控制在 3 分以下。

(6)肿胀:术后密切观察患肢的皮肤、颜色、温度、肢体远端感觉、运动及毛细血管的充盈情况,如发现患肢严重肿胀、远端皮肤苍白、皮温下降、被动活动时疼痛剧烈或感觉减退,应及时报告医师,对症处理。可以给予抬高患肢,减少不适感。术后肿胀,一般 72h 达到高峰,而后即会逐渐消退,完全消退大约需 1 周时间。必要时可遵医嘱使用脱水药物,缩短肿胀的时间。

2.并发症护理

(1)预防假体脱位:术后因搬动、患肢位置不妥、锻炼不当等原因,可导致假体脱位。手术完毕,患肢外展 50°~60°,前屈 45°,用外展架固定。一般固定 3 周左右。

(2)预防感染:包括肺部感染、伤口感染、假体深部感染。监测体温每日 4 次,一般 3~5d 内体温 38.5℃左右,为正常创伤性发热,若 5d 后体温不降反而升高,则应考虑有感染的可能;保持床单位清洁,床上无渣屑;敷料污染及时更换;注意观察伤口局部及伤肢的情况,有无疼痛消失后又出现比前更为严重的、持续性的疼痛;遵医嘱应用抗生素。

(3)预防失用性肌萎缩:进行功能锻炼的指导。向患者及家属讲解被动锻炼与主动锻炼的目的、重要性,以取得配合。

①手术当天:麻醉消失后可进行手指、腕关节活动。可进行"张手握拳"练习和屈伸腕关节练习。

②术后第 2 天:开始进行患肢肌肉的等长收缩练习,即利用肌肉等长收缩进行的肌力练习,由于不引起明显的关节运动,又称静力练习。等长练习操作简便,可在肢体被固定、关节活动度明显受限的情况下进行,如握拳、伸展练习。

③术后第 3 夫:拔除引流管后开始行肩部肌肉收缩练习,小幅度屈伸肘关节,可以促进血液循环、减轻肿胀、防止静脉血栓形成。

④术后第 4 天:进行肩关节活动,如提肩运动,前屈、适量外旋等活动。从 20°开始,每天

增加 5°～8°。前臂肌肉主动收缩功能锻炼,每天 3～5 次,每次 10s。

（三）康复指导

1.告知患者有哪些并发症及如何观察与处理:主要并发症包括感染、假体松动、下沉和半脱位或脱位、假体柄折断、肱骨骨折、臂丛神经损伤等。若出现关节持续疼痛是深部感染的重要指征,它提示肩部有急性炎症或慢性炎症引起假体松动;患肢活动时疼痛加剧,体温持续升高,关节肿胀、充血或表现为长时间的关节疼痛,窦道形成而局部肿胀不明显,均提示有感染的发生,应及时就诊。若出现关节畸形及功能障碍时均应及时复诊。

2.康复训练:人工肩关节置换术的成功并不预示着治疗的全部成功,术后良好的功能康复是手术成功的关键之一。若术后不能科学、有效地进行肩关节康复训练,则会导致肩周关节囊、韧带、肌肉及肌腱的挛缩,关节内外组织粘连,使肩关节活动受限,即使肘、腕和手的功能均正常,也会严重损害上肢功能,降低患者的生活质量。正确的早期康复指导及患者的积极配合,能使肩关节置换优良率达 90%。所以,科学、有效地早期功能锻炼显得尤为重要。

（1）康复训练早期（术后 1～3d）:行患肢肌肉的等长收缩练习,促进血液循环,减轻肿胀及疼痛,使伤口早期愈合。所有患者均在有效镇痛的基础上,术后第 1 天在床上做握拳及放松训练,最大程度握拳,过伸掌指关节,每次 3～5min,每日 3～5 次;术后 2～3d,健肢协助患肢最大限度屈伸肘关节,每次 3～5min,每日 5 次。

（2）康复训练中期（术后 4d～6 周）:因术中切开肩胛下肌,术后 6 周内需加以保护,所以 6 周内以被动锻炼为主,不可主动活动肩关节,尤其是肩关节的主动内旋,以利于其恢复。术后第 4 天在医生指导下行肩关节被动前屈、后伸、内旋、外旋及外展活动,每次 5～10min,每日 3～5 次。术后 2 周起开始做钟摆练习,患者弯腰,患臂下垂,进行被动内旋或外旋划圈动作,并逐渐增加划圈的半径,身体前屈可以减少患肩肌肉克服重力的负担,而且可使肩部肌肉进一步松弛;水平位外旋练习,患者仰卧,在健手帮助下上举肩关节,在 40°范围内被动伸、屈、内收、外展肩关节,每次 3～5min,每日 3～5 次。

（3）康复训练后期（术后 7 周～1 年）:在早期、中期被动康复训练的基础上行肩关节主动锻炼,增加关节活动范围,改善日常生活自理能力。术后 6 周行 X 线检查,根据具体情况进行肩关节的主动锻炼,可做三角肌等长收缩练习,并逐渐增加肩关节活动角度,每周增加 5°～10°。术后 12 周开始行肩关节牵拉和抗阻力训练,利用弹力绷带或拉力器进行内旋、外旋的肌肉锻炼,通过前屈、上举、外旋及内旋、内收等活动进行患肩的牵拉训练,但应避免拾重物,禁止做投掷运动,以防止人工肱骨头脱位。

（4）出院指导:禁止剧烈活动,鼓励患者尽早使用术肢完成日常活动,但不宜用力提或拖拉重物,避免投掷等挥动手臂的动作,以免引起关节脱位、松动甚至假体柄折断等。教会患者后期康复训练方法,告知患者要持之以恒坚持 1 年。嘱患者术后定期复查。

## 三、肘关节置换术

人工肘关节经历近 80 年的探索和发展,已经取得相当发展,但尚待进一步完善。根据人工肘关节结构,分为完全限制型、半限制型和非限制型。

（一）适应证

1.解除肘关节疼痛。

2.恢复肘关节稳定性。

3.肘关节运动不满意,运动受限影响生活质量。

4.双肘关节强直。

5.类风湿关节炎。

6.创伤性关节炎。

7.原发性骨关节炎引起肘关节严重病变。

8.少年性类风湿关节强直。

(二)禁忌证

1.肘关节有活动性化脓性炎症。

2.异位骨化患者。

3.糖尿病、脊髓空洞症或其他疾病引起的周围神经关节病。对营养不良的患者需慎重。

(三)术前护理要点

1.心理护理　患者入院后护士应评估患者心理问题给予个性化护理,如向患者介绍肘关节置换术成熟性、成功率等,使患者增强信心,同时建立良好的护患关系也可取得患者信任使其更好地配合医护工作。

2.术前准备　患肢皮肤准备,范围上至患肢肩关节包括腋下,下至手部。做好患肢标记。

3.术前健康教育

①向患者讲解术前检查的意义、内容及注意事项。

②向患者介绍手术的方法,假体的材质,可发放宣传材料易于患者理解。

③康复锻炼:鼓励患者进行患肢的前臂、肩和手部进行功能锻炼对于患者术后康复具有现实价值。指导患者进行手部伸指、握拳、屈腕运动;前臂的内旋、外旋运动。

(四)术后护理要点

1.生命体征的观察　注意观察患者生命体征变化,体温升高应及时给予降温处理,观察是否有因术中失血引起的贫血的症状。

2.患肢体位　屈肘60°～90°,颈腕悬吊固定,夜间置于床边抬高。

3.患肢肢端血液循环及活动情况的观察　术后应观察患肢皮温、颜色、动脉搏动、伤口渗血及患肢感觉、运动情况。如有手指麻木、感觉减退、患肢青紫、皮温降低、桡动脉搏动消失等神经血管损伤及时报告医师处理。

4.伤口引流的观察　严密观察引流液的颜色、性质、量并做好记录。保持引流管的通畅并妥善固定,防止堵塞、打折、扭曲,防止逆行感染。

5.疼痛　使用客观量表评估术后患者疼痛程度。NRS评分疼痛控制在3分以下。

6.肿胀　术后密切观察患肢皮肤的颜色、温度,肢体远端感觉、运动及毛细血管的充盈情况,如发现患肢严重肿胀、远端皮肤苍白、皮温下降、被动活动时疼痛剧烈或感觉减退,应及时报告医师,对症处理。可以给予抬高患肢,减少不适感。

7.并发症的护理

(1)肘关节活动受限:注意观察并保持引流管路通畅避免阻塞,减少局部血肿形成,以防瘢痕收缩,影响关节活动,如引流不畅应及时通知医生。术后及时正确的指导患者进行康复锻炼是防止肘关节活动受限的关键。

(2)神经麻痹,尺神经受压:术后定时观察患肢麻木、肿胀情况,观察桡动脉搏动并与健侧对比。如有异常及时报告医师。

### 四、髋关节置换术

人工全髋关节置换术(total hip replacement,简称 THR)是通过置入人工全髋关节假体治疗髋关节疾患的外科技术,是成人髋关节成型术中最常用的方法,是近年来发展最快的骨科分支之一。人工全髋关节置换术可以达到解除髋部疼痛,保持关节稳定,关节活动较好及调整双下肢长度等治疗目的。其首先为解除髋关节疼痛,其次是改进髋关节功能。

(一)适应证

1.股骨颈骨折。

2.股骨头缺血性坏死。

3.退行性骨关节炎。

4.类风湿关节炎。

5.强直性脊柱炎。

6.髋关节强直。

7.先天性髋关节发育不良。

8.慢性髋关节脱位。

9.关节成形术失败病例。

10.骨肿瘤。

(二)术前护理要点

1.健康教育　使患者充分认识康复锻炼的重要性并教会患者康复锻炼的方法。掌握拐杖的正确使用方法及注意事项。

2.心理护理　患者大多数需要家属的照顾,生活质量明显下降,容易产生沮丧、自卑、绝望心理,再加上对疾病知识的缺乏,对手术治疗存有顾虑,容易出现焦虑、恐惧心理。护士要根据患者的年龄、职业、文化程度有针对性的做好健康宣教,讲解关节置换的相关知识,介绍同种病例康复期的患者,以增加患者对手术的认识和信心,使患者自愿接受人工髋关节置换术。护士应针对不同患者,与医生共同制定手术计划和手术前、后护理计划,在短期内取得患者信赖,使其主动配合医护人员进行医疗护理工作。

3.术区皮肤准备　上至髂前上棘,下至大腿上 1/3,包括会阴部。做好患肢的标记。

(三)术后护理要点

1.术后观察重点

(1)严密观察生命体征的变化,防止发生失血性休克等。

(2)术后要密切观察伤口敷料的渗血情况,并要注意观察腹股沟,髋部及大腿外侧有无肿胀。保持伤口敷料清洁干燥,渗血量增多时及时通知医师换药,防止伤口感染。

(3)体位护理:髋关节置换术后患肢保持外展中立位并抬高;搬动、变换体位时,需将髋关节及患肢整个托起,防止患侧内收、扭转,避免动作不当引起髋关节脱位。

(4)严密观察患肢感觉、活动、血液循环情况,如有患肢麻木、皮温降低、足背动脉搏动减弱或消失,应考虑有循环障碍,需及时通知医师进行处理。

(5)疼痛的护理,使用 NRS 量表评估患者术后疼痛,遵医嘱给予联合镇痛药物,保持患者疼痛评分在 3 分以下,保证患者舒适。

(6)饮食护理:进行髋关节置换的患者大多年龄大,体质较差,加之手术创伤大,因此应加强营养。进清淡宜消化饮食,适当增加高蛋白质、高维生素、粗纤维食物。鼓励患者多饮水,每日 2000ml。观察患者有无腹胀,恶心,呕吐等不适主诉,预防电解质紊乱。鼓励患者在床上做力所能及的活动,促进消化功能的恢复。

2.并发症的护理

(1)下肢深静脉血栓及肺栓塞:人工关节置换术后下肢深静脉血栓的发生率可高达47.1%,对此类并发症的预防是不可忽视的。对 40 岁以上肥胖者,小腿肿胀、静脉曲张、既往有深静脉血栓者,在人工关节置换术后,应采取预防性抗凝治疗,下肢可使用弹力袜并抬高患肢。术后早期进行下肢肌肉收缩活动,如踝泵练习和股四头肌等长收缩练习,以促进下肢血液循环,减轻患肢肿胀,预防下肢静脉血栓的发生。指导患者做深呼吸运动,如发生呼吸困难、胸痛、咯血、晕厥等应考虑急性肺栓塞的可能,应立即给予抬高床头、吸氧、制动、镇痛,控制心力衰竭、抗凝和溶栓等治疗。鼓励和指导患者尽早进行主动和被动运动,可起到一定预防作用。

(2)伤口感染:感染是髋关节置换术后最严重的并发症,发生率为 0.5%~1%。术后要密切观察伤口有无红、肿、热、痛等局部感染症状,保持伤口敷料的清洁干燥,避免被大小便污染。如术后体温增高,疼痛加剧,实验室检查白细胞及中性粒细胞异常时要考虑伤口感染。预防术后感染,要严格手术操作和手术室环境,换药时严格执行无菌操作,围术期遵医嘱合理使用抗生素。

(3)人工髋关节松动:假体松动是造成人工髋关节置换术失败的重要原因之一。松动多在术后 2 年发生,发生后主要表现为疼痛,且进行性加重。术后应进行及时的健康宣教,患肢不可过早负重,活动量也不可过大,根据患者情况适当控制体重。

(4)人工髋关节脱位:脱位绝大多数发生于术后 1 个月内,称早期脱位,也有少数患者可在 2~3 年后发生。因此,指导患者在翻身、取物、下床时应避免内收屈髋动作。术后患肢要保持外展中立位,坐位时双膝位置最好在髋关节以下水平。做各种治疗和操作时,应将整个关节托起,动作轻柔,不可单纯牵拉抬动患肢。观察局部有无疼痛和异物突出感。

(5)肺部并发症:全髋关节置换术后常见的肺部并发症包括肺不张、肺水肿和肺炎。肥胖和有吸烟史的患者术后发生肺部并发症的危险性高。术后鼓励患者进行有效的咳嗽排痰,如出现呼吸急促、发热、咳嗽等症状,应及时通知医师给予相应处理。

(6)压疮:患者多为老年人,全身循环差,术后因疼痛不适不配合翻身,骶尾部皮肤及骨隆突部皮肤易受压发生压疮。因此应保持床单整洁、干燥、无渣屑;及时处理好大小便,减少刺激;鼓励并协助患者翻身,至少 2h 翻身 1 次,缓解皮肤压力。必要时使用防压疮垫和减压贴保护皮肤。

3.特殊用具的护理

(1)拐杖:使用时患者直立,双手下垂,拐杖位于腋下,上端距离腋窝 5cm 左右,扶手正对腕横纹。行走时由患者上肢将拐杖撑起,抬头挺胸,利用上肢的力量辅助患肢负重行走。由于腋下神经血管丰富,因此不能将身体架在拐杖上,拐杖对腋窝的长时间压迫可造成神经血管损伤。

(2)助行器:多用于老年人,因为老年人力量不够,容易发生意外。助行器有 4 个支点,相对稳定且使用安全,可供使用拐杖困难的人群选择。

(3)血液循环促进仪:其原理主要是通过微电脑控制进行充气和放气。可促进双下肢血液循环,减轻肿胀,防止静脉血栓的发生。已确诊下肢静脉血栓的患者禁止使用,以防栓子脱落而引起更严重的并发症。

(4)医用弹力袜:医用弹力袜的使用能有效预防下肢深静脉血栓的发生。注意正确选择适合患者的型号,穿着时要保持平整,避免折叠对局部皮肤、血管、神经形成压迫造成患者不必要的损伤。每隔12h应检查下肢血液循环及肿胀情况。

4.常用药物的治疗护理

(1)术后应用抗生素预防感染:一般术后应用抗生素48h。护士应根据不同抗生素的不良反应及注意事项采取相应的护理措施。

(2)术后预防性抗凝治疗:在人工髋关节置换术后,一般采用预防性抗凝治疗,多采用口服(如阿司匹林、拜瑞妥等)或皮下注射抗凝药物(如低分子肝素钠注射液等),注意观察患者凝血功能异常征象,如皮肤瘀点、瘀斑、紫癜、血尿、血便、咯血、呕血及牙龈出血等。

(3)术后镇痛治疗:术后24h采用哌替啶50~100mg,每6小时肌内注射1次给予镇痛,24h后改用口服镇痛药物镇痛。可针对可能出现的恶心、呕吐、便秘等不良反应给予相应的预防措施。

## 五、全膝关节置换术

全膝关节置换术(total knee replacement,TKR)是严重膝关节病患者解除疼痛、改善关节功能的有效的治疗手段。膝关节是全身最大、结构最复杂的关节,其运动功能要求较高。人工全膝关节置换主要用于关节疼痛、不稳、畸形、功能障碍、经过保守治疗无效的病例,包括膝关节各种炎症性关节炎、少数创伤性关节炎、胫骨高位截骨术失败后的骨性关节炎、少数老年人的髌股关节炎、静止的感染性关节炎后遗症(包括结核)、少数原发性或继发性骨软骨坏死性疾病。

(一)术前护理要点

1.健康教育 使患者了解术后康复锻炼的重要性,对于康复锻炼所带来的疼痛正确面对。掌握拐杖的正确使用方法及注意事项。

2.心理护理 类风湿关节炎的疗效不及骨关节病的患者,肥胖、糖尿病、Charcot关节炎的患者效果欠佳。术前应充分了解患者的期望值,根据患者病情的不同给予正确的引导,不可使患者盲目比较,避免患者产生心理落差。

3.术区皮肤准备 认真检查患者皮肤情况,有无破损、毛囊炎、脚气、脚癣、甲沟炎,询问皮肤病史,及时发现问题给予相应处理,减少术后感染因素。做好患肢标记。

(二)术后护理要点

1.严密观察生命体征的变化,防止发生失血性休克等。

2.伤口及引流的护理 全膝关节置换术后出血较多,采取自体血回输装置可有效地减少术后贫血和低血容量性休克的发生。自体血回输装置的伤口引出管较细,如出现伤口敷料渗出较多或引流液少的情况,应仔细检查引流装置是否通畅,及时通知医生给予处理。术后密切观察伤口敷料的渗血情况,及时更换敷料以保持伤口清洁干燥;观察局部有无红、肿、热、痛的急性炎症表现,若伤口肿胀明显伴静止痛和高热时,应及时报告医生。

3.体位护理 膝关节置换术后应抬高患肢,足部垫软枕,保持膝关节处于伸直状态。因术后疼痛等不适,足部垫枕可能加重其不适,护士要耐心解释其保持体位对其膝关节伸直功能恢复的重要性,取得患者的配合。

4.疼痛的护理  术后疼痛主要来自于手术伤口疼痛及术后功能锻炼带来的疼痛。术后采用 VAS 疼痛评分尺客观了解患者疼痛情况,给予相应镇痛治疗并制定个性化的康复计划。自控镇痛技术已经广泛应用于全膝关节置换术后的镇痛中,其基本的含义是以最小剂量的镇痛药物,在患者需要时经由特殊的装置由患者本人及时给药,以获得理想的镇痛效果。可在术后康复锻炼前进行自控给药。功能锻炼后可进行患肢冰敷 15～20min,以减轻患肢疼痛。

5.严密观察患肢感觉、活动、血液循环情况,如有患肢麻木、皮温降低、足背动脉搏动减弱或消失,应考虑有循环障碍,需及时通知医师进行处理。

6.并发症的护理

(1)感染:全膝关节置换术的感染率为 1%～2%。根据累及范围分为浅层感染和深部感染;根据起病及病程可分为急性感染(术后 2 周以内)、延迟感染(术后 2 周以后)和晚期血源性感染。术后要保持伤口敷料的清洁干燥及引流管的通畅,伤口渗血及时通知医师给予换药。密切观察伤口有无红、肿、热、痛等局部感染症状。抬高患肢,早期指导患者踝泵练习可以促进下肢血液循环,有利于消肿和伤口愈合。慢性或迟发性感染可发生于手术数年后,多为血行感染,致病菌来源于身体其他部位的感染灶,如拔牙等。

(2)伤口愈合不良:主要表现为伤口皮肤坏死,窦道形成,切口裂开或血肿形成。水疱形成和皮肤变暗预示皮肤血供受损,应及时进行处理。根据患者患肢肿胀、伤口愈合等情况控制康复锻炼强度,同时遵医嘱采取穿刺、制动等措施。

(3)假体松动:患者出现关节负重时疼痛并逐渐加重,提示可能有松动发生。体重大、活动较多的男性骨关节炎患者,膝关节假体松动率明显高于其他患者。护士应做好患者的健康教育,减少因患者不当使用假体或错误锻炼引起的松动。

(4)腓总神经损伤:发生率约 5%,常于纠正膝关节畸形牵拉所致,多数保守治疗可逐步痊愈。术后观察患肢感觉、活动及肌力情况,如有患肢麻木和肌力减弱等情况,应考虑腓总神经损伤,需及时通知医师进行处理。

(5)下肢深静脉血栓:对肥胖者、小腿水肿、静脉曲张、既往有深静脉血栓者,在人工关节置换术后,应采取预防性抗凝治疗,下肢可使用弹力袜并抬高患肢。术后早期进行下肢肌肉收缩活动,如踝泵练习和股四头肌等长收缩练习,以促进下肢血液循环,减轻患肢肿胀,预防下肢静脉血栓的发生。超声诊断示下肢出现静脉血栓时,应及时通知医师,避免下床活动及患肢按摩,屈伸锻炼应根据病情遵医嘱减少或停止,防止栓子脱落。

## 六、踝关节置换术

(一)适应证

1.踝关节骨性关节炎。

2.类风湿关节炎踝关节疼痛,残留功能极差。

3.踝关节色素绒毛结节性滑膜炎。

4.局限性距骨缺血坏死。

5.内踝和(或)外踝陈旧性骨折。

6.踝部大骨节病。

7.距骨骨质良好,踝关节周围韧带稳定性完好者。

8. 内/外畸形<10°者。

9. 畸形可以矫正者。

(二)禁忌证

1. 目前存在踝关节及周围的感染,或处于潜伏期的患者。

2. 踝部骨质严重破坏或部分缺如。

3. 严重踝部骨质疏松症。

4. 距骨广泛缺血坏死。

5. 神经源性关节病,退行性疾病。

(三)术前护理

1. 心理护理　由于置换的关节为人工假体,并且手术创伤较大,患者对手术的危险性、关节的稳定性及术后功能恢复存在着疑虑和担忧,因而惧怕手术,产生焦虑和紧张情绪。应关心和理解患者,向患者详细讲解踝关节置换的必要性,可以解除疼痛,恢复踝关节运动功能,改善生活质量。讲解人工踝关节置换术的方法、目的、优点和成功病例,并介绍麻醉方式及术后康复程序、注意事项;增强患者信心,与患者建立良好的护患关系,了解其心理活动,满足心理需要,为患者创造一个轻松愉快的环境,取得患者及家属的积极配合。

2. 术区皮肤准备　充分清洁手术区域皮肤和毛发,一般多准备患侧整个肢体,操作时防止损伤皮肤,并嘱患者修剪趾甲,避免过长。术前和术晨用温水浸泡足踝进行再次清洁。

3. 休息与营养　指导充足的休息对患者的康复起着不容忽视的作用。创造良好的休息环境,讲解休息的重要性,放松心情,迎接手术。合理的饮食营养能够提高机体的抵抗力和免疫能力,适应各种环境条件下的机体需要,对疾病的预防和治疗起着重要作用。

4. 术前康复训练　术前指导康复锻炼方法,有利于患者术后配合锻炼。如踝泵练习,股四头肌等长收缩练习,直抬腿练习。指导患者拐杖的使用方法及注意事项。

(四)术后护理

1. 体位护理　术后抬高患肢20cm,促进血液回流,减轻水肿和疼痛,促进伤口愈合。每2小时翻身1次,防止皮肤长时间受压发生压疮。

2. 伤口及引流管的护理　保持伤口敷料干燥,引流通畅。妥善固定引流管,避免受压、扭曲或打折。

3. 石膏护理　石膏需保留3~4周,固定期间应严密观察患肢末梢血运情况,与健侧肢体进行比较,保持石膏清洁。观察石膏内血液循环情况和患肢肿胀程度,皮肤温度、颜色及感觉的改变等,若患肢有苍白、厥冷、发绀、疼痛、感觉麻木或减退时,应立即通知医师。

4. 观察患肢　观察患肢末梢颜色、皮温、肿胀、血运,若患者主诉麻木,患肢明显肿胀或颜色苍白、发紫时应立即通知医师处理。

(余丽娟)

# 第十六节　关节镜手术的护理

## 一、肩关节镜

肩关节镜适用于习惯性肩关节脱位、肩袖损伤、盂唇损伤、肩关节游离体等疾病。

（一）术前护理要点

1.心理护理　术前做好耐心细致的解释工作,使患者对所要进行的手术有充分的认识,以消除顾虑和缓解紧张情绪。

2.术前准备

（1）配合医生做好患者术前常规检查,如肝、肾功能检查、X线片检查等。做好患者的皮肤准备、各种药物的皮肤过敏试验,向患者讲解术前禁食、禁饮时间及目的。

（2）术前宣教:根据全身麻醉或臂丛麻醉的要求做好常规宣教,内容包括术后体位、饮食宣教,功能锻炼时间、方法以及目的,术后并发症的预防。重点讲解功能锻炼相关知识,使患者消除心理顾虑,为术后早期、有效的开展功能锻炼打好基础。

（二）术后护理要点

1.心理护理　术后患者担心切口裂开、出血、疼痛,不敢活动,护士应及时给予安慰、解释。在进行早期功能锻炼时,注意观察患者的心理反应,用鼓励性的语言对患者的每一个动作都给予耐心的指导和肯定,使患者树立自信心,自觉地进行锻炼。

2.观察生命体征及患肢肿胀情况　监测生命体征至平稳,观察患肢远端血运情况及肿胀情况。

3.冰敷　术后24h内肩关节周围冰敷,目的是减轻肿胀,缓解疼痛,减少出血。选择大小合适的布冰袋内含冰水混合物,可以加大皮肤接触面,保持冰敷部位恒温,防止冻伤,更好的作用于患处,起到冰敷作用。

4.体位　术后无肩袖修补者用腕颈带悬吊,肘与胸之间垫一软枕垫,使肩关节保持轻度外展位。有肩袖修补者给予肩关节外展支架固定于外展60°。注意患者的末梢血供状况及感知觉状况,观察有无肢体麻木、感觉减退、活动障碍等情况,及时报告医生处理。0~6周内除训练时间外,均需佩戴肩关节专用腕颈悬吊带或肩关节外展支架。

5.疼痛护理　术后应用数字分级法（NRS）给予患者疼痛评分,术后常规遵医嘱按给药阶梯用药（图9－45）,使用镇痛药物能够有效控制疼痛。注意观察镇痛药的副作用,出现头晕、恶心、呕吐等情况及时通知医师,遵医嘱给予对症处理。持续地控制疼痛,使患者疼痛评分控制在3分以下,不因为疼痛因素影响早期功能锻炼。

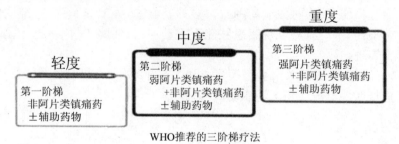

图9－45　三阶梯镇痛药疗法

6.舒适　患者患病后患肢功能受限,体位及生活自理能力受限,护士可协助进行日常生活护理,保证皮肤、口腔、头发、手、足等清洁。

7.并发症的护理

（1）伤口感染:术后监测体温,一般3~5d内体温升高至38.5℃左右,为正常创伤性发热,若5d后体温不降反而升高,则应考虑有感染的可能。注意观察伤口局部及患肢情况,有无疼痛消失后又出现较前更为严重的、持续性的疼痛。

(2)失用性肌萎缩:指导患者坚持进行功能锻炼,向患者及家属讲解肩关节被动锻炼和主动锻炼的目的、重要性,以取得配合。

## 二、肘关节镜

(一)术前护理要点

1. 心理护理　评估患者的文化水平和接受能力,给予有针对性的护理。向患者介绍关节镜手术的成熟性和创伤小、恢复快等优点以及手术过程中可能出现的情况,消除患者紧张心理,同时建立良好的护患关系,利于患者配合医护工作,使患者以良好的心态迎接手术。

2. 术前准备

(1)术前指导患者熟悉术后功能锻炼方法,可促进术后更好的康复。指导患侧手掌伸直、握拳运动;腕和肩关节的内旋、外旋等运动。

(2)完善术前检查,对有伴随疾病的患者应先治疗控制伴随疾病至平稳。

(3)皮肤准备备皮范围为患侧肩关节至手掌。

(二)术后护理要点

1. 术后返回病房　监测生命体征至平稳,如全身麻醉给予去枕平卧,禁食、禁水 6h;如为臂丛麻醉则采取自动体位可进食进水。

2. 体位护理　患肢抬高,肘下垫枕。关节镜下行侧副韧带重建术者,术后肘关节用石膏或支架固定 2 周,外副韧带重建者肘关节及前臂固定于完全旋前位。固定期间可行手指握拳和腕关节功能锻炼。去除固定后适合肘关节功能锻炼,4 个月内避免关节内翻或关节内旋运动。

3. 伤口护理　保持伤口敷料干燥,有渗出应及时换药,避免伤口感染。如有引流管应保持管路通畅无打折,观察并记录引流液的颜色、性状和量。

4. 患肢观察　患侧桡动脉搏动、肿胀情况,手指活动度,有无麻木感,并与健侧对比,如有异常应通知医生及时处理。

5. 冰敷　功能锻炼后冰敷 15～20min,避免直接接触皮肤,防止冻伤。

6. 并发症的护理

(1)神经、血管损伤:因为肘关节周围有许多神经血管,关节囊紧张,关节间隙小,术中可能造成神经血管损伤,术后应重点观察患肢能否主动伸指、伸腕,尺侧一指半是否有麻木、肿胀等尺神经损伤表现。

(2)肘关节纤维僵直:由于关节囊瘢痕形成和关节纤维化,引起肘关节纤维僵直。预防措施为术后坚持进行肘关节被动和主动活动。

## 三、膝关节镜

膝关节镜(arthroscopy of the knee)检查及手术已成为膝关节疾患的重要检查及治疗手段。尽管膝关节镜手术较传统开放式手术具有创伤小、手术检查与操作迅速、康复快等优点,但并不是无创治疗方法。因此,同样有并发症和手术风险。

(一)术前护理要点

1. 心理护理　针对患者的不同心理特点,加强术前健康宣教,讲解手术的意义以坚定其对手术恢复的信心;耐心地讲解麻醉、手术过程及注意事项,消除患者的顾虑;使患者了解微创手术的特点,以增加其对手术的信心。

2.术前准备

(1)患者入院后完善术前检查。

(2)术区皮肤准备:上至髋关节,下至踝关节。

(3)术前应向患者说明膝部肌肉萎缩对疗效的影响,并以健肢做示范,指导患者熟悉和掌握各项康复训练,内容包括股四头肌等长收缩、髌骨活动、踝泵运动、直抬腿训练、压膝运动和渐进抗阻训练等练习。

(二)术后护理要点

1.术后密切观察生命体征变化,给予生命体征监测至平稳。

2.保持伤口敷料干燥,如有渗血及渗液及时更换敷料,注意无菌操作。

3.患肢抬高30°,有利于静脉回流,减轻患肢肿胀、充血;密切观察患肢末梢血运及足趾活动情况,如有异常及时通知医师给予处理;可进行膝关节局部冷敷,以促进血管收缩,减轻水肿,防止进一步渗血,减轻疼痛。

4.并发症的护理

(1)感染:包括入路切口感染和关节内感染。尽管关节镜手术创伤小,但仍有感染的可能。保持伤口敷料清洁干燥,换药时严格无菌操作。

(2)关节内血肿:关节内血肿多见于术中软组织处理较多的手术,如关节镜下行膝关节外侧支持带松解、粘连松解、滑膜切除术等。表现为膝关节肿痛,患肢不能抬高,关节穿刺为血性液体,手术后多采用加压包扎方法,暂时制动,局部冷敷等方法预防。对于凝血功能异常患者,术后应密切观察出血情况。

(3)止血带麻痹:与术中使用止血带时间过长有关,止血带时间超过90mm者高发止血带麻痹,松止血带后再继续应用时更易发生。轻者可于术后3d至3周内恢复,严重者会造成肌肉与神经器质性损害而难以恢复。

(4)膝关节粘连:膝关节术后可因膝关节粘连引起屈伸功能障碍,尤其滑膜切除及交叉韧带重建术术后,术后应尽早指导患者进行康复锻炼,可有效避免膝关节粘连。

5.特殊用具的护理 膝关节数字卡盘调节式支具。

(1)膝关节支具可以有效保护、稳定膝关节,同时有助于术后尽早开始康复锻炼。

(2)正常膝关节活动范围:伸展5°～10°屈曲130°～140°。

(3)用膝关节支具早期常出现麻木、肿胀等不适,术后应主动询问并倾听患者主诉,检查关节局部张力,观察患肢感觉功能,避免腓总神经受压。

(4)使用膝关节支具时要及时检查卡盘调节器的位置,支具松紧度,患肢皮肤情况,防止压迫皮肤引起压疮。

(5)关节功能锻炼结束后,支具卡盘调节器应调回20°～30°的膝关节功能位固定状态,否则患者自行挪动肢体时可致关节牵拉引起疼痛,影响康复计划。

(6)教会患者自行调节使用膝关节支具的方法,以便主动配合完成康复计划。应根据康复计划的目标要求及时调整支具控制下的关节活动范围,按时去除支具,防止因制动所致的关节活动受限和肌肉萎缩。

### 四、踝关节镜

(一)适应证

1.软组织病变,如非特异性滑膜炎、类风湿滑膜炎、软组织撞击综合征等。

2.踝关节的软骨损伤。

3.踝关节的骨软骨损伤,包括经软骨的骨软骨骨折、骨软骨切线骨折、剥脱性骨软骨炎等。

4.滑膜软骨瘤病及游离体。

5.骨关节病。

6.急慢性踝关节骨折关节镜监视下复位。

7.急慢性踝关节下胫腓分离。

8.距后三角骨损伤和第二距骨损伤。

(二)禁忌证

1.踝关节周围皮肤的感染,以免将污染或感染带入关节内,造成关节感染等严重后果。

2.全身情况差,如高热、血象异常、凝血功能异常。

(三)术前护理

1.心理护理　术前患者对手术的危险性、术后的功能恢复存在着疑虑和担忧,产生焦虑和紧张情绪。向患者讲解手术的必要性,介绍麻醉方式,术后康复程序及注意事项,取得患者及家属的积极配合。

2.术前准备

(1)完善术前检查:术前完善常规化验检查和心电图,B超,X线片。

(2)术区皮肤液备:嘱患者修剪趾甲,避免过长。术前和术晨用温水浸泡足部及踝部,保证清洁。做好患肢标识。

(3)术前向患者说明术后康复锻炼的重要性,并以健肢做示范,指导患者熟悉和掌握各项康复训练,包括踝关节伸屈练习,股四头肌的静力收缩练习,直抬腿练习。并指导患者掌握拐杖的使用方法及注意事项。

(四)术后护理

1.严密观察生命体征　监测生命体征至平稳。

2.体位护理　患者返回病房,给予去枕平卧位,患肢用软枕抬高,以利于手术区域组织水肿消退以及预防深静脉血栓的发生。

3.疼痛的护理　术后疼痛多伴有肿胀,尤其在功能锻炼后加重,可以抬高患肢,局部冷敷,遵医嘱给予阿片类镇痛药,如吗啡、哌替啶、曲马多缓释片等。术后自控镇痛泵的应用可较好的减少患者的疼痛。

4.伤口护理　保持伤口敷料干燥。为预防伤口出血,伤口多用弹力绷带从足趾到小腿加压包扎,在关节两侧可置冰袋冰敷,以减少伤口出血,减轻关节肿胀和疼痛。术后密切观察伤口有无活动性出血。

5.观察患肢末梢血液循环、感觉和运动情况　检查足背动脉搏动情况,防止由于绷带包扎过紧而引起的血液循环障碍;防止冰袋冷敷引起的局部冻伤。

6.并发症的护理

(1)关节积血:密切观察局部情况,若术后5~6h内出现剧烈疼痛,患肢不能抬起,多为关节积血所致,应及时通知医生在无菌条件下行关节穿刺抽血。

(2)感染:保持伤口敷料清洁干燥,伤口渗血较多时应及时更换敷料。密切观察患者体温变化,如发现伤口红、肿、热、痛等征象,及时通知医生并给予相应处理。

(余丽娟)

# 第十章 老年病护理

## 第一节 老年高血压病

### 一、概述

高血压是导致老年人充血性心力衰竭、脑卒中、冠心病、肾衰竭、主动脉瘤的发生率和病死率升高的主要危险因素之一,严重影响着老年人的健康、长寿和生活质量,是老年人常见的疾病之一。流行病学调查表明:我国高血压发病率呈不断上升趋势,估计目前全国有高血压患者8000余万人,较10年前增加25%;另外,每年新增加高血压患者数百万。

（一）老年高血压概念

老年高血压(hypertension)是指年龄大于60岁的老年人,在未使用抗高血压药物的情况下,血压持续或非同日 3 次以上收缩压 ≥ 140mmHg（18.7kPa）和（或）舒张压 ≥ 90mmHg（12.0kPa）。

（二）病因与机制

高血压发病机制目前还不完全清楚,病因是由多种因素综合形成,目前认为可能有如下因素。

1.神经中枢因素　长期反复的过度紧张或精神刺激可使大脑皮质功能失调,皮质下血管运动中枢功能失调,交感神经活动增强,使外周小动脉痉挛,阻力升高,导致血压升高。

2.体液内分泌激素　主要是肾素－血管紧张素系统与高血压的发病有直接关系。当肾素分泌增加,血管紧张素Ⅱ增加,就会引起外周阻力增高,使血压升高。另外,血管紧张素Ⅱ可使醛固酮分泌增加,导致体内水、钠潴留,也使血压升高。

3.性别与年龄　高血压发病率随着年龄增加而升高,40岁以后上升幅度较大。女性绝经期后发病率要高于男性。

4.遗传　通过大量实验研究及临床观察证实,原发性高血压与遗传密切相关。大约半数高血压患者有家族史。

5.环境与职业　有噪音的工作环境,过度紧张的脑力劳动均易导致高血压发生,城市中的高血压发病率高于农村。

6.食盐　摄入食盐多者高血压发病率较高。

7.体重　体重是影响儿童血压的一项重要因素,高血压患儿多肥胖,降低体重常可使血压下降,肥胖者发病率是体重正常者的2～6倍。

8.其他因素　吸烟、大动脉硬化、不良生活方式等均与高血压的发生有一定关系。

（三）分类

1.原发性高血压　也称高血压病,是一种独立的疾病,有着自己的病因、发生发展转归的规律和临床表现,临床上主要表现为动脉血压的升高。原发性高血压患者占人群高血压患者的90%以上,目前发病机制尚未完全明了,主要依据排除了其他疾病导致的高血压后才能诊断为原发性高血压（高血压病）。动脉血压的升高主要是因外周小动脉阻力增高所致,同时可伴有不同程度的血容量和心排血量的增加。晚期常导致心、脑、肾等脏器受累,发生高血压性心脏病、心力衰竭、肾功能障碍、脑出血等严重并发症。

2.继发性高血压  继发性高血压是指继发于其他疾病或原因的高血压,只占高血压人群的 5%~10%。血压升高仅是这些疾病的一个临床表现。继发性高血压的临床表现、并发症和后果与原发性高血压相似。

(四)诊断与分级

老年高血压的诊断与分级如表 10—1 所示。

表 10—1  老年高血压的诊断与分级

| 类别 | 收缩压/mmHg | | 舒张压/mmHg |
| --- | --- | --- | --- |
| 理想血压 | <120 | 和 | <80 |
| 正常血压 | <130 | 和 | <85 |
| 正常高值 | 130~139 | 或 | 85~89 |
| 高血压 | | | |
| 1级(轻度) | 140~159 | 或 | 90~99 |
| 临界高血压 | 140~159 | 或 | 90~94 |
| 2级(中度) | 160~179 | 或 | 100~109 |
| 3级(重度) | ≥180 | 或 | ≥110 |
| 单纯收缩期高血压 | ≥140 | 和 | <90 |
| 临界收缩期高血压 | 140~149 | 和 | <90 |

(五)临床特征

1.收缩压与舒张压相差较大,老年人各器官都呈退行性变化,尤其是心血管系统,动脉粥样硬化明显,几乎成了无弹性的管道。心脏射血时主动脉不能完全膨胀,动脉内骤增的血容量得不到缓冲,导致收缩期血压增高,而舒张压相对较低,导致脉压增大。半数以上以收缩压升高为主,对心脏的危害性较大,更容易发生心力衰竭和脑卒中。

2.老年人血管压力感受器敏感性减退,故老年高血压患者血压波动性大,直立性低血压发生率高。

3.老年高血压患者心、脑、肾等靶器官的并发症多。

4.恶性高血压罕见。老年人的高血压以良性高血压居多,恶性高血压极少。

(六)临床类型

1.混合型高血压  临床表现为收缩压及舒张压均升高,脉压正常或增大。多由中年高血压延续而来,占 49%。此型总外周阻力明显增高,平均动脉压明显升高,心排血量、血容量正常或降低。

2.收缩期高血压  临床表现为收缩压升高,舒张压正常或稍低,脉压大。收缩期高血压是老年高血压最常见的一型,占 46%。此型高血压与老年人大动脉粥样硬化、血管壁顺应性降低有关,多合并严重动脉硬化,心、脑、肾并发症多,预后差。

3.舒张期高血压  临床表现为舒张压升高,收缩压正常或稍高,脉压小。此型常同时伴有心功能受损、冠心病。

(七)辅助检查

1.血压监测  24h 多次血压监测对诊断高血压有价值。

2.心电图、血液生化检查 血糖、血脂、血钾、血钠、血液流变学、血尿酸、血浆肾素化验；尿常规；肾功能、脑CT等检查。

3.眼底检查 眼底可见部分小动脉分支或动脉段痉挛、动脉中央光反射增强、增宽，血管壁旁有白鞘、视网膜出血、渗出，视力明显下降，还有的出现视盘水肿。

## 二、护理评估

（一）健康史

1.内在因素 包括大动脉粥样硬化、总外周阻力升高、肾脏排钠能力减退、α受体功能亢进、血小板释放功能增强及压力感受器功能减退与失衡等。

2.外在因素 主要指诱发因素，如情绪紧张、受寒、体重超标、缺乏体育锻炼、中度以上饮酒、高盐饮食、吸烟、突然停药等。

（二）身体状况

1.症状 一般可有头痛、头晕、耳鸣、眼花、健忘、注意力不集中、心悸、气急、疲劳等症状，早期血压波动性升高，在精神紧张、情绪波动、劳累时血压暂时升高，休息后降至正常。随着病情进展，血压呈持续性升高。

2.体征 主动脉瓣区第一心音亢进，呈金属音调，主动脉瓣区收缩期吹风样杂音或收缩早期喀喇音。长期持续高血压可有左心室肥大体征，并可闻及第四心音。病程后期可出现心、脑、肾等器官的器质性损害和功能障碍的临床表现。

3.并发症 老年高血压患者的并发症高达40%，包括冠心病、心力衰竭、脑出血、肾动脉硬化和主动脉夹层分离、脑血栓形成及其他动脉阻塞性病变。

（三）心理、社会状况

1.询问其与邻里关系、家庭关系是否和睦。

2.了解随着年龄的增长，其性格是否有改变。

## 三、护理诊断

1.舒适的改变 头疼、头晕、耳鸣、眼花、恶心、呕吐、失眠与下列因素有关：①高血压引起颅内压增高；②直立性低血压。

2.活动无耐力 与老年高血压患者发生心力衰竭有关。

3.有受伤的危险 与下列因素有关：①头晕、视物模糊；②直立性低血压；③意识改变。

4.潜在并发症 高血压急症。

## 四、护理措施

（一）一般护理

1.日常护理 为老年人提供安静、舒适、温暖的环境，让其注意休息，做到劳逸结合，保持愉快的心情和足够的高质量的睡眠。原发性高血压的老年患者，每日睡眠应达到8～9h，睡前保持心情平静，避免一些不良刺激；有自主神经紊乱的老年人，应在医生的指导下服用镇静药和健脑药物。急性期绝对卧床休息或半卧位，减少搬动患者，教会患者缓慢改变体位。注意保暖，室内保持一定的温度，洗澡时避免受凉。注意安全，患者意识不清时加床挡，抽搐时使用牙垫。

2.膳食护理 为控制或减轻体重,膳食上应控制热量的摄入,限制钠盐摄入量,减少膳食脂肪。同时应戒烟、限酒,戒烟、限酒指绝对不吸烟,酒限量饮用,越少越好。我国建议老年人乙醇每日的限制量为:男性低于 20~30g,女性低于 15~20g。患原发性高血压的老年人应限制食盐摄入,即每日食盐摄入量不超过 2g,避免吃腌制、熏制食品,应限制高脂肪的食物摄入量,尽量少吃奶油、乳酪、油炸食品、肥肉、动物内脏等食物。多吃新鲜蔬菜和水果,多食富含维生素、蛋白质的食物,增加粗纤维食物摄入量,保持大便通畅,避免屏气或用力排便,以防过度用力使血压突然升高。

(二)病情观察

1.观察血压的变化,对血压增高的患者,每日测量血压 3~4 次并且做到"四定":定血压计、定体位、定部位、定时间,认真做好记录,必要时分别测立位、坐位、卧位的血压,掌握血压变化的特点和规律,避免血压过大波动,减少高血压并发症的发生。

2.观察靶器官有无损伤、心绞痛、头晕、恶心、呕吐、视力模糊、尿量减少、心悸气短等。

3.观察是否按时服药,并注意药物疗效,一旦出现不良反应,及时通知医师调整治疗方案。

(三)症状护理

1.一般症状 出现头痛、头晕、颈部僵直感、恶心等症状,应立即卧床,避免受伤,头部稍抬高,减少搬动,指导患者减轻疼痛的方法(如嘱患者放松、深呼吸等),教会患者缓慢改变体位,保持安静,迅速建立静脉通道。

2.失眠或精神紧张者的护理 在进行心理护理的同时配以药物治疗或针灸治疗。血压升高时应遵医嘱选用降压药,指导患者按时服药,生活规律,保证充足睡眠,消除紧张心理。

3.合并高血压危象时要做到

(1)密切观察意识及瞳孔变化,定时测量生命体征并记录。若出现血压急剧升高、剧烈头痛、恶心、呕吐、烦躁不安、视力模糊、眩晕、惊厥、意识障碍等症状,立即报告医师。

(2)使用硝普钠者,每 72h 监测一次氰化物浓度。

(3)遵医嘱给予速效降压药,尽快降低血压。

(4)有抽搐、烦躁不安者,遵医嘱给予地西泮(安定)、巴比妥类药物,水合氯醛保留灌肠。

(5)为减轻脑水肿遵医嘱静脉应用脱水剂和利尿剂。

(6)预防直立性低血压,应告诫患者不要突起、突卧和下床,以防晕厥。

4.合并脑出血(俗称"中风")的护理

(1)发生中风时立即让患者平卧于床上,并需保持安静。

(2)急送患者到医院,若路途短可用担架抬送;若路途远需用车接送,可抬患者上下车或上下楼时注意把患者头和肩一起抬。行车时,由一个人抱住患者上半身和头部,要保持稳定,减少颠簸。途中要注意保暖。

(3)患者若有呕吐,头应稍歪向一侧,使呕吐物或口中分泌物顺利流出,保持呼吸道通畅。

(4)监测血压、脉搏、心率、心律、神志等的变化。

(5)记录液体出入量,保证出入量平衡。

(6)去除造成血压升高的因素(如紧张、焦虑、兴奋、疼痛、劳累等)。

(7)脑出血患者常会留下半身不遂(偏瘫)的后遗症,一般要经过很长时间才能逐渐恢复。这时应请医师进行针灸和按摩等治疗,在医师指导下进行体育锻炼,以便恢复肢体功能。

5.高血压性心脏病的护理

(1)轻度心力衰竭时,患者应适当休息,加强饮食护理并在医生指导下用药;恢复后可照常工作。

(2)心力衰竭较重时,应长期进食低盐饮食。

(3)经治疗好转后,可参加一般轻体力工作。

(4)预防措施:避免不适当的体力劳动和过度运动;避免过分情绪激动与忧虑;预防感冒、支气管炎与肺炎。

(四)心理护理

患者多数有焦虑、抑郁、易激动等心理特点,因此,护理人员对患者应该亲切和蔼、耐心周到,向患者讲解清楚情绪波动是引起血压升高的危险因素,指导患者训练自我控制情绪,学会自我心理调节,保持良好的心理状态,避免情绪激动,通过与家人、朋友间建立良好的人际关系,得到情绪上的支持,树立战胜疾病的信心,同时还应保持病室及周围环境安静整洁,创造有利于患者治疗和休息的舒适环境。要排除一切危险因素,戒除不良生活习惯。

(五)治疗护理

1.治疗原则　老年人高血压治疗主要在于预防心力衰竭与脑血管意外的发生。由于老年高血压具有不同于年轻人的特殊性,因此在治疗上要注意掌握如下原则。

(1)改善生活行为:适用于所有高血压患者。

(2)降压药物:属于中重度高血压者,应积极进行药物降压。

①应长期或终身治疗,对有症状及并发症者,应长期应用药物,切忌突然停药和采取不规律药物治疗,以使达到满意的控制率。

②一般以缓慢降压为妥,不宜使血容量明显减少或降压药加量,而使血压降得太快;应经过几周缓慢地将血压降到合适水平,否则会引起不良后果。

③选用起效平稳的长效降压药,确保较好的治疗效果。药物宜从小剂量开始,逐渐加量,保持平稳降压。

④联合用药时注意药物的相互作用,采用联合用药时,应选择不良反应互相抵消或至少不互相叠加的降压药联合应用。忌单独加大剂量服用一种降压药物,选择不同作用途径的药还可增加药物的疗效。要尽量避免使用容易出现直立性低血压的药物。最好不在夜间服用药物,以防脑血栓发生。

总之,针对老年高血压患者的药物治疗,要整体考虑药物的使用,要强调老年高血压患者的个体化治疗,做到因人而异。老年高血压患者应用降压药物时,最好在医生的指导下用药,不可随便到药店或者听从别人介绍随意购买降压药物。因为降压药品种繁多,一定要在医生指导下对因治疗,做到"量体裁衣",不宜自己做主随意套用别人的治疗方案。

2.用药护理/特殊治疗护理

(1)正确选用降压药且正确使用:WHO 推荐利尿剂为老年人高血压的一线药物。长期使用利尿剂须注意低钾血症及室性心律异常的发生,有左心室肥厚者需预防心律失常的出现和猝死的发生。老年人不宜采用大剂量利尿剂、神经节阻滞剂、$\alpha_1$ 受体阻滞剂及肼苯达嗪等药物,以免发生直立性低血压,造成脑供血不足。另外,老年人在用药时要注意避免选用抗抑郁药或对心肌有抑制作用、使心率减慢的药物;用量宜从小剂量开始,逐渐加量,并以能控制血压的最小剂量维持,最好使用每日 1 次给药且降压作用能持续 24h 的药物,以防止脑血栓的发生,对血压增高已多年者,应以逐渐降压为宜。有资料报道老年人高血压的抗高血压药物的疗效顺序为:钙离子拮抗剂＞血管紧张素转换酶抑制剂＞利尿剂＞β受体阻滞剂。

(2)选择合适的时机给药:根据人体生物钟和药物作用的时间变化规律,研究给药时间和方法,以获得最佳疗效与最少的不良反应。人体动脉血压昼夜变化有较强的时辰节律,多表现为 6:00—8:00 血压急骤上升,而白昼基本上处于相对较高的平坦水平且略有波动,15:00—18:00 再次达到高峰。因此,根据人体一天中血压的变化规律,应在血压波动高峰前的 6:00 及 14:00 给予降压药。有研究表明,傍晚服用长效钙拮抗剂,有利于非杓型模式向杓型转化;对杓型高血压,早晨口服 $β_2$ 受体阻滞剂,可获得 24h 以上的降压作用;对非杓型高血压,宜选用 ACEI 长效制剂晨间给药。

(3)药物治疗的观察护理:服用 ACEI 可出现首剂现象(低血压),因此,首次服药应严密观察血压变化,从小剂量开始,并在服药期间定期检查血常规和尿常规。使用钙离子拮抗剂时,应密切观察患者有无头痛、头晕、面部潮红、耳鸣、肢体麻木、水钠潴留、直立性低血压等不良反应。当患者出现下肢水肿时应限制钠盐的摄入,即时反馈给医生并建议加用利尿剂。患者多采用联合用药的治疗方案,护士应了解药物之间的配伍禁忌,做好监护和指导,例如 ACEI 和保钾利尿剂联合使用,可使肾功能障碍恶化或出现高钾血症,此时护士应密切观察尿量,必要时监测 24h 出入量及血钾水平。应用 $β_2$ 受体阻滞剂时,密切观察心率及血压,每日或隔日进行心电图检查,防止发生心动过缓。

(4)提高高血压患者服药依从性的护理干预:据我国 2002 年高血压流行病学调查显示,高血压的控制率仅为 8%,这很大程度上与患者的服药依从性差有密切关系。主要包括是否按医嘱定时服药、服药次数、服药剂量、坚持长期不间断服药四个方面。目前,针对普遍存在的高血压患者服药依从性差的问题,已有不少研究提出了相应的护理干预措施。①调整治疗方案,给予长效降压药。②坚持定期监测血压。通过测量血压所出现高值的客观结果,使患者能意识服药的重要性,从而提高其服药依从性。③建立良好的护患关系。良好的伙伴式的护患关系,可以使护士与患者保持良好的沟通,及时向患者提供有关的知识,从而形成治疗高血压的良性循环。④加强健康教育,促进社会家庭的支持。⑤进行药物自我处置程式技能教育训练。研究表明,通过 3 个月的药物自我处置程式技能教育训练,患者服药的依从性明显提高。

## 五、健康教育

(一)高血压病的基础教育

高血压的基础教育有:血压的正常范围,高血压的诊断及分级分期;高血压对人体的危害;高血压与遗传的关系;高血压的非药物治疗的方法;治疗高血压药物不良反应的观察与处理;高血压如何预防;高血压与心理社会因素的关系。通过基础知识的教育,使患者做到早期诊断、早期治疗、早期预防。

(二)建立良好的生活方式

保证充足的睡眠、生活规律、无其他不良嗜好,如吸烟、饮酒、饮浓茶和浓咖啡等;保持大便通畅,必要时服用缓泻剂,合理膳食。对患者进行饮食指导:高血压患者强调限制脂肪,食用低脂奶制品、低胆固醇、高维生素、中等量蛋白,鱼类蛋白有一定促进肾小管排钠和降压作用,也可减少钠的摄入。给患者增加新鲜蔬菜和水果,以增加纤维素和维生素 C 的摄入量,在食物选择上应选豆类或豆制品、冬瓜、萝卜、山楂等。碳水化合物占全天总热量的 50%～60%。

高血压患者的饮食原则应为：①控制热量摄入，避免肥胖，保持理想体重［男性：理想体重(kg)=身高(cm)-105；女性：理想体重(kg)=身高(cm)-100］；②少吃食盐，每日摄入量最好少于 6g；③增加含钾和钙丰富的食物摄入量，如燕麦片、青豆、油菜、橘子等；④适当增加海产品的摄入，如海带、虾皮、紫菜等；⑤定时定量，少量多餐，晚餐要少而精，清淡易消化。

老年高血压饮食标准：①主食(如米饭、馒头、玉米、小米、绿豆、地瓜等)含有大量碳水化合物，每日应限制在 200～300g 为宜，不吃或少吃甜食；②瘦肉、蛋、禽类及豆制品含蛋白质丰富，每日摄入量宜在 50～100g，且可以豆腐等植物蛋白为主；③蔬菜、水果含有丰富的维生素、矿物质和食物纤维，每日蔬菜总量可在 500g 左右，可分散在 4～5 餐中吃完。多吃蔬菜水果还有利于降血脂、利尿、降压，同时也可以防止限制饮食所带来的饥饿感。

（三）坚持适当的运动

老年高血压患者应多参加体力劳动和体育锻炼。适宜高血压患者的体育活动项目很多，如散步、打太极拳、游泳、做广播操、打羽毛球等，运动量和运动时间要根据个人的病情、年龄和体力等情况适当调整。每周锻炼 3～5 次，每次 30min 左右。也可短时、多次运动，但每次持续时间至少超过 10min，运动效果具有时间累加效应。

（四）放松及释放压力

对于精神压力大、心情抑郁的患者有针对性地对患者进行心理调节，使之保持乐观的心态，缓解精神紧张，使心情放松。每日进行 20min 的松弛练习：调整呼吸，自然进行腹式呼吸；放松头颈部及全身各部肌肉；集中注意力看某物；另外还可以练习绘画、听轻音乐等，陶冶情操，保持良好的情绪。

（五）提高自我护理能力

1. 应于坐位或卧位时服降压药，服药后半小时内禁止突然变换体位，尤其是站立。

2. 自我按摩，双手拇指从前额开始，从头顶推压到后枕部，然后用双手拇指按压风池穴 15 次左右；揉太阳穴，双手示指按住太阳穴，揉捻 2min。

3. 提高服药的依从性。

4. 学会自我监测，血压持续升高或出现头晕、头痛、恶心等症状时应及时就医。

（六）加强老年高血压患者的自我保健

1. 饮食要合理　老年高血压患者选择食物时，应注意低盐、低脂、高蛋白的原则，同时，供给充足的蔬菜、水果，以补充维生素和调节体内及电解质平衡。

2. 情绪要稳定　老年高血压病患者，要注意控制好情绪，做到清心寡欲，坦然处之，培养自己的兴趣爱好，能够自得其乐。

3. 穿戴要宽松　领带扎得过紧，会压迫颈动脉窦，造成血压波动。裤带扎得过紧，腹腔受压，腹腔内的血液分布在心、脑等脏器，使血压升高，因此，老年高血压患者的衣裤不可过于紧、小，以柔软、宽松为好。冬天最好穿丝棉衣、驼毛衣等，既轻快又暖和。

4. 服药要坚持　高血压病一经确诊为中重度，即应按医嘱坚持服用降压药，使血压逐步控制在正常范围内。不可时服时停，时服时停不但不能控制血压，还会诱发脑出血等并发症。因此，老年高血压患者应在医师指导下，坚持做到终身服药。这对预防和推迟并发症的发生有重要意义。

5. 活动要适当　老年高血压患者，应科学地安排生活，做到起居有时、活动有度、劳逸结合。

6. 睡眠要保障　每日应保证 8～9h 的充足睡眠。同时坚持每晚睡前用热水泡脚 20～30min，洗后按摩涌泉、足三里等穴，这样可起到强身降压的作用。

（七）老年高血压生活做到五禁忌

1. 忌过度饱餐。

2. 忌长时间看电视。

3. 忌过度兴奋。

4. 忌改变生活习惯。

5. 忌随意、突然停药。

（牛迎东）

# 第二节　睡眠呼吸暂停综合征

## 一、概述

睡眠呼吸暂停综合征（sleep apnea syndrome，SAS）是指晚间睡眠 7h 内出现呼吸暂停，即口或鼻腔气流暂时停止 10s 以上，反复发作超过 30 次。呼吸暂停期间可发生低氧血症、高碳酸血症，随病程时间延长逐渐引起肺动脉高压、肺心病、心律失常、心肺功能衰竭等并发症。本病多见于 40 岁以上人群，随年龄增长发病率增高，男性多于女性。

（一）病因

睡眠呼吸暂停综合征多见于上呼吸道阻塞性疾病，因气道狭窄导致睡眠中气道阻塞，或有影响呼吸中枢的疾病。临床上发病的高危因素有肥胖、吸烟、酗酒、使用镇静剂及遗传因素等。

（二）分类

根据睡眠中呼吸暂停时胸腹运动情况，把睡眠呼吸暂停综合征分为三种类型。

1. 阻塞型睡眠呼吸暂停综合征（obstructive sleep apnea syndrome，OSAS）　指呼吸暂停时，胸腹式呼吸仍存在，胸腹肌尽力作呼吸动作。此类型最常见。

2. 中枢型睡眠呼吸暂停综合征（central sleep apnea syndrome，CSAS）　指呼吸暂停时，胸腹式呼吸运动也同时暂时停止。

3. 混合型睡眠呼吸暂停综合征（mixed sleep apnea syndrome，MSAS）　指一次呼吸暂停过程中，先表现为中枢型呼吸暂停，之后表现为阻塞型呼吸暂停。

（三）辅助检查

1. 多导睡眠图　睡眠时检测脑电图、肌电图、眼电图、呼吸气流流速、胸腹式呼吸、血氧饱和度等，是诊断本病的主要方法，可了解睡眠呼吸障碍的类型、严重程度和低氧血症的情况。

2. 其他检查　肺功能、X 线胸片检查无异常发现。

## 二、护理评估

（一）健康史

询问发病时间、年龄，有无上呼吸道阻塞性病变及影响呼吸中枢的疾病，如鼻中隔偏曲、鼻息肉、鼻咽部腺样体肥大、扁桃体肥大、巨舌症、下颌畸形、慢性阻塞性肺病、肺心病、内分泌疾病等,是否使用镇静安眠药物。目前饮食、睡眠、大小便情况如何。

（二）身体状况

1.症状　评估患者睡眠质量,是否夜间打鼾、憋醒,憋醒后胸闷、心悸等,有无异常睡眠行为(晚间睡眠中常翻动身体、四肢乱动、惊叫、恐惧等),是否晨起头痛、醒后口渴,是否白天嗜睡、头晕乏力,是否有智力减退或合并出现心肺功能衰竭症状。

2.体征　患者常有肥胖、高血压、心律失常、肺动脉高压、语音异常、颅内压增高等体征,以及耳鼻喉部疾病的相应征象;常有鼻中隔偏曲、鼻甲肥大、鼻息肉、下颌短小、下颌后缩、腭垂和增殖体肥大、巨舌症等。

（三）心理、社会状况

评价患者的心理反应,因睡眠型态紊乱导致患者生活、工作受影响,常出现焦虑、烦躁、抑郁等现象。

### 三、护理诊断

1.睡眠型态紊乱　与呼吸困难有关。
2.气体交换受损　与呼吸道阻塞有关。
3.焦虑　与晚间睡眠不好、白天嗜睡影响工作有关。
4.潜在并发症　心肺功能衰竭,与病程长、低氧血症致肺动脉高压有关。

### 四、护理措施

（一）一般护理

指导患者侧卧位睡眠,可减少舌根后坠;睡眠时给予吸氧可改善夜间氧合作用,一般氧流量为 2L/min;戒烟、戒酒;禁用镇静、安眠类药物;教患者学会深而慢的呼吸,增加肺活量、降低发病的危险因素。

（二）病情观察

患者在夜间睡眠中频繁地发生呼吸暂停引起低氧血症,可致严重的心律失常、房室传导阻滞、心肌梗死、脑血管意外等并发症而猝死,并且危险性随着睡眠的加深及病程延长而增加。应注意观察睡眠时呼吸的节律、深浅度、心率、心律、血压及血氧饱和度的变化,特别是高危时段即零点以后尤其是凌晨 2:00—5:00 之间,警惕心脑血管并发症发生。

（三）心理护理

加强与患者交流沟通,及时了解患者心理问题及精神状态,耐心解释本病的病因,告知进行各项检查的目的、注意事项和治疗方案,使患者能配合检查和治疗。

（四）治疗护理

1.用药护理　轻度患者可使用降低气道阻力的药物(如麻黄碱滴鼻)、神经呼吸刺激剂和抗抑郁药物。注意观察药物的不良反应。

2.内科治疗的护理

(1)气道持续正压通气(CPAP)治疗:目前首选的治疗方法。注意选择合适的鼻面罩避免漏气,根据病情选择合适的 CPAP 压力并及时调整,保持正压通气机与患者之间连接管道有足够长度(不影响患者翻身),注意防止管道折叠、受压,检查管道连接处是否牢固、出气孔是否被盖住,注意观察有无鼻出血、胸闷及烦躁不安等症状。

(2)使用口腔矫正器:可将患者下颌及舌在口内向前移。

(3)鼻扩张器:对鼻前庭塌陷和鼻部疾病者可起到改善通气、减轻口腔干燥的作用。

3.外科治疗的护理　可采用腭垂腭咽成形术(临床常用)、激光辅助腭咽成形术、低温等离子射频、下颌前移术、气管造口术等治疗。根据具体手术要求做好相应的术前准备和术后护理。

### 五、健康教育

1.加强宣教,使患者重视疾病,积极治疗、坚持治疗。

2.减轻体重。肥胖患者应通过加强运动和控制饮食来减轻体重。

3.少饮酒,少吃油腻和辛辣刺激性食物,多吃蔬菜水果。

4.指导休息体位,睡眠时采用侧卧位。

5.锻炼身体、增强体质,减少呼吸道感染,降低呼吸道阻塞疾病的发生。

6.白天嗜睡明显、注意力难以集中的患者不宜从事驾驶、高空作业等有潜在危险的工作。

(牛迎东)

# 第三节　老年胃食管反流病

## 一、概述

胃食管反流病(gastroesophageal reflux disease,GERD)是指由于防御机制减弱或受损,使得胃、十二指肠内容物通过松弛的食管下括约肌反流的强度、频率和时间超过组织的抵抗力,从而进入食管下端,引起一系列症状。根据有无组织学改变分为两类:①反流性食管炎,食管有炎性组织学改变;②症状性反流,客观方法证实有反流,但未见组织学改变。GERD 主要表现为烧心、反酸、反食等。其发生原因有食管裂孔疝、胃酸分泌增多、胃排空延迟及消化功能紊乱等。老年人因膈肌、韧带松弛,食管裂孔疝的发病率较高,所以 GERD 的发病率明显提高,国外 GERD 的发病高峰期为 60～70 岁,国内尚缺乏老年人胃食管反流病的流行病学资料。辅助检查方法如下:

1.X 线钡餐检查　可见钡剂频繁地反流入食管下段,食管蠕动有所减弱,食管下段痉挛及运动异常;有时见食管黏膜不光滑,有龛影、狭窄及食管裂孔疝的表现。

2.内镜检查　食管黏膜可有损伤、炎症或狭窄,同时,结合病理活检,可确定是否为 Barrett 食管。Barrett 食管是指距食管与胃交界的齿状线 2cm 以上部位的鳞状上皮被柱状上皮取代。对内镜下反流性食管炎的分级,国外多采用洛杉矶分级法:正常,食管黏膜无缺损;A 级,一个或一个以上食管黏膜缺损,长径小于 5mm;B 级,一个或一个以上黏膜缺损,长径大于 5mm,但无融合性病变;C 级,黏膜缺损有融合,但小于 75% 的食管周径;D 级,黏膜缺损融合,至少达到 75% 的食管周径。

3.其他　24h 食管 pH 值监测可确定胃食管反流的程度、食管清除反流物的时间及胸痛与反流之间的关系。食管酸灌注(Bernstein)试验可区分胸痛为食管源性还是心源性。食管测压试验可确定食管下括约肌的基础压力及动态变化,了解食管蠕动波幅、持续时限及食管清除功能。

## 二、护理评估

（一）健康史

1. 消化性疾病　食管裂孔疝可导致压力性反流增多，少数高酸性疾病如胃泌素瘤、十二指肠溃疡常有胃酸分泌过多，幽门梗阻使一过性食管下括约肌松弛增多，各种非器质性病变如非溃疡性消化不良、肠易激综合征常有食管异常运动，以上原因均可引起 GERD。

2. 全身性疾病　糖尿病并发神经病变致胃肠自主神经受累，进行性系统硬化症使食管平滑肌受累，均可引起食管、胃肠道蠕动减弱，导致 GERD 发生。

3. 其他　吸烟、浓茶及有些饮料可降低食管下括约肌的压力，高脂肪可延缓胃的排空，有些药物可松弛食管下括约肌，以上因素均与 GERD 的发生有关。

（二）身体状况

1. 反流症状　表现为泛酸、泛食、反胃、嗳气等，餐后明显或加重，平卧或弯腰时易出现；泛酸常伴烧心，是胃食管反流病最常见的症状。

2. 反流物刺激食管的症状　表现为烧心、胸痛、吞咽困难等。烧心多在餐后 1h 出现，卧位、前倾或腹压增高时加重。胸痛为胸骨后或剑突下疼痛，严重时可放射至胸部、后背、肩部、颈部、耳后。吞咽困难呈间歇性，进食固体或液体食物均可发生。严重食管炎或食管溃疡者可有咽下疼痛。

3. 食管以外刺激症状　表现为咳嗽、哮喘及声嘶。咳嗽多在夜间，呈阵发性，伴有气喘。

（三）心理、社会状况

饮食在生活中呈现的意义不只是营养供给，更是一种享受，而患本病的老人由于进食及餐后的不适，会对进餐产生恐惧。同时会因在食物选择方面的有限性而减少与家人、朋友共同进餐的机会，减少正常的社交活动。

## 三、护理诊断

1. 疼痛　腹痛与泛酸引起的烧灼及反流物刺激食管痉挛有关。

2. 营养失调：低于机体需要量　与厌食和吞咽困难导致进食少有关。

3. 有孤独的危险　与进餐不适引起的情绪恶化及参加集体活动次数减少有关。

## 四、护理措施

护理的总体目标是：老人能描述引起胃不适的原因，掌握用药方法及日常生活中的护理技巧，不适症状减轻或消失；老人能描述营养失调的主要原因，按照计划调整饮食，营养不良有所改善；无社交障碍发生。具体护理措施如下。

（一）一般护理

生活方式的调整是胃食管反流病患者首先应该接受的护理措施，该方法简单易行，也是下一步治疗与护理的基础措施，具体方法如下。

1. 日常生活中，避免餐后立即卧床以及睡前进食，养成餐后散步或餐后采取直立位的生活习惯；避免长时间弯腰、提重物，以免增加腹压引发反流；睡觉时避免右侧卧位，平卧位时可将床头抬高 25～30cm 或将枕头垫于背部以抬高胸部，促进睡眠时食管的排空和饱餐后胃的排空。

2.饮食的护理　采取高坐卧位,细嚼慢咽,注意力集中,应以少量多餐代替多量三餐制;食物加工宜软而乱,将食物做成肉菜、果泥、菜泥,以利于消化。注意食物的色香味形等感观性,刺激食欲;避免进食过量,尽量减少脂肪的摄入量。避免高酸性食物、刺激性食物以及可以降低食管下段括约肌压力的一些食物,如巧克力、薄荷、咖啡、洋葱、大蒜等。禁止烟酒。

3.适当增加每日活动量,减少便秘的发生。

(二)病情观察

观察老年患者反流症状、反流物刺激食管症状、食管外刺激症状等生理变化,以及由于疾病引起的心理、社会活动的改变等。

(三)症状护理

胃食管反流病通常病程较长,且易反复。通过纠正不良的生活习惯及正规的药物治疗,可以缓解症状和治愈疾病。

(四)心理护理

耐心细致地向老人解释引起胃不适的原因,教会减轻胃不适的方法和技巧,减轻其恐惧心理。与家人协商,为老人创造参加各种集体活动的机会,如家庭娱乐、朋友聚会等,增加老人的归属感。

(五)治疗护理

1.治疗原则　包括减少胃食管反流、避免反流物刺激损伤的食管黏膜及改善食管下括约肌的功能状态。对一般老年人通过内科保守治疗就能达到治疗目的,对重症患者经内科治疗无效者,可采用抗反流手术治疗。

2.用药护理　避免应用降低食管下括约肌压力的药物,如抗胆碱能药、肾上腺能抑制剂、地西泮(安定)、前列腺素 E 等。慎用损伤黏膜的药物,如阿司匹林、非激素类抗炎药等。

治疗 GERD 最常用的药物有:①酸抑制剂,包括 $H_2$ 受体拮抗剂(如雷尼替丁、西米替丁)和质子泵抑制剂(如奥美拉唑和兰索拉唑);②促动力药(如西沙必利);③黏膜保护剂(如硫糖铝)。在用药过程中要注意观察药物的疗效,同时注意药物的不良反应,如使用西沙必利时注意观察有无腹泻及严重心律失常的发生,使用硫糖铝时应警惕老年人便秘的危险。

3.手术治疗护理　手术前做好心理疏导,减轻老人的心理负担;保证老人的营养摄入,维持水、电解质平衡;保持口腔卫生,积极防治口腔疾病;练习有效咳痰和腹式深呼吸;术前 1 周口服抗生素;术前 1 天经鼻胃管冲洗食管和胃。手术后严密监测生命体征;胃肠减压一周,保持胃肠减压管的通畅;避免给予吗啡,以防老人术后早期呕吐;胃肠减压停止 24h 后,如无不适,可进食清流质,一周后,逐步过渡到软食;避免进食生、冷、硬及易产气的食物。

**五、健康教育**

1.基本知识指导　告知老人胃食管反流病的原因、主要的临床表现及并发症、实验室检查结果及意义,使老人明确自己的疾病类型及严重程度。

2.日常生活指导　改变生活方式及饮食习惯是保证治疗效果的关键。指导老人休息、运动、饮食等各方面的注意事项,避免一切增加腹压的因素,如裤带不要束得过紧、注意防止便秘、肥胖者要采用合适的方法减轻体重等。另外,戒烟使胃食管反流病的老年患者受益。吸烟虽然不是胃食管反流病的主要危险因素,但它却能加重该病的症状。

3.用药指导　因食管下括约肌功能减退易出现胃食管反流,故老人在日常用药时应特别谨慎,如合并心血管疾患者应适当避免服用硝酸甘油制剂及钙拮抗剂,合并支气管哮喘则应尽量避免应用氨茶碱及多巴胺受体激动剂,以免加重反流。同时,指导老人掌握促胃肠动力药,抑酸药的种类、剂量、用法及用药过程中的注意事项,尤其要提醒老年人服药时须保持直立位,至少饮水 150mL,以防止因服药所致的食管炎及其并发症。

4.心理指导 胃食管反流病具有慢性复发倾向,老年患者可能会因不能及时治愈而悲观失望,应及时了解老年患者的心理特征及情绪反应,给予必要的心理支持。善于使用安慰性、鼓励性的语言告知治疗的进展和老年患者的每一次进步,树立他们康复的信心。

(李静)

# 第四节　老年慢性胃炎

## 一、概述

慢性胃炎是由多种原因引起慢性胃黏膜的炎性病变,是一种常见病、多发病,而且年龄越大,发病率越高。据统计,老年人患有慢性胃炎的占 50%。其发病率位居各种胃病之首,是老年人最常见的消化系统疾病。慢性胃炎一般分为慢性浅表性胃炎(superficial gastritis)和慢性萎缩性胃炎(atrophic gastritis),老年人以慢性萎缩性胃炎为主。慢性萎缩性胃炎容易发生肠腺化生,形成不典型增生,被认为可能是癌前病变。

辅助检查如下:

1.胃液分析 了解胃酸水平,老年慢性萎缩性胃炎常明显降低或检不出。

2.胃镜检查 了解有无慢性炎症,识别单纯萎缩是否为老年退行性变,观察有无不典型肠化生病变并判别严重程度;检测有无幽门螺杆菌。

3.X线检查 经气钡造影可识别慢性浅表性胃炎及萎缩性胃炎。

## 二、护理评估

(一)健康史

目前认为慢性胃炎是由多种因素作用造成,其中幽门螺杆菌感染是慢性胃炎最主要的病因。其他相关因素包括如下几点。

1.遗传 有遗传易感性者发病率明显高于一般人群。

2.年龄 年龄愈大,胃黏膜功能愈差,容易受外界不利因素影响造成损伤。甚至有人认为慢性萎缩性胃炎是一种老年性改变。这可能与胃黏膜一定程度的退行性变、血供不足致营养不良、分泌功能低下,以及黏膜屏障功能减退等因素有关。

3.饮食 喜吃刺激性食物或长期饮浓茶、酒、咖啡、过度吸烟,以及进食时不充分咀嚼,粗糙食物反复损伤胃黏膜等,这些因素反复作用于胃黏膜,使其充血水肿,更易引起慢性胃炎。

4.服用药物 长期服用水杨酸盐类药物等可使胃黏膜反复损伤,最终演变成慢性胃炎。

5.既往疾病 慢性肝病、糖尿病、胆道疾病及扁桃体炎、龋齿、鼻炎等疾病可以引起胃黏膜防御功能下降,诱发慢性胃炎。

(二)身体状况

1.消化不良症状 表现为进食后上腹部隐痛、饱胀、嗳气、泛酸等以及不同程度的食欲减退,少数出现恶心感、流清口水。

2.类似溃疡症状　表现为上腹部疼痛,有时出现比较规律性的腹痛并伴泛酸、嗳气,疼痛时进食碱性食物或服碱性药物可使疼痛缓解。

3.胃癌样症状　表现为上腹部无规律性痛,进食后加重,服碱性药物无效,伴食欲减退、体重下降、消瘦、贫血、舌炎、腹泻等。

（三）心理、社会状况

患本病的老人由于长期的进食后腹痛等不适易引起焦虑。同时由于食欲下降、贫血等引起活动无耐力,从而减少正常的社交活动。

### 三、护理诊断

1.疼痛　腹痛与胃黏膜炎性病变有关。

2.营养失调:低于机体需要量　与畏食,消化吸收不良等有关。

3.焦虑　与病情反复、病程迁延有关。

4.知识缺乏　缺乏对慢性胃炎有关防治知识的了解。

### 四、护理措施

（一）一般护理

指导老年患者注意休息,饮食要有规律,定时定量,少量多餐,每日可安排 4～5 餐。冷热适度,避免过饱过饥,食物宜软、易消化、低盐,主食可选用软米饭、面包、馒头、包子、馄饨等。忌食辛辣刺激之物,戒烟酒,少喝浓茶或咖啡,养成良好的饮食卫生习惯。含纤维多的食物不宜太多,可粗粮细做。烹调方法宜选用蒸、煮、炖、烩等,忌煎炸等。

（二）病情观察

观察老年患者中上腹不适、饱胀、食欲缺乏、嗳气、泛酸、恶心等消化不良症状,以及腹痛的性质和规律。同时注意有无上消化道出血、全身衰弱、疲软、精神淡漠和隐性黄疸等贫血症状及其他并发疾病。

（三）症状护理

通过改变不良生活方式,以及积极协助医生应用药物治疗患者上腹部疼痛、饱胀、食欲缺乏、乏力等症状。

（四）心理护理

指导老年人适当参加力所能及的活动,保持乐观豁达的心态,认识到急躁、抑郁等不良情绪对消化系统有负面影响。帮助老年患者确立积极健康的生活态度,安度晚年。把有关保健知识教给患者,帮助他们认识疾病,使之对自身病态有较完整的认识,对有恐癌心理的患者应使他们正确理解疾病的演变过程,建立治疗信心,同时指导其积极消除病因,定期复查,防止本病发生癌变。

（五）治疗护理

1.治疗原则　本病以对症治疗为主,包括根除幽门螺杆菌（Hp）感染,根据病因给予相应处理及对症处理,同时定期复查,避免癌变。

2.用药护理　遵医嘱针对不同的病情选用不同的药物进行治疗,如抗 Hp 感染、胃黏膜保护药和胃动力药,并注意观察药物的不良反应。枸橼酸铋钾（CBS）因其在酸性环境中方起作用,故宜在餐前半小时服用。服 CBS 过程中可使齿、舌变黑,可用吸管直接吸入。部分患者服药后出现便秘和大便黑色,停药后自行消失。在服用抗菌药物(如阿莫西林)前应询问患者有无青霉素过敏史。服用甲硝唑过程中引起的恶心、呕吐等胃肠道反应可遵医嘱用甲氧氯普胺、维生素 $B_{12}$ 等拮抗。在治疗其他疾病的过程中,尽量少用或不用对胃有刺激的药物,如阿司匹林、糖皮质激素、红霉素、磺胺类药物等,可选择其他药物替代或在饭后服用。

### 五、健康教育

1.合理饮食 饮食中应避免食过硬、过辣、过咸、过热、过分粗糙和刺激性强的食物,不吃霉变、生冷和难以消化的食品,避免饮浓茶、浓咖啡。饮食有节制、有规律,定时定量,少食多餐,细嚼慢咽,使食物充分与唾液混合,避免暴饮暴食。食物要选富有营养、易消化的细软食物为主,多吃含植物蛋白、维生素多的食物。胃酸缺乏者,避免冲淡胃液,饮食中宜加入醋、柠檬汁、酸性调味品,少吃难消化、易胀气的食物;胃酸过多者应避免进食能刺激胃酸分泌的食物,如浓味香料、乙醇、酸味剂等。

2.指导患者正确用药 避免服用阿司匹林、对乙酰氨基酚、保泰松、吲哚美辛、四环素、红霉素、泼尼松等药物,尤其在慢性胃炎活动期。

3.戒烟限酒 吸烟后烟碱能刺激胃黏膜引起胃酸分泌增加,对胃黏膜产生有害刺激作用,过量吸烟可导致幽门括约肌功能紊乱,引起胆汁反流,使胃黏膜受损,并影响胃黏膜血液供应及胃黏膜细胞修复与再生,所以要戒烟。乙醇可直接破坏胃黏膜屏障,引起黏膜充血、水肿、糜烂。

4.保持情绪稳定,性格开朗 精神紧张是慢性胃炎的促进因素,应予避免。心情上的不安和急躁,容易引起胃黏膜障碍和胃功能障碍。平时做到遇事不怒,事中不急,急中不愁,保持心情舒畅,对胃炎的康复极有好处。

5.合理安排生活 避免生活无规律及过度劳累,注意适当的休息、锻炼,体育锻炼能促进胃肠蠕动和排空,使胃肠分泌功能增强,消化力提高,有助于胃炎的康复。

6.要建立良好的卫生习惯 积极治愈上呼吸道和口腔等慢性疾病,勿将痰液、鼻涕等带菌分泌物吞咽入胃。

(李静)

# 第五节 老年期痴呆病

## 一、概述

老年期痴呆(dementia in the elderly)是指发生在老年期由于大脑退行性病变、脑血管性病变、脑外伤、脑肿瘤、颅脑感染、中毒或代谢障碍等各种病因所致的以痴呆为主要临床表现的一组疾病。

老年期痴呆主要包括阿尔茨海默病(Alzheimer's disease,AD)、血管性痴呆(vascular dementia,VD)、混合性痴呆和其他类型痴呆,如帕金森病、乙醇依赖、外伤等引起的痴呆。其中以 AD 和 VD 为主,占全部痴呆的 $70\%\sim80\%$。

(一)病因

遗传因素、神经递质乙酰胆碱减少、免疫系统功能障碍、慢性病毒感染、铅蓄积、高龄、文化程度低等。

(二)临床特点

AD 和 VD 在临床上均有构成痴呆的记忆障碍和精神症状的表现,但两者又在多方面存在差异,见表 10—1。

表 10—1 AD 与 VD 的鉴别

| 临床表现 | AD | VD |
|---|---|---|
| 起病特点 | 隐袭 | 起病迅速 |
| 病情进展 | 缓慢持续进展,不可逆 | 呈阶梯式(stepwise)进展 |
| 认知功能 | 可出现全面障碍 | 有一定的自知力 |
| 人格行为 | 常有改变 | 保持良好 |
| 神经系统体征 | 发生在部分患者中,多在疾病后期发生 | 在痴呆的早期就有明显的脑损害的局灶性症状、体征 |

根据病情演变,AD 的临床表现一般分为三期。

1.第一期(早期) 为遗忘期。

(1)首发症状为记忆减退,尤其是近期记忆,不能学习和保留新信息。

(2)语言能力下降,找不出合适的词汇表达思维内容,甚至出现孤立性失语。

(3)空间定向不良,易于迷路。

(4)抽象思维和恰当判断能力受损。

(5)情绪不稳,情感可较幼稚,或呈儿童样欣快,情绪易激惹,出现偏执、急躁、缺乏耐心、易怒。

(6)人格改变,如主动性减少、活动减少、孤僻、自私,对周围环境兴趣减少、对人缺乏热情、敏感多疑。病程可持续 1～3 年。

2.第二期(中期) 为混乱期。

(1)完全不能学习和回忆新信息,远期记忆力受损,但未完全丧失。

(2)注意力不集中。

(3)定向力进一步丧失,常去向不明或迷路,并出现失语、失用、失认、失写、失计算。

(4)日常生活能力下降,如洗漱、梳头、进食、穿衣及大小便等需别人协助。

(5)人格进一步改变,如兴趣更加狭窄,对人冷漠,甚至对亲人漠不关心,言语粗俗,无故打骂家人,缺乏羞耻感和伦理感,行为不顾社会规范,不修边幅,不知整洁,将他人物品据为己有,争吃抢喝类似孩童,随地大小便,甚至出现本能活动亢进,当众裸体,甚至发生违法行为。

(6)行为紊乱,如:精神恍惚,无目的地翻箱倒柜,爱藏废物,将其视作珍宝,怕被盗窃,无目的地徘徊、出现攻击行为等。也可有动作渐少、端坐一隅、呆若木鸡等表现。本期是此病护理过程中最困难的时期,该期多发生于起病后的 2～10 年。

3.第三期(晚期) 为极度痴呆期。

(1)生活完全不能自理,大小便失禁。

(2)智能趋于丧失。

(3)无自主运动,缄默不语,成为植物人状态。常因吸入性肺炎、压疮、泌尿系统感染等并发症而死亡。该期多发生于发病后的 8～12 年。

(三)辅助检查

1.影像学检查 对于 AD 患者,CT 或 MRI 显示有脑萎缩,且进行性加重。

2.心理测验 Hachinski 缺血量表(表 10—2)可对 AD 和 VD 进行鉴别。

表10-2 Hachinski 缺血量表

| 临床表现 | 分数 | 临床表现 | 分数 |
| --- | --- | --- | --- |
| 1.突然起病 | 2 | 8.情感脆弱 | 1 |
| 2.病情逐步恶化 | 1 | 9.高血压病史 | 1 |
| 3.病程有波动 | 2 | 10.卒中发作史 | 2 |
| 4.夜间意识模糊明显 | 1 | 11.合并动脉硬化 | 1 |
| 5.人格相对保存完整 | 1 | 12.神经系统局灶症状 | 2 |
| 6.情绪低落 | 1 | 13.神经系统局灶形体征 | 2 |
| 7.躯体性不适的主诉 | 1 | | |

评分标准:满分为18分,≤4分为AD,≥7分为VD。

## 二、护理评估

### (一)健康史

了解老年人有无脑外伤、心脑血管疾病、糖尿病、既往卒中史,长期吸烟、酗酒等。询问居住地的环境状况,有无铅污染。

### (二)身体评估

对患者记忆进行评估。早期为遗忘,然后出现近期遗忘,迷路,计算力丧失,对家人变得冷漠、喜怒无常。评估生活能力,能否自己穿衣、吃饭、控制大小便等,如果能力丧失即为极度痴呆。

### (三)心理、社会状况

1.心理方面　老年期痴呆患者大多数时间被限制在家里,常感到孤独、寂寞、羞愧、抑郁,甚至有自杀行为。

2.社会方面　痴呆患者患病时间长、自理缺陷、人格障碍,需家人付出大量时间和精力进行照顾,常给家庭带来很大的烦恼,也给社会添加了负担,尤其是付出与效果不成正比时,有些家属会失去信心,甚至冷落、嫌弃老年人。

## 三、护理诊断

1.记忆受损　与记忆进行性减退有关。

2.自理缺陷　与认知行为障碍有关。

3.思维过程紊乱　与思维障碍有关。

4.语言沟通障碍　与思维障碍有关。

5.照顾者角色紧张　与老年人病情严重和病程的不可预测及照顾者照料知识欠缺、身心疲惫有关。

## 四、护理措施

### (一)一般护理

1.穿衣　衣服按穿着的先后顺序叠放。衣服避免太多纽扣,以拉链取代纽扣,以弹性裤腰取代皮带。选择不用系带的鞋子。选用宽松的内衣。说服患者接受合适的衣着。

2.饮食　食物要简单、软滑,最好切成小块;进食时,将固体和液体食物分开,以免患者不加咀嚼就把食物吞下而可能导致窒息。

3.睡眠 睡觉前让患者先上洗手间,可避免半夜醒来;可陪伴患者一段时间,再劝说患者入睡。

(二)病情观察

观察患者的记忆力、生活自理能力的变化,尽早进行康复锻炼,并密切观察康复中病情缓解的程度。若到晚期出现狂躁、妄想、吞咽困难应立即送往医院治疗。

(三)症状护理

1.生活能力训练的护理 对于轻、中度痴呆患者,应尽可能给予自我照顾的机会,并进行生活技能训练,如反复练习洗漱、穿脱衣服、用餐、入厕等,以提高老年人的自尊。应理解老年人的动手困难,鼓励并赞扬其尽量自理的行为。患者完全不能自理时应由专人护理,注意翻身和营养的补充,防止感染等并发症的发生。

2.智能康复训练的护理

(1)记忆训练:鼓励老年人回忆过去的生活经历,帮助其认识目前生活中的人和事,以恢复记忆并减少错误判断;鼓励老年人参加一些力所能及的社交活动,通过动作、语言、声音、图像等信息刺激,提高记忆力;对于记忆障碍严重者,通过编写日常活动安排表、制订作息计划、挂放日历等,帮助记忆;对容易忘记的事或经常出错的程序,设立提醒标志,以帮助记忆。

(2)智力锻炼:如进行拼图游戏,对一些图片、实物、单词做归纳和分类,进行由易到难的数字概念和计算能力训练等。

(3)理解和表达能力训练:在讲述一件事情后,提问让老年人回答,或让其解释一些词语的含义。

3.社会适应能力的护理 结合日常生活常识,训练老年人自行解决日常生活中的问题。

4.安全护理

(1)提供较为固定的生活环境:尽可能避免搬家,当患者要到一个新地方时,最好能有他人陪同,直至患者熟悉了新的环境和路途。

(2)佩戴标志:患者外出时最好有人陪同或佩戴写有患者姓名和电话的卡片或手镯,以助于迷路时被人送回。

(3)防意外发生:老年期痴呆患者常可发生跌倒、烫伤、烧伤、误服、自伤或伤人等意外。应将老年人的日常生活用品放在其看得见、找得着的地方,减少室内物品位置的变动,地面防滑,以防跌伤骨折。患者洗澡、喝水时注意水温不能太高,热水瓶应放在不易碰撞之处,以防烫伤。不要让患者单独承担家务,以免发生煤气中毒,或因缺乏应急能力而导致烧伤、火灾等意外。有毒、有害物品应放入加锁的柜中,以免误服中毒。尽量减少患者的单独行动,锐器、利器应放在隐蔽处,以防痴呆老年人因不愿给家人增加负担或在抑郁、幻觉或妄想的支配下发生自我伤害或伤人事件。当患者出现暴力行为时,不要以暴还暴,应保持镇定,尝试引开患者的注意,找出导致暴力表现的原因,针对原因采取措施,防止类似事件再次发生。如果暴力表现变频繁,应与医师商量,给予药物控制。

(四)心理护理

1.陪伴关心患者 鼓励家人多陪伴患者,给予各方面必要的帮助,多陪患者外出散步,或参加一些学习和力所能及的社会、家庭活动,使之减少孤独、寂寞感,感受到家庭的温馨和生活的快乐。遇到患者情绪悲观时,应耐心询问原因,予以解释,播放一些轻松愉快的音乐以缓和情绪。

2.维护患者的自尊　注意尊重患者的人格。对话时要和颜悦色、专心倾听,回答询问时语速要缓慢,使用简单、直接、形象的语言,多鼓励、赞赏、肯定患者在自理和适应方面做出的任何努力,切忌使用刺激性语言,避免使用呆傻、愚笨等词语。

3.不嫌弃患者　要有足够的耐心,态度温和,周到体贴,不厌其烦,积极主动地去关心照顾老年人,以实际行动温暖老年人的心灵。

(五)治疗护理

AD目前无特效的治疗方法。血管性痴呆主要按照脑血管病的治疗原则进行治疗,重点在于预防进一步的卒中。对智能减退者可适当使用恢复智力的药物。重点在于护理,可以采取以下治疗措施。

1.药物治疗　改善脑循环、促进脑代谢药物,吡拉西坦(脑复康)0.8g,每日3次;改善认知功能的药物有胆碱酯酶抑制药如他克林,可增加脑中乙酰胆碱含量,改善神经递质传递功能,有助于改善认知功能。对症治疗焦虑、失眠,可短期小剂量应用。

2.用药护理

(1)全程陪伴:痴呆老年人常忘记吃药、吃错药,或忘了已经服过药又重复服用,所以老年人服药时必须有人在旁陪伴,帮助患者将药全部服下,以免遗忘或错服。痴呆老年人常不承认自己有病,或者因幻觉、多疑而认为给的是毒药,所以他们常常拒绝服药。需要耐心说服,向患者解释,可以将药研碎拌在饭中吃下,对拒绝服药的患者,一定要看着患者把药吃下,让患者张开嘴,看其是否咽下,防止患者在无人看管时将药吐掉。

(2)重症老年人服药:老年期痴呆的治疗常常用到一些药物,并以口服为主,有吞咽困难的患者不宜吞服药片,最好研碎后溶于水中服用;昏迷的患者可由胃管注入药物。

(3)观察不良反应:痴呆老年人服药后常不能诉说不适,要细心观察患者有何不良反应,及时报告医师,调整给药方案。

(4)药品管理:对伴有抑郁症、幻觉和自杀倾向的痴呆老年人,一定要把药品管理好,将药品放在患者拿不到或找不到的地方。

## 五、健康教育

1.及早发现痴呆患者　大力开展科普宣传,普及有关老年期痴呆的预防知识和痴呆早期症状,即轻度认知障碍和记忆障碍知识。全社会参与防治痴呆,让公众掌握痴呆早期症状的识别。重视对痴呆前期的及时发现,鼓励凡有记忆减退主诉的老年人应及早就医,以利于及时发现,做到真正意义上的早期诊断和干预。

2.早期预防痴呆症　老年期痴呆的预防要从中年开始做起。

(1)积极用脑、劳逸结合,保护大脑,保证充足睡眠,注意脑力活动多样化。

(2)培养广泛的兴趣爱好和开朗的性格。

(3)培养良好的卫生饮食习惯,多吃富含锌、锰、硒、锗类的健脑食物,如海产品、贝壳类、鱼类、乳类、豆类、坚果类等,适当补充维生素E。

(4)戒烟、限酒。

(5)尽量不用铝制炊具,经常将过酸过碱的食物在铝制炊具中存放过久,就会使铝渗入食物而被吸收。

(6)积极防治高血压、脑血管病、糖尿病等慢性疾病。

(7)尽可能避免长期使用镇静剂。

(李静)

# 第六节　短暂性脑缺血

## 一、概述

短暂性脑缺血发作(TIA)为突然发作的、短暂的、可逆的局限性脑血循环障碍,可导致供血区局限性神经功能缺失症状,在24h内可完全恢复,约25%患者最终导致完全性卒中。

第一次发作的年龄大多为45~65岁,男性多发。有动脉硬化征象,可伴有冠心病、糖尿病、原发性高血压(又称高血压病)等。

本病以发病突然、时间短暂(多于5min左右达到高峰,每次发作持续数分钟至1h,不超过24h,通常不包括仅数秒钟的闪击样发作)、恢复完全(不留后遗症)、反复发作为特点。

### (一)临床表现

颈内动脉系统TIA可有单眼一过性黑矇伴对侧运动及感觉缺失、失语、对侧偏盲等。椎一基底动脉系统TIA表现为眩晕、平衡失调、跌倒、眼球震颤、视物不清、复视、面部麻木,双侧或单侧运动及感觉缺失,或短暂记忆障碍。反复发作症状可相似,也可能因累及不同的动脉区域而不同。症状和体征大多数历时5~20min,不超过24h,发作停止后症状及阳性体征消失。

### (二)辅助检查

CT及MRI检查大多正常,部分病例可见脑内有小的梗死灶或缺血灶。超声检查颈总动脉、颈总动脉分叉处及颈内动脉颅外段,可有动脉粥样斑块。

## 二、护理评估

1.健康史　询问患者本次发作的主要症状及持续时间,既往有无类似发作史及发作次数,平日饮食习惯及有无烟酒嗜好等。

2.身心状况　评估患者有无瘫痪、感觉障碍、失明、失语、共济失调等。

3.心理、社会状况评估　评估患者及家属有无焦虑、恐惧等心理。

## 三、护理诊断

1.恐惧　与突发眩晕和单侧肢体活动障碍有关。

2.焦虑　与突然发病不能正常工作有关。

3.有受伤的危险　与眩晕、复视、共济失调有关。

4.潜在并发症　脑血栓形成。

## 四、护理措施

### (一)一般护理

给予低脂、低盐、低胆固醇、适量糖类、富含维生素饮食,忌烟、酒及辛辣食物,切忌暴饮暴食或过分饥饿。有头晕或眩晕症状发生时,嘱患者卧床休息;如需上厕所要有人陪伴。保证患者有足够的休息时间。恢复后适当参加体育锻炼。

(二)病情观察

密切观察生命体征变化。警惕脑卒中发生的早期症状,如出现头晕、说话不清、手指不灵、半侧肢体麻木等症状,应引起重视,及时就医。

(三)症状护理

1. 对低血压或头晕、眩晕的患者要注意

(1)患者下床活动时,有人搀扶。

(2)嘱患者避免突然改变体位。

(3)将患者经常使用的物品放在容易拿取的地方。

(4)保持周围环境中没有障碍物,注意地面防滑。

2. 避免复发的诱发因素 如情绪激动、过度劳累、气候变化、烟酒刺激等,保持乐观情绪和良好的心理状态。

(四)心理护理

了解患者及其家属的思想顾虑,帮助患者消除恐惧心理,树立与疾病作斗争的信心。

(五)治疗护理

1. 治疗要点

(1)抗血小板聚集药物:如肠溶阿司匹林 50～100mg,每日 1 次,或双嘧达莫(潘生丁)等。

(2)抗凝治疗(无出血禁忌证时可使用):常用肝素或双香豆素。

(3)扩容治疗:可用低分子右旋糖酐及羟乙基淀粉(706 代血浆),具有扩容、改善微循环和降低血液黏度的作用。每日 250～500mL,静脉滴注,14 天为一个疗程,老年人要注意心、肾功能。

(4)扩血管治疗可选用:尼莫地平、氟桂利嗪(西比灵)、桂利嗪(脑益嗪)等。

(5)天然药物应用:丹参、红花、川芎等,具有改善微循环,降低血液黏稠度的作用。

(6)手术治疗:多普勒证实有颅内动脉狭窄,药物治疗无效时,可考虑血管重建术。

2. 用药后的护理

(1)坚持药物治疗并指导患者按医嘱正确服药,不能随意更改、终止或自行购药服用。

(2)在用抗凝药治疗时,应密切观察有无出血倾向。临床上有少数患者可出现全身出血及青紫斑,个别患者有消化道出血。发现这些现象应及时报告医师,并给予积极治疗。

## 五、健康教育

1. 积极治疗原发病,如高血压、动脉粥样硬化、心脏病、糖尿病和高脂血症。

2. 避免精神紧张及操劳过度,保持情绪稳定,嘱患者及家属本病可能发生脑梗死及脑出血,经常发作的患者应避免过重的体力劳动及单独外出,以防疾病发作时跌倒。

3. 坚持身体锻炼,戒烟,少饮酒,遵医嘱服药治疗,定期复查。

4. 向患者强调此病的危害性,尤其是对部分患者反复发作未产生后遗症而认为是"小毛病"不予以重视者,要及时治疗,争取早日康复。

(牛迎东)

# 第七节 脑血栓

本病通常在脑动脉粥样硬化斑块基础上发生血栓形成,导致血管狭窄、闭塞,使该血管供血区急性缺血而致局部脑组织梗死。本病占脑血管疾病的 50％以上,老年人发病明显增多,是我国老年人死亡和致残的最主要原因。继年龄因素之后,原发性高血压、血脂异常、糖尿病、TIA 等为本病的危险因素。

## 一、概述

(一)临床特点

1.老年人以动脉粥样硬化最多见,部分患者于发病前有 TIA 史。

2.常在安静状态下发病,大多数患者意识清楚或仅有轻度意识障碍,脑干梗死和大面积梗死意识障碍较重。老年人意识障碍较多见,且较重。

3.伴有神经功能缺失症状,如偏瘫、失语等。神经功能缺失症状在 6h 内达到高峰者称为完全性卒中;在 48h 内逐渐加重或呈阶梯式加重者,称为进行性卒中。

(二)辅助检查

1.一般检查 检查有无血糖、血脂增高。

2.影像学检查 CT 扫描结果:最早约于 12h,多数于 24～48h 显示低密度梗死灶。MRI 在梗死后数小时内病灶区即有信号改变,$T_1$ 加权像呈低信号,$T_2$ 加权像呈高信号病灶。血管造影可显示血管狭窄和闭塞部位。

## 二、护理评估

(一)健康史

询问患者的患病时间,有无明显诱因,主要症状的特点,有无伴随症状及并发症等。多数脑血栓形成患者来就诊时,常有头晕、头痛等,也有部分患者有短暂性脑缺血发作病史,常有各种类型的失语、偏瘫。询问患者有无脑动脉硬化、高血压、高脂血症及糖尿病等,目前治疗及用药情况。

(二)身体评估

注意观察患者的神志,对人、物、地点的定向判断能力。有无肢体功障碍,如握物、走路。语言表达、吐字是否清楚。

(三)心理评估

患者对平时的头痛、头晕、高血压、糖尿病和冠心病是否予以重视。对突发失语、偏瘫有无自卑、恐惧感。

## 三、护理诊断

1.躯体移动障碍 与脑梗死压迫神经细胞和锥体束有关。

2.生活自理缺陷 与偏瘫、认识障碍、体力不支有关。

3.语言沟通障碍 与脑梗死部位、范围有关。

4.吞咽困难 与神经肌肉损伤有关。

### 四、护理措施

**（一）一般护理**

1. 应给予低盐、低脂饮食，如有吞咽困难、饮水呛咳时，可给予糊状流质或半流质饮食，小口缓慢喂食，必要时给予鼻饲流质。有糖尿病者予以糖尿病饮食。

2. 协助患者完成生活护理，如穿衣、洗漱、沐浴、如厕等，保持皮肤清洁、干燥，及时更换衣服、床单。

3. 将患者的用物放在易拿取的地方，恢复期要求患者尽力完成生活自理活动。

**（二）病情观察**

密切观察生命体征及瞳孔、意识等的变化。

**（三）症状护理**

对瘫痪患者应每 2～3h 翻身一次，教会患者保持关节功能位置，翻身时做一些主动或被动活动锻炼，逐渐增加肢体活动量。指导失语患者掌握简单而有效的交流技巧，加强其语言功能训练。

**（四）心理护理**

偏瘫常常使患者产生自卑、消极的心理。因偏瘫失语生活不能自理，患者可变得性情急躁，甚至发脾气，这样常常会使血压升高、病情加重。护士应主动关心患者，教会患者简单的哑语，从思想上开导患者。嘱家属要给予患者物质和精神上的支持，鼓励或组织病友之间进行养生经验的交流，树立患者战胜疾病的信心。

**（五）治疗护理**

治疗原则是改善脑循环、防治脑水肿、治疗合并症。

1. 改善脑循环　常用药物有低分子右旋糖酐、羟乙基淀粉（706 代血浆）、复方丹参注射液、川芎嗪等。

2. 抗凝疗法　肝素 12500～25000U，溶于 5％葡萄糖液 500～1000mL 中，缓慢静脉滴注，15～25 滴/分，24～36h 起作用。双香豆素口服。

3. 溶血栓治疗　常用有尿激酶（UK）、组织型纤溶酶原激活剂（rt－PA），后者疗效及安全性均较好。链激酶因出血并发症多而不主张使用。

4. 防治脑水肿　目前临床常用的药物有三大类：高渗液、利尿剂、自由基清除剂。

5. 高压氧治疗　吸氧总时间为 90～110min，每日 1 次，10 次为一疗程。

6. 手术治疗　大面积脑梗死，特别是小脑梗死有脑疝征象者，可考虑开颅手术治疗。

7. 用药护理　使用低分子右旋糖酐可有过敏反应，如发热、皮疹等，应注意观察。用溶栓、抗凝药物时严格注意药物剂量，有无出血倾向。

### 五、健康教育

1. 积极治疗原发病，如高血压、高脂血症、糖尿病等。

2. 以低胆固醇、高维生素饮食为宜，忌烟、酒。对短暂性脑缺血发作应积极治疗，以减少脑血栓形成的发病率。

3. 老年人晨间睡醒时不要急于起床，最好安静 10min 后缓慢起床，以防直立性低血压致脑血栓形成。

4.平时适度参加一些体育活动,以促进血液循环。

(牛迎东)

# 第八节　脑出血

## 一、概述

脑出血占全部脑卒中 20％～30％,其发病率随年龄增长而增高,70 岁以后的发病率有所降低。

### (一)病因

最常见的是老年人高血压,另外老年人因跌倒引起的脑出血亦较多见。

### (二)临床特点

老年人脑出血 60％～80％有意识障碍,其程度和持续时间较中青年患者长。肢体瘫痪、失语等神经功能缺失表现严重,且不易恢复,癫痫样抽搐也更多见。高颅压表现不典型。老年人由于脑萎缩,脑室容量相对增大,因此,脑出血的颅内压增高症状(如头痛、呕吐等)较不明显。心血管异常多见,冠心病、心肌梗死多同时出现脑出血。并发症多,如各种感染(如肺部、泌尿道、压疮感染),以及非酮症高渗昏迷和应激性溃疡引起消化道出血等。

诊断主要根据突发剧烈头痛、呕吐、脑膜刺激征、头颅 CT 及腰椎穿刺为血性脑脊液。由于老年人脑出血头痛和脑膜刺激征常不明显,甚至缺如,因此,老年人突发意识障碍、性格精神异常者,应及时做 CT 检查,以明确诊断。

### (三)辅助检查

血液一般检查有无白细胞计数增高,腰穿时脑脊液压力是否增高,是否为均匀血性。CT 检查提示脑梗死抑或脑肿瘤、脑出血的部位、出血量等情绪。

## 二、护理评估

### (一)健康史

询问患者既往有无高血压或动脉粥样硬化史。起病前有无明显诱因,如情绪激动、过分兴奋、劳累、用力排便或脑力紧张等。了解病后主要症状的特点,如头痛、舌麻或手脚不灵便、严重脑出血患者神志不清等,以及目前的治疗和用药情绪。

### (二)身体评估

有无肢体瘫痪、意识障碍、血压升高、瞳孔不等大等。

### (三)心理及社会评估

脑出血患者如神志清楚,面对突然发生的感觉障碍、肢体瘫痪、失语、构音困难,以及担心预后,可表现出情绪沮丧、心情烦躁、悲观绝望。由于本病发病急,还应评估患者家属有无紧张、恐惧等情绪。

## 三、护理诊断

1.意识障碍　与脑出血有关。

2.生活自理缺陷　与偏瘫有关。

3.有皮肤完整性受损的危险　与长期卧床、意识障碍、运动功能受损有关。

4.潜在并发症　脑疝、消化道出血、坠积性肺炎、泌尿系统感染。

## 四、护理措施

（一）一般护理

急性期绝对卧床休息，保持环境安静，避免各种刺激。除进食、排泄外，其他活动应严格禁止。集中进行各项诊疗操作，动作轻柔。急性脑出血患者在发病 24h 内应禁食。发病 3 天后，如神志不清楚、不能进食者，应鼻饲给食，以保证营养供给。

（二）病情观察

严密观察病情变化，如血压、脉搏、呼吸、神志、瞳孔的变化，并做好详细记录。如患者出现剧烈头痛、频繁呕吐、极度烦躁、血压升高、脉搏变慢、呼吸不规则、瞳孔改变、意识障碍加重等，提示有脑疝的可能，应及时通知医师，配合抢救。注意观察患者有无呕血、便血、血压下降、脉搏增快、面色苍白、尿量减少等，每次鼻饲前要抽吸胃液，若患者有呃逆、腹部饱胀、胃液呈咖啡色或有黑便，应考虑发生消化道出血，立即通知医师处理。

（三）对症护理

1.中枢性高热者　给予物理降温，对不宜降温者可行人工冬眠，高热惊厥者按医嘱给予抗惊厥药。昏迷者按昏迷的护理常规做好气道及皮肤等护理。便秘、大小便失禁及尿潴留者做好大小便的相应护理。

2.防止并发症　为防止肺炎、尿路感染、肺静脉血栓形成和肺栓塞等并发症的发生，应指导老年人尽量早期下床活动，避免导尿，也可使用弹力长袜，以预防栓塞的发生。

3.康复训练　康复功能训练包括语言功能、运动功能及协调能力的训练。

（1）语言功能的训练：护理人员应仔细倾听，善于推测询问，为患者提供述说熟悉的人或事的机会，并鼓励家人多与患者交流。

（2）运动功能的训练：一定要循序渐进，对肢体瘫痪的患者在康复早期即开始做关节的被动运动，以后应尽早协助患者下床活动，先借助平行木练习站立、转身，后逐渐借助拐杖或助行器练习行走。

（3）协调能力的训练：主要是训练肢体活动的协调性，先集中训练近端肌肉的控制力，后训练远端肌肉的控制力，训练时要注意保证患者的安全。

（四）心理护理

1.急性期尽量避免任何精神干扰，应减少病室声、光刺激，限制探视，医护人员动作要轻。对已恢复神志的脑出血患者应多关心体贴，给予精心护理及精神上的安慰，使患者安心配合治疗。

2.老年患者常因功能障碍、活动受限、治疗效果不佳等原因表现出焦虑甚至绝望的心理问题，护理人员应同情和理解老年人的感受，鼓励老年人表达内心的情感，指导并帮助老年人正确处理面临的困难，通过问题的解决证实老年人的能力与价值，增强其战胜疾病的信心。

（五）治疗护理

1.治疗原则　防止进一步出血，挽救生命，促进功能恢复。内科药物治疗适用于出血量少，无生命危险或有手术禁忌证者。外科手术方法在治疗脑出血中发挥越来越大的作用，可在 CT 定位下采用钻孔血肿抽吸技术。

2.用药护理　使用溶栓、抗凝药时观察药物的疗效同时密切注意有无出血倾向；降颅压时，应选择较粗血管，以保证药物的快速输入。脑疝患者输液量不宜过快过多，必要时使用输液泵控制滴速。

### 五、健康教育

1.向患者及家属介绍有关疾病的基本知识，尤其知道如何避免诱因，防止再次出血。

2.教会患者及家属测量血压的方法，发现血压异常波动应及时就诊。

3.调整饮食，肥胖者应适当减肥，宜进低盐、低脂饮食，教育患者戒烟、戒酒。

4.指导患者及家属康复功能锻炼的具体操作方法，保持肢体功能位。

5.向患者及家属介绍脑出血的先兆症状，如出现应及时就诊。告诉患者家属再次发生脑出血时的现场急救处理措施，如使患者保持镇静、松开紧身的衣服、保持呼吸道通畅、拨打急救电话等。

（牛迎东）

# 第九节　骨质疏松症

## 一、概述

骨质疏松症(osteoporosis,OP)是一种以骨量减少，骨组织的微细结构破坏，导致骨骼的强度降低和骨折危险性增加为特征的一种全身代谢性疾病。骨质疏松症可分为原发性和继发性两类。继发性骨质疏松症主要由于疾病等原因和不良嗜好所致，占发病总数的10％～15％。原发性骨质疏松症包括绝经后骨质疏松症（Ⅰ型）和老年性骨质疏松症（Ⅱ型），占发病总数的85％～90％。骨质疏松症是机体衰老在骨骼方面的一种特殊表现，也是骨质脆性增加导致骨折危险性增大的一种常见病。老年性骨质疏松症多见于60岁以上的老年人，女性的发病率为男性的2倍以上。目前，我国骨质疏松症患者约有8400万，每年因骨质疏松症并发骨折的发病率为9.6％，并有逐年增高的趋势。由于老年骨质疏松症的高发病率和易骨折性，我国已将骨质疏松的防治研究列为老年相关疾病攻关范畴。

（一）病因和分类

1.病因　目前病因还不十分明确，一般认为发病与遗传、激素、营养、生活方式和环境等因素有一定的关系。

（1）遗传因素：多种基因（如维生素D受体、雌激素受体的基因）的表达水平和基因多态性可影响骨代谢，另外，基质胶原和其他结构成分的遗传差异与骨质疏松性骨折的发生也有关。

（2）性激素：在骨生成和维持骨量方面起着重要的作用。老年人随着年龄的增长，性激素功能减退，激素水平下降，骨的形成减慢，吸收加快，导致骨量下降。

（3）甲状旁腺素(PTH)和细胞因子：PTH作用于成骨细胞，通过其分泌的细胞因子促进破骨细胞的作用。随着年龄的增加，血PTH逐年增高，骨髓细胞的护骨素(osteoprotegerin,OPG)表达能力下降，导致骨质丢失加速。

（4）营养成分：钙是骨矿物中最主要的成分，维生素D有促进骨细胞的活性作用，磷、蛋白质及微量元素可维持钙、磷比例，有利于钙的吸收。这些物质的缺乏都可使骨的形成减少。

(5)生活方式:体力活动是刺激骨形成的基本方式,故长期卧床及活动过少易发生骨质疏松,另外,吸烟、高蛋白、高盐饮食、大量饮用咖啡、光照减少是骨质疏松的易发因素。

2.分类　骨质疏松症可分为原发性和继发性两类。

(二)辅助检查

1.骨密度测定　骨密度测定对骨质疏松症早期诊断、预测骨折危险性和评估治疗效果均有重要意义。按照 WHO1994 年的诊断标准,常用的方法有单光子骨密度测定法(SPA)、双能量 X 线骨密度吸收仪(DEXA)、定量 CT 检查和定量超声测定,骨密度低于同性别峰值骨量的 2.5SD 以上,可诊断为骨质疏松。

2.X 线检查　这是最简单易行的检查方法,但该方法只能定性,不能定量,且不够灵敏。一般骨量丢失 30％以上时,X 线平片才有诊断价值。X 线表现为皮质变薄、骨小梁减少变细、透明度加大,晚期出现骨变形及骨折。其中锁骨皮质厚度下降至 3.5～4.0mm 时易伴有椎体压缩性骨折。

3.骨代谢生化指标　分为反映骨形成和骨吸收的两大指标,可作为诊断骨质疏松症的参考。骨形成的指标有血清碱性磷酸酶、血清骨钙素及血清Ⅰ型前胶原羧基端前肽等。骨吸收的指标有血清钙、空腹尿钙与肌酐的比值、空腹尿羟脯氨酸与肌酐的比值、尿吡啶啉和脱氧吡啶啉及血抗酒石酸酸性磷酸酶。主要有以下检查:①骨钙素(BGP),是骨更新的敏感标志,可有轻度升高;②尿羟赖氨酸糖苷(HOLG),是骨吸收的敏感指标,可升高;③血清镁、尿镁,均有下降。

## 二、护理评估

(一)健康史

老年人随着年龄的增长,骨代谢中骨重建处于负平衡状态。原因是:破骨细胞的吸收增加;成骨细胞的功能衰减。此外,老年骨质疏松的发生还与多种因素有关。所以要询问并了解老年人日常饮食结构、运动及体力活动,有无腰痛及疼痛的性质,有无骨折,既往有无长期服用某些药物的情况。

(二)身体状况

1.疼痛　骨质疏松症起病和病程进展缓慢,早期多无明显表现。疼痛是本病最常见的症状,以腰背痛为多见,多为酸痛,其次是膝关节、肩背部、手指、前臂。夜间和清晨醒来时加重,日间减轻,负重能力减弱,活动后常导致肌劳损和肌痉挛,疼痛加重。

2.身材变矮和驼背　多在剧烈的腰背部疼痛后出现。其原因是支持人体的脊椎骨发生骨质疏松后,椎体内部骨小梁变细,数量减少。椎体压缩性骨折是老年人身材变矮、驼背的主要原因。

3.骨折　骨折是导致老年骨质疏松症患者活动受限、寿命缩短的最常见和最严重的并发症。其骨折的危险性明显高于正常人,很轻微的外力如打喷嚏、弯腰、负重、摔倒就可能引发骨折。最多见的是胸、腰椎压缩性骨折,表现为脊椎后弯、胸廓变形,可使肺活量和最大换气量显著减少,导致呼吸功能下降,易并发肺部感染。其次是桡骨骨折和股骨颈骨折,股骨颈骨折易导致老年人长期卧床,加重骨质丢失,常因并发感染、心血管疾病和慢性衰竭而引起死亡。

(三)心理、社会状况

因疼痛、驼背或骨折,给患者带来精神和躯体的压力,而治疗和较长的护理周期也给家庭和社会带来沉重的负担。除了机体的不适之外,身体外形的改变会加重老年人的心理负担,严重挫伤老年人的自尊心。老年人可能因为外形的改变而不愿进入公共场合,也会因为身体不便或担心骨折而拒绝锻炼,从而不利于身体功能的改善。

## 三、护理诊断

1.疼痛　与骨质疏松症、骨折有关。

2.营养失调:低于机体需要量　与钙摄入不足、激素水平改变、不良饮食习惯等有关。

3.知识缺乏　缺乏骨质疏松症的预防知识。

4.躯体活动障碍　与骨痛、骨折引起的活动受限有关。

5.潜在并发症　骨折与骨质疏松有关。

6.情景性自尊低下　与椎体骨折引起的身长缩短或驼背有关。

## 四、护理措施

护理目标是老年人能叙述本病的防治和保健知识,能选择适宜的运动,并能坚持从食物补充钙。具体的护理措施如下。

（一）一般护理

1.饮食护理　补钙首先要从食物中补充,鼓励老年人经常食用富有钙质的食物,如牛奶、海带、紫菜、豆类、香菇等。与骨营养有关的每日营养素的供应量为:蛋白质 $60\sim70g$ ,胆固醇 $<300g$ ,蔬菜 $350\sim500g$ ,维生素 A $800\mu g$ ,维生素 D $10\mu g(400U)$ ,维生素 C $60mg$ ,钙 $800mg$ （钙与磷的比例为 $1:1.5$ ）,食盐 $<5g$ ,铁 $12mg$ ,锌 $15mg$ 。

2.环境安全　老年人因生理性老化,视、听力减退,平衡功能差,自我保护应变能力减退,加上骨骼脆性增加,常易造成跌倒而致骨折。骨折是骨质疏松的主要并发症,其致死、致伤残率很高。因此,为老人提供安全的生活环境很重要。

（二）病情观察

对已发生骨折的老年人,应每 2h 翻身一次,保护和按摩受压部位,指导老年人进行呼吸和咳嗽训练,做被动和主动的关节活动训练,定期检查,防止并发症的出现。

（三）症状护理

骨质疏松引起疼痛的原因主要与腰背部肌肉紧张及椎体压缩性骨折有关,故通过卧床休息,使腰部软组织和脊柱肌群得到松弛可显著减轻疼痛。休息时应卧于加薄垫的木板或硬板床上,仰卧时头不可过高,可在腰下垫一薄枕。必要时可使用背架、紧身衣等限制脊柱的活动度,也可通过洗热水浴、按摩、擦背以促进肌肉放松。同时,音乐治疗、暗示疏导等方法对缓解疼痛也是很有效的。对疼痛严重者可遵医嘱使用止痛剂、肌肉松弛剂等药物,对骨折者应通过牵引或手术方法缓解疼痛。

（四）心理护理

与老年人倾心交谈,鼓励老年人表达其内心的感受,明确老年人忧虑的根源。指导老年人穿宽松的上衣,掩盖形体的改变,也可穿背部有条纹或其他有修饰性的衣服改变人的视觉效果。强调老年人在资历、学识或人格方面的优势,使其认识到个人的力量,增强其自信心,逐渐适应形象的改变。

（五）治疗护理

骨质疏松症的治疗主要是消除引起骨矿物质丢失的危险因素，预防和治疗骨量减少及骨折。治疗时慎用激素类药物。如果采用雌激素替代疗法治疗骨质疏松症，应首先了解家族史中有无妇科肿瘤、心血管疾病的病史。在治疗过程中，每半年进行一次妇科检查，严密监测子宫内膜的增生变化，指导老年人观察阴道出血和乳房自我检查的方法。

### 五、健康教育

目前骨质疏松症的治疗还没有特效的方法，发病之后很难使骨组织微细结构完全修复。因此，治疗的最好方法是加强预防。防治的三要素是营养、运动和防跌倒。

1.鼓励运动　运动是增加骨密度、降低骨丢失的重要措施，尤其户外活动和日光浴。老年人要坚持每周 3～4 次的锻炼，每次不少于 30～60min。

2.合理营养　指导老年人认识骨质疏松症应以预防为主。补钙要以食物为主，老年人每日至少需要钙 800mg。含钙高的食物有奶制品、海产品、深绿色蔬菜、核桃、花生、大豆制品等。由于中国成人肠道缺乏乳酸酶者较多，喝牛奶后可有产气、腹胀、腹泻等不适，这类老人可饮用酸奶。此外，要鼓励老年人多吃鱼类，因其含有丰富的钙和维生素 D，有利于钙的吸收。同时注意食物搭配，如豆腐不与菠菜同时烹饪，避免钙与草酸结合形成不溶性的草酸钙等。

3.指导钙剂的服用　选用可咀嚼的钙制剂，以促进吸收。常用的钙剂，可分为无机钙和有机钙两类。无机钙（氯化钙、碳酸钙等）含钙高，作用快，但对胃肠道刺激大。有机钙（葡萄糖酸钙、乳酸钙、活性钙等）含量低，吸收较好，刺激性较小。每日的钙量最好分次服用，且饭后 1h 或睡前服用较好。血清钙过高可导致泌尿系统损害，对患结石、肉芽肿或高血钙者应限制钙剂的使用。钙剂与维生素 D 同时服用，可促进钙的吸收。

（牛迎东）

## 第十节　股骨颈骨折

### 一、概述

股骨颈骨折多见于老年人，尤以 50～70 岁者为发病率较高，以女性多见。因老年人骨质脱钙、骨质疏松，股骨颈脆弱，轻微跌倒即可发生骨折。股骨颈骨折与骨强度下降、老年人髋周肌群退变、不能有效地抵消髋部有害应力有关。该部位血运较差，若骨折处理不及时、不恰当，都会导致骨折不愈合或并发股骨头缺血性坏死、创伤性关节炎，严重地影响老年人的生活。预计到 2050 年，全球每年将有 640 万人患上股骨颈骨折。美国医学会指出：老年人股骨颈骨折后，有 5%～20% 的患者在一年内死亡，50% 以上的人行动不便，需要终生依赖别人照顾。在我国每年因骨质疏松症造成的骨折高达 13 万人次，其中有 3000～5000 人因股骨颈骨折引起并发症而死亡。

（一）病因和分型

1.病因　与骨质疏松导致的骨质质量下降有关。多数情况下是在走路滑倒时，身体发生扭转倒地，间接暴力传导致股骨颈发生骨折。

2.分型

(1)按骨折线的部位:分为头下型骨折、经颈型骨折、基底部骨折。其中头下型与经颈型骨折的近端因血运中断或破坏,易发生股骨头缺血性坏死。基底部骨折近端血运影响不大,骨折较容易愈合。

(2)按骨折角度大小:分为内收型骨折,即远端骨折线与两髂嵴连线形成的角(Pauwels角)大于50°,骨折线不稳定;外展型骨折,即 Pauwels 角小于30°,骨折线较稳定。

(3)按骨折移位程度:分为不完全骨折(Garden Ⅰ型)、完全骨折(Garden Ⅱ型)、部分移位的完全骨折(Garden Ⅲ型)、完全移位的完全骨折(Garden Ⅳ型)。

(二)并发症

股骨颈骨折的并发症有股骨头坏死、创伤性关节炎。

(三)辅助检查

髋关节正侧位 X 线平片可确定诊断并可判断骨折类型,明确骨折的部位,这是选择治疗方法的重要依据。

## 二、护理评估

(一)健康史

询问老年人是否有骨质疏松,有无摔倒受伤史,伤后是否感到髋部疼痛,疼痛的性质,持续时间,有无肿胀,下肢活动是否受限,能否站立和行走。

(二)身体状况

有错位骨折的患肢失去功能,不能站起和行动,髋部疼痛,患肢呈现典型的短缩、屈髋、内收和外旋畸形,平卧时患肢足尖外旋常达90°,即足外侧完全靠在检查台上。髋前方有压痛,股骨大粗隆上移。任何方向的移动,均可引起髋部疼痛加重。囊内骨折肿胀不明显,腹股沟部有压痛。骨折无移位或嵌插稳定型骨折,患者可走路或骑自行车,故不能疏忽。

(三)心理、社会状况

由于疼痛、活动障碍给老年人的日常生活及心理健康带来很大危害。疼痛使老年人不能走动,社会交往减少;功能障碍使老年人的无能为力感加重,产生自卑心理;疾病的迁延不愈使老年人对治疗失去信心,产生消极悲观的情绪。

## 三、护理诊断

1.疼痛 与骨折有关。

2.生活不能自理 与长期卧床有关。

3.焦虑 与担心疾病预后有关。

4.潜在并发症 股骨头缺血性坏死。

## 四、护理措施

(一)一般护理

患者卧床、生活不能自理,应教会其力所能及的自理方法并协助其完成基本生活活动。老年人髋部损伤后活动极为不便,非手术治疗者需要有一定时间卧床,卧床期间要做好生活护理,如协助洗漱、进饮食等。应多吃水果蔬菜,以防便秘。长期卧床易发生骨质脱钙,应多饮水,预防泌尿系结石。

(二)病情观察

1.应加强主动和被动活动,经常采取半坐卧位。

2.鼓励咳嗽和深呼吸,注意排痰。

3.防止压疮,骨突起易受压部位定时按摩,并保持干燥,必要时用气垫或棉圈垫起。保持患肢的正确体位,无论是牵引或手术后均应防止患肢内收和外旋。

(三)症状护理

已安放尿管者,应注意执行无菌操作,防止泌尿系统感染。

(四)心理护理

老年人有不同程度的焦虑、肢体疼痛,应多与患者谈心、沟通,鼓励其表达内心的感受,缓解其心理压力。

(五)治疗护理

1.治疗原则 非手术治疗和手术治疗。

2.护理

(1)非手术治疗:主要包括持续皮牵引和骨牵引。

①持续皮牵引:对外展型无移位者,可卧硬板床休息,或用皮肤牵引的方法保持患肢中立,同时穿"丁"字鞋防旋。值得注意的是外展型处理不当可发展成内收型,因此若条件允许,应早期行内固定,使患者早期下床,以减少并发症。

②骨牵引:股骨颈骨折时,因股骨头近侧缺血,骨折不易愈合,要求准确复位,牢固固定,以尽早建立骨折端血供。护理上要维持有效牵引,抬高患肢,保持患肢于外展中立位。

(2)手术治疗:老年人手术治疗的主要目的是骨折固定后能早期坐起活动,防止肺炎等致命性并发症发生。手术方式如下。

①经皮或切开加压螺纹钉固定术。

②人工股骨头置换或全髋关节置换术。股骨颈头下型骨折,或 Pauwel 角大于 70°者可考虑此术。对年龄超过 65～70 岁新鲜股骨颈头下或粉碎性骨折有移位者,陈旧性骨折不愈合或股骨头已坏死而髋臼无骨关节炎者,可行人工股骨头置换手术。

术后注意生活护理,指导功能锻炼,防止并发症的发生。手术后,骨折端增强了稳定性,经过 2～3 周卧床休息后,即可在床上起坐,活动膝关节。6 周后扶双拐下地不负重行走。骨愈合后可放弃拐杖负重行走。人工股骨头置换或全髋关节置换术者,可在术后 1 周开始下地活动。

## 五、健康教育

1.如果有需要,老年人不要因害羞或怕麻烦而拒绝使用拐杖或助行器,因为它们可避免跌倒等意外发生。

2.限酒,不乱用药物。

3.早期进行功能锻炼,出院后应坚持功能锻炼。

4.定期复查。

(牛迎东)

# 第十一节  骨性关节炎

## 一、概述

骨性关节炎(osteoarthritis,OA)又称骨性关节病、增生性关节炎、退化性关节炎,是非炎性疾病。骨性关节炎发病年龄多在 50 岁以上,是负重关节中最常见的疾病,以髋关节、膝关节、距小腿关节、脊柱等多见。它的病理特点是关节软化发生进行性退化性改变,正常弹性消失,关节边缘和软骨下骨质有反应性变化,关节边缘有新骨增生和关节面硬化。

临床上骨关节炎常分为原发性和继发性关节炎,引起关节发生病变的原因,原发性和继发性关节炎有所不同。原发性关节炎的发病原因可能与一般易感因素和机械因素有关,包括遗传因素、生理性老化、肥胖和吸烟等。继发性关节炎的常见原因为关节先天性畸形、关节创伤、关节面的后天性不平衡及其他疾病等,包括长期不良姿势导致的关节形态异常、长期反复使用关节的职业或剧烈的文体活动对关节的磨损等。老年人退行性骨关节病绝大部分为原发性。

### (一)病因及分类

**1.病因**  本病的发生是多种因素联合作用的结果,主要包括:①软骨基质中的黏多糖含量减少,纤维成分增加,软骨的成分降低;②软骨下骨板损害使软骨失去缓冲作用;③关节内局灶性炎症。

**2.分类**  临床上骨关节炎常分为原发性和继发性。

### (二)病理改变

骨关节炎的病理改变表现为透明软骨软化退变、糜烂,然后骨端暴露,并继发滑膜、关节囊、肌肉的变化。

### (三)辅助检查

**1.X 线平片**  可见关节间隙狭窄,关节面硬化和变形,关节边缘骨质增生,关节内有游离体,软骨下骨硬化和囊性变。

**2.CT 检查**  用于椎间盘病的检查,效果明显优于 X 线。

**3.MRI 检查**  不但能发现早期的软骨病变,而且能观察到半月板、韧带等关节结构异常。

## 二、护理评估

### (一)健康史

询问老年人有无关节疼痛、肿胀及晨僵,疼痛的起因、性质、持续时间;既往是否有关节扭伤史、脱位史及服药史。

### (二)身体状况

**1.症状**

(1)关节疼痛:因关节活动增加而症状加重,经休息后可缓解,从一个姿势变为另一个姿势时,开始活动感到不便,有疼痛,活动一段时间后疼痛反而减轻,但过度活动,如步行较长距离,则又会感到关节疼痛和关节受限,上台阶、下台阶、上汽车时均感到疼痛吃力。晚期为持续性疼痛,肌肉痉挛加重,关节粘连,滑膜充血,关节囊变厚,活动时刺激囊内神经而引起疼痛。

(2)关节僵硬:关节活动特别不灵活,久坐或清晨起床后关节有僵硬感,不能立即活动,要经过一定时间后才感到舒服。这种僵硬和类风湿关节炎不同,时间较短暂,一般不超过

30min。但到疾病晚期,关节将永久不能活动。

(3)关节内卡压现象:当关节内有小的游离骨片时,可引起关节内卡压现象,表现为关节疼痛、活动时有响声和不能屈伸。膝关节卡压易使老年人摔倒。

(4)关节肿胀、畸形:膝关节肿胀多见,因局部骨性肥大或渗出性滑膜炎引起,严重者可见关节畸形、半脱位等。

(5)功能受限:各关节可因骨赘、软骨退变、关节周围肌肉痉挛及关节破坏而导致活动受限。此外,颈椎骨性关节炎脊髓受压时,可引起肢体麻痹和无力,椎动脉受压可致眩晕、耳鸣,以致复视、构音或吞咽障碍,严重者可发生定位能力丧失或突然晕倒。腰椎骨性关节炎腰椎管狭窄时,可引起下肢间歇性跛行,也可出现大小便失禁。

2.体征

(1)压痛和被动痛:受累关节局部压痛,伴滑膜渗出时明显。有时虽无压痛,但关节被动运动时可发生疼痛。

(2)关节活动弹响(骨摩擦音):关节活动弹响以膝关节多见,可能与软骨缺失和关节面欠光滑有关。

(三)心理、社会状况

骨关节炎主要表现为反复或持续的关节疼痛、功能障碍和关节变形,给老年人的日常生活及心理健康带来很大危害。疼痛使老年人不愿意过多走动,社会交往减少;功能障碍使老年人的无能为力感加重,产生自卑心理;疾病的迁延不愈使老年人对治疗失去信心,产生消极、悲观的情绪。

### 三、护理诊断

1.疼痛 与骨关节炎引起骨质病理改变有关。

2.活动无耐力 与关节肿痛、活动受限有关。

3.躯体活动障碍 与关节疼痛、畸形有关。

4.有自理能力缺陷的危险 与疾病引起的活动障碍,定位能力丧失以及大小便失禁有关。

### 四、护理措施

(一)一般护理

1.保持正常体重 身体超重者由于下肢承重多,关节长时间负重,易加速关节退化。因此,老年人应合理膳食,坚持体育锻炼,以控制体重。

2.适度的活动 患骨关节炎的老年人,应避免长期、反复的剧烈运动,注意保暖。症状严重时可适当卧床休息,用支架或石膏托固定患肢,防止畸形;热敷或适度按摩患处可缓解疼痛。症状缓解期可做适当的运动,如早操、慢跑、太极拳等,可以避免肌萎缩,有利于改善关节软骨组织营养,增强关节周围肌力,改善关节的稳定性,但切勿过度。注意运动中的自我保护,避免运动中的机械损伤。

3.增强自理 对于活动受限的老年人,应根据其自身条件及受限程度,运用辅助器具或特殊的设备以保证或提高老年人的自理能力。如:门及过道的宽度须能允许轮椅等辅助器具通过;室内地板避免有高低落差的情形,地板材质应以防滑为重点;过道、楼梯、厕所、浴缸外缘都应加装扶手;对于使用拐杖者要格外注意桌椅是否有滑动的情形。对吞咽困难的老年人,应准备浓稠度适合其吞咽的食物,且在进食中或进食后配用少量起泡性饮料,避免大口进食或摄入大块的食物。对定位能力缺陷的老年人,可运用提醒标志或将活动路线单纯化等方式帮助他们。

（二）症状护理

对患髋关节骨关节炎的老年人来说,减轻关节的负重和适当休息是缓解疼痛的重要措施,可通过扶手杖、拐、助行器站立或行走。疼痛严重者,可采用卧床牵引限制关节活动。膝关节骨关节炎的老年人除适当休息外,可通过上下楼梯时扶扶手、坐位站起时手支撑扶手的方法减轻关节软骨承受的压力,膝关节积液严重时,应卧床休息。另外,局部理疗与按摩综合应用,对任何部位的骨关节炎都有一定的镇痛作用。

（三）心理护理

关节变形和活动受限易引起老年人的自我形象紊乱,故应鼓励老年人在康复治疗师的指导下,坚持正确的康复训练,以保持功能和体形。同时使老年人认识到关节软骨组织随着年龄的增长而老化是自然规律,如注意预防,可以延缓和减轻退行性变的进程。做好老年人的心理护理,使其自我调节,适应形象的改变。

（四）治疗护理

1. 治疗原则　治疗的目的是减轻症状,改善关节功能,减少致残。治疗方法包括非药物治疗、药物治疗、外科手术治疗。

2. 用药护理　如关节经常出现肿胀,不能长时间活动或长距离行走,X线平片显示髌骨关节面退行性变,则可在物理治疗的基础上加用药物治疗。常用药物如下。

（1）非甾体类抗炎药:主要起到镇痛的作用。建议使用吡罗昔康、双氯芬酸、舒磷酸硫化物等镇痛药,因为这几种药物不但不良反应小,而且双氯芬酸、舒磷酸硫化物对软骨代谢和蛋白聚合糖的合成具有促进作用。

（2）氨基葡萄糖:不但能修复损伤的软骨,还可以减轻疼痛,常用药物有硫酸氨基葡萄糖、氨糖美辛片、氨基葡萄糖、硫酸盐单体等。

（3）抗风湿药:通过关节内注射,利用其润滑和减震功能,对保护残存软骨有一定作用。用药期间应加强临床观察,注意监测X线平片和关节积液。

3. 手术治疗护理　对症状严重、关节畸形明显的晚期骨关节炎老年人,可行人工关节置换术。术后护理因不同部位而有所区别。髋关节置换术后患肢需行皮牵引,应保持有效牵引,同时要保证老年人在牵引状态下的舒适和功能。膝关节置换术后患肢应用石膏托固定,应做好石膏固定及患肢的护理。

## 五、健康教育

1. 对于长期膝部负重的职业,如运动员、教师或舞蹈演员等,应加强卫生保健宣传,定期进行体格检查,注意日常适度的自我保护。

2. 积极治疗原发疾病或创伤,对各种畸形应尽早治疗,以免关节面受力不均,使其过早老化破坏。

3. 注意补充维生素C和动物软骨,可预防或延缓软骨衰老。

4. 指导老年人正确的关节活动姿势,动作幅度不宜过大,以免加重关节的负担和劳损,多用大关节而少用小关节。可以使用手把、手杖、助行器以减轻受累关节的负担。

（牛迎东）

# 第十一章　儿科疾病护理

## 第一节　小儿腹泻

小儿腹泻(infantile diarrhea)是我国婴幼儿最常见的疾病之一,是多病原、多因素引起的以大便次数增多和大便性状改变为特点的消化道综合征。发病年龄多在 2 岁以下,1 岁以内者约占 50%。全世界每年死于腹泻的儿童高达 500 万~1800 万。是造成小儿营养不良、生长发育障碍的主要原因之一。根据病因分为感染性和非感染性两类。

### 一、疾病概述

(一)病因

1.易感因素

(1)小儿消化系统发育不够成熟,胃酸和消化酶分泌少,酶的活性较低,但营养需要相对多,因此,在受到不良因素刺激时,易引起消化道功能紊乱。

(2)婴儿时期神经、内分泌、循环系统及肝、肾功能发育均未成熟,调节功能较差。

(3)婴儿免疫功能不完善。血清大肠杆菌抗体滴度以初生至 2 周岁最低,以后渐升高。因而婴幼儿易患大肠杆菌肠炎。母乳中大肠杆菌抗体滴度高,特别是初乳中致病性大肠杆菌分泌型 IgA 高,所以母乳喂养小儿较少发病,患病也较轻。

(4)婴儿体液分布和成人不同,细胞外液占比例较高,且水分代谢旺盛,调节功能又差,较易发生体液、电解质紊乱。婴儿易患佝偻病和营养不良,易致消化功能紊乱,此时肠道分泌型 IgA 不足,腹泻后容易迁延。

2.感染因素

(1)肠道内感染:致病微生物可随污染的食物或水进入小儿消化道.因而易发生于人工喂养儿。尤其以细菌、病毒引起的为多见。病毒感染以轮状病毒引起的秋冬季小儿腹泻最为常见,细菌感染以致病性大肠埃希菌为主,真菌和寄生虫也可引起急慢性肠炎。

(2)肠道外感染:消化道外的器官、组织受到感染也可引起腹泻,常见于咽炎、中耳炎、肺炎、泌尿道感染和皮肤感染等。肠道外感染的病原体(主要是病毒)有时可同时引起肠道内感染。

(3)滥用抗生素所致的肠道菌群紊乱:长期较大量地应用广谱抗生素,特别是两种或两种以上并用时,可引起肠道菌群紊乱,如引起药物较难控制的肠炎。

3.非感染因素

(1)饮食因素:①人工喂养儿由于喂养不当引起腹泻。②过敏性腹泻。③原发性或继发性双糖酶缺乏或活性降低,肠道对糖的消化吸收不良而引起腹泻。

(2)气候因素:气候的突然变化、腹部受凉导致肠蠕动增加,天气过热消化酶分泌减少或由于口渴饮奶过多等都可导致腹泻。

(二)发病机制

1.感染性腹泻　多数病原微生物通过污染的食物、水或通过被污染的手传播而进入消化道。当机体的防御功能下降、大量的微生物侵袭并产生毒素时可引起腹泻。细菌感染所致腹泻包括肠毒性大肠杆菌肠炎、侵袭性大肠杆菌肠炎、致病性大肠杆菌肠炎、空肠弯曲菌肠炎；病毒性肠炎以轮状病毒肠炎为例，轮状病毒感染后，先侵犯小肠黏膜上皮细胞，小肠黏膜回收水、电解质能力下降引起腹泻。同时，继发的肠腔内双糖酶分泌不足，使糖类消化不完全并被肠道内细菌分解，使肠液的渗透压增高，进一步造成水和电解质的紊乱，加重腹泻；真菌和寄生虫也可引起急慢性肠炎。

2.非感染性腹泻 主要有生理性腹泻，母乳的营养成分超过小儿的生理需要量和消化功能的限度时，便会使患儿发生腹泻；喂食不当可引起腹泻，以人工喂养的患儿为主，由于喂养不定时、量过多或过少或食物成分不适宜，如过早喂食大量淀粉或脂肪类食物、突然改变食物品种或断奶；个别小儿对牛奶或某些食物成分过敏或不耐受（如乳糖缺乏），喂食后可发生腹泻；气候突然变化，腹部受凉使肠蠕动增加，天气过热使消化液分泌减少，而由于口渴吃奶过多，增加消化道负担，均易诱发腹泻。

（三）临床表现

1.腹泻共同的临床表现

（1）轻型腹泻：主要是大便次数增多，每日数次至 10 次。每次大便量少、呈黄色或黄绿色，混有少量黏液，常见白色或淡黄色小块，系钙、镁与脂肪酸化合的皂块。偶有小量呕吐或溢乳，食欲减退，体温正常或偶有低热。体液丢失在 50mL/kg 以下，临床脱水症状不时显。预后较好，病程 3～7d。

（2）重型腹泻：多为肠道内感染所致。可由轻型加重而成，起病较急，除食欲不振、腹泻、呕吐等较重胃肠道症状外，还有脱水、电解质紊乱、发热及烦躁不安、精神萎靡等明显的全身症状。

胃肠道症状：食欲低下，常伴有呕吐，严重者可吐咖啡样液体。腹泻频繁，大便 10～30 次/d 以上。大便常呈黄绿色水样、量多，可伴有少量黏液。大便镜检可见脂肪球及少量白细胞。

脱水：由于摄入量的不足和吐泻丢失体液，导致不同程度脱水，由于腹泻时水和电解质两者丧失的比例不同，从而引起体液渗透压的变化，即造成低渗、等渗或高渗性脱水。临床上以等渗性脱水最常见。脱水一般分为三度：轻度脱水，失水量约为体重的 5%（50mL/kg）。精神稍差，皮肤干燥、弹性稍低，眼窝、前囟稍凹陷，哭时有泪，口腔黏膜稍干燥，尿量稍减少。中度脱水，失水量约占体重的 5%～10% 以上（50～100mL/kg）。精神萎靡，皮肤干燥、弹性差，捏起皮肤皱褶展开缓慢，眼窝和前囟明显凹陷，哭时少泪，口腔黏膜干燥，四肢稍凉，尿量减少；重度脱水，失水量约为体重的 10% 以上（100～120ml/kg）。精神极度萎靡，表情淡漠、昏睡或昏迷。皮肤明显干燥、弹性极差，捏起皮肤皱褶不易展平，眼窝和前囟深陷，眼睑不能闭合，哭时无泪，口腔黏膜极干燥。

代谢性酸中毒：由于腹泻丢失大量碱性物质，摄入热量不足引起酮血症；血容量减少，血液浓缩致循环减慢，使组织缺氧、灌注不良和乳酸堆积；肾血流量不足，尿少，酸性产物潴留等，因此，腹泻时，绝大多数患儿都存在代谢性酸中毒，脱水越重，酸中毒越重。主要表现为精神萎靡，呼吸深长，有苹果酸味。严重者呼吸增快，甚至昏迷。新生儿或小婴儿无或较晚出现呼吸深长，主要表现为嗜睡、苍白、拒食、衰弱等。血浆碳酸氢根离子降低，pH 值<7.3。

低血钾：多在腹泻 1 周以上出现明显低钾，原有营养不良者出现较早、较重。一般患儿未输液前较少有低钾症状,输入不含钾液体后,随脱水酸中毒的纠正,逐渐出现低钾症状。患儿精神萎靡,哭声小,肌无力、腹胀、肠麻痹、尿潴留、心率减慢、心音低钝、心律失常,严重者可因心脏停搏,呼吸肌麻痹而死亡。血清钾低于 3.5mmol/L,心电图可有不同程度的改变。

低钙血症:易出现在腹泻较久或有活动性佝偻病患儿,尤其易发生在输液和酸中毒纠正后,可发生烦躁不安、手足抽搐甚至惊厥等低钙症状,一般血清钙低于 2mmol/L。检查可见佛斯特氏和腓反射阳性。

低镁血症:少数患儿纠正脱水、酸中毒、补充钙后出现低镁性手足抽搐症。表现为手足震颤、抽搐、哭闹、易受刺激、不能入睡。个别患儿在额部或皮肤皱褶处出现红晕。血镁常低于 0.6mmol/L。

低磷血症:患儿可嗜睡、精神错乱、昏迷、软弱乏力、心肌收缩无力、呼吸变浅、溶血、糖尿等。重者血磷可低于 0.5mmol/L。

2.常见类型肠炎的临床特点

(1)轮状病毒肠炎:大多发生在每年的 8~11 月份,9 月份是发病高峰,又称秋季腹泻。年龄以 6~24 个月的婴幼儿为主,起病急,体温升高在 38~40℃ 之间,同时有感冒症状,在发病当天就有腹泻,一般无明显中毒症状。大便呈淡黄色或黄色,水样或蛋花汤样,无腥臭味。

(2)大肠杆菌肠炎:多发生在 5~8 月气温较高季节。起病较慢,大便呈蛋花汤样、腥臭、有较多黏液。

(3)抗生素诱发性肠炎:多为持续使用抗生素后肠道菌群失调而继发肠道内致病菌等大量繁殖引起肠炎。起病急,多见于体弱、免疫功能低下和长期应用肾上腺素者。病情严重者可有水、电解质紊乱和全身中毒症状。大便为暗绿色水样,黏液多。

3.迁延性腹泻和慢性腹泻 病程 2 周至 2 个月为迁延性腹泻,慢性腹泻病程为 2 个月以上。以人工喂养儿多见,多与营养不良和急性期未彻底治疗有关。

4."生理性腹泻" 多见于 6 个月以下的婴儿,其外观虚胖,常有湿疹,出生后不久即腹泻,每天大便次数多,甚至十几次,每次大便量不一定很多,其中含少量水分,一般没有特殊腥臭味。生理性腹泻的婴儿除大便次数增多外,多无其他症状,食欲好,无呕吐,生长发育不受影响,添加辅食后,大便即逐渐转为正常。

(四)辅助检查

1.实验室检查

(1)常规化验:血常规和生化检查可了解有无贫血、白细胞是否增多和电解质、酸碱是否平衡的情况。新鲜粪便检查是诊断急、慢性腹泻病因的最重要步骤,可发现出血、脓细胞、原虫、虫卵、脂肪瘤、未消化食物等。隐血试验可检出不显性出血。粪培养可发现致病微生物。鉴别分泌性腹泻和高渗性腹泻有时需要检查粪电解质和渗透性。

(2)小肠吸收功能试验

1)粪脂测定:粪涂片用苏丹Ⅲ染色在镜下观察脂肪滴是最简单的定性检查方法,粪脂含量在 15% 以上者多为阳性。脂肪平衡试验是用化学方法测定每日粪脂含量,结果最准确。131 碘-甘油三酯和 131 碘-油酸吸收试验较简便但准确性不及平衡试验。粪脂量超过正常时反应脂肪吸收不良,可因小肠黏膜病变、肠内细菌过长或胰外分泌不足等原因引起。

2)D-木糖吸收试验:阳性者反映空肠疾病或小肠细菌过长引起的吸收不良。在仅有胰腺外分泌不足或仅累及回肠的疾病,木糖试验正常。

3)维生素 $B_{12}$ 吸收试验(Schilling 试验):在回肠功能不良或切除过多、肠内细菌过长以及恶性贫血时,维生素 $B_{12}$ 尿排泄量低于正常。

4)胰功能试验:功能异常时表明小肠吸收不良是由胰腺病引起的。

5)呼气试验:①$^{14}C$－甘氨酸呼气试验,在回肠功能不良或切除过多肠内细菌过长时,肺呼出的 $^{14}CO_2$ 和粪排出的 $^{14}CO_2$ 明显增多。②氢呼气试验,在诊断乳糖或其他双糖吸收不良、小肠内细菌过长或小肠传递过速有价值。

2.影像诊断

(1)X 射线检查:X 射线钡餐、钡灌肠检查和腹部平片可显示胃肠道病变、运动功能状态、胆石、胰腺或淋巴结钙化。选择性血管造影和 CT 对诊断消化系统肿瘤尤有价值。

(2)内镜检查:直肠镜和乙状结肠镜和活组织检查的操作简便,对相应肠段的癌肿有早期诊断价值。纤维结肠镜检查和活检可观察并诊断全结肠和末端回肠的病变。小肠镜的操作不易,可观察十二指肠和空肠近段病变并做活检。怀疑胆道和胰腺病变时,有重要价值。

(3)B 型超声扫描:应优先采用,为无创性和无放射性检查方法。

(4)小肠黏膜活组织检查:对弥漫性小肠黏膜病变,如热带性口炎性腹泻、乳糜泻、Whipple 病、弥漫性小肠淋巴瘤等,可经口手入小肠活检管吸取小肠黏膜做病理检查,以确定诊断。

(五)治疗原则

1.调整饮食　给足够的饮水以防脱水,人工喂养患儿可喂稀释牛奶、米汤。

2.控制感染,合理用药　病毒性肠炎以支持疗法为主,不需应用抗菌药。其他肠炎应对应选药。如大肠埃希菌可选用庆大霉素、硫酸阿米卡星(硫酸丁胺卡那霉素)、黄连素;抗生素诱发性肠炎应停用原来的抗生素,可选用万古霉素等。

3.纠正水和电解质紊乱

(1)口服补液

(2)静脉补液:用于中、重度脱水或吐泻频繁的患儿。

第 1 天补液:①输液总量:一般轻度脱水约 90～120mL/kg,中度脱水约 120～150mL/kg,重度脱水约 150～180mL/kg。②溶液种类:根据脱水性质而定。等渗性脱水用 1/2 张含钠液;低渗性脱水用 2/3 张含钠液;高渗性脱水用 1/3 张含钠液。③输液速度:主要取决于脱水程度和大便量,遵循先快后慢原则。

第 2 天及以后的补液:一般可改为口服补液,如腹泻未纠正仍需静脉补液者,依具体情况估算。一般生理需要量为每日 60～80mL/kg。

纠正酸中毒:重度酸中毒或经补液后仍有酸中毒症状者,应补充碳酸氢钠或乳酸钠碱性溶液。

纠正低钾血症:一般按每日 3～4mmol/kg 补给,缺钾症状明显者可增至 4～6mmol/kg,轻度脱水时可分次口服,中、重度脱水予静脉滴入。

纠正低钙或低镁血症:静脉缓注 10％葡萄糖酸钙或深部肌内注射 25％硫酸镁。

(3)对症治疗:腹胀明显者用肛管排气或肌注新斯的明。呕吐严重者可针刺足三里、内关或肌注氯丙嗪等。

## 二、护理

(一)护理评估

1.病史评估　喂养史,询问乳品种类、冲调方法喂哺次数、量,有无饮食不当及肠道内、外感染表现,过敏史及有无长期使用抗生素史,询问患儿腹泻开始时间,大便颜色、次数、性状、量,有无发热、呕吐、腹痛、腹胀、里急后重等不适。

2.身心状况评估 患儿生命体征、营养状况,以及摄入量和脱水程度,检查肛周皮肤有无发红、破损。了解患儿及家属对疾病的认识程度,有无焦虑、恐惧感。

3.辅助检查 了解大便常规、大便致病菌培养等化验结果。

(二)常见护理诊断/问题

1.营养失调:低于机体需要量 与进食减少、腹泻、呕吐有关。

2.体液不足 与腹泻、呕吐丢失过多和摄入量不足有关。

3.体温过高 与脱水、肠道感染有关。

4.有皮肤完整性受损的危险 与大便次数增多刺激臀部皮肤有关。

5.知识缺乏 患儿及家属缺乏疾病相关知识。

6.潜在并发症 低钾血症、酸中毒、低钙血症:与腹泻丢失过多及摄入补充不足有关。

(三)护理目标

1.患儿排便次数减少至正常,营养状态改善。

2.患儿腹泻、呕吐症状在短期内好转,皮肤弹性改善。

3.患儿体温逐渐恢复正常。

4.患儿住院期间臀部皮肤保持正常。

5.患儿家属对疾病有正确的认识,学会合理喂养患儿,给予患儿正确的照顾。

6.尽量减少并发症的发生,发生并发症时能给予及时正确处理。

(四)护理措施

1.严格消毒隔离 按肠道传染病隔离,护理患儿前后要认真洗手,防止交叉感染,做好床边隔离。

2.补充液体与营养,维护水、电解质及酸碱平衡

(1)口服补液:用于轻、中度脱水及无呕吐或呕吐不剧烈且能口服的患儿,鼓励患儿少量多次口服 ORS 补液盐。

(2)静脉补液:①建立静脉通路,保证液体的输入,特别是重度脱水者,必须尽快补充血容量。②按照先盐后糖、先快后慢、先浓后淡、见尿补钾原则,补钾浓度应小于 0.3%,每日补钾总量静脉点滴时间不应短于 6~8h,严禁直接静脉推注。③根据病情调整输液速度,了解补液后第 1 次排尿时间,及时反馈给医师。

(3)正确记录 24h 出入量。

3.严密观察病情及早发现并处理并发症

(1)监测体温变化:体温过高应给予患儿多喝水,擦干汗液,减少衣被,头枕冰袋等物理措施,做好口腔及皮肤护理。

(2)监测代谢性酸中毒表现:当患儿出现呼吸深快、烂苹果味、精神萎靡、恶心,血 pH 及二氧化碳结合力($CO_2CP$)下降时,应及时报告医师及使用碱性药物纠正。

(3)观察低血钾表现:常发生于输液后脱水纠正时,当发现患儿全身乏力、不哭或哭声低下、吃奶无力、反应迟钝、肌张力低下、恶心呕吐、腹胀及听诊发现肠鸣音减弱或消失,心音低钝,心律失常,提示有低血钾存在,应及时补充钾盐。

(4)判断脱水程度:通过观察患儿的神志、精神、皮肤弹性、前囟眼眶有无凹陷、机体温度

及尿量等临床表现,估计患儿脱水的程度,同时要观察经过补充液体后脱水症状是否得到改善。

(5)注意大便的变化:观察记录大便性状、次数、颜色、量,为输液方案和治疗提供可靠依据。

4.调整饮食 腹泻患儿存在着消化功能紊乱,根据病情,合理安排饮食,达到减轻胃肠道负担的目的。一般在补充累积损失阶段可暂禁食4～6h,母乳喂养者可继续母乳喂养,腹泻次数减少后,给予流质或半流质如面条、粥,少量多餐,随着病情稳定和好转,逐步过渡到正常饮食。双糖酶缺乏患儿,不宜食用蔗糖,并暂停乳类。

5.臀部护理 选用柔软布类尿布,勤更换,每次大便后用温水清洗臀部并擦干,局部皮肤发红处涂以40%氧化锌油或5%鞣酸软膏并按摩片刻,促进局部血液循环。避免使用不透气橡皮布或塑料布,防止尿布皮炎发生。

6.健康教育

(1)指导家长合理喂养:宣传母乳喂养的优点,避免在夏季断奶。按时逐步添加辅食,切忌几种辅食同时添加,防止过食、偏食及饮食结构突然变动。

(2)指导家长防止感染传播的措施:注意饮食卫生,培养良好的卫生习惯。注意食物新鲜、清洁和食具消毒。教育儿童饭前便后洗手,勤剪指甲。

(3)增强体质:发现营养不良、佝偻病时及早治疗,适当户外活动。

(4)注意气候变化:防止受凉或过热,冬天注意保暖,夏天多饮水。

(5)避免滥用抗生素。

(五)护理评价

1.体温及大便何时恢复正常。

2.脱水是否得到纠正。

3.臀部皮肤是否保持正常。

4.有无并发症发生。

5.患儿家属对疾病是否有正确的认识,学会合理喂养患儿,给予患儿正确的照顾。

(王璐)

# 第二节 小儿消化性溃疡

小儿消化性溃疡(peptic ulcer)是指胃和十二指肠的慢性溃疡。各年龄儿童均可发病,以学龄儿童多见。婴幼儿多为急性、继发性溃疡,常有明确的原发疾病,胃溃疡和十二指肠溃疡发病率相近;年长儿多为慢性、原发性溃疡,以十二指肠溃疡多见。

## 一、疾病概述

(一)病因和发病机制

原发性消化性溃疡的病因与诸多因素有关,确切发病机制至今尚未完全阐明,与本病有关的因素有:

1.遗传因素 消化性溃疡具有遗传素质的证据,20%～60%患儿有家族史。

2.胃酸和胃蛋白酶的侵袭力 酸和胃蛋白酶是对胃和十二指肠黏膜有侵袭作用的主要

因素。十二指肠溃疡患者基础胃酸、壁细胞数量及壁细胞对刺激物质的敏感性均高于正常人,且胃酸分泌的正常反馈抑制机制亦发生缺陷,故酸度增高是形成溃疡的重要原因。新生儿生后1～2d胃酸分泌高,与成人相同,4～5d时下降,以后又逐渐增高,故生后2～3d亦可发生原发性消化性溃疡。因胃酸分泌随年龄而增加,因此年长儿消化性溃疡的发病率较婴幼儿高。

3.胃和十二指肠黏膜的防御功能　决定胃黏膜抵抗损伤能力的因素包括黏膜血流、上皮细胞的再生、黏液分泌和黏膜屏障的完整性。在各种攻击因子的作用下,黏膜血循环及上皮细胞的分泌与更新受到影响,屏障功能受损,发生黏膜缺血、坏死而形成溃疡。

4.幽门螺杆菌感染　小儿十二指肠溃疡Hp检出率约为52.6%～62.9%,Hp被根除后溃疡的复发率即下降,说明Hp在溃疡病发病机制中起重要作用。

5.其他　环境、精神行为和饮食习惯也与本病有关。

继发性溃疡是由于全身疾病所引起的胃、十二指肠黏膜局部损害,见于各种危重疾病所致的应激反应。

(二)临床表现

由于溃疡在各年龄阶段的好发部位、类型和演变过程不同,临床症状和体征也有所不同,年龄愈小,症状愈不典型,不同年龄患者的临床表现有各自的特点。

1.新生儿　继发性溃疡多见,常见原发病有:早产儿、缺氧、窒息、败血症、低血糖、呼吸窘迫综合征和中枢神经系统疾病等。常表现急性起病,呕血、黑便。生后2～3d也可发生原发性溃疡。

2.婴儿期　继发性溃疡多见,发病急,首发症状为消化道出血和穿孔。原发性以胃溃疡多见,临床表现为食欲差、呕吐、进食后啼哭、腹胀、生长发育迟缓,也可表现为呕血、黑便。

3.幼儿期　胃和十二指肠溃疡发病率相等,常见进食后呕吐,间歇发作脐周及上腹部疼痛,烧灼感少见,食后减轻,夜间及清晨痛醒,可发生呕血、黑便甚至穿孔。

4.学龄前及学龄期　以原发性十二指肠溃疡多见,主要表现为反复发作脐周及上腹部胀痛、烧灼感,饥饿时或夜间多发,可持续数分钟至数小时。严重者可出现呕血、便血、贫血。部分有穿孔,穿孔时疼痛剧烈并放射至背部或左右上腹部。也有仅表现为贫血、粪便隐血试验阳性。

(三)辅助检查

1.上消化道内镜检查　是诊断溃疡病准确率最高的方法。内镜观察不仅能准确诊断溃疡、估计病灶大小、溃疡周围炎症的轻重、溃疡表面有无血管暴露,可采取黏膜活检做病理组织学和细菌学检查。

2.胃肠X射线钡餐造影　应用较广泛,发现胃和十二指肠壁龛影可确诊,但诊断率不如内镜检查高。

3.粪便隐血实验　阳性者提示溃疡有活动性。

(四)治疗要点

1.一般治疗　培养良好的生活习惯,避免过度疲劳和精神紧张,适当休息,饮食定时定量,应避免食用刺激性或对胃黏膜有损害的药物及食物。

2.药物治疗　原则为抑制胃酸分泌和中和胃酸,强化黏膜防御能力,抗幽门螺杆菌治疗。

(1)抑制胃酸治疗:是消除侵袭因素的主要途径。①$H_2$受体拮抗剂($H_2R_1$)。②质子泵抑制剂(PPl)。③中和胃酸的抗酸剂。

(2)胃黏膜保护剂:①硫糖铝。②枸橼酸铋钾。③麦滋林-S颗粒剂。

(3)抗幽门螺杆菌治疗:有 Hp 感染的消化性溃疡,需用抗菌药物治疗。临床常用的药物:枸橼酸铋钾、羟氨苄青霉素、克拉霉素、甲硝唑。目前多主张联合用药。

## 二、护理

(一)护理评估

1.一般资料 了解有无消化道疾病的家族史,有无恶心、呕吐、厌食、上腹部不适、反酸、嗳气、呕血、黑便等病史。

2.病情评估 评估上腹部有无明显压痛点及疼痛部位、营养状况、有无贫血貌,饮食习惯等。

3.心理状况 患儿因腹痛、呕吐等不适而烦躁;患儿家长因对疾病不了解而紧张,对愈后担心、焦虑。

(二)常见护理诊断/问题

1.疼痛 与溃疡有关。

2.营养失调:低于机体需要量 与摄入量减少,消化吸收障碍有关。

3.知识缺乏 与患儿及家长缺乏疾病防治知识有关。

4.潜在并发症 上消化道出血,与消化道溃疡有关。

(三)护理目标

1.家长或患儿能了解导致和加重疼痛的原因。

2.能应用减轻疼痛的技巧,使疼痛减轻或消失。

3.能养成良好的饮食习惯,选择合适的食物,保证充足的营养。

4.能了解溃疡的发病原因及预防知识,掌握用药知识。

(四)护理措施

1.保持乐观、愉快的心情,养成良好的生活习惯,避免过度紧张或劳累,病情加重期应卧床休息。

2.进食易消化食物,食用时细嚼慢咽。疾病发作期应给温凉流质食物,大量出血者应禁食,病情缓解后可给易消化少渣半流质饮食。

3.用药指导。长期服用阿司匹林、肾上腺皮质激素类对胃黏膜有刺激性的药物,应指导餐后服用,必要时服用保护胃黏膜的药物。指导正确服用药物,胃黏膜保护剂在餐前0.5~1h服用;甲硝唑有胃肠道反应,应在餐后服用。

4.观察患儿疼痛部位、发作时间与进食的关系,新生儿和婴儿多为急性溃疡,应注意观察有无烦躁、哭闹、呕吐、腹胀、便血等消化道出血及穿孔的症状,便于及时处理。

5.如患儿出现呕血、便血、面色苍白、心率加快、血压下降等上消化道大出血的症状,应及时与医生联系,积极配合抢救,注意防止发生窒息。

6.健康教育与出院指导

(1)介绍本病发病的病因、诱发因素,告知要保持良好的饮食、生活习惯及愉快、乐观的情绪。

(2)告知此病是慢性疾病,应坚持长期、全面的治疗。

（3）教会年长儿及家长观察粪便了解病情的转归情况。

（五）护理评价

评价患儿和家长是否了解疼痛的原因，能否应用技巧缓解疼痛；是否掌握了服用药物的方法；患儿营养是否得到保证；潜在并发症是否及时发现并处理；患儿家长是否掌握溃疡病的知识。

（王璐）

# 第三节　肠套叠

肠套叠是指某部分肠管及其肠系膜套入邻近肠腔内造成的一种绞窄性肠梗阻，为婴幼儿时期常见的急腹症，以 1 岁内婴儿最为多见，2 岁以后逐减，男女婴之比约为 4∶1。健康肥胖儿多见，发病季节与胃肠道病毒感染流行相一致，以春秋季节多见。常伴发于中耳炎、胃肠炎和上呼吸道感染。如获早期诊断、早期治疗，治愈率可大为提高，并可降低并发症，免去手术治疗的痛苦。

## 一、疾病概述

（一）病因及发病机制

肠套叠分为原发性和继发性两种。95％为原发性，病因尚未完全明了，有人认为与婴儿回盲部活动度大有关。5％为继发性，多为年长儿，与肠息肉、肠肿瘤等牵拉有关。此外，饮食改变、腹泻、病毒感染等促发肠蠕动紊乱，也可诱发肠套叠。

（二）病理生理

肠套叠多为近端肠管套入远端肠腔内，根据套入肠管部分的不同可分为回盲型、回结型、回结肠型、小肠型、结肠型和多发型。其中以回盲型最常见，占 50％～60％。肠套叠多为顺性套叠，与肠管蠕动方向一致，并逐渐向远端推进，套入肠管也不断增长。肠套叠时，由于外层肠管的痉挛收缩，挤压套入肠管，牵拉和压迫肠系膜，使静脉和淋巴回流受阻，套入部肠管淤血、水肿，肠壁增厚、颜色变紫，并有血性渗液及腺体黏液分泌增加，产生典型的果酱样血便。随着静脉压升高，动脉血运受阻，发生栓塞性改变，加之肠壁收缩、痉挛而致肠管缺血性坏死并出现全身中毒症状，最终可导致肠穿孔、腹膜炎。

（三）临床表现

多为健康肥胖婴儿，发病突然，可分为急性和慢性，2 岁以下多为急性发病。

1.急性肠套叠

（1）腹痛：为最早症状。由于肠系膜受牵拉和外层肠管发生强烈收缩，患儿突然发生剧烈的阵发性肠绞痛，哭闹不安，双腿蜷缩，两臂乱动，面色苍白，出汗、拒食。持续数分钟后腹痛缓解，间歇 10～20min 又反复发作。间歇期如健康小儿。

（2）呕吐：在腹痛后数小时发生，早期为反射性呕吐，肠系膜受牵拉所致，呕吐物为胃内容物，有时伴有胆汁；晚期为梗阻性呕吐，可呕吐粪便样物。

（3）血便：呈黏液果酱样血便，为婴儿肠套叠的特征，多在发病后 6～12h 发生。小肠型肠套叠和儿童肠套叠便血率较低，出现也较晚。

（4）腹部包块：早期腹部平软，无压痛。多数病例上腹部或右上腹部触及腊肠样肿块，表面光滑,中等硬度,略有弹性,可稍移动。晚期发生肠坏死或腹膜炎时,腹胀明显,并伴有腹肌紧张及压痛,不易触及肿块。

(5)全身情况:早期病儿一般状况尚好,体温正常,无全身中毒症状,可有面色苍白、食欲减退或拒乳。随着病程延长,病情加重,或并发肠坏死或伴腹膜炎时,全身情况恶化,常有严重脱水和高热、昏迷及休克等全身中毒症状。

2.慢性肠套叠 以阵发性腹痛为主要表现。腹痛发作时上腹部或脐周可触及包块,缓解期腹部平软无包块,病程长者可达十余天。因年长小儿肠腔较宽可无肠梗阻现象,不易发生肠管坏死。呕吐少见,血便发生亦较晚。

(四)辅助检查

腹部 B 超检查:横断扫描可见同心圆或靶环状;纵断扫描可见"套筒征"。

(五)治疗要点

1.非手术治疗 灌肠疗法适用于病程在 48h 以内,全身情况好,无腹胀、高热、中毒症状者;包括 B 超监视下水压灌肠、空气灌肠、钡剂灌肠,其中空气灌肠为首先,钡剂灌肠复位临床已很少应用。

2.手术疗法 用于灌肠复位失败的病例、肠套叠超过 48~72h 以及疑有肠坏死、腹膜炎的晚期病例。手术方法包括单纯手法复位、肠切除吻合、肠造瘘等。

## 二、护理

(一)常见护理诊断/问题

1.疼痛 与肠系膜受牵拉和肠管强烈收缩有关。

2.知识缺乏 患儿家长缺乏有关疾病治疗及护理知识。

(二)护理措施

1.密切观察患儿腹痛、呕吐、腹部包块情况。若患儿经空气(或钡剂)灌肠复位治疗后症状缓解,常表现为:

(1)哭闹停止,安静入睡,不再呕吐;

(2)腹部包块消失;

(3)拔出肛管后排出大量臭味的黏液血便,继而变为黄色粪水;

(4)口服活性炭 0.5~1g,6~8h 后大便内可见炭末排出。

若患儿仍然烦躁不安,阵发性哭闹,腹部包块仍然存在,应怀疑是否套叠还未复位或又重新发生套叠,须立即通知医师作进一步处理。

2.密切观察生命体征、意识状态,特别注意有无水、电解质紊乱、出血及腹膜炎等征象,做好手术前准备。

3.向家长说明选择治疗方法的目的,解除家长心理负担,争取支持与配合。

4.对于手术后患儿,注意维持有效胃肠减压,保持胃肠道通畅,预防感染及吻合口瘘。患儿肛门排气、排便,胃肠功能恢复正常后开始经口进食。

(程倩)

# 第四节  急性上呼吸道感染

急性上呼吸道感染(acute upper respiratory infection,AURI)简称上感,俗称"感冒",是小儿最常见的疾病,包括流行性上呼吸道感染和一般类型上呼吸道感染,主要指鼻、鼻咽和咽部的急性感染,若上呼吸道某一局部炎症特别突出,即按该炎症处命名,常诊断为"急性鼻咽炎、急性咽炎、急性扁桃体炎"。该病全年均可发生,以冬春为多。多为散发,偶见流行,主要通过空气飞沫传播。

## 一、疾病概述

### (一)病因和发病机制

90%以上由病毒引起,如呼吸道合胞病毒(RSV)、流感病毒、副流感病毒、腺病毒、鼻病毒、柯萨奇病毒。在病毒感染的基础上也可继发细菌感染,常见有溶血性链球菌、肺炎球菌等。近年来肺炎支原体亦不少见。

### (二)临床表现

1.一般类型上感

(1)症状:因年龄、病因、机体抵抗力和病变部位的不同,故临床症状轻重不一。婴幼儿局部症状不明显而全身症状重;年长儿全身症状轻,以局部症状为主。一般与受凉后1~3d出现症状。一般病程3~5d。

呼吸道局部症状:主要为鼻咽部的症状,如流涕、鼻塞、喷嚏、咳嗽、咽部不适和咽痛、干咳等,可伴轻咳及声音嘶哑。因鼻塞新生儿和小婴儿可出现张口呼吸或拒乳。

全身症状:骤然起病,出现发热、畏寒、头痛、烦躁不安、拒奶、乏力等,可伴有呕吐、腹泻、腹痛,甚至高热惊厥。部分患者发病早期可出现脐周阵发性腹痛,无压痛,与发热所致肠痉挛或肠系膜淋巴结炎有关。

(2)体征:可见咽部充血,扁桃体可出现肿大、充血并有渗出物,颌下淋巴结肿大、触痛。肠道病毒感染者可出现不同形态皮疹。肺部听诊一般正常。

2.特殊类型上感

(1)疱疹性咽峡炎(herpangina):病原体为柯萨奇A组病毒,好发于夏秋季。主要表现为急起高热、咽痛、流涎、厌食等。体检可见咽充血,咽腭弓、腭垂、软腭等处黏膜上有数个直径为2~4mm大小灰白色的疱疹,周围有红晕,疱疹破溃后形成小溃疡。病程1周左右。

(2)咽—结合膜热(pharyngo—conjunctival fever):病原体为腺病毒(3、7型),好发于春夏季,可在集体小儿机构中流行。临床以发热、咽炎、结合膜炎为特征,主要表现为高热、咽痛、眼部刺痛、畏光、流泪等。体检可见咽充血,一侧或双侧滤泡性眼结合膜炎,球结膜充血,分泌物不多,主要表现为畏光、流泪、颈部及耳后淋巴结肿大。病程1~2周。

(3)流行性感冒(流感)(influenza):由流感病毒引起,可导致大流行。主要表现为严重的感染中毒症状,患者持续寒战、高热、头痛、全身肌肉和关节酸痛、恶心呕吐等,可伴惊厥,甚至休克、昏迷等。容易继发肺炎、心肌炎等,病程一般超过7d。

3.并发症  多见于婴幼儿,上呼吸道感可累及邻近器官或向下蔓延导致并发中耳炎、鼻窦炎、咽后壁脓肿、颈淋巴结炎、支气管炎、喉炎及肺炎等。而肺炎是婴幼儿最严重的并发症。

年长儿如患链球菌上感可因链球菌感染而并发急性肾炎、风湿热等疾病。病毒所引起的婴幼儿上呼吸道感染还可引起心肌炎、脑炎。

（三）辅助检查

病毒感染者白细胞正常或偏低，病毒分离和血清反应可帮助明确病原体；酶联免疫、免疫荧光等检测方法对病毒感染早期诊断有利；细菌感染者白细胞增高，中性粒细胞增高，咽拭子培养有病原体生长；链球菌感染引起感染者血中抗链球菌溶血素"O"（ASO）滴度增高。胸部X射线检查无异常改变。

（四）治疗原则

以支持疗法及对症治疗为主，休息，多饮水，做好呼吸道隔离，注意预防并发症。抗病毒药物常用利巴韦林，中药治疗有一定效果。病情严重，有继发细菌感染或发生并发症者可选用抗生素，如确诊为链球菌感染者应用青霉素，疗程10～14d。高热者给予降温处理。

## 二、护理

（一）护理评估

1.致病因素　询问患者的健康史，是否受气候变化和不良环境的影响，近期有无因护理不当而"受凉"；既往是否有维生素D缺乏性佝偻病、营养不良、贫血、先天性心脏病等。

2.身体状况　患者主要表现为鼻塞、流涕、喷嚏、咽部不适、咽部疼痛，干咳；体查可见咽部充血、扁桃体红肿等临床表现。

3.心理—社会状况　患者因鼻塞，或发热而引起烦躁不安、哭闹。注意了解家长对疾病的相关知识（病因、预防及护理）的了解程度，是否产生焦虑、抱怨等情绪。特殊类型的上感呈流行，而且许多急性传染病的早期表现为上呼吸道感染症状，所以应评估流行病学情况。

（二）常见护理诊断/问题

1.舒适的改变　与鼻塞、咽喉疼痛有关。

2.体温过高　与感染有关。

3.潜在并发症　高热惊厥。

（三）护理目标

1.患者体温正常。

2.患者未发生并发症。

3.患者家长掌握相关疾病的治疗及护理知识。

（四）护理措施

1.维持体温正常

(1)急性期患者卧床休息，减少活动。各种检查、治疗、护理均要集中进行，确保患者安静休息。

(2)保证充足的营养和水分的摄入，鼓励患者多饮水，给予富含维生素的、易消化的清淡饮食，必要时按医嘱静脉补液。

(3)松解衣被，衣服和被子不宜过多、过紧，以免影响机体散热，引起体温进一步升高。出汗后应及时更换衣服并适度保暖，防止因受凉而使症状加重或反复。

(4)密切观察体温变化，每4h测量体温一次，警惕高热惊厥的发生。当体温超过38.5℃时给予物理降温，如头部冷敷或枕冰袋，腋下及腹股沟处置冰袋，温水擦浴或冷盐水灌肠等，物理降温 30min 后测量体温并记录。随时观察患者的口腔和皮肤有无皮疹,有无神志的改变,注意咳嗽的性质,以便及早发现麻疹、猩红热及流行性脑脊髓膜炎等急性传染病。

(5)按医嘱给予退热剂,如口服对乙酰氨基酚或肌内注射柴胡注射液等。

2.促进舒适

(1)注意环境温度,预防闷热,保持室内温度 18～22℃,湿度 50％～60％,每日通风 2 次以上,保持室内空气清新,以减少空气对呼吸道黏膜的刺激,及时清除鼻腔及咽喉部分泌物,保证呼吸道通畅。

(2)鼻塞严重时应先清除鼻腔分泌物后用 0.5％麻黄碱液滴鼻,每天 2～3 次,每次 1～2 滴,对因鼻塞而妨碍吮奶的婴儿,宜在哺乳前 15min 滴鼻,使鼻腔通畅,保证吸吮。注意不宜频繁使用,防止发生心悸。鼻腔分泌物多时,头偏向一侧,保持一侧鼻腔畅通;分泌物干燥结痂时,可用棉签蘸生理盐水湿润去除结痂后,涂少量油类(凡士林等)于鼻翼四周的皮肤,以减轻疼痛。

(3)加强口腔护理,保证口腔清洁。咽部不适或咽痛时可用温盐水或复方硼酸液漱口、含服润喉片或应用咽喉喷雾剂等。

(4)嘱家长不要捏住患者双侧鼻孔擤鼻涕,防止鼻咽腔压力增高使炎症经咽鼓管进入中耳导致中耳炎。若患者出现哭闹、烦躁不安,用手抓耳及耳朵有浆液或脓液流出提示已经并发中耳炎。对于已经发生中耳炎且外耳道有分泌物,可用 1％～3％的过氧化氢清洗后,用生理盐水和干棉签擦净,滴抗生素药水,每日 2～3 次,持续到症状消失为止。

(5)健康指导,指导家长掌握上呼吸道感染的预防和护理相关知识。居室要经常通风,成人避免在小儿居室内吸烟,保持室内空气清新;在集体小儿机构中,应早期隔离患者,如有流行趋势,可用食醋熏蒸法消毒(5～10mL/m³,加水 1～2 倍稀释,加热熏蒸到全部汽化);呼吸道疾病流行期间,尽量避免去公共场所;若有气候变化,及时增减衣物,注意保暖,防止受凉;合理科学的饮食起居,保证充足的营养和睡眠;提倡母乳喂养,及时添加辅食,积极防治慢性疾病(如维生素 D 缺乏性佝偻病、营养不良、贫血等);加强体格锻炼;多进行户外活动,增强小儿体质,提高小儿呼吸系统的抵抗力和适应环境的能力;按时预防接种。

(王璐)

# 第五节　急性支气管炎

急性支气管炎是指由于病毒、细菌等致病原引起的支气管黏膜的急性炎症,气管常同时受累,又称为急性气管支气管炎,婴幼儿多见。常继发于上呼吸道感染,或为一些急性呼吸道传染病(麻疹、百日咳等)的一种临床表现。

## 一、疾病概述

### (一)病因及发病机制

病原体为各种病毒、细菌或为病毒和细菌的混合感染。凡能引起上呼吸道感染的病原体均可引起支气管炎。免疫功能低下、特异性体质、营养不良、佝偻病和支气管局部结构异常(慢性鼻窦炎等)等患者易反复发生支气管炎。空气污染、气候变化、化学因素的刺激也是本病的诱发因素。

（二）临床表现

急性支气管炎起病急缓不一，大多先有上呼吸道感染症状，咳嗽为主要症状，起初为刺激性干咳，1～2d后支气管分泌物增多，为阵发性湿咳，痰液由黏液变为黏液脓性。3～5d后痰液量逐渐减少，咳嗽逐渐消失。婴幼儿全身症状较明显，常有发热、食欲不振、乏力、呕吐、腹泻等症状，一般无气促和发绀。体征随疾病时期而异，双肺呼吸音粗，或有不固定、散在的干、湿啰音。啰音常在体位改变或咳嗽后减少或消失。

婴幼儿可发生一种特殊类型的支气管炎，称为哮喘性支气管炎，又称喘息性支气管炎，指一组以喘息为主要表现的婴幼儿急性支气管感染。患者除有上述一般支气管炎症状外，主要特点有：①常见于3岁以下，有湿疹或过敏史的婴幼儿；②有类似哮喘的临床表现，如频繁咳嗽，呼气性呼吸困难伴喘息，夜间或清晨较重，或活动、哭闹后加重，肺部叩诊呈鼓音，听诊两肺布满哮鸣音和少量粗湿啰音；③部分病例反复发作，大多与感染有关；④近期预后大多良好，3～4岁后发作次数逐渐减少渐趋康复，4～5岁停止发作。但少数（40%左右）可发展为支气管哮喘。

（三）辅助检查

病毒感染者白细胞计数正常或偏高，细菌感染者白细胞计数增高。胸部X射线检查多无异常改变，或有肺纹理增粗，肺门阴影加深。

（四）治疗原则

主要是控制感染和止咳、化痰、平喘等对症治疗。细菌感染者使用抗生素，如青霉素。常口服祛痰剂如复方甘草合剂、急支糖浆等，一般不用镇咳剂或镇静剂，以免抑制咳嗽反射，影响痰液咳出。口服氨茶碱止喘，也可行超声雾化吸入。

## 二、护理

（一）护理评估

1.致病因素　询问患者有无上感史，既往有无湿疹或其他过敏史，支气管炎反复发作史，有无营养不良、佝偻病和支气管局部结构异常等疾病，是否是特异性体质等。

2.身体状况　患者表现出发热、咳嗽、气促或呼吸困难症状，体查肺部有湿啰音等临床表现。

3.心理一社会状况　患者因本病反复发作，特别是哮喘性支气管炎，少数患者可发展为支气管哮喘，常出现呼吸困难而烦躁不安，因住院治疗易产生焦虑、恐惧感，家长因缺乏疾病相关知识（病因、治疗和护理、预防）而产生恐惧和担忧。

（二）常见护理诊断/问题

1.舒适的改变　与频繁咳嗽、胸痛有关。

2.体温过高　与感染有关。

3.清理呼吸道无效　与痰液黏稠不易咳出有关。

（三）护理目标

1.患者体温正常。

2.患者排出痰液，呼吸平稳。

（四）护理措施

1.保持呼吸道通畅

（1）保持室内空气清新，避免对流风，温湿度适宜，室温18～22℃，湿度55%～65%，减少对支气管黏膜的刺激,以利于排痰。

(2)注意休息,避免剧烈活动或游戏防止加重咳嗽。保证充足的水分及营养的供给。多饮水稀释痰液,以利于排痰。

(3)卧位时可抬高患者头胸部,并经常变换患者体位,减轻腹胀,以免肺的扩张受限而影响呼吸;鼓励并指导教会患者有效咳嗽,定时为患者拍背以利于排痰,保持呼吸道通畅。

(4)采用超声雾化吸入或蒸汽吸入,以湿化呼吸道,促进排痰。痰液较多,可用吸引器吸痰,以免影响呼吸。

(5)哮喘性支气管炎的患者,注意观察有无缺氧症状,必要时给予吸氧。

(6)按医嘱使用抗生素、止咳祛痰及平喘剂,并注意观察药物疗效及副作用。如口服止咳糖浆后不要立刻饮水,可使药物更好发挥疗效;静脉使用氨茶碱止喘时,速度不宜过快,且密切观察患儿有无心悸、烦躁不安,甚至惊厥症状等。

2.维持体温正常

(1)密切观察体温变化,体温超过 38.5℃时采取物理降温或按医嘱给予药物降温,以防发生惊厥。

(2)保证充足的水分和营养供给。鼓励患儿少食多餐,给予高蛋白、高热量、高维生素、清淡的食物。因患儿发热、咳嗽、咳痰,咳嗽剧烈时会引起呕吐,故保持口腔清洁可增加患儿舒适感和食欲。婴幼儿可在进食后喂适量开水,以清洁口腔;年长儿应在晨起、餐后、睡前漱洗口腔。

3.健康指导 向家长及患儿介绍本病的病因、主要表现及治疗要点,告知家长本病易反复发作,强调预防的重要性。指导患儿及家长积极开展户外活动,进行体格锻炼,增强机体对气温变化的适应能力;积极预防营养不良、佝偻病、贫血和各种传染病,按时预防接种,增强机体的免疫能力。

(程倩)

# 第六节 肺炎

肺炎是由不同致病原或其他因素(羊水吸入、过敏等)所引起的肺部炎症。肺炎的病因不同,其病理特点、病变部位和临床表现不相同。临床以发热、咳嗽、气促、呼吸困难及肺部固定湿啰音为特征。肺炎是婴幼儿时期的常见病,一年四季均可发病,以冬春季节多见。多由急性上呼吸道感染或支气管炎向下蔓延所致。肺炎发病率高,死亡率也高,死亡占我国儿童死亡原因的第一位,是我国儿童保健重点防治的"四病"之一。

## 一、疾病概述

(一)分类

目前,小儿肺炎的分类尚未统一,常用的分类方法有:

1.病理分类 分为大叶性肺炎、小叶性肺炎(支气管肺炎)、间质性肺炎等。小儿以支气管肺炎最多见。

2.病因分类

(1)感染性肺炎:如病毒性肺炎、细菌性肺炎、真菌性肺炎、支原体肺炎、衣原体肺炎、原虫性肺炎、真菌性肺炎等。

(2)非感染性肺炎:如吸入性肺炎、坠积性肺炎、过敏性肺炎等。

3.病程分类

(1)急性肺炎:病程＜1个月。

(2)迁延性肺炎:病程1～3个月。

(3)慢性肺炎:病程＞3个月。

4.病情分类

(1)轻症肺炎:主要是呼吸系统受累,其他系统无或仅轻微受累,无全身中毒症状。

(2)重症肺炎:除呼吸系统严重受累外,其他系统也受累且全身中毒症状明显。

5.临床表现典型与否分类

(1)典型性肺炎:只由肺炎链球菌、金黄色葡萄球菌、流感嗜血杆菌、大肠杆菌等引起的肺炎。

(2)非典型肺炎:指由肺炎支原体、衣原体、军团菌、病毒等引起的肺炎。2003年春季在我国发生一种传染性非典型肺炎,世界卫生组织(WHO)将其命名为严重急性呼吸道综合征,初步认定由新型冠状病毒引起,以肺间质病变为主,传染性强,病死率高。

6.按肺炎的发病环境分类

(1)社区获得性肺炎:指患者在48h内发生的肺炎。

(2)院内获得性肺炎:是住院48h后发生的肺炎。

临床上若病原体明确,则以病因分类命名,否则常按病理分类命名。支气管肺炎为小儿常见的肺炎,故本节重点介绍。

(二)病因

引起肺炎的主要病原体为病毒和细菌。发达国家小儿肺炎病原以病毒为主,如呼吸道合胞病毒、腺病毒、流感病毒等;发展中国家小儿肺炎病原以细菌为主,如肺炎链球菌、葡萄球菌、链球菌等。近年来肺炎支原体、衣原体和流感嗜血杆菌引起的肺炎有增多趋势。低出生体重、营养不良、维生素D缺乏性佝偻病、先天性心脏病等患者易患此病,且病情严重,易迁延不愈,病死率也较高。内在因素有小儿中枢神经系统发育不完善,机体免疫功能不健全及呼吸系统解剖生理特点等导致小儿易患肺炎;环境因素有居室通风不良、拥挤、空气污浊、阳光不足、冷暖失调等致使机体抵抗力下降,对病原体的易感性增加,为肺炎的发生创造有利条件。

(三)临床表现

1.轻症肺炎　常见于2岁以下的婴幼儿,仅表现为呼吸系统症状和相应的肺部体征。

(1)症状:大多起病急,主要表现为发热、咳嗽、气促和全身症状。①发热:热型不一,多为不规则热,早产儿和重度营养不良儿可不发热,甚至体温不升。②咳嗽:较频,初为刺激性干咳,以后咳嗽有痰,新生儿早产儿则表现为口吐白沫。③气促:多在发热、咳嗽之后出现。④全身症状:精神不振、烦躁不安、食欲减退、轻度腹泻或呕吐。

(2)体征:呼吸加快,40～80次/min,可有点头呼吸、鼻翼扇动、三凹征、口唇发绀。典型病例肺部可听到较固定的中、细湿啰音,以背部、两肺下方、脊柱两旁较易听到,吸气末更为明显。新生儿、小婴儿不易闻及湿啰音。

2.重症肺炎　除呼吸系统症状和全身中毒症状外,常有循环、神经和消化系统受累的临床表现。

(1)循环系统:常见心肌炎、心力衰竭。心肌炎主要表现为面色苍白、心音低钝、心动过速、心律不齐、心电图显示 ST 段下移、T 波低平或倒置;心力衰竭主要表现为呼吸困难加重,呼吸加快(>60 次/min),心率增快(婴儿>180 次/min,幼儿>160 次/min),骤发极度烦躁不安,面色苍白或明显发绀,心音低钝或出现奔马律,肝脏迅速增大在肋下 3cm 或短时间内增加 1.5cm。颈静脉怒张,尿少或无尿,颜面或下肢浮肿等。重症革兰氏阴性杆菌还可以发生微循环障碍、出现面色苍白、四肢发凉、脉搏细弱等休克症状甚至 DIC。

(2)神经系统:表现为精神萎靡、烦躁或嗜睡,并发脑水肿时出现意识障碍、惊厥、前囟隆起、瞳孔对光反射迟钝或消失、脑膜刺激征等。

(3)消化系统:表现为食欲减退、呕吐或腹泻。发生中毒性肠麻痹时表现为明显的腹胀,使膈肌抬高,引起呼吸困难加重,肠鸣音消失;发生消化道出血时出现咖啡样呕吐物,大便潜血试验阳性或柏油样便。

若延误诊断或金黄色葡萄球菌感染者可引起并发症。如在肺炎的治疗中,中毒症状及呼吸困难突然加重,体温持续不退或退而复升,应考虑脓胸、脓气胸、肺大疱等并发症的可能。

(四)辅助检查

1.血常规检查 病毒性肺炎白细胞总数大多正常或降低;细菌性肺炎由细胞总数及中性粒细胞增高,并有核左移。

2.病原学检查 留取痰液、气管吸出物、脓液、胸水和血液等做细菌培养,以明确病原体;留取鼻咽拭子或气管吸出物标本做病毒分离;真菌、沙眼衣原体、肺炎支原体通过特殊分离培养获得相应病原诊断;血清冷凝集试验在 50%~70% 的支原体肺炎患者中可呈阳性。

3.胸部 X 射线检查 支气管肺炎早期肺纹理增粗,以后出现大小不等的斑片阴影,可融合成片,可伴有肺不张或肺气肿。以双肺下野、中内带及心膈区居多。

(五)治疗原则

主要为控制感染,改善通气功能,对症治疗,防治并发症。

1.控制感染 根据不同病原体选用敏感抗生素控制感染;使用原则为早期、联合、足量、足疗程,重症患者宜静脉给药;如肺炎链球菌肺炎首选青霉素;支原体肺炎首选红霉素;金黄色葡萄球菌肺炎首选氨苄西林、苯唑西林等。抗生素的使用时间一般应持续至体温正常后 5~7d,临床症状基本消失后 3d;支原体肺炎用药至少 2~3 周;金黄色葡萄球菌肺炎在体温正常后持续用药 2 周。抗病毒可选用利巴韦林等。

2.对症治疗

(1)有缺氧症状时及时给氧,改善低氧血症;发热、咳嗽、咳痰患者予以退热、止咳、祛痰;腹胀严重患者禁食、胃肠减压等;严重喘憋、烦躁不安患者平喘、使用镇静剂;纠正水电解质与酸碱平衡紊乱。

(2)中毒症状明显或严重喘憋、脑水肿、感染性休克、呼吸衰竭者,可应用糖皮质激素,常用地塞米松,疗程 3~5d。

(3)发生感染性休克、心力衰竭、中毒性肠麻痹、脑水肿等,应及时处理。脓胸和脓气胸者应及时进行穿刺引流。

## 二、护理

### (一)护理评估

1.致病因素　询问患者详细病史,有无反复呼吸道感染史,发病前有无呼吸道传染病史;了解患者出生情况及生长发育情况。

2.身体状况　检查患者有无发热、气促、咳嗽、鼻翼扇动、三凹征、肺部啰音等症状和体征;观察痰液的性质、量、颜色等;是否有呼吸增快、心率增快、肺部啰音;观察是否有神经、循环、消化系统受累的临床表现。

3.心理-社会状况　患者因疾病的不适、住院治疗易产生焦虑、恐惧感,表现为哭闹、易激惹等。家长因缺乏相关疾病知识(肺炎的原因、诱因、治疗和护理)、患者住院时间长而产生焦虑不安、抱怨情绪。了解患者的住院经历、家庭经济状况、父母的文化程度等。

### (二)常见护理诊断/问题

1.气体交换受损　与肺部炎症有关。

2.清理呼吸道无效　与呼吸道分泌物较多、黏稠、患者体弱不易咳出有关。

3.体温过高　与肺部炎症有关。

4.潜在并发症　心力衰竭、中毒性脑病、中毒性肠麻痹。

### (三)护理目标

1.患者排出痰液,呼吸道通畅,呼吸平稳。

2.患者体温正常。

3.患者未发生并发症或发生时及时发现并给予及时处理。

### (四)护理措施

1.保持呼吸道通畅

(1)保持室内空气新鲜,定时通风换气,避免直吹或对流风。室温维持在 $18\sim22℃$ ,湿度 $55\%\sim60\%$ 为宜。

(2)饮食宜给予易消化、营养丰富的流质、半流质,多喂水。少量多餐,避免过饱影响呼吸。喂哺时应耐心,哺母乳者应抱起喂,防止呛咳。重症不能进食时,给予静脉输液,输液时应严格控制输液量及滴注速度,最好使用输液泵,保持均匀滴入,以免发生心力衰竭。鼓励患者多饮水,湿润呼吸道黏膜,以防分泌物干结,利于痰液的排出,且有利于黏膜病变的修复和纤毛的运动,同时防止发热引起的脱水。

(3)及时清除口鼻分泌物,分泌物黏稠者应用超声雾化或蒸汽吸入,每日 2 次,每次 20min,因雾化吸入必须深吸气才能达到最佳效果,需知道患者或家长治疗时协助患者进行深呼吸,以达到最佳效果。分泌物过多影响呼吸时,应用吸引器吸痰,吸痰时间宜在哺乳后 1h 进行,吸痰时因刺激而导致患者咳嗽、烦躁不安,所以吸痰后可酌情输氧。吸痰的频率不宜过多和过慢(吸痰次数过多易刺激呼吸道黏膜促使黏液产生过多,吸痰速度过慢易妨碍呼吸而导致缺氧加重),同时注意勿损伤黏膜。

(4)帮助患者取合适的体位并经常更换,定时翻身拍背,指导并教会年长儿有效咳嗽,使肺泡和呼吸道的分泌物可借助重力和震动易于排出,防止坠积性肺炎。方法是五指并拢,稍向内合掌,由下向上、由外向内地轻拍背部。根据病情或病变部位进行体位引流,每一引流体位要保持 5min 后更换体位,叩击时间不低于 1min,引流结束后鼓励患者咳嗽排痰。

(5)按医嘱给予祛痰剂,如复方甘草合剂等,喘憋者遵医嘱给予支气管解痉剂。

**2. 改善呼吸功能**

(1)凡有缺氧症状,如呼吸困难、口唇发绀、烦躁、面色灰白等应立即给氧。一般采用鼻导管给氧。氧流量为0.5～5L/min,氧浓度不超过40%,氧气应湿化,以免损伤呼吸道黏膜。缺氧明显者可用面罩给氧,氧流量2～4L/min,氧浓度50%～60%。若出现呼吸衰竭,则使用人工呼吸器。

输氧注意事项:①保持鼻腔通畅,及时清除鼻腔分泌物;②每日更换鼻导管,两侧鼻孔交替使用,防止一侧鼻孔长期使用,长时间吸入冷空气,使鼻黏膜干燥出血;③湿化瓶内的蒸馏水每日更换,湿化液加温至37℃,使氧气加湿、加温;④随时观察输氧效果,检查鼻导管是否通畅,避免无效输氧;⑤输氧的时间不宜过长,氧浓度不宜过高,以免引起晶体后纤维增生而导致失明。

(2)病室环境安静、空气新鲜、温湿度适宜。作好呼吸道隔离,防止交叉感染,不同病原引起的肺炎应分别收治。患者卧床休息,置患者于有利于肺扩张的体位并定时更换,减少活动,护理操作应集中完成,以减少刺激,避免哭闹,以减少机体耗氧量。保持患者皮肤清洁,勤换尿布,衣服穿着适宜,避免出汗,以免影响呼吸。

(3)积极处理腹胀,肺炎时患者可因便秘,进食易产气的食物及低血钾等原因引起腹胀,严重时可出现中毒性肠麻痹,限制膈肌运动,影响患者的呼吸,故应积极处理腹胀,可用热敷、按摩或肛管排气;若是低钾引起,应补充氯化钾;合并中毒性肠麻痹,应按医嘱禁食,给予胃肠减压,按医嘱给新斯的明促进肠蠕动,以消除腹胀,缓解呼吸困难。

(4)按医嘱使用抗生素治疗肺部炎症、改善通气,并注意观察药物的疗效及不良反应。

**3. 维持体温正常**　发热者应注意监测体温,警惕高热惊厥的发生。高热者采取相应的降温措施。加强口腔护理及皮肤护理。

**4. 密切观察病情**

(1)若患者出现烦躁不安、面色苍白、呼吸加快(>60次/min)、心律增快(>160～180次/min)、出现心音低钝或奔马律、肝脏短期内迅速增大时,考虑肺炎合并心力衰竭,应及时报告医生,立即给予吸氧,并减慢输液速度,配合医生进行抢救,遵医嘱予强心、利尿剂。若患者突然口吐粉红色泡沫痰,应考虑并发肺水肿,可立即给患者吸入经20%～30%乙醇湿化的氧气,间歇吸入,每次吸入不宜超过20min。

(2)观察患者意识和瞳孔的变化,若患者出现烦躁不安、嗜睡、惊厥、昏迷、呼吸不规则、肌张力增高等颅内压增高的表现,应考虑并发脑水肿、中毒性脑病的可能,应立即报告医生并配合抢救。

(3)观察有无腹胀、肠鸣音是否减弱或消失,是否有便血,以便及时发现中毒性肠麻痹和消化道出血。患者应禁食、胃肠减压,遵医嘱注射新斯的明等。

(4)若患者病情突然加重,体温持续不降或退而复升,咳嗽和呼吸困难加重,面色青紫,患侧呼吸运动受限,应考虑脓胸或脓气胸的可能,及时报告医生并配合抢救。配合医生进行胸穿或胸腔闭式引流。

**5. 健康指导**

(1)向患者家长讲解疾病的有关知识和防护知识,护理要点。向家长说明患者病情,安慰家长,减轻家长的紧张情绪,指导家长协助观察患者病情变化。向家长说明肺炎的治疗要点、药物的副作用和早期规律服药的重要性,让家长了解所用药物名称、剂量、用法及副作用。向家长讲解肺炎的护理要点,如体位更换的重要性,指导帮助患者咳嗽时轻拍患者背部促进排痰,帮助患者保持安静休息,指导家长合理喂养,婴儿期提倡母乳喂养;喂养时少量多餐,避免呛咳。对年长儿要说明住院治疗对疾病痊愈的重要性,鼓励患者克服困难和痛苦,配合医务工作人员,积极治疗疾病。

(2)向家长说明与强调肺炎的预防关键是合理营养,加强体格锻炼。指导家长带领小儿多进行户外活动,加强体格锻炼;注意气候变化,及时增减衣服,在寒冷季节注意保暖,冷暖适度,避免着凉,定期健康检查及按时预防接种,积极防治原发病。一旦上呼吸道感染,及时治疗,以免继发肺炎。

(3)积极宣传肺炎的预防知识,如保证家庭卫生,不随地吐痰和养成良好的个人卫生习惯;保护环境,指导患者不随地吐痰、咳嗽时应用手帕或纸巾捂住嘴,尽量使痰飞沫不向周围喷射。流行季节,避免带小儿到公共场所。

(程倩)

# 第七节　支气管哮喘

支气管哮喘简称哮喘,是由肥大细胞、嗜酸性粒细胞和 T 淋巴细胞参与的呼吸道慢性炎症性疾病,具有气道高反应性特征。临床表现为反复发作性喘息、呼吸困难、胸闷或咳嗽。其发病率近年呈上升趋势,以 1～6 岁小儿患病为多,大多 3 岁前发病。

## 一、疾病概述

(一)病因及发病机制

1.病因

(1)病因:哮喘的病因较为复杂,与遗传和环境因素有关。哮喘是一种多基因遗传病,患者多具有特异性体质,多数患者既往有婴儿湿疹、变应性鼻炎、药物或食物过敏史,不少患者有家族史。

(2)诱发因素:①呼吸道感染:病毒感染是哮喘发作的重要原因,尤以呼吸道合胞病毒、副流感病毒为甚。②非特异性刺激物:如烟、化学气体、油漆、尘螨、花粉等。③气候变化:如寒冷刺激、空气干燥、大风等。④药物:常见阿司匹林、磺胺类药物等。⑤食物:摄入异体蛋白,如牛奶、鸡蛋、鱼虾、食品添加剂等。⑥其他:如过度兴奋、大哭大笑、剧烈运动等。

2.发病机制　气道高反应性是哮喘的基本特征,气道慢性变态反应炎症是哮喘的基础病变。

(1)免疫因素:变应原进入体内,与体内的特异性 IgE 结合,导致肥大细胞和嗜碱性细胞脱颗粒,释放白三烯等介质,引起支气管平滑肌收缩、黏膜水肿、分泌物增加,使支气管狭窄,发生哮喘。导致哮喘气管慢性变异性炎症的中心环节是嗜酸性粒细胞的局部浸润,嗜酸性粒细胞的颗粒内含有碱性蛋白及嗜酸细胞过氧化物酶等,对肺上皮细胞及呼吸道有毒性作用,可引起气道高反应性。

(2)神经、精神因素:肺支气管受胆碱能神经、β一肾上腺素能神经和非肾上腺素能非胆碱能神经的支配。肾上腺素能受体功能低下及迷走神经亢进,或同时伴有 α一肾上腺素能神经的反应性增加,导致支气管平滑肌收缩,腺体分泌增加,哮喘发作。情绪剧变可诱发小儿哮喘的发作。

(3)内分泌因素:部分小儿的哮喘在青春发育期完全消失,在月经期加剧,机制尚不清楚。

(二)临床表现

1.症状及体征　婴幼儿起病较缓,发病前有1~2d的上呼吸道感染史,年长儿起病较急,大多在接触变应原后发作。哮喘发作前常有刺激性干咳、连打喷嚏、流泪等先兆,接着咯大量白色黏痰,伴以呼气性呼吸困难和喘鸣声,重症患者呈端坐呼吸,烦躁不安,大汗淋漓,面色青灰。体检可见胸廓饱满,呈吸气状,三凹征,叩诊鼓音,听诊双肺布满哮鸣音,重症患者呼吸困难加剧时,呼吸音明显减弱,哮鸣音亦随之消失。发作间歇期可无任何症状和体征。

哮喘发作以夜间和清晨更为严重。一般可自行或用平喘药物后缓解。若哮喘急并严重发作,经合理应用拟交感神经药物仍不能在24h内缓解,称作哮喘持续状态。随着病情变化,患者由呼吸严重困难的挣扎状态转为软弱无力,甚至死于急性呼吸衰竭。反复发作者,常伴营养障碍和生长发育落后。

2.分类

(1)婴幼儿哮喘:指年龄<3岁者。特点:①喘息发作≥3次;②发作时肺部出现哮鸣音,呼气相延长;③具有特异性体质,如过敏性湿疹、过敏性鼻炎等;④父母有哮喘病史;⑤除外其他引起喘息的疾病。凡具有①、②和⑤者则为婴幼儿哮喘;如喘息发作只有2次,并具有②和⑤者则为可疑哮喘或哮喘性支气管炎。

(2)儿童哮喘:指年龄>3岁者。特点:①哮喘反复发作;②发作时双肺闻及呼气相为主的哮鸣音;③支气管扩张剂有明显疗效;④除外其他引起喘息、胸闷和咳嗽的疾病。

(3)咳嗽变异性哮喘:又称过敏性哮喘。小儿哮喘可无喘息症状,仅表现为反复和慢性咳嗽,常于夜间和清晨发作,运动可加重咳嗽。部分患者最终发展为典型哮喘。特点:①咳嗽持续或反复发作>1个月,抗生素治疗无效;②支气管扩张剂可缓解咳嗽发作;③有过敏史或过敏家族史;④呼吸道呈高反应性,支气管激发试验阳性;⑤除外其他引起慢性咳嗽的疾病。

(三)辅助检查

1.血常规检查　嗜酸性粒细胞增高。

2.X射线检查　肺透亮度增加,呈过度充气状,肺纹理增多,并可见肺气肿或肺不张。

3.肺功能检查　呼气流速峰值及一秒钟用力呼气量降低,残气容量增加。

4.血气分析　动脉氧分压降低'病初二氧化碳分压降低,病情严重时二氧化碳分压增高,pH值下降。

5.变应原测试　将各种变应原进行皮内试验,以发现可疑的变应原。

(四)治疗原则

去除病因、控制发作和预防复发。

1.去除病因　避免接触变应原,去除各种诱发因素,积极治疗和清除感染病灶。

2.控制发作　主要是抗炎和解痉治疗,用药物缓解支气管痉挛,减轻气道黏膜水肿及炎症,减少分泌黏痰。

(1)糖皮质激素:糖皮质激素是治疗哮喘的首选药,一般使用吸入疗法,防止长期使用产生较多副作用。常用倍氯米松,病情严重、持续发作,或其他平喘药物不能控制反复发作的患者,可口服泼尼松,症状缓解后立即停药。

(2)支气管扩张剂:①β—肾上腺素能受体兴奋剂:能刺激 β—肾上腺素能受体,诱发 cAMP 的产生,松弛平滑肌和稳定肥大细胞膜。可用吸入、口服等方法给药。②氨茶碱类:能解除支气管痉挛、抗炎、抑制肥大细胞和嗜碱细胞脱颗粒,刺激儿茶酚胺的释放。常用有氨茶碱、缓释茶碱等。③抗胆碱药物:能抑制迷走神经释放乙酰胆碱,使呼吸道平滑肌松弛。常用有异丙托溴铵。

(3)抗生素:伴呼吸道细菌感染时,同时选择适当的抗生素。

3.哮喘持续状态的治疗

(1)吸氧、补液、纠正酸中毒:给予氧气吸入,使用 1/5 张含钠溶液纠正脱水,防止痰液黏稠,使用碳酸氢钠纠正酸中毒。

(2)糖皮质激素静脉注入:早期、大量使用氢化可的松或地塞米松。

(3)支气管扩张剂的应用:使用沙丁胺醇雾化吸入,氨茶碱静脉滴注;治疗无效时于沙丁胺醇静脉注射。

(4)异丙肾上腺素的静脉注入:上述治疗无效,可试用异丙肾上腺素静脉滴注,至氧分压和通气功能改变,或心率 180~200 次/min 时停用。

(5)使用镇静剂:患者保持安静,必要时使用水合氯醛灌肠。注意禁用或慎用其他镇静剂。

(6)机械通气指征:①严重持续性呼吸困难;②呼吸音减弱,哮鸣音消失;③呼吸肌过度疲劳,导致胸廓活动受限;④意识障碍或昏迷;⑤吸入 40% 的氧气后发绀无改善,$PaCO_2 > 8.6kPa$。

4.预防复发

(1)避免接触变应原,积极治疗及清除感染病灶,去除各种诱发因素。关键是吸入维持量糖皮质激素,控制气道反应性炎症。

(2)脱敏疗法,使用胸腺肽等免疫调节剂提高机体免疫力,使机体敏感性降低。

(3)使用色甘酸钠等药物,抑制肥大细胞脱颗粒,降低气道反应性。

(4)加强体格锻炼,增强体质。

## 二、护理

(一)护理评估

1.致病因素　了解患者的发病原因、诱因,发病情况;了解患者的家庭状况,是否有过敏史、家族史;了解患者的生活环境等。

2.身体状况　患者呈端坐呼吸,烦躁不安,大汗淋漓,面色青灰。咯大量白色黏痰,伴以呼气性呼吸困难和喘鸣声。体查胸廓饱满,呈吸气状,三凹征,叩诊鼓音,听诊双肺布满哮鸣音等临床表现

3.心理—社会状况　患者因本病反复发作,常出现呼吸困难而烦躁不安,住院治疗易产生焦虑、恐惧感,家长因缺乏疾病相关知识而产生恐惧和担忧。

(二)常见护理诊断/问题

1.低效型呼吸型态　与支气管痉挛、气道阻力增加有关。

2.清理呼吸道无效　与呼吸道分泌物黏稠,患者体弱无力不易咳出有关。

3.焦虑　与哮喘反复发作有关。

4.知识缺乏　与缺乏有关哮喘的防护知识有关。

(三)护理措施

1.缓解呼吸困难

(1)给患者取舒适坐位或半坐位,以利呼吸,予雾化吸入、胸部叩击、震颤,以促进分泌物的排出,病情允许还可以采用体位引流以协助患者排痰;保证患者摄入足够的水分,降低分泌物的黏稠度,防止痰栓形成。对痰液多而无力咳出者,及时吸痰。给予氧气吸入,浓度以40%为宜,根据情况给予鼻导管或面罩吸氧。定时进行血气分析,及时调整氧流量,使 $PaO_2$ 保持在 70～90mmHg。

(2)指导和鼓励并教会患者作深而慢的呼吸运动。

(3)监测患者生命体征,注意有无呼吸困难及呼吸衰竭的临床表现,必要时立即给予机械呼吸,以及做好气管插管的准备。

(4)按医嘱给予支气管扩张剂和肾上腺糖皮质激素,并注意观察疗效和副作用。有感染,遵医嘱给予抗生素。

2.活动与休息　过度的呼吸运动、低氧血症使患者感到极度的疲倦,应给患者提供一个安静、舒适的环境以利于休息。保持病室空气清新,温湿度适宜,防止有害气味及强光的刺激。护理操作应尽量集中完成。协助患者日常生活,尽量避免情绪激动及紧张的活动。患者活动前后,监测其呼吸和心率情况,活动时如有气促、心率加快可给予持续吸氧。

3.密切观察病情　监测患者生命体征,严密观察病情变化。当患者出现烦躁不安、发绀、大汗淋漓、气喘加剧、心率加快、血压下降、呼吸音减弱、肝脏在短时间内急剧增大等情况,应立即报告医生并积极配合抢救。同时还应警惕发生哮喘持续状态,若发生哮喘持续状态,应立即吸氧并给予半坐卧位,协助医师共同处理。

4.用药护理

(1)使用吸入疗法时应嘱患者在按压喷药于咽部的同时深吸气,然后闭口屏气 10s,可获较好的效果。吸药后清水漱口可减轻局部不良反应。

(2)由于氨茶碱的有效浓度与中毒浓度很接近,故宜做血浓度监测,维持在 10～15mg/L 水平为最佳血浓度。氨茶碱的副作用主要有胃部不适、恶心、呕吐、头晕、头痛、心悸及心律不齐等。

(3)拟肾上腺素类药物的副作用主要是心动过速、血压升高、虚弱、恶心、变态反应等,应注意观察。

(4)肾上腺素糖皮质激素是目前治疗哮喘最有效的药物,长期使用可产生较多的副作用,如二重感染、肥胖等,当患者出现身体形象改变时要做好心理护理。

5.心理护理　哮喘发作时应安慰并鼓励患者,不要紧张、害怕。鼓励患者将不适及时告知医护人员,满足患者合理要求。指导家长以积极的态度去应对疾病发作,充分调动患者和家长自我护理、预防复发的主观能动性,并鼓励其战胜疾病。采取措施缓解恐惧心理,确保安全,促使患者放松。

6.健康指导

(1)指导呼吸运动:呼吸运动可以强化横膈呼吸肌,在执行呼吸运动前,应先清除患者呼吸道的分泌物。

腹部呼吸:①平躺,双手平放在身体两侧,膝弯曲,脚平放;②用鼻连续吸气。但胸部不扩张;③缩紧双唇,慢慢吐气直至吐完;④重复以上动作 10 次。

向前弯曲运动:①坐在椅上,背伸直,头向前向下抵至膝部,使腹肌收缩;②慢慢伸直躯干并由鼻吸气,扩张上腹部;③胸部保持直立不动,将气由嘴慢慢吹出。

胸部扩张运动:①坐在椅上,将手掌放在左右两侧的最下肋骨;②吸气,扩张下肋骨,然后由嘴吐气,收缩上胸部和下肋骨;③用手掌下压肋骨,可将肺底部空气排出;④重复以上动作 10 次。

(2)介绍有关防护知识:①加强营养,多进行户外活动,增强体质,预防呼吸道感染;②指导患者及家长确认哮喘发作的因素,避免接触变应原,去除各种诱发因素;③使患者及家长能辨认哮喘发作的早期征象、症状及适当的处理方法;④提供出院后使用药物资料(如药名、剂量、用法、疗效及副作用等);⑤指导患者和家长选用长期预防及快速缓解的药物,并做到正确安全地用药;⑥及时就医,以控制哮喘严重发作。

(程倩)

# 精编综合临床护理学

（下）

于乐静等◎主编

吉林科学技术出版社

# 第十二章 妇产科疾病护理

## 第一节 流产

妊娠不满 28 周、胎儿体重不足 1000g 而终止者称为流产(abortion)。流产可分为人工流产和自然流产,本节仅介绍后者。

### 一、病因

(一)胚胎因素

胚胎染色体异常是自然流产的主要原因,尤其是早期流产,染色体异常的胚胎占 50%~60%。染色体异常多为数目异常,如多倍体、三倍体及单体 X 等;其次为结构异常,如染色体易位、断裂或缺失。

(二)母体因素

1.全身性疾病　全身性感染时高热可引起子宫收缩而发生流产;细菌毒素或病毒可通过胎盘进入胎儿血液循环,导致胎儿死亡而发生流产;孕妇患严重贫血或心力衰竭时可因胎儿缺氧而导致流产;患慢性肾炎或高血压的孕妇,其胎盘可发生梗死而引起流产。

2.子宫异常　子宫畸形、子宫发育不良、子宫肌瘤等影响胎儿的生长发育,而导致流产。子宫颈重度裂伤、宫颈内口松弛者,可因胎膜早破而引起晚期流产。

3.内分泌异常　黄体功能不足的妇女,因蜕膜、胎盘发育不良而导致流产。甲状腺功能低下者,也可因胚胎发育不良而流产。

4.免疫功能异常　妊娠后,由于母婴双方免疫不相适应,母体排斥胎儿而发生流产。

(三)环境因素

一些有害的化学物质(如镉、铅、汞、苯、尼古丁、酒精等)、物理因素(如放射性物质、噪声、振动及高温等)以及生物因素(如致病微生物所致的宫内感染)等可直接或间接地对胚胎或胎儿造成损害,引起流产。

### 二、病理

流产的病理过程因其发生的时间早晚而有所不同。

妊娠不足 8 周时,由于胎盘绒毛发育不成熟,胎盘与母体子宫蜕膜联系不够牢固,故而此期发生的自然流产,妊娠物大多数情况下可以完全排除,且出血量相对不多。妊娠进入第 8~12 周,胎盘绒毛较前期成熟,胎盘与母体子宫蜕膜联系也较前期牢固,故而流产时,妊娠物不易完全自然排出,且出血也较多。妊娠第 12 周以后,胎盘完全形成,流产过程也类似于早产,即先出现腹痛,进而排出胎儿及其附属物。

### 三、临床表现

流产的主要症状为停经后阴道流血及下腹疼痛,其常见临床类型如下所述:

1.先兆流产　阴道流血量少,腹痛轻微,宫颈口未开,妊娠试验尚为阳性,且子宫大小与停经周数相符。

2.难免流产　阴道流血增多,腹痛加剧,伴随宫颈口扩张或胎膜破裂,有时在宫颈口可见到胚胎组织,此时子宫大小与停经周数相符或略小,且流产已不可避免。

3.不全流产　指部分妊娠物已排出体外,然而宫腔内尚有部分妊娠物残留,残留物影响子宫收缩,致阴道持续流血,严重者甚至发生休克。孕妇腹痛加剧,有时可发现组织物堵塞于宫颈口,或于阴道内发现部分已排出的组织物,子宫小于停经周数。

4.完全流产　妊娠物全部从子宫排出,且阴道流血逐渐停止,腹痛逐渐消失,宫颈口关闭,子宫与正常大小接近。

5.稽留流产　胚胎或胎儿在宫内已死亡,且8周以上尚未排出者。此期妊娠试验为阴性,子宫小于停经周数且多数伴有先兆流产的症状。

6.复发性流产　指同一性伴侣连续发生3次或3次以上的自然流产。复发性流产大多为早期流产,少数为晚期流产。

各型流产均可导致感染,以不全流产多见,严重时感染可由宫腔、宫旁组织扩散到盆腔、腹腔甚至全身,严重者发生败血症、感染性休克。

流产的发展过程如图12—1所示。

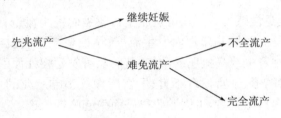

图12—1　流产的发展过程

## 四、诊断与辅助检查

(一)诊断要点

流产的主要症状为停经后发生阴道流血及腹痛,而下述辅助检查有助于进一步确定是否为流产及其类型。

(二)辅助检查

1.绒毛膜促性腺激素(human chorionic gonadotropin,hCG)测定　采用免疫学方法对hCG进行定量测定,通过此法可以了解流产的预后。

2.其他激素测定　主要测定血孕酮水平,测定结果若低于正常参考值提示将要发生流产。

3.B超检查　可显示有无胎囊、胎心及胎动,从而协助诊断并鉴别其类型。

## 五、治疗原则

1.先兆流产　卧床休息,减少刺激,必要时可使用对胎儿影响小的镇静剂。如孕妇黄体功能不足,可肌内注射黄体酮促进孕卵发育,并及时进行B超检查,以避免盲目保胎。

2.难免流产　一旦确诊为难免流产,应尽早使妊娠物完全排出,且对出血和感染进行预防。

3.不全流产　确诊为不全流产后,应尽快清除宫腔内的残留组织,可视具体情况行吸宫术或钳刮术。

4.完全流产 如不伴感染,一般不需要进行特殊处理。

5.稽留流产 应及时促使胎儿及其附属物排出,但为防止稽留时间过长发生凝血功能障碍,故在清宫之前应先做凝血功能检查。

6.复发性流产 应查找原因,进行针对性的治疗。

## 六、护理评估

1.健康史 询问孕妇停经史及早孕反应情况;了解孕妇有无阴道流血、排液及有无妊娠产物排出等;了解孕妇既往有无全身性疾病、生殖系统疾病及有无内分泌功能失调等;同时评估孕妇有无接触有毒有害物质,以分析流产的诱因。

2.身体评估 评估孕妇阴道流血量及其持续时间;是否伴腹痛以及腹痛的部位、性质、程度;了解孕妇生命体征;了解有无贫血、感染等征象,并判断流产的类型。

3.心理、社会评估 评估孕妇及其家属的心理感受和情绪反应,了解孕妇的家庭及社会支持情况。

## 七、护理诊断/问题

1.有感染的危险 与阴道流血、妊娠物残留及宫腔手术有关。

2.焦虑 与担心胎儿健康等因素有关。

3.潜在并发症 出血性休克。

## 八、护理目标

1.孕妇无感染发生。

2.孕妇能说出导致焦虑的原因,并积极配合治疗,维持较高的自尊水平。

3.孕妇阴道流血得到控制,生命体征维持在正常范围。

## 九、护理措施

1.一般护理 告知孕妇卧床休息并禁止性生活,同时减少各种外界刺激;为孕妇提供各项需要的日常护理;告知孕妇合理饮食,注意营养物质的摄取,以增强抵抗力,防止贫血的发生;告知并协助孕妇保持外阴的清洁、干燥;对于先兆流产者,遵医嘱应用药物保胎治疗并严密监测病情变化,如孕妇阴道流血量增多、腹痛加剧,则应及时处理。

2.心理护理 护士应鼓励孕妇及家属表达内心的感受,尤其是不良情绪的宣泄,并和孕妇、家属一起分析导致流产的可能原因,向其介绍病情及治疗方法,以稳定孕妇及家属情绪,减轻其焦虑。

3.预防感染 观察孕妇阴道分泌物的颜色、气味及量,监测其体温及血常规等检查结果,以了解有无感染征象;告知孕妇及其家属加强会阴部的护理,并提供必要的协助;如有抗生素医嘱,护士应遵医嘱应用以预防感染。

4.手术护理 如遇需行吸宫术或钳刮术者,护士应做好术前准备,并建立好静脉通道,做好术中及术后输液、输血准备;术中密切监测生命体征,密切配合手术操作;术后注意观察子宫收缩情况和阴道流血量,如有需要,将刮出的组织物送病理检查。

5. 健康教育 告知孕妇及家属,若出院后阴道流血长时间不止,流血量超过月经量或伴有腹痛、发热等,应及时就诊;注意保持外阴清洁、干燥,向孕妇及家属提供针对性的再次妊娠指导。

### 十、护理评价

1. 孕妇及家属情绪平稳配合治疗,并能与医护人员讨论再次妊娠事宜。
2. 孕妇生命体征正常,无感染发生。

(唐慧)

# 第二节 异位妊娠

受精卵在子宫体腔以外着床称异位妊娠(ectopic pregnancy),习惯称宫外孕(extrauterine pregnancy)。异位妊娠多为输卵管妊娠,占 95% 左右,而在输卵管妊娠中,又以壶腹部妊娠多见,约占输卵管妊娠的 60%。而相较于输卵管妊娠而言,卵巢妊娠、腹腔妊娠等均较为少见,故本节重点介绍输卵管妊娠。

### 一、病因

慢性输卵管炎症是引起输卵管妊娠的主要原因,除此以外,以下因素也能导致输卵管妊娠的发生:输卵管发育不良或功能异常、神经内分泌功能失调、辅助生殖技术及宫内节育器避孕失败等。

### 二、病理

输卵管管腔狭小,管壁较薄,不能为妊娠提供完好的蜕膜,不利于胚胎的生长及发育,故而输卵管妊娠常发生以下结局:

1. 输卵管妊娠流产 输卵管壶腹部妊娠的患者,大多易在妊娠 8~12 周时发生流产。若整个囊胚完整剥离,落入管腔并刺激输卵管蠕动,最终剥离物经输卵管伞端排至患者腹腔,形成输卵管妊娠完全流产,这种情况出血一般不多;若囊胚不能完整剥离,即有一部分囊胚仍附着于输卵管壁,滋养细胞则会继续对其进行侵蚀,从而导致反复出血。

2. 输卵管妊娠破裂 此种情况多见于输卵管峡部妊娠患者,并常于妊娠第 6 周左右发生破裂。由于输卵管肌层血管分布丰富,故破裂发生后,短时间内即可导致大量腹腔内出血,甚至导致患者休克。

3. 继发性腹腔妊娠 输卵管妊娠流产或破裂后,囊胚掉入腹腔多已死亡,但偶有存活者可重新种植于腹腔内脏器继续生长,形成继发性腹腔妊娠。

4. 持续性异位妊娠 输卵管妊娠行保守性手术,如果术中未完全清除胚囊或残存的滋养细胞继续生长,致术后 β—hCG 不降或上升称持续性异位妊娠。

### 三、临床表现

1. 症状

(1)停经:多数患者有 6~8 周的停经史,而少数患者阴道流血发生在月经过期后几日,容易被误认为是月经,所以仍有 20%～30% 的患者无明显停经史。

(2)腹痛:输卵管妊娠者就诊的主要原因为腹痛。在输卵管妊娠发生流产或破裂前,患者多感一侧下腹部隐痛或酸胀感,因为输卵管随胚胎的增长而膨胀所致;当输卵管妊娠流产或破裂时,患者突感一侧下腹出现撕裂样疼痛,且常常伴有恶心、呕吐等症状;若血液局限于病变区域,则疼痛部位主要为下腹部,若血液积聚于直肠子宫陷凹处,则可出现肛门坠胀。

(3)阴道流血:胚胎死亡后,患者常出现不规则阴道流血,但是其量少,一般不会超过月经量,且颜色暗红或深褐,并可伴有蜕膜管型或蜕膜碎片排出。

(4)晕厥及休克:剧烈的腹痛以及急性腹腔内出血可导致患者晕厥甚至休克,且内出血越快、量越多,症状的出现往往也会越迅速、越严重。但值得注意的是,症状的严重程度与阴道流血量不成正比。

2.体征

(1)一般情况:当腹腔内出血较多时,患者可呈贫血貌,并出现面色苍白、血压下降、脉搏细弱等休克表现。

(2)腹部检查:患者下腹部可出现明显压痛及反跳痛,以病侧更甚;当出血量较多时,可叩出移动性浊音。

(3)盆腔检查:患者阴道内可有少许来自宫腔的血液。若遇输卵管妊娠流产或破裂者,其阴道后穹隆饱满,有触痛,且宫颈举痛、摇摆痛明显。

### 四、诊断与辅助检查

(一)诊断要点

1.于停经 6～8 周后出现阴道不规则流血、腹痛,严重者甚至出现晕厥、休克,据此可做出初步诊断;

2.B超、阴道后穹隆穿刺、腹腔镜、妊娠试验等可以协助诊断。

(二)辅助检查

1.阴道后穹隆穿刺 若可抽出暗红色且不凝固的血液,则提示腹腔内出血的存在。

2.妊娠试验 测定 β－hCG 为早期诊断异位妊娠的常用手段,异位妊娠患者,妊娠试验的阳性率通常可达 80%～90%,但 β－hCG 阴性不能完全排除异位妊娠。

3.B超检查 有助于诊断是否为异位妊娠。

4.病理检查 若患者宫腔排余物或刮出物切片未见绒毛而仅见蜕膜则有助于诊断。

5.腹腔镜检查 适用于输卵管妊娠尚未破裂或流产的孕妇,若见输卵管膨大、充血有助于做出早期诊断。

### 五、治疗原则

1.手术治疗 输卵管妊娠未发生破裂或流产者,可以选择腹腔镜手术;针对内出血多的患者,在积极纠正休克的同时,还应及时进行手术抢救。

2.药物治疗 输卵管妊娠未发生破裂或流产者,常采用局部或全身给药化学疗法,常用药物为甲氨蝶呤等,同时监测患者 β－hCG 水平。

### 六、护理评估

1.健康史 详细询问月经史,准确计算患者末次月经时间,了解有无放置宫内节育器,既往有无不孕史、异位妊娠史、输卵管手术史及盆腔炎症等高危因素。

2.身体评估　输卵管妊娠未发生破裂或流产前,患者临床症状常不明显;当内出血较多时可出现贫血面容,甚至出现休克体征;患者下腹部常有明显的压痛与反跳痛;其体温多正常或偏高;而当腹腔内出血发生凝血后,可于患者下腹部触及包块。

3.心理、社会评估　孕妇及家属在面对急性大量出血、剧烈腹痛以及妊娠终止的现实时,常会出现恐惧、自责、无助、哭泣等情绪反应,且通常会对再次受孕能力表现出担忧。

### 七、护理诊断/问题

1.疼痛　与输卵管妊娠破裂或流产有关。

2.恐惧　与担心失去胎儿及生命安危有关。

3.有组织灌注量不足的危险　与腹腔内出血过多有关。

### 八、护理目标

1.患者出现疼痛时,能得到及时的处理;

2.及时发现腹腔内出血,并进行积极救治和护理;

3.孕妇及家属情绪稳定,接受现实并配合治疗。

### 九、护理措施

1.急救护理　去枕平卧位,吸氧,注意保暖;迅速建立静脉通路,并做好输血、输液准备工作,遵医嘱进行血容量的补充;严密观察患者生命体征,尤其是血压,严密观察患者尿量并记录;协助进行体检、阴道后穹隆穿刺等操作;采集患者血液标本进行血常规、血型、出凝血时间等检查;在纠正休克的同时还应做好急诊手术的准备。

2.心理护理　护士态度应亲切、友好,并提供快速、准确的抢救,同时介绍治疗方法的可行性,以减轻孕妇及家属的紧张和焦虑;护士还应帮助患者及家属以正常的心态面对并接受此次妊娠失败的现实。

3.保守治疗的护理

(1)告知孕妇卧床休息,避免增加腹压的活动,以减少异位妊娠破裂的可能;

(2)指导患者进食高蛋白、高维生素、含铁丰富的食物,以增强机体抵抗力;

(3)正确留取血液标本,配合各项检查操作并观察治疗效果;

(4)严密监测病情变化,及时发现以下可能提示病情加重的情况,如面色苍白、腹痛加剧、出血增多、肛门坠胀感明显等。

4.健康教育　告知孕妇,保持良好的个人卫生习惯,勤沐浴、勤换内衣,性伴侣稳定;保持外阴清洁、干燥,术后1个月内禁止性生活;若有盆腔炎症,应积极治疗;提供避孕指导,告知孕妇再次受孕至少需在半年以后,且下次妊娠应及时就医。

### 十、护理评价

1.患者自述疼痛减轻,并逐渐消失;

2.患者生命体征平稳,血液动力学各项指标恢复正常;

3.患者及其家属接受现实、情绪稳定且能说出应对措施。

(唐慧)

# 第三节 妊娠期高血压疾病

妊娠期高血压疾病(hypertensive disorders complicating pregnancy)为妊娠期特有的疾病,多数患者在妊娠 20 周以后出现一过性高血压、蛋白尿及水肿等症状,严重时出现头晕、抽搐、昏迷,甚至发生母婴死亡,且上述症状在分娩后逐渐消失。该病严重危害母婴健康,是导致孕(产)妇及围生儿死亡的重要原因之一。

## 一、病因

病因目前尚未得到阐明,高危因素及病因学说如下:

1. 高危因素

(1)低龄初产妇(年龄≤20 岁)及高龄初产妇(年龄≥35 岁);

(2)精神过度紧张;

(3)气温变化过大或寒冷季节;

(4)孕妇有糖尿病、慢性肾炎及慢性高血压等健康史;

(5)有家族高血压健康史者;

(6)体形矮胖者;

(7)营养不良者;

(8)子宫张力过高者。

2. 病因学说 目前可能与妊娠期高血压疾病有关的学说:

(1)子宫胎盘缺血学说;

(2)免疫学说;

(3)神经内分泌学说;

(4)饮食缺陷学说。

## 二、病理生理

1. 基本病理生理变化 本病的基本病理生理变化为全身小动脉痉挛。全身小动脉痉挛可造成血管管腔狭窄,周围血管阻力增大,损伤内皮细胞,使得血管通透性增加,造成体液和蛋白质渗漏,出现水肿、高血压、蛋白尿及血液浓缩等。

2. 主要脏器的病理变化 患者全身各组织器官因缺血、缺氧而受到不同程度损害,严重时心、脑、肾、肝及胎盘等出现小动脉痉挛,可导致患者抽搐、昏迷,脑水肿、脑出血,肺水肿,心、肾衰竭,肝细胞坏死,胎盘绒毛退行性变、出血和梗死,胎盘早剥以及凝血功能障碍等。

## 三、临床表现和分类

妊娠期高血压疾病的 3 大典型临床症状为高血压、蛋白尿及水肿,其分类如表 12—1 所示。

表 12-1　妊娠期高血压疾病分类

| 分类 | | 症状与体征 |
| --- | --- | --- |
| 妊娠期高血压 | | 妊娠期出现高血压,收缩压≥18.7kPa(140mmHg)和(或)舒张压≥12kPa(90mmHg),于产后12周内恢复正常;尿蛋白(一);产后方可确诊;少数患者可伴有上腹部不适或血小板减少 |
| 子痫前期 | 轻度 | 妊娠20周后出现收缩压≥18.7kPa(140mmHg)和(或)舒张压≥12kPa(90mmHg),伴尿蛋白≥0.3g/24h,或随机尿蛋白(+) |
| | 重度 | 血压和尿蛋白持续升高,发生母体脏器功能不全或胎儿并发症。出现下述任一不良情况可诊断为重度子痫前期:①血压持续升高:收缩压血压≥21.3kPa(160mmHg)和(或)舒张压≥14.7kPa(110mmHg);②蛋白尿≥5.0g/24h或随机尿蛋白≥(+++);③持续性头痛或视觉障碍或其他脑神经症状;④持续性上腹部疼痛,肝包膜下血肿或肝破裂症状;⑤肝功能异常:ALT或AST水平升高;⑥肾功能异常:少尿(24小时尿量<400ml或每小时尿量<17ml)或血肌酐>106μmol/L;⑦低蛋白血症伴胸腔积液或腹腔积液;⑧血液系统异常:血小板呈持续性下降并低于100×10⁹/L,血管内溶血、贫血、黄疸或血LDH升高;⑨心力衰竭、肺水肿;⑩胎儿生长受限或羊水过少;⑪早发型即妊娠34周以前发病 |
| 子痫 | | 子痫前期基础上发生不能用其他原因解释的抽搐 |
| 慢性高血压并发子痫前期 | | 慢性高血压孕妇妊娠前无蛋白尿,妊娠后出现尿蛋白≥0.3g/24h;或妊娠前有蛋白尿,妊娠后蛋白尿明显增加;或血压进一步升高;或血小板减少<100×10⁹/L |
| 妊娠合并慢性高血压 | | 妊娠20周前收缩压≥18.7kPa(140mmHg)和(或)舒张压≥12kPa(90mmHg)(除外滋养细胞疾病),妊娠期无明显加重;或妊娠20周以后首次诊断为高血压并持续到产后12周以后 |

## 四、诊断与辅助检查

（一）诊断要点

1. 孕妇于妊娠 20 周后出现头晕、头痛、视物模糊等自觉症状,血压 s18.7/12kPa(140/90mmHg)。

2. 尿蛋白≥0.5g/24h。

3. 眼底检查　根据动脉静脉比例,协助判断妊娠期高血压疾病的类型。

（二）辅助检查

1. 尿液检查　尿蛋白定量、定性检查,可协助判断肾脏受损程度。

2. 血液检查　测定血红蛋白、血黏度及血细胞比容,了解有关血液浓缩;测定凝血酶原时间等以了解凝血功能。

3. 眼底检查　测定眼底动静脉比例,正常比例为 2:3,如变为 1:2 甚至 1:4,表示出现了眼底小动脉痉挛,情况严重者甚至可以出现视网膜水肿、出血、渗出及剥离。

4. 其他检查　通过心电图、超声心动图检查可了解心功能,疑有脑出血时可行 CT 或 MRI 检查,同时常规做胎盘功能、胎儿成熟度检查及 B 超检查等。

## 五、治疗原则

1. 妊娠期高血压　此类型孕妇一般可以在门诊进行治疗,注意休息,减轻工作量,左侧卧位并间断吸氧。饮食方面,若非全身水肿者,不需限盐。密切观察病情变化,可适当应用镇静剂。

2.子痫前期 应立即住院治疗,其治疗原则为休息、解痉、镇静、降压、合理扩容及酌情利尿,在适当时机终止妊娠,且注意防止发生其他并发症。

(1)休息:左侧卧位,保持病室安静,避免各种刺激。

(2)解痉:首选药物为硫酸镁。

(3)镇静:常用药物有地西泮及冬眠合剂等。

(4)降压:适用于血压过高者,舒张压过高者尤为适用,常用药物有肼屈嗪、卡托普利等。

(5)扩容:仅用于严重的低蛋白血症及贫血者。常用胶体扩容剂包括血浆、右旋糖酐－40等,常用晶体扩容剂如平衡液等。

(6)利尿:应在扩容基础上进行,常用药物包括甘露醇、呋塞米等。

(7)终止妊娠时机:①子痫前期孕妇在接受积极治疗24~28小时无明显好转时;②重度子痫前期孕妇孕龄超过34周;③重度子痫前期孕妇孕龄不足34周,但胎盘功能减退,胎儿已成熟者;④重度子痫前期孕妇孕龄不足34周,但胎盘功能减退,胎儿未成熟者,可用地塞米松促胎肺成熟后终止妊娠;⑤子痫控制后2小时可考虑终止妊娠。

3.子痫的紧急处理 控制抽搐,纠正酸中毒和缺氧,控制高血压,密切监测病情变化,并在子痫控制后2小时终止妊娠。

## 六、护理评估

1.健康史 了解有无家族史,询问妊娠前及妊娠20周前是否有高血压、蛋白尿、水肿、抽搐等症状;既往有无原发性高血压、糖尿病及慢性肾炎等健康史;了解本次妊娠经过以及出现异常症状的时间和接受治疗的情况。

2.身体评估 重点评估孕妇的血压、尿蛋白以及水肿的部位、程度;孕妇有无自觉症状;其抽搐和昏迷的发作状态、频率、持续时间以及间隔时间;孕妇神志情况及是否有并发症等。

3.心理、社会评估 孕妇的心理状态往往与其病情的轻重、对疾病的认知程度以及社会支持系统有关。面对妊娠期高血压疾病,孕妇及家属会产生一系列的心理变化,如自责、焦虑、紧张等。

## 七、护理诊断/问题

1.组织灌注量改变 与全身小动脉痉挛有关。

2.有受伤的危险 与子痫发作有关。

3.焦虑 与担心疾病及胎儿状况有关。

4.潜在并发症 肾衰竭。

## 八、护理目标

1.孕妇血压平稳,无其他并发症;

2.孕妇及其家属情绪稳定,积极配合治疗及护理。

## 九、护理措施

1.一般护理

(1)为孕妇提供安静、舒适的环境,保证其每天8~10小时的睡眠。休息时取左侧卧位为宜,以增加胎盘血流量。

(2)提供饮食指导,多摄入富含蛋白质、钙、铁、维生素,且脂肪含量低的食品,若孕妇有全身水肿应限盐。

(3)间断吸氧,并督促孕妇每天自数胎动。

(4)对精神紧张或睡眠欠佳者遵医嘱使用镇静剂。

2.心理护理　介绍妊娠期高血压疾病的相关知识,强调积极治疗的重要性和有效性,减轻孕妇及家属的焦虑。

3.病情监测

(1)监测血压;

(2)记24小时出入量并监测尿蛋白;

(3)每天测体重、观察水肿的部位及其程度;

(4)询问孕妇有无头晕、视物模糊等自觉症状;

(5)监测胎心音;

(6)注意观察有无并发症的发生。

4.用药护理　硫酸镁为目前治疗子痫前期和子痫的首选解痉药物,但硫酸镁的治疗剂量和中毒剂量很接近,应特别注意观察药物的治疗作用与毒性反应。正常孕妇血清镁离子浓度范围为 $0.75\sim1mmol/L$,治疗有效浓度为 $1.8\sim3mmol/L$,若浓度超过 $3.5mmol/L$ 即可发生镁中毒,表现为膝反射减弱或消失、肌张力减退、呼吸困难、呼吸停止,甚至心脏停搏等。因此,用药期间应注意观察以下指标:孕妇膝反射必须存在;呼吸 $\geq16$ 次/分;尿量 $\geq400ml/24h$,或 $\geq17ml/h$。用硫酸镁治疗时应备钙剂,一旦出现中毒反应,立即静脉注射 $10\%$ 葡萄糖酸钙 10ml 以阻断镁离子的作用。用药过程中还应监测血清镁离子浓度。

5.子痫的护理

(1)控制抽搐:首选药物为硫酸镁,必要时加用冬眠合剂。

(2)保持呼吸道通畅:置孕妇于头低侧卧位,头偏向一侧,持续给予氧气吸入。用纱布包裹压舌板或开口器置于患者上下磨牙之间,以舌钳固定舌头,防止舌后坠及舌咬伤的发生。有义齿者应取出。及时清除孕妇呼吸道的分泌物及呕吐物,昏迷未清醒者禁喂水,防止窒息及吸入性肺炎的发生。

(3)防止外伤:床两侧加床档,防止坠床;孕妇抽搐时勿用力按压其肢体,以免发生骨折。

(4)避免刺激:住单人暗室,避免声光刺激,保持病室安静,所有治疗及护理操作尽量集中进行,且动作轻柔,以免刺激孕妇而诱发再次抽搐。

(5)专人护理:监测生命体征、抽搐情况、24小时出入量、治疗经过及检查结果并及时发现并发症。

(6)为终止妊娠做好准备。

6.分娩期护理　密切观察产程进展及生命体征;缩短第二产程,初产妇可行会阴侧切,并予以助产;在胎儿前肩娩出后注射缩宫素(禁用麦角新碱)以预防产后出血。

7.产褥期护理　产后24小时至产后5天内仍可能发生子痫,需继续监测血压;保持环境的安静,减少探视;注意观察宫缩、子宫复旧及阴道流血情况。

8.健康教育　告知孕妇出院后注意营养及休息,定期复查血压、尿蛋白,注意预防慢性高血压及慢性肾炎。提供计划生育指导,需再次妊娠者,应在血压正常至少1年后进行,选择好受孕时机,并早期接受产前检查;可以于妊娠 20 周起每天补充钙剂 2g。

### 十、护理评价

1.孕妇住院期间,生命体征平稳,病情得到有效控制;

2.孕妇及其家属情绪稳定,积极配合治疗及护理工作。

（唐慧）

# 第四节　前置胎盘

妊娠 28 周后,若胎盘附着于子宫下段,甚至其下缘达到或覆盖宫颈内口,其位置低于胎儿的先露部,称为前置胎盘(placenta previa)。前置胎盘是妊娠晚期出血的常见原因,严重威胁母婴生命安全,多见于经产妇尤其是多产妇。

## 一、病因/发病机制

前置胎盘病因尚未明确,其危险因素如下:①子宫内膜炎症或损伤,子宫蜕膜血液供应不足,为摄取足够的营养胎盘面积增大,可伸展到子宫下段或宫颈内口而形成前置胎盘;②多胎妊娠及副胎盘所致的胎盘面积过大,胎盘可延伸至子宫下段或覆盖宫颈内口;③受精卵发育迟缓,其到达子宫下段才具备着床能力,且在此生长发育,导致胎盘前置;④吸烟、吸毒等也可能诱发前置胎盘。

## 二、临床表现及分类

1.症状　前置胎盘的主要症状为妊娠晚期或临产时出现的无诱因、无痛性反复阴道流血,偶尔也发生于妊娠 20 周左右。因子宫下段逐渐伸展,宫颈管逐渐消失,伴宫颈扩张,而附着于子宫下段或宫颈内口的胎盘却不能相应地伸展,从而导致胎盘的前置部分从附着处剥离,血窦破裂而出血。

前置胎盘可分为 3 类:

(1)中央性前置胎盘:孕妇初次出血的时间早,在妊娠 28 周左右,且出血频繁,量较多,严重者一次大量出血即可使孕妇陷入休克状态;

(2)部分性前置胎盘:其出血量和初次出血时间介于完全性前置胎盘及边缘性前置胎盘之间;

(3)边缘性前置胎盘:初次出血时间较晚,多发生于妊娠 37~40 周或临产后,且量也较少。根据疾病的凶险程度,前置胎盘又可分为凶险性和非凶险性。凶险性前置胎盘是指前次有剖宫产史,此次妊娠为前置胎盘,发生胎盘植入的危险约为 50%。

2.体征

(1)孕(产)妇由于多次、反复或大量阴道流血,可出现贫血征象,且贫血程度与出血量成正比;若出血严重则可发生休克、胎儿缺氧、宫内窘迫,甚至死亡。

(2)腹部检查:子宫大小与停经月份一致,胎先露高浮,胎方位清楚,胎心可正常,也可表现为异常或消失。

### 三、诊断与辅助检查

（一）诊断要点

1. 有既往子宫手术史或双胎妊娠史；

2. 孕 28 周后或临产时，发生无诱因、无痛性的反复阴道流血；

3. B超检查胎盘定位准确率高达 95％以上，并根据胎盘边缘与宫颈内口的关系确定其类型；

4. 胎盘娩出后，检查胎盘、胎膜可协助诊断。

（二）辅助检查

1. B超检查　可清楚显示胎盘附着的位置。

2. 产后检查胎盘及胎膜　胎盘前置部分可见暗红色或紫黑色陈旧性血块附着，若这些改变位于胎盘边缘，且胎膜破口处距胎盘边缘＜7cm，则可诊断为前置胎盘。

### 四、治疗原则

前置胎盘的治疗原则是止血、补充血容量及预防感染。根据孕妇一般状况、阴道流血量、孕周、胎儿是否存活及前置胎盘的类型进行综合分析，制订治疗方案。

1. 期待疗法　在确保孕妇安全的前提下，尽量延长孕周，以此提高胎儿存活率，主要适用于妊娠不足 34 周或估计胎儿体重小于 2000g、且胎儿尚存活、阴道流血不多、一般状况良好者。

2. 终止妊娠　适用于入院时即发生出血性休克者、接受期待疗法发生大出血或出血量虽少但已近足月妊娠或临产者。目前处理前置胎盘的主要手段是剖宫产术；阴道分娩仅适用于边缘性前置胎盘、枕先露、出血量不多且估计在短时间内即可分娩者。

### 五、护理评估

1. 健康史　了解孕妇健康史、本次妊娠经过及孕产史；重点询问有无人工流产、剖宫产等子宫手术史及有无子宫内膜炎等高危因素；了解妊娠 28 周后阴道流血发生的时间、出血量及有无腹痛等。

2. 身体评估　阴道反复或多量出血致孕妇出现头晕、心悸及乏力等贫血症状，严重者甚至有面色苍白、脉搏细弱、血压下降及四肢厥冷等休克表现。

3. 心理、社会评估　孕妇及家属面对阴道突然大量或反复、多次的出血，易出现紧张、焦虑、恐慌不安等情绪反应。

### 六、护理诊断/问题

1. 组织灌注量不足　与前置胎盘所致的出血有关。

2. 有感染的危险　与反复、多次的阴道流血导致机体抵抗力下降有关。

3. 自理能力缺陷　与期待疗法绝对卧床有关。

4. 有胎儿受伤的危险　与出血所致的胎盘供血不足有关。

5. 焦虑　与阴道流血及担心胎儿安危有关。

### 七、护理目标

1. 孕妇组织灌注量恢复,生命体征正常。
2. 孕妇分娩后无产后感染的发生。
3. 孕妇情绪稳定,生活需要得到满足,配合治疗。

### 八、护理措施

1. 急救护理　将孕妇置于去枕侧卧位,吸氧并采取保暖措施。对阴道流血量多者,应迅速建立静脉通道,从而确保液体、血液及药物的顺利输入;纠正休克,同时做好抢救母儿的准备。

2. 心理支持　鼓励孕妇及家属倾诉内心感受,讲解前置胎盘的相关知识,增强治疗信心和安全感,减轻其焦虑。

3. 期待疗法的护理

(1)绝对卧床休息,以左侧卧位为宜,为孕妇提供必要的生活护理;

(2)定期吸氧,以提高胎儿的血氧供;

(3)禁止肛门检查和阴道检查,进行B超检查及腹部检查时应动作轻柔,避免各种刺激;

(4)鼓励孕妇进食高蛋白及含铁丰富的食物,以增强机体抵抗力;

(5)保持外阴清洁,预防感染,密切监测体温及血象变化,必要时应用抗生素预防感染;

(6)密切监测生命体征,观察阴道流血的颜色、量、时间及次数;

(7)定期检测血红蛋白,遵医嘱给予硫酸亚铁口服或输血;

(8)定时监测胎心,指导孕妇自数胎动,必要时做胎心电子监护,以了解胎儿在宫内的状况。

4. 健康教育

(1)计划生育宣传:提供避孕指导,避免因多次刮宫、引产甚至多产而导致子宫内膜损伤或炎症的发生;

(2)妊娠期保健指导:强调定期产前检查的重要性,且妊娠期无论出血多少,均应及时就医;

(3)产褥期指导:产褥期应避免盆浴及性生活,于产后42天后到医院进行复查。

### 九、护理评价

1. 孕妇出血逐渐减少直至停止,且生命体征平稳。
2. 接受期待疗法的孕妇母婴安全。
3. 孕妇及家属情绪平稳,积极配合治疗及护理工作。

(唐慧)

# 第五节　胎盘早剥

妊娠20周以后或分娩期,正常位置的胎盘于胎儿娩出前,部分或全部从子宫壁剥离,称为胎盘早剥(placental abruption)。胎盘早剥是妊娠晚期一种严重并发症,起病急、进展快为其发病特点,若处理不当,可危及母儿生命。

## 一、病因及发病机制

目前胎盘早剥的病因及发病机制尚不明确,其危险因素如下:

1.血管病变　如妊娠期高血压疾病、慢性高血压、慢性肾炎者,其底蜕膜螺旋小动脉痉挛或硬化,可引起远端毛细血管破裂出血甚至缺血、坏死,血液流至底蜕膜与胎盘之间,易形成血肿导致胎盘自子宫壁剥离。

2.机械性因素　孕妇腹部受到挤压或撞击;脐带过短或脐带绕颈者,易在分娩过程中因胎头下降过度牵拉脐带出现胎盘早剥。

3.子宫静脉压突然升高　孕妇在妊娠晚期或临产后,长时间处于平卧位,增大的子宫压迫下腔静脉,使得回心血量减少,血压下降,出现子宫静脉压升高,容易引起蜕膜静脉床淤血或破裂,从而导致部分或全部胎盘剥离。

4.宫腔内压力骤降　破膜时羊水过快流出、双胎分娩时第一个胎儿太快娩出等,均可使宫腔内压力骤然下降,子宫突然收缩,导致胎盘自子宫壁剥离。

## 二、临床表现及分类

妊娠晚期突然发生的腹痛和阴道流血为胎盘早剥的主要临床表现,根据病情严重程度,可将其分为3度。

1.Ⅰ度　分娩期多见。胎盘剥离面较小,孕妇无明显腹痛或仅伴轻微腹痛,贫血体征也不明显。腹部检查可见子宫软且大小与妊娠周数相符,胎位清,宫缩有间歇,胎心率多正常。

2.Ⅱ度　胎盘剥离面为胎盘面积的1/3,孕妇突然发生持续性腹部疼痛,且疼痛的程度与胎盘后积血量成正比,孕妇可无阴道流血或仅有少量流血。腹部检查可见子宫较妊娠周数大,宫底升高且胎盘附着处有明显压痛,胎儿存活,宫缩有间歇。

3.Ⅲ度　胎盘剥离面超过胎盘面积的1/2,且有较大的胎盘后血肿。孕妇可出现恶心、呕吐,甚至面色苍白、大汗、血压下降及脉弱等休克征象。腹部检查可见子宫硬如板状且在宫缩间歇期不能放松,胎位不清,胎心消失。

## 三、诊断与辅助检查

(一)诊断要点

1.有妊娠期高血压疾病、慢性高血压、慢性肾炎及外伤等健康史;

2.于妊娠晚期突然发生剧烈且持续性腹痛,伴或不伴阴道流血,或伴有急性贫血、休克体征。

(二)辅助检查

1.B超检查　可了解胎儿宫内状况。在胎盘与子宫壁间有液性低回声区、胎盘增厚;若血液已流出未形成血肿,则看不到以上典型图像。

2.血液检查　查血常规了解贫血程度;DIC筛查试验可判断其凝血功能。

3.产后检查　胎盘可见胎盘母体面有血块压迹。

## 四、治疗原则

1.纠正休克　补充血容量,必要时输入新鲜血液;

2.及时终止妊娠 胎盘早剥一经确诊,应立即终止妊娠,分娩方式应根据早剥严重程度、胎儿宫内状况及宫口是否开大等情况综合考虑;

3.控制并发症 如急性肾衰竭、凝血功能障碍及产后出血等。

## 五、护理评估

1.健康史 了解有无妊娠期高血压疾病、慢性肾炎、慢性高血压健康史及有无外伤史;了解本次妊娠经过,并重点评估有无阴道流血等情况。

2.身体评估 评估腹痛的部位、程度及性质;阴道流血的量、颜色;孕妇的一般情况、生命体征及胎儿宫内状况。

3.心理、社会评估 了解孕妇及其家属的心理状态、有无不良情绪反应及评估孕妇社会支持系统等。

## 六、护理诊断/问题

1.组织灌注量改变 与胎盘早剥导致的出血有关。

2.潜在并发症 弥散性血管内凝血。

3.有胎儿受伤的危险 与胎盘功能障碍有关。

4.恐惧 与出血危机母儿生命有关。

## 七、护理目标

1.孕妇无出血性休克或出血性休克得到控制。

2.孕妇未发生凝血功能障碍、产后出血及急性肾衰竭等并发症。

3.孕妇顺利分娩,胎儿健康。

4.孕妇及家属情绪平稳,能积极配合治疗护理工作。

## 八、护理措施

1.预防措施 加强产前检查,减少其高危因素,如妊娠期高血压疾病、慢性高血压及慢性肾炎等疾病;避免妊娠晚期长时间平卧位及腹部外伤;遇双胎妊娠、羊水过多者分娩时,应避免宫腔压力下降过快。

2.休克患者的护理

(1)吸氧,采取保暖措施;

(2)监测孕妇生命体征、神志、尿量及肢体温度;

(3)迅速建立静脉通道,并遵医嘱补充血容量;

(4)及时采集血液标本配合检查;

(5)在纠正休克的同时,做好抢救母儿的准备。

3.病情观察

(1)监测生命体征、尿量,若发现少尿、无尿时应警惕急性肾衰竭的发生;

(2)定时测量子宫底的高度,若宫底上升,且腹围增大,可能提示有内出血的发生;

(3)密切观察全身有无出血倾向:如黏膜、皮下、注射部位等;

(4)监测胎心音,了解胎方位是否清楚,了解有无胎儿窘迫等。

4. 预防产后出血 于分娩后即刻注射缩宫素,并可按摩子宫加强宫缩,预防产后出血,若出血不能得到控制,做好切除子宫的术前准备。

5. 心理护理 鼓励其诉说内心感受,给予心理支持,减轻焦虑;遇胎儿或新生儿死亡或切除子宫的患者,应尽量安排住单人病室,鼓励家属多安慰、陪伴孕(产)妇。

6. 产褥期护理

(1)指导产妇进食高热量、高蛋白、含铁丰富的食物;

(2)保持外阴清洁,防止感染;

(3)根据产妇具体情况,指导母乳喂养;

(4)对胎儿或新生儿死亡者,及时采取退乳措施,如水煎生麦芽当茶饮等。

## 九、护理评价

1. 孕妇住院期间生命体征平稳,无并发症发生;

2. 母婴健康平安出院,胎儿或新生儿死亡的患者及家属能正确面对现实。

(唐慧)

# 第六节 早产

早产(preterm delivery,PTD)指妊娠满 28 周至不满 37 足周之间分娩者。早产儿出生体重一般<2500g,各器官发育尚不够成熟,因而呼吸窘迫综合征、坏死性小肠炎、高胆红素血症、脑室内出血、动脉导管持续开放、视网膜病变、脑瘫等发病率增高。据统计,约有 15% 的早产儿于新生儿期死亡,75% 的围生儿死亡与早产有关,出生体重越轻,孕周越小,预后越差。早产占分娩总数的 5%～15%。近年来,由于早产儿及低体重儿治疗学的进步,其生存率明显提高,伤残率下降,已有国外学者将早产定义的时间下限提前到妊娠 20 周。

## 一、病因

目前仍有 30% 的早产原因不明,常见原因有孕妇、胎儿、胎盘 3 方面的因素。

1. 孕妇因素 孕妇合并感染性疾病,急、慢性疾病,妊娠期并发症等时易诱发早产。胎膜早破、绒毛膜羊膜炎等是早产最常见的诱因,30%～40% 的早产与此有关。

2. 胎儿、胎盘因素 前置胎盘、胎盘早剥、多胎、羊水过多等。

## 二、临床表现

主要的临床表现是子宫收缩,最初宫缩不规律,常伴有少量阴道血性分泌物或阴道流血,逐渐发展为规律、有效宫缩,其过程与足月临产相似,使宫颈管消失和宫口扩张。

## 三、治疗原则

若胎儿存活,无胎儿窘迫且胎膜未破,应尽量保胎至 34 周;治疗原则为通过休息和药物治疗抑制宫缩,尽可能延长孕周。若胎膜已破,早产已无法避免时,治疗原则为尽可能地预防新生儿并发症,提高早产儿存活率。

## 四、护理评估

1. 健康史　详细评估可能导致早产的高危因素,如孕妇以往早产史、流产史、本次妊娠是否有阴道流血史等。

2. 身体评估　若宫缩规律(20 分钟≥4 次),每次持续时间≥30 秒,伴以宫颈管缩短≥75％,进行性宫口扩张 2cm 以上,可诊断为早产临产。应通过产科及全身检查,评估胎儿成熟度、胎方位等,确定早产进程。

3. 心理、社会评估　早产已无法避免时,孕妇常会产生自责感,焦虑、恐惧等也是早产孕妇及其家庭成员常见的情绪反应。

## 五、护理诊断/问题

1. 有新生儿受伤的危险　与早产儿发育不成熟有关。
2. 焦虑　与担心早产儿预后有关。
3. 自尊低下　与认为自己对早产的发生负有责任却无力阻止有关。

## 六、护理目标

1. 早产儿未出现因护理不当而发生的并发症;
2. 孕妇焦虑程度减轻,自信心增加,能平静地面对现实并积极接受治疗及护理。

## 七、护理措施

1. 预防早产　孕妇良好的身心状况可降低早产的发生率,因此,应指导孕妇保持平静的心态,避免精神刺激和创伤。指导孕妇加强营养,进食高蛋白、高热量、高维生素食物,戒烟、酒。高危孕妇需多卧床休息,以左侧卧位为佳,减轻子宫对下腔静脉、腹主动脉的压迫,改善子宫胎盘的血供。慎做肛查和阴检,积极治疗合并症。

2. 预防感染　感染是早产的重要诱因之一,遵医嘱使用抗生素,保持会阴部清洁,每天行外阴擦洗 2 次。

3. 用药护理　遵医嘱应用抑制宫缩的药物,同时积极控制感染、治疗合并症及并发症。常见抑制宫缩的药物有硫酸镁、利托君、沙丁胺醇等。

(1)硫酸镁:钙离子拮抗剂,直接作用于肌细胞,使平滑肌松弛,从而抑制子宫收缩。正常孕妇血清镁离子浓度范围为 0.75～1mmol/L,若浓度超过 3.5mmol/L 即可发生镁中毒,因此用药过程中应检测血清镁离子浓度。镁中毒表现为膝反射减弱或消失、肌张力减退,呼吸困难、呼吸停止,甚至心脏停搏等,故用药前应检查孕妇膝腱反射、呼吸和尿量。膝腱反射存在、呼吸≥16 次/分、每小时尿量不少于 17ml 或 24 小时尿量不少于 400ml 才能够用药。硫酸镁治疗时应备好钙剂,一旦出现中毒反应应及时予以解毒,10％的葡萄糖酸钙 10ml 在静脉推注时宜在 3 分钟以上的时间推完。

(2)利托君、沙丁胺醇:β－肾上腺素受体激动剂。该类药物的不良反应主要为心率增快、血压下降、血糖增高、血钾降低、恶心、出汗、头痛等,妊娠合并心脏病、糖尿病、重度高血压的孕妇慎用或不用。

4. 预防新生儿并发症　分娩前遵医嘱给予孕妇糖皮质激素,如地塞米松、倍他米松等,以促进胎肺成熟,是避免发生新生儿呼吸窘迫综合征的有效方法。

5.做好分娩准备　早产已无法避免时,应设法提高早产儿存活率。胎位异常、胎儿成熟度低,可选择行剖宫产结束分娩;引导分娩者,分娩过程中给予氧气吸入,必要时使用产钳和会阴切开术缩短产程,减少对胎头的压迫。

6.提供心理支持　安排时间向孕妇及家属讲解有关早产的知识,让孕妇意识到早产的发生有时是无缘由的,并非她的过错。由于早产常常是出乎意料的,孕妇多没有精神和物质方面的准备,对产程中的孤独、无助感尤为敏感,因此,护理人员及家人的陪伴非常重要,能帮助孕妇重建自尊,以良好的心态顺利完成母亲角色的转换。

## 八、护理评价

1.孕妇能够积极配合治疗。
2.母婴顺利出院。

(唐慧)

# 第七节　过期妊娠

凡是平时月经周期准确,妊娠达到或超过 42 周仍未分娩者,称为过期妊娠(postterm pregnancy)。过期妊娠对围生儿有明显不良影响,其胎儿窘迫、新生儿窒息、胎粪吸入综合征等发生率增高,因胎儿窘迫、巨大儿等使母体产伤及手术产率增加。

## 一、病因

确切病因尚不明确,可能与下列因素有关。

1.雄、孕激素比例失调　正常妊娠足月分娩时,雌激素增高,孕激素降低。如果雌激素不能明显增高,导致孕激素优势,抑制前列腺素及缩宫素作用,可引起过期妊娠。

2.胎儿畸形　胎儿的垂体—肾上腺发育不良,使雌三醇的前身物质 16—α 羟基硫酸脱氢表雄酮减少,胎盘单位无法生成雌三醇,而发生过期妊娠。

3.子宫收缩刺激反射减弱　部分过期妊娠胎儿较大,可导致头盆不称或胎位异常,胎儿先露部不能与子宫下段及宫颈密切接触,反射性子宫收缩减少而致过期妊娠。

4.遗传因素　某家族、某个体反复发生过期妊娠,提示过期妊娠可能与遗传因素有关。有过期妊娠史的孕妇,再次妊娠时有 50% 左右会再次发生过期妊娠。

## 二、临床表现

1.经核实,妊娠≥42 周。
2.宫底高度、腹围较大或小于孕周。
3.超声提示羊水量减少,胎儿严重缺氧时,胎粪排出容易发生宫内窘迫。
4.子宫大小和足月时相符,孕妇体重不再增加。
5.胎盘功能正常,胎儿继续增长为巨大儿,颅骨钙化较明显,易致难产。·
6.产后检查胎盘表面会发现有钙化点和纤维蛋白沉积;新生儿皮下脂肪少,皮肤皱纹多,指(趾)长,成"小老人"("过熟儿")貌。

### 三、诊断与辅助检查

（一）诊断要点

1.核实孕周　根据末次月经、排卵日计算孕周，通过 B 超检查、早孕反应出现时间、胎动开始时间等推算预产期；

2.判断胎盘功能　通过胎动计数、胎儿电子监护、B 超检查等判断胎盘功能是否良好。

（二）辅助检查

1.B 超检查　测定胎儿股骨径、双顶径，根据羊水量推算预产期等协助诊断。

2.判断胎盘功能　测定孕妇尿雌三醇（$E_3$）值$<10mg/24h$；尿雌三醇与肌酐（E/C）比值$<10$ 或忽然下降 $50\%$，应考虑胎儿胎盘功能减退。

3.胎儿电子监护　无应激试验（NST）2 次/周，无反应者，需做缩宫素激惹试验（OCT），若出现晚期减速，提示胎盘功能低下，胎儿缺氧。

### 四、治疗原则

应避免发生过期妊娠，对确诊者应根据胎盘功能、胎儿大小、宫颈成熟度等综合分析，选择恰当的分娩方式。

1.引产　不同的引产方法均适用于过期妊娠。在使用缩宫素引产前，经产妇 Bishop 评分$>5$ 分，初产妇$>9$ 分即可开始缩宫素引产。

2.剖宫产　若胎盘功能减退或胎儿窘迫则无论宫颈是否成熟，均应行剖宫产尽快结束分娩。

### 五、护理评估

1.健康史　重点询问孕妇平时月经是否规律，了解早孕反应及胎动出现的时间，以进一步确定妊娠周数；了解本人及家族有无过期妊娠史。

2.身体评估　了解孕周核实情况、胎盘功能、胎儿大小等。

3.心理、社会评估　妊娠末期，孕妇常常盼望胎儿的出生，若超过预产期仍未分娩，会使孕妇出现烦躁情绪。孕妇及家属对医师提出的引产建议不够理解，担心引产带来不良后果，想尽快分娩又不敢接受引产建议，从而产生矛盾心理。

### 六、护理诊断/问题

1.有围生儿受伤的危险　与巨大儿或胎盘功能减退有关。

2.知识缺乏　孕妇及家属缺乏过期妊娠对母儿影响的相关知识。

### 七、护理目标

1.胎儿受伤危险性较低。

2.孕妇能进行自我监测。

### 八、护理措施

1.严密监护　准确核实孕周，推算预产期，判断胎盘功能；嘱孕妇左侧卧位休息，并给予吸氧。教会孕妇自数胎动,胎动计数≥6次/2小时为正常,<6次/2小时或减少50%者,提示胎儿缺氧,应及时处理。

2.阴道分娩时防止产道损伤 加强产时监护,指导孕妇适时正确使用腹压,防止软产道裂伤。

3.为剖宫产做准备 若胎盘功能不良、疑为巨大儿、合并胎位异常、同时存在其他合并症或并发症、引产失败等时应做好剖宫产准备。

4.健康教育 向孕妇及家属讲解过期妊娠的相关知识,使其认识到过期妊娠的危害,明白及时终止过期妊娠的重要性。

### 九、护理评价

1.胎儿未发生宫内缺氧,分娩顺利。
2.母婴健康平安,顺利出院。

(唐慧)

# 第八节　多胎妊娠

一次妊娠有两个或两个以上胎儿时称为多胎妊娠(multiple pregnancy)。近20多年,由于辅助生育技术的广泛应用,多胎妊娠发生率明显增高。多胎妊娠易引起妊娠期高血压疾病、妊娠肝内胆汁淤积症、贫血、胎膜早破及早产、胎儿发育异常等。多胎的好发人群有以下特点:多胎家族史、多胎妊娠史、曾应用促排卵药物及助孕技术等。多胎妊娠中以双胎妊娠最常见,本节重点介绍双胎妊娠。

### 一、分类

1.双卵双胎 两个卵子分别受精而形成两个受精卵,约占双胎妊娠的70%。两个胎儿各有自己的遗传基因,其血型、性别可以不同或相同,而容貌与同胞兄弟姐妹相似。

2.单卵双胎 由一个受精卵分裂形成两个胎儿,约占双胎妊娠的30%。由于其遗传基因相同,胎儿的血型、性别、容貌等均相同。

### 二、临床表现

1.症状 早孕反应重,子宫增大超过孕周,24周后尤为明显;孕晚期压迫症状:呼吸困难、下肢水肿、静脉曲张;分娩期易发生胎盘早剥、宫缩乏力、胎儿窘迫等;产褥期易发生产后出血、产后感染等。

2.体征 腹部触诊可触及两个胎头、多个肢体,在腹部不同部位能听到两个胎心音,且两者之间速率相差>10次/分。B超检查在妊娠6～7周时可见两个妊娠囊,妊娠9周时可见到两个原始心管搏动。

### 三、辅助检查

主要为B超检查,可以早期诊断双胎,在孕6～7周时能见到两个妊娠囊,孕13周后能清楚看到两个胎头光环及各自拥有的躯干、肢体等,B超对中晚期双胎诊断率几乎高达100%。

### 四、治疗原则

1.妊娠期　增加产检次数,加强孕期营养并注意休息。如果孕妇并发其他问题会增加胎儿的危险,需及时防治并发症,做一系列的胎儿监护。

2.分娩期　多数双胎能经阴道分娩,必要时行剖宫产。第一个胎儿娩出后,立即夹紧脐带,助手应在腹部扶正第二个胎儿的胎位,使其保持为纵产式,尽早发现胎盘早剥和脐带脱垂,一般在15～20分钟后第二个胎儿娩出。若第一个胎儿娩出15分钟仍无宫缩,可滴缩宫素或人工破膜促进宫缩。若怀疑胎盘早剥或发现脐带脱垂,应立即手术助产。若第一个胎儿为臀位,第二个为头位,应当注意防止胎头交锁从而导致难产发生。在第二个胎儿娩出后,应立即静脉滴注或肌内注射缩宫素,以预防产后出血。

3.产褥期　根据产妇一般情况和分娩方式提供护理;同时积极预防产后感染、产后出血等并发症。

### 五、护理评估

1.健康史　评估孕妇双胎妊娠家族史、有无使用过促排卵药物及助孕技术等。

2.身体评估　评估孕妇早孕反应程度,下肢静脉曲张、水肿严重程度等。

3.心理、社会评估　双胎孕妇及其家庭成员需要适应两次角色转换,首先是接受妊娠,再次是被告知双胎时,还需适应第二次角色转换。护理人员应评估孕妇角色转换及适应状况、家庭成员对双胎的接受程度等。

### 六、护理诊断/问题

1.有胎儿受伤的危险　与双胎妊娠引起早产有关。

2.潜在并发症　胎盘早剥、早产、脐带脱垂等。

### 七、护理目标

1.孕妇能够主动摄入足够营养,保证母婴需要;

2.及时发现母婴并发症。

### 八、护理措施

1.一般护理　嘱孕妇采取左侧卧位休息。孕妇早孕反应严重、食欲减退时,应鼓励其少量多餐,满足孕期营养需求。若孕妇腰背疼痛较明显,可指导做骨盆倾斜运动,或者采用局部热敷来缓解疼痛。

2.病情观察　在妊娠期间,应注意监测有无羊水过多、前置胎盘、妊娠期高血压等并发症,做到及时发现并处理。

3.心理护理　根据评估结果对孕妇及其家庭成员进行指导,更好地接受和适应双胎的事实,孕妇保持心情愉快。

4.健康教育　指导孕妇加强营养,注意休息,注意防止产后出血。指导产妇进行母乳喂养,产后选择有效的避孕措施。

### 九、护理评价

1. 孕妇做好分娩的准备。
2. 母婴安全。

（唐慧）

# 第九节　羊水过多

妊娠期间,羊水量超过 2000ml 者,称为羊水过多(polyhydramnios)。大多数孕妇羊水量缓慢增多,称为慢性羊水过多;少部分孕妇羊水在数日内剧增,称为急性羊水过多。羊水过多者,妊娠期高血压疾病的发病风险明显增加,是正常妊娠的 3 倍。急性羊水过多可引起明显的压迫症状,由于子宫肌纤维伸展过度,可致宫缩乏力、产程延长及产后出血增加;若突然破膜可使宫腔内压力骤然降低,导致胎盘早剥、休克等。胎儿方面常并发胎位异常、脐带脱垂、胎儿窘迫及因早产引起的新生儿发育不成熟等,其围生儿病死率约为正常妊娠的 7 倍。

## 一、病因

正常妊娠足月时,羊水量约 1000ml。羊水过多的确切原因尚不十分清楚,临床上常见于以下几种情况。

1. 多胎妊娠　多胎妊娠时羊水过多的发生率是单胎的 10 倍,以单卵双胎居多。单卵双胎之间血液循环互通,其中体重较重的一个胎儿循环血量较多,从而尿量增加,致羊水量增多。

2. 胎儿畸形　羊水过多的孕妇中,18%～40%合并有胎儿畸形,以上消化道畸形和中枢神经系统畸形最为多见。

3. 孕妇因素　孕妇本身患有糖尿病、ABO 或 Rh 血型不合、妊娠期高血压疾病、急性肝炎等均可导致羊水过多。

4. 胎盘、脐带病变　脐带帆状附着、胎盘血管瘤等可引起羊水过多。

5. 特发羊水过多　原因不明确。

## 二、临床表现

1. 急性羊水过多　较少见,多发生于妊娠 20～24 周。由于羊水量急剧增加,孕妇出现呼吸困难,不能平卧,下肢、外阴部水肿及静脉曲张等。腹部检查:可见皮肤紧而亮;子宫大于妊娠月份;胎位不清;胎体有飘浮感;胎心音遥远或听不清。

2. 慢性羊水过多　较多见,多见于妊娠晚期。由于羊水缓慢增长,子宫逐渐膨大,症状比较缓和,多数孕妇能逐渐适应。羊水过多的孕妇常并发妊娠期高血压疾病和胎位异常;破膜后羊水大量冲出,子宫骤然缩小,可引起胎盘早期剥离;产后因子宫过大易致子宫收缩乏力引起产后出血。

## 三、辅助检查

1. B 超检查　最大羊水暗区垂直深度≥8cm 即可考虑为羊水过多,羊水指数≥25cm 为

羊水过多;

2.神经管缺陷胎儿的检测　可做母血甲胎蛋白(AFP)及羊水测定,标准为母血 AFP 超过正常平均值 2 个标准差以上,羊水 AFP 超过正常平均值 3 个标准差以上;

3.羊膜囊及胎儿造影　用来了解胎儿消化道有无畸形,但易引起早产、宫内感染,放射线及造影剂对胎儿也有一定损害,应该慎用。

### 四、治疗原则

明确诊断为羊水过多合并有胎儿畸形者应及时终止妊娠;羊水过多但胎儿正常者,应根据羊水量过多的程度与胎龄选择合适的处理方法。

### 五、护理评估

1.健康史　了解孕妇年龄、有无合并症、先天畸形家族史等。

2.身体评估　评估孕妇有无因羊水过多引起的呼吸困难、食欲不振等症状。

3.心理、社会评估　注意评估孕妇及家属产生的焦虑、紧张、恐惧心理。

### 六、护理诊断/问题

1.有胎儿受伤的危险　与破膜时容易并发早产、脐带脱垂、胎盘早剥等有关。

2.焦虑　与担心胎儿可能合并畸形有关。

### 七、护理目标

1.羊水过多但是胎儿正常者,母婴均健康平安;

2.羊水过多合并胎儿畸形者,孕妇能够接受现实,及时终止妊娠。

### 八、护理措施

1.一般护理　向孕妇及家属介绍羊水过多的原因和注意事项,指导减少增加腹压的活动,如咳嗽、用力排便等,以防胎膜早破。

2.病情观察　观察孕妇生命体征,测量宫高、腹围、体重,及时发现并发症。密切观察胎动、胎心及宫缩,尽早发现早产及胎儿窘迫的征象。人工破膜时应观察宫缩和胎心,尽早发现脐带脱垂和胎盘早剥的征象。产后应密切观察子宫收缩及阴道流血的情况,防止发生产后出血。

3.羊水穿刺减压注意事项　腹腔穿刺放羊水时速度不宜过快,一次放羊水量不应超过1500ml,放羊水后用腹带加压包扎或放置沙袋防止血压骤降而发生休克。

### 九、护理评价

1.孕妇积极配合治疗,母婴安全。

2.孕妇能正确面对并接受因胎儿畸形终止妊娠。

(唐慧)

# 第十节 羊水过少

妊娠晚期羊水量低于 300ml 称为羊水过少(oligohydramnios)。羊水过少是胎儿危险的重要信号,围生儿发病率和死亡率明显增高。与正常妊娠比较,轻度羊水过少围生儿死亡率增高 13 倍,重度羊水过少增高 47 倍,其死亡原因主要为胎儿缺氧及畸形。羊水过少的孕妇手术产和引产的几率增加。

## 一、病因

原因尚不明确,临床上常见的原因有以下几种。

1. 孕妇因素　孕妇服用利尿剂、布洛芬、血管紧张素转化酶抑制剂等药物,孕妇脱水均可能引起羊水过少;

2. 胎儿畸形　以先天性泌尿系统异常最为多见,包括胎儿染色体异常、泌尿生殖道畸形、甲状腺功能减退等;

3. 胎盘因素　胎盘退行性变、过期妊娠等导致胎盘功能异常;

4. 其他因素　如胎膜病变等因素。

## 二、临床表现

胎动时孕妇常感腹痛,宫高、腹围小于同期正常妊娠者,子宫敏感性高,轻微刺激即可诱发宫缩,临产后阵痛剧烈,宫缩多不协调,宫口扩张缓慢,产程延长。妊娠早期羊水过少者,可发生胎膜与胎体相连;妊娠中晚期羊水过少可引起胎儿斜颈、手足畸形等。羊水过少影响胎肺发育,易引起胎儿窘迫、新生儿窒息,因此围生儿死亡率高。

## 三、辅助检查

1. 胎儿电子监护　胎儿电子监护可出现晚期减速图形。

2. B超检查　最大羊水暗区垂直深度≤2cm 即可考虑为羊水过少,≤1cm 为羊水严重过少。羊水指数≤8cm 为羊水过少诊断的临界值,≤5cm 为诊断的绝对值。

3. 羊水直接测量　直接测量羊水多少,破膜时少于 300ml 即可诊断。需要注意的是直接测量羊水不能做到早期发现。

## 四、治疗原则

怀疑羊水过少者,应积极寻找原因并处理,必要时终止妊娠。

## 五、护理评估

1. 健康史　详细询问健康史,了解孕妇生育史、有无先天畸形家族史等。

2. 身体评估　监测胎动情况,测量孕妇宫高、体重、腹围,了解子宫敏感度。

3. 心理、社会评估　注意评估孕妇及家属心理状态。

### 六、护理诊断/问题

1. 有胎儿受伤的危险　与羊水过少导致胎儿生长受限或胎儿粘连等有关。
2. 恐惧　与担心胎儿存在畸形有关。

### 七、护理目标

1. 羊水过少但胎儿正常者,母婴均健康、平安。
2. 羊水过少合并胎儿畸形者,孕妇能积极配合治疗。

### 八、护理措施

1. 一般护理　向孕妇及家属介绍羊水过少的原因,教会孕妇自数胎动,指导其采取左侧卧位休息以改善胎盘血液循环。
2. 病情观察　进行胎心、胎动及宫缩等监测,及时发现并发症。密切观察孕妇的呼吸、脉搏等生命体征,定期测量腹围、体重和宫高,评估病情进展。
3. 配合治疗　合并有胎儿宫内生长受限或过期妊娠时应做好终止妊娠的准备;合并胎膜早破者应注意严格无菌操作,防止感染发生。

### 九、护理评价

1. 母婴均无并发症发生。
2. 因胎儿畸形终止妊娠者能够积极配合治疗。

(唐慧)

# 第十一节　子宫颈炎症

## 一、急性子宫颈炎

急性子宫颈炎(acute cervicitis)习惯称为急性宫颈炎,指子宫颈发生急性炎症,包括局部充血、水肿,上皮变性、坏死,黏膜、黏膜下组织、腺体周围见大量嗜中性粒细胞浸润,腺腔中可有脓性分泌物。

(一)病因

急性子宫颈炎的病原体:

1. 性传播疾病病原体　淋病奈瑟菌及沙眼衣原体,主要见于性传播疾病的高危人群。
2. 内源性病原体　部分子宫颈炎的病原体与细菌性阴道病病原体、生殖支原体感染有关。但也有部分患者的病原体不清楚。

(二)临床表现

大部分患者无症状。有症状者主要表现为阴道分泌物增多,呈黏液脓性,亦可出现经间期出血、性交后出血或伴泌尿系统感染等症状。检查见子宫颈充血、水肿、黏膜外翻,有黏液脓性分泌物附着,甚至从子宫颈管流出;子宫颈管黏膜质脆,容易诱发出血。

(三)诊断与辅助检查

出现两个特征性体征之一、显微镜检查子宫颈或阴道分泌物白细胞增多,可做出急性子宫颈炎症的初步诊断。子宫颈炎症诊断后,需进一步做衣原体及淋病奈瑟菌的检测。

1.两个特征性体征,具备一个或两个同时具备

(1)于子宫颈管或子宫颈管棉拭子标本上,肉眼见到脓性或黏液脓性分泌物;

(2)用棉拭子擦拭子宫颈管时,容易诱发子宫颈管内出血。

2.白细胞检测 子宫颈管分泌物或阴道分泌物中白细胞增多,后者需排除引起白细胞增多的阴道炎症。

(1)子宫颈管脓性分泌物涂片做革兰染色,中性粒细胞>30/HP;

(2)阴道分泌物湿片检查白细胞>10/HP。

3.病原体检测 应做衣原体及淋病奈瑟菌的检测以及有无细菌性阴道病及滴虫阴道炎。淋病奈瑟菌培养为诊断淋病的金标准方法。酶联免疫吸附试验检测沙眼衣原体抗原为临床常用的方法。核酸检测,尤其核酸扩增诊断淋病奈瑟菌或衣原体感染的敏感性及特异性高。

(四)治疗原则

主要为抗生素药物治疗。可根据不同情况采用经验性抗生素治疗及针对病原体的抗生素治疗。若患者病原体为沙眼衣原体及淋病奈瑟菌,应对其性伴进行相应的检查及治疗。

1.经验性抗生素治疗 对有以下性传播疾病高危因素的患者(如年龄小于25岁,多性伴或新性伴,并且为无保护性性交),在未获得病原体检测结果前,采用针对衣原体的经验性抗生素治疗,方案为阿奇霉素1g单次顿服;或多西环素100mg,每日2次,连服7日。

2.针对病原体的抗生素治疗

(1)单纯急性淋病奈瑟菌性子宫颈炎:主张大剂量、单次给药,常用药物有头孢菌素,如头孢曲松钠、头孢克肟、头孢唑肟、头孢氨噻肟或头孢西丁加用丙磺舒;另可选择氨基糖苷类抗生素中的大观霉素。

(2)沙眼衣原体感染所致子宫颈炎:主要治疗药物,①四环素类:如多西环素;②红霉素类:主要有阿奇霉素或红霉素;③喹诺酮类:主要有氧氟沙星、左氧氟沙星、莫西沙星。

由于淋病奈瑟菌感染常伴有衣原体感染,因此,若为淋菌性子宫颈炎,治疗时除选用抗淋病奈瑟菌药物外,同时还需应用抗衣原体感染药物。

(3)合并细菌性阴道病:同时治疗细菌性阴道病,否则将导致子宫颈炎持续存在。

(五)护理评估

1.健康史 了解病史,详细询问有无感染性流产、产褥感染、宫颈损伤等病史以及有无不洁性交和性传播疾病史。

2.身体评估 了解患者阴道分泌物的量和性状。妇科检查子宫颈有无充血、水肿,有无黏液脓性分泌物附着甚至从子宫颈管流出,有无接触性出血。

3.心理、社会评估 由于患者对性传播疾病引起的宫颈炎就医心理压力大,害怕暴露自己的隐私,不愿让别人知道而影响检查及治疗。

(六)护理诊断/问题

1.舒适改变 与阴道分泌物增多有关。

2.紧张、焦虑、恐惧 与可能引起癌变或患性传播疾病有关。

(七)护理目标

1.患者阴道分泌物减少、外阴不适症状改善;

2.患者了解病因和预防措施,配合治疗,并定期体检。

（八）护理措施

1. 心理护理　保护患者的隐私，给予心理支持和安慰，解除患者的紧张和焦虑，配合检查及治疗。

2. 一般护理　指导患者自我护理，保持外阴清洁、干燥，每天更换内裤，清洗外阴，不建议患者冲洗阴道。

3. 用药护理　遵医嘱给予全身抗生素治疗，注意观察病情变化及用药后的疗效及药物反应，做到及时、足量、规范、彻底。

4. 健康教育　注意性生活卫生，避免不洁的及无保护的性生活。提高患者对下生殖道感染的认识及预防感染的重视。对有淋病奈瑟菌或沙眼衣原体感染的子宫颈炎患者，嘱其治疗期间避免性生活，应对其性伴侣进行相应的检查和治疗。

（九）护理评价

1. 患者症状好转或缓解。

2. 患者正确复述预防及治疗该疾病的有关知识。

## 二、慢性子宫颈炎

（一）病因

慢性子宫颈炎（chronic cervicitis）习惯称为慢性宫颈炎，宫颈间质内有大量淋巴细胞、浆细胞等慢性炎细胞浸润，可伴有宫颈腺上皮及间质的增生和鳞状上皮化生。慢性子宫颈炎可由急性子宫颈炎迁延而来，也可为病原体持续感染所致，病原体与急性子宫颈炎相似。

（二）病理

过去认为慢性子宫颈炎包括 5 种常见的病理类型，即子宫颈糜烂、慢性子宫颈管黏膜炎、子宫颈息肉、子宫颈肥大及子宫颈腺囊肿。目前认为子宫颈糜烂和子宫颈腺囊肿不再作为慢性宫颈炎的病理类型。"子宫颈糜烂"是指妇科检查时宫颈外口呈现红色，目前认为只是一种临床征象，应该描述为子宫颈糜烂样改变，而并非真正的临床诊断术语。其可为生理性改变，如柱状上皮异位；也可为病理性改变，如 CIN、早期宫颈癌或子宫颈炎症持续存在时子宫颈黏膜充血、水肿的表现。因此，对子宫颈糜烂样改变需鉴别其为生理性还是病理性，从而根据不同情况进行相应处理。子宫颈腺囊肿（noboth cyst）绝大多数情况下是子宫颈的生理性变化，而非炎症。妇科检查见子宫颈表面突出单个或多个青白色小囊泡，其意义在于提示此处曾为原始鳞柱交接的起始处，通常无须处理。

（三）临床表现

慢性子宫颈炎多无症状，少数患者可有阴道分泌物增多、淡黄色或脓性，性交后出血，经间期出血，偶有分泌物刺激引起外阴瘙痒或不适。妇科检查可发现子宫颈呈糜烂样改变，或有黄色分泌物覆盖子宫颈口或从子宫颈口流出，也可表现为子宫颈息肉或子宫颈肥大。

（四）诊断与辅助检查

根据临床表现可初步做出慢性子宫颈炎的诊断，但应注意将妇科检查所发现的阳性体征与子宫颈的常见病理生理改变，诸如子宫颈柱状上皮异位、子宫颈上皮内瘤变、子宫颈腺囊肿以及子宫恶性肿瘤等进行鉴别。

（五）治疗原则

不同病变采用不同的治疗方法。对表现为糜烂样改变者，若为无症状的生理性柱状上皮异位无须处理。对糜烂样改变伴有分泌物增多、乳头状增生或接触性出血者,可给予局部物理治疗,包括激光、冷冻、微波等方法,但治疗前必须除外子宫颈上皮内瘤变和子宫颈癌。

1.慢性子宫颈管黏膜炎 针对病因给予治疗,对病原体不清者,尚无有效治疗方法,可试用物理治疗;

2.子宫颈息肉 行息肉摘除术,术后将切除息肉送病理组织学检查;

3.子宫颈肥大 一般无须治疗。

(六)护理评估

1.健康史 了解病史,详细询问婚育史,有无阴道分娩、妇科手术等造成的宫颈损伤,有无阴道分泌物增多,病程时间,是否曾进行治疗、治疗方法及治疗效果,以及是否有急性宫颈炎病史。

2.身体评估 了解患者阴道分泌物的量和性状、有无血性分泌物或性交后出血等症状;妇科检查子宫颈外观和表面分泌物的情况。

3.心理、社会评估 生育年龄阴道分泌物增多,一般用药效果又不理想,往往思想压力大,严重病例可有接触性出血症状,担心宫颈癌变,易造成患者和家属的紧张和焦虑。

(七)护理诊断/问题

1.性生活不适 与慢性炎症刺激引起腰骶部不适、性交时加重有关。

2.紧张、焦虑、恐惧 与担心宫颈癌变,或者可能引起不孕有关。

(八)护理目标

1.患者症状好转或消失。

2.患者了解病因和预防措施,配合治疗,定期体检。

(九)护理措施

1.心理护理 患者因害怕宫颈癌变或者可能导致不孕,思想压力大,应给予心理支持和安慰,讲解慢性宫颈炎的相关知识,解除患者的紧张和焦虑,配合检查及治疗。

2.一般护理 指导患者自我护理,保持外阴清洁、干燥,每天更换内裤,清洗外阴,不建议患者冲洗阴道。

3.物理治疗后护理 物理治疗后,在子宫颈创面痂皮脱落前,阴道分泌物增多,甚至有多量黄色水样排液,在术后1~2周脱痂时可有少量出血,如出血多者需急诊处理。指导患者勤换会阴垫,应每日清洗外阴,保持外阴清洁。禁阴道冲洗、性生活和盆浴2个月。于手术后2周、4周和2个月复查,注意观察创面愈合情况,注意有无颈管狭窄情况等。

4.健康教育 告知患者应定期做妇科检查,发现子宫颈炎症要及时、积极治疗,在治疗前应常规行宫颈细胞学检查,及时发现宫颈上皮内瘤变及宫颈癌,做到早诊早治。

(十)护理评价

1.患者积极配合治疗,症状好转或消失,舒适感增加。

2.患者正确复述预防及治疗该疾病的有关知识。

(唐慧)

# 第十二节 盆腔炎性疾病

盆腔炎性疾病(pelvic mflammatory disease,PID)指女性上生殖道的一组感染性疾病,主要包括子宫内膜炎（endometritis）、输卵管炎（salpingitis）、输卵管卵巢脓肿（tubo－ovarian abscess TOA）、盆腔腹膜炎（peritonitis）。炎症可局限于一个部位，也可同时累及几个部位，以输卵管炎、输卵管卵巢炎最常见。

## 一、病因

引起盆腔炎性疾病的病原体包括外源性和内源性病原体，通常为混合感染。

1. 外源性病原体　主要为性传播疾病的病原体，如沙眼衣原体、淋病奈瑟菌，其他有支原体，包括人型支原体、生殖支原体以及解脲脲原体。

2. 内源性病原体　来自原寄居于阴道内的微生物群，包括需氧菌及厌氧菌，但以需氧菌及厌氧菌混合感染多见。

## 二、高危因素

了解高危因素利于盆腔炎性疾病的正确诊断及预防。

1. 年龄　年轻妇女容易发生盆腔炎性疾病可能与频繁性活动、子宫颈柱状上皮异位、子宫颈黏液机械防御功能较差有关；

2. 性活动　盆腔炎性疾病多发生在性活跃期妇女，尤其是初次性交年龄小、有多个性伴侣、性交过频以及性伴侣有性传播疾病者；

3. 下生殖道感染　下生殖道感染，如淋病奈瑟菌性子宫颈炎、衣原体性子宫颈炎以及细菌性阴道病与盆腔炎性疾病的发生密切相关；

4. 子宫腔内手术操作后感染　如刮宫术、输卵管通液术、子宫输卵管造影术、宫腔镜检查等可导致下生殖道内源性病原体上行感染；

5. 性卫生不良　经期性交、使用不洁月经垫等，均可使病原体侵入而引起炎症；

6. 邻近器官炎症直接蔓延　如阑尾炎、腹膜炎等蔓延至盆腔；

7. 盆腔炎性疾病再次急性发作。

## 三、病理

1. 急性子宫内膜炎、子宫肌炎。

2. 急性输卵管炎、输卵管积脓、输卵管卵巢脓肿　急性输卵管炎，由化脓菌引起，经子宫颈淋巴蔓延至子宫旁结缔组织，首先侵入浆膜层引起输卵管周围炎，然后累及肌层，内膜并未受累，管腔虽受压变窄但仍通畅。当输卵管充血、水肿、增粗、弯曲、纤维素脓性渗出与周围粘连时称输卵管间质炎。输卵管内膜水肿，炎细胞浸润至黏膜粘连，若脓液积聚于管腔内则形成输卵管积脓。

卵巢白膜是很好的防御屏障，但如果卵巢与发炎的伞端粘连可发生输卵管卵巢炎或附件炎。炎症可通过卵巢的破孔侵入卵巢实质形成卵巢脓肿，脓肿可与输卵管粘连贯通形成输卵管卵巢脓肿，如脓肿破入腹腔则发生弥漫性腹膜炎。

3. 急性盆腔腹膜炎　盆腔内器官发生严重感染时，往往蔓延至盆腔腹膜，致腹膜充血、水肿、渗出，造成脏器粘连。若有脓性渗出液积聚可形成小脓肿；积聚于直肠子宫陷凹处形成盆腔脓肿；脓肿也可破入腹腔引起弥漫性腹膜炎。

4. 急性盆腔结缔组织炎　生殖器官炎症或急性创伤时，病原体可经淋巴管进入盆腔结缔组织,而引起充血、水肿、中性粒细胞浸润,以宫旁结缔组织炎最多见。

5.败血症及脓毒血症 当病原体毒性强、数量多、患者抵抗力下降时可发生败血症及脓毒血症。

6.肝周围炎(Fitz—Hugh—Curtis 综合征) 肝包膜炎症而无肝实质损害的肝周围炎。淋病奈瑟菌及衣原体感染均可引起。

## 四、临床表现

可因炎症轻重及范围大小有不同的临床表现。轻者无症状或仅有下腹痛、阴道分泌物增多,严重者可有发热或伴消化和泌尿系统症状。

妇科检查可见阴道黏膜充血,脓性分泌物自子宫颈口外流,并有子宫颈举痛、宫体略大、压痛、活动受限,输卵管增粗、压痛;若输卵管卵巢脓肿则可触及包块;宫旁结缔组织炎时可扪及宫旁一侧或两侧有片状增厚,可触及后穹隆或侧穹隆有肿块且有波动感。

## 五、诊段与辅助检查

根据病史、症状、体征及实验室检查可做出初步诊断(表 12—2)。

表 12—2　盆腔炎性疾病的诊断标准(美国 CDC 诊断标准,2010 年)

最低标准(minimum criteria)
　　　子宫颈举痛或子宫压痛或附件区压痛
附加标准(additional criteria)
　　　体温超过 38.3℃(口表)
　　　子宫颈或阴道异常黏液脓性分泌物
　　　阴道分泌物湿片见大量白细胞
　　　红细胞沉降率升高
　　　血 C—反应蛋白升高
　　　实验室证实的子宫颈淋病奈瑟菌或衣原体阳性
特异标准(specific criteria)
　　　子宫内膜活检组织学证实子宫内膜炎
阴道超声或核磁共振检查显示输卵管增粗、输卵管积液,伴或不伴有盆腔积液、输卵管卵巢肿块,或腹腔镜检查发现盆腔炎性疾病征象

最低诊断标准提示在性活跃的年轻女性或者具有性传播疾病的高危人群,若出现下腹痛,并可排除其他引起下腹痛的原因,妇科检查符合最低诊断标准,即可给予经验性抗生素治疗。

附加标准可增加诊断的特异性。

特异标准基本可诊断盆腔炎性疾病,但由于除 B 型超声检查外,均为有创检查或费用较高,特异标准仅适用于一些有选择的病例。

## 六、治疗原则

主要为抗生素药物治疗,必要时手术治疗。

1.支持疗法 对于严重病例,一般情况差者,需卧床休息,输液纠正电解质紊乱及酸碱失衡,高热时采用物理降温。

2.抗生素治疗 经验性、广谱、及时及个体化是治疗原则。

3.手术治疗 药物治疗无效者、患者中毒症状加重者可手术治疗以免脓肿破裂,对于可疑脓肿破裂者需立即开腹探查。

### 七、盆腔炎性疾病后遗症

若盆腔炎性疾病未得到及时正确的诊断或治疗,可能会发生盆腔炎性疾病后遗症(sequelae of PID),既往称慢性盆腔炎。主要病理改变为组织破坏、广泛粘连、增生及瘢痕形成,可导致:①输卵管阻塞、增粗;②输卵管卵巢粘连形成输卵管卵巢肿块;③输卵管积水或输卵管卵巢囊肿;④盆腔结缔组织韧带增生、变厚,若病变广泛,可使子宫固定。

临床主要表现为不孕、异位妊娠、慢性盆腔痛以及盆腔炎性疾病的反复发作。妇科检查发现子宫呈后位,活动受限,粘连固定;输卵管炎可在子宫一侧或两侧触到增厚的输卵管呈条索状;输卵管卵巢积水或囊肿可摸到囊性肿物。

治疗需根据不同情况选择治疗方案。

### 八、护理评估

1.健康史 注意了解有无发病诱因存在,了解患者月经婚育史、妇科手术史、下生殖道感染病史、经期卫生习惯以及性生活情况,了解既往有无盆腔炎病史及治疗经过。

2.身体评估 了解患者有无下腹疼痛、阴道分泌物增多,有无发热或者伴发消化及泌尿系统症状。监测体温、脉搏,观察面色,有无阴道脓性分泌物、子宫及附件局部压痛、炎性包块等。

3.心理、社会评估 盆腔炎可导致不孕、异位妊娠、慢性盆腔痛,因病程长、治疗效果往往不明显而引起焦虑、烦躁,严重者可影响正常的工作和生活,甚至影响夫妻关系。

### 九、护理诊断/问题

1.疼痛 下腹痛与感染症状有关。
2.睡眠型态紊乱 与疼痛或心理障碍有关。
3.紧张、焦虑、恐惧 与反复发作、不孕、异位妊娠、慢性盆腔痛有关。
4.知识缺乏 与不了解疾病相关知识及个人自我保健措施有关。

### 十、护理目标

1.自觉症状减轻,疾病好转。
2.患者能积极治疗,参与护理措施的实施。
3.患者得到有关疾病知识,心理负担减轻。

### 十一、护理措施

1.心理护理 倾听患者诉说有关思想顾虑的问题,尽可能帮患者解决问题,要关心、体贴患者,解除思想顾虑,增强治疗信心。指导患者遵医嘱用药,确保疗效。对盆腔炎性疾病后遗症患者,推荐锻炼身体方法,进行营养指导,与患者讨论选择最佳治疗方案,增强患者战胜疾病的信心。

2.一般护理 嘱患者卧床休息,半卧位,盆腔位置相对较低有利于脓液积聚于直肠子宫凹陷而使炎症局限。妇科手术、宫腔内各种操作,一定注意严格无菌,术后做好护理,预防感染。体温过高应给予物理降温。每 4 小时 1 次测量生命体征、观察病情变化。腹胀时可胃肠减压,观察恶心、呕吐、腹胀现象是否减轻。观察患者腹痛情况,及早发现病情变化,给予积极处理。炎症急性期避免不必要的妇科检查,以免炎症扩散。

3. 用药护理　遵医嘱准确给予抗生素,应注意配伍禁忌,严格用药时间,注意观察输液反应,及时发现电解质紊乱及酸碱平衡失调状况。

4. 健康教育　向患者讲解疾病发生、发展过程和治疗措施,增加防病知识。注意个人卫生,尤其经期卫生和性卫生,减少性传播疾病,以防反复感染,加重病情。

## 十二、护理评价

1. 患者能积极配合治疗,自觉症状减轻或消失,疾病痊愈。
2. 患者能叙述有关疾病的预防和治疗措施。
3. 患者能积极参与个人健康锻炼计划的实施。

(唐慧)

# 第十三节　功能失调性子宫出血

功能失调性子宫出血(dysfunctional urerine bleeding,DUB)简称功血,是由于调节生殖的神经内分泌机制失常引起的异常子宫出血,而全身及内、外生殖器官无器质性病变存在。常表现为月经周期长短不一、经期延长、经量过多或不规则阴道流血。功血可分为排卵性和无排卵性两类,约 85% 的患者为无排卵性功血。功血可发生于月经初潮至绝经间的任何年龄,50% 患者发生于绝经前期,30% 发生于育龄期,20% 发生于青春期。

## 一、病因

(一)无排卵性功能失调性子宫出血

无排卵性功血多见于青春期和绝经过渡期妇女,在青春期由于下丘脑-垂体-卵巢轴调节功能尚未健全而出现,绝经过渡期妇女则由于卵巢功能衰退、卵泡几乎耗竭而出现。

1. 青春期　青春期功血的患者血雌二醇($E_2$)水平在育龄妇女的正常范围内,但无正常月经周期中期 $E_2$ 正反馈所诱导的血 LH 峰,导致卵巢不能排卵。提示青春期无排卵功血的主要原因是下丘脑-垂体对雌激素的正反馈反应异常。

青春期中枢神经系统下丘脑-垂体-卵巢轴正常功能的建立需经过一段时间,如果此时受到机体内部和外界许多因素诸如过度劳累、精神过度紧张、恐惧、忧伤、环境、气候骤变等应激刺激或肥胖等遗传因素的影响,就可能引起功血。

2. 绝经过渡期　妇女卵泡对促性腺激素敏感性已降低,或下丘脑-垂体对性激素正反馈调节的反应性降低,卵泡在发育过程中因退行性变而不能排卵。故先出现黄体功能不足,随后排卵停止。

3. 生育期　可因内、外环境中某种刺激,如劳累、应激、流产、手术或疾病等引起短暂阶段的无排卵,亦可因肥胖、多囊卵巢综合征、高催乳素血症等长期存在的因素引起持续无排卵。

(二)排卵性月经失调

多发生于育龄期妇女,虽然有排卵功能,但黄体功能异常,分为黄体功能不足和子宫内膜不规则脱落两种类型。黄体功能不足的原因在于神经内分泌调节功能紊乱,导致卵泡期 FSH 缺乏,卵泡发育缓慢,使雌激素分泌减少;LH 峰值不高,使黄体发育不全,孕激素分泌减少,子宫内膜分泌反应不足。子宫内膜不规则脱落者,其月经周期中,患者有排卵,黄体发育良好,但萎缩过程延长,导致子宫内膜不规则脱落。

## 二、临床表现

### (一)症状

1.无排卵性功血　可有各种不同的临床表现,常见的症状是子宫不规则出血,特点是月经周期紊乱,经期长短不一,出血量时多时少,甚至大量出血,持续 2～3 周甚至更长时间,不易自止。有时先有数周或数月停经,然后阴道流血;有时则一开始即为阴道不规则流血,也可表现为类似正常月经的周期性出血。出血期间不伴有下腹疼痛或其他不适,出血时间长者常继发贫血。

2.排卵性月经失调　月经周期缩短,月经频发,经期延长,长达 9～10 日,且出血量多。有时月经周期虽在正常范围内,但是卵泡期延长,黄体期缩短,故可有不孕或妊娠早期流产。

### (二)体征

出血时间长者常呈贫血貌。妇科检查子宫大小在正常范围,出血时子宫较软。

## 三、诊断与辅助检查

### (一)无排卵性功血

1.诊断性刮宫　简称诊刮。搔刮整个宫腔以达到排除子宫内膜病变和止血的目的。子宫内膜病理检查可见增生期变化或增生过长,无分泌期出现或分泌反应不良。无性生活史患者若激素治疗失败或疑有器质性病变,应经患者或其家属知情同意后考虑诊刮。

2.子宫内膜活组织检查　目前国外推荐使用 Karman 套管或小刮匙等进行内膜活检,其优点是创伤小,能获得足够的标本用于诊断。

3.宫腔镜检查　镜下可见子宫内膜增厚,也可不增厚,表面平滑无组织突起,但有充血。在宫腔镜直视下选择病变区进行活检,诊断价值较高。

4.基础体温测定　无排卵时基础体温无上升改变而呈单相曲线。排卵性功血则表现为基础体温呈双相,但排卵后体温上升缓慢,上升幅度偏低,升高时间仅维持 9～10 日即下降。

5.激素测定　孕酮或尿孕二醇含量低。

6.妊娠试验　排除妊娠及妊娠相关疾病。

7.宫颈细胞学检查　排除宫颈癌。

8.感染病原体检测　对于年轻性活跃者检测淋病双球菌、解脲支原体、人型支原体和沙眼衣原体。

9.血红细胞计数及血细胞比容检查　了解贫血情况。

10.凝血功能测定　排除相关疾病。

### (二)排卵性月经失调

1.基础体温测定　黄体功能不足基础体温呈双向型,但高温相小于 11 日。子宫内膜不规则脱落基础体温呈双向型,但下降缓慢。

2.子宫内膜活检　黄体功能不足显示分泌反应至少落后 2 日。

3.诊断性刮宫　子宫内膜不规则脱落在月经第 5～6 日行诊断性刮宫,病理检查可作为确诊依据。

## 四、治疗原则

(一)无排卵性功血

出血阶段应迅速、有效地止血及纠正贫血,血止后尽可能明确病因,并根据病因进行治疗,选择合适方案控制月经周期或诱导排卵,预防复发及远期并发症。

1.支持治疗　加强营养,改善全身状况,补充铁剂、维生素 C 和蛋白质,贫血严重者需输血。出血期间注意休息。流血时间长者给予抗生素预防感染。

2.药物治疗　内分泌治疗极有效,但应根据不同年龄采取不同方法。青春期少女应以止血、调整周期、促使卵巢恢复功能和排卵为主;绝经过渡期妇女止血后以调整周期、减少经量为原则。使用性激素治疗时应周密计划,制订合理方案,尽可能使用最低有效剂量,并需严密观察,以免性激素使用不当而引起出血。

(1)止血:对大量出血患者,要求在性激素治疗 8 小时内见效,24～48 小时内出血基本停止,若 96 小时以上仍不止血,应考虑有器质性病变存在。常用的内分泌药物有孕激素、雌激素、雄激素、抗前列腺素及其他止血药如卡巴克洛、酚磺乙胺等。

1)孕激素:无排卵性功血由单一雌激素刺激所致,补充孕激素使处于增生期或增生过长的子宫内膜转化为分泌期,停药后内膜脱落,出现撤药性出血,即"药物性刮宫",适用于体内已有一定水平的雌激素的患者。合成孕激素分为 17－羟孕酮衍生物(甲羟孕酮,甲地孕酮)和 19－去甲基睾酮衍生物(炔诺酮,双醋炔诺酮等)两类。

2)雌激素:应用大剂量雌激素可迅速提高血内雌激素浓度,促使子宫内膜生长,短期内修复创面而止血。适用于内源性雌激素不足者,主要用于青春期功血。目前多选用妊马雌酮,也可用苯甲酸雌二醇或戊酸雌二醇。血止后 2 周开始加用孕激素,使子宫内膜转化。雌孕激素同时撤退,有利于子宫内膜同步脱落,一般在停药后 3～7 日发生撤药性出血。

3)雄激素:雄激素有拮抗雌激素作用,能增强子宫平滑肌及子宫血管张力,减轻盆腔充血而减少出血量。但大出血时雄激素不能立即改变内膜脱落过程,也不能使其迅速修复,单独应用效果不佳。

4)联合用药:性激素联合用药的止血效果优于单一药物。青春期功血的患者在孕激素止血时,同时配伍小剂量雌激素,以克服单一孕激素治疗的不足,可减少孕激素用量,并防止突破性出血。绝经过渡期功血的患者在孕激素止血基础上配伍雌、雄激素,具体用三合激素(黄体酮、雌二醇、睾酮)肌内注射。

5)抗前列腺素药物:出血期间服用前列腺素合成酶抑制剂如氟芬那酸,可使子宫内膜剥脱时出血减少。

6)其他止血药:卡巴克洛和酚磺乙胺可减少微血管通透性,是减少出血量的辅助药物,但不能赖以止血。中药三七、云南白药也有良好的止血效果。

(2)调整月经周期:功血患者在止血后继续使用性激素人为地控制形成周期,这一过渡措施可暂时抑制患者本身的下丘脑—垂体—卵巢轴,使之能恢复正常月经的内分泌调节。另外药物直接作用于生殖器官,使子宫内膜发生周期性变化,使非出血期延长至 20 日左右,预期脱落并出血不多。一般连续用药 3 个周期。常用的调整月经周期的方法有雌、孕激素序贯疗法和雌、孕激素联合使用。

1)雌、孕激素序贯疗法：即人工周期，为模拟自然月经周期中卵巢的内分泌变化，将雌、孕激素序贯应用，使子宫内膜发生相应变化，引起周期性脱落。此法适用于青春期功血或生育期功血内源性雌激素水平较低者。一般连续应用 3 个周期，用药 2～3 个周期后，患者常能自发排卵。

2)雌、孕激素联合法：雌激素使子宫内膜再生修复，孕激素可以限制雌激素引起的内膜增生程度。适用于生育期功血内源性雌激素水平较高者。连用 3 个周期，撤药后出血，血量较少。

(3)促进排卵：青春期一般不提倡使用促排卵药物，有生育要求的无排卵不孕患者，可针对病因采取促排卵。常用的药物有氯米芬(CC，又名克罗米芬)、人绒毛膜促性腺激素(hCG)、人绝经期促性腺激素(hMG)和促性腺激素释放激素激动剂(GnRH-a)。

3.手术治疗 刮宫术最常用，既能明确诊断，又能迅速止血。绝经过渡期出血患者激素治疗前宜常规刮宫，最好在子宫镜下行分段诊断性刮宫，以排除子宫腔内细微器质性病变。青春期功血患者刮宫应持谨慎态度，若出血多应立即进行刮宫，出血少者可先服用 3 日抗生素后进行刮宫。子宫切除术很少用于治疗功血，适用于患者年龄超过 40 岁，子宫内膜病理检查为不典型增生，或合并子宫肌瘤、子宫腺肌症、严重贫血者。对激素治疗无效或复发者、年龄超过 40 岁的顽固性功血患者或对子宫切除有禁忌症者，可行子宫内膜去除术，方法有经宫腔镜下电切割或激光切除子宫内膜、滚动球电凝、热疗法去除内膜或射频消融等。

(二)排卵性月经失调

1.黄体功能不足 治疗原则为促进卵泡发育，刺激黄体功能及黄体功能替代。分别应用 CC、hCG 和黄体酮。CC 加强卵泡发育，诱发排卵，促使正常黄体形成。hCG 可以促进及支持黄体功能。黄体酮补充黄体分泌孕酮的不足，用药后使月经周期正常，出血量减少。

2.子宫内膜不规则脱落 治疗原则为调节下丘脑-垂体-卵巢轴的反馈功能，使黄体及时萎缩，常用药物有孕激素和 hCG。孕激素作用是调节下丘脑-垂体-卵巢轴的反馈功能，使黄体及时萎缩，内膜及时完整脱落。hCG 有促进黄体功能的作用。

## 五、护理评估

(一)健康史

了解年龄、月经史、婚育史、避孕措施、既往健康史、有无慢性病史(如肝病、血液病、高血压、代谢性疾病等)、精神创伤史、营养、过度劳累及环境改变的因素。回顾发病经过，如发病时间、目前流血情况、流血前有无停经史及诊治经历、效果、反应，有无贫血和感染的危险。

(二)身体评估

1.症状 有月经失调的表现，经期的长短、经量的多少、经血的性质等发生改变;可有经前情绪紧张、乳房胀痛、下腹部胀痛以及阴道分泌物增多等。常见的月经变化类型：①月经过多：周期规则，但经量过多或经期延长；②月经频发：周期规则，但短于 21 日；③不规则出血：在两次月经周期之间任何时候发生子宫出血；④月经频多：周期不规则，血量过多。

2.体征 ①全身情况：评估精神和营养状态、是否有贫血或其他病态。②乳房：发育情况。③腹部：触诊检查。④盆腔检查：排除器质性病灶。⑤阴道检查：排除器质性病变的一个重要措施。已婚妇女如无阴道流血，应常规用扩张器检查阴道壁、穹隆、子宫颈。未婚的妇女,一般只做外阴检查及肛诊,若经治疗无效或病史明显地提示有器质性病灶,应征得患者及家属的同意后进行阴道检查。

（三）心理、社会评估

异常出血、月经紊乱等都会造成患者的思想压力,尤其是年轻患者常常害羞或有其他顾虑,不及时就诊,病程延长或并发感染或止血效果不佳,更产生恐惧和焦虑感。

### 六、护理诊断/问题

1.疲乏　与子宫异常出血导致的继发性贫血有关。

2.不舒适　与子宫不规则出血、月经紊乱导致的工作、学习不方便有关;与性激素治疗的副反应有关。

3.有感染的危险　与子宫不规则出血、出血量多导致严重贫血,机体抵抗力下降有关。

### 七、护理目标

1.患者能够完成日常活动。

2.患者说出增加舒适感的方法并实施。

3.患者住院期间无感染发生。

### 八、护理措施

1.补充营养　患者体质往往较差,应加强营养,改善全身情况,可补充铁剂、维生素 C 和蛋白质。成人体内大约每 100ml 血中含 50mg 铁,行经期妇女,每天从食物中吸收铁 0.7～2.0mg,经量多者应额外补充铁。向患者推荐含铁较多的食物,如猪肝、豆角、蛋黄、胡萝卜、葡萄干等。按照患者的饮食习惯,为患者制订适合于个人的饮食计划,保证患者获得足够的营养。

2.维持正常血容量　观察并记录患者的生命体征、出入量,嘱患者保留出血期间使用的会阴垫及内裤,以便更准确地估计出血量。出血较多者,督促其卧床休息,避免过度劳累和剧烈活动。贫血严重者,遵医嘱作好配血、输血、止血措施,执行治疗方案,维持患者正常血容量。

3.预防感染　严密观察与感染有关的征象,如体温、脉搏、子宫体压痛等,监测白细胞计数和分类,同时做好会阴护理,保持局部清洁。若有感染征象,及时与医师联系并遵医嘱进行抗生素治疗。

4.遵医嘱使用性激素

(1)按时、按量服用性激素,保持药物在血中的浓度稳定,不得随意停服和漏服。

(2)药物减量:必须按规定在血止后才能开始,每 3 日减量 1 次,每次减量不得超过原剂量的 1/3,直至维持量。

(3)维持量服用时间:通常根据停药后发生撤退性出血的时间与患者上一次行经时间结合考虑。

(4)指导患者在治疗期间若出现不规则阴道流血应及时就诊。

5.加强心理护理

(1)鼓励患者表达内心感受,耐心倾听患者的诉说,了解患者的疑虑。

（2）向患者解释病情及提供相关信息，帮助患者澄清问题，解除思想顾虑，摆脱焦虑；也可交替使用放松技术，如看电视、听广播、看书等分散患者的注意力。

## 九、护理评价

1. 患者说出疲乏对生活的影响，并在他人的帮助下提高对活动的耐受能力；
2. 患者按规定正确服用性激素，服药期间药物副反应程度轻；
3. 患者未发生感染，表现为体温正常、血白细胞计数正常；血红蛋白得到纠正。

（唐慧）

# 第十三章 耳鼻喉疾病护理

## 第一节 先天性耳畸形

先天性耳畸形是指由于遗传,母亲怀孕期间患病、用药等原因,导致胎儿出生后即有耳部结构异常。临床中常见的表现有:先天性耳前瘘管、鳃裂瘘管、先天性耳廓畸形、耳道狭窄或闭锁等。先天性耳前瘘管,先天性耳廓畸形为第一、二鳃弓发育畸形所致;第一鳃沟发育障碍形成先天性外耳道闭锁;第一咽囊发育障碍导致先天性中耳畸形;听泡发育障碍导致内耳畸形;第一鳃裂发育异常可产生第一鳃裂瘘。本节重点介绍先天性耳前瘘管和先天性耳廓畸形。

### 一、先天性耳前瘘管

先天性耳前瘘管(congenital preauricular fislula)为第一、二鳃弓的耳廓原基在发育过程中融合不全的遗迹,是一种临床上很常见的先天性外耳疾病。国内抽样调查,其发生率达1.2%,单侧与双侧发病比例为 4∶1,女性略多于男性。瘘管的开口很小,多位于耳轮脚前,少数可在耳廓之三角窝或耳甲腔部,平时多无症状,常被忽略,及至感染才引起注意并接受诊治。

(一)病因与病理

1.病因　为胚胎期形成耳部的第 1、2 腮弓的 6 个小丘样结节融合不良或第一腮沟封闭不全所致。

2.病理　瘘管为一狭窄盲管,可穿过耳轮脚或耳廓部软骨,深至耳道软骨与骨部交界处或乳突骨面,部分有分枝。管壁为复层鳞状上皮,皮下结缔组织中有毛囊、汗腺及皮脂腺,管腔内常有脱落上皮等混合而成之鳞屑,有臭味。管腔可膨大成囊状,感染时有脓液潴留,严重者可形成脓肿,管周有炎性浸润。

(二)临床表现

一般无症状,偶尔局部发痒,检查时仅见外口为皮肤上一个小凹,挤压可有少量白色黏稠样或干酪样物溢出,有微臭。感染时,局部红肿、疼痛、溢脓液,重者周围组织肿胀,皮肤可以溃破成多个漏孔。排脓后炎症消退,可暂时愈合,但常反复发作,形成瘢痕,多见于耳屏前上方发际附近,瘘管深长者,可影响耳道软骨部及耳廓,一般不波及耳后沟及耳道骨部。

(三)诊断/辅助检查

根据病史与局部检查容易作出诊断,按其瘘口位置与瘘管走向,于瘘管口注入 40%碘油,摄乳突 X 片可显示瘘管的走行和内口的位置。

(四)处理原则

无症状者可不作处理。局部搔痒、有分泌物溢出者宜行手术切除。有感染者行局部抗炎治疗,脓肿形成应切开引流,应在炎症消退后行瘘管切除术。

(五)护理评估

1.健康史　询问患者出生时的情况,是否有其他先天性疾病及家族病史,是否有反复感染病史。

2.身体评估　先天性耳前瘘管出生时即存在,平时可以无自觉症状,偶于挤压时可有少许黏液或皮脂样物从瘘口溢出。继发感染时则局部疼痛剧烈,皮肤发红、肿胀、发热,最后形成脓肿。若反复感染,局部可形成脓瘘或瘢痕。

3.心理、社会评估

(1)本病起初未引起重视,直到感染才开始治疗,患者常有自卑感,不愿被他人知道患有耳前瘘管。

(2)当感染化脓或溃破时则十分担忧。担心感染是否能被彻底控制、手术能否彻底切除瘘管,手术后是否会复发,也担忧感染或手术遗留瘢痕而影响美观。

(六)主要护理诊断/问题

1.皮肤完整性受损　由耳前瘘管反复感染、脓肿破溃所致。

2.有感染的危险　当局部污染细菌入侵,则有感染化脓之可能。

3.知识缺乏　缺乏有关耳前瘘管治疗和自我护理的知识。

4.焦虑　与反复感染或担心手术效果有关。

(七)护理目标

1.患者能大致了解耳前瘘管的发生机制及感染的原因。

2.掌握保持耳部清洁的方法,尽量避免感染。

3.患者了解手术目的及大致过程,主动配合治疗和护理,促进瘘管愈合。

(八)护理措施

1.先天性耳前瘘管患者合并感染时,可按医嘱指导患者全身或局部使用抗生素。

2.对已形成脓肿者,应先切开排脓。脓肿切开术前应向患者说明病情及必要性,以消除其紧张心理。放置引流条,定期门诊换药。

3.感染控制后,如需行耳前瘘管切除术,应向患者及家属说明手术的目的和大致过程以及术后会遗留瘢痕,做好心理护理。

4.术前按医嘱准备美蓝注射液等物品。

5.术后患者平卧位或健侧卧位,给予半流质饮食1～2天。需及时换药,保持敷料干燥和切口清洁,促进切口早期愈合。

(九)护理评价

1.掌握防止耳前瘘管感染的方法。

2.了解手术的目的,主动配合治疗和护理,瘘管痊愈。

3.患者从心理上对治疗和护理满意。

(十)健康教育

告知患者或家属经常保持外耳清洁,勿用手自行挤压瘘管,避免化脓感染。

## 二、先天性外耳畸形

先天性外耳畸形(Congenital microtia ear dysmorphia)包括先天性耳廓畸形(Congenital malformation of auricula)和外耳道畸形,是由于第一、二鳃弓及第一鳃沟发育畸形所致。

(一)病因与病理

胚胎3个月内受遗传因素、药物损害或病毒感染均可影响耳廓发育,导致出现畸形。畸形可表现为位置、形态及大小异常三类,可发生在单侧或双侧。

(二)临床表现

1.移位耳 耳廓的位置向下颌角方向移位,其耳道口亦同时下移,且常伴有形态和大小变化。

2.隐耳 为耳廓部分或全部隐藏在颞侧皮下,非正常45°角展开,表面皮肤可与正常相同,软骨支架可以触及,形态基本正常或略有异常。

3.招风耳(Protruding ear) 耳廓过份前倾,至颅耳角接近90°。

4.猿耳(Macacus ear) 人胚胎第5个月的一段时间内,在耳廓上缘与后交界处有一向后外侧尖形突起,相当于猿耳的耳尖部,一般至第6个月时已消失,若有明显遗留,属返祖现象,状似猿耳。

5.杯状耳(Cup ear) 对耳轮及三角窝深陷,耳轮明显卷成圆形,状似酒杯而得名,其体积一般较正常小。

6.巨耳(Macrotia) 耳部整体成比例增大者少,多为耳廓的一部分或耳垂过大。

7.副耳(Accessory auricle) 除正常耳廓外,在耳屏前方或在颊部、颈部又有皮肤色泽正常之皮赘突起,大小和数目形态多样,内可触及软骨,部分形似小耳廓,此类病例常伴有其他颌面畸形。

8.小耳(Microtia) 耳廓形态、体积及位置均有不同程度的畸形,且常与耳道狭窄、闭锁及中耳畸形伴发。按畸形程度可分为三级:

(1)第一级:耳廓形体较小,但各部尚可分辨,位置正常,耳道正常或窄小,部分闭锁,亦有完全闭锁者,听力基本正常。

(2)第二级:耳廓正常形态消失、仅呈条状隆起,可触及软骨块,但无结构特征,附着于颞颌关节后方或位置略偏下,无耳道,且常伴中耳畸形。

(3)第三级:在原耳廓部位只有零星不规则突起,部分可触及小块软骨,位置多前移及下移,无耳道,常伴有小颌畸形、中耳及面神经畸形。

(三)诊断/辅助检查

根据视、触所见即可确诊,但应作全面检查,排除其他伴发畸形,为明确是否伴有中耳、面神经及内耳畸形,按需要进行辅助检查。

1.听功能检查 音叉试验、电测听。

2.影像检查 耳部X线片和CT检查可以确定骨性外耳道、乳突气房、鼓室、听骨链及内耳结构是否存在、大小及形态是否正常。

(四)处理原则

耳廓畸形,耳道正常或略窄小,而听力正常者可不予治疗;但因耳廓形态奇异、影响外观而要求治疗者,可根据病情于成年以后(最佳为15岁以后)安排行整形手术;双耳重度畸形伴耳道闭锁者,为改善听力,促进患者语言的发育,可在学龄前行耳道及鼓室成形术治疗。

(五)护理评估

1.健康史 询问患者家庭中有无类似病例及母亲妊娠时有无患病或服药史等情况。

2.身体评估 先天性耳廓畸形可表现为位置、大小及形态的异常;而外耳道的畸形可表现为狭窄、部分或完全闭锁。先天性外耳道闭锁常与耳廓畸形同时发生(具体形态可见临床表现)。

3. 心理、社会评估　本病出生即存在,影响美观,患者常有自卑感,不愿与人交往,常产生孤独和自卑的心理。

(六)主要护理诊断/问题

1. 知识缺乏　缺乏有关先天性外耳畸形治疗和自我护理的知识。

2. 身体意象紊乱　与先天性外耳畸形有关。

(七)护理目标

1. 患者能接受自己的外表。

2. 掌握先天性外耳畸形的一些治疗及护理的知识,主动配合治疗和护理。

(八)护理措施

1. 先天性外耳畸形如做手术治疗,应向家属及患者介绍手术的目的及过程,取得患者及家属的配合。遵医嘱做好术前准备。

2. 外耳道术后植皮的患者应防止外耳道形成瘢痕而致狭窄。观察患耳的一般状态,如有异常及时向医生报告。

3. 保持辅料干燥,促进切口的愈合。

4. 鼓励患者积极表达自己的情感,并为患者提供与人接触和交谈的机会,使其参与到社会生活中。

(九)护理评价

1. 患者对自己的外表可以接受。

2. 患者掌握先天性外耳畸形的一些治疗及护理的知识。

(十)健康教育

1. 告知患者或家属在妊娠早期尽量避免病毒感染或服用影响胚胎发育的药物,以减少发病几率。

2. 对于双耳重度畸形伴耳道闭锁的患儿,应告知其家属在学龄前行耳道及鼓室成形术治疗,以改善听力,促进患者语言、智力的发育。

(胡萍)

# 第二节　耳外伤

## 一、耳廓外伤

耳廓外伤(auricle trauma)因耳部显露于外,易遭受损伤,是外耳创伤的常见病。如处理不当,可发生软骨膜炎、软骨坏死,遗留耳廓畸形。

(一)病因与病理

常见病因有机械性损伤,如:各种挫伤、切伤、撕裂伤、断离伤、冻伤及火器伤。其中以挫伤和撕裂伤最常见。

(二)临床表现

外耳廓因受伤的程度不同症状差异也很大,轻者:耳廓皮肤擦伤或红肿,可自愈。重者:软骨膜下或皮下积血,形成半圆形紫红色血肿,可波及外耳道。血肿可继发感染,出现急性化脓性软骨膜炎,引起软骨坏死,导致畸形。

撕裂伤轻者受伤耳廓仅为一裂孔,重者有组织缺损,甚至耳廓部分或完全断离。

(三)诊断/辅助检查

根据耳部视、触所见即可确诊,如患者有头晕、恶心等颅内症状还应配合影像学检查。

(四)处理原则

1.血肿如不处理会发生机化,导致耳廓增厚、变形。对于耳廓小血肿可在严密消毒下进行穿刺,抽出液体,加压包扎。反复抽血无效或血肿较大者,可于无菌操作下切开耳廓,排除血液或取出血块后,视情况缝合切口,加压包扎。

2.处理中加用抗生素预防感染。

3.耳廓切伤及撕裂伤,轻者为一裂口,重者有组织缺损,或耳廓撕裂或全部撕脱断离。伤口应严密消毒后进行清创缝合,尽量保留软骨组织,如皮肤大块缺损,软骨尚完整,可自耳后取带蒂皮瓣或游离皮瓣移植,如部分软骨及皮肤完全破碎,可作边缘楔形切除,用细针细线对位缝合,缝时不能穿透软骨。

4.对于耳完全离断者,将断耳用双氧水及生理盐水洗净,泡于适量肝素的生理盐水中一刻钟,如能找到耳廓动脉,可用肝素将其冲洗后,将血管进行吻合,断耳的皮肤与皮下组织对位缝合。或将断耳的皮肤去除,耳廓软骨埋植于耳后皮下,待成活后,将埋植的耳廓软骨及皮肤掀起移植于原耳廓伤口处,形成新耳廓。如离断时间过久,或伤口已感染而不宜缝合者,将外耳道口周围皮肤与乳突皮肤对位缝合,以免外耳道口狭窄。

(五)护理评估

1.健康史　应询问患者受伤的原因及详细经过,出血情况及有无急救措施,神智及颅脑有无损伤。

2.身体评估　根据患者的临床表现评估受伤部位的具体情况(具体形态可见临床表现)。

3.心理、社会评估　部分患者对外伤的危害认识不足,不予重视。有些患者则过分忧虑,担心外耳缺损、听力丧失,影响日常的工作和生活。

(六)主要护理诊断/问题

1.有感染的危险　与耳廓外伤、伤口污染有关。

2.潜在并发症　脑脊液耳漏、颅内病变。

(七)护理目标

1.伤口愈合良好,无感染。

2.无脑脊液耳漏、颅内病变等并发症发生。

(八)护理措施

1.协助医生处理伤口,观察耳廓的颜色及温度,如有异常及时报告医生。

2.观察外耳道是否有无色、清亮液体流出,如有则提示脑脊液耳漏,对于合并脑脊液耳漏的患者应取坐位或者半卧位。

3.清创缝合后密切观察患者的生命体征,遵医嘱使用抗生素,预防感染。

(九)护理评价

1.耳廓伤口愈合良好,无感染。

2.无脑脊液耳漏、颅内病变等并发症发生,或者脑脊液耳漏患者伤口愈合。

(十)健康教育

1.告知患者要尽量保护外耳,免受外伤。

2.如患者外耳留有瘢痕或出现颜面部并发症,鼓励患者积极地面对并建议去心理门诊进行正确的心理疏导。

## 二、鼓膜外伤

鼓膜外伤(tympanic membrane trauma)常因直接或间接的外力损伤鼓膜所致。

（一）病因与病理

1.器械伤　如用火柴杆、毛线针等尖锐物体挖耳而刺伤鼓膜、或矿渣、火花等戳伤或烧伤等。

2.医源性损伤　如取外耳道异物等操作。

3.压力伤　如掌击耳部、爆破、炮震、放鞭炮、高台跳水等。

4.颞骨纵行骨折等引起的损伤。

（二）临床表现

鼓膜破裂后,患者可突感耳痛、耳鸣、听力减退,有少量出血和耳内闷塞感。爆震伤除引起鼓膜破裂外,还可由于镫骨强烈运动而致内耳受损,出现眩晕、恶心或混合性聋。如合并外耳道骨折或颅底骨折时则出血量较多并有脑脊液耳漏。

（三）诊断/辅助检查

鼓膜多呈不规则形或裂隙状穿孔,穿孔边缘有少量血迹,外耳道有时可见血迹或血痂。若有水样液流出,表示有颅底骨折所致脑脊液耳漏。耳聋属传导性或混合性。

（四）处理原则

1.首先要严防感染,清除外耳道内异物,外耳道口可用消毒棉球堵塞,防止细菌和尘埃进入。

2.要严禁冲洗外耳道或给外耳道滴药,必要时全身应用抗生素类药物。

3.绝大多数3~4周可自愈,如不愈,可行鼓膜修补术。

（五）护理评估

1.健康史　应询问患者耳部是否有明确的外伤史,受伤的原因及详细经过,患者的听力状况,有无头晕、耳鸣等症状。

2.身体评估　鼓膜外伤破裂后,多突感耳痛、听力突然下降伴耳鸣和耳内堵塞感,有时见外耳道内有少量鲜血。压力伤除出现以上症状外,还可由于镫骨强烈运动而致内耳受损,出现眩晕、恶心或混合性聋。检查发现外耳道内可见血迹或血痂,鼓膜穿孔多为不规则或裂、隙状裂孔,穿孔边缘常有少量血迹,听力检查呈传音性或混合性聋。若外耳道内出血量较多且有水样液体流出,则提示有颞骨骨折或颅底骨折所致脑脊液耳漏。

3.心理、社会评估　本病常突然发生,患者对病情难以接受,后悔自责,同时又担心预后,影响日常的生活质量等心理。

（六）主要护理诊断/问题

1.耳痛　由外伤及手术引起。

2.有感染的危险　与鼓膜外伤有关。

3.感知改变　听力下降,出现传音性或混合性聋,与鼓膜穿孔或内耳受损有关。

（七）护理目标

1.患者自诉耳痛减轻或消除,耳鸣好转,听力改善或恢复正常。

2. 能运用有效方法防止外耳道及中耳污染。

3. 了解鼓膜外伤的预防、治疗及护理知识。

（八）护理措施

1. 按医嘱用药，嘱患者外伤后 3 周内不可擤鼻、外耳道进水和点药，外耳道用 75％酒精棉球拭净后，干棉球填塞，以避免发生中耳感染，延误鼓膜之愈合。

2. 如果患者需要进行鼓膜修补，术前应向患者及家属介绍手术方式和目的，减少患者的紧张心理。

3. 术后观察患耳有无出血、流脓等症状，如发现异常应及时报告医生。

4. 术后应告知患者避免用力咳嗽、打喷嚏及擤鼻，以免修补鼓膜用的硅胶片或筋膜等脱落，导致手术失败。

5. 嘱出院后的患者术后定期到医院随访。

（九）护理评价

1. 患者症状改善或恢复正常。

2. 能运用有效方法防止外耳道及中耳污染。

3. 对于鼓膜外伤的预防、治疗及护理的知识有所了解。

（十）健康教育

1. 加强卫生宣教，严禁用发夹、火柴杆等锐器挖耳。

2. 取外耳道异物或耵聍时应谨慎，动作轻柔/避免损伤鼓膜。

3. 如预知附近有爆炸声时，要戴防护耳塞或者手指塞耳。

4. 增强体质，预防感冒，术后避免上呼吸道感染，以免感染中耳影响手术效果，必要时全身应用抗生素。

（胡萍）

# 第三节　外耳疾病

## 一、外耳道炎

外耳道炎（external otitis）可分为两种，一种为外耳道皮肤的弥漫性炎症，又称弥漫性外耳道炎（diffuse external otitis）；另一种为局限性外耳道炎，又称外耳道疖（furunculosis of external auditory meatus）。

（一）病因与病理

1. 病因　外耳道炎的致病菌因地区不同而异，温带地区以溶血性链球菌和金黄色葡萄球菌多见，热带地区以绿脓杆菌最多，还有变形杆菌和大肠杆菌等感染。

（1）局部抵抗力降低：外耳道略偏酸性，各种因素改变了这种酸性环境，都会使外耳道的抵抗力下降。

（2）外耳道局部环境的改变：游泳、洗澡或洗头时，水进入外耳道，浸泡皮肤，角质层被破坏，导致病变。

（3）外耳道皮肤外伤：其常见诱因为挖耳损伤皮肤。

（4）全身性疾病：使机体抵抗力下降，如糖尿病、慢性肾炎、变应体质等。

(5)化脓性中耳炎:脓液流入外耳道,刺激、浸泡,使皮肤损伤感染。

(6)环境因素气温高、空气湿度过大,腺体分泌受到影响,甚至阻塞,降低了局部的防御能力。

2.病理

(1)弥漫性外耳道炎:急性弥漫性外耳道炎病理表现为局部皮肤水肿和多形核白细胞浸润,上皮细胞呈海绵样变或角化不全。早期皮脂腺分泌抑制。耵聍腺扩张,其内可充满脓液,周围有多形核白细胞浸润。皮肤表面渗液、脱屑。

(2)外耳道疖:是外耳道皮肤毛囊或皮脂腺的局限性化脓性感染,脓液黏稠,有时含脓栓。

(二)临床表现

1.外耳道疖　耳痛剧烈,张口咀嚼时加重,并可放射至同侧头部。当肿胀严重堵塞外耳道时,可有耳鸣及听力减退。检查有耳廓牵引痛及耳屏压痛,外耳道软骨部皮肤有局限性红肿。红肿成熟破溃后,外耳道内积脓流出耳外,此时耳痛减轻。外耳道后壁疖肿严重者可使耳后沟及乳突区红肿。可有全身不适,体温或可微升。

2.弥漫性外耳道炎

(1)急性者表现为耳痛,耳灼热感,可流出分泌物。外耳道皮肤弥漫性红肿,外耳道壁上可积聚分泌物,外耳道腔变窄,耳周淋巴结肿痛。检查亦有耳廓牵拉痛及耳屏压痛。

(2)慢性者表现为耳发痒,少量渗出物。外耳道皮肤增厚、皲裂、脱屑,分泌物积存,甚至可造成外耳道狭窄。

(三)诊断/辅助检查

根据查体和临床表现即可诊断,必要时做血常规检查可见白细胞增高。

1.外耳道疖　检查有耳廓牵引痛及耳屏压痛,外耳道软骨部皮肤有局限性红肿,外耳道后壁疖肿,严重者可使耳后沟及乳突区红肿。

2.弥漫性外耳道炎　检查亦有耳廓牵拉痛及耳屏压痛,外耳道皮肤弥漫性红肿。

(四)处理原则

1.控制感染、清洁局部、去除脓痂、促使干燥,急性期可全身应用抗生素。

2.必要时服用镇静剂、止痛剂,理疗可促使炎症消退、疼痛缓解。

3.外耳道肿胀、渗液较甚者可用纱条敷塞外耳道,并定期给患者滴药和每天更换纱条。

4.当疖肿成熟后,按医生的诊疗方案引导患者接受并配合挑破脓头或切开引流,每日换药。

(五)护理评估

1.健康史　仔细询问有无挖耳损伤皮肤、药物刺激、游泳等诱因。

2.身体评估

(1)弥漫性外耳道炎:分为急、慢性两种。急性患者表现为耳痛明显、灼热感,可有分泌物流出,耳廓牵引痛及耳屏压痛。查体可见:外耳道皮肤弥漫性红肿或有糜烂、外耳道壁上可积聚少许渗出物,外耳道腔可变窄,耳周淋巴结肿大、压痛。慢性患者表现为外耳道发痒、少许渗出物,外耳道皮肤增厚、皲裂、脱屑,分泌物积聚,甚至可造成外耳道腔变窄。

(2)外耳道疖:剧烈耳痛,张口、咀嚼时加重,并可放射至同侧头部。当疖肿肿胀、堵塞外耳道时,可有听力减退及耳鸣,疖肿成熟破溃后有脓血流出,此时耳痛减轻。查体可见:外耳道软骨部皮肤局限性红肿,触痛明显,按压耳屏或牵拉耳廓时疼痛加剧。个别人有全身不适症状,体温可微升。

3.心理、社会评估　患者因耳痛、发热等症状影响饮食、睡眠及日常生活,因对疾病不了解,常有紧张和焦虑心理。

（六）主要护理诊断/问题

1.疼痛　耳痛,由外耳道炎症引起。

2.体温过高　与炎症扩散有关。

3.焦虑　与局部症状和知识缺乏有关。

（七）护理目标

1.主诉疼痛减轻或消失。

2.运用有效治疗方法使体温恢复正常。

（八）护理措施

1.局部清洁,指导局部尚未化脓者用 1‰～3‰酚甘油正确滴耳,或用 10‰鱼石脂甘油纱条敷于患处,每日更换 1～2 次,消炎止痛。外耳道脓液及分泌物可用 3‰双氧水清洗。

2.耳痛剧烈时,指导患者按医生的诊疗方案使用抗生素控制感染,同时服用镇静、止痛剂。还可配合早期局部热敷或超短波透热等理疗,促使炎症消退、缓解疼痛。

3.当疖肿成熟后,按医生的诊疗方案引导患者接受并配合挑破脓头或切开引流,每日换药。如病情迁延不愈、反复发作,应及时向医生汇报并寻找可能存在的全身疾病,如糖尿病、贫血、维生素缺乏、内分泌功能紊乱等。

（九）护理评价

通过治疗和护理措施的实施,患者能够达到:

1.恢复舒适。

2.无并发症发生。

（十）健康指导

1.指导患者纠正不良挖耳习惯,避免损伤外耳道皮肤。

2.洗澡、理发、沐浴时,注意防止污水入内,保持外耳道清洁、干燥。

3.疾病急性期和治疗恢复期禁止游泳。患病期间忌酒类、辛辣食品、腥物、淡水产品、海鲜等。

## 二、耳廓假性囊肿

耳廓假性囊肿（pseudocyst of auricle）又曾被命名为耳廓浆液性软骨膜炎,是软骨夹层内的非化脓性浆液性囊肿,常见于一侧耳廓的外侧面,表现为囊肿样隆起。男性发病率高于女性数倍,且多发于 20～50 岁的成年男性。

（一）病因与病理

1.病因

（1）病因不明,目前认为与反复轻微外伤如压迫、触摸等机械刺激有关,造成局部微循环障碍,导致组织间的无菌性渗出而发病。

（2）有学者认为是先天性发育不良,即胚胎第 1、2 鳃弓的 6 个耳丘融合异常遗留的潜在组织腔隙,留下了发生假性耳廓囊肿的组织基础。

（3）也有学者认为与自身免疫反应有关。

2.病理 耳廓假性囊肿顶壁的软骨膜是渗出性浆液之源。积液是在软骨内,而非软骨与骨膜之间,显微镜下可见,从皮肤到囊壁的组织层次为皮肤、皮下组织、软骨膜和新生软骨,因囊肿的大小不同,软骨层的薄厚也不同,囊肿大的软骨层薄、囊肿小的软骨层厚,软骨层内覆盖一层浆液纤维素,其表面无上皮细胞结构,故称为假性囊肿。

（二）临床表现

1.耳廓外侧面出现一个半球型的无痛囊性隆起,常因刺激后加速增大。

2.囊肿不红,无明显疼痛,有时有胀感、灼热、发痒等症状。

3.囊肿在暗室中透射时,透光度良好,穿刺可抽出淡黄色浆液性液体,培养无细菌生长。

4.囊肿增大时,可有弹性及波动感,无压痛,肿胀范围清楚,皮肤颜色正常。

（三）诊断/辅助检查

根据病史和临床表现即可诊断。必要时可穿刺抽液体,细菌培养后可确诊。

（四）处理原则

防止液体再生,促进囊壁黏连愈合。该病治疗方法很多,常用的方法有理疗、穿刺抽液、局部压迫、囊肿内注射药物、负压引流、手术治疗等,促使囊壁黏连、机化,临床疗效不一。治疗不当易复发,甚至可转变为化脓性耳廓软骨膜炎。

（五）护理评估

1.健康史 仔细询问患者耳廓有无反复机械性刺激,如挤压、压迫等。有无先天性和自身免疫性疾病。

2.身体评估 耳廓外侧面出现一个半球型的无痛囊性隆起,不红,无明显疼痛,囊肿增大时可有胀感、灼热、发痒等症状。肿胀范围清楚,皮肤颜色正常。

3.心理、社会评估 患者因对疾病不了解,常有紧张和焦虑心理。

（六）主要护理诊断/问题

1.舒适的改变 与外耳廓胀感、痒感等症状有关。

2.知识缺乏 缺乏对本病有关的认识。

（七）护理目标

1.外耳廓胀感、痒感等局部症状消失。

2一患者对本病的有关知识有所了解。

（八）护理措施

1.对做物理治疗的患者,应告知其治疗目的及方法。

2.如行穿刺抽液局部加压法,应协助医生操作,对患者做好解释工作,以利配合。

3.如囊肿内注射药物应告知患者注射药物的作用和治疗目的。

（九）护理评价

1.外耳廓胀、痒等局部症状消失。

2.患者了解本病的有关知识,积极配合治疗。

（十）健康教育

1.不要经常睡过硬的枕头,不要经常无意地触摸耳廓。

2.对于石膏固定和加压包扎的患者,应告知其保持石膏或者敷料干燥。

3.患病后更要避免对耳廓的各种机械刺激,如耳剧烈疼痛,应及时就医。

### 三、耵聍栓塞

耵聍,俗称"耳屎",为外耳道软骨部上的耵聍腺所分泌的淡黄色黏稠液体,有杀菌、抑制真菌生长及保护外耳道皮肤和粘附灰尘、小虫的作用。正常时在外耳道皮肤表面附有很薄一层耵聍,在空气中干燥形成薄片,借咀嚼、张口等运动脱落排出。若耵聍在外耳道内聚集过多,形成团块,则影响听力或诱发炎症,称为耵聍栓塞(impacted cerumen)。

（一）病因

1.患有外耳道炎、化脓性中耳炎、经常挖耳或在粉尘较多的环境中工作,使外耳道皮肤常受刺激,致耵聍分泌过多。

2.外耳道狭窄、骨疣、异物存留等,使耵聍排出受阻。

3.油性耵聍或者耵聍变质。

4.外耳道狭窄、畸形、肿瘤、瘢痕等或老年人肌肉松弛,下颌关节运动无力,以致耵聍排出受阻。

（二）临床表现

视耵聍块大小及部位不同而症状有异,小而无阻塞者可无症状。完全阻塞外耳道时,可有耳闭塞感及听力减退,耵聍压迫鼓膜时可引起耳鸣或眩晕,若外耳道后壁迷走神经耳支遭受刺激,可引起反射性咳嗽,水进入外耳道时,浸泡耵聍,使其膨胀,可使症状加重,引起耳痛或发生炎症,致使外耳道皮肤肿胀、糜烂、疼痛加剧。

（三）诊断/辅助检查

根据病史和临床表现即可诊断。耳镜检查可见耵聍团块多呈棕黑色、有的质硬如石块,有的质软如枣泥,多与外耳道壁紧密相贴,不易活动。

（四）处理原则

因耵聍栓塞可引起听力减退,所以应立即将耵聍取出。取耵聍时应耐心细致,避免损伤外耳道及鼓膜。取耵聍的方法有:

1.器械去除法。

2.外耳道冲洗法。

3.吸引法。

（五）护理评估

1.健康史　仔细评估患者最近有无挖耳,外耳道有无炎症,外耳道有无狭窄或异物、外伤史等。

2.身体评估　耵聍块小而未完全阻塞者可无症状。耵聍块大且完全阻塞外耳道时,可有耳闭塞感及听力减退。耵聍压迫鼓膜时可引起耳鸣或眩晕。若外耳道后壁迷走神经耳支遭受刺激,可引起反射性咳嗽。水进入外耳道时,可引起耳痛或发生炎症。

3.心理、社会评估　在耳道冲洗中,心理护理非常重要。由于患者因耵聍栓塞后引起耳痛、耳闭塞感、听力下降等,加之患者对本病的治疗方法不了解,常常会有不同程度的恐惧、焦虑和紧张情绪,特别是小儿患者。

（六）主要护理诊断/问题

1.感知的改变　与外耳耵聍栓塞引起的听力下降有关。

2.知识缺乏　缺乏预防和处理本病的有关认识。

（七）护理目标

1.听力恢复正常。

2.患者对本病的有关知识有所了解。

（八）护理措施

1.耳道盯聍栓塞患者先用滴耳剂将其完全软化，保持患耳向上，使药液浸泡耳道约15min，并同时反复按压耳屏。

2.冲洗前必须针对患者不同的年龄、性别、职业、文化程度、性格等采取通俗易懂的言语，结合实物讲解软化盯聍及冲洗的目的、要求，耐心回答患者的问题，消除恐惧心理，取得其信任，使其积极配合治疗。

3.冲洗盯聍时，嘱患者取侧坐位，头偏向健侧，接水盘放在患侧耳垂下方，紧贴皮肤，操作者动作轻柔，最后用干棉签拭干外耳道。

4.教会患者正确的滴耳方法，嘱其按时滴药。

（九）护理评价

1.患者听力恢复正常。

2.患者能说出预防和治疗盯聍栓塞的一般方法。

（十）健康教育

1.建议患者平时勿掏挖耳朵。

2.盯聍取出后，要注意保持外耳道洁净、干燥。

3.盯聍取出之后的短时期中，如厌恶外来声响过高，可以浮松地塞些消毒棉花，半天到1天后取出。

## 四、外耳道异物

外耳道异物（foreign bodies in external auditory meatus）由外界小物体或小虫侵入等进入外耳道所致的损伤性疾病。常见于儿童，成人亦可发生。

（一）病因与病理

小儿玩耍时喜将小物体塞入耳内，成人亦可发生，多为挖耳或外伤时遗留小物体或小虫侵入等。常见的异物种类有：

1.非生物体异物谷粒、豆类、小果核、石子、铁屑、玻璃珠等。

2.医源性异物如做外耳手术及处置残留的棉球等。

3.生物性异物如昆虫等。

（二）临床表现

1.小而无刺激性、未及鼓膜的异物，多无自觉症状。

2.较大异物可引起听力障碍、耳鸣、耳痛、反射性咳嗽及外耳道炎等，触及鼓膜可发生头晕。

3.尖锐性异物进入可使患者发生难以忍受的疼痛、耳鸣，甚至鼓膜破裂。

4.活昆虫等生物性异物可在外耳道爬行，引起外耳道痒、疼痛噪声等症状。

（三）诊断/辅助检查

根据临床表现、体征及耳镜检查多可诊断。如异物细小、有外耳道损伤或者鼓膜损伤可用耳内镜检查。

（四）处理原则

根据异物性质、形状和位置的不同，取出方法也不同。

1. 异物位置未越过外耳道峡部、未塞紧外耳道者，可用耵聍钩直接钩出，或者用外耳道冲洗法冲出。

2. 活动性昆虫类异物，先用氯仿、油类、酒精或杀虫剂等滴入耳内，或用浸有乙醚的棉球塞于外耳道数分钟，将昆虫麻醉或杀死后用镊子去除或冲洗排出。

3. 被水泡胀后的豆类异物，先用95％酒精滴耳，使其脱水收缩后再行取出。

4. 如异物较大且于外耳道深部、嵌顿较紧者，须于局麻或全身麻醉下行耳内或耳后切口。必要时还须凿除部分骨性外耳道后壁，以取出异物。

5. 幼儿患者宜在短暂全麻下取出异物，以免因术中不合作造成损伤或将异物推向深处。

6. 外耳道有继发感染者应先行抗炎治疗、待炎症消退后再取异物，或取出异物后积极治疗外耳道炎。

（五）护理评估

1. 健康史　仔细评估患者最近有无异物入耳的病史，如有异物入耳应仔细询问异物入耳的时间、异物的性质及外耳的症状。

2. 身体评估　小而无刺激性的非生物性异物可长期存留于外耳道而不引起症状。一般异物愈大，愈接近鼓膜，症状愈不明显。活昆虫等动物性异物可爬行骚动，引起剧烈耳痛和噪声，甚至可使患者惊恐不安。如异物在鼓膜处，可引起眩晕及耳鸣。豆类等植物性异物如遇水膨胀、阻塞外耳道，可引起耳闷胀感、耳痛及听力减退，并可继发外耳道炎。有些锐利坚硬的异物可损伤鼓膜。有些异物可引起反射性咳嗽。

3. 心理、社会评估　外耳道异物的患者，特别是小儿患者，症状轻者一般不引起患者本人及家长注意。当症状加重才来就医，此时患者因对病情不了解有紧张、焦虑心理。

（六）主要护理诊断/问题

1. 感知的改变　与外耳异物引起的症状有关。

2. 知识缺乏　缺乏预防和处理本病的有关认识。

（七）护理目标

1. 疼痛消失、听力恢复正常。

2. 患者对本病的有关知识有所了解。

（八）护理措施

1. 与患者及家属沟通，了解异物的大小、性质，观察患者的一般状态。

2. 积极配合医生进行外耳道异物取出的治疗，如有外耳道或者鼓膜的损伤，则告知患者及家属，使其配合医务人员进一步治疗。

3. 遵医嘱用药，对患者进行必要的健康指导。

（九）护理评价

1. 患者疼痛消失、听力恢复正常。

2. 患者能说出预防和治疗本病的一般方法。

（十）健康教育

1. 建议患者家长平时要常教育孩子不要把小东西向耳朵里乱塞。

2. 成人必须戒掉用火柴杆及牙签之类掏挖耳朵的习惯。

3.耳朵进入异物,切不可用耳勺等尖锐物品伸入耳内掏挖,以免异物越陷越深,刺伤耳膜,引起严重后果。有了异物之后,应立即到医院就诊,由医生取出。

4.告知患者异物取出之后,要保持外耳道的干燥与洁净。

(胡萍)

# 第四节　中耳疾病

## 一、分泌性中耳炎

分泌性中耳炎(secretory otitis media)又称渗出性中耳炎、卡他性中耳炎、非化脓性中耳炎,是以传导性聋及鼓室积液为主要特征的中耳非化脓性炎性疾病。中耳积液可为浆液性分泌液、黏液或为浆-黏液。而当中耳积液黏稠呈胶冻状者,称胶耳。本病可分为急性和慢性两种,冬、春季多发,是致小儿和成人听力下降的常见原因之一。

(一)病因与病理

1.病因　目前本病病因及发病机制尚未完全明确,但认为与咽鼓管功能障碍、感染和变态反应有关。

(1)咽鼓管功能障碍:一般认为此为本病的基本病因。

1)机械性阻塞:如小儿腺样体肥大、肥厚性鼻炎、鼻咽部肿瘤或淋巴组织增生、长期的鼻咽部填塞等,致咽鼓管机械性狭窄或阻塞,外界空气不能进入中耳,中耳内原有气体被黏膜逐渐吸收,腔内形成负压,引起鼓膜内陷,加之中耳黏膜血管扩张、通透性增强,鼓室内出现漏出液。中耳黏膜可发生进一步的一系列病理变化,杯状细胞增多,分泌亢进。鼓室积液多为漏出液、渗出液和分泌液的混合液。

2)功能障碍:司咽鼓管开闭的肌肉收缩无力,咽鼓管软骨弹性较差,当鼓室处于负压状态时,咽鼓管软骨段的管壁容易发生塌陷,此为小儿分泌性中耳炎发病率高的解剖生理学基础之一。腭裂患者由于肌肉无中线附着点,失去收缩功能,故易患本病。

(2)感染:本病可能是中耳的一种轻型或低毒性的细菌感染,特别是病变迁延慢性的过程中可能起到一定作用。

(3)变态反应:小儿免疫系统尚未完全发育成熟,这可能也是小儿分泌性中耳炎发病率较高的原因之一。可溶性免疫复合物对中耳黏膜的损害(Ⅲ型变态反应)为慢性分泌性中耳炎的致病原因之一。

2.病理　当咽鼓管功能不良时,外界空气不能进入中耳,中耳内原有的气体逐渐被吸收,腔内形成负压。此时,中耳黏膜肿胀,毛细血管通透性增加,鼓室内出现漏出液。久而久之,中耳黏膜化生为分泌性黏膜,固有层血管扩张,杯状细胞增多,分泌增加,病理性黏液腺形成,固有层血管周围圆形细胞浸润。在疾病的恢复期,腺体退化,分泌物减少,黏膜逐渐正常。

中耳积液多为漏出液、渗出液和分泌液的混合液。一般病程早期为浆液性,后期为黏液性。胶耳呈胶冻状,灰白或者棕黄色,多出现于慢性分泌性中耳炎。

(二)临床表现

1.听力下降　发病后听力逐渐下降,伴自听增强。小儿常因对声音反应迟钝、注意力不集中、学习成绩下降前来就医。如一耳患病,另耳听力正常,可长期不被觉察,而于体检时始被发现。

2.耳痛　急性起病时可有轻微耳痛,常为患者的第一症状,慢性者耳痛不明显。本病尚伴有耳内闭塞或闷胀感,按压耳屏后可暂时缓解。

3.耳鸣　多为低音调间歇性,如"噼啪"声、"嗡嗡"声及流水声等。当头部运动或打呵欠、擤鼻时,耳内可出现气过水声。

4.其他　患者耳部周围的皮肤会有发"木"感,触摸没有感觉,耳内经常出现闭塞或闷胀感,只有按压耳屏后方可暂时减轻,导致患者烦闷异常。

（三）诊断/辅助检查

根据患者的临床表现及耳部检查即可诊断。

1.耳镜检查可见松弛部或全鼓膜内陷,表现为光锥缩短、变形或消失,锤骨短突明显外突,前后皱襞夹角变小,锤骨柄向后、上移位。鼓室积液,鼓膜失去正常光泽,呈淡黄、橙红或琥珀色,慢性者可呈灰蓝或乳白色,有时可透过鼓膜见到液平面。鼓气耳镜检查鼓膜活动受限。

2.音叉试验和纯音听阈测试结果显示传导性聋。

3.声导抗图呈平坦型（B型）曲线,为分泌性中耳炎的典型曲线;或高负压型（C型）曲线,示咽鼓管功能不良,部分有鼓室积液。

4.CT扫描可见中耳系统气腔有不同程度密度增高。

（四）处理原则

1.保持鼻腔及咽鼓管通畅,如咽鼓管吹张法/捏鼻鼓气法、波氏球法等,达到通畅咽鼓管的目的。

2.积极治疗鼻咽或鼻腔疾病,如腺样体切除术、鼻中隔矫正术等。

3.必要时行鼓膜穿刺抽液,可有效清除中耳积液,改善中耳通气。

4.鼓膜切开置管术适用于分泌的液体较黏稠,鼓膜穿刺不能吸尽者。需要注意保护鼓室内壁黏膜,鼓膜切开后应将鼓室内液体全部吸尽。

5.药物治疗症状较轻的早期患者,可用1%麻黄碱溶液或与二丙酸倍氯米松气雾剂滴（喷）鼻,如有感染使用抗生素,必要时可协同使用糖皮质激素类药物。

（五）护理评估

1.健康史　仔细询问患者有无腺样体肥大、肥厚性鼻炎、鼻咽部肿瘤或淋巴组织增生、长期的鼻咽部填塞等致咽鼓管功能障碍的疾病。

2.身体评估　听力下降、耳痛、耳鸣、耳闭塞或闷胀感。小儿患者如发现不及时,仅表现出对声音有些反应迟钝、注意力不集中,学习成绩下降,非常容易误诊。

3.心理、社会评估　患者因对疾病不了解而担心出现耳聋,影响生活质量的紧张和焦虑心理。

（六）主要护理诊断/问题

1.感知改变　听力下降,与中耳负压及积液有关。

2.疼痛　耳痛,与咽鼓管阻塞有关。

3.知识缺乏　缺乏分泌性中耳炎的相关的防治知识。

（七）护理目标

1.听力下降症状有所改善。

2.疼痛、耳鸣等伴随症状减轻或消失。

3.了解分泌性中耳炎的防治知识。

（八）护理措施

1.清除鼓室积液 对行鼓膜穿刺抽液和鼓膜切开术或鼓室置管术的患者,应向患者解释治疗的目的和过程,得到患者及家属的配合。

2.保持鼻腔及咽鼓管通畅 教会患者正确的滴鼻方法,小儿可通过咀嚼口香糖或吹气球使咽鼓管开放。

3.按医生的治疗方案用药和外科治疗 急性期可根据病情选用合适的抗生素类药物控制感染,并给予糖皮质激素类药物作短期治疗,以减轻炎性渗出和机化。

4.积极配合医生治疗鼻腔或鼻咽部疾病,如腺样体切除术、鼻中隔矫正术、下鼻甲手术、鼻息肉摘除术等。扁桃体特别肥大且与分泌性中耳炎复发有关者,应作扁桃体摘除术。

（九）护理评价

通过治疗与护理措施的实施,患者能够达到:

1.听力有所恢复或维持现有听力,没有任何并发症。

2.情绪稳定,积极配合治疗与护理。

3.对分泌性中耳炎的治疗和预防知识有所了解。

（十）健康指导

1.加强身体锻炼,增强体质,防止感冒,注意清洁卫生,积极防治鼻、鼻咽部及邻近器官疾患。

2.保持心情舒畅,注意饮食调理和劳逸结合。

3.已行鼓膜切开或鼓室置管的患者,遵医嘱定期术后复查,注意防护,避免耳内进水,以防中耳感染。

4.向患者及家属解释病因、讲解治疗原则,使之能积极配合治疗。对10岁以下儿童定期进行声导抗筛选试验。

## 二、急性化脓性中耳炎

急性化脓性中耳炎(acute suppurative otitis media)是中耳黏膜的急性化脓性炎症。病变主要位于鼓室,但中耳其他各部亦常受累。好发于小儿,冬、春季多见。常继发于上呼吸道感染。

（一）病因与病理

1.病因 主要致病菌为肺炎球菌、流感嗜血杆菌、溶血性链球菌、葡萄球菌、变形杆菌等。感染途径以咽鼓管途径最常见。

(1)急性上呼吸道感染:细菌经咽鼓管咽口及管腔黏膜充血、肿胀、纤毛运动障碍,致病菌乘虚侵入中耳,引起急性化脓性中耳炎。

(2)急性传染病:如猩红热、麻疹、百日咳、流感等,致病微生物可通过咽鼓管途径直接侵袭中耳,亦可为上述传染病的局部表现。此型病变常深达骨质,导致严重的坏死性病变。

(3)在不清洁的水中游泳或跳水、不适当的擤鼻、咽鼓管吹张或鼻腔治疗等,细菌可经咽鼓管侵犯中耳。

(4)婴幼儿因其咽鼓管的解剖生理特点,如吸乳位置不当、平卧吮奶,乳汁亦可经宽而短的咽鼓管流入中耳,从而引起感染。

(5)其他:还有外耳道鼓膜途径,如鼓膜外伤,致病菌可由外耳道直接进入中耳;血行感染途径极少见。

2.病理 感染初期,鼓膜呈明显的充血,中耳黏膜呈充血状态。咽鼓管咽口闭塞,鼓室氧气吸收变为负压,血浆、纤维蛋白、红细胞及多形核白细胞渗出,黏膜增厚,纤毛脱落,杯状细胞增多。鼓室内大量炎性渗出物聚集,逐渐转为脓性,随脓性物质增加,鼓膜受损,终致局部坏死溃破,鼓膜穿孔,导致耳流脓。若治疗得当,局部引流通畅,炎症可逐渐消退,黏膜恢复正常,小的鼓膜穿孔也可自行修复。若病变深达骨质的急性坏死型中耳炎,则可迁延为慢性。

(二)临床表现

1.全身表现 可有畏寒、发热、倦怠、乏力、食欲减退。小儿较重,可出现高热、惊厥、呕吐、腹泻等胃肠道症状。

2.局部表现

(1)耳痛:多为耳深部搏动性跳痛或刺痛,小儿则表现为哭闹不安、抓耳摇头。

(2)听力减退及耳鸣。

(3)耳漏:鼓膜穿孔后,由于脓液得以引流,局部症状和全身症状亦随之改善,耳痛减轻、听力改善、体温下降。耳漏开始时为血水样,后为黏脓性或脓性。

(三)诊断/辅助检查

根据患者的临床表现及耳部检查即可诊断,必要时做鼓膜穿刺术可确诊。

1.耳镜检查 鼓膜急性充血,正常标志难以辨识,局部可见小黄点。如炎症不能得到及时控制,即发展为鼓膜穿孔。坏死型者鼓膜迅速溶溃,形成大穿孔。

2.听力检查 纯音测听及声导抗测试多为传导性耳聋。

3.耳部触诊可有轻微的乳突压痛,小儿乳突部皮肤可有红肿。

4.其他 血象检查可见白细胞数量增加。

(四)处理原则

控制感染、通畅引流、病因治疗为其治疗原则。

1.全身治疗 遵医嘱早期、足量、全身应用抗生素或其他抗菌药物控制感染,务求彻底治愈。一般选用青霉素类、头孢菌素类等药物。抗生素需使用10天左右。

2.局部治疗鼓膜穿孔前

(1)可用2%酚甘油滴耳以消炎止痛。同时给予1%麻黄素滴鼻,以利咽鼓管引流。

(2)如高热、全身症状及耳痛严重,鼓膜膨出明显,虽经治疗亦无明显减轻者;或穿孔太小,引流不畅,或疑有并发症,但无需立即行乳突手术时,应在无菌操作下行鼓膜切开术,以利通畅引流。

鼓膜穿孔后

(1)用3%过氧化氢彻底清洗外耳道脓液并拭干。

(2)局部选用抗生素水溶液滴耳,如0.3%氧氟沙星(泰利必妥)滴耳液、复方利福平液等。严禁用粉剂。

(3)炎症逐渐消退、脓液减少时,可用甘油或酒精制剂滴耳,如3%硼酸甘油、3%硼酸酒精、5%氯霉素甘油等。

(4)感染完全控制、炎症完全消退后,穿孔多可自行愈合。穿孔长期不愈者,可作鼓膜修补术以改善听力。

3.病因治疗 积极治疗鼻部及咽部慢性疾病,如腺样体肥大\慢性鼻窦炎、慢性扁桃体炎等。

(五)护理评估

1.健康史 患者有无急性上呼吸道感染、急性传染病病史和游泳或跳水、不适当的擤鼻等诱因。

2.身体评估 主要症状为耳痛、耳漏和听力减退,全身症状轻重不一。婴幼儿不能陈述病情,常表现为发热、哭闹不安、抓耳摇头,甚至出现呕吐、腹泻等胃肠道症状。

3.心理、社会评估 患者因耳部疼痛、听力下降、耳部流脓而出现紧张、焦虑心理。

(六)主要护理诊断/问题

1.体温过高 与急性化脓性中耳炎相关。

2.疼痛 耳痛,与中耳急性化脓性炎症有关。

3.感知改变 听力下降,与急性化脓性中耳炎有关。

4.知识缺乏 缺乏急性化脓性中耳炎的治疗和护理知识。

5.潜在并发症 急性乳突炎、耳源性并发症等。

(七)护理目标

1.体温恢复正常。

2.疼痛、耳聋、耳鸣症状减轻或消失。

3.能积极配合医生治疗鼻部及咽部慢性疾病,如腺样体肥大、慢性鼻窦炎、慢性扁桃体炎等。

4.无并发症。

(八)护理措施

1.遵医嘱用药,使用足量广谱抗生素控制感染。必要时给予止痛剂。

2.告知患者正确使用滴耳药的方法。

3.配合医生行鼓膜切开术,以利排脓。

4.观察患者生命体征和耳后情况,如有异常,如局部红肿、压痛,全身高热、恶心、呕吐、头痛等症状应及时向医生报告。

(九)护理评价

通过实施治疗和护理措施,使患者:

1.体温正常。

2.疼痛、耳聋、耳鸣减轻或消失,逐渐恢复舒适。

3.没有并发症发生。

4.能正确使用滴耳药,了解急性化脓性中耳炎的一些知识。

(十)健康指导

1.注意休息,调节饮食,加强营养,多饮水,保持大便通畅。

2.积极预防及治疗上呼吸道感染和鼻咽部疾病,如鼻窦炎、扁桃体炎等。

3.已行鼓膜切开引流的患者,遵医嘱定期术后复查,注意防护,避免耳内进水,以防中耳感染。

4.不要在污水中游泳或跳水,鼓膜穿孔者禁止游泳、淋浴及耳道冲洗。

5.采取正确的哺乳体位,哺乳后轻拍小儿背部,不要让婴儿平卧哺乳。

### 三、慢性化脓性中耳炎

慢性化脓性中耳炎(chronic suppurative otitis media)为中耳黏膜、骨膜或深达骨质的慢性化脓性炎症,常与慢性乳突炎合并存在,是常见耳科疾病之一,临床上以反复中耳流脓、鼓膜穿孔及听力下降为主要临床特点,严重者可引起颅内、外并发症,危及生命。

(一)病因与病理

1.病因　多因急性化脓性中耳炎延误治疗或治疗不当而迁延为慢性,一般在急性炎症开始后6~8周中耳炎症仍然存在,统称为慢性化脓性中耳炎。全身抵抗力差或致病菌毒性过强、鼻及咽部存在慢性病灶和咽鼓管功能障碍等也是重要病因。

常见致病菌为变形杆菌、绿脓杆菌、金黄色葡萄球菌、大肠杆菌等,其中以革兰氏阴性杆菌较常见,有时可有两种以上细菌混合感染。无芽胞厌氧菌的感染或其与需氧菌的混合感染逐渐多见。

2.病理　按病理变化的临床表现可将本病分为三种:

(1)单纯型:病变主要局限于中、下鼓室黏膜层。

(2)骨疡型:病变深达骨膜、骨质,可有骨坏死,有肉芽或息肉生长。

(3)胆脂瘤型:鳞状上皮堆积而成,具侵袭性,具有恶性肿瘤性质,又分为先天性胆脂瘤和后天性胆脂瘤。

(二)临床表现

1.单纯型　最常见。病变主要位于鼓室黏膜层,鼓室黏膜充血、增厚,圆形细胞浸润,杯状细胞及腺体分泌活跃。又称咽鼓管鼓室型或黏膜型。临床表现为反复间歇性耳流脓,呈黏液性或黏脓性,一般无臭味;鼓膜紧张部呈中央性穿孔,大小、位置不一;鼓室黏膜粉红色或苍白,可轻度增厚。耳聋为传导性,一般不重。乳突X线摄片常为硬化型,而无骨质缺损破坏。

2.骨疡型　病变破坏较广泛,超出黏膜深达骨质,引起听小骨、鼓环、鼓窦、乳突骨质坏死及肉芽组织形成,又称坏死型或肉芽型。此型表现为患耳持续性流黏稠脓,有臭味,可有血性脓液;鼓膜紧张部呈边缘性穿孔或大穿孔;传导性聋较重,可出现并发症。乳突X线摄片为硬化型或板障型,伴有骨质缺损破坏。

3.胆脂瘤型　胆脂瘤非真性肿瘤,而是一位于中耳、乳突腔内的囊性结构,囊内充满脱落上皮、角化物质和胆固醇结晶,由于囊内含有胆固醇结晶,故称为胆脂瘤。临床特点为长期持续性耳流脓,脓液恶臭;鼓膜松弛部穿孔或紧张部后上方边缘性穿孔,有时在穿孔处可见鼓室内有胆脂瘤样物;伴骨壁破坏;听力损失常为不同程度的传导性聋或混合性聋。可导致一系列颅内、外并发症。

(三)诊断/辅助检查

1.耳镜检查　可见鼓膜穿孔,或有肉芽、息肉及胆脂瘤。

2.听力检查　一般均有传导性或混合性听力下降,程度轻重不一。

3.乳突X线摄片或CT检查　骨疡型与胆脂瘤型可见骨质破坏征象或胆脂瘤。

(四)处理原则

1.清除病变,防止复发,控制感染,改善听力。

2.单纯型中耳炎静止期可以考虑鼓膜修补或观察,骨疡型与胆脂瘤型需要彻底手术,情况许可时可行听力重建。

3.病因治疗　积极治疗原发病,如急性化脓性中耳炎及上呼吸道感染等病变。

(五)护理评估

1.健康史　仔细询问有无急性化脓性中耳炎反复发作病史;了解耳镜、听力检查及影像学检查结果,明确病变类型。

2.身体评估

(1)单纯型:最常见,由于病变局限于鼓室黏膜,故又有黏膜型之称。流脓,脓液常为黏液性或黏脓性,无臭味;听力损害多不严重,为轻度传导性聋;鼓膜紧张部有中央型穿孔,鼓室黏膜光滑,鼓室内一般无肉芽组织或胆脂瘤样物质。

(2)骨疡型:病变超出黏膜,组织破坏较广泛,深达骨质,有听小骨坏死,鼓室的骨壁及鼓窦均可被破坏,并常伴肉芽组织形成,又称坏死型或肉芽型。此型特点为:耳漏常为持续性,脓液黏稠,常有臭味,有时耳漏为脓血性;鼓膜多为边缘性穿孔或紧张部大穿孔;通过穿孔可见鼓室内有肉芽组织。患者多有较重的传导性聋。颞骨CT扫描示上鼓室等处有软组织影,可伴轻度骨质破坏。此型中耳炎可发生各种耳源性并发症。

(3)胆脂瘤型:胆脂瘤并非真性肿瘤,是由于鼓膜、外耳道的复层鳞状上皮在中耳腔生长、堆积成团块而形成。胆脂瘤对周围骨质的直接压迫或其产生的溶酶体酶、胶原酶等,可使中耳乳突的骨质渐被侵蚀和吸收。此种骨质破坏,易使炎症扩散,导致一系列颅内、外并发症。此型无感染则不流脓,如感染,常为持续性耳流脓,脓量多少不等,脓液有特殊恶臭,松弛部或紧张部后上方可见内陷袋口,内陷袋内有灰白色鳞屑状或豆渣样物质。

3.心理、社会评估　部分患者虽有中耳流脓、听力下降,但认为并不妨碍工作和生活,更不知其严重后果,故并不在意。也有些患者中耳持续流脓,并有臭味,加之听力下降,故忧心忡忡、焦急不安。一旦确诊为骨疡型或胆脂瘤型中耳炎,需手术治疗时,又担心术后仍有耳流脓,听力不能提高,甚至担心术后引起面瘫。

(六)主要护理诊断/问题

1.感知改变　听力下降,由于慢性化脓性中耳炎所致。

2.疼痛　与中耳局部炎症或耳部手术创伤有关。

3.舒适改变　由于耳流脓和慢性化脓性中耳炎鼓膜穿孔所致。

4.知识缺乏　缺乏有关慢性化脓性中耳炎,尤其是胆脂瘤型中耳炎和骨疡型中耳炎治疗及可能发生耳源性并发症的知识。

5.潜在并发症　颅内并发症如脑膜炎、脑脓肿等,颅外并发症如面神经麻痹、迷路炎、耳后骨膜下脓肿等。

(七)护理目标

慢性化脓性中耳炎的护理目标是:

1.患者了解手术的目的和术后注意事项,并主动配合治疗和护理。

2.患者自述疼痛减轻,术后耳漏减轻,听力改善。

3.出院前患者能掌握滴耳药的正确用法。

4.患者未发生耳源性并发症。

(八)护理措施

向患者和家属讲解不同类型慢性化脓性中耳炎的区别。单纯型者,以局部用药为主,当流脓停止、耳内完全干燥后,穿孔可自愈。中耳炎症控制不良、穿孔不愈者,应及时行鼓室成形术,以求根治中耳慢性病变,改善听力。

1.对单纯型及骨疡型引流通畅者,可遵医嘱根据细菌培养和药敏试验结果局部滴用抗生素滴耳剂,常用药物有氯霉素甘油或溶液制剂、泰利必妥滴耳液、新霉素液、复方利福平滴耳液等。指导患者正确使用血管收缩剂如1%麻黄碱滴鼻液等滴鼻,以保持咽鼓管引流通畅。

2.对于骨疡型引流不畅或胆脂瘤型中耳炎,宜尽早施行乳突根治手术,目的在于彻底清除病变组织,预防并发症。具体术式应根据病变范围、咽鼓管功能状况、患者年龄和能否定期复查及医院的技术条件等综合考虑。

3.中耳乳突手术后,要密切观察患者有无面瘫、眩晕、行走不稳、眼球震颤、恶心、呕吐、意识障碍以及剧烈头痛等症状,一旦发现及时报告医生。

(九)护理评价

通过实施治疗和护理措施,患者能够:

1.了解手术的目的和术后注意事项,并主动配合治疗和护理。

2.炎症消退,术后耳流脓停止,听力改善。

3.情绪稳定,了解相关的自我保健意识。

4.未发生耳源性并发症。

(十)健康指导

1.指导患者掌握正确的滴耳药和洗耳方法。滴耳药前应用3%双氧水洗耳,棉签拭干,脓液多时可用吸引器吸净,切忌用粉剂抗生素。总之,清除耳道内脓液后再滴入抗生素药水是治疗的关键。

2.告知患者有鼓膜穿孔不宜游泳,在沐浴或洗头时可用干棉球堵塞外耳道口,以免诱发中耳感染。若已进水,可以用棉棒清洁,但深度不要太深。

3.广泛宣传慢性化脓性中耳炎的危害,特别是如治疗不及时或者治疗不当可引起颅内、外感染的严重并发症,使患者能重视中耳炎的早期治疗。

## 四、耳源性并发症

慢性化脓性中耳炎、乳突炎感染扩散至周围邻近结构所引起的颅内、外并发症,称为耳源性并发症(otogenic complications),是耳鼻咽喉—头颈外科危急重症之一,有时数种并发症同时或先后发生,其症状与体征错综复杂,彼此混淆,使诊断和治疗极为困难,病情趋于危重,最终可因脑疝、呼吸循环衰竭而死亡。

(一)病因与病理

本病与胆脂瘤型或骨疡型中耳炎急性发作、乳突骨质破坏严重、脓液引流不畅、机体抵抗力差、致病菌毒力较强或对抗生素不敏感、具抗药性等因素有关。急、慢性化脓性中耳乳突炎均可引起耳源性并发症,其中以胆脂瘤型最多见,骨疡型次之。感染扩散途径:可直接通过骨质破坏处或解剖结构薄弱处扩展,如圆窗、卵圆窗、先天未闭合骨缝等,也可经局部血行途径感染。

(二)临床表现

耳源性并发症一般分为颅外和颅内并发症。

颅外并发症包括:耳后骨膜下脓肿、颈部贝佐尔德脓肿、迷路炎、周围性面瘫、岩锥炎等。

列举两种常见颅外并发症的临床表现：

1.耳后骨膜下脓肿　患者除中耳炎症状外,还可见耳后皮肤红、肿、疼痛,同侧头痛及发热等全身症状。检查见耳后红肿或有波动感,脓肿诊断性穿刺可抽出脓液。

2.迷路炎　是较常见的颅外并发症。表现为阵发性眩晕,偶伴恶心、呕吐和平衡障碍;听力减退多为传导性聋或呈混合性聋,可有耳深部疼痛。瘘管试验阳性。

颅内并发症包括:硬脑膜外脓肿、乙状窦血栓性静脉炎、化脓性脑膜炎、脑脓肿、硬脑膜下脓肿等。列举三种常见颅内并发症的临床表现：

1.乙状窦血栓性静脉炎　是常见的颅内并发症。典型表现为畏寒、寒战后高热,体温可高达40℃,头痛剧烈,数小时后大量出汗、体温骤退,上述症状每日可发作1～2次,伴恶心、呕吐,病期较长可出现消瘦、贫血、精神萎靡等;同侧颈部可触及条索状肿块,压痛明显;并可出现病侧视乳头水肿、视网膜静脉扩张。

2.脑膜炎　主要表现为高热、剧烈头痛、喷射状呕吐,与饮食无关,可伴烦躁不安、抽搐;重者嗜睡、谵妄、昏迷。检查有脑膜刺激征,脑脊液压力增高。

3.脑脓肿　为化脓性中耳炎最严重的并发症,危及生命。大约2/3脓肿多位于大脑颞叶,1/3发生在小脑半球,其他脑叶少见。典型病例临床表现为:头痛、呕吐、反应迟钝、表情淡漠、嗜睡;体温升高而脉搏迟缓;眼底检查可见视乳头水肿;可有频繁的无意识动作(如打呵欠、挖鼻、触睾丸等);有相应定位体征;脑脓肿终期可形成脑疝,呼吸及心跳停止而死亡。

(三)诊断/辅助检查

1.颅脑CT扫描、磁共振(MRI)　定位精确,可显示脓肿或病灶大小及骨质破坏情况等,诊断准确率高。

2.眼底检查、腰椎穿刺、脑血管造影有助于本病的诊断。

(四)处理原则

1.用足量、敏感的抗生素治疗,及时降低颅内压,维持机体水与电解质平衡。

2.必要时行乳突探查术,清除乳突病灶,有脑疝危象者可先钻颅穿刺抽脓或作侧脑室引流术,待颅内压降低后再作乳突手术。经反复穿刺抽脓无效或多房性脓肿,宜开颅摘除脓肿。

3.若已出现脑疝或脑疝前期症状时,应立即静脉推注20%甘露醇,气管插管,给氧,人工呼吸,并紧急行钻脑脓肿穿刺术,必要时行侧脑室引流,降低颅压,以挽救生命。

(五)护理评估

1.健康史　询问患者有无慢性化脓性中耳炎的病史,小儿患者有无急性化脓性中耳炎以及中耳炎患者近期有无向外耳道内喷洒非水溶性粉剂药物。

2.身体评估　颅内、外并发症都具有下列共同的症状与体征:有中耳流脓史,脓液突然增多或突然减少,伴耳痛、发热和头痛,并出现嗜睡、恶心、呕吐以及对刺激的敏感性增强;外耳道脓液恶臭,内陷袋口多在松弛部或边缘。内陷袋内可见肉芽、息肉、胆脂瘤样物质或见脓液搏动。

3.心理、社会评估　当患者出现耳痛、耳漏、头痛、发热等症状时,由于对本病认识不足,未进行系统检查和治疗;也有患者焦虑,充满恐惧感,求生欲望十分强烈。随着疾病进展,患者常常表现为表情淡漠、嗜睡、悲观、绝望等心理,对以往十分感兴趣的事情也表现漠然,直至发生昏迷。

(六)主要护理诊断/问题

1.疼痛　剧烈头痛,由耳源性并发症所致。

2.体温过高 因耳源性并发症引起。

3.脑膜刺激征 因耳源性脑膜炎引起。

4.呕吐伴恶心 由全身中毒、脑膜炎、迷路炎等引起。

5.平衡障碍 由小脑脓肿、迷路炎等引起。

6.清理呼吸道无效 由耳源性脑膜炎、脑脓肿引起的昏迷所致。

7.自理能力缺陷 与绝对卧床不起有关。

8.皮肤完整性受损 由耳源性并发症和中耳乳突手术引起。

9.绝望 对耳源性脑膜炎、脑脓肿等缺乏治疗信心所致。

（七）护理目标

1.患者体温降低,发热所引起的全身反应减轻、消失。

2.患者皮肤完整性未受损。

3.患者卧床期间基本生活需要得到满足,患者在帮助下可完成日常生活,如穿衣、洗漱等。

4.患者未发生脑疝或脑疝得到及时抢救。

（八）护理措施

1.仔细观察头痛部位、性质及耳流脓情况;严密观察患者体温、脉搏、呼吸、血压、瞳孔大小及神志变化,病重期应每间隔1~2小时观察病情,并做好记录。发现患者出现呼吸、脉搏变慢,表情淡漠或嗜睡等症状时应及时通知医生。

2.眩晕症状重者,遵医嘱给予抗眩晕、止吐等对症处理。当疑有颅内并发症时,禁用镇静、止痛类药物,以免掩盖症状,影响诊断。面瘫、眼睑不能闭合者,患眼涂用抗生素眼膏,预防暴露性角膜炎的发生。

3.如需施行手术,应做好围手术期护理,中耳探查术按医嘱做术前常规准备,颅脑手术按脑外科护理常规进行。

4.根据病情给予高热量、高蛋白及富含维生素的流质或半流质饮食;及时补液,防止水、电解质失衡。

5.注意有无大、小便失禁情况。便秘患者应给予缓泻剂。避免用力排便,二便失禁者应保持病床干燥、及时更换床单,防止发生褥疮。

（九）护理评价

通过实施治疗和护理措施,患者能够:

1.体温正常,一般状态良好。

2.皮肤完整,生活可以自理。

3.无并发症。

（十）健康指导

1.叮嘱患者绝对卧床休息,保持病室环境安静、舒适,光线宜暗。病情重者安置在单人房间,需有专人护理。

2.告知患者家属患者如有呕吐症状应少食多餐。

（胡萍）

# 第五节　内耳疾病

## 一、梅尼埃病

梅尼埃病(Meniere disease)是以膜迷路积水为基本病理特征的内耳疾病。本病以青壮年多见。首次发病年龄多为 30～50 岁,发病高峰年龄为 40～60 岁,一般为单耳发病,双耳受累者常在 3 年内先后患病。

（一）病因与病理

1.病因　目前尚无定论,可能与耳蜗微循环障碍、内淋巴生成和吸收平衡失调、膜迷路机械性阻塞、变态反应、病毒感染、内分泌障碍、维生素缺乏及精神、神经因素等有关。

2.病理　颞骨切片镜检发现蜗管明显扩张,球囊膨大,前庭膜向前庭阶膨隆,甚至接触到蜗管骨壁,椭圆囊膨胀,主要在与半规管壶腹连接处。前庭膜可被胀破。螺旋器、圆囊、椭圆囊及壶腹嵴在疾病早期基本正常,而晚期则可发生内耳感受器的退行性变,出现感音性聋。

（二）临床表现

典型症状包括四点：发作性眩晕、波动性耳聋、耳鸣和耳胀满感。

1.眩晕　多呈突发旋转性,无先兆,患者常感自身或周围物体沿一定方向和平面旋转,或感摇晃、浮沉,持续数分钟至数小时,患者常呈强迫体位,动则使眩晕症状加重。同时伴恶心、呕吐、面色苍白、出冷汗及血压下降等自主神经反射症状。患者神志清醒。眩晕常反复发作,发作间歇期可为数日或数年不等,一般在间歇期内症状完全消失,有的甚至终生只发作 1 次。

2.耳聋　多为单侧,呈明显波动性变化,发作期加重,间歇期听力可部分或完全恢复。随发作次数增加,耳聋逐渐加重,晚期听力可呈不可逆的永久性感音性聋。

3.耳鸣　多发作于眩晕前,初为持续性低音调吹风声或流水声,后转为高音调蝉鸣或汽笛声。耳鸣于眩晕发作时加重,间歇期自然缓解,多次发作可转为永久性,令患者烦躁不安。

4.耳胀满感　发作时患耳有闷胀感、压迫感或有头胀满感。

（三）诊断/辅助检查

详细询问病史能帮助缩小诊断范围。本病的体征主要表现在听觉和前庭功能的变化。

1.听力检查　纯音听力曲线在病的早期低频听力损失较高频区显著,呈感音性聋,响度平衡试验阳性。

2.前庭功能检查　大多数出现前庭功能障碍,晚期患者更明显。

3.眼震　发作高潮时可出现自发性眼震,属重要客观体征之一,必要时可借助眼震电图检查,诊断更为客观准确。

4.平衡试验闭目直立试验　多向患侧倾倒。闭目行走试验多向患侧倾斜。动静平衡功能多有紊乱。

（四）处理原则

1.急性期应卧床休息、低盐饮食,给予镇静和抗晕药。

2.顽固病例可酌情考虑手术治疗,如内淋巴囊造瘘及硅胶管分流术、前庭神经切断术、迷路切除术等。

3.由于对其病因论点不一,除用药物或手术治疗外,有时此病不治疗也可消失,但也可能严重影响患者的生活以致不得不作手术以破坏内耳结构。

（五）护理评估

1.健康史　平素健康，多见于50岁以下人群。多数患者曾患有反复发作的耳鸣、目眩和听力障碍等病史。

2.身体评估　此病为一突然发作的非炎性迷路病变，具有眩晕、耳聋、耳鸣及有时有患侧耳内闷胀感等症状的疾病。

3.心理、社会评估　梅尼埃病突然发作，出现严重的眩晕、恶心呕吐、耳鸣及听力减退等，患者感觉到房屋要倒塌，甚至床也要倾倒，因此不敢睁眼，双目紧闭，非常恐惧，以为患了极为严重的疾病，以致威胁生命，急于找医护人员求救。也有的患者由于发病较缓，而且是反复发作，仅仅表现为走路不稳、耳鸣和听力下降，头晕亦不严重，自认为无关紧要，抱着无所谓的态度而不及时去医院检查、诊治。这类患者有可能因患听神经瘤而延误诊疗时机。

（六）主要护理诊断/问题

1.感知改变　听觉减退与膜迷路积水有关。

2.焦虑　与梅尼埃病有关。

3.舒适状态改变　与眩晕、恶心、呕吐有关。

4.有外伤的危险　与眩晕发作时平衡失调有关。

（七）护理目标

1.听力下降症状有所改善，耳鸣减轻或消失。

2.患者舒适感有所增加。

3.能应用有效的应对措施来消除恐惧。

（八）护理措施

1.发现患者处于发作期应遵照医嘱使用镇静剂或自主神经调整药物，如地西泮、谷维素、盐酸氯丙嗪、西比灵和苯海拉明等；减轻膜迷路积水，选用脱水剂，如50%的葡萄糖注射液40ml加维生素$B_6$注射液100mg静脉注射，双氢克尿噻或氨苯蝶啶；改善微循环，选用血管扩张剂，如培他啶、尼莫地平、氢溴酸山莨菪碱（654－2）等。

2.如发现患者发作频繁、症状重，保守治疗无效可协助医生手术治疗，根据病情选择术式，如内淋巴囊减压术、球囊造瘘术、迷路破坏术，前庭神经切断术。在手术前应向患者解释有关术前及术后事宜，做好术前准备。

3.向患者和家属耐心解释本病的有关知识，一般经安静休息和治疗后症状很快可得到控制，以解除其疑、惧心理，消除其思想负担，使患者精神放松，主动配合治疗及护理。患者尽量不做转体活动，以免诱发晕眩。

（九）护理评价

通过实施治疗和护理措施，患者能够：

1.听力有所恢复或维持现有听力。

2.情绪稳定，积极配合治疗与护理。

（十）健康指导

1.叮嘱患者卧床休息，并保持环境安静、舒适，光线稍暗，禁烟、酒，禁用耳毒性药物，进低盐饮食。对症状重或服用镇静剂者，床边加护栏以防坠床。病情好转后宜尽早逐渐下床活动，注意搀扶患者，防止跌倒。

2.指导患者平时保持良好心态,生活和工作有规律,劳逸适当,有充足睡眠;禁烟、酒和茶;鼓励患者加强锻炼,增强体质。

3.患者病情好转后忌登高、下水、驾驶车辆。

## 二、耳硬化症

耳硬化症(otosclerosis)是以内耳骨迷路发生反复的局灶性吸收并被富含血管和细胞的海绵状新骨替代,继而血管减少、骨质沉着,形成骨质硬化而产生的病变。一般认为,耳硬化症病灶的好发部位为前庭窗前区和圆窗边缘。耳硬化症的发病率与人种有很、大关系,白种人发病率高,黑人发病率最低,黄种人介于两者之间。发病年龄以青壮年为主。临床以双耳不对称性进行性传导性耳聋为特征,晚期可发生感音性聋。

(一)病因与病理

1.病因　它是一种原因不明的疾病,一些学说认为与下列因素有关:

(1)遗传性因素:耳硬化症患者中,约54%有家族史,有人认为是常染色体显性或隐性遗传,半数以上病例可以发现异常基因。

(2)骨迷路包囊发育因素:人类出生时骨迷路包囊已发育完成,唯独在前庭前边缘的内生软骨层内遗留有一发育和骨化过程中的缺陷,称窗前裂。裂内有纤维结缔组织束及软骨组织,成年后可继续存在或发生骨化而产生耳硬化病灶,临床及颞骨病理所见之耳硬化症病灶亦多由此处开始。

(3)内分泌紊乱因素:本病多见于青春期,以女性发病率高,且于妊娠、分娩与绝经期都可使病情进展加快,被认为与激素水平有关。

(4)自身免疫因素及其他因素:有科学家发现,在活动性病灶中,有黏多糖聚合作用改变及组织纤维、胶原纤维减少、断裂现象,与类风湿性关节炎等病理变化相似,用电子显微镜和细胞化学的方法再次证实,耳硬化症病灶属于胶原性疾病或间质性疾病。此外,还有人发现酶代谢紊乱是使镫骨固定形成的原因。

2.病理　病理上是由于骨迷路原发性、局限性骨质吸收,而代以血管丰富的海绵状骨质增生,故称"硬化"。骨迷路骨壁由骨外膜骨层、内生软骨层和骨内膜层组成,耳硬化病变多由内生软骨层起始。它的正常骨组织可能由于溶酶素性水解酶的作用发生局灶性分解、吸收,其后出现血管增生与充血,继而代之以主要由黏多糖骨样沉积产生的、不成熟的嗜碱性海绵状疏松骨。在其网状骨性腔隙中含大量破骨细胞和成骨细胞,此种骨海绵化过程是本病最活跃的阶段,它可深入到骨迷路的全层,并可自四周扩展达整个骨迷路,病变再发展,血管渐渐减少,管腔狭窄,周围有大量纤维组织出现并缓慢钙化,形成成熟的嗜酸性网状骨,以后再变成排列不规则的板状新骨,病变进入相对稳定期,就形成与周围正常骨组织有明确界限的、不再活动的硬化灶。

(二)临床表现

1.耳聋　双耳或单耳渐进性听力下降是本病的主要症状。

2.耳鸣　约20%～80%的患者伴有耳鸣。耳鸣多为低频性、持续性或间歇性,后期可出现高频性耳鸣。

3.威利斯听觉倒错　患者在一般环境中分辨语音困难,在嘈杂环境中听辨能力反而提高,这种现象称为威利斯听觉倒错或威利斯误听。

4.眩晕　少数患者在头部活动时出现短暂的轻度眩晕。

(三)诊断/辅助检查

详细询问病史,如外伤史、家族史等。注意患者耳部一般症状及有无头晕,注意患者发病年龄与性别,如为已婚女性,注意听力与妊娠的关系。

1.外耳镜检查　注意外耳道皮肤及鼓膜的改变。

2.听功能检查　包括音叉、电测听及声阻抗测听。

3.鼓室功能检查　用声导抗测试鼓室曲线图,声顺值及镫骨肌反射,咽鼓管功能等。

4.影像学检查　颞骨 X 线摄片、CT 扫描及 MRI 检查。

(四)处理原则

1.本病以手术治疗为主,包括内耳开窗术、镫骨撼动术及镫骨全部或部分切除术等。

2.药物治疗　药物有维生素、氟化钠、硫酸软骨素片等。

3.如鼻腔、鼻咽腔、扁桃体有病变时,应先治疗。

4.助听器治疗对于治疗失败或不宜手术者可配助听器。

(五)护理评估

1.健康史　询问患者是否有代谢紊乱、内分泌障碍、自身免疫性疾病等,家族中是否有类似病症。

2.身体评估　此病以耳聋、耳鸣、威利斯听觉倒错、眩晕为主要表现。

3.心理、社会评估　患此病的患者由于听力减退症状逐渐加重,患者的工作、生活受到了极大的影响,此时患者常有焦虑心理。在就医后,患者又因害怕手术,担心术后预后而出现恐惧的心理。

(六)主要护理诊断/问题

1.感知改变　听觉减退,与骨膜迷路病变有关。

2.焦虑　与听力减退及担心手术有关。

3.知识缺乏　缺乏耳硬化症的相关治疗与护理知识。

4.有外伤的危险　与眩晕发作时平衡失调有关。

(七)护理目标

1.听力下降症状有所改善,耳鸣减轻或消失。

2.患者心态平稳,没有外伤。

3.患者能了解一些耳硬化症的相关治疗与护理知识。

(八)护理措施

1.发现患者处于发作期应遵照医嘱用药,评估患者并给予患者适当的心理护理。

2.对于手术的患者,应协助医生做好术前准备,做好手术前后的常规护理,术后还要叮嘱患者保持头部制动 48 小时,防止镫骨脱位。

3.向患者和家属耐心解释本病的有关知识,以解除其疑、惧心理,消除其思想负担,使患者精神放松,主动配合治疗及护理。

(九)护理评价

通过实施治疗和护理措施,患者能够:

1.听力有所恢复或维持现有听力。

2.情绪稳定,未发生外伤。

3. 自诉一些耳硬化症的相关治疗与护理知识。

（十）健康指导

1. 为预防本病，年轻人不能过多、过长听 MP3，应尽量避免给新生儿、儿童使用氨基糖甙类药物，应预防耳外伤和感染及感冒，有聋儿生育风险的夫妇应接受遗传指导和产前咨询。

2. 避免剧烈活动，尤其是减少头部活动。伤口未痊愈时不要洗头，以防水流入耳内。

3. 患者病情好转后应注意安全，避免独自驾驶车辆。

4. 告知患者助听器使用的相关知识，协助患者选择合适的助听器。

（胡萍）

# 第六节　外鼻及鼻腔炎症

## 一、鼻疖

鼻疖（furuncle of nose）是鼻前庭或鼻尖部的毛囊、皮脂腺或汗腺的局限性化脓性炎症，主要致病菌为金黄色葡萄球菌。

（一）病因与病理

1. 因挖鼻、拔鼻毛使鼻前庭皮肤损伤，继发化脓菌感染。

2. 继发于慢性鼻前庭炎。

3. 机体抵抗力低下（如糖尿病、免疫力缺陷等）。

（二）临床表现

1. 局部红肿、胀痛或跳痛，可伴有发热和全身不适。

2. 病变局部隆起，周围浸润发硬、发红；疖肿成熟后顶部有黄白色脓点，溃破则流出脓液，有时排出黄绿色脓栓。

3. 严重者可致上唇及面部蜂窝织炎，出现上唇、面部、下睑等处肿痛；可有畏寒，发热、头痛、全身不适症状，甚至可引起海绵窦血栓性静脉炎和颅内感染。

（三）诊断/辅助检查

根据临床表现、体征即可诊断。

（四）处理原则

1. 疖未成熟者，局部可用 1% 氯化氨基汞（白降汞）软膏、10% 鱼石脂软膏或各种抗生素软膏涂抹，并配合理疗等。全身使用抗生素对症治疗。

2. 疖已成熟者，可待其穿破或在无菌操作下挑破脓头后用小镊子钳出脓栓，也可用小吸引器头吸出脓液；不宜行鼻疖切开，忌挤压。

3. 疖溃破后，局部清洁消毒，促进引流；破口处涂抗生素软膏。

4. 合并海绵窦感染者，给予足量抗生素治疗，并及时请眼科和神经科医生会诊，协助治疗。

（五）护理评估

1. 健康史　询问患者近期是否有挖鼻、拔鼻毛等损伤鼻前庭或慢性鼻前庭炎史，询问病史，是否伴有糖尿病、免疫力缺陷等疾病。

2. 身体评估

（1）轻症患者表现：局部红、肿、热、痛，因鼻前庭处皮肤缺乏皮下组织，故发生疖肿时疼痛剧烈。感染处呈局限性隆起，颌下淋巴结可肿大，有压痛。有时伴低热和全身不适。疖肿约在1周内成熟，然后自行破溃、排出脓栓而愈。

(2)严重患者表现：炎症向周围扩散，引起上唇和面颊部蜂窝织炎，表现为同侧上唇、面颊和上睑红、肿、热、痛等。炎症向深层扩散，波及软骨膜可致鼻翼或鼻尖部软骨膜炎。炎症向上方扩散，易合并海绵窦感染，出现寒颤、高热、头剧痛、患侧眼睑及结膜水肿、眼球突出及固定等海绵窦栓塞的症状和体征。

(六)常见的护理诊断/问题

1.急性疼痛　与局部炎症有关。

2.潜在并发症　鼻翼或鼻尖软骨膜炎、颊部及上唇蜂窝织炎、海绵窦栓塞等。

3.知识缺乏　缺乏本病及其并发症的治疗及预防知识。

(七)护理目标

1.炎症较好控制，疼痛减轻。

2.未发生并发症。

3.患者获得并掌握有关鼻疖的自我保健知识。

(八)护理措施

1.心理护理　告知患者疼痛的原因及可能持续的时间，使患者有心理准备。

2.遵照医嘱使用抗生素，防止炎症扩散，预防并发症。保持鼻疖处局部清洁，叮嘱患者勿自行挤压及热敷。

3.病情观察　观察患者鼻疖大小，局部肿痛变化。病情较重者注意观察患者体温的变化，注意有无海绵窦栓塞表现。

4.一般护理　指导患者合理休息，防止过度疲劳，进食无刺激、易消化的普食。

(九)护理评价

通过实施治疗和护理计划，评价患者是否能够达到：

1.疼痛减轻，炎症控制较好，无并发症。

2.掌握鼻疖的预防保健知识。

(十)健康指导

1.教会患者药物使用方法。

2.指导患者勿挖鼻，如再次发生鼻疖勿自行挤压、热敷鼻疖。

3.如有糖尿病等全身性疾病，配合医生积极治疗。

## 二、急性鼻炎

急性鼻炎(acute rhinitis)俗称"伤风"、"感冒"，是由病毒感染引起的鼻腔黏膜急性炎症性疾病，有传染性，四季均可发病，但秋、冬季多见。

(一)病因与病理

1.感染　病毒感染是主要病因，可继发细菌感染。已知有100多种病毒可引起本病，最常见的是鼻病毒，其次是流感和副流感病毒、腺病毒、冠状病毒、柯萨奇病毒及黏液和副黏液病毒等。

2.常见诱因

(1)全身因素：受凉，过度劳累，烟酒过度，维生素缺乏，内分泌失调或其他全身性慢性疾病(如心、肝、肾)等。

(2)局部因素:如鼻中隔偏曲,慢性鼻炎、鼻息肉等鼻腔慢性疾病;邻近的感染病灶,如慢性化脓性鼻窦炎、慢性扁桃体炎等。这些诱因可致机体抵抗力下降,使病毒侵犯鼻腔黏膜。

(二)临床表现

1.初期有全身不适、畏寒发热、头痛、四肢倦怠等全身症状。

2.局部自觉鼻内干燥、烧灼和痒感,继有打喷嚏、流大量清鼻涕、鼻塞、嗅觉减退等症状。

3.查体可见鼻腔黏膜弥漫性红肿,流大量水样或黏液性分泌物(后期可为脓性分泌物)。咽部黏膜常有充血。

(三)诊断/辅助检查

1.鼻腔检查鼻黏膜充血、肿胀,下鼻甲充血、肿大,鼻道内有较多分泌物。

2.实验室检查合并细菌感染者可出现白细胞增高。

(四)处理原则

以支持和对症治疗为主,同时注意预防并发症。

1.全身治疗

(1)口服解热镇痛药,中医治疗如生姜、红糖、葱白煎水热服等。

(2)抗病毒治疗,如抗病毒口服液,维 C 银翘片等。

(3)合并细菌感染或可疑并发症时全身应用抗生素,可采取口服、肌内注射或静脉注、射等途径给药。

2.局部治疗 鼻内用减充血剂,首选盐酸羟甲唑林喷雾剂,亦可用 1‰麻黄碱(小儿用 0.5‰麻黄碱)生理盐水滴鼻。此类药物连续使用不应超过 7 天,最长不超过 10 天。

(五)护理评估

1.健康史 询问患者健康史,有无相关的局部因素或全身性因素。有无类似患者接触史。

2.身体评估

(1)局部表现:初期表现为鼻内干燥、灼热感或痒感和喷嚏,继而出现鼻塞、水样鼻涕、嗅觉减退和闭塞性鼻音。并发细菌感染后,鼻涕变为黏液性、脓性或黏脓性。

(2)全身表现:全身症状因个体差异而轻重不一,亦可进行性加重。多数表现为全身不适、倦怠、头痛和发热(37℃~38℃)等。儿童全身症状较成人重,多有高热(39℃以上)甚至惊厥,常伴消化道症状如呕吐、腹泻等。本病有自限性,若无并发症,病程约 7~10 天。

(3)并发症:感染向前蔓延可引起鼻前庭炎,经鼻窦开口向鼻窦蔓延可引起急性鼻窦炎,其中以上颌窦炎和筛窦炎多见。经咽鼓管向中耳扩散可引起急性中耳炎,向下扩散可致急性咽喉炎、气管炎及支气管炎,小儿、老人及抵抗力低下者还可并发肺炎。

3.心理、社会评估 护士应在积极配合医生治疗的同时注意评估患者及家属的情绪和心理状态,了解其对疾病的认知和对治疗效果的期待。

(六)常见的护理诊断/问题

1.舒适度的改变 鼻塞、流涕、张口呼吸,与鼻黏膜肿胀、阻碍通气有关。

2.潜在并发症 鼻窦炎、中耳炎、鼻前庭炎、肺炎等。

3.有传染的危险 与患者或家属缺乏预防传播的知识有关。

(七)护理目标

1.不适症状减轻。

2.无并发症发生。

3.患者了解预防病毒传播的知识。

（八）护理措施

1.根据医嘱使用减充血剂,教会患者或家属滴鼻的方法。

2.遵照医嘱使用抗生素或板蓝根等抗病毒中药。注意正确擤鼻的方法,预防并发症。如果出现耳闷、耳痛、脓性鼻涕增多且持续时间长、高热不退、咳嗽加剧等症状,应及时到医院就诊。

3.发热患者应注意保暖,多休息,多饮水,清淡饮食,保持大便通畅等。

（九）护理评价

通过实施治疗和护理计划,评价患者是否能够达到：

1.不适症状好转,鼻塞、流涕等症状减轻。

2.患者无并发症发生,并掌握急性鼻炎的预防保健知识。

（十）健康指导

1.坚持体育锻炼,增强体质,提高抵抗力。

2.提倡冷水洗脸或冷水沐浴,冬季增加户外活动,增强对寒冷的适应能力。此外,注意劳逸结合和合理饮食。

3.注意疾病流行期间避免与患者密切接触,尽量不或少出入公共场所,注意住所通风。患病期间与他人接触时,尽量戴口罩、勤洗手,以避免疾病传播。

## 三、慢性鼻炎

慢性鼻炎(chronic rhinitis)是鼻腔黏膜及黏膜下的慢性炎症性疾病。临床表现以鼻腔黏膜肿胀、分泌物增多、无明确致病微生物感染、病程持续时间长或反复发作为特征。可分为慢性单纯性鼻炎和慢性肥厚性鼻炎,两者病因相同,且后者多由前者发展而来。

（一）病因与病理

致病原因较多,但尚无确切病因。

1.局部因素  多因急性鼻炎反复发作或治疗不彻底,进而演变为慢性鼻炎;鼻腔及鼻窦慢性疾病的影响,促使慢性鼻炎发生;长期使用减充血剂,如滥用滴鼻净或麻黄素滴鼻等,可引起药物性鼻炎,鼻内应用地卡因、利多卡因等局麻药,可损害鼻黏膜黏液纤毛的输送功能;邻近感染性病灶的影响,如慢性扁桃体炎、腺样体肥大等。

2.全身因素  慢性鼻炎常为一些全身慢性疾病的局部表现,如贫血、糖尿病、结核、风湿病以及心、肝、肾疾病和植物神经功能紊乱、慢性便秘、免疫功能障碍、变态反应等,均可引起鼻黏膜血管长期瘀血或反射性充血;营养不良,如维生素 A、C 缺乏,可致鼻黏膜血管舒缩功能障碍或黏膜肥厚、腺体萎缩;烟酒过度,长期疲劳,可使鼻黏膜血管正常的舒缩功能发生障碍;内分泌疾病或失调,如甲状腺功能低下可引起鼻黏膜黏液性水肿。长期服用利血平等降压药物,可引起鼻腔血管扩张而产生类似鼻炎的症状。

3.职业及环境因素  长期或反复吸入粉尘(如水泥、石灰、烟草、煤尘、岩石、面粉等)或有害化学气体(如二氧化硫、甲醛及酒精等),生活或生产环境中温度和湿度的急剧变化(如炼钢、烘熔、冷冻作业)以及通风不良等,使鼻黏膜受到物理和化学因子的刺激与损害,均可导致本病。

(二)临床表现

1.慢性单纯性鼻炎

(1)间歇性、交替性鼻塞:即寒冷、夜间、休息时症状明显,夏季、白天、运动时症状减轻或消失;平卧时鼻塞较重,侧卧时居上侧的鼻腔通气较好,下侧鼻塞较重,变换侧卧方位时,两侧鼻塞随之交替,此外嗅觉可有不同程度的减退。

(2)鼻涕增多:一般为半透明黏液涕,继发感染时可有脓涕。

(3)可伴有鼻根部不适胀痛、头痛和咽干、咽痛等症状;嗅觉减退、闭塞性鼻音、耳鸣和耳闭塞感不明显,由于鼻涕长期流经鼻前庭和上唇部可致皮炎或湿疹。

(4)鼻腔检查:前鼻镜下可见鼻腔黏膜肿胀、充血,呈暗红色,下鼻甲肿胀,表面光滑,柔软而富有弹性,用探针轻压可凹陷,移开后即可复原。对麻黄碱反应灵敏,黏膜收缩明显,下鼻甲缩小。

2.慢性肥厚性鼻炎

(1)单侧或双侧持续性鼻塞,较重,无交替性,常张口呼吸,嗅觉多减退。

(2)鼻涕多且不易擤出,为黏液性或黏脓性。由于鼻涕后流,刺激咽喉致有咳嗽、多痰。

(3)常有闭塞性鼻音、耳鸣和耳闭塞感,并伴有咽干、咽痛、头昏、头痛、失眠、精神萎靡等。

(4)鼻腔检查前鼻镜下见下鼻甲肿大、黏膜肥厚,表面凸凹不平呈结节状或桑椹样,触诊有坚实感,不易出现凹陷,或有凹陷但不易复原;鼻底、下鼻道或总鼻道内有大量黏液性或黏脓性鼻涕聚集。黏膜对麻黄碱反应不敏感,轻微收缩或不收缩,下鼻甲大小无明显改变。

(三)诊断/辅助检查

通过患者的主诉及鼻镜的检查可诊断。

(四)处理原则

1.慢性单纯性鼻炎的治疗

(1)病因治疗:找出全身和局部病因,积极治疗全身慢性疾病及临近感染灶,鼻中隔偏曲等。

(2)局部治疗:减充血剂治疗:通常用 $0.5\%\sim1\%$ 麻黄碱生理盐水或盐酸羟甲唑啉喷雾剂滴鼻。

2.慢性肥厚性鼻炎的治疗

(1)保守治疗:下鼻甲对减充血剂敏感者,治疗方法与慢性单纯性鼻炎患者相同。不敏感者可采用下鼻甲硬化剂注射。此外,亦可采取激光、冷冻、微波或射频等治疗。

(2)手术治疗:主要为下鼻甲黏膜部分切除术,即切除肥厚的下鼻甲下缘及后端肥厚的黏膜,切除部分不应超过下鼻甲的1/3。

(五)护理评估

1.健康史

(1)仔细询问患者是否鼻腔用药不当或用药过久。

(2)是否患有慢性扁桃体炎、腺样体肥大和贫血、糖尿病等局部或全身性疾病。

(3)询问患者职业和工作环境,了解是否有长期或反复吸入粉尘的病史。

2.身体评估 慢性单纯性鼻炎和慢性肥厚性鼻炎,虽然病因学基本相似,病理学上无明显界线,常有过渡型存在,后者多由前者发展、转化而来,但临床表现不同,治疗亦有区别。

(1)慢性单纯性鼻炎:间歇性、交替性鼻塞,一般为黏液涕,继发感染时可有脓涕。有时可有头痛、头昏、咽痛、咽干、闭塞性鼻音、嗅觉减退等,但耳鸣和耳闭塞感不明显。鼻黏膜充血,下鼻甲肿胀,表面光滑,有弹性,对减充血剂敏感。

(2)慢性肥厚性鼻炎:单侧或双侧持续性鼻塞,无交替性。鼻涕不多,黏液性或黏脓性,不易擤出。常有闭塞性鼻音、耳鸣、耳闭塞感及头痛、头昏、咽干、咽痛。少数患者可有嗅觉减退。下鼻甲肥大,表面凹凸不平,探针压之为实质感,对减充血剂不敏感。

3.心理、社会评估

(1)患者因反复出现鼻部不适症状,影响工作和生活。

(2)对手术治疗有恐惧和焦虑心理。

(六)常见的护理诊断/问题

1.感知改变　鼻塞、头昏、头痛,与鼻黏膜充血、肿胀、肥厚及分泌物增多有关。

2.知识缺乏　缺乏慢性鼻炎的防治知识。

3.潜在并发症　如急、慢性鼻窦炎,中耳炎等。

(七)护理目标

1.局部症状减轻或消失。

2.了解慢性鼻炎的防治知识。

3.没有并发症发生。

(八)护理措施

1.对减充血剂敏感者,指导其运用正确的滴鼻法,选用合适的滴鼻剂,如用0.5%(儿童)或1%麻黄素液滴鼻,每日3次。

2.对减充血剂不敏感者,可选用下鼻甲化剂注射疗法、激光疗法、冷冻疗法等。

(九)护理评价

通过实施治疗和护理计划,评价患者是否能够达到:

1.舒适状态好转,鼻塞、流涕等症状减轻或消失。

2.掌握慢性鼻炎的预防和保健知识。

3.无并发症发生。

(十)健康指导

1.及时、彻底治疗急性鼻炎等相关性疾病。

2.指导患者重视慢性鼻炎的治疗及正确擤鼻、鼻腔滴药,防止滥用减充血剂滴鼻。

3.加强锻炼,增强机体抵抗力,防止感冒。

4.改善生活和工作环境,控制有害物质的排放浓度,减轻环境污染。

5.养成良好的个人生活习惯,戒除吸烟、酗酒等不良嗜好。

## 四、变应性鼻炎

变应性鼻炎(allergic rhinitis,AR)是发生在鼻黏膜的变态反应性疾病,以鼻痒、喷嚏、鼻分泌亢进、鼻黏膜肿胀等为其主要特点。可分为常年性变应性鼻炎(perenmal allergic rhinitis,PAR)和季节性变应性鼻炎(seasonal allergic rhinitis,SAR),后者又称为"花粉症"(pollinosis)。本病可发生于任何年龄,男女均有,易见于年轻人。

(一)病因与病理

发病与遗传及环境密切相关。可为特异型(atopic type)个体。空气污染和变应性鼻炎的发病有明显的关系,如:甲醛、二氧化硫等对鼻黏膜有很大的刺激性。

常年性变应性鼻炎的变应原主要由屋尘、螨、羽毛、真菌、动物皮屑等构成,并与季节性变应性鼻炎的变应原不同。引起花粉症者大多属于风媒花粉(靠风力传播的花粉)。

本病发病机制属Ⅰ型变态反应,与细胞因子、细胞间粘附分子-1(intercellular adhesion molecule-1,ICAM-1)及部分神经肽的相互作用密切相关。

(二)临床表现

喷嚏、鼻痒、流涕和鼻堵是最常见的四大症状。喷嚏以清晨和睡醒时最严重。鼻堵严重时张口呼吸,随体位变动而改变,由于夜里鼻涕流向鼻咽部易引发反复咳嗽和清嗓。鼻痒是鼻炎的特征性表现,小儿可见"变态反应性仪容"。鼻涕清水样,亦可因鼻堵或继发感染而变稠。

(三)诊断/辅助检查

1.鼻镜所见　鼻黏膜水肿、苍白或浅蓝色;病史长、症状反复发作者可见中鼻甲水肿或息肉样变,下鼻甲肥大;鼻腔有水样或黏液样分泌物。用1‰麻黄碱可使肿胀、充血的鼻甲缩小,但严重水肿的鼻黏膜反应则较差。

2.查致敏变应原　可做特异性皮肤试验、鼻黏膜激发试验和体外特异性IgE检测或花粉浸液做特异性皮肤试验。

(四)处理原则

变应性鼻炎的治疗分为非特异性治疗和特异性治疗,前者主要指药物治疗,后者主要指免疫治疗。必要时需要联合用药。

1.非特异性治疗　包括糖皮质激素、抗组胺药、抗胆碱药、肥大细胞膜稳定剂(色甘酸钠)治疗等。

2.特异性治疗　主要用于药物治疗效果不理想、Ⅰ型变态反应、吸入致敏物明确但难以避免者。

(五)护理评估

1.健康史　仔细询问患者有无粉尘、花粉、动物皮屑等过敏的病史,部分患者可为特应型体质。

2.身体评估　以鼻痒、阵发性喷嚏、大量水样鼻涕和鼻塞为主要特征。季节性鼻炎可有眼痒和结膜充血。鼻塞程度轻重不一,季节性变应性鼻炎由于鼻黏膜水肿明显,鼻塞常很严重由于鼻黏膜水肿明显,部分患者可有嗅觉减退。可并发变应性鼻窦炎(包括变应性真菌性鼻窦炎)、支气管哮喘和分泌性中耳炎等。

3.心理、社会评估　因大量连续的喷嚏和流涕可影响患者的正常生活、学习和工作,产生紧张和焦虑心理。应注意评估患者的情绪、年龄、对疾病的认知、文化层次等。

(六)常见的护理诊断/问题

1.感知改变　鼻痒、喷嚏、流清涕,与过敏反应有关。

2.知识缺乏　缺乏变应性鼻炎的自我护理知识以及预防知识。

3.潜在并发症　变应性鼻窦炎、支气管哮喘和分泌性中耳炎等。

(七)护理目标

1.患者不适感消失或减轻。

2.患者知道变应性鼻炎的相关保健和预防知识。

3.无严重并发症。

（八）护理措施

1.遵医嘱给予相应滴鼻药和抗过敏药物，教会患者正确用药的方法。

2.如患者行鼻甲冷冻、激光、射频、微波等，需协助医生进行治疗，并向患者及家属解释治疗目的及治疗方法。

（九）护理评价

通过实施治疗和护理计划，评价患者是否能够达到：

1.不适症状减轻或消失。

2.患者无并发症发生。

3.掌握变应性鼻炎的预防保健知识。

（十）健康指导

1.避免接触过敏原　了解过敏原因，确定过敏原，嘱患者尽量避免与之接触。在花粉播散季节，外出时应戴口罩，尽可能不接近树木、野草和农作物；保持室内外清洁、干燥，经常晒洗衣物被褥，搞卫生时应注意防护，不要饲养宠物等。

2.参加体育锻炼，增加抵抗力。正确指导患者适当休息和睡眠、科学的起居与饮食，熟悉环境、饮食与疾病的有关知识，戒烟酒。

3.采用免疫疗法时，应注意必须连续、长期进行才能显效。

（盛海燕）

# 第七节　鼻息肉

鼻息肉（nasal polyps）是鼻腔和鼻窦黏膜的慢性疾病，以极度水肿的鼻黏膜在中鼻道形成单发或多发息肉为临床特征。发病多在中年以上，男性多于女性。来源于上颌窦的息肉多经自然开口发展到后鼻孔，称为上颌窦－后鼻孔息肉（antrochoanal polyp，即 Killian 息肉）。

## 一、病因与病理

鼻息肉的病因和发病机制尚不明确，可能存在以下原因：

1.变态反应　由于变态反应在鼻部多次发生，最终导致纤毛本身结构异常，或黏液的质或量异常，导致黏液纤毛运动功能障碍，可继发鼻窦和下呼吸道反复感染，息肉组织内有中性粒细胞浸润。

2.嗜酸性粒细胞的作用　80%的鼻息肉有较多嗜酸性粒细胞浸润，提示鼻息肉与嗜酸性粒细胞增多有密切关系。

3.局部微环境的改变　中鼻道微环境的某些部位间隙狭窄，导致黏膜互相接触，局部黏液纤毛清除功能减弱，黏膜缺氧、肿胀，可能为鼻息肉的形成创造了条件。

4.炎性因子的作用　鼻息肉黏膜上皮能合成和分泌多种上调局部炎症反应的细胞因子，引起血管通透性增高，细胞外基质增生，血管、腺体长入，逐渐形成息肉。上述病理过程是多因素共同作用的结果。

## 二、临床表现

1.出现持续性鼻塞　使用血管收缩剂滴鼻无明显疗效,鼻塞还会引发嗅觉减退、闭塞性鼻音、睡眠打鼾和张口呼吸,久之可继发慢性咽炎。

2.早期患者自觉有擤不出的鼻涕,多为浆液性,若并发感染可有脓性分泌物,偶见打喷嚏。

3.晚期鼻塞明显加重,可引起头痛或头昏,嗅觉减退以致缺失,形成"蛙鼻"。息肉若突入鼻咽部,可引起听力下降或继发鼻窦症状。

## 三、诊断/辅助检查

X线摄片及CT均有诊断价值,必要时做病理检查可确诊。

## 四、处理原则

以综合治疗为主。

1.药物治疗　初发较小息肉、鼻息肉手术前后可用局部吸入糖皮质激素喷雾。伴有变态反应、阿司匹林耐受不良、哮喘或鼻息肉术后患者或伴有明显变态反应因素者,可同时给予口服激素治疗。

2.手术治疗　药物治疗无效者行鼻内镜手术治疗。

## 五、护理评估

(一)健康史

评估患者有无家族史,长期慢性鼻炎、鼻窦炎病史,有无哮喘发作史及过敏史,

(二)身体评估

1.症状

(1)鼻塞:常表现为持续性鼻塞并逐渐加重,重者说话呈闭塞性鼻音,睡眠时打鼾。

(2)流涕:鼻腔流黏液样或脓性涕,间或为清涕,可伴喷嚏。

(3)嗅觉减退或丧失。

(4)耳鸣或听力减退。

(5)继发鼻窦症状:即鼻背、额部及面颊部胀痛不适。

2.体征　鼻内镜检查可见鼻腔内有一个或多个表面光滑、灰白色、淡黄或淡红色的如荔枝肉状半透明肿物,触之柔软有弹性,不痛,不易出血。巨大或复发鼻息肉可致鼻背变宽,形成"蛙鼻"。鼻腔内可见浆液性或脓性分泌物。

(三)心理、社会状况

鼻息肉多需手术治疗,患者因对有关手术知识缺乏而易导致紧张、焦虑、害怕情绪。应评估患者的年龄、性别、文化层次,以提供针对性护理措施。

## 六、常见的护理诊断/问题

1.疼痛　与术后伤口充血、肿胀及鼻腔填塞有关。

2.潜在并发症　术后出血、脑脊液漏等。

3.知识缺乏　缺乏鼻息肉术后的自我保健意识和知识。

### 七、护理目标

1.患者自述疼痛有减轻,或对疼痛能耐受。

2.切口愈合好,无并发症发生。

3.掌握有关的自我保健知识。

### 八、护理措施

1.术后鼻腔填塞物抽出后,可根据医嘱用生理盐水冲洗鼻腔。

2.行筛窦手术的患者应严密观察患者的体温、脉搏、神志,有无清水样鼻涕从鼻腔流出,严防脑脊液漏和颅内感染等并发症。

### 九、护理评价

1.积极配合治疗护理,切口愈合良好。

2.了解有关的预防保健知识。

### 十、健康指导

1.本病大多为各种鼻病的继发症或并发症,故要积极治疗各种原发鼻病。

2.平时鼻腔少用薄荷、冰片制剂,工作生活环境应保持空气新鲜。

3.忌辛辣、酒类等刺激性食品。

4.患者要牢记复诊时间,按医嘱吃药。

(盛海燕)

# 第八节　鼻中隔偏曲

鼻中隔偏曲(deviation of nasal septum)是指鼻中隔偏向一侧或两侧,或局部形成突起,并引起鼻腔功能障碍者。偏曲一般呈"C"或"S"形,如呈尖锥样突起,则称棘突;如呈条形山嵴样突起,则称骨嵴。

### 一、病因与病理

1.组成鼻中隔的诸骨发育不平衡,诸骨间连接异常。

2.儿童和成年期的外伤也可引起鼻中隔偏曲。

3.部分患者儿童时期有腺样体肥大、硬腭高拱限制鼻中隔发育,也可引起鼻中隔偏曲。

### 二、临床表现

参见身体评估。

### 三、诊断/辅助检查

X线摄片及CT可诊断此病。

## 四、处理原则

手术矫正或切除偏曲部分,解除症状和预防并发症。

## 五、护理评估

(一)健康史

评估患者有无鼻外伤史、腺样体肥大等病史。

(二)身体评估

1.鼻塞　为主要症状,可单侧或双侧。

2.鼻出血　常发生于偏曲之凸面、骨棘或骨嵴的顶尖部。

3.头痛　偏曲之凸面挤压同侧鼻甲时,可引起同侧头痛。

4.其他　可继发鼻窦炎和上呼吸道感染。

(三)心理、社会状况

评估患者年龄、性别、性格特征、职业等,以制定个体化护理措施。

## 六、常见的护理诊断/问题

1.有感染的危险　与疾病本身和手术有关。

2.潜在并发症　伤口出血、鼻中隔脓肿、鼻中隔穿孔等。

3.知识缺乏　缺乏有关鼻中隔偏曲治疗及自我保健的知识。

## 七、护理目标

1.切口愈合好,无出血和感染发生。

2.了解有关的治疗和护理措施,能进行自我护理。

3.无鼻出血、并发症发生。

## 八、护理措施

告知患者及家属保护鼻部勿受外力碰撞,防止出血及影响鼻部手术效果。

## 九、护理评价

1.积极配合治疗护理,切口如期愈合。

2.了解有关的预防保健知识。

3.无并发症

## 十、健康指导

1.鼻内手术后黏膜反应较明显,抽去纱条后,鼻内可遵医嘱用药。

2.近期内避免剧烈运动,运动或工作时注意保护鼻部免受外伤。

3.告知患者术后定期复查。

(胡萍)

# 第九节　鼻窦炎

## 一、急性鼻窦炎

急性鼻窦炎(acute rhinosinusitis)主要是鼻窦黏膜的急性卡他性或化脓性炎症,因鼻窦黏膜和鼻腔黏膜相连续,鼻窦炎均合并鼻炎,两者发病机制和病理生理过程相同,且相辅相成,故近年来已将鼻炎和鼻窦炎统称为"鼻-鼻窦炎(rhino-sinusitis)"。

(一)病因与病理

致病菌多为化脓性球菌,如肺炎链球菌、金黄色葡萄球菌等。另外,厌氧菌感染也较常见,也可为混合感染。

1.全身因素

(1)过度疲劳、营养不良、受寒受湿等因素引起全身抵抗力下降。

(2)上呼吸道感染和急性传染病,如流感及麻疹等。

(3)特异性体质。

(4)全身性疾病,如糖尿病、甲状腺、垂体或性腺功能不全等。

(5)生活与工作环境不清洁。

2.局部因素

(1)鼻部疾病:急慢性鼻炎、鼻中隔偏曲、中鼻甲肥大等。

(2)邻近器官的感染病灶:如扁桃体、腺样体炎、拔牙和牙根尖感染等。

(3)外伤及医源性损伤:鼻窦外伤骨折、异物进入鼻窦及鼻腔内填塞物留置过久。

(4)气压改变:如高空飞行迅速下降致窦腔负压,使鼻腔污物吸入鼻窦。

(二)临床表现

1.全身症状　畏寒、发热、食欲减退、便秘、全身不适等。儿童可发生呕吐、腹泻、咳嗽等消化道和呼吸道症状。急性额窦炎和牙源性上颌窦炎较严重。

2.局部症状　鼻塞、分泌物增多、头痛和局部压痛为本病最常见症状。各鼻窦引起头痛和局部压痛的特征不同:

(1)急性上颌窦炎:眶上额痛,伴同侧颌面部压痛。晨起轻、午后重。

(2)急性筛窦炎:头痛仅限于内眦部或鼻根部,也可放射至头顶。

(3)急性额窦炎:特点是前额部周期性疼痛。晨起因脓性分泌物积聚于窦底和窦口,窦内产生负压,使患者即感头痛,当脓性分泌物不断排出,刺激窦口,负压状态加剧,头痛逐渐加重,至午后脓性分泌物逐渐排空,负压状态缓解,头痛又开始减轻,晚间则完全消失,次日反复发作。

(4)急性蝶窦炎:颅底或眼球深处钝痛,可放射至头顶和耳后,甚至枕部痛。早晨轻、午后重。

(三)诊断/辅助检查

1.前鼻镜检查　鼻黏膜充血、肿胀,鼻腔内有大量黏脓或脓性分泌物。

2.鼻内镜检查　可进一步观察鼻道和窦口及其附近黏膜的病理改变,包括窦口形态、黏膜红肿程度、息肉样变以及脓性分泌物来源等。

3.鼻窦CT扫描　可见鼻窦黏膜增厚及鼻窦腔内炎症范围等。也可选择鼻窦X线平片检查。

4.上颌窦穿刺冲洗　为诊断性穿刺,勿在患者急性炎症期施行。冲洗出的脓性分泌物可作细菌培养和药物敏感试验,以利进一步治疗。

(四)处理原则

根除病因,解除鼻腔、鼻窦引流和通气障碍,控制感染,预防并发症。

1.全身治疗

(1)早期、足量应用抗生素及时控制感染,防止发生并发症或转为慢性。尽量选择敏感抗生素。

(2)对特异性体质者,如变应性鼻炎、哮喘患者,可给予全身抗变态反应药物治疗。

(3)对邻近感染病变如牙源性上颌窦炎或全身慢性疾病等应积极治疗原发病。

2.局部治疗

(1)鼻内减充血剂和糖皮质激素治疗。

(2)体位引流:促进鼻窦内分泌物的排出。

(3)物理治疗:局部热敷、短波透热或红外线照射等。

(4)鼻腔冲洗:用注射器或专用鼻腔冲洗器。冲洗液可选择:生理盐水、生理盐水＋庆大霉素＋地塞米松、生理盐水＋甲硝唑＋地塞米松等。每日1～2次。

(5)上颌窦穿刺冲洗:应在全身症状消退和局部炎症控制后施行。每周冲洗1次,直至再无脓液冲洗出为止。冲洗后可向窦腔内注入抗生素。

(6)额窦环钻引流术:当保守治疗无效且病情加重时,为避免额骨骨髓炎和颅内并发症,可行此术。

(五)护理评估

1.健康史　评估患者有无上述相关的全身性或局部因素,有无明确的诱因,患者主诉症状及治疗的经过等。

2.心理、社会状况　患者可因头痛、鼻塞、食欲减退等症状影响正常生活,产生焦虑心理,专业护士应理解患者并给予适当解释,使其积极配合医生治疗。

(六)常见的护理诊断/问题

1.急性疼痛　与感染引起黏膜肿胀和分泌物、细菌毒素压迫、刺激神经末梢有关。

2.体温过高　与炎症引起全身反应有关。

3.知识缺乏　缺乏相关的治疗和保健知识。

4.潜在并发症　急性咽炎、喉炎、中耳炎、眶内和颅内并发症等。

(七)护理目标

1.患者头痛、局部疼痛及全身症状减轻或消失。

2.体温恢复正常。

3.掌握有关的治疗和保健知识。

4.及早发现并发症的征象并及时处理。

(八)护理措施

1.按医嘱正确使用滴鼻剂和抗生素。对于体温过高的患者,可使用物理降温或口服解热镇痛药。

2.鼻塞者常常张口呼吸,应帮助患者保持口腔卫生。

3.行上颌窦穿刺的患者应做好患者的心理护理和穿刺前后护理。患者如果出现高热不退,头痛加剧,眼球运动受限、眼球突出等症状应立即告知医生。

4.嘱患者多饮水,清淡饮食,注意卧床休息。密切观察患者有无各种并发症的表现。

（九）护理评价

1.局部及全身症状减轻或消失。

2.体温恢复正常。

3.掌握急性鼻窦炎的预防保健知识。

4.无并发症发生。

（十）健康指导

1.教会患者正确使用滴鼻药、鼻腔冲洗、体位引流和正确擤鼻方法。

2.嘱患者加强锻炼,劳逸结合,预防感冒,增加身体抵抗力。

3.患者应积极治疗相关的局部或全身疾病。

4.注意生活和工作环境的清洁、通风等。

## 二、慢性鼻窦炎

慢性鼻窦炎(chronic、sinusitis)多因急性鼻窦炎反复发作、未彻底治愈而迁延所致,可为一侧或双侧,也可限于一窦或多个鼻窦。如一侧各窦均发病,则称为"全组鼻窦炎"(pansinusitis)。

（一）病因与病理

病因和致病菌与急性化脓性鼻窦炎相似。特应性体质与本病关系密切。本病亦可慢性起病(如牙源性上颌窦炎)。

（二）临床表现

1.全身症状　轻重不等,常表现为精神不振、易疲倦、头痛头昏、记忆力减退、注意力不集中等。

2.局部症状

（1）流脓涕:为主要症状之一。牙源性上颌窦炎的鼻涕常有腐臭味。

（2）鼻塞:为鼻内分泌物较多或稠厚所致。

（3）头痛:一般不如急性鼻窦炎严重。头痛多有时间性或固定部位,经鼻内用减充血剂、蒸气吸入等治疗后头痛缓解。

（4）可有嗅觉减退或消失。

（5）视功能障碍:多为眶并发症引起,主要表现为视力减退或失明(球后视神经炎所致),也有其他表现如眼球移位、复视和眶尖综合征等。

（三）诊断/辅助检查

1.前鼻镜检查　鼻黏膜慢性充血、肿胀、肥厚或有息肉,中鼻道变窄,中鼻甲肥大或息肉样变。

2.鼻内镜检查　可扩大前鼻镜的视野范围,清楚准确判断上述各种病变及其部位。

3.口咽部检查　牙源性上颌窦炎者可见牙齿病变,咽后壁可见脓液或干痂附着。

4.影像学检查　鼻窦 CT 扫描、鼻窦 X 线平片和断层片对本病诊断亦有参考价值。

5.上颌窦穿刺冲洗　通过穿刺冲洗了解窦内脓液的性质、量、气味等,脓液做细菌培养和药物敏感试验。

6.鼻窦 A 型超声波检查　适用于上颌窦和额窦检查。

（四）处理原则

1.鼻腔内应用减充血剂和糖皮质激素。

2.可用生理盐水进行鼻腔冲洗,每天 1～2 次,清除鼻腔分泌物,改善通气和引流。

3.上颌窦穿刺冲洗,清除上颌窦腔内脓性分泌物,并可灌入抗生素。

4.鼻腔负压置换法（displacement method）　用负压吸引法使药液进入鼻窦。最宜用于慢性全鼻窦炎者。

5.手术治疗　保守治疗无效后可选择。手术方式以鼻内镜手术为主,它具有创伤小、面部无瘢痕、病变切除彻底又能最大限度保留正常的鼻黏膜组织、术后恢复快等优点。手术的关键是解除鼻腔和鼻窦口的引流和通气障碍,尽可能地保留鼻腔和鼻窦结构如中鼻甲、鼻窦正常黏膜和可良性转归的病变黏膜。

（五）护理评估

1.健康史　评估患者有无急性鼻窦炎反复发作史或牙源性上颌窦炎病史,有无特异性体质等。

2.身体评估　参见本病临床表现。

3.心理、社会状况　患者可因长期反复发病而异常焦虑,学习成绩下降,工作效率减低,社交困难,对治愈疾病缺乏信心。专业护士应理解患者并给予适当解释,使其积极配合医生治疗。

（六）常见的护理诊断/问题

1.舒适改变　鼻塞、头面部胀痛,与鼻腔分泌物过多有关。

2.急性疼痛　与手术、鼻腔填塞有关。

3.有感染的危险　与手术切口被污染有关。

4.潜在并发症　术后出血、眶蜂窝织炎、球后视神经炎、脑脓肿、脑脊液漏等。

5.知识缺乏　缺乏慢性鼻窦炎的预防和保健知识。

（七）护理目标

1.鼻腔和鼻窦炎症得到控制,鼻腔通气和引流改善,头痛消失。

2.切口愈合,疼痛减轻或可以耐受。

3.无出血、感染和并发症发生。

4.掌握有关的自我保健知识。

（八）护理措施

1.手术前护理

(1)指导患者遵医嘱按时正确用药和配合治疗。

(2)上颌窦根治术患者术前用 1：5000 的呋喃西林溶液漱口,清洁口腔,预防术后感染。

2.手术后护理

(1)主动向患者说明鼻窦手术后鼻腔填塞的必要性及可能出现的疼痛和不适。抽出填塞物后,症状可消失,增加患者的信心和耐受力。

(2)上颌窦根治术后患者应特别注意保持口腔清洁,加强口腔护理,防止感染。

（3）注意观察患者生命体征的变化,有无剧烈头痛、恶心、呕吐等表现,鼻腔内有无清亮液体流出,有无视力障碍,防止脑脊液漏、颅内感染和球后视神经炎等并发症。

（九）护理评价

1.鼻窦炎症得到控制,患者无不适。

2.可以耐受和理解手术后疼痛。

3.切口愈合良好,无出血或感染及其他并发症。

4.掌握慢性鼻窦炎的预防保健知识。

（十）健康指导

1.对于急性发作的鼻炎或鼻窦炎应坚持治疗方案,争取治愈,急性期要坚持药物治疗至症状消失后1周,避免病程迁延或反复发作,慢性鼻窦炎要坚持药物治疗3～6周。

2.向患者说明预防本病的重要性。积极治疗鼻部、咽部、口腔的各种疾病及贫血、糖尿病等。

3.养成良好的生活起居习惯,增强体质,均衡营养,预防感冒,避免过度劳累,戒除烟酒嗜好。

4.注意改善生活和工作环境,保持清洁和通风。

5.手术后按医嘱正确用药,冲洗鼻腔,定期随访,术后1个月内避免重体力活动。

（胡萍）

# 第十节　鼻出血

鼻出血(epistaxis,nose bleed)鼻出血又称鼻衄,是鼻科常见的临床症状之一,可由鼻腔、鼻窦或者邻近结构疾病引起,也可由某些全身性疾病引起,但以前者多见。可为单侧,也可为双侧;可间歇反复出血,亦可持续出血,量多少不一,轻者只是涕中带血,重者可引起头晕、休克,反复出血可造成贫血。

## 一、病因与病理

可分为局部和全身因素两类。

（一）局部因素

1.鼻和鼻窦外伤或医源性损伤　鼻骨、鼻中隔或鼻窦骨折及鼻窦压力骤变,挖鼻、用力擤鼻、剧烈打喷嚏、鼻腔异物、鼻或鼻窦手术及经鼻插管等损伤血管或黏膜未及时发现或未妥善处理均可引起鼻出血。严重的鼻和鼻窦外伤可合并颅底骨折,一旦损伤筛前动脉或颈内动脉则出血较剧,可危及生命。

2.鼻腔和鼻窦炎症　鼻腔和鼻窦各种特异性或非特异性炎症均可损伤鼻黏膜而致出血。

3.鼻中隔病变　鼻中隔偏曲、溃疡、糜烂、穿孔等均可引起不同程度鼻出血。

4.鼻部及鼻咽部肿瘤　鼻、鼻窦、鼻咽部恶性肿瘤早期可少量反复出血,晚期可因肿瘤组织侵犯大血管而引起大出血,良性肿瘤如鼻咽纤维血管瘤则出血量较多。

（二）全身因素

凡可引起血压增高、凝血功能障碍或血管张力改变的全身性疾病均可引起鼻出血。

1.心血管疾病　高血压、血管硬化和充血性心力衰竭等。出血多因动脉压升高所致,因此出血前常有头昏、头痛、血液上涌的不适感。

2.急性发热性传染病　流感、出血热、鼻白喉、麻疹、疟疾、伤寒和传染性肝炎等均可引起鼻出血。

3.血液系统疾病　凝血机制异常的疾病如血友病,血小板量或质异常的疾病如血小板减少性紫癜、白血病、再生障碍性贫血等,常伴身体其他部位的出血。常为双侧鼻腔持续性渗血且反复发生。

4.营养障碍或维生素缺乏　如维生素C、维生素K、维生素P或钙缺乏等。

5.其他　如肝、肾等慢性疾病和风湿热,磷、汞、砷、苯等各种中毒,长期使用水杨酸类药物,女性内分泌失调等。

## 二、临床表现

1.症状与体征　常表现为单侧或双侧鼻出血,间歇性反复出血或持续性出血。出血量的多少直接影响患者的体征:短时间内失血达500ml时,患者可出现头昏、口渴、乏力、面色苍白等症状;超过500ml时患者常有胸闷、冷汗、血压下降等表现;超过1000ml时可致休克。

2.出血部位　出血可发生在鼻腔的任何部位,但以鼻中隔前下利特氏区最为多见,有时可见喷射性或搏动性小动脉出血。儿童出血几乎全部发生在鼻腔前部;青年人以鼻腔前部出血多见,但少数出血严重的发生在鼻腔后部;40岁以上中老年人的鼻出血一般与高血压和动脉硬化有关,出血部位在鼻腔后部下鼻甲后端附近的鼻—咽静脉丛。

## 三、诊断/辅助检查

1.鼻镜及鼻内镜检查　为鼻腔最直接的检查方法,借此可以初步了解出血部位、双侧或单侧,为下一步选择止血方法提供依据。还可以进行鼻咽部检查,判断鼻咽部有无新生物、有无明确出血点。

2.实验室检查　包括全血细胞计数、出血和凝血时间、凝血酶原时间、凝血因子等及其他相关检查,了解患者全身情况。

## 四、处理原则

(一)出血量较少、出血部位明确者

可进行简易止血法,用手指紧捏患者两侧鼻翼10～15分钟,冷敷前额和后颈;或用1%麻黄碱棉片塞入鼻腔暂时止血。

(二)对于出血量较大且能找到出血点者

可用化学药物烧灼法或电烧灼法,使出血部位血管封闭或凝固而达到止血目的。烧灼时要注意范围越小越好,避免烧灼过深、避免烧灼时间过长、避免同时烧灼临近部位,以免损伤正常组织或引起鼻中隔穿孔。

(三)对于出血部位不明者

应迅速给予鼻腔前鼻孔或前后鼻孔填塞止血术。有以下几种方式:

1.鼻腔可吸收性材料填塞　适用于大面积渗血的鼻出血。填塞时仍需加以压力,必要时可辅以小块凡士林油纱条以加大压力。此法的优点是填塞物可被组织吸收,可避免因取出填塞物时造成鼻黏膜损伤而再出血。

2.鼻腔纱条填塞　是较常用的有效止血方法。常用纱条材料为凡士林油纱条、抗生素油膏纱条、碘仿纱条。凡士林油纱条填塞时间一般 1～2 天,抗生素油纱条和碘仿纱条填塞时间可适当延长。

3.后鼻孔填塞法　适用于鼻腔纱条填塞未能奏效者。

4.手术法　极少数患者若鼻腔填塞无效,可根据出血部位行鼻内镜下相应的血管栓塞术或结扎术。

5.全身治疗　严重的鼻出血患者或行前后鼻孔填塞的患者应全身使用抗生素、止血剂、维生素等药物,必要时输血。全身性疾病引起的鼻出血应积极治疗原发病。

## 五、护理评估

(一)健康史

询问患者或家属发病前的健康状况,有无家族史,有无与鼻出血有关的局部因素或全身性疾病,有无生活环境的改变及诊治经过等。

(二)身体评估

根据病因、年龄、鼻出血的部位、出血量及出血次数的不同,鼻出血症状及体征亦不同。

1.儿童及青少年出血多在鼻腔前部的"易出血区",即鼻中隔前下方的"利特尔动脉丛"或"克氏静脉丛",中老年出血部位多在鼻腔后段的鼻-鼻咽静脉丛及鼻中隔后部动脉,此处不易止血且出血量较多。

2.出血量多少不一,可为涕中带血、滴血或流血。患者在短时间内失血量达 500ml 时,可出现头昏、口渴、乏力、面色苍白;失血量在 500～1000ml 时,可出现冷汗、血压下降、脉速而无力;若收缩压低于 80mmHg,提示血容量已损失约 1/4。

3.局部原因引起出血者多为单侧出血,全身性疾病多引起双侧或交替性出血。出血可间歇反复,亦可呈持续性。长期反复出血患者可出现贫血貌。

(三)心理、社会状况

患者常因大出血或反复出血而情绪紧张和恐惧,患者家属往往情绪激动,唯恐医护人员对患者诊治不及时,造成更严重的不良后果。因此,专业护士应在积极配合医生抢救的同时,注意评估患者及家属的情绪和心理状态,了解其对疾病的认知情况。

## 六、常见的护理诊断/问题

1.恐惧　与反复出血、出血量较多及担心疾病的预后有关。

2.感知改变　嗅觉障碍,与鼻腔填塞有关。

3.潜在并发症　出血性休克。

4.知识缺乏　缺乏预防鼻出血的有关知识。

## 七、护理目标

1.患者鼻出血症状减轻或好转。

2.患者能控制情绪,减轻恐惧感。

3.无出血性休克等并发症的发生。

4.获得并掌握有关鼻出血的自我保健知识和技能。

## 八、护理措施

**(一)心理护理**

评估患者恐惧程度,加强与患者的沟通,对患者的心情和感受表示理解和认可,使患者得到安慰。开导家属保持冷静,多看望患者,给予情感支持。

**(二)止血的护理**

鼻出血,尤其是大出血属急诊。应立刻给予安慰,让患者取坐位或半卧位,询问患者是哪一侧鼻腔出血或首先出血,仔细检查鼻腔,配合医生止血。

1.对于出血量较少、需要进行简易止血法的患者,教会其或家属正确的止血方法。

2.对于需要进行烧灼止血者,应告知患者大概的治疗过程及可能带来的不适,以取得患者的配合。

3.对疑有休克者,应取头低平卧位,密切监测脉搏、血压等生命体征变化。建立静脉通道,遵医嘱给予镇静剂、止血药、补液、交叉配血、吸氧等,并协助医师做好鼻腔填塞术。

**(三)前后鼻孔填塞患者的护理**

1.填塞前向患者说明填塞的必要性及操作过程中可能出现的疼痛等不适,取得患者配合。

2.填塞过程中与医生密切配合,如牵拉后鼻孔纱球丝线,安慰、鼓励患者等。

3.填塞后嘱患者尽量卧床休息,取半卧位,减少活动,此期帮助患者做好生活护理。定时向鼻腔内滴入液状石蜡润滑纱条。观察鼻腔有无活动性出血,并准备好床旁插灯、吸引器、鼻止血包,以备患者再次出血时紧急处理。观察后鼻孔纱球丝线的固定是否牢固,有无断裂、松动,发现上述情况及时处理,防止后鼻孔纱球脱落而引起窒息。

4.监测患者的生命体征,如有休克表现,及时通知医生。嘱患者勿将后鼻孔的出血咽下,防止刺激胃黏膜引起恶心呕吐,且不利估计出血量。注意观察患者的血氧饱和度,尤其是对年老体弱患者,如患者有嗜睡、反应迟钝等缺氧症状,可给予低流量吸氧。

5.按医嘱使用抗生素、止血药,补充血容量。

6.帮助患者做好口腔护理,防止嘴唇干裂和口腔感染,每次进食后用漱口水漱口。

7.鼓励并协助患者进温凉的流质或半流质饮食,可少量多餐,增加液体摄入。

8.避免打喷嚏、咳嗽、用力擤鼻、弯腰低头等动作,防止纱条松动;避免外力碰撞鼻部;保持大便通畅,防止用力摒气,防止再次出血。

9.告知患者前后鼻孔填塞的时间,使患者有心理准备,增加耐受不适的能力。

**(四)对行鼻内镜下止血的患者**

应向患者解释手术的必要性,做好术前准备,术后观察有无再次出血。

## 九、护理评价

1.鼻腔出血减少或停止。

2.恐惧感减轻或消除,情绪稳定。

3.无并发症发生。

4.掌握鼻出血的预防保健知识。

### 十、健康指导

1. 如患者出院后需继续用药,教会患者使用滴鼻药的正确方法。

2. 告知患者鼻出血要以预防为主,培养良好的卫生习惯,勿用手或硬物掏鼻腔,切忌用力捏鼻。出院后 4～6 周内避免用力擤鼻、重体力劳动或运动,打喷嚏时张开嘴以减小鼻腔压力,避免使用含有水杨酸钠的药物。

3. 积极治疗相关的全身性疾病或鼻部疾病。

4. 鼻腔黏膜干燥时应注意增加液体摄入,增加居住空间湿度,可在鼻腔黏膜表面涂以金霉素油膏。

5. 饮食中要注意维生素的摄入,不偏食,忌辛辣刺激食物,戒烟酒。保持大便通畅。

(胡萍)

# 第十一节　喉部炎症

喉部炎症为喉黏膜和黏膜下组织、结缔组织、软骨、韧带等结构的急性或慢性炎症,包括急性会厌炎、急慢性喉炎、声带小结、息肉等。本节主要介绍急性会厌炎和声带小结、声带息肉患者的护理。

### 一、急性会厌炎

急性会厌炎(acute epiglottitis)是一种起病突然、发展迅速的急症,严重时可因会厌肿胀、堵塞气道而引起窒息死亡。急性会厌炎是喉科的急重症之一,儿童及成人皆可出现。

(一)病因与发病机制

急性会厌炎的发病机制主要是会厌舌面黏膜高度充血、水肿,会厌肿胀似球状,堵塞呼吸道引起喉阻塞。

1. 感染　是最常见原因,致病菌有乙型嗜血流感杆菌、金黄色葡萄球菌、链球菌、肺炎双球菌等,也可与病毒混合感染。感染菌可由呼吸道、邻近器官蔓延或血行感染等引起。

2. 邻近组织感染性疾病如咽炎、扁桃体炎、牙周炎等,侵及声门上黏膜引发疾病。

3. 变态反应　接触某种过敏原(如药物、血清、食物等)而引起全身性变态反应,会厌也因变态反应性炎症而高度肿胀。

4. 其他　异物、外伤、有害气体吸入等均可引起急性会厌炎。

(二)临床表现

1. 全身症状　患者呈急性面容,起病急骤,有畏寒、发热,体温多在 38℃～39℃。患者烦躁不安、周身乏力。病情严重者可出现昏厥和休克。幼儿饮水时有呛咳、呕吐症状。

2. 局部症状　咽喉疼痛为主要症状,于吞咽时加重,疼痛可放射至下颌、耳部及颈部;吞咽困难,严重时唾液也难以咽下;会厌肿胀可引起不同程度的呼吸困难,严重者可发生窒息。患者发音多正常,可有语音含糊,很少发生嘶哑。

(三)诊断/辅助检查

1. 一般检查　观察患者一般状态,对主诉咽喉部剧烈疼痛、吞咽时加重的患者做进一步检查。

2.间接喉镜检查　可见会厌充血、水肿,严重时呈球形,即可诊断为急性会厌炎,一般不需要其他辅助检查。

3.实验室检查　可见白细胞总数增加。

4.影像学检查　如患者不能配合间接喉镜检查,对喉部进行 X 线颈侧位片、CT 和 MRI检查,可协助诊断。

(四)处理原则

治疗以抗感染和保持呼吸道通畅为原则。一旦确诊,尽快进行抗感染治疗,即静脉滴注足量的抗生素和糖皮质激素,如头孢类抗生素、地塞米松等。必要时行气管切开和气管插管。

(五)护理评估

1.健康史　评估患者有无上呼吸道感染,有无邻近器官感染疾病如咽炎、扁桃体炎等,有无外伤、接触过敏原或使用过敏药物等。仔细询问发病的情况、治疗经过及效果。

2.身体评估　参见临床表现。

3.心理、社会状况　刚刚发病且无呼吸困难的患者往往容易轻视该疾病,容易延误治疗。起病急骤、局部症状严重的患者多有焦急和担心。护士应注意评估患者和家属的心理和情绪状况,患者对疾病的认识程度、患者的文化层次,使其对疾病能够有正确的理解和认识,防止意外情况发生。

(六)常见的护理诊断/问题

1.急性疼痛　与会厌急性炎症有关。

2.体温过高　与局部炎症反应有关。

3.潜在并发症　有窒息的危险与会厌高度肿胀、阻塞呼吸道有关。

(七)护理目标

1.会厌炎症消退,局部症状消失。

2.体温恢复正常。

3.呼吸平稳通畅,无并发症发生。

(八)护理措施

1.心理护理　向患者解释疾病的病因及治疗方法,使患者树立信心。对需做气管切开的患者说明本病的特点及危害,使患者理解并积极配合治疗护理措施,不随意离开病房。

2.一般护理　嘱患者卧床休息,进流质或半流质饮食,忌辛辣,食物温度以温凉为宜,减轻对会厌的刺激。保持口腔清洁,进食后用漱口液漱口。少讲话,轻咳嗽。注意观察患者体温变化,必要时采用物理降温或根据医嘱用药物降温。

3.预防窒息　按医嘱及时给予足量的抗生素和激素类药物,并观察用药后的效果。密切观察患者的呼吸情况,如出现呼吸困难、吸气性软组织凹陷、喉喘鸣等喉阻塞症状,应及时向医生汇报,必要时吸氧、监测血氧饱和度。严重呼吸困难者行气管切开术,按气管切开术进行护理。

(九)护理评价

通过实施治疗和护理计划,评价患者是否能够达到:

①呼吸形态正常。

②体温恢复正常。

③局部症状消失。

（十）健康指导

1.平时应加强锻炼，增强机体抵抗力。生活有规律，不过度疲劳，戒烟酒，保持口腔卫生，少吃辛辣、刺激食物。

2.临近器官的疾病应积极治疗，防止感染蔓延，如发生吞咽剧烈疼痛应立即去医院就诊。

3.宣传此病的危害及预防措施，避免与过敏原接触，糖尿病患者要注意控制血糖。

## 二、声带小结和声带息肉

声带小结和声带息肉均为慢性喉炎性病变。声带小结（vocal nodules）多见于双侧声带游离缘前、中 1/3 交界处，对称性纤维结节状隆起。声带息肉（polyps of vocal cords）一般单侧多见，也可为双侧。两种疾病均为引起声音嘶哑的常见疾病。

（一）病因

1.发声不当或用声过度，也可为一次强烈发声之后引起，故本病多见于职业用声或过度用声的人，如教师、歌唱演员、销售人员、喜欢喊叫的儿童等。

2.长期慢性炎症刺激，如急慢性喉炎、鼻炎、鼻窦炎等。声带前、中 1/3 交界处为膜部的中点，在发声时振幅最大而易受到损伤，因此用声过度或用声不当会导致该处形成小结或息肉。

（二）病理

声带小结外观呈白色小隆起。声带息肉为半透明、白色或粉红色，表面光滑的肿物。两者表面均覆盖正常的鳞状上皮细胞，可有血管扩张或充血、水肿。

（三）临床表现

声带小结早期症状轻，仅用声多时感声带疲劳，时好时坏，呈间歇性。以后逐渐加重，表现为持续性声嘶。

声带息肉表现为长时间声嘶。声嘶程度与息肉大小和部位有关，息肉大者声嘶重，息肉位于声带游离缘处声嘶明显，位于声带上表面对发声影响小。声带息肉大者可堵塞声门，引起吸气性喉喘鸣或呼吸不畅。

（四）诊断/辅助检查

间接喉镜检查最为常用，如患者不能配合可做纤维喉镜检查。

（五）处理原则

1.保守治疗 早期声带小结可通过禁声、用药使声带得到充分保护和休息，小结可自行消失。儿童声带小结也可能在青春发育期自行消失。

2.手术治疗 经保守治疗无效的声带小结和声带息肉可做手术切除。手术方法包括表面麻醉纤维喉镜、电子喉镜、直接喉镜下切除以及全麻显微喉镜下切除术。

（六）护理评估

1.健康史

评估患者职业，评估患者喉部不适和声音嘶哑发生和持续的时间，有无用声不当，有无上呼吸道感染或长期吸烟史。

2.身体评估

主要表现为声嘶。

3.心理、社会状况

（1）患者因持续声嘶影响工作或形象而出现焦虑心理。

（2）患者希望解决声音嘶哑问题，但对本病发生的原因、如何保护声带、促进声带康复缺乏了解。

（七）常见的护理诊断/问题

1.知识缺乏　缺乏保护声带的知识和自我保健意识。

2.窒息的可能　与声带息肉过大有关。

（八）护理目标

1.通过治疗和护理，患者能声音复原、伤口愈合。

2.掌握保护声带的知识。

（九）护理措施

1.术前护理

（1）向患者说明手术的目的、基本过程、术中可能出现的不适以及如何与医生配合。

（2）全麻患者按全麻术前护理常规。术前常规检查，禁食、禁水 6 小时，按医嘱皮下注射阿托品以减少唾液分泌。

2.术后护理

（1）术后按医嘱用药，嘱患者轻轻将喉部分泌物吐出，观察其性状并观察患者呼吸情况，如有不适及时与医生联系。

（2）嘱患者术后 2 小时后可进温、凉流质饮食，避免辛辣食物。术后禁声 2～4 周，使声带充分休息。

（十）护理评价

1.患者能够达到声音复原、伤口愈合。

2.掌握保护声带的知识。

（十一）健康指导

1.宣传保护嗓音的知识，注意正确的发音方法，避免长时间用嗓或高声喊叫。

2.戒除烟酒，忌辛辣、刺激性食物。

3.加强身体锻炼，预防上呼吸道感染，感冒期间尽量少说话，使声带休息，同时积极治疗。

（胡萍）

# 第十四章　急危重症护理

## 第一节　急救操作技术

### 一、气管内插管术

气管插管术是需紧急解除上呼吸道阻塞,吸取下呼吸道分泌物和便于给氧、加压人工呼吸的一种急救方法。气管插管能有效地保持呼吸道通畅,便于清除气道分泌物或异物,增加肺泡有效通气量,减少气道阻力及死腔,提高呼吸道气体交换效率;便于应用机械通气或加压给氧,并利于气道雾化及气道内给药等。

（一）目的

1.保持呼吸道通畅,及时吸出气管内痰液或血液,防止患者缺氧和二氧化碳积蓄。

2.进行有效的人工或机械通气。

3.便于吸入全身麻醉药的应用。

（二）适应证

1.呼吸功能不全或呼吸困难综合征,需行人工加压给氧和辅助呼吸者。

2.呼吸、心脏骤停行心肺脑复苏者。

3.呼吸道分泌物不能自行咳出,需行气管内吸引者。

4.各种全麻或静脉复合麻醉手术者。

5.颌面部、颈部等部位大手术、呼吸道难以保持通畅者。

6.婴幼儿气管切开前需行气管插管定位者。

7.新生儿窒息的复苏。

（三）禁忌证

1.喉水肿、急性喉炎、喉黏膜下血肿、插管创伤引起的严重出血等。

2.咽喉部烧灼伤、肿瘤或异物存留者。

3.主动脉瘤压迫气管者,插管可导致主动脉瘤破裂。

4.下呼吸道分泌物潴留所致呼吸困难、难以从插管内清除者,应做气管切开。

5.颈椎骨折脱位者。

（四）操作前准备

1.器械

(1)麻醉喉镜、各种型号气管导管、牙垫、气管插管导丝、吸痰管。

(2)注射器、针头、氧气。

(3)各种型号的呼吸器。

(4)吸引器或中心负压。

(5)听诊器及简易呼吸器等。

2.患者准备

(1)先清除患者口、鼻咽内分泌物、血液或胃反流物。

（2）取下活动性义齿,清醒患者应先做好解释工作,以消除心理紧张,同时给予适当的镇静剂或肌松剂。

（3）插管前应先给予纯氧吸入,以纠正患者的缺氧状态。

3.向家属交代插管的必要性和危险性

（五）操作步骤

1.经口腔明视插管法

（1）患者仰卧,使口、咽、气管处于一条轴线。术者站在患者头顶端,右手启开口腔,左手持喉镜从患者口腔右侧插入,将舌推向左侧,暴露腭垂,将喉镜窥视片继续向前推进,待镜片进入舌根与会厌沟部后,向上、向前提起喉镜暴露声门。

（2）左手保持喉镜位置,右手持气管导管后端,使其斜面朝向左侧,轻轻转动导管使其由两声带间滑入,导管气囊进入声带下方后,取出喉镜,注意维持导管位置。对于成人管头应位于声带下 5～6cm 处。

（3）置入牙垫,用胶布将气管导管和牙垫一起捆扎固定。在气管导管前端的套囊注入 5ml 左右空气(注意有无漏气)。听诊双肺,确认导管位置后用胶布固定导管和牙垫,将气管导管与呼吸机连接,进行机械通气。

2.经鼻腔明视插管法

（1）插管前先用麻黄碱和液状石蜡滴鼻,导管选择应比口腔插管时小 2F,用弹性好、较柔软的塑料导管。

（2）适当应用诱导麻药(常用的麻醉药有 2.5％硫喷妥钠、地西泮、氯胺酮等),但麻醉不宜太深,一般不用肌松剂,使患者保持自主呼吸。

（3）先将气管导管经鼻腔送至咽喉部。

（4）明视下暴露声门,一手将导管尖端缓慢送入声门,或用导管钳将其送入声门,确认导管在气管内,将其固定,接呼吸机辅助呼吸。

（5）如插入后患者无法耐受,可适当加深麻醉,以免引起呛咳。

（六）注意事项

1.操作要轻巧准确,插管大小适宜,插管时间不宜超过 72 小时。

2.带气囊导管气囊内不宜充气过多,每小时放气 5～10 分钟,以防引起局部压迫性坏死,并使用抗生素控制感染。

3.施行气管插管前,除选择预计型号导管外,还要备好相近型号大小导管各 1 支,以便临时换用。

4.经鼻气管插管较困难、费时、损伤大,且可能将鼻腔细菌带入下呼吸道,故一般选用经口气管插管术。但在某些情况下,如患者仍有自主呼吸且无窒息、下颌活动受限、张口困难或不能将头部后仰(如颈椎骨折)等,就需要经鼻途径插管,且患者对鼻导管较经口导管易于耐受,尤适用于需较长时间插管呼吸支持的患者。

5.气管导管误入食管后应立即拔出,重新行气管内插管。

（七）护理措施

1.严密观察患者生命体征,包括血压、脉搏、呼吸、血氧饱和度、神志等。

2.保持口、鼻腔清洁,口腔护理每 4～6 小时 1 次。

3.妥善固定导管,防止患者翻身躁动时牵拉脱出。每班记录气管导管插入的长度,并做好交接班。

4.保持呼吸道通畅,定时吸痰。吸痰时应注意无菌操作,动作轻柔、迅速,每次吸引时间不超过 15 秒。用一次性吸痰管,每次吸完应更换,且口腔、鼻腔、气管导管的吸痰管不能共用。如痰液黏稠,可先向导管内注入生理盐水 2～4ml 湿化稀释痰液后再抽吸,吸痰前后均应充分给氧。

5.如果气管导管不接呼吸机,可用单层盐水纱布覆盖导管口,以湿化吸入的气体并防止灰尘吸入。

6.拔管护理　气管插管一般留置不超过 72 小时,否则应改气管切开术。

(1)拔管前应进行深呼吸、咳痰训练,以便拔管后能自行清理呼吸道。

(2)拔管时应该先吸尽口腔、鼻腔导管内的分泌物,以防拔管时误吸。

(3)拔管后立即给予面罩吸氧或高流量的鼻导管吸氧,30 分钟后复查血气分析。

(4)拔管后应注意观察患者有无声嘶、呛咳、吸气性呼吸困难等。

(5)鼓励患者咳嗽排痰,定时变换体位,叩背。

## 二、环甲膜穿刺术及切开术

环甲膜穿刺术及切开术可改善急性上呼吸道梗阻引起的缺氧,达到抢救患者生命的目的。

(一)目的

患者呼吸道内异物窒息,出现缺氧时,紧急建立人工呼吸道的方法。

(二)适应证

1.各种原因引起的上呼吸道完全或不完全阻塞,需通气急救者。

2.牙关紧闭经鼻气管插管失败,需通气急救者。

3.喉水肿及颈部或面颌部外伤致气道阻塞需立即通气急救者。

4.3 岁以下的小儿不宜做环甲膜切开而需通气急救者。

5.注射治疗药物,湿化痰液。

6.注射局麻药物为气管内其他操作做准备。

(三)禁忌证

有出血倾向。

(四)操作前准备

环甲膜穿刺针或 6 号注射针头或用作通气的粗针头,无菌注射器,1‰丁卡因溶液或所需的治疗药物,必要时准备支气管留置给药管。另加手术刀、弯止血钳,有条件者可备气管切开用品。

(五)操作步骤

1.患者取仰卧位,去枕,将肩部垫起,使头部后仰;亦可取半卧位,头部后仰。

2.常规局部皮肤消毒后,以 1‰普鲁卡因 1ml 局部麻醉。情况特别紧急时,可不必消毒;如患者已意识丧失,可不必麻醉,以免浪费时间而延误抢救。

3.环甲膜位于环状软骨与甲状软骨之间正中凹陷处。术者以左手示、中指分别固定环甲膜两侧,右手持注射器,针头斜面向下,从环甲膜正中处垂直刺入,刺穿时可感觉到阻力突然消失,并可抽出空气,患者可出现咳嗽反射。

4. 注射器固定于垂直位置,可注入丁卡因等少量表面麻醉剂,然后再换 15～18 号大针头刺入,以解除气道梗阻导致的通气障碍。

5. 做环甲膜切开时,可在环甲膜皮肤处做一长约 1.5cm 的横向切口,然后用刀尖将环甲膜切开,根据情况可再用止血钳将切口稍行扩大,再插入气管套管或钢笔杆、塑料管等,必须注意插入深浅适度,以防过深,插到气管后壁而无法通气,或过浅容易脱落。

6. 如发生皮下气肿或少量出血,可对症处理。

(六)注意事项

1. 注意定位准确。

2. 环甲膜穿刺通气用的针头及 T 型管应作为急救常规装备而消毒备用。接口必须紧密不漏气。

3. 穿刺时勿过深,以免损伤气管后壁黏膜。

4. 患者出现剧烈咳嗽时应放弃穿刺。

5. 穿刺或切口部位有明显出血时,应注意止血,以免血液反流入气管内。

6. 一次性的锐器应放在锐器盒中集中处理。

7. 经环甲膜穿刺置管时间不宜过长,以免损伤环状软骨,造成声门下瘢痕狭窄,儿童尤应注意。

8. 环甲膜穿刺或切开术仅仅是呼吸复苏的一种急救措施,不能作为确定性处理,因此,在初期复苏成功后应该改做正规气管切开或立即做消除病因的处理。

(七)护理措施

1. 注意观察患者的生命体征,包括血压、脉搏、呼吸、体温、血氧饱和度及神志。

2. 观察患者的穿刺或切开部位有无出血,有出血时应注意止血,以免血液反流入气管内。

3. 记录穿刺或切开的日期、时间。

### 三、呼吸道异物的现场急救

呼吸道异物引起呼吸道阻塞通常被认为是最具生命危险的急诊,现场急救迅速解除梗阻是抢救成功的关键。在事故现场无任何抢救器械的情况下,可采用喉异物紧抱急救法(Heimlich 紧抱急救法),婴幼儿可采取倒提拍背法,如有条件可采用环甲膜穿刺进行急救。

(一)目的
迅速清除呼吸道异物,解除呼吸道梗阻,挽救患者生命。

(二)适应证
突然发生呼吸道梗阻者。

(三)操作前准备
环甲膜穿刺术需备 16 号粗针头、皮肤消毒剂、孔巾、T 形管、10ml 注射器。

(四)操作步骤

1. 喉异物紧抱急救法

(1)患者站立时,术者于患者身后,两臂绕至患者腹前抱紧,一只手握拳以拇指顶住患者腹部,可略高于脐上、肋缘下,另一只手与握拳的手紧握,并以突然出现的快速向上冲力,向患者腹部加压(必要时可反复数次),异物可从喉部喷向口腔,并冲出体外。

(2)患者坐位时,术者可在椅子后面取站立或跪姿,使用上述手法。

（3）患者卧位时，先将其翻至仰卧位，然后术者跪姿跨于患者两胯处，以一只手置于另一只手之上，下面手的掌根部置于患者腹部（脐上胸肋缘下），以快速向上的冲力挤压患者腹部。

（4）患者自救时，以自己握拳的拇指侧置于腹部，另一只手握紧这只手，同样快速向上冲压腹部，将异物喷向口腔而排出体外。

2.倒提拍背法　本方法主要适用于婴幼儿。术者一只手握住患儿双足提起，使患儿倒立，另一只手用适当的力量拍其背部，使异物从口腔排出。

（五）注意事项

1.呼吸道异物引起的呼吸道阻塞，尤其是完全性呼吸道阻塞应争分夺秒进行抢救，因为脑缺氧时间的长短直接关系到患者的生命及复苏后的预后。

2.使用喉异物紧抱急救时，用力要适当，防止暴力冲击造成腹腔脏器损伤。

3.环甲膜穿刺术仅仅是呼吸复苏的一种急救措施，不能作为确定性处理。因此，在初期复苏成功后应改做正规气管切开或做异物摘除等处理。

4.一般情况下环甲膜穿刺部位有较明显的出血时应注意止血，以免血液反流入气管内。

5.在清除呼吸道异物、解除呼吸道梗阻过程中，如果患者发生心脏骤停，应立即进行心肺复苏。

### 四、心脏电复律术

心脏电复律是在短时间内向心脏通过以高压强电流，使心肌瞬间同时除极，消除异位性快速心律失常，使之转复为窦性心律的方法。最早用于消除心室颤动，亦称心脏电除颤。

心脏电复律术的问世给快速心律失常的治疗带来了里程碑式的飞跃。从整体上看，其疗效和安全性都大大优于抗心律失常药物。随着除颤器的普及、发展和广泛应用，电击复律术已经成为现代医学中必须掌握的主要急救技术之一。

（一）目的

用高能脉冲电流，经过胸壁或直接作用于心脏，消除心室扑动或心室颤动，使心脏恢复窦性心律。

（二）适应证

1.急诊电复律指征

（1）室上性心律失常

1）室上性心动过速：经刺激迷走神经方法及药物治疗无效，并有明显的血流动力学改变者。

2）急性心肌梗死：并发室上性心动过速、心房扑动或心房颤动，室率较快，伴有明显的血流动力学障碍者。

3）预激综合征：并发极快心率的室上性心动过速（心室率超过 200 次/分）、并发心房颤动（室率较快），药物治疗无效，伴有血流动力学明显障碍者。

（2）室性心律失常

1）心室颤动：是电复律治疗的绝对指征，应当分秒必争地进行，在 30～45 秒内转复为窦性心律最佳，最迟不宜超过 4 分钟。

2）室性心动过速：室速伴有血流动力学显著改变，并出现心力衰竭、休克等，应立即行电复律治疗。血流动力学改变不明显时，可先试用抗快速型室性心律失常的药物治疗，一旦无效立即行电复律术。

2.择期电复律指征

(1)室上性心动过速:药物及兴奋迷走神经的方法治疗无效时需考虑电复律治疗。

(2)心房扑动:常首选电复律术治疗,一般情况下心房扑动对药物治疗的反应差而电复律成功率高。

(3)心房颤动伴有下述情况时应考虑电复律术治疗

1)心房颤动时室率过快,药物控制室率不满意或伴有心绞痛频繁发作或心力衰竭,电复律后有希望改善者。

2)房颤持续时间不足1年,心脏无显著增大者。

3)近期有栓塞史者。

4)去除基本病因后房颤仍持续,如甲状腺功能亢进治愈后,心脏瓣膜病或缩窄性心包炎术后4~6个月仍为房颤者。

(三)禁忌证

1.洋地黄中毒性心律失常和(或)低钾血症引起的快速性心律失常(室颤除外)。

2.心房颤动或室上性心动过速伴高度或完全性房室传导阻滞。

3.病态窦房结综合征。

4.复律后不具备长期用药物维持治疗者或药物维持治疗下反复发生心房颤动。

5.巨大左房或二尖瓣有明显反流者。

6.心脏扩大明显,心胸比例>60%,房颤病史>5年者。

7.风湿性心脏病伴心房颤动,且风湿活动者。

8.器质性心脏病心力衰竭未纠正者。

(四)操作前准备

1.心房颤动伴有心力衰竭者,先用洋地黄等以控制心室率,改善心功能,使心率在静息状态下为70~80次/分,可提高转复成功率。但在复律前2天停用强心利尿剂,纠正低血钾或酸中毒。

2.过去有栓塞史,超声心动图发现有心房内附壁血栓及人造生物瓣膜者,均应在复律前用华法林类药物抗凝2周,复律后应继续服用至少2周。

3.心房颤动者复律前2天服用胺碘酮。

4.直流电复律除颤器、气管插管器械和急救药品。

(五)操作步骤

1.非同步直流电复律

(1)两电极板涂导电糊或用湿生理盐水纱布包裹,分别放在心尖部和胸骨右缘第2~3肋间,两电极相距约10cm,避免两电极间因盐水或导电糊而短路。

(2)打开除颤器电源开关,选择"非同步"按钮。

(3)按充电按钮,充电能量至需要水平。

(4)按放电按钮,此时患者身体抽动一下说明已放电,此后立即移去电极。

(5)观察示波器或记录心电图,判断患者心律是否已转为窦性心律。不成功时应立即准备第二次放电。不仅要观察心电,还应注意患者神志、发绀等情况。

(6)开胸手术或开胸心脏按压抢救时,消毒心电极板用消毒盐水纱布包扎后,分别置于心脏前后,充电、放电等操作与胸外心脏电除颤相同,阴极置于左心缘,阳极置于右心缘(两电极板相距应较远),能量常为 20～50J。

2.同步直流电复律

(1)患者卧于木板床上或背部垫木板,空腹并术前排空尿,建立静脉输液通道。测血压,记录 12 导联心电图以了解心律失常和 ST 段情况,接好心电示波连续监测。

(2)选择 R 波较高的导联进行观察,测试同步性能,将电钮放在同步位置,则放电同步信号应在 R 波降支的上 1/3。除颤电极板的放置位置和方法同前。

(3)常用硫喷妥钠和地西泮或丙泊酚麻醉。缓慢注入地西泮 20～30mg,同时嘱患者报数。"1,2,3……"直至患者入睡,睫毛反射消失,按压充电按钮,根据心律失常类型选用不同能量充电(单相项波除颤、心房扑动为 50～100J,心房颤动、室上性心动过速、室性心动过速为 100～150J)。一切工作人员离开床边,放电方法同前,但应持续按压放电按钮,待放完电后再松手。首次失败后间歇 5～10 分钟后进行第二次放电,能量可增加 50～100J。若再不行,可第 3 次电击。一般来说,择期性电复律一天内不超过 3 次。

(4)复律成功后,应观察患者血压、心律、呼吸,直到患者清醒。清醒后让患者四肢活动,观察有无栓塞现象。术后给予维持剂量的抗心律失常药物,胺碘酮每天 0.1～0.2g,可继续服用 3～6 个月,也可用几年。

(六)注意事项

1.室颤和室扑  应按心脏骤停复苏处理,必须分秒必争地迅速除颤。因患者神志消失,故无须行麻醉。电除颤的成功标志是心电图由室颤或室扑变成一条直线,至于是否复律,则由窦房结或房室结是否能复跳所决定。如电击后心电图为一直线而不复跳,则应注射肾上腺素及心外按压。

2."潜伏"室颤  对已经停跳的心脏进行除颤并无好处,然而在少数患者,一些导联有粗大的室颤波形,而与其相对导联则仅有极微细的颤动,或出现一条直线类似于心脏停搏,称为"潜伏"室颤,在 2 个导联上检查心律有助于鉴别这种现象。更重要的是,有研究提出"误导"心脏停搏,由于技术错误出现心搏呈现直线(如无电源、未接导联、参数设置错误、导联选择不正确),临床上这种情况多于潜伏的室颤。为了应付随时可能发生的室颤,除颤器应随时处于待机状态。建立使用检查记录以避免除颤设备性能障碍和不正确操作,而不适当地维护或电源故障通常是除颤器性能障碍的主要原因。

3.电极板  放置的部位有 2 种:一前一后,阳极放在左背部肩胛下区,阴极放在胸骨左缘第 5 肋间水平;一左一右,阴极放在左腋前线的心尖水平,阳极放在胸骨右缘 2～3 肋间处。如胸部有埋藏起搏器者,应尽量避免电极板接近起搏器。电极板应涂导电糊或垫盐水纱布,且加压使电极板紧密接触胸壁。注意两电极板不宜相接近,亦不宜让导电糊或盐水相通以免短路。

4.同步与非同步模式

(1)电复律时电流波与 QRS 波群相同步,从而减少诱发室颤的可能性,如果电复律时正好处在心动周期的相对不应期,则可能形成室颤。

(2)在转复一些血流动力学状态稳定的心动过速时,如室上性心动过速、房颤和房扑,同步模式可避免这种并发症的发生,室颤则应用非同步模式。

(3)有些室速及预激综合征并发房颤患者采用同步模式复律非常困难。因 QRS 综合波的形态变化很大,除颤器不能识别 R 波,故无法放电,此时可选择非同步模式复律。但是,室速用非同步模式电击后,可能恢复窦性节律,也可能由于电流与 QRS 波群不同步,落到心肌易损期,转变为室颤。此时应再用非同步模式除颤,使之恢复窦性节律。

(4)室速时患者如存在无脉搏、意识丧失、低血压或严重的肺水肿,可适时选择非同步电复律,以避免因反复试图用同步模式复律不成功,而延误治疗。

(5)发现室颤或无脉性室速一般应在数秒钟内给予电除颤。

5.电复律术的并发症　电复律术的并发症发生率为 4%～6%,部分并发症与麻醉有关。

(1)低血压:使用高能量放电时容易出现,不需特殊处理,数小时后自行恢复。

(2)心肌损伤及心肌顿抑:复律后可出现心肌损伤性心电图表现,可持续一段时间,不需特殊处理。

(3)心律失常:电复律术可引起多种心律失常,多数情况历时短暂,不需处理,诱发室性快速性心律失常,可再次电击治疗。

(4)栓塞:少数病例可发生肺血管或周围血管栓塞。可在术前服适量抗凝药物,但不作为常规用药。

(七)护理措施

1.操作完毕及时擦干患者胸前及电极板上的导电糊。

2.密切观察患者的神志、血压、心率、心律变化。

3.除颤位置的皮肤如有灼伤则按一般烧伤处理。

4.及时记录患者电复律的日期、时间、选择的电能、复律的效果。

(八)自动体外除颤器

自动体外电除颤(AED)使用非常方便,尤其适合急诊使用。其结构主要包括自动心脏节律分析和电击咨询系统,还可建议术者实施电击,而由操作者按下"SHOCK"按钮,即可行电除颤。

使用 AED 前,须首先判断是否有禁忌证,主要包括:患者处在水中、8 岁以下或体重<25kg 的儿童、除颤部位敷有外用药物以及患者装有起搏器或自动体内除颤器。

操作程序:患者仰卧,AED 放在患者耳旁,在患者左侧进行除颤操作,这样方便安放电极,同时可另有人在患者右侧实施 CPR。

1.四步操作法

第一步:接通电源。打开电源开关,方法是按下电源开关或掀开显示器的盖子,仪器发出语音提示,指导操作者进行以下步骤。

第二步:安放电极。迅速把电极片粘贴在患者的胸部,一个电极放在患者右上胸壁(锁骨下方),另一个放在左乳头外侧,上缘距腋窝 7cm 左右。若患者出汗较多,应事先用衣服或毛巾擦干皮肤。若患者胸毛较多,会妨碍电极与皮肤的有效接触,可用力压紧电极,若无效,应剔除胸毛后再粘贴电极。

第三步:分析心律。应确保不与患者接触,避免影响仪器分析心律。心律分析需要 5～15 秒。如果患者发生室颤,仪器会通过声音报警或图形报警提示。

第四步:电击除颤。按"电击"键前必须确定已无人接触患者,或大声宣布"离开"。当分析有需除颤的心律时,电容器往往会自动充电,并有声音或指示灯提示。电击时,患者会出现突然抽搐。第一次电击后,先不要重新开始 CPR,AED 会手动或自动重新开始心律分析。若心律仍为室颤,AED 会发出提示并自动充电,后进行第二次甚至第三次除颤。以 3 次除颤为1 组的目的是尽快判别并治疗致死性心律失常。完成 1 组 3 次的除颤后,仪器会自动停止 1分钟,以便再进行 CPR。因此,3 次除颤后,应检查患者的循环并进行 1 分钟的胸外按压和人工呼吸。

2. 电击指征

(1)重新出现室颤,3 次除颤后,患者的循环仍未恢复,复苏者应立即实施 CPR,若心律仍为室颤,则再行 1 组 3 次的电除颤,然后再行 CPR,直至仪器出现"无电击指征"信息或行高级生命支持。

(2)不要在 1 组 3 次除颤中检查循环情况,避免影响仪器的分析和电击,快速连续电击可部分减少胸部阻抗,提高除颤效果。

3. 无除颤指征

(1)无循环体征:AED 仪提示"无除颤指征"信息,检查患者的循环体征,如循环仍未恢复,继续行 CPR。3 个"无除颤指征"信息提示成功除颤的可能性很小。因此,行 CPR 后,需再次行心律分析。心律分析时,应停止 CPR。

(2)循环体征恢复:如果循环体征恢复,检查患者呼吸,如无自主呼吸,即给予人工通气;若有呼吸,将患者置于恢复体位,除颤器应仍连接在患者身体上,如再出现室颤,AED 仪会发出提示并自动充电,再行电除颤。

(九)双相波除颤器

单相波是以单方向释放电流(从正极到负极,一次放电),如果单相波逐渐降至伏特点时,则称之为"正弦衰减",如果单相波迅速下降,则称之为"指数截断"。这种采用单相波释放电流的除颤器称单相波除颤器。相反,双相波电流在一个特定的时限是正向的,而在剩余的数毫秒内其电流方向改变为负向(从正极到负极,再从负极到正极,共 2 次放电)。此双相指数截断波形能够有阻抗补偿。这种采用双相波释放电流的除颤器称为双相波除颤器。

1996 年 FDA 批准了第一台双相波自动除颤器,除颤能量固定在 150J,有研究比较其与传统单相正弦衰减波形 200J 和 360J 能量水平的除颤效果,结果表明,首次电除颤时 150J 双相波除颤器能达到与 200J 传统单相正弦衰减波形除颤器相同的除颤成功率,而前者造成 ST段的改变则明显小于后者。但目前双相波除颤最适能量尚未能确定,多首次使用<200J 的固定能量。

双相波除颤器比单相波除颤器的优点:①成效较高;②电流和电压较低,对心脏损害较小;③耗电量低,电池较轻和长寿。

总之,电复律是治疗心律失常和心脏复苏的主要方法,对于抢救严重心律失常极为有用。电复律术终止心动过速疗效明显优于药物治疗,在密切监护患者的条件下,以一精确调控的"电荷量"便可立即且安全地使心律恢复为窦性。其次,电复律术中鉴别快速心律失常是室上性还是室性也不如药物治疗时迫切,不需费时调节药物剂量,避免了药物不良反应。故电复律术具有安全、迅速、高效而又操作简便的特点,已成为一种临床常规治疗方法。

## 五、洗胃术

洗胃术即洗胃法,是指将一定成分的液体灌入胃腔内,混合胃内容物后再抽出,如此反复多次。其目的是为了清除胃内未被吸收的毒物或清洁胃腔,为胃部手术、检查作准备。对于急性中毒,如吞服有机磷、无机磷、生物碱、巴比妥类药物等,洗胃是一项极其重要的抢救措施。

(一)概述

1.目的

(1)除去胃内的有毒物质或刺激物,避免其被胃肠道吸收。

(2)减轻胃黏膜水肿,如幽门梗阻的患者,通过胃灌洗,将胃内潴留食物洗出,减少滞留物对胃黏膜的刺激,从而消除或减轻黏膜水肿。

(3)为胃肠道等手术或检查做准备。

2.适应证

(1)口服毒物中毒,清除胃内未被吸收的毒物。

(2)治疗完全性或不完全性幽门梗阻。

(3)急、慢性胃扩张。

3.禁忌证

(1)吞服强酸或强碱等腐蚀性毒物时切忌洗胃,以免造成穿孔。

(2)严重的心肺疾患。

(3)惊厥未控制者不宜插胃管,强行试插常可诱发惊厥。

(4)消化道溃疡、食管阻塞、食管静脉曲张、胃癌等患者应慎重。

(二)口服催吐法(适用于清醒、能合作的患者)

1.操作前准备　治疗盘、橡皮围裙、水桶、清水。

2.操作步骤

(1)患者取坐位,戴好橡皮围裙,水桶放置患者座位前。

(2)嘱患者自饮大量灌洗液,引发呕吐,不易吐出时,可用压舌板压其舌根刺激引起呕吐;反复进行,直至吐出的灌洗液清亮无异味为止。在此过程中要注意患者的一般情况,询问其感受,并予以必要协助,观察呕吐物,注意有无出血等。

(3)协助患者漱口,擦脸,必要时更换衣物,卧床休息。

(4)清理用物,整理患者床单位。

(5)记录灌洗液名称及液量,呕吐物颜色、气味及量,必要时将呕吐物送检。

(三)注射器洗胃法(主要用于儿童患者)

1.操作前准备　治疗盘内有:①弯盘;②治疗碗;③液状石蜡;④纱布;⑤压舌板;⑥多孔喷洒式硅胶胃管;⑦20ml、50ml注射器;⑧棉签;⑨水温计;⑩垫巾。胶布、听诊器、清水桶、污水桶、洗胃机、洗胃溶液。

操作者洗手,戴口罩。物品准备齐后携用物至患者床旁,向患者解释洗胃的目的,介绍插管步骤和插管过程中的不适,望其配合。

2.操作步骤

(1)摆体位,协助患者取左侧卧位。

(2)取垫巾放于患者头部,如有活动性义齿应先取下,弯盘置于患者口角处。

(3)右手示指分别按压双侧鼻翼查看鼻腔是否通畅。

(4)取棉签蘸清水清洁双鼻腔,选择较大一侧为插入端。

(5)插胃管

1)戴清洁手套。

2)测量插入胃管长度,由耳垂经鼻尖至胸骨剑突下 45～55cm。

3)取棉签蘸液状石蜡润滑胃管前端 14～16cm。

4)左手用纱布托胃管,右手用纱布裹胃管前端 5～6cm 处,从一侧鼻腔缓缓插入,当胃管插入 10～15cm 时(咽喉部),嘱患者做吞咽动作,轻轻将胃管推进,当插入 45～55cm 时(相当于从患者的耳垂至鼻尖再至剑突下的距离),胃管进入胃内。

(6)取 20ml 注射器连接胃管,判断胃管位置:①抽吸胃内容物,抽出胃液证明在胃内;②将听诊器放在患者胃部,用注射器向胃管内注入 10ml 空气,听气过水声;③将胃管末端置于盛水容器内,查看是否有气泡逸出。

(7)固定胃管,用 50ml 注射器抽净胃内容物,注入洗胃液约 200ml,再抽出弃去污水桶内,如此反复冲洗,直至灌洗液澄清无异味为止。

(8)冲洗完毕后,反折胃管,迅速拔出。

(四)洗胃机洗胃法

洗胃机洗胃法是采用多孔喷洒式硅胶胃管,使洗胃溶液对胃壁黏膜进行冲洗,同时将胃内污液通过胃管抽出,达到迅速排出毒物的目的。

1.操作前准备　治疗盘内有:①弯盘;②治疗碗;③液状石蜡;④纱布;⑤压舌板;⑥多孔喷洒式硅胶胃管;⑦20ml、50ml 注射器;⑧棉签;⑨水温计;⑩垫巾。胶布、听诊器、清水桶、污水桶、洗胃机、清胃溶液。

操作者洗手,戴口罩。物品准备齐后携用物至患者床旁。备齐用物,携至患者床旁,查对姓名,向患者解释洗胃的目的,介绍插管步骤和插管过程中的不适,望其配合。

2.操作步骤

(1)摆体位,协助患者取左侧卧位。

(2)取垫巾放于患者头部,如有活动性义齿应先取下,弯盘置于患者口角处。

(3)右手示指分别按压双侧鼻翼查看鼻腔是否通畅。取棉签蘸清水,清洁双鼻腔,选择较大一侧为插入端。

(4)插胃管方法同注射器洗胃法。

(5)取 20ml 注射器连接胃管,判断胃管位置,方法同注射器洗胃法。

(6)固定胃管,使用 50ml 注射器抽吸胃内容物,留做标本检测。

(7)将胃管末端与洗胃机相连接。首先将胃内液通过胃管抽出,再利用洗胃液对胃壁黏膜进行反复冲洗,直至洗出液澄清无味为止。

(8)洗胃完毕,反折胃管,快速拔出。

3.注意事项

(1)在插管过程中如遇患者有恶心或呛咳,应将胃管拔出,休息片刻后再插,以防误入气管。

(2)胃管插入困难的原因

1)气管插管术后。

2)食管痉挛。

3)躁动、不配合。此时强行插管,易造成食管和胃穿孔。食管痉挛患者可考虑先给阿托品类药物;躁动患者可考虑先镇静,再插胃管。

（3）毒物不明时,应抽出胃内容物送检,洗胃液选择清水,待毒物性质明确后,再采用拮抗剂洗胃。

（4）昏迷患者洗胃宜谨慎,应取去枕平卧位,头偏向一侧,建议先行气道保护,以免造成分泌物误入气道。

（5）在洗胃过程中应随时观察脉搏、呼吸、血压及患者腹部情况,如患者主诉腹痛,且流出血性灌洗液或出现休克体征,应立即停止洗胃操作,通知医师,并配合相应抢救工作且在记录单上详细记录。

（6）每次灌洗液量以 200～300ml 为限,须反复多次灌洗,如灌入量过多,液体可从鼻腔内涌出而引起窒息,同时还易产生急性胃扩张,使胃内压上升,增加毒物吸收,突然的胃扩张又易兴奋迷走神经,引起反射性心脏骤停,对心肺疾患者更应慎重。

（7）洗胃机压力设置不宜过大,应保持在 100mmHg,以免损伤胃黏膜。

（8）洗胃过程中应注意变换体位,以利"盲区"毒物的排出,无论何种体位,必须将头偏向一侧,防止误吸。

（9）胃管阻塞的处理方法是采用充气与间断负压吸引的方法。将洗胃机调至"停档",分离胃管,连接皮球,按漏斗式洗胃法向胃管内充气数次,然后取下皮球,将洗胃机调至"吸档",放低胃管,反复吸引 2～3 次,通畅后,再连接洗胃机继续洗胃。

（10）洗胃完毕,胃管宜保留一定时间,不宜立即拔出,以利再次洗胃,尤其是有机磷中毒者,胃管应保留在 24 小时以上。

（11）使用洗胃机前,应检查机器运转是否正常,各管道衔接是否无误。

（12）对于中毒患者,应根据毒物性质选择洗胃溶液;1605、1059、乐果等禁用高锰酸钾洗胃,否则可氧化成毒性更强的物质;美曲膦酯（敌百虫）遇碱性药物可分解出毒性更强的敌敌畏,其分解过程可随碱性的增强和温度的升高而加速。

（五）其他方法

1.灌流洗胃法

（1）患者取坐位或侧卧位,昏迷者取头低位。

（2）将胃管前端涂以液状石蜡,经口腔或鼻腔将胃管缓慢送入约 50cm。插管后如能抽出胃内容物或从胃管注入空气时在上腹部用听诊器能听到气过水声,则证实胃管已入胃内,固定胃管。

（3）插入胃管后先用注射器抽出胃内液体。将胃管末端的漏斗提高 50cm,注入洗胃液 200～300ml,然后将漏斗放低,利用虹吸原理吸出胃中液体。或用一个三通管,放在低于病床平面,一端与盛洗胃液的输液瓶相连,一端与胃管相连,另一端连接橡皮管用作排出胃内容物的通道,将连接输液瓶管道上的夹子放松,这样经胃管流入洗胃液 200～300ml,夹紧夹子,放松排出管道夹子,胃内液由虹吸原理引流至污物桶。

（4）当流出量基本等于灌入量时,再抬高漏斗,重新注入洗胃液,如此反复清洗直至流出液无味为止。

2.胃造瘘洗胃术　在一些特殊情况下因患者喉头水肿、食管阻塞或食管狭窄致胃管插入困难,或有插管禁忌证但又有严重的急性口服中毒,可行胃造瘘洗胃术,在直视条件下对胃反复灌洗。

3.气管导管引导法　临床抢救有机磷中毒患者时,经常遇到的问题是患者来诊时或来诊后很快呼吸停止,即给予气管插管机械通气,但每位患者又都需要尽快插管洗胃。由于气管插管气囊压迫食管,牙垫及气管插管改变了正常的咽部、食管及气管间的相互关系,常规方法置入胃管更加困难,有时需拔出气管导管方能插入,个别患者即使拔出气管插管胃管插入也很困难。

气管导管引导法是从通常行气管插管时气管导管有时误入食管而得到的启发。在喉镜暴露声门下,有意将气管导管插入食管作引导,选择较大号气管导管,胃管经气管导管入口处很顺利地插入胃内。

4.钢丝导引法 对于一些已进行气管插管的患者,采用钢丝导引法,不影响人工通气,可使胃管顺利插入。具体方法为:

(1)采用未开封的冠状动脉造影导引钢丝(含整的外包装塑料软管),长120cm,将两端锐利缘磨平,用碘酒消毒后备用。

(2)大号胃管(保证胃管内径大于导引管外径)根剪去顶端10cm,消毒备用。

(3)先将涂有液状石蜡的导引管插入胃管内,一端露出胃管尾部约5cm。将胃管外周涂上液状石蜡后,左手扶住胃管中段,右手持导引管通过牙垫孔,保持导引管与食管同一走向(防止抵住咽侧壁而卷曲在口腔中),轻轻插入即可顺利进入食管,估计进入深度1cm左右时,保持导引管另一端不动,借助导引管的导向将胃管送入胃内,拔出导引管即可进行洗胃等操作。

(4)也可先将导引管放入食管,再将胃管套套在导引管上,以同样方法送入胃管,导引管在跨咽部时如遇阻力,可将导引管后退至口腔,保持与食管同一方向再次插入即可进入食管。

(5)由于气管插管气囊压迫食管,导引管在跨过咽部过程中有一定突破感。此方法利用导引管内导引钢丝的韧性和外包装塑料管的硬度,加上塑料管管径细小,能很快地将胃管导入胃内,对正在进行的人工通气无不利影响,人工通气也不影响胃管的放入操作,且由于低压气囊的阻力,导引管很难进入气管。

(六)洗胃术的护理措施

1.清醒患者一定要做好解释工作,拒绝洗胃患者要家属理解取得配合。

2.为提高插管成功率,清醒患者当胃管插入10～15cm(咽喉部)时,嘱患者做吞咽动作,轻轻将胃管推进。如患者呈昏迷状态,插管前用开口器撬开口腔,当胃管插至咽喉部时,用一手托起头部,使下颌靠近胸骨柄、咽喉部弧度增大,再插至需要长度。

3.在插入胃管过程中如遇患者剧烈呛咳、呼吸困难、面色发绀,应立即拔出胃管,休息片刻后再插,避免误入气管。

4.检查胃管在胃内的方法

(1)经胃管抽出胃液。

(2)将胃管的末端置于装水碗中,查看无气泡逸出。

(3)用注射器注射10ml空气注入胃管,听诊胃区有气过水声。

5.洗胃过程如患者出现大量呕吐,可采取头低位并转向一侧,以免洗胃液误入气管内,患者出现呕吐时应及时清理口腔及呼吸道异物,保持气道通畅。

6.密切观察患者的生命体征变化,特别是呼吸的变化,解开紧身内外衣,减少呼吸运动障碍,必要时吸痰、吸氧。最好做血气分析,如氧分压低于6.65kPa(50mmHg),则应气管插管,使用呼吸机。

7. 拔管时分离胃管后注意反折夹紧,用纱布包裹胃管,嘱患者深呼吸,于呼气末时拔管,管端至咽喉部快速拔出,避免管内液体流入气管。

8. 洗胃完毕,协助患者漱口、洗脸、更换衣服,必要时洗头、擦身,更换床单、枕套、被套,做好环境清洁,整理用物,归回原处。

9. 洗胃机处理　排水→消毒清洗→关机→放固定位置备用。一次性用物用黄色垃圾袋装好送指定地点。

10. 做好洗胃记录,包括患者在洗胃过程出现的病情变化及处理,洗胃入量与出量,洗出液性质、气味、颜色,患者神志、生命体征变化等,洗胃后的进一步治疗。

## 六、呼吸机的使用

呼吸机作为急慢性呼吸衰竭的一种治疗措施,在我国得到了普遍推广应用,使呼吸衰竭的抢救成功率有了明显的提高。目前已广泛应用于急诊、麻醉、各种 ICU 及 CCU 中的呼吸功能不全患者的呼吸支持。

(一)目的

1. 改善通气功能　在保证呼吸道畅通的前提下,通过调节潮气量、呼吸频率,使患者维持足够的通气量,改善缺氧和二氧化碳潴留。

2. 改善换气功能　通过呼气末加压呼吸(PEEP)或延长吸气时间等方法,改善肺内气体分布不均匀,改善通气/血流比例失调和肺内静动脉分流增加,提高血氧分压。

3. 降低呼吸做功　应用呼吸机使呼吸肌负担减轻,耗氧量减少,有利于缺氧的改善,同时减轻心脏负担。

(二)适应证

1. 外科疾病及术后呼吸支持

(1)严重创伤,如胸外伤、颅脑外伤、胸腹联合伤所导致的呼吸功能不全者;

(2)体外循环术后呼吸支持、全肺切除术后;

(3)休克、急性胰腺炎、急性创伤、大量失血导致 ARDS 者;

(4)重症肌无力行胸腺摘除术后导致呼吸困难或缺氧危象者。

2. 气体交换功能障碍

(1)ARDS;

(2)新生儿肺透明膜病;

(3)心力衰竭、肺水肿;

(4)慢性肺部疾患。

3. 呼吸机械活动障碍

(1)神经肌肉疾病;

(2)骨骼肌疾病或脊髓病变;

(3)中枢神经功能障碍或药物中毒。

4. 麻醉及术中呼吸支持。

5. 心肺复苏术后呼吸支持。

(三)禁忌证

1. 中度以上的活动性咯血。

2. 重度肺囊肿或肺大疱。

3. 支气管胸膜瘘。

4. 未减压或引流的气胸或大量胸腔积液。

5. 心肌梗死或严重的冠状动脉供血不足。

6. 血容量未补足前的低血容量性休克。

（四）操作前准备

1. 呼吸机主机　临床上常用的呼吸机有两大类，即常频呼吸机和高频呼吸机，前者又分 3 大型：定压型、定容型和多功能型，各型呼吸机均有其各自的特点。

（1）定压型呼吸机：以压缩氧为动力，产生一定压力的气流。工作时，它能按预定压力和呼吸频率将气体送入肺内；当肺内压力上升到预定值时，送气停止，转为呼气，肺内气体借胸廓和肺的弹性回缩而排出体外。当压力下降到某预定值时，以产生正压送气。其工作时潮气量受气流速度、呼吸道阻力及肺、胸廓的顺应性影响。

（2）定容型呼吸机：依靠电力带动工作，提供一定的潮气量。工作时，将预定容积的气体在吸气期输给患者，然后转为呼气相，经过一定间歇，然后再转为吸气相。该型呼吸机上装有安全阀，当送气压力超过某一限度时，剩余潮气量即从安全阀自动逸出。在安全阀限度内，潮气量不受肺、胸廓顺应性和呼吸道压力的影响。其呼吸频率、吸气时间、呼吸时间比、氧浓度等可分别调节。

（3）多功能型呼吸机：这种类型的呼吸机结构复杂，一般兼容上述两种呼吸机的功能。

（4）高频呼吸机：其呼吸频率超过正常呼吸频率 4 倍以上。其主要工作原理是通过送出脉冲式喷射气流以增强肺内气体弥散，且不受局部肺组织顺应性及其阻力的影响，在改善通气/血流比例方面优于常频呼吸机。

2. 高压氧气管、空气管各 1 根，电源线 1～3 根。

3. 气源包括氧气和空气。

4. 减压表和扳手。

5. 管道系统及附件　主管道 5～6 根，信号管道（压力监测管及雾化管道），加温器，湿化器，雾化器，滤水杯，支撑架，管道固定夹，温度计。

6. 其他　过滤纸，无菌蒸馏水 1000ml，模拟肺，多功能电插板，可伸屈接头及无菌纱布，仪器使用登记本及笔。

（五）操作步骤

1. 根据需要选用性能良好、功能较全的机型。

2. 湿化器的水罐中放入滤纸及适量无菌蒸馏水。

3. 连接呼吸回路、测压管、雾化管及模拟肺，检查是否漏气。

4. 带机及用物至床旁，对床号、姓名，清醒患者给予解释。

5. 将高压氧气表与减压表进气口连接，连接好空气管道。

6. 接通电源，依次打开空气压缩机、呼吸机及湿化加温器开关，加温器需通电加温 5 分钟后方可给患者使用，湿化水温度以为宜，24 小时湿化耗水量要在 250ml 以上。

7. 调节方式选择键（MODE），根据需要设定通气方式。

（1）自主呼吸（SPONT）：患者自主呼吸好，辅助患者呼吸，增加氧气吸入，降低呼吸肌做功。

（2）同步间歇指令通气（SIMV）：是一种容量控制通气与自主呼吸相结合的特殊通气模式，两种通气共同构成每分通气量。这种通气方式一般用于撤机前的过渡准备。

（3）机械辅助呼吸（AMV）：指在自主呼吸的基础上，呼吸机补充自主呼吸不足的通气量部分。

（4）机械控制呼吸（CMV）：指呼吸机完全取代自主呼吸，提供全部通气量，是患者无自主呼吸时最基本、最常用的支持通气方式。

（5）持续气道正压（CPAP）：在自主呼吸的基础上，无论吸气还是呼气均使呼吸道内保持正压水平的一种特殊通气模式，有助于防止肺萎缩改善肺顺应性，增加功能残气量。可用于患者撤机前。

（6）呼气末加压呼吸（PEEP）：在呼气末维持呼吸道一定正压的呼吸方式，目的是在呼气终末时，保持一定的肺内压，防止肺泡坍陷。通常所加 PEEP 值为 $5\sim15cm\ H_2O$，使用时从低 PEEP 开始逐渐增至最佳 PEEP。"最佳 PEEP"是指既改善通气提高 $PaO_2$，又对循环无影响的 PEEP 值。

8. 设定潮气量，一般按 $6\sim10ml/kg$ 计算，可直接设置或通过流速×吸气时间设置。

9. 设定吸氧浓度（$FiO_2$）　现代呼吸机配有空－氧混合器，是一种可以使氧浓度在 21％～100％间选择的装置。通常设置在 30％～50％，脱机前 35％～40％，平时可根据血气和缺氧情况调节，在麻醉复苏过程或吸痰前后可加大氧浓度。但氧浓度大于 70％使用一般不超过 24 小时，如长时间高浓度给氧可引起氧中毒、肺损伤及婴幼儿晶状体纤维组织形成。

10. 设定呼吸频率为 10～20 次/分。吸呼比通常为 1∶1～1∶3。

11. 根据需要设定其他参数旁路气流（bias flow）：呼气期仍流入新鲜气流以减少患者呼吸做功。触发灵敏度，是指在呼吸机辅助通气模式时，靠患者自主吸气的初始动作，使吸气管中产生负压，被呼吸机中特定的传感器感知而同步协调启动呼吸机行机械通气，这种感知域即称为触发灵敏度。

12. 设置报警上、下限范围，包括工作压力、分通气量、呼吸道阻力等。

13. 再次检查管道是否连接正确、有无漏气、测试各旋钮功能，试机后与患者连接。

14. 上机后严密监测生命体征、皮肤颜色及血气结果，并做好记录。

15. 自主呼吸恢复、缺氧情况改善后试停机。脱机步骤：

（1）向患者解释，消除患者紧张恐惧心理。

（2）使用 SIMV、CPAP。

（3）面罩或鼻导管给氧，间断停机。

（4）渐停机，如停机失败可再开机，待患者病情缓解后应积极撤机。

16. 关机顺序　关呼吸机→关压缩机→关氧气→拔电源插头。

17. 用后注意呼吸机的清洁卫生　呼吸管道应先用清水冲洗，再用 1∶20 目的"84"消毒液浸泡消毒 30 分钟，最后用蒸馏水冲洗晾干备用。管道应定期采样做细菌培养。

18. 登记呼吸机使用时间与性能，清理用物放回原处。

（六）注意事项

1. 根据病情需要选择合适的呼吸机，要求操作人员熟悉其性能及操作方法。

2. 严密监测呼吸、循环指标，注意呼吸改善指征。

3. 加强呼吸管理

（1）重视报警信号，及时检查处理。

（2）保持呼吸道畅通，及时处理分泌物，定期湿化、雾化。

（3）严格无菌操作，预防感染，呼吸机管道每24小时更换1次。

（4）加强患者营养，增强患者体质。

4.加强呼吸机管理

（1）机器电源插座牢靠，不松动，保持电压在220V左右。

（2）机器与患者保持一定的距离，以免患者触摸或调节旋钮。

（3）及时倾倒滤水杯内的水。

（4）空气过滤网定期清洗。

（5）呼吸管道消毒应按程序进行。管道脆、易折、易破，应固定牢靠，避免过分牵拉。

（6）机壳表面用软布隔日擦拭1次，保持清洁。

（7）机器定期通电、检修，整机功能测试1次/年。

（李福娥）

# 第二节　急性心力衰竭

心力衰竭（heart failure）是指各种心脏疾病引起心脏结构和功能异常，导致心室充盈或射血减少的复杂的临床综合征。绝大多数情况下是指心肌收缩力下降导致心排血量不能满足机体代谢的需要，使器官、组织血液灌注不足，同时出现肺循环和（或）体循环瘀血的表现；很少数情况下心肌收缩力尚可维持正常心排血量，但由于异常增高的左心室充盈压，使肺静脉血液回流受阻而导致肺循环瘀血，称之为舒张性心力衰竭。心力衰竭时因通常伴有肺循环和（或）体循环的被动性充血，所以又称充血性心力衰竭（congestive heart failure）。心功能不全（cardiac insufficiency）是指伴有临床症状的心力衰竭，有心功能不全者，不一定全是心力衰竭。

①心力衰竭的临床类型，按其发展速度分为急性和慢性心力衰竭，按其发生部位分为左心、右心和全心衰竭，按其有无舒缩障碍分为舒张性和收缩性心力衰竭。

②急性心力衰竭系指由于急性心脏病变引起心排血量急剧、显著的降低，导致组织器官灌注不足和急性瘀血的综合征。急性右心衰竭即急性肺源性心脏病，较少见，主要为大块肺梗死引起。急性左心衰竭在临床比较常见，以急性肺水肿或心源性休克为主要表现，属于临床急危重症。本节主要介绍急性左心衰竭。

## 一、病因与发病机制

（一）病因

1.急性弥漫性心肌损害　如急性心肌炎、急性广泛心肌梗死等，引起的心肌收缩无力，导致急性心力衰竭。

2.急性的机械性梗阻　如严重的二尖瓣或主动脉瓣狭窄、左心室流出道梗阻、心房内球瓣样血栓等，可导致心脏压力负荷加重，排血受阻，导致急性心力衰竭。

3.急性心脏容量负荷过重　如急性心肌梗死、感染性心内膜炎或外伤引起的瓣膜损害，腱索断裂，心室乳头肌功能不全，瓣膜穿孔等，引起继发性心肌收缩力减弱，导致急性心力衰竭。

4.急性的心室舒张受限 如急性大量心包积液引起的急性心脏压塞,使心排血量降低、体循环瘀血,导致急性心力衰竭。

(二)诱因

1.急性感染 全身的各种感染均可引起发热、心动过速、低氧血症及代谢增高等,可进一步加重心脏负荷。其中以呼吸道感染最为常见。

2.心律失常 多种心律失常均可加重心脏负担,尤其是快速型心律失常如心房纤颤、阵发性心动过速等。

3.水、电解质紊乱 低钾血症、高钾血症、钠盐摄入过多、输液过多过快等。

4.过度劳累、精神压力和情绪激动等。

5.严重贫血、妊娠和分娩、便秘等。

6.治疗不当 洋地黄用量不足或过量、利尿过度等。

(三)发病机制

各种病因及诱因促使心脏收缩力突然严重减弱,或左心室瓣膜急性反流,心排血量急剧减少,左心室舒张末压迅速升高,肺静脉回流不畅,导致肺静脉压快速升高,肺毛细血管压随之升高使血管内液体渗入肺间质和肺泡内,形成急性肺水肿。肺水肿早期可因交感神经激活,血压过性升高,但随病情持续进展,血管反应减弱,血压会持续下降而引起心源性休克。

## 二、护理评估

(一)病史

应详细了解引起心力衰竭的基本病因和诱因。

(二)临床表现

急性心力衰竭以急性左心衰竭常见,临床上可出现以下表现:

1.急性肺水肿 为急性左心衰竭的典型表现,起病急骤,患者突然出现严重的呼吸困难,呼吸可达30~40次/min,呈端坐呼吸,可伴有咳嗽,常咳出泡沫样痰,严重者可从口鼻腔内涌出大量粉红色泡沫痰,这是急性左心衰竭的特有体征。此外患者面色苍白、口唇青紫、大汗,双肺可闻及广泛的水泡音和哮鸣音,心尖部可闻及奔马律,但常被肺部水泡音掩盖。

2.晕厥 由于心脏本身排血功能减退,心排血量减少,引起脑部缺血,发生短暂的意识丧失,称为心源性晕厥(cardiogenic syncope)。晕厥发作时心音消失或有相应的心律失常。若晕厥发作持续数秒钟时可有四肢抽搐、呼吸暂停、发绀等表现,称阿-斯综合征(Adams-Stoke syncope)。

3.休克 因心脏排血功能受损、排血量减少而导致有效循环血量不足引起的休克称心源性休克(cardiogenic shock)。收缩压降至10.67kPa以下,脉压小于2.67kPa,心率增快、脉搏细弱、皮肤湿冷、面色苍白或发绀、尿量减少、烦躁等一般休克的表现,此外多伴有原有的心脏病体征、心功能不全、体循环淤血,如静脉压升高、颈静脉怒张等表现。

4.心脏骤停 为严重心功能不全的表现,以神经和循环系统的症状最为明显,依次出现心音消失,脉搏扪不到,血压测不出,意识突然丧失或在短暂抽搐之后出现意识丧失,呼吸断续至呼吸停止,昏迷,瞳孔散大。

(三)辅助检查

1.胸部X射线检查 肺间质水肿时,肺野透亮度下降,肺纹理增粗、模糊,肺门边缘轮廓不清,呈云雾状阴影。肺泡水肿时,典型 X 射线表现为由肺门向周围扩展的蝶状阴影,大多数为两肺广泛分布、大小不等的斑片状阴影,可融合成片,严重者出现胸腔积液。

2. 心电图　根据病因不同而异,急性心肌梗死时可见心梗图形,通常有 ST－T 改变和 V1 导联 P 波终末向量负值增大。

3. 超声心动图　左心室收缩与舒张功能降低。

4. 血气分析　血气分析是临床上常用于判断机体是否存在酸碱平衡失调,以及缺氧和缺氧程度的一个重要手段。

5. 血流动力学测定　肺毛细血管楔压(PCWP)升高,右心房压正常或轻度升高,左心室舒张终末压力升高,心排指数降低。

### 三、急救与护理

(一)急救处理

1. 体位　立即将患者置于端坐位或半卧位,双下肢下垂,以减少下肢静脉回心血量,减轻心脏负荷。

2. 氧疗　通过氧疗将血氧饱和度维持在 95%～98% 水平是非常重要的,以防出现脏器功能障碍甚至多器官衰竭。首先应保持呼吸道通畅,及时清除气道分泌物。立即用鼻导管给氧,流量为 6～8L/min,吸氧浓度为 40%～60%。肺水肿患者泡沫痰明显时,湿化瓶内可放入 50% 的乙醇,可使泡沫表面张力降低而破裂,有利于改善通气,如患者不能耐受,可降低乙醇浓度至 30% 或给予间断吸入。病情特别严重者可予面罩给氧或采用无气管插管的通气支持,包括持续气道正压通气(CPAP)或无创性正压机械通气(NIPPV)。以上措施无法提高氧供时才使用气管插管、间歇或连续面罩下加压给氧或正压呼吸。

3. 迅速开放两条静脉通道,遵医嘱正确使用药物,观察疗效与不良反应。

(1)吗啡:患者常因呼吸困难而精神紧张、烦躁不安,导致全身耗氧量和心脏负担加重。吗啡可使患者镇静,降低心率,同时扩张小血管而减轻心脏负荷。早期给予吗啡 5～10mg 皮下注射,严重者 3～5mg 静脉注射,必要时 15min 后重复 1 次。因有呼吸抑制作用,使用时注意意识与呼吸改变。老年患者应减量或改为肌内注射。

(2)快速利尿剂:如呋塞米 20～40mg 静脉注射,4h 后可重复一次。

(3)血管扩张剂:可选用硝普钠、硝酸甘油或酚妥拉明等静脉滴注,须监测血压,根据血压调整剂量,维持收缩压在 100mmHg 左右,对原有高血压者血压降低幅度(绝对值)以不超过 80mmHg 为度。

1)硝普钠:为动、静脉扩张剂,静注 2～5min 起效;一般剂量每分钟 12.5～25$\mu$g。硝普钠含有氰化物,连续使用不得超过 24h,宜现用现配,不得与其他药物配伍及应用同一静脉通路。

2)硝酸甘油:可扩张小静脉,降低回心血量。患者对本药的耐受差异很大,应注意观察。一般从 10$\mu$g/min 开始,每 10min 调整一次,每次增加 5～10$\mu$g 至血压达到上述水平。

3)酚妥拉明:为 $\alpha$－受体阻滞剂,以扩张小动脉为主。以 0.1mg/min 开始,每 5～10min 调整一次,最大可增至 1.5～2.0mg/min。

4)洋地黄制剂:最适用于心房颤动伴快速心室率或已知有心脏增大伴左心室收缩功能不全者。可选用毛花苷 C 缓慢静注,首剂 0.4～0.8mg,2h 后可酌情再给 0.2～0.4mg,急性心肌梗死患者 24h 内不宜使用。

5)氨茶碱:对解除支气管痉挛特别有效,并有一定的正性肌力及扩张血管、利尿的作用。

(二)护理措施

1.观察病情

(1)生命体征:注意体温、脉搏、呼吸、血压和早期心力衰竭的表现,尤其警惕左心衰竭患者出现的夜间阵发性呼吸困难;而发现患者出现血压下降、脉搏加快时要警惕心源性休克的发生。

(2)神志变化:由于心排血量下降,脑供血不足、缺氧及二氧化碳潴留,常出现头晕、烦躁、迟钝、嗜睡、晕厥等表现,及时发现有利于早期、准确地诊断。

(3)心率和心律:注意观察心率的快慢、心律的规则与否、心音的强弱等情况,有条件最好做心电监护并及时记录,以便于及时处理。当出现下列情况时应及时报告医生:①心率超过130次/min或低于40次/min;②心律不规则;③心率突然加快或减慢;④有心悸或心前区疼痛病史者突然心率加快。

(4)肺部啰音:急性左心衰竭患者肺部听诊常有湿性啰音,从无到有,从少到多,从肺底到满肺。认真进行肺部听诊,发现上述变化,及时了解病情变化。

(5)心功能及血流动力学监测:动态监测动脉血压、PCWP、CVP等有助于评价心泵功能,指导临床选择合理的治疗方案及评价疗效。

(6)判断治疗有效的指标:自觉气急、心悸等症状改善,情绪稳定,发绀减轻,尿量增多,水肿消退,心率减慢,原有的期前收缩减少或消失,血压稳定,肺部啰音减少或消失。

2.一般护理

(1)休息:休息可以减少组织耗氧量,减慢心率,降低血压,减少静脉回流,从而减轻心脏负荷。

(2)饮食:应给予低热量、低钠、低脂、低盐、高维生素、易消化饮食。

(3)保持大便通畅:是护理心衰患者非常重要的措施。训练床上排便习惯,饮食中增加膳食纤维,如发生便秘,应用小剂量缓泻剂和润肠剂。

(4)吸氧:一般流量为2~4L/min,注意观察吸氧后患者的呼吸频率、节律、深度,随时评估呼吸困难改善的程度。

(5)加强皮肤、口腔护理:长期卧床患者应勤翻身,以防受压而发生皮肤破损。加强口腔护理以防发生由于药物治疗而引起菌群失调导致的口腔黏膜感染。

(6)心理护理:加强患者的心理护理,对待患者要态度和蔼、诚恳热情、耐心细致、体贴入微,帮助患者增强信心,配合治疗。

3.用药护理

(1)洋地黄制剂应用护理:①应熟悉常用洋地黄制剂的名称、应用方法和剂量。如常用的口服制剂地高辛,通常0.125~0.25mg/d;地高辛经肾排泄,肾功能减退者要减量。②熟悉洋地黄制剂的常见毒性反应,包括胃肠道反应如恶心、呕吐、畏食等;心律失常是最严重的毒性反应,常见有室性早搏二联律、心房纤颤伴完全性房室传导阻滞、室上性心动过速伴房室传导阻滞;神经系统症状如头痛、失眠、忧郁、眩晕甚至神志错乱;视觉改变如出现黄视和绿视。③熟悉常见毒性反应的处理。立即停用洋地黄类药物,轻度毒性反应如胃肠道、神经系统和视觉症状、一度房室传导阻滞、窦性心动过缓及偶发室性早搏等心律失常表现,停药后可自行缓解。酌情补钾,钾盐对治疗由洋地黄毒性反应引起的快速型心律失常和室性早搏有效,但肾衰竭和高血钾者禁用。苯妥英钠是治疗洋地黄中毒引起的各种早搏和快速型心律失常最安全有效的药物，50～100mg 溶于注射用水 20mL 中缓慢静注，但有抑制呼吸和引起短暂低血压等不良反应，要注意观察。④应用洋地黄制剂的注意事项：坚持个体化原则，用药剂量、疗程及方法应视具体患者而定；不能单凭心率快慢来调整药物用量，尤其是合并甲亢、贫血、心肌炎、冠心病等时，否则极易引起洋地黄过量中毒；注意纠正酸碱失衡及电解质紊乱，低钾、低镁、碱中毒时容易引起洋地黄中毒且严重；每次注射毛花苷 C 或毒 K 前应听心率 1～2min，注意心率和心律，如心室率低于 60 次/min，或心律有明显变化，均不可给药，应立即通知医生；注射洋地黄制剂时速度宜慢，一般 10～15min 注射完，注射后 30min～1h 内应听心率并记录；洋地黄与其他药物合用时应注意其相互作用，如洋地黄与吗啡、抗生素、消炎镇痛药、抗心律失常药合用时应适当减少用量，以免血药浓度过高而发生副作用；指导家属了解洋地黄的毒副作用，一旦发现立即报告。

(2)利尿剂应用护理：①应熟悉常用利尿剂的名称、应用方法及剂量，急性心衰时首选袢利尿剂，呋塞米最常用，静脉注射 20～40mg，如病情需要可于 15～20min 后重复注射。②观察药物的不良反应，记录尿量及入水量，测量血压、心率，检查精神状态、皮肤弹性、周围静脉充盈度，并检测电解质、pH 值、肌酐等。用药后尿量超过 2500mL 为利尿过快，患者可出现心率加快、血压下降等。疲乏、无力、恶心、呕吐、腹胀、腱反射减弱等常为低钠、低钾的征象。③注射时应注意技巧，大剂量强效利尿剂静脉注射速度宜慢或改为静脉滴注；给水肿患者注射时应先按压注射部位，然后在按压处用稍长针头做深部肌内注射，以免影响吸收。

(3)血管扩张剂应用护理：①熟悉常用血管扩张剂的名称、使用方法、剂量。如硝普钠对容量血管和阻力血管均有较强的扩张作用，是高血压性心脏病、急性心梗所致急性肺水肿的首选药物；硝酸甘油对各类原因所致的急性肺水肿均有明显效果，但有可能引起低血压、心动过速或过缓。②应严密观察用药前后的血压、心率等变化，防止血管扩张过度、心脏充盈不足、血压下降、心率加快等。收缩压下降不宜超过 2.67kPa 或下降幅度不宜大于原有血压的 20%；心率增快不宜超过 20 次/min。若有发现，应及时停药，抬高下肢，并马上报告医生。③正确按医嘱给药，剂量必须准确，静脉滴注应从小剂量、低速度开始，根据血压变化调整滴速，开始时每 5min 甚至 2～3min 测一次血压，或使用监护仪监测，防止血压突降。一般对血压正常或偏高者，收缩压下降不宜超过 2.67kPa，对低血压患者则不宜超过 0.67～1.33kPa，应使肺楔压维持在 2～2.4kPa，平均动脉压在 9.33～10.67kPa，动脉血压保持在 12～13.3kPa。④防止药物变质。如硝普钠是铁氰化物亚硝酸盐，其水溶液放置时遇光不稳定，应使用黑色纸张包裹输液瓶，现配现输。

4.并发症预防及护理

(1)呼吸道感染：保证室内空气流通，每日开窗通风两次，寒冷天气注意保暖，长期卧床者鼓励翻身，协助拍背，以防发生呼吸道感染和坠积性肺炎。

(2)血栓形成：长期卧床的患者使用利尿剂引起的血流动力学变化，使下肢易形成血栓。应鼓励患者在床上活动下肢和做下肢肌肉收缩，协助患者做下肢肌肉按摩。用温水浸泡下肢以加速血液循环，减少静脉血栓形成。当运动者肢体远端出现局部肿胀时，提示已发生静脉血栓，应及早与医生联系。

5.其他　应准备好除颤器、吸痰器，将抢救车推至病房内，密切观察监护仪。计算各种静脉滴注药物的剂量，防止剂量不足或过量。做好漂浮导管检查的术前准备和术后准备。

## 四、健康教育

1. 积极治疗原发心血管疾病,避免各种诱发因素。

2. 掌握活动量,以不出现心悸、气促为度,保证充分睡眠。

3. 遵照医嘱,按时服药,定期门诊随访。

4. 避免饮食过饱及控制钠盐摄入,指导食谱的选择。

5. 防止呼吸道感染。

6. 育龄妇女注意避孕。

(王飒)

# 第三节 急性肝功能衰竭

急性肝衰竭(acute hepatic failure,AHF)是由于重症肝炎、药物及感染等因素引起的急性肝细胞大量坏死、肝功能严重损害的临床综合征。其主要临床特征是起病急,进展迅速,患者原先无慢性肝病,其表现除肝性脑病外,还有进行性加深的黄疸、严重的出血倾向、急性肾衰竭、代谢紊乱等肝衰竭表现。肝性脑病常在黄疸出现数天至 8 周内发生。急性肝衰竭病情危重,进展迅速,预后凶险,病死率高达 70%~90%,是危重病急救和肝病领域中亟待解决的问题。

## 一、病因与发病机制

### (一)病因

急性肝衰竭最常见的病因是肝炎病毒,其次是药物性和中毒性,其他原因少见。但在ICU,严重感染和缺血则是急性肝衰竭的常见原因。

1. 病毒感染 急性肝衰竭患者近九成为肝炎病毒引起的,其中乙型肝炎、丙型肝炎、丁型肝炎相对较多,甲型肝炎和戊型肝炎相对较少;非肝炎病毒感染引起的肝炎以巨细胞病毒性肝炎、EB 病毒性肝炎和单纯疱疹病毒性肝炎较常见。

2. 药物、毒物、化学物质 引起急性肝衰竭的药物、化学毒物很多,包括抗结核药(如利福平、对氨基水杨酸、异烟肼、吡嗪酰胺)、四环素大量静脉滴注、氟烷、氯仿、对乙酰氨基酚、四氯化碳、非留体抗炎药等。

3. 代谢异常 急性妊娠脂肪肝引起的急性肝衰竭在首次妊娠晚期出现子痫或先兆子痫,血清转氨酶明显升高;Reye 综合征是一种遗传代谢疾病,在 6 个月至 15 岁小儿常见,表现为呼吸道感染后 6d 突然出现呕吐、并迅速进展至严重脑病;肝豆状核变性(Wilson 病)在青少年可以急性肝衰竭为首发症状,血清铜离子明显增加,引起血管内溶血。

4. 缺血性损害 低血容量性休克、大量心包积液致心脏压塞、心肌梗死、肺栓塞、严重心律失常致急性心力衰竭等情况下,肝脏严重缺血且不能及时纠正,可发生急性肝衰竭,甚至多器官功能障碍综合征。

5. 严重感染 严重感染可导致肝严重损害,甚至急性肝衰竭,这在 ICU 危重患者中很常见。

6. 其他 肝移植及部分肝叶切除患者由于移植肝的储备能力极差、急性移植物排异反应、肝内血栓形成致肝缺血等因素可发生急性肝衰竭；高热 41℃持续 6h 肝可出现大量肝细胞坏死，主要与肝循环障碍、弥散性血管内凝血和直接热损伤有关。

（二）发病机制

1.肝炎病毒导致急性肝衰竭的机制可归纳为以下两个方面：一是原发性损伤，包括免疫病理反应和病毒自身作用；二是继发性损伤，是由于肿瘤坏死因子和炎症介质等对肝的损伤结果。肿瘤坏死因子是肝库普弗细胞受毒素和损伤刺激后释放的，其又可进一步刺激其他细胞因子和炎症介质释放，形成炎症介质的瀑布样连锁反应，导致自身性损伤不断放大，最终引起急性肝衰竭。

2.药物导致急性肝衰竭的发病机制是由三个方面的作用形成的：一是药物的直接肝毒性；二是药酶在肝通过生物转化后形成的中间代谢产物，由于谷胱甘肽不足，与肝细胞大分子共价结合导致肝细胞坏死；三是药物作为半抗原与体内蛋白质结合成全抗原，再次用药时发生过敏反应（超敏反应）所致。

## 二、护理评估

（一）病史

详细了解既往有无肝炎病史、毒物接触史、药物服用史等，是否存在严重感染、妊娠等，症状是否逐渐加重，有无肝功能异常、出血倾向，有无性格、行为改变等。

（二）临床表现

急性肝衰竭的临床表现因病因不同而各异，但多数起病急、进展快、全身乏力明显，且呈进行性加重，其主要表现如下：

1.消化道症状　具有食欲不振，频繁恶心、呃逆或呕吐，腹胀明显，或发展为鼓胀；黄疸进行性加深，出现肝臭，以及肝进行性缩小；部分患者有腹水，且常为少量，同时伴肠鸣音减弱。

2.肝性脑病表现　肝性脑病是急性肝衰竭最重要的表现，临床上肝性脑病的四期表现可不典型。Ⅰ度（前驱期）为轻度性格改变和行为失常，如欣快激动或淡漠少言，衣冠不整或随地便溺，应答尚准确，但吐词不清且较缓慢，睡眠时间颠倒，有扑翼样震颤，肌张力正常，反射正常，脑电图多数正常；Ⅱ度（昏迷前期）以意识错乱、睡眠障碍、行为失常为主，定向力和理解力均减退，言语不清，书写困难，举止反常，昼睡夜醒，有明显的神经系统体征，扑翼样震颤存在，脑电图异常；Ⅲ度（昏睡期或浅昏迷期）以昏睡和精神错乱为主，大部分时间呈昏睡状态，可以唤醒，醒时尚可应答，但常有神志不清和幻觉，扑翼样震颤仍可引出，肌张力增加，神经系统体征持续或加重，锥体束征常呈阳性，脑电图异常；Ⅳ度（昏迷期）神志完全丧失，对刺激无反应，反射逐渐消失，脑电图明显异常。

3.肾功能障碍　多为功能性肾衰竭（即肝肾综合征），表现为少尿、无尿、血尿素氮和肌酐升高、代谢性酸中毒、高钾血症等。肝衰竭治疗好转或肝移植后，肾功能改善。低血压、药物和中毒引起的肾损害应除外。

4.心肺功能不全　患者出现呼吸窘迫，低氧血症，低碳酸血症和肺水肿。大部分患者发生心力衰竭或心律失常。血流动力学变化类似于脓毒性休克。Ⅳ期肝性脑病患者常出现低血压。

5.严重出血倾向　全身性出血倾向主要由于肝功能损害凝血因子合成减少所致。常见皮肤、牙龈、口腔黏膜和鼻黏膜及内脏广泛出血，约 70%患者出现消化道出血。由于广泛微血栓形成引起循环衰竭，相继出现肾、脑、心、肺等重要器官功能障碍，肝损亦加重，并加速死亡。

6.内环境紊乱　肝细胞坏死时糖原不能分解为葡萄糖,且不能有效灭活胰岛素,易发生低血糖。严重低血糖可加重脑损害。急性肝衰竭初期常因过度通气,引起呼吸性碱中毒。晚期常因脑水肿和并发气道感染,导致通气功能下降,引起呼吸性酸中毒。肾衰竭后酸性代谢产物蓄积,发生代谢性酸中毒。呕吐、腹泻、禁食、应用排钾利尿药和继发性醛固酮增多等,常导致低钾血症、低钙血症和低镁血症。肾排水障碍,渗透性利尿和细胞膜离子泵衰竭引起低钠血症。

（三）辅助检查

1.实验室检查

（1）血液生化检查:血清转氨酶升高,血总胆红素、直接胆红素、间接胆红素均升高。部分患者可表现血清胆红素明显升高,转氨酶却迅速下降,即胆－酶分离现象,提示预后不良。严重肝衰伴有低血糖、低血钾、低蛋白血症。

（2）凝血酶原时间和凝血酶原活动度:发病数天内前者即可延长而后者降低,如凝血酶原时间延长至20s以上、凝血酶原活动度低于40%可作为诊断标准之一。如前者大于50s时预后不良,是肝移植的参考指标之一;后者低于20%时绝大多数患者死亡。

2.超声检查　B型超声检查对于确定肝大小、肝的血流状态、病变进展和肝性腹水有重要意义。

3.脑电图　AHF出现肝性脑病时典型改变是频率变慢,出现$4\sim7Hz$的$\theta$波和$1\sim3Hz$的$\delta$波。昏迷时两侧可同时出现成对的高波幅的$\delta$波。

## 三、急救与护理

（一）急救处理

急性肝衰竭是以肝细胞广泛坏死为病理基础,能否逆转最主要取决于肝细胞的坏死程度和残留肝细胞的再生能力。故阻断肝细胞坏死和促进肝细胞再生是决定治疗成败的关键。

1.加强监护　由于病情进展快,患者应置于重症监护病房,严密监护,观察疾病的动态变化,给予及时处理。具体包括循环监护（血压、脉搏、心电图、中心静脉压和尿量）、呼吸监护（呼吸频率、经皮血氧饱和度和动脉血气分析）、出凝血监测（凝血酶原时间、凝血酶原活动度、纤维蛋白原、血小板和凝血因子）、肝功能监测（白蛋白、胆红素、血氨、胆固醇、甲胎蛋白、转氨酶）、颅内压监护（压力传感器、头颅CT或X射线片）等。

2.阻止肝细胞坏死、促进肝细胞再生　肝组织的再生能力很强,临床上关于此类治疗包括高血糖素－胰岛素（前者有促进蛋白分解作用,后者有促进氨基酸通过细胞膜作用,两者合用对肝细胞既有保护作用,又可促进肝细胞再生）、人胎肝细胞悬液或促肝细胞生长素（一般认为可促使肝DNA合成、促进肝细胞再生、抑制肿瘤坏死因子、阻止肝细胞坏死）、前列腺素E1（是花生四烯酸代谢过程中的中间产物,有抑制血小板聚集和免疫复合物的作用,并能扩张肝内血管、改善组织灌流）,另外苦参注射液、复方丹参注射液、山莨菪碱等也有改善肝微循环、促进肝细胞再生的作用。但由于大部分急性肝衰竭患者往往在肝细胞再生达到代偿能力以前就已经死亡,此类治疗单独使用疗效并不肯定。

3.营养与代谢支持　急性肝衰竭患者均有严重营养缺乏,应根据患者的代谢状态,决定其营养支持的水平。首先应供给足够的热量,临床上多给予10%~25%的葡萄糖液,同时给予氨基酸和脂肪乳。其中中长链脂肪乳不容易引起肝脂肪浸润,有助于肝衰竭的逆转。还应补充多种维生素和能量。新鲜血浆和白蛋白可起到扩容、改善微循环、提高胶体渗透压从而防止脑水肿、腹水形成的作用,并可补充多种凝血因子和血小板以利于防止出血。支链氨基酸有利于改善神志和促进肝细胞再生。

4.肝性脑病的治疗　一是清除和抑制肠道有毒物质及降低血氨:

(1)禁止经口摄入蛋白质,尤其是动物蛋白。

(2)给予经肠道难以吸收的抗生素以抑制肠道菌群,减少氨等有害物质的吸收,如新霉素、甲硝唑。

(3)用食醋加生理盐水清洁灌肠或用生理盐水洗肠,可减少氨的吸收(禁用肥皂水灌肠)。然后用50%乳果糖或新霉素加生理盐水保留灌肠。乳果糖也可口服或鼻饲,应达到每日排2次糊状大便,以起到降低直肠 PH 值、促使氨渗入细菌蛋白质内及抗内毒素的作用。

(4)使用降血氨药物如谷氨酸钠(水肿严重、腹水者尽量少用)或谷氨酸钾(少尿、无尿、高血钾者忌用)。二是清除或代偿假性神经递质,一般用左旋多巴静滴,等于补充神经递质,恢复正常的神经传递活动。

5.防治并发症　各种严重并发症常是急性肝衰竭的死亡原因,应积极加以防治。

(1)脑水肿的防治:常用 20%甘露醇 1g/kg,每 4～6h 一次,两次脱水之间可加用呋塞米,神志好转后可减半量;地塞米松静脉推注,连用 2～3d。

(2)肝肾综合征的防治:主要是纠正低血钾、调整液体入量、避免使用肾毒性药物。适当使用小量多巴胺静滴,改善微循环,预防高血钾。严重者可做血液透析。

(3)内毒素血症和继发感染的防治:乳果糖可以促进肠道细菌排出,与内毒素结合减少内毒素入血。警惕各部位感染,做细菌培养,尤其是厌氧菌和真菌。及时使用合理抗生素治疗,但应避免肝、肾毒性药物。

(4)出血的治疗:急性上消化道出血是常见的致死性并发症,其重要原因是急性弥漫性胃黏膜糜烂,可使用 H$_2$ 受体阻滞剂或氢离子泵抑制剂。血小板低者可输血小板悬液,凝血酶原时间明显延长者可给予新鲜血浆或凝血酶原复合物,使用维生素 K$_1$。

(5)纠正水、电解质和酸碱失衡:水摄入不宜过多,正确记录出入水量,根据血气分析和电解质变化随时调整方案。特别要注意防治低血钾和碱中毒,如每日尿量超过 500mL 时,应注意每日给予 3～6g 氯化钾。碱中毒者可静脉滴注盐酸精氨酸 20～40g/d。

6.人工肝支持　是可清除血液中各种有害物质、部分代偿肝代谢功能的装置,可暂时辅助或取代严重病变的肝,使患者过渡至肝细胞再生而康复。如血液透析、血浆置换、人工肝装置等。早期充分的人工肝支持可为急性肝衰竭患者肝细胞再生赢得宝贵时间。

7.肝移植和肝细胞移植　一般认为在并发症出现以前就应决定是否进行肝移植,但排异反应是限制其发展的重要原因。

(二)护理措施

1.观察病情　肝性脑病的早期症状常不典型,必须严密观察患者在性格、情绪、行为、精神等方面的改变以早期发现。对昏迷患者应严密观察生命体征,一有异常发现立即通知医生。严密观察并监测体温、呼吸、脉搏、血压、瞳孔、肝大小、前庭一眼反射、出入水量、血糖、血气、胆红素、凝血酶原时间、血常规、尿素氮、心电图、胸部 X 射线及鼻胃管、静脉插管等。

2.一般护理

(1)休息:在肝衰竭失代偿期,病情极不稳定,应绝对卧床休息,减少一切不必要的活动,并针对患者的悲观绝望心理注意做好患者的心理疏导工作,减轻心理负担,配合治疗。有大量腹水者应采取半卧位,使横膈下降,增加肺活量,有利于保持呼吸道通畅、减少肺瘀血。

(2)饮食:根据不同的病程及病情,加强饮食护理。以高热量、低蛋白、维生素丰富且易消化的食物为宜,适当限制动物脂肪的摄入;有肝性脑病先兆者宜禁食蛋白;维生素 B、维生素 C要足量;禁止饮酒;有腹水者应给予低盐或无盐饮食,严重者还应限制每日出入水量。

(3)环境:保持病室安静,注意温度和湿度要合适,定时紫外线空气消毒。

(4)保护患者:禁用镇静剂,躁动患者可注射安定或东莨菪碱,并加用床档或适当约束。

3.皮肤护理　黄疸皮肤瘙痒者应设法止痒,严防抓破皮肤引起感染。每日清水擦身,按摩肢体,预防褥疮。

4.输液护理　严格三查七对,根据不同用药掌握输液速度;输液完毕后长时间压迫穿刺点,以防瘀斑形成;输血时应密切注意输血反应的发生,一旦发现立即处理。

5.用药护理

(1)使用胰高血糖素－胰岛素时要随时监测血糖水平,以调整胰高血糖素的用量。

(2)抗生素的使用要严格遵守医嘱,掌握用药时间,保证血内浓度。腹水感染者可在腹腔内注入抗生素,注意向腹腔内穿刺时必须严格无菌操作,防止腹膜炎发生。

(3)使用降氨药物时要注意禁忌证,使用精氨酸时不宜与碱性药物配伍。

### 四、健康教育

大多数急性肝衰竭的病因是肝炎病毒,积极预防和治疗各型肝炎无疑是预防急性肝衰竭的有效措施;肺结核患者在治疗期间按时检查肝功能可及时发现与预防急性肝衰竭的发生;各种引起急性肝衰竭的其他原因也可通过早期检查而得到及时发现与预防。

(朱爽)

# 第四节　多器官功能障碍综合征

多器官功能障碍综合征(multiple organ dysfunction syndrome,MODS)是指机体遭受严重感染、创伤、烧伤、休克、急性胰腺炎和药物中毒等损害,24h 之后同时或序贯发生 2 个或 2个以上器官功能不全,并达到各自器官功能障碍诊断标准的临床综合征。

MODS 与其他器官衰竭的区别在于:

1.原发损害为急性。

2.继发受损器官为远隔部位,发病前继发受损器官功能良好,发病中伴应激、全身炎症反应综合征(SIRS)。

3.致病因素往往不是导致器官损伤的直接原因。

4.二次打击,常有几天的间隔。

5.其功能障碍与病理损害程度不一致,病理变化没有特异性。

6.发展迅速,一般抗休克、抗感染及支持治疗难以奏效,死亡率高。

7.可逆转,一旦治愈不留后遗症,不会转入慢性阶段。

## 一、病因与发病机制

（一）病因

1. 感染性因素　MODS 中，严重感染引起者占 80%～85%，常见的感染包括脓毒症、肺感染、化脓性胆管炎、弥漫性腹膜炎和泌尿系统感染等。

2. 非感染性因素　严重创伤、大手术、大面积烧伤、低血容量性休克、再灌注损伤、肠道黏膜屏障损害及长时间高氧吸入、血透致不均衡综合征。

（二）发病机制

MODS 的发病机制仍未阐明，目前认为有以下几个方面。

1. 失控的全身炎症反应，促炎/抗炎平衡失调　炎症反应的积极意义体现在它是适度和可控的。但炎症反应在主要发挥保护功能的同时，机体也在付出一定的代价。革兰氏阴性菌感染时，由于 LPS 和类脂 A 的刺激作用，引起机体多种内源性前炎症介质大量释放，导致休克和炎症损伤。缺血/缺氧损伤和创伤可刺激大量肿瘤坏死因子释放，激发复杂的网络系统，继之白细胞介素－1 的合成、分泌增加，加重机体炎症反应。当炎症反应占优势，表现为炎症反应综合征，机体炎症反应失控、内环境失衡，导致 MODS。

2. 感染与内毒素　通过直接及间接作用致大量细胞因子激活，形成瀑布样炎症反应。

3. 微循环与缺血再灌注损伤　组织代谢障碍（组织氧输送减少，组织氧利用障碍），氧自由基损伤，血管内皮细胞和中性粒细胞的相互作用。

4. 肠道细菌易位与内毒素增敏效应　机体内环境严重紊乱，多种内源性促炎抗炎介质分泌增加，肠屏障功能损伤，肠道细菌移位（肠道细菌透过受损肠黏膜屏障入血，经门静脉循环或体循环等血液循环抵达远隔器官的过程）及内毒素增敏效应（MODS 患者血中可溶性脂多糖受体 CD14 表达显著升高且成正比），肠源性感染。肠道细菌和毒素移位为炎症反应提供了丰富和不竭的刺激物质，导致炎症反应持续发展。

5. 血管内皮细胞、中性粒细胞机制　血管内皮细胞和中性粒细胞的相互作用：缺氧、酸中毒、炎症介质增加、内毒素等引起内皮细胞功能受损，血管通透性升高，抗凝物质释放减少，促凝物质增加，导致 DIC，缩血管物质释放增加，扩血管物质释放减少，血管异常收缩，白细胞与血管内皮细胞间黏附，释放炎症介质，引起组织细胞损伤。

## 二、护理评估

（一）病史

应注意询问有无诱发 MODS 的因素，如严重感染、严重创伤（创伤严重度评分大于 25）、大面积烧伤、大手术、低血容量性休克、再灌注损伤、肠道黏膜屏障损害及长时间高氧吸入、血透等；询问饮食、大小便及睡眠情况。观察缺氧和二氧化碳潴留的症状和体征，了解血气分析的变化及电解质检查结果；注意监测心率、心律、血压的变化；观察皮肤黏膜有无出血点、瘀斑；评估意识状态及神经精神状况。

（二）临床表现

MODS 的临床过程有两种类型：①一期速发型，是指原发急症发病 24h 后有两个或更多的器官系统同时发生功能障碍，如急性呼吸窘迫综合征（ARDS）＋急性肾衰竭（ARF），弥散性血管内凝血（DIC）＋ARDS＋ARF。由于原发急症甚为严重，24h 内患者即可因器官衰竭而死，一般归于复苏失败，未列为 MODS。②二期迟发型，是先发生一个重要系统或器官的功能障碍，常为心血管、肾或肺的功能障碍，经过一段近似稳定的维持时间，继而发生更多的器官系统功能障碍。

1. MODS 的诊断要点

(1)有引起 MODS 的原因，如严重创伤、休克及感染等。

(2)致病因素的作用与 MODS 发生具有一定时间间隔，一般在 24h 以上。

(3)有实验室及其他检查的结果和数据。

(4)MODS 是急性疾病时出现的序贯性器官功能障碍，不是慢性疾病终末期的多器官功能障碍。

2. MODS 的诊断标准　国内外对于 MODS 的诊断尚无统一标准。近年来，临床上多采用 Knaus 提出的 MODS 诊断标准。

(1)呼吸功能障碍(存在下列一项以上)：①呼吸频率低于或等于 5 次/min，大于或等于 49 次/min；②$PaCO_2$ 大于或等于 6.67kPa(50mmHg)；③肺泡动脉氧分压差($P_{A-a}O_2$)大于或等于 46.55kPa(50mmHg)呼吸支持超过 3d。

(2)心血管系统功能障碍(存在下列一项以上)：①心率小于或等于 54 次/min；②平均动脉压低于或等于 6.67kPa(50mmHg)；③出现室性心动过速或室颤；④血 pH 值小于或等于 7.24，$PaCO_2$ 大于或等于 6.67kPa(50mmHg)。

(3)肾功能障碍(存在下列一项以上)：①尿量少于或等于 479mL/24h，尿量少于或等于 159mL/8h；②血尿素氮(BUN)大于或等于 100mg/dL(71.39mmol/L)；③血肌酐大于或等于 3.5mg/dL(309.41mol/L)。

(4)肝功能障碍(存在下列一项以上)：①凝血酶原时间超过正常对照 4s；②血清胆红素超过 102mol/L。

(5)血液和凝血功能障碍(存在下列一项以上)：①白细胞计数少于或等于 $1.0×10^9$/L；②血小板少于或等于 $20×10^9$/L；③红细胞比容小于或等于 20%。

(6)神经系统功能障碍：格拉斯哥昏迷评分法评分小于或等于 6。

## 三、急救与护理

(一)MODS 的预防

目前对 MODS 的治疗主要是进行综合治疗和器官功能的支持。因对其病理过程缺乏有效的遏制手段，一旦发生 MODS，病死率极高，处理 MODS 的关键在于预防。下面是预防 MODS 的基本要点。

1.提高复苏质量，重视患者的循环和呼吸，尽可能及早纠正低血容量、组织低灌流和缺氧。现场急救和住院治疗过程中，应及时处理失血、失液、休克、气道阻塞、换气功能低下等。各项措施都要强调时间性，因为组织低灌流和缺氧的时间愈久，组织损害就愈重，缺血的再灌注损伤也更严重。

2.防治感染是预防 MODS 极为重要的措施。明确的感染灶必须及时引流，彻底清除坏死组织。尽可能使感染灶局限化，减轻毒血症。应根据致病菌和药物敏感试验选用有效抗生素。

3.尽可能改善全身情况，如体液、电解质和酸碱度的平衡、营养状态等，酸中毒可影响心血管和肺;碱中毒可影响脑;营养不良可降低免疫功能、消耗肌组织等。

4.及早治疗任何一个首先继发的器官功能障碍,阻断病理的连锁反应,以免形成 MODS。临床经验证明,治疗单一器官功能障碍,胜过治疗 MODS。早期识别器官功能障碍,就可做到在出现明显的器官衰竭以前进行早期治疗干预。

5.处理各种急症时应有整体观点,尽可能达到全面的诊断和治疗。诊断不但要明确主要的病变,还要了解主病以外其他重要器官的功能有无改变。治疗要根据具体病情的轻重缓急采取措施,首先是抢救患者生命。要全面考虑,不能顾此失彼而诱发 MODS。

(二)MODS 的治疗

1.病因治疗 首先应消除病因和诱因。如感染诱发者,根据感染部位、致病菌种类和药敏试验结果选用广谱有效抗生素控制感染;腹腔脓肿者,积极引流和进行腹腔冲洗。

2.对抗炎症介质 目前应用较广泛的有抗氧化药,如维生素 A、维生素 C、维生素 E、辅酶 $Q_{10}$ 和半胱氨酸等。还有 TNF$-\alpha$ 单克隆抗体、黄嘌呤氧化酶抑制药也已应用于临床,尚能改善 MODS 患者的预后。

3.营养支持 MODS 患者的代谢特点是处于持续的高分解代谢状态、耗氧量增加,胰岛素阻抗,葡萄糖的利用受到限制,蛋白质的急性丢失使器官功能受损,严重的营养不良导致免疫功能低下。营养支持的目的是:①补充蛋白质及能量的过度消耗;②维持或增强机体抗感染能力;③维持器官功能和创伤后期组织修复的需要。

4.中和毒素 内毒素血症是 MODS 的主要始动因素,应积极清除,从而阻断疾病进展。常用的方法有:

(1)控制感染。

(2)防止肠道细菌和内毒素易位,可口服不被肠道吸收的抗生素,用多黏菌素 E100mg、妥布霉素 80mg、两性霉素 500mg 混合成 10mL 溶液口服或经鼻饲管注入,每天 4 次。

5.器官功能支持 MODS 由于缺乏特殊治疗,因此器官功能支持可以说是最基本的治疗,使受累的器官能度过危险期而趋向恢复,保护尚未受累的器官免受损害。

(1)心脏和循环的支持:恢复循环血容量,保证重要器官灌注。必要时应用血流导向气囊导管(Swan$-$Ganz 导管)监测心排血量和肺毛细血管楔压,据此调整输液速度、种类和指导血管活性药(多巴胺、多巴酚丁胺和酚妥拉明)的应用。根据心律失常类型应用相应抗心律失常药物,有心功能不全者可使用正性肌力药物毛花苷 C。

(2)肺的支持:MODS 时肺是最早受累器官,表现为 ARDS。积极控制和治疗 ARDS 是治疗 MODS 的关键。维持呼吸道通畅,吸痰,雾化吸入,必要时气管切开吸痰。积极纠正低氧血症,据情给予面罩或鼻导管给氧;难治性低氧血症者行高频通气,必要时机械通气。

(3)肾的支持:保证和改善肾灌注,维持尿量在 30mL/h 以上。应用多巴胺和酚妥拉明保护肾,防止肾功能恶化,避免应用肾毒性药物。少尿者应用呋塞米。经适当补液和应用利尿药后仍持续少尿或无尿时,及时采取血液净化技术。伴有急性肾衰竭、严重高钾血症和代谢性酸中毒的 MODS 患者,首选血液透析。

(4)肝的支持:维持适当的循环血容量,应用适量葡萄糖液,防止低血糖,保证热量摄入以减少蛋白质分解。并发肝性脑病者,应用支链氨基酸,纠正氨基酸代谢紊乱。适量补充新鲜血浆,加强单核/吞噬细胞功能。

(5)胃肠道的支持:应激性溃疡出血是 MODS 常见的胃肠功能衰竭症状。临床常规应用抗酸药（$H_2$ 受体阻断药、胃黏膜 $H^+$ 泵抑制药）、胃黏膜保护药（硫糖铝、生长抑素）和止血药（凝血酶）。MODS 患者黏膜 pH 值升高，应用抗酸药可促使肠道细菌繁殖、黏膜屏障破坏、毒素吸收、细菌易位，加速 MODS 的发展。可选用中药大黄。实验证明，大黄具有活血止血、保护胃黏膜屏障功能、清除氧自由基和炎症介质、抑制细菌生长的作用，对应激性溃疡出血有较好疗效。出血不能控制或发生穿孔时应手术治疗（缝扎止血或全胃切除）。此外，早期进行胃肠道内营养，补充谷氨酰胺，能促进肠蠕动恢复，有利于肠道菌群平衡，保护胃黏膜。

（6）血液系统支持：主要治疗 DIC。早期及时行抗凝治疗。抗凝药常选用肝素、双嘧达莫（潘生丁）、阿司匹林等；溶栓药有尿激酶、链激酶及重组组织型纤溶酶原激活剂（rt—pA）。纤溶期时，在肝素治疗基础上配合应用抗纤溶药，如 6—氨基己酸和氨甲环酸等。根据病情输注血小板悬液、凝血酶原复合物和各种凝血因子。

（7）中枢神经系统支持：纠正低血压，改善脑血流。头部局部采用低温疗法，降低脑代谢率。选用甘露醇、呋塞米、地塞米松等防治脑水肿，可交替使用或联用。应用胞磷胆碱、脑活素等促进脑代谢。

（三）监测

1.血流动力学监测　监测血压、中心静脉压、肺毛细血管楔压和心排血量。

2.呼吸功能监测　MODS 时肺常是最先受累的器官。监测呼吸功能有助于及时发现肺功能障碍。

（1）呼吸频率、节律和幅度：观察呼吸频率超过 35 次/min，伴有呼吸困难者，应考虑机械呼吸。

（2）肺功能：监测潮气量、功能残气量和肺顺应性等。肺顺应性低于 50mL/kPa 时必须使用呼吸机。

（3）X 射线检查：显示肺野点状阴影，提示散在肺泡内渗出。

（4）动脉血气分析：吸入氧浓度为 50％时，如 $PaO_2$ 低于 8.0kPa（60mmHg），应行机械通气支持。

3.肾功能监测

（1）尿量：尿量是监测肾功能最简单和敏感的指标。应精确记录每天尿量。

（2）血尿素氮和血肌酐：血尿素氮大于 17.8mmol/L，血肌酐大于 177～381.2mol/L，并有逐渐增高趋势，或原有肾病史，血肌酐增加 2 倍以上者，考虑急性肾功能障碍，必要时进行血液透析治疗。

4.肝功能监测　测定血清胆红素、丙氨酸氨基转移酶（ALT）和门冬氨酸氨基转移酶（AST）。血胆红素大于 34mmol/L，ALT、AST 超过正常值 2 倍，或有胆—酶分离时应考虑肝功能异常。

5.凝血功能监测　主要包括血小板计数、纤维蛋白原、因子Ⅷ、因子Ⅴ、凝血酶原等，动态测定这些指标有利于早期发现和处理凝血功能障碍。

6.中枢神经系统功能监测　包括神志、神经系统定位体征。重症患者可以有嗜睡甚至昏迷。

（四）护理

1.了解 MODS 发生病因　尤其要了解严重多发伤、复合伤、休克、感染等常见发病因素，做到掌握病程发展的规律性并有预见性的护理。

2.了解各系统脏器衰竭的典型表现和非典型变化 如非少尿性肾衰竭、非心源性肺水肿、非颅脑疾病的意识障碍、非糖尿病性高血糖等。

3.加强病情观察

(1)体温:MODS多伴有各种感染,一般情况下血温、肛温、皮温间各差0.5~1.0℃,当严重感染合并脓毒血症休克时,血温可高达40℃以上,而皮温可低于35℃以下,提示病情十分严重,常是危急或临终表现。

(2)脉搏:了解脉搏快慢、强弱、规则与否和血管充盈及弹性,其常反映血容量和心脏、血管功能状态,注意交替脉、短绌脉、奇脉等表现,尤其要重视细速和缓慢脉象,当其出现时提示心血管衰竭。

(3)呼吸:注意快慢、深浅、规则与否等,观察是否伴有发绀、哮鸣音、"三凹征"(胸骨上凹、锁骨上凹、肋间隙凹)、强迫体位及胸腹式呼吸变化等,观察有否深大库氏(Kussmaul)呼吸、深浅快慢变化的陈-施氏(Cheyne-Stokes)呼吸、周期性呼吸暂停的毕奥(Biot)呼吸、胸或腹壁出现矛盾活动的反常呼吸,以及点头呼吸等,这些均属垂危征象。

(4)血压:在MODS时不但应了解收缩压,亦要注意舒张压和脉压,其反映血液的微血管冲击力。重视在测血压时听声音的强弱,此亦反映心脏与血管功能状况。

(5)意识:在MODS时,脑受损可出现嗜睡、朦胧、谵妄、昏迷等,观察瞳孔大小、对光和睫毛反射。注意识别中枢性与其他原因所造成的征象。

(6)心电监测:密切注意心率、心律和ECG图像变化并及时处理。

(7)尿:注意尿量、色、质量密度、酸碱度和血尿素氮、肌酐的变化,警惕非少尿性肾衰竭。

(8)皮肤:注意皮肤颜色、湿度、弹性、皮疹、出血点、瘀斑等,观察有无缺氧、脱水、过敏、DIC等现象。加强皮肤护理,防治褥疮发生。

(9)药物反应:应用洋地黄制剂有恶心、呕吐等胃肠道反应,黄、绿色视,心电图变化等。应用利尿剂可发生电解质失衡,尤其钾的改变。应用血管扩张剂,首先应判断血容量是否补足,静脉宜从小剂量、低速度开始,根据血压变化调整滴速,防止"首剂综合征"发生(有的患者对血管扩张剂特别敏感,首次用药即可发生晕厥等严重低血压反应);同样亦不能突然停用血管扩张剂,否则有发生病情反跳的危险。应用抗生素常可发生皮疹等过敏反应,应予注意。

4.保证营养与热量的摄入 MODS时机体处于高代谢状态,体内能量消耗很大,患者消瘦,免疫功能受损,代谢障碍,内环境紊乱,故保证营养至关重要。临床上常通过静脉营养和管饲或口服改善糖、脂肪、蛋白质、维生素、电解质等供应。长链脂肪乳剂热量高但不易分解代谢,且对肺、肝有影响,应用中长链脂肪乳剂可避免以上弊端。微量元素(镁、铁、锌)补充亦予以一定重视。

5.防止感染 MODS时机体免疫功能低下,抵抗力差,极易发生感染,尤其是肺部感染,有时结核也会发生,应予高度警惕。褥疮是发生感染的另一途径。因此,MODS患者最好住单人房间,严格执行床边隔离和无菌操作,以防止交叉感染。注意呼吸道护理,定时拍背。室内空气要经常流通,定时消毒。杜绝各种可能污染机会。

## 四、健康教育

1.应让患者及家属了解发生MODS的病因及诱因,注意尽量避免持续存在的炎症病灶、大剂量应用糖皮质激素、大量反复输血、使用抑制胃酸药物、营养不良、高乳酸血症、嗜酒等,并积极治疗原发病。

2. 正确认识、对待疾病,树立战胜疾病的信心,采取乐观的态度与疾病做斗争,避免焦虑及过度紧张。

3. 指导家属合理用药,避免使用对肝、肾有毒性的药物,保护重要器官,尽快恢复器官功能。

4. 要求家属亲友给予患者精神及物质的支持。

（高锐）

# 第五节　高热

发热(fever)是指体温调节中枢在各种原因作用下引起功能紊乱,使机体产热增多,散热减少,人体体温升高超出正常范围。一般认为,当腋下温度超过 38.5℃、口腔温度超过 39℃ 或直肠温度超过 39.5℃ 称为高热。

## 一、病因

引起高热的原因很多,临床上主要分为感染性与非感染性两大类,以前者多见。

1. 感染性发热　包括各种细菌、病毒、支原体、立克次体、螺旋体、真菌、寄生虫引起的急、慢性感染性疾病,其中,以细菌和病毒感染较常见。

2. 非感染性发热　凡是病原体以外的各种原因引起的发热均属于非感染性发热。常见原因如下。

(1)体温调节中枢功能障碍:常见于中暑、安眠药中毒、脑出血或颅脑外伤等。其产生与体温调节中枢直接受损有关,使体温调定点上移,造成发热,临床表现特点为高热无汗。

(2)变态反应性发热:主要是由于抗原－抗体复合物激活白细胞释放内生致热原而引起发热,如药物热、输液反应、血清病等。

(3)内分泌及代谢疾病:见于甲亢、嗜铬细胞瘤、高血压发作。

(4)无菌坏死物质吸收热:包括机械性、物理性或化学性因素所致组织损伤,如大面积烧伤、内出血或大手术,血管栓塞所致心、肺、脾等内脏梗死或肢体坏死,恶性肿瘤所致细胞破坏等。

## 二、发病机制

1. 致热原性发热　是引起发热的最主要因素。高热是机体在内源性或外源性致热原的作用下,使体温调节中枢的调定点上移而引起的调节性体温升高。外源性致热原包括细菌、病毒、立克次体、衣原体、寄生虫等及其代谢产物,尤以内毒素如脂多糖类物质、抗原－抗体复合物等最为重要。由于外源性致热原分子量较大,不能直接通过血－脑屏障,一般不直接作用于体温调节中枢,而是通过刺激、诱导白细胞、单核细胞和组织吞噬细胞产生、释放内源性致热原如白细胞介素、肿瘤坏死因子和干扰素等,使下丘脑体温调节中枢的调定点上升而引起发热。

2. 非致热原性发热　由于下丘脑体温调节中枢直接受损,或机体存在引起产热过多或散热减少的疾病,影响正常体温调节过程,使产热大于散热,引起发热。

### 三、健康史

1. 病史及流行病学　应详细了解患者发病的季节、地区、职业、传染病接触及预防接种史、高热的时间、起病急缓、诱因、程度、特点及身心反应等;是否伴有寒战、畏寒、大汗或盗汗等;是否伴有咳嗽、咳痰、腹泻、头痛、出血、皮疹等;起病后用药情况,包括药物名称、剂量、用法、疗效等;起病后一般状况,如精神、食欲、睡眠、大小便等。

2. 身体评估

(1)观察生命特征:测量体温、脉搏、呼吸、血压,观察其发热的变化规律及变化特点,判断其热型。同时注意观察患者神志的变化。

(2)临床观察:观察皮肤、黏膜有无黄染、出血点、皮疹,淋巴结及肝有无肿大,注意皮疹的疹型、分布特点、皮疹与发热的关系,这有助于对病因的判断。

(3)系统检查:根据主诉,对各系统进行针对性检查。如心脏听诊有无杂音,肺部有无干、湿性啰音和实变体征,腹部肝、脾是否肿大及肌肉、关节有无肿痛等。

3. 心理状况　高热患者易产生焦虑、紧张心理。尤其是治疗效果不好、体温持续不退的患者,其心理负担更重。

### 四、临床表现

发热患者一般症状为面色潮红、呼吸急促、烦躁、抽搐甚至昏迷。临床上由于病因不同,其热型(体温曲线)也不同,及时发现热型特征有助于临床治疗和护理。

1. 热型特征

(1)稽留热:体温持续在39℃以上,达数天或数周,24h内体温波动范围不超过1℃。常见于大叶性肺炎、伤寒高热期等。

(2)弛张热:又称败血症热型。体温持续在39℃以上,波动幅度大,24h内温差达2℃以上,但都在正常水平以上。常见于败血症、风湿热、浸润性肺结核及化脓性感染等。

(3)间歇热:高热期与正常体温有规律的交替进行。体温可骤然升至39℃以上,持续数小时或更长时间,然后很快下降至正常或正常以下,经过一段间歇时间后又再次升高并反复发作,无热期可持续1d或数天。常见于疟疾、急性肾盂肾炎等。

(4)波状热:体温逐渐升高达39℃或以上,持续数天后又逐渐下降至正常水平,数天后又逐渐上升,周而复始,形成波浪状。常见于布氏杆菌病。

(5)回归热:体温骤升至39℃或以上,持续数天后又骤降至正常水平,数天后又出现高热,高热期与无热期如此规律的交替出现。见于回归热、霍奇金病等。

(6)不规则热:体温变化无规律,持续时间不定。常见于结核病、流行性感冒、风湿热、支气管肺炎、肿瘤等。

2. 伴随症状及特征

(1)高热伴寒战,特别是发热前有明显寒战:可见于肺炎球菌肺炎、脓毒症、急性肾盂肾炎等。

(2)高热伴肝、脾肿大与腹部压痛:可见于急性肝胆系统感染,如肝脓肿、急性胆囊炎等。

(3)高热伴咳嗽、气促、咳痰:多见于上呼吸道感染、肺脓肿、胸膜炎、肺炎等。

(4)高热伴心悸、呼吸困难、发绀:多见于细菌性心内膜炎、急性心肌炎、急性心包炎等。

（5）高热伴恶心、呕吐、腹痛、腹泻等症状：多见于急性胃肠炎、痢疾、食物中毒、急性胰腺炎、急性阑尾炎等。

（6）高热伴肾区叩击痛和尿急、尿频、尿痛：多见于泌尿系统感染等。

（7）高热伴肝、脾、淋巴结肿大：可见于急性淋巴细胞白血病、脓毒症、恶性组织细胞病等。

（8）高热伴头痛、抽搐、意识障碍等神经系统症状：可见于乙型脑炎、急性化脓性脑膜炎等。

（9）高热伴各种形态的皮疹：可见于结缔组织病、变态反应性疾病、血液病及某些传染病（如麻疹、猩红热等）。

（10）高热伴皮肤黏膜出血：可见于重症感染及某些急性传染病，如流行性出血热、病毒性肝炎等，也可见于某些血液病，如白血病、再生障碍性贫血等。

## 五、辅助检查

1.血常规检查　白细胞总数及中性粒细胞数增加，中性粒细胞核左移或出现中毒颗粒等对感染性疾病的诊断有重要参考价值，但严重感染时白细胞往往会下降，伴有嗜酸颗粒细胞增多，可见于猩红热、霍奇金病；单核细胞增多，可见于活动性肺结核、单核细胞白血病。

2.尿、粪常规检查　有助于泌尿、消化系统感染性疾病的诊断。

3.X射线、超声心动图、腹部B型超声检查　可协助诊断呼吸、循环及消化系统疾病。如超声心动图可诊断急性渗出性心包炎和感染性心内膜炎等。

4.CT、MRI检查　可确定颅内占位性病变和盆腔、膈下、腹腔深部脓肿等感染性疾病。

5.血液学检查和骨髓检查　对怀疑血液系统疾病的患者在血常规检查的基础上再做出凝血时间、凝血酶原时间、骨髓穿刺等检查。

6.其他检查　根据患者情况做血培养、分泌物培养、肝肾功能等检查。

## 六、急救处理

1.病因治疗　积极寻找病因，对原发病进行治疗和护理。如病因不明的发热，应进一步观察检查，可给予支持治疗，以便发现热型并进一步做其他检查，待明确诊断后再做处理。

2.迅速降温迅速而有效地将体温降至38.5℃左右是治疗的关键。

（1）物理降温：首选，简便安全，疗效较快。适用于高热而循环良好的患者。

1）方法：①头部置冰帽及冰袋冷敷：在前额及腋窝、腘窝、腹股沟等大血管走行处放置冰袋，但要保留一侧腋窝用于测量体温。②冰水擦浴：适用于高热、烦躁、四肢末梢灼热者。③温水擦浴：适用于寒战、四肢末梢厥冷者，水温为32～35℃，以免冰冷刺激而加重周围血管收缩。④乙醇擦浴：用温水配成30%～50%的乙醇擦拭。⑤冰水浸浴：患者取半卧位，浸于水温在4℃或15～16℃的冷水中，水面不超过患者的乳头平面，并用力按摩颈部，躯干及四肢皮肤。随时控制水温，使之保持恒定；每浸浴10～15min将患者抬离水面，测肛温一次。如体温降至38.5℃时即停止浸浴。如体温再次上升至39℃以上，可再次浸浴。⑥冷盐水灌肠。

2）注意事项：①擦浴方法是自上而下，由耳后、颈部开始，擦拭全身皮肤，直至患者皮肤微红，体温降至38.5℃左右；②不宜在短时间内将体温降得过低，以防引起虚脱；③伴有皮肤感染或有出血倾向者，不宜皮肤擦浴；④注意补充液体，维持水电解质平衡；⑤遵循热者冷降，冷者温降的原则；⑥物理降温效果不佳者可适当配合药物降温或冬眠等措施。

(2)药物降温:只是对症处理的措施,不要忽视病因治疗。用药前要防止患者虚脱。常用药物有阿司匹林、吲哚美辛(消炎痛)、激素等。

(3)冬眠降温:使用以上措施体温仍高,尤其是烦躁、惊厥的患者,可在物理降温的基础上使用冬眠药物,可以降温、镇静、消除低温引起的寒战及血管痉挛。常用冬眠1号(哌替啶100mg,异丙嗪50mg,氯丙嗪50mg)全量或半量静脉滴注。该药物可引起血压下降,使用前应补足血容量,纠正休克,并注意血压变化。

3. 对症支持治疗　烦躁、惊厥、颅内压增高等应及时处理;呼吸困难者应吸氧,必要时可将气管切开,机械通气;注意补充营养和水分,保持水、电解质平衡,保护脑、心、肾功能及防止并发症。

## 七、护理措施

1. 一般护理

(1)卧床休息:使患者处于安静、通风、舒适、温湿度适宜的环境中,有条件时应将患者安置在有空调的病房内,无空调设备时,可采用室内放置冰块、电扇通风等方法来降低室温。烦躁、惊厥的患者,适当的约束四肢,防止坠床或自伤,并保持呼吸道通畅。

(2)饮食护理:持续的高热可以消耗大量的水分和能量,引起代谢改变;高热又可导致胃肠活动减弱、消化液分泌减少,所以应给予患者高蛋白、高维生素、高热量、易消化的流质或半流质饮食,鼓励患者多饮水、多吃新鲜蔬菜和水果,及时补充盐和水分,促使体内毒素排出。

(3)口腔护理:因高热患者唾液分泌减少,口腔黏膜干燥,易发生口腔感染和黏膜溃破等,所以应注意清洁口腔。高热昏迷患者尤其重视口腔护理。

(4)皮肤护理:降温过程中大汗的患者,应及时更换衣裤及被褥,保持干爽、清洁、舒适。有出血倾向者,应防止皮肤受压与破损。卧床的患者,要定时翻身,防止褥疮。

2. 病情观察

(1)注意患者体温、脉搏、呼吸、血压、神志变化:以了解病情及观察治疗反应,特别应注意体温的变化,尤其在降温过程中,应持续测温或每5min测体温一次,避免降温速度过快、幅度过大,导致患者虚脱或休克,年老、体弱患者尤应注意。一般降至38～38.5℃为宜。

(2)观察伴随症状的变化:以协助医生明确诊断。

(3)观察末梢循环情况并记录出入量:高热伴四肢末梢厥冷、发绀,往往提示病情严重。经治疗后体温下降和四肢末梢转暖、发绀减轻或消失,则提示治疗有效。

3. 伴随症状的护理

(1)高热伴烦躁、惊厥的护理:应将其置于保护床内,并放牙垫或开口器于上下磨牙间,以防止舌头被咬破;适当约束四肢,防止坠床或自伤。

(2)高热伴呼吸困难的护理:痰液黏稠不易咳出时可雾化吸入,拍背,协助患者咳痰;咳嗽无力或昏迷无咳嗽反射者,可用负压吸引器吸出气道内的分泌物。保持呼吸道通畅,必要时吸氧。

(3)高热伴昏迷的护理:应严格执行昏迷者的常规护理,注意补充营养,预防并发症。

(4)高热伴关节疼痛的护理:体温升高时,应让患者绝对卧床休息;退热后可适当活动,但不能剧烈,可适当做肌肉按摩,指导患者多做主动和被动运动。

4. 用药护理　使用药物降温时还应注意观察血压的变化,防止因大量出汗、失水、失钠而引起周围循环衰竭。

5.心理护理　患者可因暂时病因不明确,及伴随有呼吸困难、抽搐等表现,而产生焦虑、恐惧、悲观,甚至绝望等心理不良反应。所以应主动向患者及其家属讲解感染的常见原因及预防感染的方法,鼓励患者参与制订护理计划,提高其对预防感染知识的理解,增强其控制感染的信心。

### 八、健康教育

1.自我监测　教会患者或家属掌握正确测量体温的方法及注意事项,了解引起发热的诱因、伴随症状、高热的特点和发热过程,以便及时就医。

2.自我护理　向患者介绍一些与疾病有关的救护知识,指导患者进行简单的自我护理。

(1)高热期间患者应多卧床休息,避免受凉,居室内空气要流通,每日定时通风,但避免对流。

(2)高热患者应给予高热量、高维生素、清淡易消化饮食,并多饮水,勿吃辛辣、刺激性食物。小儿高热时应防止脱水,可口服补液。

(3)保持皮肤干燥、清洁。注意口腔卫生,防止口干、口臭、口腔溃疡、舌炎等。

(4)掌握高热的护理常识,如乙醇擦浴的适应证和禁忌证、禁忌擦拭的部位、使用解热镇痛药和其他药物的注意事项、防止用药不当引起的并发症等。特别要注意小儿高热的预防和控制,避免出现高热惊厥。

3.自我保健　教育患者注意生活规律,强调合适的体育锻炼,增强抗病能力。预防感冒,有病及时治疗,在医护人员指导下用药,防止其病情发展。

(刘秀梅)

# 第六节　昏迷

意识(consciousness)是机体对自身及外界环境感知并能做出正确反应的状态。意识障碍(disturbance of consciousness)则是机体对内外环境的刺激缺乏反应的一种病理状态,可表现为嗜睡(somnolence)、意识模糊(confusion)、昏睡(stupor)和昏迷(coma)。昏迷是严重的意识障碍,其主要特征为随意运动丧失,对外界刺激失去正常反应并出现病理反射活动。它不是一种疾病而是多种疾病共同的结果。

### 一、病因

1.颅脑疾病

(1)颅脑感染性疾病:如脑脓肿、各种脑炎、脑膜炎、脑寄生虫病等。

(2)颅脑非感染性疾病:①脑血管疾病:如脑出血、脑缺血、蛛网膜下腔出血、脑血栓形成、脑栓塞等;②颅脑损伤:如脑挫裂伤、硬膜外血肿、脑震荡等;③脑占位性疾病:如脑肿瘤、脑脓肿等;④癫痫。

2.全身性疾病

(1)严重感染性疾病:如败血症、中毒性肺炎、中毒性痢疾、感染性休克等。

(2)水、电解质及酸碱平衡紊乱:如严重脱水、稀释性低钠血症、高氯性酸中毒、低氯性碱中毒等。

(3)呼吸及循环系统疾病:如呼吸衰竭、心力衰竭、阿一斯综合征、严重心律失常、休克等。

(4)内分泌及代谢性疾病:如肝性脑病、尿毒症、甲状腺危象、低血糖、糖尿病酮症、酸中毒及高渗性昏迷等。

(5)严重中毒:包括工业中毒,如苯胺中毒等;农药中毒,如有机磷、有机氯中毒等;药物中毒,如镇静药、酒精中毒等;食物中毒,如杏仁、河豚中毒等,以及一氧化碳中毒。

(6)物理因素损害及其他:如淹溺、中暑、触电、减压病、严重创伤等。

## 二、发生机制

人的意识活动需要神经系统很多结构和核团的广泛参与,其中脑干上行性网状激活系统和大脑皮质的广泛区域与意识活动关系密切。脑干上行性网状激活系统广泛接受各种感觉和外界刺激信息的传入纤维,并发出大量投射纤维非特异性地投射到大脑皮质的广泛区域,维持人的睡眠与觉醒状态。任何病理改变影响到脑干上行性网状激活系统或大脑皮质的广泛区域,使觉醒状态不能维持,就会产生意识改变或意识丧失而昏迷。

## 三、健康史

对昏迷患者应尽快通过知情人详细询问病史,了解发病经过,为病例做出可能的诊断或提供重要线索。如原有高血压病史者突然出现昏迷,首先考虑脑血管意外;以煤炉取暖、关闭门窗睡觉者发生昏迷,提示一氧化碳中毒的可能等。因此,昏迷病史对于疾病的诊断具有十分重要的意义。一般包括下面几方面内容。

1. 病史

(1)发病经过:询问昏迷的发病过程、起病急缓。如急性起病者多见于急性感染、颅脑外伤、急性脑血管病、中毒、触电等;脑血栓形成常于安静状态下发病;急性起病而历时短暂者,常提示轻度脑外伤、癫痫、过性脑供血不足等;昏迷发展较缓慢者,常为某些慢性疾病如尿毒症、肺性脑病、肝性脑病、颅内占位性疾病等。

(2)是否为首发症状:了解昏迷是首发症状还是某些疾病发展过程中逐渐发生,若是首发症状者则提示颅内病变居多,若为逐渐发生则昏迷前必有其他症状,可提供病因诊断。

(3)既往史:重点了解患者有无高血压、癫痫、糖尿病、传染病,以及其他严重的心、脑、肝、肾等重要脏器疾病史,对昏迷的判断常有帮助,如脑出血昏迷患者常有高血压、动脉硬化史等。

(4)发病年龄和季节:有高血压史的中老年患者,应想到脑出血的可能;青壮年患出血性脑血管疾病者,以脑血管畸形为多;年幼者,在春季以流行性脑膜炎多见,夏秋季则常见于中毒性菌痢、乙脑等。

(5)发病现场:应询问发病现场的环境情况。现场环境有高压电线断落时应考虑电击伤可能;有安眠药瓶和农药瓶遗留应注意安眠药中毒和有机磷农药中毒。

2. 身体评估　许多症状和体征能提示脑损害的部位和性质,可帮助诊断。昏迷伴有脑膜刺激征,常见于蛛网膜下腔出血、脑膜炎等;反复头痛、呕吐并伴偏瘫多见于脑出血、颅脑外伤、颅内血肿等;昏迷伴抽搐,常见于癫痫、高血压脑病、脑栓塞、子痫等。

3. 心理状况　询问患者日常思想情绪,工作情况和婚恋、家庭生活情况,了解有无精神刺激因素及服用安眠药的习惯等。

### 四、临床表现

1. 意识障碍的程度　判断患者的意识障碍程度可以根据患者的语言应答反应、疼痛刺激反应、肢体活动、瞳孔大小和对光反应、角膜反射等检查做出。意识障碍包括嗜睡、意识模糊、昏睡、昏迷等程度不同的表现,临床中其各种不同程度的表现不是固定的,而是随疾病的发展变化的。起病缓慢的昏迷患者在出现昏迷过程中可依次表现为:

(1)嗜睡:是程度最轻的意识障碍,患者呈持续睡眠状态,但可被声音、疼痛或光照等轻度刺激唤醒,醒后能正确、简单的回答问题和做出各种反应,反应较迟钝,刺激去除后很快又再入睡。

(2)意识模糊:是较嗜睡程度更深的意识障碍,患者表现对时间、地点、人物的定向能力发生障碍、思维混乱,语言表达无连贯性,应答错误,可能有错觉、幻觉、兴奋躁动、精神错乱、谵语等表现。

(3)昏睡:是较严重的意识障碍,患者处于沉睡状态,仅能被压眼眶、用力摇动身体等较强的刺激唤醒,一旦刺激停止,立刻又进入沉睡状态,醒后回答问题困难。

(4)昏迷:是最严重的意识障碍,预示病情危重。患者表现意识完全丧失,不能唤醒,无自主运动。按其程度不同可分为:①浅昏迷:患者的随意运动丧失,对周围事物和声音、强光等刺激均无反应,仅对强烈的疼痛刺激(如压迫眶上神经)有肢体简单的防御性运动和呻吟伴痛苦表情。各种生理反射如吞咽、咳嗽、瞳孔对光、角膜反射等存在。脉搏、呼吸、血压无明显变化。可出现大小便潴留或失禁。②中度昏迷:对周围事物及各种刺激全无反应,对剧烈刺激偶可出现防御反射。各种生理反射均减弱。脉搏、呼吸、血压有所变化。大小便潴留或失禁。③深昏迷:全身肌肉松弛,对周围事物和各种刺激全无反应,各种反射均消失。呼吸不规则,血压下降,大小便失禁。

目前通用格拉斯哥昏迷分级(glasgo coma scale,GCS)计分法进行检查。该方法为世界许多国家所采用。GCS 是根据患者眼睛、语言,以及运动对刺激的不同反应给予评分,从而对患者的意识状态进行判断(表 14-1)。该方法还能对病情的发展、预后、指导治疗提供较为可信的客观数据。

表 14-1　GCS 昏迷评分法

| 睁眼反应 | 评分 | 言语反应 | 评分 | 运动反应 | 评分 |
|---|---|---|---|---|---|
| 自动睁眼 | 4 | 回答切题 | 5 | 遵嘱动作 | 6 |
| 呼唤睁眼 | 3 | 回答不切题 | 4 | 刺痛能定位 | 5 |
| 刺痛睁眼 | 2 | 单音语言 | 3 | 对刺痛能躲避 | 4 |
| 不能睁眼 | 1 | 呻吟声 | 2 | 痛刺激肢体屈曲 | 3 |
|  |  | 不能言语 | 1 | 痛刺激肢体伸直 | 2 |
|  |  |  |  | 不能运动 | 1 |

GCS 计分法按睁眼、语言和运动 3 种反应 15 项检查,合计被观察总分为 3~15 分。判断时对患者分测 3 种反应并给予记录,再将各个反应项目的分值相加,求其总和,即可得到被查患者意识障碍程度的客观分数。正常人为 15 分,8 分以下为昏迷,3 分者为深度昏迷。

2. 生命体征的变化

(1)体温:体温升高常见于严重感染性疾病。中枢性高热为持续性体温升高,不出汗,无寒战,四肢温度不高,体温上升与脉搏增快不成比例即脉搏相对缓慢,周围血象也无明显增高;急骤高热提示脑干出血、中暑、抗胆碱能药物中毒。体温下降见于酒精中毒、周围循环衰竭、巴比妥类药物中毒。老年人严重感染时体温也可不升。

(2)脉搏:脉搏变慢见于颅内压增高,如减慢至 40 次/min,则见于心肌梗死、房室传导阻滞;脉搏增快可见于高热或感染性疾病,如增快至 170 次/min 以上则见于心脏异位节律;脉搏先慢后快伴血压下降,考虑脑疝压迫脑干、延髓生命中枢衰竭。

(3)呼吸:呼吸异常为重症昏迷的表现之一。呼吸深大见于代谢性酸中毒、败血症、严重缺氧等;呼吸减弱见于颅内压增高、碱中毒、肺功能不全、镇静剂中毒等;呼吸深而慢、脉搏慢而有力、血压增高,为颅内压增高的表现;呼吸异常伴气味异常:糖尿病呼吸气味呈烂苹果味,尿毒症呈氨气味,肝性脑病呈腐臭味,有机磷中毒呈大蒜味,酒精中毒呈乙醇味;昏迷晚期或脑干麻痹时中枢性呼吸衰竭,可出现潮式呼吸、失调性呼吸、叹息样双吸气呼吸等。

(4)血压:血压急剧上升常见于高血压脑病、子痫、颅内压增高等;血压急剧下降可见于休克、心肌梗死、中毒性痢疾、糖尿病昏迷、安眠药中毒等。一般急性颅脑损伤多不发生休克,如血压低下超过 1h,应警惕有无合并胸腹部或四肢、骨盆等损伤出血。

3.神经系统及其他检查

(1)瞳孔:观察昏迷患者的瞳孔变化,对确定昏迷的病因、损害部位、病变程度、抢救治疗和预后判断帮助极大,是昏迷的重要观察指标。①双侧瞳孔散大:常见于濒死状态、严重尿毒症、子痫、癫痫发作,以及阿托品类药物、$CO$、$CO_2$ 中毒等;②双侧瞳孔缩小:可见于脑桥出血,以及吗啡类、巴比妥类、有机磷类药物中毒等;③一侧瞳孔散大:可见于动眼神经麻痹、小脑幕切迹疝;④病侧瞳孔缩小:可见于脑疝发生早期、颈交感神经麻痹。

(2)脑膜刺激征:脑膜刺激征包括颈项强直、布氏征、克氏征等。阳性反应见于蛛网膜下腔出血,各种脑膜炎、脑炎或枕骨大孔疝。

(3)运动功能:对侧大脑半球病变常出现偏瘫;肌张力增高常见于基底节和内囊处病变;肌张力降低则多见于急性皮质脊髓束受损;而深昏迷时肌张力完全松弛;扑翼样震颤或多灶性肌阵挛为代谢性脑病和肝性脑病所常见。

(4)反射与病理征:脑局限性病变常表现为单侧角膜反射、腹壁反射或提睾反射减弱或消失,以及深反射亢进或病理征等。以上改变若呈双侧对称性则多与昏迷有关;如昏迷加深则表现为浅反射减退甚至消失而深反射由亢进转为消失。

(5)眼底:在颅脑外伤或颅内出血后 12～24h 可出现视神经盘水肿、糖尿病、尿毒症、高血压脑病、血液病时可见视网膜出现广泛的渗出物或出血。

(6)皮肤:皮肤发绀提示缺氧;皮肤呈樱桃红色可能为一氧化碳中毒;皮肤瘀点见于细菌性、真菌性败血症或流行性脑脊髓膜炎和血小板减少性紫癜、皮肤色素沉着见于肾上腺皮质功能减退。

## 五、辅助检查

1.常规检查　可做血、尿、大便常规及血糖、电解质、血氨、血清酶、肝肾功能、血气分析等检查,根据以上常规检查结果,进一步选择特殊检查以辅助昏迷的诊断。

2.特殊检查　脉搏不规则可先行心电图检查以明确诊断是否有心血管系统疾病,或进一步做超声心动图检查,有助于心脏疾病确诊等;糖尿病患者可行床旁血糖仪监测血糖;对怀疑有服毒或大剂量用药者可对其分泌物或排泄物进行化验;对疑有颅内病变者可根据需要选择脑电图、CT、磁共振、X射线、脑血管造影检查等。

### 六、急救处理

急救原则:迅速采取措施,积极维持基本生命体征,避免脏器功能的进一步损害,尽快寻找和治疗病因。

1.**体位** 对昏迷患者一般取平卧位,避免搬动,头偏向一侧,防止舌后坠,尤其对于有脑部疾患引起昏迷的患者,应尽量使其头部固定。如有颅内压高的患者可抬高床头300～400mm。

2.**通畅气道** 患者头偏向一侧,松解衣领、腰带,取出义齿,并及时清除口、鼻腔及呼吸道分泌物、呕吐物;舌后坠影响呼吸者,可用舌钳将舌拉出;深度昏迷患者可行气管插管,必要时气管切开,保持气道通畅,防止窒息;若患者有呼吸困难或缺氧时,无论是否伴有发绀都应给予氧气吸入,必要时行人工气囊辅助呼吸。

3.**降低脑代谢、减少耗氧、消除脑水肿** 昏迷状态时脑组织缺血、缺氧、水肿,应常规应用高渗脱水剂如20%甘露醇、呋塞米等,常用20%甘露醇125～250mL快速静脉滴注,每日2～3次。但脱水期间应注意补充血容量,防止肾衰竭;为保持脑功能应给予促进脑细胞功能恢复的药物和辅酶A、三磷腺苷(ATP)、胞磷胆碱、脑活素、肾上腺皮质激素等,有助于患者脑功能的恢复,减少致残率,也可静脉或肌内注射纳洛酮对抗内源性阿片类物质释放增加造成的损害,注意补充葡萄糖,保证脑的能量供应;同时也可采用头部置冰袋或冰帽,对高热、躁动和抽搐者可用低温冬眠疗法以降低脑耗氧量及代谢率,提高脑对缺氧的耐受性。一般体温降至33℃,脑体积缩小约1/3,能有效降低脑血流量和颅内压,减轻脑水肿,也有助于大脑皮质功能的恢复。常用的冬眠合剂为:氯丙嗪50mg、哌替啶100mg,用生理盐水混合至20mL,首次用量10mL肌内注射,再根据体温情况隔4～6h肌内注射5mL,将体温控制在37℃以下。同时局部可用冰帽或冰袋给予辅助降温。低温冬眠疗法的有效标志是:镇静好,但呼之能应答,患者对物理降温无御寒反应,体温控制在预定范围内。要保持有效的低温冬眠疗效,实施降温的要求是:早、低、稳、缓。早是在脑水肿高峰之前进行降温;低是要求头部温度降至28℃,肛温降到33℃;稳是要求降温过程应是逐步降至要求温度,不能幅度过大忽高忽低,上下波动;缓是要求复温时不宜过快,适合的速度是每24h复升温度1～2℃。

4.**对症处理** 有颅内压增高者,及早用20%甘露醇250mL快速静脉滴注,或选用呋塞米(速尿)、地塞米松等,若深昏迷患者颅内压大于15mmHg或伴有不规则呼吸,应尽早气管插管,使用人工呼吸机过度通气,以便使脑血管收缩,降低颅内压;有循环衰竭者,应补充血容量,酌情选用升压药,纠正酸中毒;必要时用人工呼吸器及呼吸兴奋剂,可选用洛贝林、尼克刹米(可拉明)等;高热者应降温;有抽搐者抗惊厥;防治感染;及时纠正水电解质紊乱,并注意补充营养,保证每日总热量在6280～8370kJ。

5.**病因治疗** 及时祛除病因,阻止病情进一步恶化是昏迷治疗十分重要的环节。常见病因治疗包括:

(1)颅内占位病变者如有手术指征应尽快手术根治病灶。

(2)脑中风者应判断是梗死还是出血,分别进行处理。出血局限、但病情进展者应酌情手术清除血肿。

（3）药物中毒者应在实施洗胃和输液等加速排毒的措施外，使用有效药物对抗处理。

（4）一氧化碳中毒、放射损伤者应迅速搬离现场，并对症处理。

（5）颅内感染或全身感染者应进行感染菌药敏试验，采用敏感的抗生素给予静脉输入。

（6）对低血糖性昏迷应立即静脉注射高渗葡萄糖，对高血糖性昏迷则以胰岛素纠正高血糖。

（7）肝性脑病者给予谷氨酸等药物治疗。

（8）休克患者应给予保暖、补充血容量、积极稳妥地应用抗休克药物，保持有效的循环功能。但应注意控制日入量不超过 3000mL，以免加重脑水肿。

## 七、护理措施

1. 密切观察病情变化　根据患者病情严重程度，确定意识、瞳孔、体温、脉搏、呼吸及血压的观察测定时间，昏迷初期病情严重者测量时间每 15～30min 一次；病情较轻者可 0.5～1h 测一次；病情稳定者可逐渐增加观察间隔时间，如每 4h 一次。测定结果应及时准确记录，并注意观察昏迷和清醒的时间。观察中应密切注意 GCS 指数变化，如发现指数迅速下降，则提示有中枢神经系统继发性损害的可能，如发生脑水肿、出血及脑缺血等，必须及时通知医生，迅速进行救治。

2. 保持呼吸道通畅　对昏迷患者密切监护，让患者平卧位，尽量避免搬动，头偏向一侧，定时吸痰，并持续给予氧气吸入，注意观察患者呼吸幅度，是否有口唇、指甲发绀等缺氧征象，必要时进行气管插管。如插管时间持续较长，应及时进行气管切开，加压给氧。呼吸抑制者应给予呼吸中枢兴奋剂。自主呼吸停止者，则需给予人工呼吸或机械通气。长期卧床者易发生坠积性肺炎，所以应在呼吸道充分湿化的基础上，定时翻身、叩背，及时吸痰，防止呼吸道分泌物或呕吐物误吸入气道。定期更换吸氧导管，以保持清洁和通畅。

3. 基础护理　昏迷患者完全丧失自理能力，必须确实做好基础护理，以减少并发症。

（1）维持正常的排泄功能：昏迷患者一般要留置导尿管，应保持尿管通畅，避免尿管扭曲受压，引流管应保持向下，并给予足够饮水量（病情不允许者除外）。在导尿管破损或更换尿袋时注意无菌技术操作，定时清洁尿道口并行膀胱冲洗，尿管及时更换，防止尿路感染。清醒时及时拔除，诱导自主排尿；便秘 3d 以上者可给予开塞露，服缓泻药或灌肠，并涂抹保护性润滑油，防止肛周皮肤糜烂和感染。

（2）皮肤护理：定时翻身，每 2h 一次，必要时 30min 一次；被动活动肢体并保持肢体处于正常的功能位置。给予局部皮肤组织按摩，每日用温水清洁皮肤一次，保持患者皮肤的清洁干燥，出汗时应及时更换衣服；床铺也应保持清洁、干燥、平整、无渣屑。注意对四肢及骶尾骨骼隆起部位给以气圈或海绵衬垫，对受压处可蘸少许 50% 乙醇给以按摩，每次 3～5min，以改善局部血液循环，防止褥疮形成。

（3）五官护理：根据患者口腔环境选用不同的溶液，每天进行 3～4 次口腔清洗，注意观察口腔有无真菌感染、黏膜溃疡及腮腺炎等并发症，及时给予针对性治疗；及早拔除松动牙齿，预防口腔炎及腮腺炎；口唇涂润滑剂；张口呼吸者，口盖湿纱布；保护眼睛，避免感染，每日用抗生素眼药水点眼，眼睑不能闭合者涂以四环素软膏或硼酸软膏，并戴眼罩保护或用消毒的凡士林纱布覆盖，以免角膜干燥或受伤，防止角膜炎的发生。

（4）营养支持：保证患者足够的营养和水分，根据病情通过胃肠道或胃肠外的方法予以高热量、高蛋白、高维生素、易消化的流质饮食,提高机体抵抗力,防止并发症发生,并做好胃肠营养管的护理,定时观察其回吸液,以便早期发现上消化道的出血。

### 八、健康教育

1.疾病知识介绍

(1)向患者及其家属讲解引起昏迷的原因及诱因,并注意避免,积极治疗原发疾病如高血压、脑膜炎等。

(2)让患者及其家属了解昏迷对人体的危害,一旦发生要及时送医院抢救。

2.出院指导

(1)需长期服药者,要在医生指导下进行,不能随意停药。

(2)对留有后遗症者,要尽早进行功能锻炼,促进肢体功能恢复,防止畸形发生。

(3)对生活中的各种意外情况应充分认识并积极预防,如冬季使用煤炉、煤气时应加以防护,安眠药、农药应妥善保管,各种能诱发原有疾病加重的因素应积极避免,如高血压患者应避免干重活、情绪激动等。

(4)对老年、慢性病患者单独外出时,应随身携带注有姓名、诊断等信息的卡片。

(方威)

## 第七节 呼吸困难

呼吸困难(dyspnea)是呼吸功能不全的一个重要症状。患者主观感觉空气不足或呼吸费力,客观表现为呼吸节律、频率、幅度的异常改变,严重者张口抬肩,鼻翼扇动,口唇、皮肤、黏膜发绀,辅助呼吸肌参与活动。根据发病快慢可分为急性、慢性和阵发性呼吸困难。从临床表现进行分类,可分为吸气性、呼气性和混合性呼吸困难。

### 一、病因

1.呼吸系统疾病

(1)气道阻塞:如喉部、气管、支气管的炎症,水肿、肿瘤或异物所致的狭窄或阻塞,慢性阻塞性肺疾病,支气管哮喘等。

(2)肺部疾病:如肺炎、肺结核、肺脓肿、肺不张、肺水肿、肺淤血等。

(3)胸廓疾病:如严重胸廓畸形、肋骨骨折、胸膜增厚、大量胸腔积液等。

(4)肺血管疾病:如肺梗死、肺栓塞、肺动脉高压等。

(5)神经肌肉疾病:如急性多发性神经根炎、重症肌无力、药物导致呼吸机麻痹、脊髓灰质炎病变累及颈髓等。

(6)膈运动障碍:如膈麻痹、大量腹腔积液等。

2.循环系统疾病 各种原因所致的左心或右心功能不全、心包填塞、缩窄性心包炎等。

3.其他

(1)中毒:如尿毒症、酸中毒、药物中毒或一氧化碳中毒等。

(2)血液病:如重度贫血、高铁血红蛋白血症、碳化血红蛋白血症等。

(3)神经精神因素:如脑出血、脑外伤、脑膜炎等颅脑疾病引起呼吸中枢功能障碍而引起的呼吸困难;精神因素所致的癔症性呼吸困难综合征。

## 二、发病机制

1. 肺源性呼吸困难　主要由呼吸系统各种疾病引起。

(1)阻塞性和限制性通气功能障碍,致使肺泡通气、换气不足,肺泡氧分压下降和二氧化碳分压升高。多见于支气管平滑肌痉挛、气管内异物、胸廓或胸肌运动障碍等。

(2)由于通气不足或过度通气,使肺泡气体与血流不能充分进行气体交换,通气/血流比例失调,最终引起动脉血氧分压下降,导致组织缺氧。

(3)由于病理性的肺泡毛细血管膜增厚,肺泡、毛细血管弥散距离加大,气体弥散功能障碍,而引起呼吸困难。

2. 心源性呼吸困难　主要由左心衰竭和右心衰竭引起。

(1)左心衰竭发生呼吸困难的机制是:①心排血量减少,肺瘀血,使肺血流灌注障碍;②肺泡弹性降低,肺活量减少,使气体弥散功能障碍;③肺泡张力增高和肺循环压力增高。前者刺激牵张感受器,通过迷走神经而兴奋呼吸中枢;后者对呼吸中枢产生反射性刺激而引起呼吸困难。

(2)右心衰竭发生呼吸困难的机制是:①由于体循环瘀血,上腔静脉压、右心房压和肺动脉压均升高,刺激压力感受器而兴奋呼吸中枢;②由于体循环瘀血致肝瘀血并产生胸腔积液、腹水,使呼吸运动受限;③由于组织细胞缺氧,使体内酸性代谢产物增加,也可刺激呼吸中枢,引起呼吸困难。

3. 中毒性呼吸困难

(1)糖尿病酮症酸中毒等疾病使血中酸性代谢产物增加,血中二氧化碳分压升高,血 pH 值降低,刺激呼吸中枢,引起深而规则的 Kussmaul 呼吸。

(2)某些化学物质或药物中毒,可抑制呼吸中枢,使呼吸发生异常改变,表现为间断呼吸(Biots 呼吸)。

(3)急性感染性疾病,由于体温升高及血中病原微生物毒性代谢产物的影响,刺激呼吸中枢而引起呼吸困难。

4. 血源性呼吸困难　主要是红细胞减少或携氧量减少,使血中氧含量下降,组织细胞缺氧,从而使心率、呼吸加快;特别是大出血或休克时,缺血及血压下降会刺激呼吸中枢使呼吸加快。

5. 神经、精神性呼吸困难　各种颅脑疾病引起颅内压升高,脑血流供血不足,或病变位于间脑、中脑、脑桥和延髓的呼吸中枢部位,从而引起呼吸困难,可出现叹息样呼吸、抽泣样呼吸、间断呼吸及潮式呼吸等。

## 三、健康史

1. 病史　详细询问病史,特别注意发病的急缓、诱发因素,以及发病与季节、活动、职业、情绪的关系,有无过敏史,有无慢性肺疾病、心脏病史,有无颅脑疾病,有无外伤史,有无家族遗传史、个人吸烟史,有无其他疾病史等。

2. 身体评估　评估呼吸困难是否伴有心悸、头晕、咳嗽、咳粉红色泡沫痰。呼吸困难加重时,患者是否有精神紧张和焦虑不安。注意观察患者呼吸频率、幅度及节律,有无"三凹征"的表现;脉搏、血压、心率、心律、心音有无改变,有无舒张期奔马律;意识是否清晰;有无发绀、水肿,颈静脉怒张;两肺有无哮鸣音及湿性啰音等。

3.心理状况 了解呼吸困难与心理反应之间是可以相互作用、相互影响的,如精神紧张、烦躁不安、焦虑等,可使呼吸困难加重等。一般轻度呼吸困难患者神志清醒,评估有无精神紧张、焦虑、乏力等;重度呼吸困难常出现紧张和恐惧心理;严重者由于缺氧和二氧化碳潴留,出现烦躁不安、意识模糊、嗜睡、昏睡甚至昏迷。

### 四、临床表现

1.肺源性呼吸困难患者出现咳嗽、咳痰,呼吸急促、费力并伴有呼吸频率、节律及深浅度的异常。严重者出现口唇及四肢末梢发绀、鼻翼扇动、张口耸肩、端坐呼吸。常见有:

(1)吸气性呼吸困难:表现为吸气明显困难,严重者由于呼吸肌极度用力,胸腔负压增大,吸气时可出现胸骨上窝、锁骨上窝和肋间隙明显凹陷,称为"三凹征",常同时伴有干咳或高调吸气性哮鸣音,常见于上呼吸道的狭窄与不完全梗阻。

(2)呼气性呼吸困难:表现为呼气费力,呼气时间延长或缓慢,可伴哮鸣音,常见于下呼吸道的梗阻。

(3)混合性呼吸困难:表现为吸气与呼气均感费力,呼吸频率增快、变浅,常见于肺部严重病变及大量胸腔积液和气胸等。

2.心源性呼吸困难 患者出现呼吸急促、心悸、头晕、咳嗽、咳粉红色泡沫痰,严重者呈端坐呼吸。患者出现明显发绀、颈静脉怒张、身体下垂部位水肿伴咳粉红色泡沫痰,两肺布满湿性啰音。常见有以下几种。

(1)劳力性呼吸困难:即呼吸困难在体力活动时发生或加重,休息后减轻或消失。

(2)夜间阵发性呼吸困难:常发生在夜间睡眠时,患者突然憋醒,被迫坐起,伴咳嗽咳泡沫痰,肺部湿性啰音或伴哮鸣音,数十分钟后缓解,为左心衰竭的早期表现。

(3)端坐呼吸:即平卧位时呼吸困难加重,半卧位或坐位减轻。

3.中毒性呼吸困难 表现为酸中毒出现深而规则的大呼吸,或急性感染时的呼吸加快,或吗啡、巴比妥类药物中毒时的缓慢呼吸等。

4.血源性呼吸困难 表现为重度贫血、高铁血红蛋白血症时的呼吸急促、心率加快等。

5.神经、精神性呼吸困难 多表现为神经性疾病呼吸节律的改变,或癔症患者由于受精神或心理因素的影响出现的发作性浅速呼吸困难。

6.伴随症状及体征

(1)呼吸困难伴高热和肺部干、湿性啰音:多见于急性肺炎。

(2)呼吸困难伴昏迷、惊厥:可见于脑血管疾病、药物中毒。

(3)呼吸困难伴咳粉红色泡沫痰、端坐呼吸:见于急性肺水肿、急性左心衰竭。

(4)吸气性呼吸困难伴三凹征:可见于急性喉炎、气道阻塞、气道异物。

(5)呼气性呼吸困难伴肺部哮鸣音、端坐呼吸:常见于支气管哮喘。

(6)混合性呼吸困难:常见于肺炎、胸膜炎、气胸、肋骨骨折。

### 五、辅助检查

1.实验室检查 血、尿常规检查,选择性进行血糖、血气分析、尿素氮、肌酐、尿酮体等检查,有助于诊断呼吸系统感染性疾病和血液系统、泌尿系统疾病。

2.特殊检查  心源性呼吸困难患者可行胸部 X 射线、心电图、超声心动图、心血管造影等检查;肺源性呼吸困难患者在胸部 X 射线检查后,可选择性进行肺功能、肺血管造影、纤维支气管镜等检查;神经性呼吸困难患者,可选择性进行头颅 CT、MRI 检查等。

## 六、急救处理

1.体位  协助患者取合适的体位,减少活动,安静休息,可减轻呼吸困难。如急性左心衰竭、严重哮喘、肺气肿等患者取坐位或半坐位;胸腔积液的患者取患侧卧位;肋骨骨折患者取健侧卧位等。

2.建立和保持呼吸道通畅  有效清除气道分泌物,增加肺泡通气量。可采取协助患者咳嗽、咳痰的各种方法,如翻身、拍背、指导患者做深呼吸和有效的咳痰动作;进行雾化吸入,湿润呼吸道及稀释痰液;给予祛痰药、吸痰;必要时建立人工气道,给予机械通气,辅助呼吸。

3.给氧  呼吸困难是急症,应根据血气分析采取不同浓度和流量的吸氧:①缺氧伴有二氧化碳潴留者应低流量给氧,如肺源性心脏病患者为 $1\sim2L/min$。②缺氧不伴有二氧化碳潴留者可根据缺氧的程度给予中高流量吸氧,如急性肺水肿患者为高流量 $6\sim8L/min$,氧气可通过 $20\%\sim30\%$ 的乙醇湿化,使肺泡表面张力降低,有利于气体进入肺泡,但吸氧时间不易太长。

4.原发病治疗  积极治疗原发病,如肋骨骨折固定、肺炎选用抗菌药物治疗、心力衰竭给予强心药物应用等。

5.预防及控制并发症  常见的并发症有感染、水电解质紊乱和酸碱失衡、呼吸衰竭等,同时在疾病的救治过程中应警惕肾衰竭、DIC、消化道出血及多脏器功能衰竭等情况的出现。

## 七、护理措施

1.一般护理  保持环境的整洁、舒适、空气新鲜,维持适宜的温度和湿度,避免尘埃和烟雾刺激;采取半卧位和端坐位,床上可放置跨床小桌,患者疲劳时可伏桌休息;补充足够营养,促进体力恢复,给予高蛋白、高营养、高维生素、易消化、无刺激的清淡饮食等。

2.病情观察  除注意患者的神志、呼吸、血压、脉搏、体温的变化外,重点观察呼吸困难及缺氧症状的改善情况,了解呼吸频率、节律、幅度的变化,有无二氧化碳潴留现象,对使用心电监护和呼吸机的患者应观察和记录各项参数值的变化并及时报告医师。

3.对症护理  气道分泌物多者,应协助患者翻身拍背,有利于痰液排出,以增加肺泡通气量。必要时应机械负压吸痰,以保持呼吸道通畅。注意口腔卫生,张口呼吸者应每天口腔护理 $2\sim3$ 次。合理给氧是纠正缺氧、缓解呼吸困难的一种有效的治疗手段,根据病情采取不同的给氧方法、给氧浓度、注意输氧管道通畅,并且随时观察给氧疗效。

4.用药护理  遵医嘱及时准确给药,并观察其疗效和不良反应。

5.心理护理  注意安慰患者,多陪伴患者,进行必要的解释,以缓解其紧张不安情绪。当患者出现精神不振、焦虑、自感憋喘时,应设法分散患者注意力,指导患者做慢而深的呼吸,以缓解症状,使身心舒适。

## 八、健康教育

1.自我监测  呼吸困难可以是急性疾病、急性外伤引起,也可以是慢性疾病所致。教育患者掌握呼吸困难发生的时间、诱因、发生特点、伴随症状等,以便及时就医。

2. 自我护理　一旦出现呼吸困难,先采取自救方法,如吸氧。有慢性病者应常备平喘、镇咳和强心药;对突发事件如气管异物,要学习初步自救、互救方法;对胸部外伤,学会初步填塞包扎的方法,及时就医等。

3. 自我保健

(1)指导慢性患者掌握常用药物的服用方法、剂量、注意事项和不良反应。

(2)对慢性心肺疾病的患者应注意避免劳累、受凉,生活规律,合理活动,合理安排饮食,改变不良生活习惯。

(3)学习家庭吸氧的方法及注意事项,慢性患者缓解期应进行呼吸功能锻炼。

(4)注意避免各种诱发呼吸困难发生的因素。如过敏性疾病患者不接触过敏原等。

(高锐)

# 第八节　大咯血

咯血(hemoptysis)是指喉及喉以下呼吸道任何部位或肺组织的出血经口腔排出者,包括咯血、血痰或痰中带血,须与咽、口腔、鼻腔、消化道出血鉴别。24h咯血量在100mL以下为小量咯血;中等量咯血是指24h内咯血量在100～500mL;大咯血通常指一次咯血量超过200mL,或24h内咯血量超过500mL,或48h内超过600mL或持续咯血需要输血以维持血容量。引起咯血的疾病很多,主要是呼吸系统疾病和心血管系统疾病,最常见于肺结核,其次为支气管扩张、支气管肺癌。

## 一、病因

1. 呼吸系统疾病

(1)支气管疾病:如支气管扩张、支气管结核、肺脓肿、支气管肺癌、支气管结核、慢性支气管炎等。

(2)肺部疾病:如肺结核、肺脓肿、肺炎、肺淤血、肺吸虫病及其他肺疾病,其中肺结核为咯血的首要原因,引起肺结核患者咯血的主要病变,以浸润渗出、空洞和干酪较常见。

2. 循环系统疾病　较常见的是风湿性二尖瓣狭窄,其次为原发性肺动脉高压症、高血压性心脏病、急性肺水肿、肺动脉瘘等。

3. 全身性疾病

(1)急性传染病:流行性出血热、肺鼠疫等。

(2)血液病:白血病、血小板减少性紫癜、血友病、再生障碍性贫血、弥散性血管内凝血肝素及纤溶治疗等。

(3)其他:尿毒症、子宫内膜异位症、结节性多动脉炎等。

4. 外伤　胸部刺伤、挫伤、贯穿伤、肋骨骨折等。

## 二、发病机制

咯血的发生机制一般分为以下几种。

1. 由于支气管的炎症、各种病变、外伤直接损伤支气管黏膜或毛细血管壁,导致毛细血管破裂出血或由于炎症等释放血管活性物质,使病灶处毛细血管通透性增高,血液渗出。

2. 肺部病变侵犯、腐蚀支气管或肺小动脉、小静脉或外伤直接伤及肺部动静脉引起破裂出血,如肺脓肿、空洞性肺结核、胸部刺伤等。

3. 肺血管本身的病变或先天性病变,如气管、支气管出现静脉曲张,支气管小动脉粥样硬化、破裂出血,先天性肺动静脉瘘,先天性毛细血管扩张症等引起出血。

4. 循环系统疾病,由于肺瘀血造成肺泡壁或支气管内膜的毛细血管破裂而引起咯血,如支气管静脉曲张破裂。

5. 某些全身性疾病,如血液系统疾病,各种病因所致凝血机制障碍、血液成分异常;某些急性传染病使全身的小动脉及毛细血管充血、扩张、脆性增加,而在肺部则表现为继发性咯血。

### 三、健康史

1. **病史** 详细询问病史,了解有无呼吸系统、循环系统、血液系统疾病史,发病年龄、职业、诱因、发病过程、发病前后症状、传染病接触史、预防接种史,以及是初次咯血还是间歇性或经常性咯血,咯血与月经周期的关系,详细询问以便分清是咯血或是呕血(咯血与呕血的鉴别参见本章第五节),咯血前有无先兆,如喉头发痒、口有腥味或痰中带血丝等情况,观察咯血的次数、咯血量、颜色、性状,以便估计出血量。

2. **身体评估** 首先了解一般状况,主要是生命体征及神志的变化,注意观察患者呼吸节律、次数、幅度,有无呼吸困难;有无面色、神志、心率、脉搏的变化;检查有无心跳加快、血压下降、呼吸浅快、皮肤潮红、苍白或发绀、出冷汗等,及时发现休克征象和早期窒息的表现。仔细观察咯血的颜色和性状,因不同病因其咯血颜色和性状不同:如颜色鲜红见于肺结核、支气管扩张症、出血性疾病等;铁锈色痰见于大叶性肺炎、肺吸虫病;砖红色胶冻样痰见于肺炎杆菌肺炎;浆液性粉红色泡沫样痰见于左心衰所致的肺水肿等。还要进行心肺检查,听诊肺部有无干湿性啰音、局限性哮鸣音、心尖部舒张期杂音等,以便明确心肺疾病。

3. **心理状况** 患者咯血时一般可出现焦虑、紧张、烦躁不安,若大量咯血则产生恐惧心理,并引发交感神经兴奋且出现相应的生理变化,甚至进一步加剧心理反应。

### 四、临床表现

1. **一般症状** 由于患者出血的量及性质不同其表现不一。轻度咯血时,患者常无明显反应;大量咯血因血液在呼吸道滞留或失血,可产生各种并发症,常见有以下几种。

(1)窒息:为咯血直接致死的重要原因。具体表现为大咯血过程中咯血突然减少或中断,继之胸闷、气促、烦躁不安或紧张、恐惧、大汗淋漓,颜面青紫,甚至意识丧失。常见于急性大咯血、无力、咳嗽、应用镇静或镇咳药及精神极度紧张者。

(2)失血性休克:患者可表现血压下降、脉搏细速、口唇苍白或发绀、四肢湿凉、头晕、无力甚至心悸、反应冷淡、少尿等症状。

(3)肺不张:表现为咯血后出现胸闷、气促、呼吸困难、发绀、呼吸音减弱或消失。

2. 伴随症状

(1)咯血伴发热、咳嗽、咳痰、胸痛:见于肺炎、肺脓肿等感染性疾病。

(2)咯血伴急性发热、胸痛:见于大叶性肺炎、肺梗死等。

（3）咯血伴胸痛、刺激性呛咳：见于支气管肺癌、支原体肺炎。

（4）咯血伴低热、盗汗、消瘦、乏力：见于肺结核等。

（5）咯血伴慢性咳嗽、大量脓痰、血色鲜红：见于支气管扩张。

（6）咯血伴皮肤、黏膜出血：考虑血液病、流行性出血热、结缔组织病。

## 五、辅助检查

1. 实验室检查

（1）血液检查：如血常规（血小板计数）、出凝血时间、凝血酶原时间、血细胞比容等检查可以判断出血量及出血原因、贫血程度等。

（2）痰液检查：如痰细菌学、结核菌检查、脱落细胞检查等，结果阳性可帮助诊断，结果阴性不可轻易否定诊断，常须连续多次检查。做痰液细菌培养和药物敏感试验可确定致病菌。

2. 其他检查

（1）X 射线和 CT 检查：一般肺部实质性病变均可诊断。

（2）纤维支气管镜检查：对原因未明的咯血患者，尤其怀疑肺癌时应做纤维支气管镜检查并活检，可确定出血部位、出血原因、清除积血、分泌物培养及采取活组织检查。

（3）支气管造影术：对反复咯血疑有支气管扩张、血管畸形者可做造影，为手术提供依据。

## 六、急救处理

1. 镇静、休息　对于大量咯血的患者，应绝对卧床休息。取患侧卧位或平卧位，头偏向一侧，避免血液流向健侧或堵塞气管造成窒息。同时安慰患者，保持安静，消除其紧张、恐惧心理，必要时给予镇静药。嘱患者不可屏气，以免造成气管内血块不易咳出而引起窒息。

2. 对症处理

（1）止血措施：遵医嘱建立静脉通道应用止血药。常用药物有垂体后叶素 10～20U，加至 5% 葡萄糖液 500mL 中静脉滴注，对小血管破裂止血效果好，但高血压、心力衰竭患者和孕妇禁用。还可以应用糖皮质激素、酚妥拉明等抗休克治疗。维生素 K、氨甲苯酸、巴曲酶（立止血）、酚磺乙胺（止血敏）、鱼精蛋白、云南白药等有较好止血作用。还可采用胸部冷敷或沙袋压迫，有助于止血。若药物治疗无效，有条件者可行纤维支气管镜止血或支气管动脉栓塞止血，必要时手术治疗。

（2）畅通气道，维持呼吸：鼓励患者咳出滞留于呼吸道的血液、血凝块，迅速清除口腔、鼻腔的血液及分泌物，保持呼吸道通畅。若无自主呼吸，可施行人工呼吸，或经气管插管或气管切开行人工呼吸机辅助呼吸。对剧烈咳嗽或频繁咳嗽者，应给镇咳药如可卡因。对于肺功能不全或年老体弱者慎用吗啡，防止抑制呼吸，使血液和分泌物不易排出而引起窒息，同时给予高流量吸氧 4～6L/min。体位引流可有效防止气道堵塞和窒息。

（3）补充血容量：根据病情决定是否需输血。如出现循环血容量不足，应适当输新鲜血，除补充血容量外还有止血作用。

（4）原发病治疗：积极寻找引起咯血的原发病，达到最终止血的目的。

3. 并发症的防治　咯血常见的并发症有窒息、出血性休克、肺不张、结核病灶扩散和继发性肺部感染，应定时监测生命体征，同时记录患者神志、情绪、瞳孔变化，皮肤、黏膜颜色及温度有无改变，有无呼吸困难、胸闷、三凹征，出血量、尿量及尿比重有无变化。注意有无窒息、休克、呼吸衰竭、循环衰竭的症状及体征,并积极处理,防止窒息:①对牙关紧闭者,用压舌板和开口器打开口腔,用吸引器吸出口腔及呼吸道积血;②必要时行气道内插管、气管切开术或经支气管镜止血、清理积血与分泌物,畅通气道;③一旦自主呼吸停止,立即机械通气,给予呼吸兴奋药。

## 七、护理措施

1.一般护理

(1)安静休息:保持室内安静,避免不必要的交谈。少量咯血通过卧床休息能自止。大咯血时应绝对卧床休息,减少翻动,协助患者取患侧卧位,有利于健侧通气。

(2)饮食护理:大量咯血者暂禁食,少量咯血者宜进少量凉或温的流质饮食,多饮水,多食含纤维素食物,以保持大便通畅,避免排便时腹压增大而引起再次咯血。

2.病情观察　随时观察咯血患者的病情变化,定时测量呼吸、脉搏、血压、准确记录咯血量,了解双肺呼吸音的变化。预防窒息的发生,注意保持呼吸道通畅,咯血时嘱患者勿屏气,以免诱发声门痉挛引起窒息。若大咯血时突然出现咯血减少或停止、胸闷烦躁、情绪紧张、面色灰暗,提示窒息先兆。病情进一步恶化,患者出现表情恐惧、张口瞪眼、意识丧失提示发生窒息,应紧急抢救。

3.用药护理　主要护理措施是镇静、止血、保持呼吸道通畅。遵医嘱迅速采取有效止血措施。首先应用垂体后叶素;对烦躁不安者应用镇静剂,如安定或10%水合氯醛灌肠;禁用吗啡、哌替啶以免引起呼吸抑制;大咯血伴剧烈咳嗽时常用可待因口服或皮下注射,年老体弱、肾功能不全慎用。

4.对症护理　保持呼吸道通畅,及时清除口腔血块,可用手指套上纱布将咽喉、鼻腔血块清除或用鼻导管将呼吸道分泌物和血液吸出。严重者立即做气管插管或气管切开,以吸尽积血,给予高流量吸氧或按医嘱应用呼吸中枢兴奋剂,促使自主呼吸恢复,必要时进行人工呼吸。

5.心理护理　大咯血时,患者常伴有烦躁不安、焦虑、紧张使病情加重,护士应守护在床旁安慰患者,及时清除血迹,解释咯血的有关问题,指导患者轻轻将血咯出,嘱患者勿屏气,劝告患者身心放松,绝对安静休息,消除其紧张、恐惧心理,使患者有安全感,有利于咯血减轻。

## 八、健康教育

1.自我监测:对可引发咯血的慢性疾病患者,要避免感冒、控制感染、防止剧烈咳嗽,以免诱发咯血。一旦发生咯血,若出现心悸、乏力、头晕、烦躁、胸闷及喉痒等伴随症状,应立即就诊,住院患者及时向医护人员叙述病情,以便及时处理。

2.自我护理:咯血是急性症状,患者大多数有慢性病史或由突发性事故外伤引起。因此,患者要掌握一定的自救常识。

(1)发生咯血,特别是咯血量较大时,首先保持镇静,取平卧位,头偏向一侧,将气管内的积血轻轻地咳出,勿吞下,也不可坐起,以免引流不畅,导致血块阻塞气道而窒息。

(2)胸部外伤引发咯血,应设法进行包扎止血、骨折固定,必要时辅助呼吸。

3.自我保健

(1)注意生活环境清洁、安静、空气新鲜,适宜的温湿度,避免感冒,防止剧烈咳嗽,以免诱发咯血。

(2)合理饮食,根据病情,安排营养丰富、易消化的饮食,以利康复。

(3)对于常用的镇咳药、止血药、抗菌药物等,要了解其用法、注意事项及不良反应。

(4)学会家庭用氧的方法及用氧注意事项。

(5)平时注意用适当方法排痰、清理气道,并根据自我实际情况进行体能锻炼。

(朱爽)

# 第九节　呕血

呕血(hematemesis)是因上消化道(十二指肠屈氏韧带以上的消化器官)疾病或某些全身性疾病所致的急性上消化道出血,出血量较多时,胃内或反流入胃内的血液从口腔呕出。出血量少于500mL为少量呕血,出血量大于1500mL为大量呕血。一天出血量大于5mL者,粪便隐血可为阳性。一天出血量大于50mL,可出现黑便。呕血一般都伴有黑便,但黑便不一定都伴有呕血,呕血和黑便都是上消化道出血的特征性表现。且呕血须与咯血鉴别(表14-2)。

表14-2　呕血与咯血的鉴别

| 项目 | 呕血 | 咯血 |
|---|---|---|
| 原发病 | 原有各种消化道疾病、胃和十二指肠溃疡、肝硬化、食管胃底静脉曲张等 | 原有各种呼吸道疾病、支气管扩张、肺结核、肺癌等 |
| 前驱症状 | 上腹部不适、恶心、呕吐等 | 胸闷、喉痒、咳嗽等 |
| 血液性状 | 色暗红、有凝血块、可伴有食物残渣,无痰中带血 | 色鲜红、泡沫状、伴痰液,可持续数天痰中带血 |
| 酸碱度 | 酸性 | 碱性 |
| 柏油便 | 常见,呕血停止后可持续数天 | 少见 |

## 一、病因

1.消化系统疾病

(1)食管、胃十二指肠疾病:常见食管—胃底静脉曲张破裂出血、食管异物、食管损伤、食管癌、反流性食管炎、食管贲门撕裂症、胃十二指肠溃疡、应激性胃溃疡、胃及十二指肠溃疡、胃癌、急慢性胃炎等。大量呕血常由肝硬化门脉高压引发的食管胃底静脉曲张破裂所致,常危及生命。

(2)肝胆、胰腺疾病:常见肝硬化门静脉高压、肝癌、肝脓肿或肝动脉瘤破裂出血、胆道结石、胆囊癌、急慢性胰腺炎合并脓肿或囊肿、胰腺癌破裂出血等。

2.血液系统疾病　白血病、血小板减少性紫癜、再生障碍性贫血、血友病、遗传性毛细血管扩张症、弥散性血管内凝血及其他凝血机制障碍性疾病等。

3.其他　流行性出血热、钩端螺旋体病、系统性红斑狼疮、结节性动脉炎、血管瘤、尿毒症等。

## 二、发病机制

引起呕血的病因很多,其发病机制各不相同。

1.上消化道黏膜由于受到各种致病因子的作用,局部出现炎症、损伤、糜烂、浅表性溃疡等导致出血。多见于消化性溃疡、急性胃黏膜病变出血等。

2.由于血管病变如胃动脉硬化、胃窦血管扩张症等,致使动脉管壁坏死、破裂出血。

3.各种原因引起的门静脉高压形成侧支循环,出现食管胃底静脉曲张充盈、管壁变薄易损伤,破裂出血。

4.由于外伤或肿瘤、炎症等各种原因浸润胆管,可引起胆道出血。

5.全身性疾病,如血液病所致血小板数量和质量发生异常改变;各种疾病导致凝血机制异常;各种中毒、毒性物质或体内代谢产物在血中蓄积等可引起上消化道出血。

6.由于患者频繁、剧烈呕吐或其他原因使腹压骤然升高,导致食管与胃贲门连续处黏膜下层纵行撕裂,也可导致出血。

### 三、健康史

1.病史　询问患者既往身体健康状况,有无消化性溃疡、肝硬化等消化系统或其他系统疾病;了解出血前驱症状,是否用过非甾体类药物或糖皮质激素等刺激胃肠黏膜的药物,是否有剧烈呕吐、饮食失调、过度疲劳、酗酒等病史;询问呕血的性质、量、颜色等;询问患者的一般情况,是否有头晕、心悸、出汗、口渴、黑矇等症状,是否伴有黑便。

2.身体状况　首先应确定是否呕血,仔细察看口腔和鼻咽部,以便排除鼻咽部出血和咯血;观察患者的生命特征,有无心率加快、脉搏快而弱、血压下降,有无乏力、头晕等症状,有无烦躁、表情淡漠及意识改变,皮肤黏膜的颜色、温度和湿度的变化,及时判断出血量的多少。针对病史做相应检查:如有肝病史患者应检查有无肝掌、黄疸、腹壁静脉曲张,查看有无腹水征和肠鸣音亢进,注意尿量有无变化;有血液病史者应注意有无出血点、瘀斑等;注意咯血与呕血的区别等。

3.心理状况　了解患者对出血的认识,有无紧张、恐惧、悲观心理。

### 四、临床表现

1.一般表现　上消化道出血的临床表现以呕血和黑便为主要特征,常伴有周围循环衰竭症状。呕血的前驱症状为上腹部不适、恶心、呕吐、脉搏增快等,随后呕吐血性胃内容物。呕吐物颜色与出血量及在胃内停留时间长短有关:出血量少或在胃内停留时间长,因血红蛋白与胃酸作用形成酸化正铁血红蛋白,所以呕吐物呈棕褐色咖啡渣样;出血量大且在胃内停留时间短者呕血为鲜红色或混有凝血块,停留时间长则为暗红色。呕血是否伴有黑便:通常幽门以上部位出血以呕血为主并伴有黑便,幽门以下部位出血多以黑便为主。大量呕血时常出现头晕眼花、乏力、口渴、面色苍白、心动过速、血压下降甚至失血性休克。

2.评估出血量　粪便隐血试验阳性,提示消化道出血在5mL以上,出血在50mL以上则可出现黑便,胃内积血250～300mL便可引起呕血。一次出血不超过400mL,一般无全身症状;超过400mL时,常出现头晕、乏力、口渴、心悸、皮肤黏膜苍白、脉搏增快、尿量减少、血压开始下降等全身症状。短时间内出血量超过1000mL时,上述症状加重,出现周围循环衰竭甚至失血性休克表现。

3.判断出血是否停止

(1)临床上出现下列现象提示继续出血:

①反复呕血及黑便次数增多,粪质稀薄,肠鸣音亢进;

②经充分补液、输血而周围循环衰竭不能改善,或暂时好转而又恶化;

③红细胞计数、血红蛋白浓度和血细胞比容继续下降,网织红细胞计数持续增高;

④在补液与尿量足够的情况下,血尿素氮持续或再次升高。

(2)有以下征象提示出血停止

①经数小时观察,无呕血与便血,且脉搏、血压平稳者;

②患者一般情况稳定并逐渐好转者。

4.伴随症状

(1)呕血伴肝脾肿大、消瘦、腹壁静脉曲张、腹水:可见于肝硬化。

(2)慢性规律性上腹痛伴呕血:可见于消化性溃疡。

(3)呕血伴黄疸、发热、右上腹绞痛:可见于肝胆疾病。

(4)呕血伴皮肤和黏膜出血、发热、肌肉酸痛:可见于血液病、脓毒症、流行性出血热。

(5)呕血伴消瘦、贫血、上腹部持续疼痛:多见于胃癌。

## 五、辅助检查

1.实验室检查 包括血常规、血细胞比容、出凝血时间、尿常规、肝肾功能、出凝血时间等,可帮助估计失血量、判断是否出血及协助病因诊断等。若白细胞、血小板、血红蛋白低于正常,出凝血时间延长,凝血酶原时间异常,肝功能异常,白蛋白/球蛋白比例倒置,有助于诊断急性肝病、肝硬化;若白细胞异常增高,血小板、红细胞均减少,血红蛋白下降,出凝血时间延长,应考虑白血病。

2.内镜检查 可确定出血部位、病变性质,必要时可止血。

3.B型超声、CT检查 有助于明确诊断肝硬化、脾功能亢进、胰腺癌、胆囊结石等。

4.选择性腹腔动脉造影 用于诊断静脉畸形、血管瘤,还可协助诊断出血部位。

5.X射线检查 多在出血停止后2周进行。吞钡检查对诊断食管静脉曲张、消化性溃疡及胃癌有重要价值。

## 六、急救处理

1.畅通气道 对于大量呕血患者,首先稳定患者和家属情绪,让患者绝对卧床休息,一般取平卧位并将下肢稍抬高,以保证脑部供血,呕吐时头偏向一侧,防止血液进入气管引起窒息或吸入性肺炎,必要时用负压吸引器清除气道内的呕吐物、血液等,保持呼吸道通畅,并给予氧气吸入。

2.积极补充血容量,抢救失血性休克 如大量呕血患者出现口渴、烦躁、面色苍白、心率大于120次/min,收缩压低于90mmHg时,立即建立两条静脉通道,一条通道输入止血药物(如氨甲苯酸、卡络磺钠),另一条通道用于维持有效的血容量(输血、补液、给予升压药等)。监测生命体征、尿量及中心静脉压,急查血型与配血,必要时输血。

3.有效止血 口服或静脉给予止血药:常用去甲肾上腺素4~8mg,加入生理盐水150mL,分次口服或胃管注入;若确诊为溃疡病出血患者也可用西咪替丁、法莫替丁等 $H_2$ 受体拮抗药;若确诊食管胃底静脉曲张破裂出血,可用垂体后叶素75U,加入5%葡萄糖液500mL静脉滴注,但高血压、冠心病患者和孕妇忌用。有条件者插入三腔两囊管充气压迫止血,注意充气量和压力,以达到切实压迫止血的目的,并做好三腔两囊管护理,定时放气、充气,以防止长时间压迫局部组织,及时抽取胃内容物及引流物,出血停止后放气留置观察24h后方可拔出,拔出前口服润滑剂润滑食管。或行纤维镜下止血。必要时手术治疗。

4.原发病治疗　积极治疗原发病。

## 七、护理措施

1.一般护理　出血量大的患者绝对卧床休息,去枕平卧位,温度适宜,注意保暖,做好口腔和皮肤护理。呕血时,头偏向一侧,以防误吸,保持环境安静,避免刺激;严重呕血者或伴恶心、呕吐者应禁食。少量呕血者,特别是消化性溃疡患者可进温热流质饮食,如牛奶、面汤,以中和胃酸。出血停止后按序给予流质、半流质及易消化的软食;若为食管、胃底静脉曲张破裂出血,应在出血停止后2～3d,给予低盐、低蛋白、少渣、高热量、高维生素饮食,少量多餐,避免过热饮食,以防止再次出血。

2.严密观察病情

(1)出血程度的观察:观察呕血和黑便的次数、量、颜色等,结合神志变化、血压、脉搏、皮肤颜色、末梢循环、尿量等的变化以判断是否出现周围循环衰竭。

(2)止血治疗效果的观察:监测呕血、黑便的次数、量和性质,动态观察红细胞计数、血红蛋白浓度、血细胞比容和网织红细胞计数,注意氮质血症的发展情况,综合判断出血是否停止。

3.心理护理　关心安慰患者,消除紧张、恐惧心理,向患者说明安静休息有利于止血。经常巡视,大出血时陪伴患者,使其有安全感。抢救工作应迅速而不忙乱,减轻患者的紧张情绪。及时清除呕血或便血后的血迹、污物,以减少对患者的不良刺激。解释各项检查、治疗措施,听取并解答其疑问,以减轻他们的焦虑。

4.三腔两囊管的使用及护理　食管下端和胃底静脉曲张破裂者,可用三腔两囊管压迫止血。其使用方法与护理如下:

(1)准备好用物,仔细检查三腔两囊管,确保管腔通畅,气囊不漏气。并向患者解释,嘱其配合。把润滑后的三腔两囊管从鼻腔慢慢插入,至插入60cm左右时抽取胃液,确认管端在胃内后,可向胃气囊充气200～300mL并封闭管口,徐徐牵引,使胃气囊压迫胃底静脉,继之向食道气囊充气100mL,压迫食管下端静脉(如单用胃气囊压迫已止血,则食管气囊不必充气)。

(2)固定三腔两囊管及牵引装置,定时抽出胃内容物,观察出血量是否停止。

(3)出血停止后,放出气囊内气体,继续观察24h,如无再出血时,可考虑拔管。拔管前可口服液体石蜡20～30mL,抽尽囊内空气,缓慢拔出。

(4)留管期间注意观察,防止胃气囊挤压心脏、阻塞咽喉而发生意外。

## 八、健康教育

1.自我监测　发生呕血的患者大多数患有慢性疾病,要使患者及家属学会判断出血的前驱症状,如患者出现恶心、头晕、心慌、烦躁及上腹部不适等,应立即卧床休息,保持安静,以便及时就诊,或住院患者立即向医护人员反映。

2.自我护理　发生呕血时,取侧卧位或平卧位,头偏向一侧,防止呕吐物误吸入气管。呕血后及时漱口,清洁口腔。

3. 自我保健

(1)指导患者生活规律,劳逸结合,情绪乐观,注意身心休息。

(2)合理饮食,注意饮食卫生和饮食规律。出血停止后进清淡、无刺激、流质饮食,不可过冷、过热,防止诱发出血。对于食管胃底静脉曲张者,避免进粗糙食物,忌烟戒酒。

(3)应注意避免一切诱发因素。

(4)坚持合理用药。

(王飒)

# 第十节　常见临床危象

临床危象,即疾病的危险征象,它不是独立的疾病,而是某一疾病过程中所出现的危险症候群。临床危象可见于临床各科,多为原有基础疾病在过度劳累、情绪激动、感染、外伤、手术、分娩等激发因素下出现病情加重,并出现威胁生命的危急病况,甚至伴有一个或多个器官脏器功能不全。危象若发现及时、积极治疗、护理得当可被控制。否则危象会对生命重要功能尤其是脑功能带来严重损害,甚至危及患者生命。因此,及时识别各种常见临床危象,正确地进行干预和救护,是急诊护理学的重要组成部分。

## 一、高血压危象

高血压危象是指威胁生命或器官功能的极重度高血压状态,发病时外周小动脉发生暂时性强烈痉挛,血压急剧升高并伴有重要器官不同程度的功能障碍或不可逆损害,是常见的急重症之一。

(一)诱因与发病机制

1. 诱因

(1)药物因素:高血压患者未规律服药或突然停止用药。

(2)其他因素:如紧张、疲劳、寒冷、外伤及手术等。

2. 发病机制　高血压危象时血压极重度升高的直接原因是外周小动脉强烈收缩,在上述作用下肾脏产生"压力性利尿"和由此诱发的低血容量进一步刺激血管收缩素释放,导致外周阻力血管进一步收缩,形成恶性循环,使血管失去自我调节能力。血管的损害直接导致器官和组织的损害,心、脑、肾是最易受累的靶器官。

(二)临床表现

1. 脑动脉痉挛、脑水肿　常有剧烈头痛、头晕、耳鸣、恶心、呕吐、视物模糊、失明、抽搐,甚至脑出血、昏迷。

2. 心脏受累　可出现心悸、呼吸困难,并可出现急性左心衰、肺水肿、心绞痛。

3. 肾脏受累　可出现少尿、无尿、尿比重改变,严重时可发生急性肾衰竭。

4. 交感神经兴奋表现　如异常兴奋、发热、出汗、口干、皮肤潮红(或面色苍白)、心动过速、手足颤抖等。

5. 体征　血压显著升高,舒张压大于 120mmHg,收缩压可达 250mmHg;眼底血管痉挛或出血、渗出、视盘水肿。

（三）救治原则

1. 迅速降压　做到迅速、安全、有效。常选用静脉用药，可根据病情联合用药，不但可以提高疗效、减少药量及不良反应，而且可以延长降压作用时间。降压常用药物有：

（1）硝普钠，$1\sim3\mu g/(kg \cdot min)$，总量不超过$500\mu g/kg$。

（2）硝酸甘油，$1\sim5mg$溶于$5\%$葡萄糖注射液$100ml$中静脉滴注，$10\sim20$滴/分，根据病情，每$10\sim15$分钟递增剂量$25\%\sim50\%$，最大剂量为$200\mu g/min$。

（3）美托洛尔，$5mg$溶于$25\%$葡萄糖注射液$20ml$中，缓慢静脉注射，$1\sim2\mu g/min$，隔5分钟，直至有效，一般总量$10\sim15mg$。

（4）呋塞米，$20\sim40mg$，用氯化钠注射液稀释后，缓慢静脉注射。儿茶酚胺类突然释放所致高血压危象，可选用α受体阻滞剂酚妥拉明降压，合并子痫可静脉使用肼屈嗪、拉贝洛尔、镁盐。

2. 防治脑血肿　高血压脑病加用脱水剂，如甘露醇、呋塞米等治疗，以减轻脑水肿。

3. 抗心力衰竭　合并急性左心衰时给予强心、利尿、扩血管治疗，选用硝普钠最为理想。

4. 对症处理　制止抽搐躁动可给地西泮、苯巴比妥钠等肌内注射，或给水合氯醛保留灌肠。

5. 病因治疗　待血压控制、病情平稳后，根据患者的具体情况做进一步检查，积极寻找病因；如为继发性高血压，可根据引起高血压危象的原因制定相应的治疗措施，防止高血压危象复发。

（四）护理评估

1. 病史　高血压危象最常见于慢性原发性高血压患者的血压骤然升高，因此，需了解患者危象发生前的基础血压值及血压波动情况，是否服用降压药物或其他药物，药物的名称、剂量、服药时间等，发病前有无不良的精神刺激、既往心脏情况等。此外，还应了解家庭成员有无高血压病史。

2. 身心状况

（1）体征与特征：高血压危象常见的类型有：

1）急进型高血压急症：多见于中年、青年，短期内血压可急剧升高，尤其舒张压持续在$120mmHg$以上，临床上出现兴奋、呕吐、视物模糊、眼底出血、渗出、视盘水肿、肾功能损害等，病情进展迅速，如不及时救治，患者可在数周甚至数日内因肾衰竭、充血性心力衰竭、脑卒中而死亡。

2）高血压脑病：由于血压过高突破了脑血管的自身调节，引起急性脑血液循环障碍，导致脑水肿和颅压升高。临床表现以神经系统症状为主，头痛为最初的症状，常伴呕吐、视物模糊、视盘水肿、神志改变，可出现病理征、惊厥、昏迷等，颅压可高达$400mmH_2O$。经有效治疗，血压下降，症状可迅速缓解。

3）儿茶酚胺类突然释放所致高血压危象：主要见于嗜铬细胞瘤，少数可由于高血压患者服用单胺氧化酶抑制剂、三环抗抑郁药或其他升压药物而诱发。表现为血压急剧升高，伴心动过速、头痛、恶心、呕吐、面色苍白、出汗、麻木、手足发冷。发作持续数分钟至数小时。通过发作时尿液中儿茶酚胺代谢产物，如香草基杏仁酸（VMA）含量测定、B超、放射性核素、CT等检查可做出诊断。

4）高血压危象伴主动脉夹层动脉瘤：起病急骤，特征为剧烈胸痛，向胸前或背部放射，可随病变波及的部位及范围而延伸至腹部、下肢及颈部,伴焦虑不安、大汗、面色苍白、心率加速、血压增高(原有高血压者血压更高)。病变累及颈动脉或肋间动脉者,可造成脑或脊髓缺血而引起偏瘫、神志模糊、昏迷等。夹层动脉瘤由于涉及范围不同,可出现相应的症状和体征。主动脉造影或超声检查有助于诊断。主动脉夹层动脉瘤破裂多在起病后数小时至数日内死亡。病变在远端、范围较小、出血较少者预后较好。

(2)心理和社会状况:因血压骤升,使心、脑、肾等重要脏器受累,患者常出现焦虑不安,担心出现严重并发症而影响以后的工作和生活,消极悲观,甚至绝望厌世,这些沉重的心理负担会使血压容易波动,影响治疗效果。

3.辅助检查

(1)实验室检查:①尿常规:是否有蛋白尿、红细胞与红细胞管型等,了解肾实质是否受损;②肾功能:当合并急性肾衰竭时,肌酐、尿素氮升高;③VMA:怀疑为嗜铬细胞瘤时,可行尿VMA检查;④脑脊液检查:脑脊液压力常升高;⑤可出现血钾升高、代谢性酸中毒。

(2)影像学检查:①X线胸片:观察充血性心力衰竭、肺水肿征象;②脑CT:观察有无脑出血、水肿或梗死等;③怀疑为嗜铬细胞瘤时,可行肾上腺CT检查;④怀疑为主动脉夹层瘤时,应做胸部CT、经食管超声、主动脉造影等检查。

(五)护理诊断

1.舒适的改变　与血压骤然升高、颅压升高有关。

2.体液过多　与尿少、肾功能受损有关。

3.知识缺乏　缺乏应用降压药物的知识。

(六)护理目标

1.患者血压稳定,头痛、头晕、耳鸣、恶心、呕吐等症状消失。

2.患者尿量正常,水、电解质、酸碱平衡紊乱得到纠正,肾功能得到改善。

3.患者初步了解发生高血压危象的可能因素,能遵照医嘱服用降压药物。

(七)护理措施

1.一般护理

(1)体位:绝对卧床休息,将床头抬高30°,可起到体位性降压作用。

(2)吸氧:高血压危象患者应常规吸氧,一般给予鼻导管给氧,必要时可面罩给氧。

(3)迅速建立静脉通道,保证降压药物及时输入。

(4)昏迷者应及时吸痰,保持呼吸道畅通。

(5)保持排便通畅,必要时按医嘱给予缓泻剂。

2.急救护理

(1)密切观察病情变化:监测血压、呼吸、脉搏、神志及心、肾功能变化,观察双侧瞳孔大小、两侧是否对称及对光反射。对持续抽搐或有神志改变的患者,护士应守护在患者身旁,去除义齿,安放齿垫,以防咬伤舌或误吸;意识障碍患者需加床挡,防止坠床。

(2)用药护理:迅速降压是急救的关键,但降压的幅度因人而异,如果肾功能正常,无脑血管或冠状动脉疾患史,亦非急性主动脉夹层动脉瘤或嗜铬细胞瘤伴急性高血压者,血压可降至正常水平。否则降压幅度过大,可能会使心、肾、脑功能进一步恶化,其安全的血压水平为160~180/100~110mmHg。护士应熟知常用降压药物的药理学知识,仔细观察药物的疗效和不良反应,出现不良反应需及时通知医师处理,例如,使用硝普钠时应注意药物避光,并注意滴注速度;用 β 受体阻滞剂时应注意其抑制心肌收缩力、心动过缓、房室传导时间延长、支气管痉挛等不良反应。

3.健康指导

(1)患者出院后,应坚持低盐、低脂饮食,根据患者体质情况制定运动计划。

(2)避免不良精神刺激。

(3)遵医嘱按时服药,定期到医院复查。

(4)如为嗜铬细胞瘤等引起的高血压危象,劝导患者尽早手术治疗。

## 二、超高热危象

正常人体温度为 36.3～37.2℃,体温升高超过正常称发热。超高热危象是指体温升高超过 41℃,引起重要器官严重受损,出现抽搐、昏迷、休克和出血等临床征象,是临床上常见的危急重症之一。如体温超过 42℃可使一些酶活性丧失,导致脑细胞不可逆性损害。若不及时抢救,可引起永久性的重要器官损伤,甚至死亡。

(一)诱因与发病机制

1.诱因

(1)感染性因素:为发热最常见的原因,包括:①细菌感染:全身性感染,如败血症、脑膜炎等;②局部感染,如扁桃体炎、中耳炎等;③病毒感染:如流行性感冒、脊髓灰质炎、乙型脑膜炎等;④螺旋体感染:如钩端螺旋体病、回归热等;⑤其他:如真菌感染、恶性疟疾等。

(2)非感染性因素:①中枢性发热:如脑外伤、脑出血、脑肿瘤等;②变态反应性发热:如药物热、静脉输液中含有致热原、误输异型血等所致的高热;③内分泌疾病:如甲状腺功能亢进危象、嗜铬细胞瘤高血压发作;④物理因素:如中暑。

2.发病机制　外源性致热原,如微生物病原体及其代谢产物,不能直接作用于体温调节中枢,而是通过激活血液中的中性粒细胞、嗜酸性粒细胞和单核－吞噬细胞系统,使其产生内源性致热原;内源性致热原,如白介素(ILI)、肿瘤坏死因子(TNF)等,通过血脑屏障直接作用于体温调节中枢的体温调定点,使产热增加、散热减少,而升高体温。

(二)临床表现

1.上升期

(1)骤升型:体温在数小时内上升达 39℃以上,常伴有寒战,小儿可伴有惊厥。

(2)缓升型:体温逐渐上升,在数日内达高峰,多不伴寒战。

2.热期　体温上升达高峰之后保持一定时间,持续时间长短因病因而异。此期产热与散热在高水平保持相对平衡,表现为寒战消失,皮肤发红并有灼热感,呼吸深快,出汗增多。

3.体温下降期　病因消除或致热原的作用逐渐减弱或消失,使体温降至正常,因此,出汗较多,皮肤潮湿。

体温下降方式有:①骤降,体温于数小时内降至正常,有时可略低于正常,常伴大汗淋漓;②渐降,体温于数日内降至正常。

(三)救治原则

1.迅速降温　迅速将体温降至 38.5℃左右是治疗高热危象的关键。

(1)物理降温:适用于高热而血压正常的患者,遵循热者冷降、冷者温降的原则。对于高热、烦躁、四肢末端灼热者,可用冰水擦浴降温。例如,高热中暑,立即将患者放入冰水浴盆内,用力摩擦周身皮肤,直到泛红;或头部放置冰帽,颈部、腋下、腹股沟等大血管浅表处放置冰袋,用冰摩擦周身(有出血倾向或皮疹性传染病高热者不宜擦浴);或用的 5％ 葡萄糖氯化钠注射液 1000～1500ml 静脉快速滴注。对于寒战、四肢末梢厥冷的超高热患者,最好用 32～36℃ 温水或 25％ 温酒精连续反复擦浴,以免冰冷刺激而加重周围血管收缩。擦浴方法是自上而下,由耳后、颈部开始,擦浴时稍加用力直至患者皮肤微红,体温降至 38.5℃ 左右。注意短时间内体温不宜降得过低。

(2)药物降温:药物降温应谨慎使用,主要用于物理降温后体温再次上升或物理降温效果不理想时或不适宜用物理降温者。下列情况时可采取其他紧急措施降温:①高暑;②手术后高热;③休克伴发热和心功能不全;④高热出现谵妄;⑤婴幼儿高热。降温过程中须严密观察血压变化,视体温变化调整药物剂量,必要时物理降温与药物降温联合应用。

2.病因治疗　诊断明确者应针对病因采取有效措施,如细菌感染使用强有力的抗生素。抗生素使用后,至少观察 2～3 天,疗效不佳者,应考虑用其他抗生素。

3.支持治疗　保持水、电解质平衡,保护脑、心、肾功能及防治并发症。

4.对症处理　如出现惊厥、颅压增高等症状应及时予以相应处理。

(四)护理评估

1.病史　了解病史对于分析发热病因十分重要,应详细了解发热的时间、季节、起病的急缓、体温的高度、是间歇性还是持续性、诱因;是否伴有畏寒、寒战、大汗或盗汗;是否伴有其他症状,如咳嗽、咳痰、腹泻、头痛、出血、皮疹等;起病后用药情况,包括药物名称、剂量、疗效;起病后一般状况,如精神、食欲、尿便等;传染病接触史、疫水接触史、服药史、职业等。

2.身心状况

(1)症状与体征:将发热患者的体温数值分别记录在体温单上,并将各数值点连成体温曲线,该曲线的不同形态称为热型。临床上常见的热型有:

1)稽留热:体温恒定维持在 39℃ 以上水平,数日或数周,24 小时体温波动范围不超过 1℃。常见于大叶性肺炎、伤寒及斑疹伤寒高热期。

2)弛张热:体温在 39℃ 以上,24 小时体温波动范围超过 2℃,但都在正常水平以上。常见于败血症、化脓性感染、风湿热等。

3)间歇热:体温骤升达高峰后持续数小时,又迅速降至正常水平,无热期可持续 1 至数日,如此高热期与无热期反复交替出现。常见于疟疾、急性肾盂肾炎等。

4)不规则热:热型无一定规律,可见于结核病、风湿热、渗出性胸膜炎等。

(2)心理与社会状况:患者可能因为病因暂时尚不清楚,并可能出现呼吸困难、抽搐等表现,病情危重,使患者及家属焦虑不安、恐惧、消极悲观,甚至绝望。

3.辅助检查

(1)血液检查:白细胞及中性粒细胞数升高常提示急性细菌感染、阿米巴或原虫感染;白细胞计数正常或轻度下降常提示为病毒感染、伤寒、疟疾、结核等;血液涂片可找到寄生虫;必要时可行血培养、血液激素(如甲状腺激素)测定、免疫学检查。

(2)尿便检查:可做常规、细菌培养等检查。

(3)穿刺液检查:如胸腔积液、腹腔积液、脑脊液等常规检查及培养。

(4)其他检查:根据病史特点,行超声波、X 线、CT 等检查。

（五）护理诊断

1.体温过高 与致热原作用于体温调节中枢的体温调定点，使产热增加、散热减少、体温升高有关。

2.潜在并发症 抽搐、惊厥，甚至休克。

（六）护理目标

1.患者体温降至正常，降温过程中未发生虚脱。

2.患者未发生抽搐、惊厥，或发生者获得有效控制。

3.患者微循环良好、生命体征平稳、尿量正常。

（七）护理措施

1.一般护理

（1）将患者置于安静、舒适、通风的环境：有条件时应将患者安置在有空调的病室内，无空调设备时，可采用室内放置冰块、电扇通风等方法达到降低室温的目的。高热惊厥者应置于保护床内，保持呼吸道畅通。

（2）吸氧：一般用鼻导管吸氧，吸氧浓度 2～4L/min。

（3）饮食：高热患者饮食以清淡为宜，给细软、易消化、高热量、高维生素、高蛋白、低脂肪饮食。鼓励患者多饮水、多吃新鲜水果和蔬菜。

（4）口腔护理：高热患者唾液分泌减少，口腔黏膜干燥，容易发生舌炎、齿龈炎等，应注意清洁口腔。高热昏迷患者尤应重视口腔护理，以防感染和黏膜溃破等。

（5）皮肤护理：高热患者在降温过程中伴有大汗者，应及时更换衣裤和被褥，注意皮肤清洁卫生和床单舒适干燥。有出血倾向的患者，应防止皮肤受压与破损。

2.急救护理

（1）病情观察

1）早期发现：凡高热患者出现寒战、脉搏快、呼吸急促、烦躁、抽搐、休克、昏迷等，应警惕超高热危象的发生。

2）严密观察体温、脉搏、呼吸、血压、神志变化，以了解病情及观察治疗反应。

3）观察末梢循环情况：高热而四肢末梢厥冷、发绀者，往往提示病情更为严重。治疗后体温下降和四肢末梢转暖、发绀减轻或消失，则提示治疗有效。

（2）降温：迅速有效地降低深部温度是抢救超高热危象的关键。

1）物理降温：安全可靠，为首选措施，尤其适用于高热而循环良好的患者。

①方法：对于高热、烦躁、四肢末梢灼热的患者，可使用降温毯，再配合头部放冰枕或冰帽，颈部、腋下及腹股沟等处放置冰袋，全身酒精擦浴或冰敷等降温；如患者心、肺功能良好，还可使用 4℃的 5‰葡萄糖盐水 1000～1500ml 快速静脉滴注；寒战、四肢末梢厥冷的患者，用30～35℃温水或 25℃温酒精擦浴，以免因寒冷刺激而加重周围血管收缩；因发生低血压和寒战的合并症较多，冰水浸泡已不再推荐。如其他方法无法降温，可在有效检测深部体温的前提下使用。

②注意事项：遵循热者冷降、冷者温降的原则。当高热开始，皮肤血管强烈收缩甚至发生寒战时，不予退热处理，且应注意保暖；将体温降至 38℃左右，但不宜在短时间内将体温降得过低，以防引起虚脱；注意补充液体，维持水、电解质平衡。

2）药物降温：物理降温效果不理想或不宜用物理降温者，可用药物降温，如阿司匹林、肾上腺皮质激素等。如降温效果仍不明显,尤其伴有烦躁、惊厥,可使用冬眠药物,如氯丙嗪等。用药过程中严密观察体温、血压变化,并随时调整滴注速度。

（3）对症护理:昏迷患者容易发生肺部感染和压疮,须加强护理;提供必需的热量和营养物质以促进恢复,保持呼吸道通畅;积极纠正水、电解质代谢平衡,维持酸碱代谢平衡;补液速度不宜过快,避免心力衰竭发生;激素对治疗肺水肿、脑水肿等有一定疗效,但剂量过大易继发感染。

（4）观察病情

1）严密监测生命体征:心电监护,每15～30分钟测量1次。同时注意24小时出入量,做好重症记录。

2）密切观察末梢循环情况:经治疗后,体温下降,末梢循环好,提示治疗有效。如果高热而四肢末梢厥冷发绀者,提示病情更为严重,须引起重视。

3）观察高热的伴随症状:如寒战、咳嗽、呕吐或出血等。

3. 健康指导　出现发热早期症状,要及时转移至通风、温湿度适中的地方,避免穿不透气的衣服,情况不佳者要尽早求助于医护人员。另外,要多补充水分和电解质。

### 三、甲状腺危象

甲状腺危象简称甲亢危象,是甲状腺功能亢进症（以下简称甲亢）患者在急性感染、精神创伤、妊娠或甲状腺手术等各种诱因的刺激下,大量甲状腺激素释放入血,病情突然加重而出现的一系列临床症状。发生原因可能与循环内甲状腺激素水平增高有关,多见于严重的、病程长且近期病情有明显恶化的甲亢患者,并常由并存的其他疾病所诱发。甲状腺危象病情危重,病死率高,必须及时抢救,如抢救不及时,患者往往因高热、心力衰竭或严重水、电解质紊乱而死亡。

（一）诱因与发病机制

1. 诱因

（1）外科性:在手术中或术后4～16小时内发生危象常与手术直接有关,凡在术后16小时后发生危象者,应寻找感染病灶或其他诱因。由外科原因引起的甲亢危象包括:①术前甲亢病情未控制;②手术应激或手术时挤压甲状腺,导致大量甲状腺激素释放入血循环,全身麻醉也可使组织中的甲状腺激素进入血循环。

（2）内科性:指手术外的诱因,目前甲亢危象多属此类。包括:①严重感染:是临床上最常见的危象诱因,4/5内科性危象有感染,其中以呼吸道感染最常见;②应激:过度紧张、高温环境、过度疲劳、情绪激动等应激可导致甲状腺激素突然释放;③不适当停用抗甲状腺药物:致甲状腺激素大量释放,甲亢症状迅速加重;④其他:过度挤压甲状腺、放射性[131]I治疗引起甲状腺炎等均可导致大量的甲状腺激素释放入血。

2. 发病机制　甲亢危象患者的发病主要为血中的甲状腺激素明显增多,其中游离$T_3$、$T_4$的升高更为明显,当机体同时又存在内环境紊乱时,机体对甲状腺激素的耐受性下降,加之肾上腺素能神经兴奋性增高,过多的甲状腺激素使β肾上腺素能受体数目增加,或作用于受体后的某些环节,致儿茶酚胺的反应性增强,后者又刺激甲状腺激素合成和释放,最终导致机体丧失对甲状腺激素的调控能力,从而出现甲亢危象。

（二）临床表现

1.危象先兆　甲亢症状突然加重，表现为发热、乏力、烦躁不安、心悸、食欲不振、恶心、呕吐、腹泻、体重下降等。

2.危象期　高热、大汗淋漓、皮肤潮红，继而汗闭，皮肤苍白；食欲极差、频繁呕吐、腹痛、腹泻、体重锐减；极度烦躁不安、谵妄、嗜睡，最后昏迷。

（三）救治原则

1.降低循环中甲状腺激素水平

（1）抑制甲状腺激素的合成与释放：抗甲状腺药物，如丙硫氧嘧啶能抑制甲状腺激素的合成，首次剂量为 600mg 口服或经胃管注入，继而给予 200mg 口服，每天 3 次，待症状缓解后减至一般治疗剂量。无机碘能抑制甲状腺激素的释放，在服用丙硫氧嘧啶后 1～2 小时再加用复方碘口服溶液，首剂 30～60 滴，以后每 6～8 小时服用 5～10 滴；或用碘化钠 0.5～1.0g 加入 10％葡萄糖注射液中静脉滴注 12～24 小时，视病情逐渐减量，一般使用 3～7 天停药。

（2）迅速降低循环中甲状腺激素水平：可通过腹膜透析、换血等方法去除血中过多的甲状腺激素。

2.降低周围组织对甲状腺激素的反应　可使用 β 肾上腺素能阻断剂或利血平等抗交感神经药物阻断周围组织对儿茶酚胺的反应，达到控制甲亢危象的目的。可用普萘洛尔 30～50mg，每 6～8 小时口服 1 次，或 1mg 经稀释后缓慢静脉注射，视病情间歇给药 3～5 次；可同时给予利血平 1mg，每 6～8 小时肌内注射 1 次。

3.保护机体脏器、防止功能衰竭

（1）纠正水、电解质紊乱；

（2）对症处理，如降温、纠正心力衰竭、心律失常等；

（3）使用糖皮质激素以改善机体反应性，提高应激能力；

（4）及时补充大量维生素和能量。

4.去除诱因　去除诱因，积极治疗甲亢是预防甲亢危象发生的关键。感染是引起甲亢危象常见内科性诱因，有感染者应积极抗感染治疗。

（四）护理评估

1.病史　甲状腺危象最常见于原有甲状腺功能亢进症患者的血液中甲状腺激素骤然升高，因此，需要了解患者危象发生前的服药情况，包括药物的剂量、服药方法等，外科手术、放射性[131]I 治疗前的准备情况，发病前有无不良的精神刺激、过度挤压甲状腺等，既往心脏情况等，此外，还应了解发病前的一般状况，如食欲、尿便等，家属成员有无类似病史。

2.身心状况

（1）症状与体征：甲亢危象属甲状腺功能亢进症恶化时的严重表现，主要特点有：

1）高热：体温骤升达 39℃以上，甚至高达 41℃，一般降温措施无效，同时大汗淋漓、皮肤潮红，继而汗闭，皮肤苍白和脱水。

2）中枢神经系统：可发生意识障碍，极度烦躁不安、谵妄、嗜睡，最后昏迷。

3）心血管系统：心动过速，心率常达 160 次/分以上，与体温升高程度不成比例。也可出现各种心律失常，以一过性心房颤动多见。收缩压升高，脉压增大。原有甲亢性心脏病者较易发生危象，且危象一旦发生常促使心功能急剧恶化。

4）消化系统：食欲极差、恶心、呕吐、腹痛、腹泻甚为常见，导致脱水、电解质紊乱、氮质血症加重。

5)水、电解质紊乱:最终患者有水、电解质紊乱,约半数有低钾血症,1/5 有低钠血症。

6)小部分甲亢危象患者症状不典型,表现为表情淡漠、嗜睡、反射降低、低热、恶病质、明显乏力、心率慢、脉压小、血压下降、进行性衰竭,最后陷入昏迷而死亡,临床称淡漠型甲亢危象,多见于老年患者。

(2)心理和社会状况:患者在原有疾病基础上病情加剧,出现心血管、中枢神经系统等受累,且血液中甲状腺激素水平高,病情危重,导致患者及家属焦虑不安、恐惧、消极悲观,甚至绝望。

3.辅助检查　甲状腺功能检查,血清总 $T_4$、$T_3$ 等可明显增高,游离 $T_3$、$T_4$ 的测定意义更大,但 $T_4$ 及 $T_3$ 水平与是否发生甲亢危象间无相关性。

(五)护理诊断

1.体温过高　与甲状腺激素明显增高引起的高代谢综合征有关。

2.有体液不足的危险　与甲状腺激素明显增高引起的水、电解质紊乱有关。

3.焦虑　与甲状腺激素明显增高引起的中枢神经系统受累有关。

(六)护理目标

1.患者体温降至正常,生命体征平稳。

2.体液补足,微循环良好,尿量正常。

3.意识清楚,焦虑等症状消除,积极配合治疗。

(七)护理措施

1.一般护理

(1)绝对卧床休息,保持安静、舒适环境,避免不良刺激。

(2)吸氧:一般用鼻导管吸氧,吸氧浓度 2~4L/min。

(3)饮食:给予高热量、高维生素饮食。并鼓励患者多饮水,每天饮水量不应少于2000ml,昏迷患者给予鼻饲。

(4)做好昏迷患者的口腔护理、皮肤护理。

2.急救护理

(1)严密观察病情,及时监测体温、脉搏、呼吸、血压、神志等变化,发现异常报告医师及时处理。

(2)用药护理:迅速减少甲状腺激素合成和释放。

1)抑制甲状腺激素的合成:大剂量使用抑制甲状腺激素合成药物是抢救甲状腺危象的重要措施之一。丙基硫氧嘧啶(PTU)在周围组织中可减少 $T_4$ 转化至 $T_3$,故为首选药物,口服或胃管内注入。无 PTU 时,可用等量甲硫氧嘧啶(MTU)或甲巯咪唑(MM)。

2)抑制甲状腺激素的释放:无机碘溶液可抑制已合成的甲状腺激素的释放。口服 PTU后 1 小时,口服复方碘口服溶液,或碘化钠 0.5~1.0g 加入 10% 葡萄糖溶液中静脉滴注。

3)抑制组织中 $T_4$ 转换为 $T_3$ 以及抑制 $T_3$:与细胞受体的结合 PTU、碘剂、β 肾上腺素能受体阻滞剂和糖皮质激素均有抑制作用。在无心力衰竭情况下,应用 β 肾上腺素能受体阻滞剂甚为重要,但需注意监测心功能,必要时在心电图密切监视下进行,伴哮喘者禁用。

4)其他:上述处理疗效不显著,血清 $T_3$、$T_4$ 仍呈现高浓度,可考虑应用血浆置换及腹膜透析,以有效清除血中过多的甲状腺激素。

3. 健康指导

(1)评估甲亢患者的病情，对症宣教，进一步介绍疾病知识，以及如何预防症状恶化。

(2)调动患者主观能动性，配合治疗，减轻忧虑和避免精神刺激。

(3)按医嘱服药控制甲亢症状，不随意停药。

(4)预防和控制感染。

(5)手术或放射碘治疗前，做好准备工作。

## 四、糖尿病酮症酸中毒危象

糖尿病酮症酸中毒(DKA)是由于胰岛素缺乏，胰岛素拮抗激素增加，引起糖和脂肪代谢紊乱，以高血糖、高酮血症和代谢性酸中毒为主要改变的临床综合征。糖尿病酮症酸中毒是糖尿病的一种严重急性并发症，作为糖尿病患者早年死亡的原因之一，良好护理是治疗 DKA 的一个重要环节。

(一)诱因与发病机制

1. 诱因

(1)感染因素：DKA 和 HHS 最常见的诱因是各种感染，尤其是 2 型糖尿病患者伴急性全身性严重感染，如脓毒症、肺炎、化脓性皮肤感染、胃肠道感染、急性胰腺炎、胆囊胆管炎、腹膜炎等。

(2)胰岛素剂量不足或中断：在发生急性伴发疾病的状态下，没有及时增加胰岛素剂量或错误地自行减少胰岛素用量。

(3)各种急性应激状态：外伤、手术、麻醉、急性心肌梗死或严重刺激引起的应激状态等。

(4)胰岛素抗药性：由于受体和信号传递异常引起的胰岛素不敏感或产生胰岛素抗体，均可导致胰岛素的疗效降低。

(5)其他诱因：饮食失调或胃肠疾病导致的水、电解质紊乱，妊娠和分娩，突然终止胰岛素治疗或减量不当等。

2. 发病机制　对 DKA 较 HHS 的发生机制了解较多，但共同的发病机制是循环胰岛素水平的绝对降低或是存在严重应激情况下胰岛素拮抗激素(高血糖素、皮质醇、儿茶酚胺及生长激素)的升高，可以表现为某一方面为主，但二者经常相互重叠。DKA 时循环中胰岛素水平以绝对降低为主，HHS 时仍有小量胰岛素分泌，但仅能抑制酮体的产生，不能控制严重的高血糖。糖代谢异常、脂肪与酮体代谢异常、水和电解质代谢异常是发生糖尿病高血糖危象时常见的三种代谢异常。

(二)临床表现

糖尿病症状加重，出现烦渴、尿量增多、疲倦乏力等，但无明显多食。也可伴食欲不振、恶心、呕吐，饮水后也可出现呕吐。酸中毒时呼吸深而快，呈 Kussmonl 呼吸。动脉血 pH 低于 7.0 时，由于呼吸中枢麻痹和肌无力，呼吸渐浅而缓慢。呼出气体中可能有丙酮味(烂苹果味)。

脱水量超过体重 5% 时，尿量减少，皮肤黏膜干燥，眼球下陷等。如脱水量达到体重 15% 以上，由于血容量减少，出现循环衰竭、心率快、血压下降、四肢厥冷，即使合并感染体温多无明显升高。神志状态有明显个体差异，早期感头晕、头痛、精神萎靡，渐出现嗜睡、烦躁、迟钝、腱反射消失，至昏迷，经常出现病理反射。广泛剧烈腹痛，腹肌紧张，偶有反跳痛，常被误诊为急腹症。可因脱水而出现屈光不正。

酮症酸中毒为部分儿童糖尿病的首发症状。儿童出现多饮、多尿等症状未引起家长注意。家长发现患儿精神萎靡,消化道症状,甚至神志不清才到医院就诊,已是酮症酸中毒。

酮症酸中毒接受治疗后,病情继续加重,血压下降,应考虑可能并发急性呼吸窘迫综合征、脑动脉血栓形成或弥散性血管内凝血等。

（三）救治原则

治疗的目的是纠正代谢紊乱,消除酮症,预防感染等并发症。

1.基本措施

（1）详细询问病史并做体格检查,包括心电图。

（2）急查血糖、血浆电解质、尿素氮、肌酐、二氧化碳结合力、pH 及血酮体,2 小时后复查 1 次,以后视病情,可 3～4 小时复查 1 次。有条件的实验室,可测定血乳酸、游离脂肪酸水平。

（3）急查尿常规及尿酮体。神志清楚的患者,不需导尿,避免引起尿路感染。神志不清的患者,不能主动排尿,可以留置导尿,定时取尿标本,测其排尿量及酮体。

（4）疑有感染者,应及早给予抗生素。

2.胰岛素治疗

（1）只使用短效胰岛素,如普通胰岛素（RI）,不可使用中效或长效胰岛素治疗。

（2）小剂量胰岛素治疗

1）若患者神志清楚,无脱水体征,并且血压正常,可给予 RI 肌内注射,初次剂量 0.25U/kg,以后 0.15U/（kg·h）,肌内注射;当血糖降至 14mmol/L 后,患者可以少量进食,并根据血糖水平给予 RI 皮下注射。

2）患者血压偏低伴有脱水,胰岛素加入液体中静脉滴注,初次剂量 0.1～0.15U/kg,1 小时内滴入;每小时静脉滴入 4～8U。血糖降至 14mmol/L 后,可给予 5% 葡萄糖液体,RI 1U/h 滴入。脱水纠正,血压正常,血糖稳定在 14mmol/L 以下,可以改为胰岛素皮下注射治疗。

3）小剂量胰岛素治疗可以避免低血糖及低血钾的发生。

（3）胰岛素抵抗:酮症酸中毒时如存在胰岛素抵抗,有的患者仍需要大剂量胰岛素治疗才能有效。

（4）胰岛素治疗过程中,若血 pH 仍低于正常,尿酮体尚存在,尽管血糖水平已接近正常,胰岛素治疗必须继续,可以同时补充葡萄糖溶液。

3.液体补充

（1）酮症酸中毒时,血容量减少,脱水明显。成人患者失水可达 3～5L。采用 0.9% 氯化钠溶液滴注。以 1L/h 的速度补充液体,持续 2～3 小时。然后根据其尿量及临床表现调整输液速度。若尿量大于 120ml/h,则输液速度可以减慢。

（2）血浆钠水平高于 155mmol/L 或血浆有效渗透压高于 320mmol/L 时,宜采用 0.45% 氯化钠溶液滴注。

（3）血糖降到 14mmol/L 后,可静脉点滴 5% 葡萄糖溶液。

（4）血压较低者,可适当给予血浆或清蛋白静脉输入。

4.电解质补充

（1）钾:酮症酸中毒时,总体钾是降低的,每千克体重可减少 3～5mmol。血浆 pH 降低时细胞内钾向细胞外移动,故血浆钾的水平可能偏高。开始治疗后,细胞外液得到补充,血糖逐渐下降,酮体逐渐减少,血浆 pH 有所恢复,细胞外钾离子又开始回到细胞内,血钾水平明显降低。故治疗酮症酸中毒 3～4 小时后,应根据血钾水平补充钾盐。如果患者入院时,血钾水平正常或低于正常,就应开始补钾。血钾高于 5mmol/L,不需要补钾;血钾在 4～5mmol/L 时,可每小时补充氯化钾 0.5～1g;血钾 3～4mmol/L,可每小时补充氯化钾 1.5～2g;血钾低于 3mmol/L,每小时补充氯化钾 2～3g。

(2)氯:酮症酸中毒治疗过程中,使用氯化钠溶液纠正脱水以及用氯化钾纠正低血钾,应注意高氯性酸中毒的发生。高氯性酸中毒产生的原因:为了细胞内缓冲液的再生,骨骼及其他组织中碳酸氢盐消耗,酮体从尿中排出时带走碳酸氢根;肾脏的远端肾单位排泌氢离子异常以及细胞外液中的碳酸氢根被氯化钠及氯化钾所稀释等。依靠肾脏排泌氯离子以及碳酸氢根的再生来纠正高氯血症。

(3)磷:磷的缺失在酮症酸中毒时也是常见的,一般每公斤体重缺失 0.5～1.5mmol。与钾离子相同,开始治疗后血浆磷离子向细胞内转移,血浆磷逐渐降低,出现低磷血症。低磷血症的临床表现不显著,可能与神志改变、肌肉无力、心功能不全、红细胞破坏及呼吸衰竭有关。在糖尿病酮症酸中毒治疗中,磷的补充并非必需。显著低血磷时,给予 $KH_2PO_4$ 10～15mmol/h 有帮助。补磷不宜过多,血磷过多则血钙降低。当患者伴有肾功能不全、持续酸中毒时,不宜补充磷。

5.使用碱性药物

(1)一般可不使用碱性药物,原因:①酮体为有机酸,可以经代谢而消失;②因 $CO_2$ 比 $CO_3^-$ 易于通过细胞膜和血脑屏障,故输入碳酸氢钠后,细胞内和脑内 pH 将进一步下降;③血 PH 升高,血红蛋白对氧的亲和力显著升高,加重组织缺氧;④增加脑水肿的发生。

(2)酮症酸中毒时,血浆 pH 在 7.1 以上可使用碱性药物;血浆 pH 低于 7.0 应给予碱性药物。

(3)当患者伴有严重高血钾时,应给予碱性药物;血浆 pH 每升高 0.1,血钾就可下降0.6mmol/L。

(4)根据血浆 pH 及二氧化碳结合力决定碳酸氢钠溶液用量。一般给予 4% $NaHCO_3$ 200～400ml。血浆 pH 上升到 7.2,二氧化碳结合力高于 25mmol/L 时,可不再给予碳酸氢钠。

6.其他　血浆置换和血液透析等,仅限于严重患者,尤其伴较严重肾功能衰竭者。

(四)护理评估

1.病史　DKA 发生于原有糖尿病的基础上,因此,需了解患者 DKA 发生前的用药情况,特别是胰岛素的用量有无明显减少或停用,DKA 前有无感染、不良的精神刺激、应激状况、多饮、多尿、多食等症状有无加重及加重的程度。

2.身心状况

(1)症状与体征

1)原有糖尿病症状加重,极度软弱无力、烦渴、多饮、多尿、体重明显下降。

2)代谢性酸中毒:呼吸加深,呈深大呼吸,部分患者呼出的气体有类似烂苹果的酮臭味,晚期则发生呼吸抑制,呼吸表浅。

3)胃肠道症状:有食欲下降、恶心、呕吐,少数 1 型糖尿病患者可出现腹痛,有时甚至被误诊为急腹症。

4)脱水表现:如皮肤干燥、眼球凹陷、尿量减少,当脱水超过体重的 15% 时,则出现循环衰竭、血压下降、脉搏细数,严重者可危及生命。

5)中枢神经系统症状:早期表现为头痛、头晕,继而出现烦躁、神志淡漠、倦怠、嗜睡、肌张力下降、反射迟钝,最终出现昏迷。

6)如病史不明,须与其他可能引起昏迷的疾病相鉴别,如脑血管意外、高血压脑病、尿毒症、急性中毒、严重感染等。通过详细询问病史、详查病情及结合有关实验室检查综合分析鉴别。

(2)心理和社会状况:患者在原有糖尿病基础上病情加剧,出现呼吸困难、血压下降,甚至昏迷,病情危重,导致患者及家属焦虑不安、恐惧、消极悲观。

3.辅助检查　血糖明显升高,常在 16.7~27.8mmol/L(300~500mg/dl),血酮体升高可大于 4.8mmol/L,尿糖阳性,尿酮体阳性。血 pH 值可降至 7.1 以下,呈代谢性酸中毒。血钾早期可正常或偏低,少尿时可升高。

(五)护理诊断

1.有体液不足的危险　与大量葡萄糖、酮体从肾脏排出所引起的渗透性利尿有关。

2.潜在并发症　昏迷。

(六)护理目标

1.患者体液补足,尿量正常,呼吸平稳。

2.患者未发生昏迷,或发生昏迷者经救治神志清楚,反应敏捷。

(七)护理措施

1.一般护理

(1)确诊酮症酸中毒后,绝对卧床休息,应立即配合抢救治疗;快速建立静脉通路;胃扩张者置胃管,尿潴留者置导尿管。

(2)建立特级护理:严密观察血压、心率、呼吸、体温、神志、血糖、尿量、尿糖、尿酮体、血气分析及电解质。每 0.5~2 小时测血压、呼吸、脉搏 1 次;记出入量;每 2 小时查尿糖和尿酮体1 次,2~4 小时查血糖及电解质 1 次。

(3)吸氧:对昏迷患者应注意吸痰,以保持呼吸道通畅;勤翻身、拍背,避免压疮和坠积性肺炎的发生。

(4)协助处理诱发因素和并发症:①预防感染,必须做好口腔及皮肤护理,保持皮肤清洁,预防压疮和继发感染,女性患者应保持外阴部的清洁;②血管病变的护理,除按糖尿病一般护理外,根据不同部位或器官的血管病变进行护理;③神经病变的护理,控制糖尿病,应用大量B 族维生素,局部按摩及理疗,对皮肤感觉消失者应注意防止损伤。

(5)协助做好血糖的测定和记录,认真记录液体出入量,记录神志变化、呼吸、血压、心率及药物剂量,及时做出小结,以供下一段治疗参考。

2.饮食护理

(1)禁食:待昏迷缓解后改糖尿病半流质或糖尿病饮食。

(2)糖尿病饮食:参照理想体重和活动强度计算每日所需总热量。成年休息者每日每公斤标准体重热量 105~125kJ(25~30kcal);轻体力劳动者 125~146kJ(30~35kcal);中体力劳动者 146~167kJ(35~40kcal);重体力劳动者 167kJ(40kcal 以上)。蛋白质占总热量的 12%~15%,脂肪约占 30%,碳水化合物占 50%~60%。三餐分配一般为 1/5、2/5、2/5 或 1/3、1/3、1/3。三餐饮食内容要搭配均匀,每餐均有碳水化合物、脂肪和蛋白质,且要定时定量,有利于减缓葡萄糖的吸收,增加胰岛素的释放。

3.静脉补液护理

(1)DKA补液的目的是扩容,纠正失水,降低血渗透压,恢复有效血容量。

(2)快速建立2~3条静脉通道,纠正水和电解质失调,维持酸碱平衡,纠正酮症等治疗。其中必须用一条静脉通道专门输入胰岛素以便于控制剂量。

(3)一般先输等渗氯化钠液,开始时补液速度应较快,在2小时内输入1000~2000ml补充血容量,改善周围循环和肾功能,以后根据血压、心率、每小时尿量,必要时根据中心静脉压决定输液量和速度。第2~6小时输入1000~2000ml,第一天补液量4000~5000ml,甚至达8000ml。

(4)纠正酸中毒:轻症者不必补碱;当血pH低至7.1~7.0时或碳酸氢根低于5mmol/L时才给适量NaHCO₃。

(5)补钾:血糖升高可引起渗透性利尿,钾随尿排出;呕吐也会使钾丧失;不进食钾得不到补偿更加重钾缺乏,所以必须补钾。然而因酸中毒,细胞内钾转移至细胞外,肝糖原分解释放钾及周围循环不良而致尿少,故血钾可暂不降低,开始时不必补钾。根据血钾、心电图、尿量等,掌握补钾的时间及量,点滴速度不宜过快,浓度不得大于500ml内加氯化钾1.5g,切忌静推,不能渗出血管外。

4.急救护理

(1)病情观察:严密观察体温、脉搏、呼吸、血压及神志变化,动态监测血钾,低血钾患者应做心电图监测,为病情判断及观察治疗反应提供客观依据。并及时采血、留尿,送检尿糖、尿酮、血糖、血酮、电解质及血气等。

(2)准确记录24小时出入量。

(3)胰岛素治疗护理:胰岛素是治疗本危象的特效药物,与补液同时进行(应另建静脉通路)。胰岛素是蛋白质,可以用生理盐水或葡萄糖溶液配伍,尽量不与其他药物配伍。一般多采用小剂量静脉滴注法,静脉注射首次负荷剂量为10~20U胰岛素,继续以每小时每千克体重0.1U速度持续静脉滴注。血糖下降速度一般以每小时降低3.9~6.1mmol/L(70~110mg/dl)为宜。当血糖降至13.9mmol/L(250mg/dl)后,调节输液中胰岛素比例及每4~6小时皮下注射胰岛素4~6U。用药过程要严密注意防止低血糖。

5.健康指导 患者病情稳定后,向患者宣传糖尿病的有关知识及胰岛素的使用方法,预防再次发生糖尿病酮症酸中毒。

## 五、糖尿病非酮症高渗性昏迷危象

糖尿病非酮症高渗性昏迷(HONDC)是一种较少见但严重的糖尿病急性并发症。HONDC病情危重,死亡率高达50%,多见于60岁以上患者,男女发病率大致相等。临床特点为无明显酮症与酸中毒,血糖明显升高,严重脱水甚至休克,血浆渗透压增高,进行性意识障碍。

(一)诱因与发病机制

1.诱因 HONDC常在急性感染、创伤、高糖类饮食,使用某些药物,如利尿剂、糖皮质激素、苯妥英钠等情况下诱发。

2.发病机制 糖尿病非酮症高渗性昏迷的基本病因是胰岛素分泌不足和(或)作用不足,

各种诱因使胰岛素的分泌进一步减少,而胰岛素的拮抗激素水平升高,从而引起血糖水平显著升高,严重的高血糖和糖尿引起渗透性利尿,致使水及电解质大量自肾脏丢失。而此时尿渗透压50%是由葡萄糖维持,患者多有主动摄水能力障碍和不同程度的肾功能损害,从而引起高血糖、脱水及高渗透加重,致使脑细胞脱水及中枢神经功能障碍。

（二）临床表现

本病多数起病隐匿,早期表现有烦渴、多尿、疲倦、头晕、贪欲不振、恶心、呕吐;继而出现进行性意识障碍、定向力障碍、反应迟钝,直至嗜睡、昏迷。

（三）救治原则

因本病的死亡率极高,故需立即抢救,其急救措施为:

1. 补液　迅速补液以恢复血容量,纠正高渗和脱水是抢救成败的关键。本病脱水比DKA更为严重,可根据患者脱水的严重程度,按其体重的 $10\%\sim15\%$ 估算,也可按测得的血浆渗透压计算患者的失水量,其计算公式为:失水量(L)＝(患者血浆渗透压－300)÷300×体重(kg)×0.6,一般首先静脉输入生理盐水,以便较快扩张微循环而补充血容量,迅速纠正血压,待循环血容量稳定后酌情以低渗盐水(0.45%～0.6%氯化钠注射液)缓慢静脉滴注。补液量应视失水程度而定,静脉滴注速度须视全身及心血管、脑血管、尿量及有关的血化验改变等因素而定,防止因输液过多、过快而发生脑水肿、肺水肿等并发症。

2. 胰岛素　一般胰岛素用量较DKA小,也可一开始采用上述小剂量胰岛素治疗的方法,每2～4小时测定血糖,血糖降至13.9mmol/L(250mg/dl)时改用5%葡萄糖注射液加入小剂量胰岛素静脉滴注,防止因血糖下降过快、过低而发生脑水肿。

3. 纠正电解质紊乱　主要是补充钾盐。若有低血钙、低血镁或低血磷,可酌情给予葡萄糖酸钙、硫酸镁或磷酸钾缓冲液。

4. 防治并发症及对症治疗　积极治疗各种并发症,感染常是患者晚期的主要死亡原因;同时也要注意防治其他并发症,如休克、心力衰竭、肾功能不全等,去除诱因并进行对症处理。

（四）护理评估

1. 病史　HONDC多发生于原有糖尿病的基础上,因此,需了解患者HONDC发生前的饮食、用药情况,注意所用药物及其剂量、用法;HONDC前有无感染、不良的精神刺激、应激状况、多饮、多尿、多食等症状有无加重及加重的程度等,同时应了解发病前心、肾功能状况。

2. 身心状况

（1）症状与体征

1）多见于50～70岁以上的中老年人,约2/3的患者于发病前无糖尿病病史或仅有轻度症状,并有糖尿病非酮症高渗性昏迷的诱发因素。患者发病前数日至数周常有糖尿病加重的临床表现,从起病到意识障碍一般为1～2周,少数患者也可急性起病。

2）脱水及周围循环衰竭:失水体征明显,体格检查时可发现患者皮肤黏膜干燥、弹性差、眼球凹陷、舌干并可有裂纹。当周围循环衰竭时,表现为冷汗、脉搏加快,甚至出现休克和急性肾衰竭。

3）神经系统改变:患者常有不同程度的神志改变,如表情淡漠、定向障碍、谵妄、嗜睡,甚至昏迷;部分患者尚可出现运动神经受损的表现,而被误诊为急性脑血管疾病。少数患者可出现癫痫大发作、幻视、半身感觉异常等。

（2）心理和社会状况:患者在原有疾病基础上(糖尿病、肾功能不全等)病情加剧,出现循环衰竭、昏迷,病情危重,且患者多为中老年人,因此,患者及家属焦虑不安、恐惧、消极,甚至悲观绝望。

3.辅助检查　血糖显著升高,大于 33.3mmol/L(600mg/dl),尿糖呈强阳性,尿酮体阴性或弱阳性,血酮体水平正常;血钠增高,可达 155mmol/L。血浆渗透压显著增高,大于350mmol/L。血浆渗透压可直接测得,也可通过公式计算,公式为:血浆渗透压(mmol/L)＝$2Na^+ + K^+ +$血糖(mmol/L)＋BUN(mmol/L),正常值为 280～300mmol/L。

（五）护理诊断

1.有体液不足的危险　与血液渗透压显著升高,渗透性利尿致使水、电解质大量自肾脏丢失有关。

2.意识障碍　与高血糖、脱水及高渗透加重,致使脑细胞脱水及中枢神经功能障碍有关。

（六）护理目标

1.患者体液补足,尿量正常,呼吸平稳。

2.患者神志清楚,反应敏捷。

（七）护理措施

护理措施与 DKA 大致相同,在病情观察方面尚需注意:迅速大量输液不当时,可发生肺水肿等并发症。补充大量低渗溶液,有发生溶血、脑水肿及低血容量性休克的危险。故应随时观察患者的呼吸、脉搏、血压和神志变化,观察尿色和尿量,如发现患者咳嗽、呼吸困难、烦躁不安、脉搏加快,特别是在昏迷好转过程中出现上述表现,提示输液过量的可能,应立即减慢输液速度并及时报告医师。尿色变粉红提示发生溶血,也应及时报告医师并停止输入低渗溶液。

### 六、低血糖危象

低血糖症是血糖浓度低于正常的临床综合征。成人血糖低于 2.8mmol/L(<50mg/dl)可认为血糖过低。当血糖降低,引起交感神经过度兴奋和中枢神经异常的症状、体征时,称低血糖危象。葡萄糖是脑组织的主要能量来源,当其缺乏时可产生功能和组织的损害,严重而长期的低血糖可以致死。

（一）诱因与发病机制

1.诱因

（1）低血糖的主要病因

1）胰岛素分泌过多:如胰岛 B 细胞瘤。

2）对抗胰岛素的内分泌激素不足:肾上腺皮质功能减退、腺垂体功能减退、胰岛 A 细胞功能减退。

3）反应性低血糖症:原因不明的功能性低血糖症、早期糖尿病、胃大部切除后、婴儿期低血糖症等。

4）肝脏病变:严重弥漫性肝病、特殊酶的缺乏(如肝糖原累积病等)。

5）医源性因素:胰岛素剂量过大,磺酰脲类过量,尤其是格列本脲(优降糖)过量。

6）中毒:水杨酸中毒、蕈中毒等。

7）糖类缺乏:由于供应或合成减少,如长期食物摄入不足、饥饿、酒精性低血糖症,或由于过量丧失,如慢性腹泻吸收不良等。

8）胰腺外肿瘤。

2.发病机制　正常在空腹和进餐后血糖波动在 3.3~8.9mmol/L 这一狭窄的范围内,虽然血糖的波动受进食、运动、饥饿、精神刺激等因素的影响,但极少超出上述范围。当血糖升高时,葡萄糖刺激胰岛 B 细胞释放胰岛素,抑制胰岛素拮抗的分泌,使血糖逐渐恢复正常;当血糖降低时,通过高级神经系统的调节,使儿茶酚胺的分泌增加,胰岛素的分泌减少,同时刺激胰岛 A 细胞分泌胰高血糖素,肾上腺皮质分泌皮质醇,使肝糖原分解及肝糖原异生增加,血糖维持正常。在上述病因的作用下,使胰岛 B 细胞分泌的胰岛素(或外源性胰岛素)超出机体的代偿能力,或糖原异生受限,则会导致低血糖发生。

（二）临床表现

低血糖危象的主要临床表现有心悸、出汗、面色苍白、无力、饥饿感、颤抖、焦虑、精神错乱、抽搐,甚至昏迷。糖尿病患者使用胰岛素或口服降糖药物治疗时出现低血糖症状,应首先考虑为药物反应所致。不同原因引起的低血糖各有其自身特点,见表 14—3。

表 14—3　低血糖临床特点

| 低血糖类型 | 正常饮食 | 饥饿 24 小时 | 临床表现 | 实验室检查 |
|---|---|---|---|---|
| 器质性低血糖（胰岛素瘤） | 空腹血糖<2.8mmol/L | 空腹血糖<2.5mmol/L | 空腹发作,饥饿及运动可诱发,症状明显,可出现昏迷、抽搐,不能自行缓解 | 空腹胰岛素水平增高,OG-TT 曲线低平,肝功能正常 |
| 肝病性低血糖 | 空腹血糖<2.8mmol/L | 空腹血糖<2.5mmol/L | 空腹发作,进行性加重,饥饿及运动可诱发,有原发肝病表现 | 空腹胰岛素水平正常或稍增高,OGTT 高平曲线,肝功能异常 |
| 功能性低血糖 | 正常 | 正常 | 进食 2~4 小时发作,与精神、情绪等因素有关,发作无昏迷,可自行缓解 | 空腹胰岛素水平正常,OG-TT2~4 小时后急剧下降,可自行恢复 |

（三）救治原则

1.血糖测定　凡怀疑低血糖危象的患者,应立即做血糖测定,并在治疗过程中动态观察血糖水平。

2.补充葡萄糖　如患者尚清醒有吞咽运动可喂糖水;如患者昏迷或抽搐,立即静脉注射 50%葡萄糖注射液 50ml,并继以 10%葡萄糖注射液 500~1000ml 静脉滴注,视病情调整滴速和输入液量,患者清醒后,应尽早进食果汁及食物。

3.胰高血糖素　常用剂量为 0.56~1.0mg,可皮下注射、肌内注射或静脉注射。用药后患者多于 5~20 分钟神志转清,否则可重复给药。胰高血糖素升糖作用迅速,但作用时间仅能维持 1~1.5 小时,必须以葡萄糖维持,以防低血糖复发。

4.肾上腺皮质激素　有利于升高血糖及减轻脑水肿,可用氢化可的松 100mg 静脉注射,每 4 小时 1 次,使用 2~3 次。

5.甘露醇　如经上述处理效果不佳或昏迷持续时间较长者,很可能合并脑水肿,可用 20%甘露醇注射液 125~250ml 快速静脉滴注。

6.病因治疗　积极寻找原发病,并予相应治疗,如胰岛 B 细胞瘤应尽早手术治疗、肝病所致者积极治疗原发病等。

（四）护理评估

1.病史　低血糖的病因较为复杂,因此,需了解患者低血糖发生前的饮食、用药情况(如胰岛素及其他降糖药物),低血糖发生后的神志、精神状况、诊疗过程等,还要了解患者的既往病史,特别是肝病史。

2.身心状况

(1)症状与体征:低血糖症状的发生及轻重不但与血糖下降程度有关,且与其下降速度、持续时间及患者机体反应性有关,即血糖值越低、发展越快、持续时间越长,则症状越明显和严重。中枢神经系统主要依靠葡萄糖作为能量来源,当出现低血糖时,便会影响神经系统的正常活动,并以交感神经及脑功能障碍最为明显,若低血糖持续未被控制,患者可因昏迷、呼吸、循环中枢衰竭而死亡。

1)交感神经过度兴奋:心悸、软弱、饥饿、焦虑、紧张、脸色苍白、心动过速、冷汗及手足震颤等。

2)脑部症状:①表现为精神不集中、思维和言语迟钝、头晕、视物不清、焦虑不安、步态不稳;②有些患者可出现精神症状,如狂躁、易怒、幻觉、表情特异等;③若低血糖程度加剧可出现神志不清、肌肉颤动、惊厥、抽搐,最后昏迷。

(2)心理和社会状况:患者存在明显的交感神经系统症状,常有焦虑不安、恐惧、危象持续时间较长者可出现器质性脑损害,影响患者劳动力和生活质量,并增加家庭和社会的负担。

3.辅助检查 发作时血糖低于 1.12mmol/L。

(五)护理诊断

1.活动无耐力 与组织、器官能量供应不足有关。

2.潜在并发症 昏迷,与脑细胞能量供应不足、脑水肿有关。

(六)护理目标

1.患者活动时耐力增强,能从事日常工作。

2.未发生昏迷,或发生昏迷者神志转清,未发生器质性脑损害。

(七)护理措施

1.一般护理

(1)体位:一般取平卧位,保持呼吸道畅通。

(2)迅速建立静脉通道,立即输注葡萄糖注射液。

(3)饮食:如果患者能进食,立即口服葡萄糖水或蔗糖水。

(4)吸氧:对于昏迷者应常规输氧。

2.急救护理

(1)病情观察:①密切观察患者生命体征及神志变化;②观察尿量,并记录 24 小时出入量;③动态监测血糖,评估治疗效果。

(2)昏迷患者除需按昏迷常规护理外,待患者意识恢复后,还应注意观察是否有出汗、嗜睡、意识朦胧等再度低血糖状态,及时报告医师做出相应处理。

(3)抽搐者应注意是否合并脑水肿,除补糖外,可酌情应用甘露醇降颅压和镇静剂,并注意保护患者,防止外伤。

3.健康指导 帮助患者分析低血糖的原因,指导患者正确的饮食及用药方法。

(方威)

## 第十一节 急性中毒

### 一、概述

人们在日常工作、生活中会接触到各种外来物质。有些物质接触机体或进入机体后，在一定条件下，与体液、组织发生化学作用或物理化学作用，致使机体组织或其正常生理功能遭受损害而引起病理变化，甚至危及生命，这一过程称为中毒（poisoning）。在一定剂量内，能引起中毒的外来物质称为毒物（toxicant）。中毒按其发生发展过程，可分为急性中毒和慢性中毒两大类，短时间内由于剧毒物或大量毒物进入体内，迅速引起中毒症状甚至危及生命者，称为急性中毒（acute poisoning）。如果毒物剂量小，或者毒性不大，在体内需要蓄积到一定程度后，方可出现中毒症状者，称为慢性中毒（chronic poisoning）。本章重点介绍急性中毒的救治与护理。

（一）病因

常见急性中毒的原因，一般有下列几个方面。

1. 职业性中毒　指在工业生产中所使用或产生的有毒化学物质。工业生产中的原料、辅助剂、中间体、成品、副产品、杂质和废弃物等。

2. 农用性中毒　各种农药、化肥对环境的污染及其在食品中的残留或误服。如有机磷杀虫剂，氨基甲酸酯类杀虫剂，有机硫类杀菌剂，氟乙酰胺、毒鼠强等杀鼠剂，百草枯、敌稗等除草剂。

3. 植物性中毒　存在于天然植物中对人或动物有害的化学物质，比如曼陀罗、马钱子等含生物碱类植物，万年青、苦杏仁等含苷类植物等。

4. 动物性中毒　动物所产生或具有的有毒物质，比如毒蛇、毒蜂、毒蜘蛛等可在其咬、蜇时毒腺分泌毒液，河豚、鱼胆等动物本身或器官具有毒性物质。

5. 药物中毒　指原本用来防治疾病用的药物，由于用药过量或使用方式不当也可成为毒物。如巴比妥和非巴比妥类镇静催眠药、麻醉药、水杨酸类止痛药、抗组胺类药、洋地黄、某些抗生素及中药。

6. 日常生活用品化学性中毒　指日常生活中接触或使用的有毒物质，如煤气、杀鼠剂、除垢剂、消毒剂、灭蚊剂、染发剂等。

7. 军事性毒物中毒　指战争中应用的有毒物质，主要是毒气，如沙林、芥子气等。

（二）毒物的体内过程

1. 毒物的吸收途径　毒物从用药部位进入血液的过程称为吸收（absorption）。毒物主要经皮肤、消化道、呼吸道三条途径吸收。

（1）经皮肤吸收：毒物经皮肤吸收是靠被动扩散通过全层皮肤而被吸收。一般情况下，经皮肤吸收的毒物较少，吸收速度也较慢，但当皮肤破损或在高温、高湿环境下，毒物吸收会加快。皮肤对于脂溶性毒物如有机磷化合物、苯系化合物等较易吸收。

（2）经消化道吸收：胃和小肠是吸收的主要部位。少数毒物可在胃肠道以主动转运方式被吸收，多数毒物以扩散方式被吸收。毒物的理化性质，如脂溶性、极性、溶解度、离解度、分散度，均可影响其在胃肠道内的吸收。

(3)经呼吸道吸收:主要是肺泡吸收。肺泡的表面积较大,而且肺泡壁薄,毛细血管丰富,故进入肺泡的气体、蒸气、液态、气溶胶态毒物可被迅速吸收,直接进入血液循环,其毒性作用往往出现早且严重。

2.代谢　毒物进入血液循环后,主要在肝内进行氧化、还原、水解或合成代谢。大多数毒物代谢后毒性降低,但也有少量毒性反而增加,如对硫磷氧化为毒性更强的对氧磷。其次,毒物在肾、肠、心、脑、脾、胰、肺、睾丸、肾上腺、甲状腺等处也可以进行代谢转化。影响毒物代谢的因素较多,如年龄,性别,毒物进入途径,剂量,肝和其他组织的疾病等。

3.排泄　毒物从机体内排出,称为排泄。毒物的主要排泄途径为肾,其次可以通过呼吸道,以及汗腺、唾液腺、乳腺排泄,另外还可经胆道及小肠、大肠的黏膜排泄。

(三)发病机制

毒物种类繁多,其中毒机制不一,主要有以下几种。

1.直接的化学损伤　强酸、强碱等腐蚀性化学物质可吸收组织中的水分,并与蛋白质或脂肪结合,造成细胞的变性、坏死。

2.引起机体组织和器官缺氧　某些毒物可使血红蛋白发生变化,使其丧失正常的携氧功能,导致组织缺氧,如一氧化碳、硫化氢、氰化物等。脑和心肌对缺氧敏感,易发生中毒性损伤。

3.麻醉作用　有些毒物有强嗜脂性,因脑组织和细胞膜含脂量高,当这些毒物蓄积一定量后即可通过血-脑屏障,进入脑组织内,从而抑制脑功能,如有机溶剂(如苯类)和吸入性麻醉剂(如乙醚)。

4.抑制酶的活性　许多毒物是由于其本身或其代谢产物抑制酶的活力而产生毒性作用。如有机磷农药可抑制胆碱酯酶,氰化物可抑制细胞色素氧化酶,重金属可抑制含巯基酶等。

5.干扰细胞膜及细胞器的生理功能　如四氯化碳在体内经氧化去氯产生三氯甲烷自由基,可使细胞膜中的脂肪酸发生过氧化,由此导致线粒体、内质网变性,从而导致细胞死亡。

6.竞争相关受体　如阿托品过量时通过竞争性阻断毒蕈碱受体产生毒性作用。

(四)健康史

采集详尽的中毒病史是诊断的首要环节。重点询问职业史和中毒史。职业史包括工种、工龄、生产环境及过程、接触毒物的时间、种类、数量和途径、防护条件、有无同伴发病等;对非生产性中毒,如意外接触、用药过量、误服、自杀、他杀者,要了解患者的精神、心理状态、本人或家人经常服用的药物。对于不配合或丧失意识的患者,以及陪送人员不知情或不能准确叙述时,应指导陪送人员返回中毒现场,收集存留的物品,包括可能盛放毒物的容器、瓶子、纸袋和剩余毒物,以及患者的剩余食物、呕吐物、大小便、器具等。对于已接受初步治疗的患者,应注意了解中毒发病过程及处理的时间,用过的药物和剂量,以及患者对治疗的反应等。

(五)身体情况

由于毒物品种繁多,症状表现取决于毒物本身的特性、毒物进入机体的途径、剂量和机体的反应性,故各类中毒的临床表现差异很大。急性中毒的临床表现一般有下列几个方面:

1.皮肤黏膜的表现(下面包括症状和体征)

(1)颜色的改变:①发绀见于亚硝酸盐、氮氧化合物、氯酸盐、磺胺、非那西丁、硝苯化合物等中毒;②樱桃红见于氰化物、一氧化碳中毒;③潮红见于酒精、阿托品类、抗组胺类药物中毒;④紫癜见于毒蛇和毒虫咬伤;⑤黄疸见于四氯化碳、砷、磷、蛇毒、毒蕈中毒;⑥红斑、水疱见于芥子气、氮芥中毒;⑦灼伤见于接触腐蚀性毒物、硝酸(痂皮可呈黄色)、盐酸(灰棕色)、硫酸(黑色)等。

(2)湿度的改变:①皮肤多汗见于有机磷毒物、毒扁豆碱、新斯的明等胆碱酯酶抑制剂、毛果芸香碱等拟胆碱药以及毒蘑菇等;②皮肤无汗见于阿托品、洋金花等抗胆碱药以及抗组胺药、三环类抗抑郁药中毒。

(3)皮炎表现:①接触性皮炎见于多种工业毒物、染料、油漆、塑料、有机汞、苯酚、斑蝥、巴豆、有机磷农药中毒等;②过敏性皮炎见于煤焦、氯丙嗪、沥青、灰菜和某些香料中毒等。

2.特殊气味　急性中毒患者的衣物、呼出气体、口腔、呕吐物,以及排泄物可能有特殊气味。蒜臭味:有机磷、磷砷化合物;苦杏仁味:氰化物及含氰苷果仁;酒味:酒精及其他醇类化合物;酮味(刺鼻甜味):丙酮、氯仿、指甲油去除剂;香蕉味:醋酸乙酯、乙戊酯等;碳酸味:苯酚、来苏;辛辣味:氯乙酰乙酯;梨味:水合氯醛;氨味:氨水、硝酸铵等。

3.体温的改变

(1)体温升高:见于锌、铜、汞等金属中毒,阿托品、东莨菪碱、磺胺类药物、苯妥英钠、抗癫痫药等药物中毒。

(2)体温下降:见于吩噻嗪类、麻醉镇痛药、镇静催眠药等中毒。

4.瞳孔变化

(1)瞳孔扩大:见于抗胆碱药(阿托品)、三环类抗抑郁类药、抗组胺类药、曼陀罗、可卡因等中毒。

(2)瞳孔缩小:见于有机磷,毒扁豆碱,毛果芸香碱,毒蕈,阿片类如吗啡、海洛因、巴比妥、氯丙嗪等,抗胆碱酯酶药中毒。

(3)视力障碍:有机磷、甲醇、肉毒中毒、苯丙胺等药物可引起视力障碍。

5.神经系统症状

(1)嗜睡或昏迷:见于多种毒物中毒,如麻醉剂、安眠药、乙醇、有机磷农药、阿片类、氰化物、亚硝酸盐、阿托品类、一氧化碳、二氧化碳、砷、苯、硫化氢等中毒。

(2)抽搐:见于中枢兴奋剂、氰化物、有机磷农药、有机氯农药、氯丙嗪、硫化氢等中毒。

(3)兴奋、躁动:见于抗胆碱药、苯丙胺类、可卡因、醇类(早期)等中毒。

(4)瘫痪:见于一氧化碳、肉毒毒素、河豚、可溶性钡盐、蛇毒等中毒。

(5)肌纤维颤动:见于有机磷农药、氨基甲酸酯杀虫剂等中毒。

(6)精神失常:见于二氧化碳、一氧化碳、有机溶剂、阿托品等中毒。

6.呼吸系统症状

(1)呼吸增快和(或)变深:见于中枢兴奋剂、樟脑、水杨酸盐及二氧化碳等。

(2)呼吸减慢和(或)变浅:见于阿片类、镇痛剂、镇静安眠药、有机磷毒物、蛇毒等。

(3)肺水肿:见于有机磷农药、毒蘑菇、刺激性气体及窒息性化合物(光气、硫化氢、氯化氢、二氧化硫、氨)、硫酸二甲酯。

7.循环系统症状

(1)心律失常:洋地黄、夹竹桃、乌头、蟾蜍等兴奋迷走神经,拟肾上腺素药、三环类抗抑郁药等兴奋交感神经,均可引起心律失常。

(2)心率减慢:钡、乌头碱类、洋地黄、毒扁豆碱、毛果芸香碱、奎宁、奎尼丁、毒蕈碱、有机磷毒物等均可引起心率减慢。

(3)心率加快：阿托品、可卡因、肾上腺素或拟肾上腺素、咖啡因、烟碱等可引起心率加快。

(4)血压升高：肾上腺素及拟肾上腺素药、血管收缩药、烟碱、有机磷(早期)、樟脑等可引起血压升高。

(5)血压下降：亚硝酸盐类、镇静安眠药、麻醉药及各种降压药等可引起血压下降。

(6)休克：急性中毒时，很多因素可导致休克，与剧烈吐泻、严重化学灼伤、血管舒缩中枢受抑制、心肌损害有关，常见于强酸、强碱、水合氯醛、安眠药、氯丙嗪、奎尼丁、蛇毒、一氧化碳等中毒。

(7)心脏骤停：见于河豚、夹竹桃、奎尼丁、锑剂、麻醉剂、有机磷农药等中毒。

8. 消化系统症状

(1)流涎：见于毛果芸香碱、毒扁豆碱、有机磷、毒蕈、烟碱、汞、水杨酸盐、氨等中毒。

(2)口干：见于抗胆碱类药物、麻黄碱、BZ 毒剂(苯二氮、安息香等)、肉毒毒素、钡剂、苯海拉明等中毒。

(3)腹绞痛、呕吐、腹泻：见于铅、钡、砷、有机磷、毒蕈、巴豆、强酸强碱、食物中毒等。

(4)呕吐物或洗胃液特殊颜色：常见的有紫红色(高锰酸钾)、蓝色或绿色(铜盐、镍盐)、粉红色(钴盐)、黄色(硝酸盐、苦味酸)、咖啡色(硝酸、硫酸及草酸)、棕褐色(盐酸)。

9. 血液系统表现

(1)高铁血红蛋白血症：常见于苯的氨基或硝基化合物、亚硝酸盐类、亚甲蓝、非那西丁、发芽马铃薯、腌渍不好的青菜等中毒。

(2)急性溶血症：见于砷化氢、铜盐、蛇毒、毒蕈、苯的氨基或硝基化合物等中毒。

(3)白细胞减少和再生障碍性贫血症：见于氯霉素、抗肿瘤药、苯等中毒，以及放射病。

(4)出血：阿司匹林、氯霉素、抗癌药等中毒可引起血小板质和量的异常。肝素、双香豆素、敌鼠、蛇毒等可引起血液凝固障碍。

10. 泌尿系统　升汞、四氯化碳、氨基糖苷类抗生素、毒蕈、蛇毒、鱼胆、斑蝥等中毒可发生急性肾衰竭，出现少尿甚至无尿。砷化氢、磺胺等中毒可引起肾小管阻塞。

(六)辅助检查

1. 毒物检测　毒物样品的实验室检测对中毒患者的诊断和救治具有重要的作用，它可指导医生采取正确的措施，使患者得到及时合理的救治。可尽早收集患者剩余食物、毒物、药物及含毒物标本如呕吐物、胃内容物、血液、大小便，以及其他可疑物品以供做毒物鉴定用，保存好标本，在需要时送检。

2. 实验室和辅助检查　急性中毒的辅助检查对中毒的鉴别诊断和判断病情的轻重起着很重要的作用。根据中毒患者的病情变化，进行有关的化验检查和辅助检查，如血常规、尿常规、血清电介质、血糖、肌酐、味素氮、肝酶、心肌酶、心电图、脑电图、肌电图、X 射线、CT、MRI等，以了解各脏器的功能，早期发现并发症，及时给予有效的治疗。

(七)心理—社会状况

急性中毒患者常伴有非常复杂的心理变化，护理人员应重点评估患者的心理状况。自杀是急性中毒的常见原因，对于自杀所致的急性中毒，护理人员更应评估患者的心理状况，了解患者自杀的原因，以及相关的社会、家庭矛盾等，以便对症进行心理疏导。

(八)救治原则

急性中毒的病情发展急骤变化快，抢救治疗必须争分夺秒，措施正确。救治原则主要是阻止毒物继续作用于人体及维持生命。

1. 立即终止接触毒物

(1)迅速脱离有毒环境:现场急救中,如有毒源继续溢漏,应尽快切断毒源。使患者在通风好、无毒物污染的安全处进行急救。毒物由呼吸道侵入时,要立即将患者撤离中毒现场,转移到空气新鲜、通风良好的地方;体表污染者应脱去污染衣物(包括手表、戒指、短裤等),以淋浇方式对体表污染区进行冲洗;食入性中毒者应立即停止摄入。

(2)维持基本生命:如患者心跳呼吸停止,应立即给予心肺复苏;呼吸微弱者应立即行气管插管,给予呼吸兴奋剂;呼吸停止者使用呼吸机辅助呼吸;呼吸道梗阻者应立即清理呼吸道,解除梗阻,迅速应用大号套管针开放静脉,危重患者必须开放两条静脉通道,以保证抢救的成功。

2. 清除尚未吸收的毒物

(1)吸入性中毒:应立即撤离中毒现场,保持呼吸道通畅,呼吸新鲜空气,吸氧。

(2)皮肤染毒:立即脱去被污染的衣服,用棉花、布或卫生纸吸(拭)去肉眼可见毒物,用大量清水或肥皂水反复冲洗 15min 以上。注意清洗毛发、皮肤褶皱处及甲缝,水温应以微温为宜,不能用热水,因为热水可使皮肤血管扩张而增加毒物的吸收。清洗时不宜用力摩擦皮肤。对于接触腐蚀性毒物者,应增加冲洗时间,应达 15～30min,也可选用相应的中和剂或解毒剂冲洗,如酸性毒物(有机磷、甲醛、强酸)等可以用肥皂水或 5％的碳酸氢钠溶液清洗,而碱性毒物(氨水、氢氧化钠)可以用 3％～5％的硼酸、醋酸溶液清洗。

(3)眼睛染毒:毒物(液)微粒溅入眼内或眼睛接触有毒气体时,用大量清水或生理盐水反复冲洗 15min 以上,必要时用局部麻醉药。

(4)食入性中毒

1)催吐:催吐常在洗胃之前,可起到减少吸收、迅速清除毒物的作用。适用于神志清醒,中毒时间小于 4h 的中毒患者。催吐方法简单易行,可先令患者喝适量温水,然后用羽毛、汤匙柄、压舌板或手指刺激咽后壁或舌根诱发呕吐,如此反复进行,直至胃内容物完全呕出为止;也可用吐根糖浆 10～20mL,以少量水送服,或皮下注射 5～10mg 阿扑吗啡(儿童及严重呼吸抑制者忌用)引起患者呕吐。但要注意以下患者不宜使用催吐:①误服强酸、强碱及其他腐蚀性毒物中毒;②昏迷、惊厥状态;③年老体弱、孕妇;④原有高血压、冠心病、休克等疾病;⑤原有食管胃底静脉曲张、消化性溃疡等疾病者。

2)洗胃:①适应证:经口中毒时,只要胃内毒物尚未完全排空,即需用洗胃法清除毒物。洗胃越早越好,一般在摄入毒物 6h 内洗胃效果最好。但如摄入毒物量大,毒物为固体颗粒或脂溶性不易吸收,有肠衣的药片或毒物吸收后部分仍由胃排出等情况时,超过 6h 仍要进行洗胃。②禁忌证:服用强酸、强碱及其他腐蚀剂者,近期有上消化道出血、胃穿孔者,有食道静脉曲张者,急性中毒伴惊厥未控制患者。③洗胃液的选择见表 14—4。④洗胃方法:有胃管法、注射器法和洗胃机洗胃法,对于急性中毒者,现多采用洗胃机洗胃法。

表 14-4　常用洗胃液的作用和注意事项

| 名称 | 适用范围 | 注意事项 |
| --- | --- | --- |
| 温水或生理盐水 | 有机磷农药和毒物不明中毒 | 温度为 35～36℃,以防引起血管扩张,加速毒物吸收 |
| 1:5000 高锰酸钾溶液 | 用于各种中毒 | 忌用于因氧化作用而增加毒力的毒物,如"1605"等 |
| 2%碳酸氢钠溶液 | 有机磷农药、苯、汞、香蕉水 | 遇碱后能增加毒力的毒物忌用如敌百虫、安妥等 |
| 0.3%过氧化氢溶液 | 氰化物、高锰酸钾、阿片类 | |
| 5%硫酸钠溶液 | 钡盐 | |
| 10%药用炭 | 用于各种中毒 | |
| 3%鞣酸溶液或浓茶 | 多数生物碱及重金属中毒 | |
| 牛奶、蛋清 | 腐蚀性毒物、硫酸铜 | |
| 5%硫代硫酸钠溶液 | 碘、砷、汞、氰化物中毒 | |

3)导泻:洗胃完毕后由胃管内注入 50%硫酸钠 30～60mL 或 50%硫酸镁 40～50mL,可将毒物迅速从肠道排出体外。但硫酸镁在肠道内可因镁离子吸收过多引起高镁血症,对中枢神经和心肌起抑制作用,因此,对于昏迷患者或中毒者心、肾功能不全时不宜用硫酸镁进行导泻。脂溶性毒物中毒忌用油类(如橄榄油等),以免促进毒物吸收。

4)灌肠:清洗肠内毒物,防止吸收。适用于除腐蚀性毒物外口服中毒超过 6h 以上的毒物中毒,可保护胃肠黏膜,延缓毒物的吸收。

3.促进已吸收的毒物排出

(1)利尿:最简单的利尿方法是足量补液(口服或静脉补液),不但可以增加尿量,而且可以稀释血中毒物的浓度。利尿剂可促进中毒毒物或其活性代谢产物由尿中排出,比如磺胺类、溴化物、苯丙胺类、水杨酸盐、苯巴比妥、醇类等中毒。另外,改变尿液的 pH 值,也可促进毒物由尿液排出,比如碳酸氢钠可以促进尿液碱性化,从而对磺胺类、水杨酸盐、苯巴比妥效果好;氯化铵可以促进尿液酸性化,从而对苯环利定、苯丙胺类、奎尼丁有促进排出的作用。

(2)吸氧:一氧化碳中毒时,吸氧可使碳氧血红蛋白分离,加速一氧化碳排出。高压氧使一氧化碳排出效果更好。

(3)血液透析(hemodialysis):是通过由赛璐玢制成的人工肾透析器使毒物予以清除。腹膜透析是利用人体腹膜作半透膜使毒物予以清除。分子量低于 35000、水溶性强、不与蛋白质结合的毒物易透过半透膜进入透析液中,是透析疗法的指征。比如苯巴比妥、水杨酸盐、止痛药、抗生素、砷、锂、铁、重铬酸盐等。

(4)血液滤过(hemoperfusion,HP):是将血液引入固态吸附剂(通常用药用炭或树脂)的容器中,使血液通过吸附装置清除血中的毒物,然后再输回体内。脂溶性高、分子量大、易与蛋白质结合的毒物,是血液滤过的指征。比如一些催眠药、止痛药、心脏病药可用此法。

(5)血浆置换(plasma exchange,PE):将人体内含有毒素(或毒物)的血液(或血浆)分离出来弃掉,补充正常的血液或血浆。此法适用于透析和血液罐流无效者,特别是蛋白质超过 60%的药物,比如有机磷农药、镇静药、心血管药等。

4.解毒剂的应用

(1)一般解毒剂

1)氧化剂:常用 1:5000 高锰酸钾溶液。

2)中和剂:强碱中毒可用弱酸,如稀释的食醋;强酸中毒可用弱碱,如氢氧化铝凝胶、肥皂水等。

3)吸附剂:药用炭。

4)沉淀剂:乳酸钙。

5)保护剂:牛奶、蛋清、植物油等。

(2)特异性解毒剂

1)金属或类金属解毒剂:包括依地酸钙钠、二巯基丁二酸钠、二巯基丙磺酸钠、谷胱甘肽、青霉胺等。

2)氰化物中毒的解毒剂:包括亚硝酸异戊酯、亚硝酸钠、亚甲蓝、硫代硫酸钠及钴化物等。

3)有机磷酸酯类解毒剂:包括碘解磷定、氯解磷定(双复磷)、阿托品等。

4)高铁血红蛋白血症的解毒剂:包括亚甲蓝、甲苯胺蓝、维生素C等。

5)中枢神经抑制剂解毒药:纳洛酮为吗啡受体拮抗剂,是阿片类麻醉药的解毒药,对麻醉镇痛药引起的呼吸抑制有特异的拮抗作用。近来发现其对急性酒精中毒有催醒作用,有人试用于其他镇静催眠药安定等中毒,亦取得一定效果。氟马西尼是苯二氮䓬类中毒的拮抗药。

5.对症支持治疗 急性中毒重症者可造成机体各脏器功能障碍,发生急性呼吸衰竭、循环衰竭、肾衰竭、肺水肿、脑水肿等。对于以上情况均应及时予以纠正,以维护中毒者的生命功能。比如患者出现感染时应适当使用抗生素,惊厥时应使用抗惊厥药物苯巴比妥钠,脑水肿时应用甘露醇行脱水疗法,心脏呼吸骤停者应立即进行心肺复苏等。同时要加强营养,尤其是中毒者处于昏迷状态时,应根据需要给予相应的营养支持,以提高机体的抵抗力,使其安全渡过危险期。

(九)护理措施

1.急救配合

(1)协助医生做出初步诊断,如遇投毒、食物中毒涉及人员较多等特殊情况应立即向有关部门报告。

(2)对危急患者立即紧急处理,如有休克应采取休克卧位,建立静脉通路;有呼吸困难者应保持呼吸道通畅,及时给予氧气吸入,必要时气管插管;心跳、呼吸停止者立即进行胸外按压及口对口人工呼吸。

(3)若患者衣服有污染立即脱去,皮肤污染者应立即清洗。并根据中毒情况做好洗胃、灌肠、静脉输液等各项急救措施。

(4)遵医嘱及时、正确应用特效解毒剂,观察用药效果及不良反应。

(5)毒物不明确时,应及时将患者的血液、呕吐物、尿、粪等标本送检进行毒物分析。

2.洗胃护理

(1)洗胃时

1)熟悉洗胃机性能,熟练掌握使用方法。

2)针对清醒患者,应做好解释工作,尽量取得合作。

3)患者取左侧卧位或半卧位,以增加洗胃效果,减少毒物通过幽门进入肠道的吸收。

4)胃管的选择应保证口径足够大,并应在头端多剪几个侧孔,以防止堵塞。

5)胃管插入后注意评估,以证实确在胃内。

6)注意每次灌入量与吸出量的基本平衡。每次灌入量300~500mL。灌入量过多可引起急性胃扩张,使胃内压上升,增加毒物吸收。总量应达到2~5L。

7)洗胃液的温度一般为 35～37℃,温度过高可使血管扩张,加速血液循环,而促使毒物吸收。

8)在洗胃过程中应随时观察患者生命体征的变化,如患者感觉腹痛、流出血性灌洗液或出现休克现象,应立即停止洗胃。

9)洗胃完毕,胃管宜保留一段时间,以便于反复洗胃。

(2)洗胃后

1)饮食护理。因胃管插入时对患者上消化道黏膜有一定的损伤,如出现咽痛、胸骨后痛、恶心等不适,应暂时禁食,待症状缓解或消失后给予流质或半流质易消化的食物。

2)保留胃管的患者,注意相关知识的讲解,躁动的患者,注意适当约束肢体,以防拔管。

3)密切观察洗胃后患者的腹部及全身情况。由于洗胃时机器对胃的机械性损伤,易引起胃出血甚至穿孔,因此,应密切观察有无腹痛、腹肌紧张、面色苍白、心率加快等出血症状,及早发现,及时处理。如出现嗜睡、乏力、恶心、腹胀症状,应考虑是否因洗胃时胃液的丢失及洗胃液的吸收引起低钠、低钾血症,应及时通知医生做出处理。

3.护理观察

(1)密切观察并详细记录生命体征(体温、脉搏、呼吸、血压)的变化。

(2)密切观察意识、瞳孔、神经反射、眼底变化。

(3)观察皮肤黏膜的色泽、温度、湿度。

(4)严密监测和记录尿量变化。

(5)反复检测肝肾功能、血液、尿液、电解质、凝血机制等。

(6)注意心电监护,及时了解心脏受损情况。

(7)密切观察用药效果及不良反应。

(8)对于自杀服毒者,密切观察,评估患者的心理状态,防止意外事件发生。

4.一般护理

(1)做好休息与饮食的护理,急性中毒患者应卧床休息、保暖。病情允许时,应鼓励患者进食。经催吐和洗胃后的患者,因对胃肠有一定的损伤,早期进食应以柔软、细腻的清淡饮食为主,少食多餐,逐渐适应再增加饮食量。

(2)如神志不清或惊厥应有专人护理,昏迷者应按昏迷常规护理。对于躁动的患者,应适当约束,做好防护工作。

(3)呕吐与吞服腐蚀性毒物患者需做好口腔护理。

(4)留置尿管的患者,注意会阴部的护理。

5.心理护理　对于自杀患者,待其清醒后,要有的放矢的做好心理护理,尽可能的解除患者的思想问题,从根本上消除患者的自杀念头,鼓励患者树立正确的人生观,激发其生活的勇气,杜绝埋怨、挫伤患者自尊的言语、行动。应密切观察患者,避免患者独处,防止患者有自杀的机会。

(十)健康教育

1.加强防毒宣传　可因时、因地制宜地进行防毒宣传,如在初冬宣传预防煤气中毒,农忙时应注意宣传农药的安全应用。

2.加强毒物管理　对工业毒物制订防毒措施,注意废气、废水、废渣的治理,变废为宝,化害为利。杀虫农药和灭鼠药要加强保管,以免误食。农田喷洒农药,应严格遵守操作规程,容器加专用醒目的标记,喷洒时穿防护衣服。进入空气中含高浓度毒物的场所,应加强个人防护,佩戴双层口罩或使用防毒面具。

3. 预防食物中毒　应禁止食用毒蘑菇、河豚等有毒食品,变质食物不可食用。

4. 防止误服毒物或用药过量　杀虫剂、消毒药水、外用药水要与口服药水、饮料严格分开,不要用口服药瓶、饮料瓶装剧毒药水,否则应加明显的标记,以免误服。家庭用药要放至高处或加锁,以免被小儿抓食。精神不正常的患者服药,每次给1～2次的药量,视其服下后方可离去,以防止其一次大量服药。

### 二、有机磷杀虫药中毒患者的救护

有机磷杀虫药(organophosphorus insecticides)是我国农业生产中应用广泛的农药,多属于有机磷酸酯类或硫代磷酸酯类化合物,呈油状或结晶状,色泽由淡黄至棕色,有大蒜臭味,稍有挥发性,除乐果、敌百虫等在水中的溶解度较大,一般难溶于水,易溶于有机溶剂中,在碱性条件下易分解失效。常用杀虫药包括甲拌磷(3911)、内吸磷(1059)、对硫磷(1605)、敌敌畏、乐果、敌百虫、马拉硫磷(4049)等。其杀虫效力高,残毒小,对人畜均有毒性。在我国毒物中毒疾病中的发病率一直居于首位,严重威胁患者的生命。

(一)病因

1. 生产性中毒　指生产过程中的跑、冒、滴、漏而使一线生产工人中毒。如杀虫药在精制、出料和包装过程中,手套破损或衣服和口罩污染。

2. 使用性中毒　指施药人员在配制、喷洒农药时药液污染皮肤或湿透衣服而中毒。

3. 生活性中毒　主要由于误服、自杀、他杀所致,或滥用有机磷杀虫药来治疗皮肤病或驱虫,以及进食被污染的水或食物(蔬菜等)而发生中毒。

(二)发病机制

有机磷杀虫药对人畜的毒性主要是对乙酰胆碱酯酶的抑制。有机磷杀虫药主要经消化道、呼吸道、皮肤和黏膜吸收而进入体内,迅速分布于全身各脏器,并和胆碱酯酶的酯解部分结合成磷酰化胆碱酯酶,使乙酰胆碱不能被胆碱酯酶水解为乙酸及胆碱,从而积聚并引起胆碱能神经先兴奋后抑制的一系列症状,严重者出现昏迷、呼吸衰竭而死亡。

(三)临床表现

急性中毒症状出现的时间与毒物的品种、剂量和侵入途径等有关,经皮肤中毒2～6h后发病,口服中毒10min～2h内出现症状。常见症状如下。

1. 胆碱能危象(cholinergic crisis)

(1)毒蕈碱(muscarine,M)样症状:又称M样症状,最早出现,主要是副交感神经末梢兴奋所致,类似毒蕈碱的作用,表现为平滑肌痉挛和腺体分泌增加,临床上可出现恶心、呕吐、腹痛、腹泻、多汗、瞳孔缩小、流泪、流涎、尿频、大小便失禁、心率减慢、支气管痉挛、气促、肺水肿等。此类症状可用阿托品加以对抗。

(2)烟碱(nicotine,N)样症状:又称N样症状,乙酰胆碱对肾上腺髓质和骨骼肌的神经终板的作用和烟碱的作用相近,在小剂量时表现为兴奋,大剂量时发生抑制,临床表现为面、眼睑、舌、四肢和全身的横纹肌纤维颤动,甚至发生强直性痉挛,而后肌力减退、瘫痪和呼吸肌麻痹。此类症状不能用阿托品来对抗。

(3)中枢神经系统症状:中枢神经系统受乙酰胆碱刺激后表现为头痛、头晕、乏力、共济失调,严重者出现谵妄、惊厥、中枢性呼吸衰竭和昏迷。

2.反跳(rebound) 部分有机磷杀虫药中毒后,急性中毒症状好转后数日至一周内突然急剧恶化,急性中毒症状卷土重来,甚至肺水肿或突然死亡,称为反跳。原因可能和残留在皮肤、毛发和胃肠道的有机磷杀虫药重新被吸收或解毒药过早停用等多种因素有关,反跳以乐果和马拉硫磷最为常见。

3.迟发性多发性神经病(organophosphate-induced delayed polyneuropathy,OPIDP) 个别中毒患者在急性中毒症状消失后4~45d,出现迟发性神经损害,称为迟发性多发性神经病,主要表现为肢体末端的感觉和运动障碍,可发生下肢瘫痪、四肢肌肉萎缩等症状,目前认为此症状可能由有机磷杀虫药抑制神经靶酯酶并使其老化所致,而和胆碱酯酶抑制无关。引起迟发性神经病的有机磷化合物,主要有甲胺磷、敌百虫、敌敌畏、氧化乐果、丙氟磷、三甲苯磷和马拉硫磷,以及多种脂肪族有机磷化合物。

4.中间综合征(intermediate syndrome,IMS) 少数病例在急性中毒症状缓解后、迟发性神经损害出现前,在中毒后1~4d,出现一系列肌无力的症状,可累及肢体近端肌群、颈屈肌、呼吸肌和脑神经等,称中间综合征。主要表现为眼睑下垂,眼外展障碍,面瘫,颈、上肢和呼吸肌麻痹,发病机制可能和胆碱酯酶长期被抑制,影响神经-肌肉接头处突触后的功能有关。

(四)辅助检查

1.全血胆碱酯酶(choline esterase,CHE)活力测定 是诊断有机磷杀虫药中毒的重要实验指标,和中毒程度、疗效、预后有极大相关性。正常人全血胆碱酯酶活力为100%。

2.尿中有机磷杀虫药分解产物测定 如敌百虫中毒时尿中出现三氯乙醇,对硫磷和甲基对硫磷中毒时尿中有对硝基酚排出。

3.粪、血、呕吐物中有机磷鉴定 可作为辅助诊断手段。

根据临床表现和实验室检查可将有机磷杀虫药中毒分为三度。

(1)轻度中毒:血胆碱酯酶活力为70%~50%,表现为头痛、头晕、乏力、恶心、呕吐、胸闷、多汗、视物模糊、瞳孔缩小。

(2)中度中毒:血胆碱酯酶活力为50%~30%,除上述症状外,还表现为肌束颤动、腹痛、腹泻、流涎、瞳孔明显缩小、轻度呼吸困难。

(3)重度中毒:血胆碱酯酶活力为30%以下,除上述症状外,还出现昏迷、肺水肿、呼吸麻痹、脑水肿。

(五)救治原则

有机磷杀虫药毒性大,中毒后病势凶险,如不及时抢救或救治不当,患者可在短期内迅速死亡。在有机磷杀虫药中毒的急救中,除尽早充分洗消毒物,维持呼吸、循环功能和对症治疗外,正确、及时地应用解毒药物,是抢救成功的关键。

1.立即终止接触毒物 经呼吸道或皮肤中毒时,立即将患者撤离现场,脱去污染衣物,用肥皂水和大量温水清洗接触部位的皮肤、指甲和毛发。不能用热水清洗,以免增加毒物吸收。眼部污染者,除敌百虫中毒外,均可用生理盐水或2%碳酸氢钠冲洗。口服中毒者要阻止再摄入,并嘱漱口。

2.清除胃肠道内尚未吸收的毒物 对于口服中毒者而又无禁忌的可以用催吐法、洗胃法和导泻法清除胃肠道内尚未吸收的毒物。其中洗胃原则上应在6h内进行效果最佳,但因有机磷杀虫药能使胃肠蠕动减慢,超过6h后洗胃仍具一定效果。洗胃液可以选择清水、生理盐水、2%碳酸氢钠(敌百虫忌用)或1：5000高锰酸钾(硫代磷酸酯类,如对硫磷等忌用),并可以反复洗胃,直至洗出液无农药味为止。洗胃后,从胃管中注入硫酸镁或硫酸钠20～30g导泻。胃管要保留24～48h,必要时再次洗胃。

3.促进已吸收的毒物排出

(1)利尿:可选用作用较强的利尿剂(如呋塞米),促进有机磷排出,但要注意尿量,保持出入量的平衡。

(2)血液净化技术:严重有机磷杀虫药中毒,特别是就诊较晚的病例,可借助透析、血液灌流、血液或血浆置换等血液净化技术,从血液中直接迅速去除毒物,可减少毒物对组织器官的损害,降低病死率。

4.特异解毒剂的应用

(1)抗胆碱药:代表药物为阿托品。阿托品能阻断毒蕈碱受体,迅速减轻或消除M样症状,兴奋中枢神经系统,改善呼吸功能等,并有助于昏迷患者苏醒。但其对运动终板的烟碱受体并无阻断作用,故不能解除肌肉震颤。应用阿托品抢救有机磷杀虫药中毒,必须强调早期、足量、反复、个体化、缓慢减量给药的原则。阿托品剂量可根据病情每10～30min或1～2d给药一次,直到毒蕈碱样症状明显好转或患者出现"阿托品化"表现。到达"阿托品化"后,可通过延长给药时间或减少每次给药量的方法,给以一定剂量的阿托品维持,切勿过早停药或减药过快,否则会导致反跳甚至猝死。

(2)肟类药物:又称为胆碱酯酶复能剂,如解磷定(pralioxime mechiodide,PAM－I)、氯解磷定(pralioxime mechichlorde,PAM－Cl)、磺磷定(pralidoxime mechanesuifonate,P－2S)、双复磷(toxogonin or obidoxime,DMO4或LuH6)、双解磷(trimedoxime,TMB4)等。西类药物能加速磷酰化胆碱酯酶脱磷酸,恢复胆碱酯酶活性,但它仅对刚形成不久的磷酰化胆碱酯酶有效,对已"老化"的胆碱酯酶几乎无效。"老化"亦称"脱烷基化",即磷酰化胆碱酯酶在分子中电荷的作用下烷基脱落,使有机磷与胆碱酯酶活性基团更牢固地结合。多数有机磷杀虫药在48h左右可使95%以上的胆碱酯酶"老化"。故需早期足量应用。

5.对症支持治疗

(1)抗惊厥药物的应用:安定、苯妥英钠、苯巴比妥等抗惊厥药物,在急性有机磷杀虫药中毒所致的中枢神经系统症状的治疗中有重要作用。

(2)肺水肿处理:有机磷杀虫药中毒主要死亡原因是呼吸衰竭,治疗以阿托品和胆碱酯酶复能剂为主,一般不用洋地黄,禁用吗啡。

(六)护理问题

有机磷杀虫药中毒患者常见的护理问题如下:

1.急性意识障碍(昏迷) 与有机磷杀虫药对中枢神经的毒性作用有关。

2.气体交换受损 与有机磷杀虫药致呼吸道分泌物增多,影响通气有关。

3.清理呼吸道无效 与有机磷杀虫药致呼吸道分泌物增多有关。

4.有皮肤黏膜完整性受损的危险 与急性意识障碍致躯体活动障碍有关。

5.有感染的危险 与呼吸道分泌物增多、吸痰有关。

6.有发生营养低于机体需要量的危险 与患者不能进食及消耗增加有关。

7.有受伤的危险 与昏迷、患者躁动不安有关。

8.知识缺乏 缺乏有机磷杀虫药毒性知识。

（七）护理措施

1.急救护理

（1）安置患者于重症监护病房,脱去污染的衣服,用敷料拭去残留药液后,用微温的肥皂水(敌百虫中毒禁用)清洗被污染的皮肤、毛发和指甲。注意皮肤褶皱处的清洗,防止因清洗不到位造成的"反跳"情况。洗后注意保暖。

（2）对危急患者立即紧急处理,维持呼吸道通畅,及时给予氧气吸入;气道分泌物增多者,及时吸出;备好气管切开包,必要时气管插管;心跳、呼吸停止者立即行心肺复苏术。

（3）立即建立有效的静脉通路,遵医嘱及时应用阿托品、解磷定等特效解毒剂。

（4）口服中毒者可以选择清水、生理盐水、2%碳酸氢钠(敌百虫忌用)或1:5000高锰酸钾(硫代磷酸酯类,如对硫磷等忌用)反复洗胃,直至洗出液无农药味为止。做好洗胃后护理工作。

（5）留取患者的血液标本,进行胆碱酯酶活力的检测,以协助医生判断病情的严重程度。

（6）发生中间综合征时,及时配合医生施行气管插管或气管切开,早期进行机械通气,以维持呼吸功能。

2.用药护理

（1）应用抗胆碱药时的护理注意事项

1）注意阿托品化判断及观察,对中、重度有机磷杀虫药中毒,必须早期、足量、反复给药直至达到"阿托品化"。"阿托品化"的典型指标有:颜面潮红、口干、皮肤干燥、瞳孔明显扩大且不再缩小、肺部啰音明显减少或消失、意识障碍减轻、轻度烦躁不安、心率增快、尿潴留等。

2）注意阿托品不足、阿托品化和阿托品中毒的区别,见表14-5。对于阿托品不足的患者,及时报告医生,以增加药量或缩短用药时间;对于阿托品中毒的患者,立即停药,给予补液、利尿,并积极防治呼吸衰竭、循环衰竭、脑水肿及代谢性酸中毒等。

表14-5 阿托品化、阿托品中毒和阿托品不足的鉴别

| 症状表现 | 阿托品化 | 阿托品中毒 | 阿托品不足 |
| --- | --- | --- | --- |
| 皮肤 | 干燥、颜面潮红 | 干燥、紫红 | 苍白,多汗 |
| 体温 | 正常或轻度升高 | 明显升高(>39℃) | 体温多偏低 |
| 瞳孔 | 明显扩大且不再缩小 | 瞳孔明显散大(常>5mm) | 瞳孔缩小 |
| 心率 | 心率增快≤120 次/min | 心动过速(≥120 次/min) | 心率减慢 |
| 神经系统 | 意识清楚或模糊 | 谵妄、幻觉、谵语、昏迷 | 昏迷 |

3）口服有机磷杀虫药中毒经常规洗胃及解毒药物等治疗后,阿托品化反应仍不明显,表现面色苍白、心率<100 次/min、意识障碍无好转或加重等,称阿托品反应低下。其原因可能和存在其他并发症(如脑水肿、酸中毒、组织缺氧和血容量不足)而掩盖阿托品化反应有关,治疗上要注意纠正并发症,如加用甘露醇、碳酸氢钠、地塞米松等。

4）大剂量使用低浓度阿托品输液时可能引起血管内溶血,所以治疗时多采用阿托品少量多次静脉推注的方式。

（2）应用胆碱酯酶复能剂的护理要点

1）此类药物对解除烟碱样毒性作用较明显,与阿托品合用有协同作用,应早期、足量给药,联合给药时,应适当减少阿托品的用量。

2）密切观察用药效果及副反应,此类药的副作用有:口苦、咽痛、恶心、短暂的眩晕、视力模糊或复视、血压升高等,注射过快有暂时性呼吸抑制反应。

3)胆碱酯酶复能剂的刺激性强,注射时外漏可刺激组织,引起疼痛和麻木感,故静脉输入时,应确保针头在血管内再给药,且输注过程中应加强巡视。

4)肟类药物在碱性溶液中极不稳定,易生成剧毒的氰化物,故禁与碱性药物配伍。护士在配药时应加以注意。

3.一般护理

(1)严密观察血压、心率、体温、瞳孔、皮肤颜色及神志的变化。

(2)昏迷或不能自理的患者,应加强口腔护理,每日 1～2 次。

(3)应用阿托品治疗的患者,多会有尿潴留发生,应及时留置尿管,并加强护理。

(4)中、重度患者禁食 1～3d,神志清楚患者病情稳定后进流质,忌油及酒等刺激性食物,以减少有机磷杀虫药的吸收。

(5)加强安全护理,对于昏迷伴躁动的患者,增加保护措施,并增加巡视次数。

4.心理护理　详细了解中毒的具体原因,针对不同个体不同的心理特点进行护理。尤其对于服毒自杀患者,医护人员更要给予患者充分尊重、理解和亲近,进行贴心的交谈,使其敞开心扉,诉说内心的痛苦,使他们消除顾虑,认识生命的价值,增强生活的信心,打消再次自杀的念头。

(八)健康教育

1.普及预防有机磷杀虫药中毒的有关知识,向生产者、使用者特别是农民要广泛宣传使用时的注意事项,如喷洒时应遵守操作规程,人要处于上风处,加强个人防护,穿长袖衣裤和鞋袜,戴口罩、帽子及手套,下工后用碱水或肥皂(敌百虫禁用)洗净手和脸,方能进食,污染衣物要及时洗净。农药盛具要专用,严禁装食品、牲口饲料等。

2.患者出院后,仍需要在家休息 2～3 周,按时服药,不可单独外出,以防发生迟发性神经症。急性中毒除个别出现迟发性神经症外,一般无后遗症。

3.对于因自杀而中毒患者,应教会如何应对各种应激,指导发泄心理问题的方法和技巧,如与朋友诉说、运动、旅游等方法,树立生活的信心,并应争取获得社会多方面的情感支持。

### 三、急性一氧化碳中毒患者的救护

一氧化碳(carbon monoxide,CO)是含碳物质燃烧不完全而产生的有毒气体。一氧化碳为无色、无臭、无味、无刺激性的气体,比空气略轻(相对密度为 0.967),几乎不溶于水,易溶于氨水。通常在空气中含量甚少,仅为 0.002%,若空气中含量达到 12.5% 遇明火时可发生爆炸。这种情况往往发生在煤矿、坑道内,称瓦斯爆炸。

(一)病因

1.职业性中毒　如在冶炼工业、炼焦、烧窑等行业,如果煤气制造、贮存、运输、使用,以及废气排放过程中,由于设备破损,使用不当,操作失误或不遵守规章制度,往往会造成 CO 泄漏或蓄积,从而造成人员中毒;在交通运输业中,各种车辆、轮船、飞机的内燃机所排放的废气中含一氧化碳高达 4%～7%,如果在通风不良环境中修理内燃机可发生中毒;甚至一些饲养场的孵化车间采用燃煤、木材等方法增温,也易发生一氧化碳中毒。

2.生活性中毒　居民家庭使用煤炭、家用煤气、石油液化气、煤油、柴油、沼气、柴草、木炭等作燃料,用于烹调、取暖,以及浴室内使用燃气热水器,因通风不良、烟囱堵塞、漏气、倒风等情况时都可能发生一氧化碳中毒。另外少数人利用煤气自杀或他杀等。

（二）发病机制

一氧化碳经呼吸道吸入后，通过肺泡进入血液循环，立即与血红蛋白结合，形成碳氧血红蛋白，使血红蛋白失去携带氧气的能力。一氧化碳与血红蛋白的亲和力比氧与血红蛋白的亲和力大约240倍，而碳氧血红蛋白又比氧合血红蛋白的解离慢约3600倍，而且碳氧血红蛋白的存在还抑制氧合血红蛋白的解离，阻抑氧的释放和传递，造成机体急性缺氧。高浓度的一氧化碳还能与细胞色素氧化酶中的二价铁相结合，直接抑制细胞内呼吸。

（三）临床表现

一氧化碳中毒的临床表现主要为缺氧，其严重程度与碳氧血红蛋白的饱和度成比例关系。根据血中碳氧血红蛋白的浓度，急性一氧化碳中毒的临床表现可以分为轻、中、重三种类型。少数患者还会发生中毒后迟发性脑病。

1.轻度中毒　血液中碳氧血红蛋白占10%～30%。患者出现头重感、嗜睡、淡漠、头痛、眩晕、乏力、恶心、呕吐、心悸等，甚至有短暂的晕厥。如患者能脱离中毒现场，及时呼吸到新鲜空气后症状可迅速消失。

2.中度中毒　血液中碳氧血红蛋白占30%～40%。除上述症状加重外，患者面色潮红，口唇呈樱桃红色，出汗多，心率增快，烦躁，昏睡，常有昏迷与虚脱。初期血压升高，后期下降，可伴有肌肉震颤、步态不稳。如能及时抢救，脱离中毒现场和吸入新鲜空气或氧气后亦能苏醒，数日后症状可消失。

3.重度中毒　血液中碳氧血红蛋白浓度大于40%。除上述症状外，患者迅速进入昏迷状态，反射消失，大小便失禁，四肢厥冷，面色呈樱桃红色（也可呈苍白或发绀），全身大汗，体温升高，呼吸深快，脉快而弱，血压下降，四肢软瘫或有阵发性强直或抽搐，瞳孔缩小或散大。重度患者常有并发症，如吸入性肺炎和肺水肿，心肌损害和皮肤水疱。

4.迟发性脑病　少数中、重度中毒（老年者居多）患者经抢救复苏后经2～60d的假愈期，可出现迟发性脑病（Delayed encephalopathy after acute carbon monoxide poisoning）的症状。其机制尚未阐明，一般认为与大脑深部间质包括半卵圆中心脑室周围大片脱髓鞘变及脑局部缺血、软化、坏死有关。主要表现有：①精神及意识障碍，如定向力损失、反应迟钝、表情淡漠、智能及记忆力减退，或出现幻觉、幻想、语无伦次、兴奋躁动、狂喊乱叫、打人毁物，或出现再度昏迷、谵妄、去大脑强直等；②锥体外系障碍，以帕金森综合征为多，少数出现舞蹈症；③锥体系神经损害，表现轻偏瘫、假性延髓性麻痹、病理反射阳性或小便失禁；④大脑皮层局灶性功能障碍，如失语、失明、失写、失算等，或出现继发性癫痫。

（四）辅助检查

1.血液碳氧血红蛋白浓度测定　定性检查阳性（8h内），定量检查明显升高，分光镜检测可见碳氧血红蛋白光谱并可测出其含量。

2.脑电图检查　部分急性CO中毒患者可发现异常脑电图，表现为低波幅慢波增多。

3.动脉血气分析　动脉血氧分压降低，血氧饱和度和血pH值降低或正常，二氧化碳分压常代偿性降低。合并横纹肌溶解症时，血中肌酸磷酸激酶（CPK）活性明显增高。

4.头颅CT检查　显示脑内有病理性的灶性分布低密度区，以皮质和内囊区多见，迟发脑病者更为常见。

（五）救治原则

1.现场急救　迅速打开门窗进行通风，断绝煤气来源并迅速转移患者至空气清新地方，解开患者衣服,松开腰带,保持呼吸道通畅,有条件立即给予氧疗,注意保暖。如呼吸、心跳已停止,应立即进行体外心脏按压和口对口人工呼吸,并立刻送至有高压氧设备的医院继续救治,途中应加强监护。

2.促进已吸收一氧化碳的排出

(1)氧疗:吸入氧气可纠正缺氧和促使碳氧血红蛋白离解。首选高压氧舱治疗。高压氧治疗不但可降低病死率,缩短病程,且可减少或防止迟发性脑病的发生;同时也可改善脑缺氧、脑水肿,改善心肌缺氧和减轻酸中毒。故对一氧化碳中毒稍重患者应积极尽早采取高压氧治疗,治疗愈早、愈充分,疗效愈好。最好在 4h 内进行。一般轻度中毒治疗 5～7 次,中度中毒治疗 10～20 次,重度中毒治疗 20～30 次。

(2)血液或血浆治疗:对于危重病例亦可考虑换血疗法。

3.对症及支持治疗

(1)防治脑水肿:急性中毒后 2～4h,即可出现脑水肿,24h～48h 达高峰,并可持续多天。可快速滴注 20% 甘露醇液 250mL,6～8h 一次,也可使用呋塞米、利尿钠、布美他尼等快速利尿。肾上腺皮质激素能降低机体的应激反应,减少毛细血管通透性,有助于缓解脑水肿。亦可用氢化可的松 200～300mg 或地塞米松 10～30mg 静脉滴注,或与甘露醇合用。脱水过程中应注意水、电解质平衡,适当补钾。对昏迷时间较长(10～20h 以上),伴高热者,应给予头部降温为主的冬眠疗法。对频繁抽搐的患者,应控制抽搐,以地西泮为首选药物。

(2)促进脑细胞功能的恢复:可适当补充维生素 B 族、脑活素、ATP、细胞色素 C、辅酶 A、胞磷胆碱等。

(六)护理问题

急性一氧化碳中毒患者常见的护理问题有:

1.急性意识障碍(昏迷)　与一氧化碳中毒累及中枢神经系统有关。

2.气体交换受损　与血红蛋白减少有关。

3.疼痛　头痛与一氧化碳中毒致脑缺氧有关。

4.有皮肤黏膜完整性受损的危险　与急性意识障碍致躯体活动障碍有关。

5.体液不足　与呕吐有关。

6.潜在并发症　迟发性脑病。

7.有受伤的危险　与昏迷、患者躁动不安有关。

8.知识缺乏　缺乏对一氧化碳毒性的认识。

(七)护理措施

1.急救配合　做好现场的急救配合工作,如中毒人员较多,应有效分流,保证患者得到及时救治。注意在现场救治时,加强自身的保护。

2.氧疗患者的护理　轻度中毒的患者可用鼻导管高流量吸氧,小儿每分钟氧流量 1～2L,成人 4～6L。严重中毒患者可用面罩高浓度吸氧(每分钟氧流量 8～10L),有条件可以给予高压氧疗。高浓度给氧时,注意防止氧中毒。

3.对症护理

(1)维持呼吸道通畅。昏迷伴呕吐者,将患者头偏向一侧,及时清理呼吸道分泌物,以免堵塞呼吸道引起窒息或并发吸入性肺炎,必要时施行气管插管或气管切开术。

(2)中毒严重者,有高热、昏迷、烦躁抽搐时,应加床栏架,以防坠床,并设专人守护。

（3）昏迷患者要加强口腔、皮肤及眼的护理，防止口腔炎、坠积性肺炎及褥疮的发生。

（4）脑水肿的患者使用脱水剂时应注意观察尿量，必要时留置尿管。

（5）输液量不宜过多，速度不宜过快，以防发生脑水肿、肺水肿。

（6）高热者采用物理降温，头部戴冰帽，体表放置冰袋，每 2h 测量体温 1 次，使体温维持在 32℃左右，必要时可采用冬眠疗法。镇静用水合氯醛、安定等，惊厥时口内放置开口器或压舌板，防止咬伤舌头。

4. 病情观察

（1）严密监测生命体征：重点是体温和呼吸，一氧化碳中毒可引起中枢性呼吸衰竭及高热，应注意患者呼吸频率、节律的改变和体温的变化。

（2）并发症的观察：瞳孔的变化、出入液量、液体滴速等的观察，有利于防治脑水肿；注意尿量变化，可以警惕急性肾衰的发生；神经功能的观察，有利于评估病情及预后。

5. 心理护理　对意识清醒者要做好心理护理。护理人员应有高度同情心，告知患者要安心治疗，增强患者康复的信心，以便配合治疗和功能锻炼。对于自杀患者，要积极引导患者正视生活中遇到的种种问题，并动员患者家属、亲戚、朋友乃至同事的力量，帮助患者渡过难关。

（八）健康教育

1. 使用煤气或生产煤气的车间、厂房要加强通风，加强对一氧化碳的监测报警设施。

2. 定期检查煤气发生炉、输气管道等设施，及时发现漏气，及时检查、修理。检修时如有大量的煤气泄漏，应戴防毒面具，最好两人同时工作，以便监护和自救。

3. 加强煤气热水器选购、安装、使用等注意事项的宣传教育。

4. 加强宣传有关预防煤气中毒知识及注意事项。

5. 对从事与煤气有关的工作人员，要事先进行现场抢救（包括自救）方法训练。我国规定车间空气中一氧化碳的最高允许浓度为 $30mg/m^3$。

## 四、急性酒精中毒患者的救护

酒精（alcohol）又称乙醇（ethanol），它是无色、透明而有特殊香味的液体，比水轻，易挥发，能与水以任意比混溶。工业上广泛用作溶剂、防冻剂和燃料，医药上用于消毒剂，生活中酿造各种酒类饮料。多因饮酒过量而致急性中毒。

（一）病因

急性中毒者多系饮酒过量所致，以饮白酒多见。职业中毒少见，在含有乙醇的空气中工作可因吸入酒精中毒，偶有婴幼儿物理降温时使用大量乙醇擦浴而导致中毒。

（二）发病机制

乙醇可以通过消化道、呼吸道、皮肤吸收进入人体，进入消化道的乙醇 20% 由胃吸收，80% 由小肠吸收，空腹或乙醇浓度较高时可增加胃的吸收量，60min 内可吸收 80% 以上。乙醇属于微毒类，但高浓度的乙醇摄入会导致神经中枢的暂时性麻醉，对中枢神经系统有抑制作用，首先作用于大脑皮质，继而影响皮质下中枢，可引起延髓血管运动中枢和呼吸中枢麻痹。乙醇在体内经脱氢酶的作用氧化为乙醛，进一步氧化为乙酸，最后氧化为二氧化碳和水排出体外。其氧化代谢较快，毒性不具有蓄积性。长期饮酒者体内可诱导产生肝微粒体酶，对乙醇的耐受性增强。成人致死量为 5～8g/kg，儿童为 3g/kg。

（三）临床表现

对乙醇的反应和饮酒后中毒症状出现的迟早是因人而异的。中毒的临床表现可分为兴奋期、共济失调期和昏睡期三个时期，各期的界限不甚明确，由这期转到另一期的快慢，也因人而异。

1.兴奋期　当血乙醇含量在 200～990mg/L 时，中毒患者呼出气体有乙醇气味，大多面色发红，自觉身心愉快，毫无顾虑，说话爽直，有时粗鲁无礼，容易感情用事，或怒或愠，或悲或喜，有时谈话滔滔不绝，有时则静寂入睡。

2.共济失调期　此时血酒精含量达 1000～2999mg/L。中毒患者的动作逐渐笨拙，后来连简单的操作也难胜任，身体的平衡渐难保持，故行动蹒跚，举步不稳，而且语无伦次，含糊不清。

3.昏睡期　血酒精含量达 3000mg/L 以上。进入的乙醇量再行增多，中毒患者转入昏睡，颜面苍白，皮肤湿冷，口唇微紫，瞳孔散大或正常，呼吸缓慢而有鼾声，脉搏快速，体温在正常之下。延髓如受抑制，则引起呼吸麻痹而死亡。

（四）辅助检查

1.定量检查　用气相色谱法测定血中乙醇含量，达到 500～1000mg/L 为中毒标准。

2.定性检查　用 Vitali 法检测血、尿、呕吐物等标本，呈红色反应表明含有乙醇。

（五）救治原则

对于急性轻度中毒一般无须特殊治疗，吸入乙醇蒸气者立即脱离现场，可卧床休息，注意保暖，口服者多饮水，兴奋躁动者必要时加以约束。而对于急性重度中毒的患者应及时采取救治措施。

1.防止继续摄入酒精　对于已经出现急性酒精中毒症状患者，要及时阻止患者再次引入酒精。重度中毒出现烦躁、昏睡、脱水、抽搐、休克、呼吸微弱者，首先保持气道通畅，确保没有呕吐物阻塞气道。如果患者出现呕吐，立刻将其置于稳定性侧卧位，让呕吐物流出。可给予间歇吸氧疗法。

2.清除胃肠道内尚未吸收的酒精　对于饮入大量乙醇及酒类，仍清醒能合作者，可饮温水后催吐。催吐时禁用阿扑吗啡。亦可留置胃管，用 0.5% 药用炭或 1% 碳酸氢钠洗胃，洗胃时应防止误吸引起的并发症，洗胃应在摄入乙醇 1h 内进行，因乙醇吸收快，1h 后洗胃已无必要。洗胃后予以导泻。

3.促进已吸收的酒精排出　主要采取透析疗法。乙醇在体内清除是以 200～300mg/(L·h) 的恒定速率排泄。血液透析可以很有效地清除体内乙醇，可用于昏迷期患者。

4.特殊治疗

（1）纳洛酮：目前尚无针对乙醇受体的特异解毒剂，但纳洛酮对乙醇中毒昏迷患者有一定唤醒作用。急性乙醇中毒昏迷或呼吸状态不佳患者可给予纳洛酮。用法：0.4～0.8mg 静脉注射，根据病情 15～30min 后可重复给药，总药量可达 3～5mg。

（2）其他：安钠咖 0.25～0.5g 或戊四氮 0.1～0.2g 静脉注射或肌内注射；或用哌甲酯 10～20mg，尼可刹米 0.375g，每 2h 交替使用，对解除严重抑制状态，兴奋皮层有一定的作用。

5.对症及支持治疗　对于出现脑水肿患者可酌情使用脱水剂、利尿剂、糖皮质激素等；防止呕吐物吸入，引起吸入性肺炎；呼吸衰竭的患者，应用呼吸兴奋剂，同时吸入含 5% 二氧化碳的氧气；注意保暖以预防上呼吸道感染或并发大叶性肺炎；酒醒后可给予无刺激性流质饮食及对症治疗；胃部不适者，口服氢氧化铝凝胶、硫糖铝片等胃黏膜保护剂；有出血倾向者给予维生素 K 及新鲜血浆。

（六）护理问题

1.家庭作用改变　酗酒与酒精成瘾有关。

2.不能维持自主呼吸　与酒精中毒抑制呼吸中枢有关。

3.有暴力行为的危险　与酒精中毒自我控制能力丧失有关。

4.有受伤的危险　与酒精中毒自我保护能力丧失有关。

5.有误吸的危险　与酒精中毒自我气道保护能力丧失有关。

（七）护理措施

1.做好抢救的配合工作。对中毒严重的患者，绝对卧床休息，注意保暖。昏迷者取平卧位，头偏向一侧，防止呕吐物堵塞呼吸道引起窒息。随时清除口腔内分泌物和呕吐物，保持呼吸道通畅，必要时吸痰，按医嘱吸氧。要观察呕吐物的量和性状，分辨有无胃黏膜损伤情况。特别是饮红酒的要注意鉴别，必要时留呕吐物标本送检。

2.对于清醒的患者，为减少乙醇的吸收，可直接刺激患者咽部进行催吐，使胃内容物呕出，已有呕吐者可不用。重者尽快给予洗胃治疗。

3.快速建立静脉通道。用 50％葡萄糖液 100mL 静脉滴注以加速乙醇在体内氧化代谢，维生素、维生素烟酸各 100mg 肌内注射，促进乙醇的排泄。

4.注意保暖。急性酒精中毒患者全身血管扩张，散发大量热量，有些甚至出现寒战。此时应采取适当提高室温、加盖棉被等保暖措施，并补充能量。

5.保证患者安全。对危重、昏迷、呕吐、大小便失禁的患者，加强皮肤护理，保持床铺干净舒适，按时翻身、拍背，预防褥疮和吸入性肺炎。观察患者生命体征和意识，每 30min 测量呼吸、脉搏、血压 1 次，注意昏迷程度变化，记录昏迷和清醒时间，有无大小便失禁，有异常情况通知医生处理。除做好患者的安全防护外，还要防止患者攻击伤害他人（包括医务人员）。

6.饮食护理。严重酗酒的患者常伴有营养不良，且易缺乏维生素 A、复合维生素 B、维生素 C 及镁、硒、锌以及必要的脂肪酸和抗氧化剂。补充营养特别是维生素 B，有助于酗酒患者的康复治疗。

7.严密观察病情。对神志不清者要细心观察意识状态、瞳孔及生命体征的变化，并做好记录。特别是有外伤史的患者，要加强意识、瞳孔的观察，必要时行颅脑 CT 检查。

8.心理护理。急性酒精中毒后兴奋躁动者要予以心理安慰，必要时要加以约束。尽量说服患者卧床休息，不用言语刺激患者，以免出现粗鲁行为。对借酒消愁者要给予更多的同情和关心，使患者情绪稳定以配合治疗。

（八）健康教育

1.积极开展宣教，普及大量或长期酗酒对人体有害的知识。告知酒精及代谢产物乙醛可直接损伤肝细胞，一次过量饮酒其危害不亚于一次轻型急性肝炎，经常过量则会导致酒精性肝硬化。消除酒可以消愁解闷、不会喝酒就不是真正男子汉等一些错误思想。改革劝酒陋习。

2.建议以低度酒代替高度酒，积极参加文体活动，减少酒精的心理依赖。

3.实行酒类专卖制度，规范酒类市场，以减少高度酒的生产和销售，杜绝不合格酒类。

4.发现嗜酒者，要积极建议戒酒，动员家人配合，必要时进行药物治疗和康复治疗。

### 五、镇静催眠类药物中毒患者的救护

镇静催眠类药物是一类对中枢神经系统有广泛抑制作用,产生镇静、催眠和抗惊厥等效应的药物。一般讲镇静和催眠并无严格的区别,常因剂量不同而产生不同效果。小剂量时,产生镇静作用,使患者安静,减轻或消除激动、焦虑不安等;中等剂量时,引起近似生理性睡眠;大剂量时则产生抗惊厥等作用。本类药物长期使用,几乎都可产生耐受性和依赖性,突然停药时可产生戒断症状,故须避免长期使用。通常将本类药物分为下列三大类:①苯二氮䓬类(benzodiazePines),常用药物有:地西泮、艾司唑仑、阿普唑仑、三唑仑等。②巴比妥类(barbiturates)制剂,常用药物有:硫喷妥钠(超短效)、司可巴比妥(短效)、异戊巴比妥(中效)、苯巴比妥、巴比妥(长效)。③非巴比妥非苯二氮䓬类,主要有水合氯醛、甲丙氨酯(眠尔通,安宁)、甲喹酮(安眠酮)等。④吩噻嗪类,主要有氯丙嗪、硫利达嗪、奋乃静、三氟拉嗪等药物。

（一）病因

1.生活性中毒　如自杀、误服、投毒等,以自杀最为常见。

2.医源性中毒　如一次超量应用等。

（二）发病机制

1.苯二氮䓬类　人体内存在着与 γ-氨基丁酸(GABA)受体、氯离子通道形成复合物的苯二氮䓬类(BZD)受体,该受体广泛分布于中枢神经细胞的突触部位(尤其是大脑边缘系统如杏仁核,与人的情绪、记忆密切相关)。苯二氮䓬类能通过激动 BZD 受体,从而增强 GABA 对氯离子通道的门控作用,使突触膜过度极化,最终增强 GABA 介导的中枢神经系统抑制作用。大剂量时除可抑制中枢神经系统外,还可抑制心血管系统。一次误服大量或长期内服较大剂量,可引起毒性反应;同时摄入乙醇、中枢抑制剂及环类抑郁剂等可使其毒性增强。老年人对本类药物敏感性增高。

2.巴比妥类制剂　本类药物能抑制丙酮酸氧化酶系统,从而抑制神经细胞的兴奋性,阻断脑干网状结构上行激活系统的传导机制,使整个大脑皮层弥漫性抑制,出现催眠和较弱的镇静作用。巴比妥类对中枢神经系统的抑制有剂量-效应关系,随着剂量的增加,由镇静、催眠到麻醉,以致延脑中枢麻痹。

3.非巴比妥非苯二氮䓬类　这类镇静催眠药物对中枢神经系统的毒理作用与巴比妥类相似。

4.吩噻嗪类　吩噻嗪类药主要作用于网状结构,能减轻焦虑紧张、幻觉妄想和病理性思维等精神症状。这类作用是药物抑制中枢神经系统多巴胺受体,减少邻苯二酚氨生成所致。该类药物又能抑制脑干血管运动和呕吐反射,阻断 α-肾上腺素能受体,抗组胺及抗胆碱能等作用。

（三）临床表现

1.苯二氮䓬类中毒　中枢神经系统抑制较轻,主要症状是嗜睡、头晕、言语含糊不清、意识模糊、共济失调,很少出现严重的症状如长时间深度昏迷和呼吸抑制等。如果出现,应考虑同时服用了其他镇静催眠药或酒等。

2.巴比妥类制剂中毒　根据中毒程度可分为:

（1）轻度中毒:表现为嗜睡或深睡,但易唤醒,言语不清,感觉迟钝,有判断及定向力障碍,各种反射存在,呼吸、心跳、血压正常。

(2)中度中毒:表现为沉睡,强力刺激可唤醒,但并非全醒,不能回答问题,停止刺激后又进入昏睡状态。腱反射消失,呼吸稍慢但浅,血压正常,角膜反射、咽反射仍存在,可有唇、手指或眼球震颤。

(3)重度中毒:患者呈深昏迷状态,表现为进行性中枢神经系统抑制。早期可能有四肢强直、健反射亢进、踝阵挛、划足底试验阳性等,后期则全身弛缓,各种反射消失。瞳孔对光反应存在,瞳孔散大或缩小,呼吸浅慢、不规则或是潮式呼吸,可发生肺水肿(短效类中毒发生),后期因坠积性肺炎而呼吸困难更甚。皮肤可出现大疱,脉搏细速,血压降低,严重者发生休克、尿少或尿闭、氮质血症等,最终可因呼吸中枢麻痹、休克或长期昏迷并发肺部感染而死亡。

3.非巴比妥非苯二氮䓬类中毒　症状与巴比妥类中毒相似,但也各自有些特点。

(1)水合氯醛中毒:可有心律失常,心、肝、肾功能损害,局部有刺激性,口服后对胃黏膜刺激较重。

(2)甲丙氨酯中毒:其中毒主要特征是昏迷和低血压,亦可出现呼吸抑制、肌张力松弛、胃肠蠕动减慢和非心源性肺水肿、心动过缓、心律失常、循环衰竭和低体温等。

(3)甲喹酮中毒:可有明显的呼吸抑制,出现锥体束征如肌张力增强,腱反射亢进,抽搐等。

4.吩噻嗪类中毒

(1)嗜睡,昏迷一般不深;

(2)抗胆碱能症状:口干、心动过速、尿潴留、瞳孔散大;

(3)椎体外系征:抽搐、昏迷和反射消失,锥体外系兴奋症状如震颤麻痹综合征、静坐不能及强直反应等;

(4)自主神经系统症状:心律失常、低血压甚至休克等。

(四)辅助检查

1.药物分析　取患者血液、尿液和呕吐物,做药物的定性和定量测定,对诊断有参考意义。

2.一般检查　包括动脉血气分析、血生化、肝肾功能等检查。

(五)救治原则

1.立即终止接触毒物　出现中毒症状者,立即停药。

2.清除胃肠道内尚未吸收的毒物　口服中毒者早期以 1:5000 高锰酸钾溶液或大量清水、淡盐水洗胃,服药量很大者即使超过 4~6h 仍需洗胃,以清除残留毒物。洗胃后由胃管内灌入硫酸钠 250mg/kg 及含药用炭 50~100g 的混悬液。但要注意:

(1)巴比妥类药物有一定的延缓胃肠道排空的作用,即使中毒超过 12h 仍应洗胃,洗胃液可选用 1:5000 高锰酸钾液或温清水;

(2)导泻选用硫酸钠而忌用硫酸镁,因镁离子可能被部分吸收而加重对中枢神经系统的抑制作用;

(3)水合氯醛中毒洗胃时要注意由于本品对胃黏膜有腐蚀作用,故洗胃时应小心,防止胃穿孔。

3.促进已吸收的毒物排出

(1)补液利尿:每日补液量可达 3000~4000mL。用呋塞米利尿。碱化尿液可减少毒物在肾小管中的重吸收,有利于长效类巴比妥类由周围组织释出并经肾排泄,可用 5% 碳酸氢钠

200mL 静脉滴注,2 次/d。

(2)血液净化技术:原有肝肾功能不全或血药浓度达致死剂量者,应尽早做血液净化治疗。血液净化治疗对绝大部分镇静催眠类药物有效,且越早进行效果越好。

4.特异解毒剂的应用　目前大部分镇静催眠类药物无针对性很强的特异解毒剂,但氟马西尼是苯二氮䓬类的特异解毒剂,能与苯二氮䓬类药物竞争苯二氮䓬受体结合部位,从而逆转或减轻其中枢抑制作用。用药方法:先用 0.2~0.3mg 静脉注射,继之以 0.2mg/min 静脉注射直至有反应或达 2mg。

5.中枢兴奋剂的应用　因此类药物反复大量使用时,可发生惊厥,增加机体耗氧量,加重中枢衰竭,故应慎用。但有以下任一情况时可考虑使用:

(1)患者深昏迷,处于完全无反射状态;

(2)有明显呼吸衰竭;

(3)积极抢救48h,患者仍昏迷不醒。一般用贝美格50mg 每隔3~5min 静脉注射,或100~200mg 加至葡萄糖250~500mL 中静脉滴注。出现肌肉震颤应立即停药。

6.对症治疗　维持水电平衡,抗感染,防止心衰、脑水肿、肝肾损害等。

(六)护理问题

1.清理呼吸道无效　与药物对呼吸中枢的抑制有关。

2.低效性呼吸型态　与药物对呼吸中枢的抑制有关。

3.组织灌注量改变　与急性中毒致血管扩张有关。

4.有皮肤完整性受损的危险　与昏迷、皮肤大疱有关。

5.急性意识障碍　与药物对中枢的抑制有关。

6.潜在并发症　肺炎与意识障碍易致误吸及长期卧床有关。

(七)护理措施

1.病情观察　定时测量体温、脉搏、呼吸、血压,观察意识状态、瞳孔大小、对光反射、角膜反射,若瞳孔散大、血压下降、呼吸变浅或不规则,常提示病情恶化,应及时向医生报告,以便采取紧急处理措施。做重症记录并记录 24h 液体出入量。密切观察药物疗效及患者的反应,监测器官功能的变化。

2.保持呼吸道通畅　意识不清者注意体位,仰卧位时头偏向一侧,或侧卧位,均可防止舌向后坠阻塞气道。有呕吐物或痰液时,应及时用吸痰器吸出,持续吸氧,预防脑水肿的发生。若呼吸道不畅,必要时做气管切开,使用呼吸机治疗。

3.定时翻身拍背　减少肺部感染或褥疮的发生,定时做口腔护理。

4.加强饮食护理　患者意识不清超过 3~5d,营养不易维持,可由鼻饲补充营养及水分,一般给予高热量、高蛋白易消化的流质饮食。

5.做好心理护理　若是自杀患者,待其清醒后,要有的放矢的做好心理护理,尽可能的解除患者的思想问题,从根本上消除患者的自杀念头,应密切观察患者,避免患者独处,防止患者有自杀的机会。

(八)健康教育

1.向失眠者普及失眠的相关知识并指导用药,避免失眠困扰

(1)保持生活和睡眠的规律性,按时上床,早睡早起。

(2)白天坚持体育锻炼,午睡以半小时为宜,晚上做相对轻松的工作,睡前禁饮兴奋性的

饮料,如咖啡、浓茶等,可喝热牛奶一杯并淋浴或用热水泡脚半小时并可听轻音乐。

(3)夜尿多者应在晚上限制液体入量,睡前如厕。

2.对服用催眠药者的指导 要让患者充分认识到偶尔服用镇静催眠类药物是无害并不会有依赖,但不宜长期大量服用。因为长期服用后肌体会产生耐受性和依赖性,长期服用大量催眠药的人,包括长期服用苯巴比妥的癫痫患者,不能突然停药,应逐渐减量、停药。

### 六、细菌性食物中毒患者的救护

细菌性食物中毒(bacterial food poisoning)系指人们吃了带有细菌、细菌毒素或含有有毒物质的食物而引起的以胃肠道症状为主要表现的一种急性疾病。其中前者亦称感染性食物中毒,病原体有沙门菌、副溶血性弧菌(嗜盐菌)、大肠杆菌、变形杆菌等;后者则称毒素性食物中毒,由进食含有葡萄球菌、产气荚膜杆菌及肉毒杆菌等细菌毒素的食物所致。

(一)病因

细菌性食物中毒主要常见原因分别是:

1.食物被细菌污染 如熟食品被生的食品原料污染,或被与生的食品原料接触过的表面(如容器、手、操作台等)污染,或接触熟食品的容器、手、操作台等被生的食品原料污染;卫生条件差,蚊蝇滋生。

2.食品贮存不当或在较高温度下存放时间较长 如熟食品在 $10\sim60℃$ 的温度条件下存放时间应小于 2h,长时间存放就容易引起变质。另外把易腐原料、半成品食品在不适合的温度下长时间贮存也可能导致食物中毒。

3.食品未充分加热煮熟 如食品烧制时间不足、烹调前未彻底解冻等原因,使食品加工时中心部位的温度未达到 70℃。

(二)发病机制

大量沙门菌进入人体后在肠道内繁殖,经淋巴系统进入血液引起全身感染。部分沙门菌在小肠淋巴结和网状内皮系统中裂解而释放出内毒素,活菌和内毒素共同作用于胃肠道,使黏膜发炎、水肿,充血或出血,使消化道蠕动增强而腹泻,内毒素可使体温升高。此外,肠炎沙门菌、鼠伤寒沙门菌产生肠毒素,通过激活小肠黏膜细胞膜上腺苷酸环化酶而致腹泻。摄入葡萄球菌活菌而无葡萄球菌肠毒素的食物不会引起食物中毒,只有摄入达到中毒剂量的该菌肠毒素才会中毒,属于毒素型食物中毒。肠毒素作用于胃肠黏膜引起充血、水肿、甚至糜烂等炎症变化及水电解质代谢紊乱,出现腹泻;同时刺激迷走神经的内脏分支而引起反射性呕吐。肉毒梭菌毒素食物中毒由其产生的肉毒毒素所引起,属于毒素型食物中毒。肉毒毒素为嗜神经毒素,经消化道吸收进入血液后主要作用于中枢神经系统的颅脑神经核、神经肌肉连接部位和自主神经末梢,抑制神经末梢乙酰胆碱的释放,导致肌肉麻痹和神经功能障碍。

(三)临床表现

1.临床特征

(1)在集体用膳单位常呈爆发起病,发病者与食入同一污染食物有明显关系;

(2)潜伏期短,突然发病,临床表现以急性胃肠炎为主,肉毒中毒则以眼肌、咽肌瘫痪为主;

(3)病程较短,多数在 $2\sim3d$ 内自愈;

(4)多发生于夏秋季。

2.临床表现　分为胃肠型食物中毒和神经型食物中毒。

(1)胃肠型食物中毒:通常食物中毒可同时引起恶心、呕吐和腹泻,或伴有其他症状。一般餐后少则 0.5h,多则 48h 就可发病。其症状因进食的食物种类不同而异,总的来说大多数患者有腹痛、恶心、呕吐、腹泻,一天几次至几十次不等,个别的便中有脓血、黏液等。患者除有上述急性胃肠炎症状外,还有神经系统症状,如头痛、怕冷、发热、乏力、瞳孔散大、视力模糊、吞咽及呼吸困难等,中毒严重者可因腹泻造成脱水性休克或因衰竭而死亡。

(2)神经型食物中毒:主要是肉毒杆菌所致。潜伏期多数在 12～36h,起病突然,以神经系统症状为主。胃肠症状很轻或缺如,可有头痛、头晕、晕眩、乏力、恶心、呕吐。眼内外肌瘫痪可出现眼部症状,如视力模糊、复视、眼睑下垂、瞳孔散大,对光反射消失。重者出现吞咽、咀嚼、发音困难,甚至呼吸困难。肌力低下主要见于颈部及肢体近端,腱反射可呈对称性减弱。由于颈肌无力,颈部出现前屈偏向一侧。病程中神志清楚,感觉正常,不发热。常有便秘、腹胀、尿潴留。轻者 5～9d 内逐渐恢复,但全身乏力及眼肌瘫痪持续较久。重症抢救不及时多数在 2～3d 死亡,病死率 30％～60％,死亡原因多为延髓所致呼吸衰竭,心功能不全及误吸肺炎所致继发性感染。婴儿患者首发症状常为便秘,迅速出现脑神经麻痹,可因骤发中枢性呼吸衰竭而猝死。

(四)辅助检查

对食剩的可疑食物、餐具及用具涂抹物、患者呕吐物及排泄物、炊事人员的手部等进行检验,可以查明病因。

(五)救治原则

1.终止食入有毒食物　对原先患者食过的可疑食物,要阻止患者再次摄入。暴发流行时应做好思想工作和组织工作,将患者进行分类,轻者在原单位集中治疗,重症患者送往医院或卫生队治疗,即时收集资料,进行流行病学调查及细菌学的检验工作,以明确病因。

2.清除尚未吸收的毒物　对于一些发现早、轻度食物中毒患者要及时采取催吐措施以排出胃内食物,对于肉毒杆菌中毒等重度食物中毒者 4h 内,要用 2％碳酸氢钠或 1：5000 高锰酸钾溶液洗胃。若无腹泻可给予 50％硫酸镁口服或经胃管注入予以导泻或生理盐水高位灌肠。

3.对症治疗　及时纠正水与电解质紊乱及酸中毒。血压下降者予以升压药。高热者用物理降温或退热药。变形杆菌食物中毒过敏型,以抗组胺药物治疗为主,如苯海拉明等,必要时加用肾上腺皮质激素。精神紧张不安时应给镇静剂。消化道刺激症状者可给阿托品 0.5～1mg 做皮下或肌内注射,必要时重复使用。有抽搐者及时用解痉药物进行控制。

4.抗菌治疗　通常无须应用抗菌药物,可以经对症疗法治愈。症状较重考虑为感染性食物中毒或侵袭性腹泻者,应及时选用抗菌药物,如丙氟哌酸、呋喃唑酮、氯霉素、土霉素、庆大霉素等,葡萄球菌的食物中毒可用苯唑西林等治疗。但抗菌药物不能缩短排菌期。

5.抗毒血清治疗　多价抗毒血清对肉毒杆菌中毒有特效,必须及早应用(中毒 24h 内)。

(六)护理问题

1.体液不足　与中毒后频繁吐泻丢失体液有关。

2.腹泻　与毒物对胃肠道的毒性有关。

3.疼痛　与毒物致胃肠道痉挛有关。

4.营养失调:低于机体需要量　与毒物刺激不能进食有关。

5.低效型呼吸型态　与频繁呕吐及神经性毒物对中枢的毒性刺激有关。

6.焦虑　与对疾病知识缺乏及担心预后有关。

（七）护理措施

1.一般护理　卧床休息,流食或半流食,宜清淡,多饮盐糖水。吐泻腹痛剧者暂禁食,给复方颠茄片口服或注射 654－2,腹部放热水袋。高热者给予有效降温并做好皮肤、口腔护理。

2.治疗配合　做好催吐、洗胃、给药等治疗配合工作。对危重者做好呼吸道的管理,必要时给予吸痰或气管切开。密切观察病情变化,为医生的治疗提供动态信息。

3.心理疏导　患者食物中毒后清醒者要及时安慰患者,给患者以战胜疾病的信心。

（八）健康教育

出院后要做好食物中毒的自我预防:

1.首先要防止污染　购买生肉时,要注意识别有无卫生检疫部门的检疫图章;做好食具、炊具的清洗消毒工作,生熟炊具分开使用,改善卫生状况;蔬菜水果上有残留的农药,食前要用清水多清洗或浸泡一段时间。

2.食品要低温贮藏　一般情况下低温就能控制常见细菌的繁殖,肉及熟肉食品应贮存于 10℃以下的低温条件,但对存在于海产品上的副溶血性弧菌无效,它耐低温,在低温冰箱中能存活几个月,因此,在吃凉拌海蜇时,用醋泡或用 100℃沸水漂烫数分钟。

3.彻底加热　杀灭病原体及破坏毒素。肉类食品必须煮熟、煮透,肉块不宜过大,并保证加热时间,熟食品应及时食用,剩饭剩菜要加热后再存放,食前再重新加热。

（刘秀梅）

# 第十五章　PICC 临床应用与安全管理

## 第一节　肿瘤患者 PICC 置管前的安全管理

PICC 置管技术是静脉治疗发展史上的一个重要的里程碑。1929 年德国外科医生 Forssmann 从自己前臂肘窝置入 4Fr 的导尿管到达上腔静脉，成为历史上使用 PICC 的第一人。20 世纪 80 年代，在国外 PICC 用于需要中长期静脉输液治疗和新生儿重症监护病房的患者。美国 BD 公司于 1997 年将 PICC 引进中国。笔者医院于 1999 年开始将 PICC 用于肿瘤化疗、长期静脉治疗、输注刺激性药物和静脉营养治疗的患者，2009 年 3 月率先在湖北省开展在 B 超引导下使用改良塞丁格 HCC 置管术。

PICC 置管是一项侵入性操作技术，如果未能严格掌握禁忌证、适应证，置管前评估不全面，未能预见可能发生的并发症，将会给患者 PICC 的安全留置带来风险，因此，PICC 置管前护理安全管理尤为重要。

### 一、PICC 护理门诊护士资格认证与培训

（一）PICC 护理门诊护士资格认证

PICC 护理门诊置管人员必须是持有护士执业证书，临床工作满 3 年以上的护士；经过 PICC 护理门诊培训和学习，并通过了考核的人员才能胜任此工作。目前全国和各省均举办 PICC 护理门诊培训班，进行 PICC 培训并发放资格证书。为提高 PICC 置管人员的理论、技术水平，笔者医院定期召开经验交流座谈会、新技术研讨会议及开展疑难病例讨论。对已取得 PICC 操作资格的人员还会定期进行资格再评审。评审内容包括每年的实践操作次数及继续教育完成情况等。

（二）PICC 护理门诊护士培训

为了进一步规范 PICC 护理门诊护士资质认证，前期规范化培训必不可少，应建立专科护士培训基地，组织编写 PICC 专用教材；完善、更新现有基础护理教科书中有关静脉输液护理的内容，改变在校教育与临床发展脱节现象。制定 PICC 护理门诊护士培训课程，以实现 PICC 操作标准化、管理规范化，向专业化、专科化的方向发展，并与国际接轨。

### 二、配备独立的 PICC 置管间和维护间

为了规范 PICC 管理，保证 PICC 置管患者安全，华中科技大学同济医学院附属协和医院于 2008 年 8 月成立 PICC 护理门诊，配备有独立的 PICC 置管间和 PICC 维护间。置管间和维护间的布局和硬件设施符合感染控制的管理规范，置管间设置有置管区、洗手区、医疗废物处置区，配置 2 张可整体升降专用置管床、3 台置管专用 B 超仪、中心吸氧吸痰设备、急救车、物品存放柜及独立的空气消毒设备。PICC 维护间有办公区和维护区，办公区配备了电脑记账系统，维护区配置有 2 张病床以供患者卧床进行维护。同时还设置了人文关怀区域如置管等候区、茶歇间等功能区域。

### 三、完善 PICC 护理门诊管理

PICC 护理门诊应建立各种职责、制度、流程、预案来规范各项工作,确保 PICC 护理门诊正常运转。

（一）职责

专科护士职责、各班职责、工作职责、专科护士技术能力要求。

（二）制度

质控管理制度、专科工作制度、置管间工作制度、维护间工作制度、质控小组培训制度。

（三）流程

门诊就诊流程、专科工作流程、置管流程、维护流程、置管初期的维护流程、置管后各种并发症的预防和处理流程。

（四）应急预案

PICC 体外部分断裂(砂眼)应急预案和 PICC 体内断裂或滑入血管腔应急预案。

（五）操作标准

置管和维护标准。

（六）其他

置管禁忌证及可预见性并发症的预防处理措施、置管后健康教育、置管后的功能锻炼、置管后的自我护理、置管费用清单等。

### 四、PICC 置管相关护理文书

（一）PICC 知情同意书

按湖北省卫生厅规定的知情同意书格式制订 PICC 置管治疗知情同意书,依据卫生部《病历书写基本规范》的要求,拟定知情同意书的内容,包括置管适应证、优点、可能出现的并发症、是否是医保患者等。置管前充分告知患者和家属 PICC 置管的目的、意义、注意事项、在治疗中的作用、可能发生的并发症及预防措施,让患者和家属在充分知情的情况下自主选择,取得理解和配合,履行患者知情同意权,由患者、家属或授权委托人签署知情同意书。对于输注特殊药物如化疗药物、TPN、酸碱度大及渗透压高等药物的患者,应充分告知外周静脉输注刺激性及高渗透性药物可能造成的风险和危害,如仍然拒绝置入 PICC,则须签署特殊药物静脉治疗知情同意书。医保患者如不能报销则应签署自费协议书。

（二）完善 PICC 相关资料

1.填写 PICC 置管记录单　填写内容包括置管时间、导管规格及型号、是否使用麻醉、导管置入部位、置管静脉、置管方式、导管外露长度、臂围、插入的长度、导管尖端的位置、有无弹力绷带加压止血、导管批号、置管后有无调管、置管操作者姓名等。如果患者导管置入不顺,护士须在护理记录单上详细记录置管过程及高危因素,并在 PICC 护理门诊随访登记表上注明,以便随访时重点观察预防措施的落实情况。

2.填写 PICC 维护手册　在维护手册上增加 PICC 护理门诊联系电话、QQ 群号、PICC 博客及网上门诊等联系和沟通方式,建立患者通讯录,用飞信或微信定期向患者发送维护和养生短信。置管后将导管维护手册及时交与患者,并告知其妥善保管,每次维护时均需要出示此手册,每次维护后护士及时在维护手册上记录,以便动态、全面地观察和了解患者 PICC 留

置状况。记录内容包括维护时间、臂围、置管长度、外露刻度、穿刺点情况、有无冲封管、有无更换输液接头、并发症的处理及护士签名。

3.发放健康教育处方 包括置管后功能锻炼处方和患者自护指导处方。指导患者功能锻炼的方法,告知PICC留置期间自护的健康教育内容和日常维护的注意事项,提高患者维护依从性。

4.输入PICC信息管理系统 将置管信息输入PICC信息管理系统,建立PICC置管患者电子档案,信息管理系统填写内容包括患者床号、姓名、诊断、年龄、置管日期、导管型号、置管部位、置管侧上肢臂围、X线定位结果等。我院后期会将信息系统和护士工作站(HIS)系统联网,门诊和病区的维护信息及并发症也可以全部录入系统,使PICC电子档案信息更加完善,并具有如下优点。

(1)可以随时查阅置管患者基本信息,当患者遗失PICC维护手册时,PICC护理门诊护士可以从软件中调出患者原始资料,帮助患者重新建立维护手册。

(2)为护理科研和论文提供可靠的数据资料。可以通过查询条件统计并发症及导管尖端位置等信息。例如:选择条件"导管尖端第6胸椎",查询结果可显示全部导管尖端第6胸椎患者的信息,在结果中查询,可以检索出不同置管部位的PICC、不同病种、不同年龄段的例数。

## 五、PICC置管病区和PICC门诊之间的运作流程

为了确保患者PICC置管安全,病区和护理门诊间有完善的管理制度,采取全程无缝隙对接原则,病区与PICC护理门诊护士相互配合,及时沟通和交流患者置管前、中、后的信息,并采取相应护理措施。

(一)病区护士评估患者

首先病区护士要了解患者病情和治疗,评估患者静脉输液治疗计划、治疗的时间及所用药物的性质,以确定患者是否需要置入PICC;排除置管绝对禁忌证,与患者及家属沟通并签署知情同意书,取得患者或家属同意。由管床医生开具PICC置管医嘱和PICC定位X线申请单,责任护士填写置管患者基本信息和近期血常规、出凝血时间的结果。及时打电话给PICC护理门诊预约置管,并指导患者清洗双上肢、剪指甲、更换清洁病员服,由护士携其病历、置管同意书和X线申请单一起至PICC护理门诊置管。如有异常情况病区护士应与PICC护理门诊护士及时沟通处理。

(二)PICC护理门诊护士接诊患者

PICC护理门诊护士落实再评估原则,填写PICC置管前再评估表,再次对患者病情和治疗进行全面评估,查阅知情同意书,告知置管优缺点和置管可能存在的风险,取得患者理解及配合后按PICC置管操作规范置管。置管中和置管后及时询问患者感受,并落实健康教育,留取患者电话及信息,及时、完整、真实地记录PICC穿刺过程及导管的详细信息,将导管编号的条形码粘贴在PICC置管记录单下方,填写维护手册。

(三)拍摄X线胸片

置管后专科护士告知患者及时拍摄X线行胸片定位,拍片后将胸片送至PICC护理门诊,护理门诊护士阅片后确认导管尖端位置并记录结果,将维护手册和健康教育处方交给患者,告知患者日常维护和功能锻炼,提高依从性,减少置管后并发症的发生。

（四）PICC 护理门诊护士与病房护士交接

PICC 护理门诊护士将患者送入病房，与病区护士进行交接。将置管同意书、X 线胸片结果一起交给病区责任护士，交代注意事项后在临时医嘱上签名。病区护士接回患者后及时观察患者穿刺点状况，再次落实健康教育和功能锻炼指导，及时给予相应预处理，并记录护理记录单，记录内容包括置管部位、穿刺点出血情况、导管长度、外露导管刻度等，严格交接班。

（五）PICC 护理门诊护士回访

PICC 护理门诊护士每日下病房回访新置管患者，了解患者置管后穿刺点有无渗血渗液、功能锻炼及预处理落实情况、病区护士健康教育落实和患者自护能力的掌握情况等，及时与病区护士进行沟通和指导。连续回访 1 周提高 PICC 的维护质量。

（六）病区与 PICC 护理门诊间的联系

病区患者留置 PICC 期间一旦发生并发症，如血栓、感染、堵管、渗液、导管断裂等，责任护士应立即上报 PICC 护理门诊。PICC 护理门诊护士了解情况后，指导病区护士进行相应处理，每日回访时追踪观察病情变化及护理效果，做好记录，了解其转归。PICC 护理门诊定期进行并发症原因分析，提出整改措施，组织护士学习，不断提高护理水平。

（于乐静）

# 第二节　PICC 置管前综合评估

PICC 可导致静脉炎、血栓、感染等并发症，为降低并发症的发生率，需要在 PICC 置管前为患者进行全面综合的评估。通常会围绕以下几个方面进行评估，如排除 PICC 置管的禁忌证、评估病情及一般状况、血管条件和心理等。

## 一、排除 PICC 禁忌证

病区责任护士和 PICC 护理门诊护士应了解 PICC 置管的适应证和禁忌证。评估患者的病情和治疗，了解静脉输液治疗的持续时间以及所用药物的性质、刺激性和毒性，选择正确的输液通路。同时要结合患者的病情，判断置管的风险，告知患者和家属置管存在的安全问题，取得患者的理解和配合。特别要排除置管的绝对禁忌证如上腔静脉综合征、确诊或疑似导管相关性血流感染、菌血症或脓毒血症，导管材质过敏和感染性心内膜炎；而相对禁忌证可根据病情权衡利弊酌情考虑。

（一）绝对禁忌证

1. 上腔静脉综合征（superior vena caval syndrome，SVCS）　上腔静脉综合征是临床上最常见的肿瘤急症；是因上腔静脉阻塞引起的一组症状，具有典型的临床表现。上腔静脉位于上纵隔右前方，周围为右主支气管、动脉、胸腺及淋巴结所包绕。因其管壁薄、压力低，故易受外来压迫而造成阻塞。上腔静脉汇集头、颈、上肢、胸部的血液，回流至右心房，发生阻塞可导致上述区域静脉回流障碍、压力升高，从而引起相应的症状和体征。如长时间阻塞，可导致不可逆的血栓形成或中枢神经系统损害和肺部并发症。

由于 PICC 是经上肢的外周静脉置入，导管尖端位于上腔静脉。因此对于有上腔静脉综合征的患者来说，特别是上腔静脉完全阻塞的患者，属于绝对的置管禁忌证。对于置管后继发的上腔静脉综合征，急性期应禁止从导管或上肢输液，选择下肢输液；因静脉导管所致血栓形成的上腔静脉阻塞,单用抗凝治疗可消除阻塞。低剂量华法林可减少导管引起的血栓形成,抗凝治疗能防治血栓,但也有引起出血的潜在危险,因而须配合实验室检查,控制凝血时间及凝血酶原时间延长1.5~2倍。一般认为因留置静脉导管引起SVCS应尽早拔除导管,如果SVCS发现较早,经治疗后可保留导管。PICC置管前应严格评估,常规了解患者有无上腔静脉综合征,排除置管禁忌证。

2.确诊或疑似导管相关性血流感染、菌血症或脓毒血症　确诊或疑似有以上疾病时禁忌置管。

3.感染性心内膜炎　护士应了解患者有无感染性心内膜炎,如有则禁忌置管。因感染性心内膜炎有菌血症或脓毒血症存在,置管后可引起导管细菌定植。感染性心内膜炎患者通常有心腔内赘生物形成,PICC操作本身可导致微生物侵入体内,可能导致心腔内感染加重。

4.PICC材质过敏者　临床上PICC多为硅胶和聚氨酯材质,置管前常规询问患者有无相关材质过敏史,但患者一般均不清楚自己有无材质过敏,临床上因导管材质过敏的案例也很少见,目前仅有吕瑞京等报道了1例因PICC材质过敏引起静脉炎的案例。置管前安全评估时发现材质过敏则禁忌置管,置管后如一旦发现过敏则立即拔出导管。

(二)相对禁忌证

置管的相对禁忌证应根据患者的病情和血管条件及使用药物的不良反应来综合考虑,可在置管前做相应预处理或待病情稳定后再行置管。如各种不明原因的发热,可等原因查明或体温正常后置管;出凝血时间异常、血小板高值者可于置管前给予抗凝治疗,以降低血栓的风险;血小板低值者可治疗后待血小板正常后置管,以免穿刺点反复出血,导致伤口延迟愈合或血栓发生。对于有血栓病史的患者来说,PICC置管后再次发生血栓的风险很大,能否置管是一个有争议的问题。对于有血栓史的患者,原则上不主张置管,对于一些特殊情况如血管条件非常差,但又必须接受长期治疗或输入强刺激性药物的患者来说,就要充分权衡利弊,反复告知患者和家属置管风险或不置管的后果,取得其理解及配合后进行。

## 二、评估病情和一般状况

病情及一般状况的评估包括患者性别、年龄、身高、诊断、病情轻重程度、生命体征、有无过敏史、患者配合程度、自理能力、是否是医保患者等;评估患者有无进食少、体力差、出血、胸腔积液、腹水、心包积液、腹泻、呕吐、淋巴结肿大等状况;评估患者既往是否有静脉血栓形成史、脑梗死、心脏病、高血压、高血脂、肾病、糖尿病、有无感染或出血性疾病、肥胖、纵隔占位、颈椎病、手臂外伤史及是否安装心脏起搏器;既往有无长期静脉输液治疗、化疗或放疗史;评估患者是否使用糖皮质激素类、利尿、解热镇痛、抗凝、内分泌治疗等药物;了解患者实验室检查结果,如血常规、肝功能、糖类抗原、凝血四项及出凝血时间、血糖等情况。根据以上评估结果,判断患者的风险等级,给予相应的护理干预处理,减少并发症的发生,特别是静脉血栓的发生。

## 三、评估血管

目前PICC置管的方式主要有三种,第一种是直接穿刺法盲穿置管,常规穿刺点为肘关节下两横指处,由于此处是常规采血的部位,血管内膜多有损伤,尤其是肿瘤患者,采血频繁,导致肘关节下置管局限性大,成功率低且并发症多。第二种是肘关节上采用改良塞丁格方式盲穿置管,优点是肘关节上较肘关节下置管由于避开了关节的活动,并发症较肘关节下低。缺点是由于肘关节上肢静脉常有动脉和神经伴行,盲穿不能直观地了解血管和周边情况,可能会损伤动脉和神经。两种盲穿置管都要求血管能够看得见、摸得着、可以直接穿刺,血管的评估需要护理门诊护士有丰富的临床穿刺和触摸血管的经验,要充分了解血管走向且避开动脉,特别是肘关节上盲穿置管者。第三种是应用B超引导下改良塞丁格技术可视置管,使置管的成功率大大提高。在B超引导下肘关节上置入PICC,血管超声能清晰地评估靶向血管的状况,充分了解血管内膜是否粗糙、血管壁厚薄、血管直径大小、血流速度、距皮深度、有无血管畸形。合理选择粗直、管腔无狭窄、无异常途径分流和反流的血管,并可根据血管深度选择进针角度。肘关节上置管可以避免因肘关节活动导致的导管摩擦血管内膜,有效减少机械性静脉炎和感染的发生,减少静脉血栓的发生率。

### 四、评估心理

多数患者为初次置管对置管的风险及置管后的维护还心存疑虑。所以,置管前要提高患者对PICC的认识。病区可制作宣传栏、小手册、展板、图片及护士讲解等方式,向患者介绍PICC适应证及禁忌证、优缺点、置管的大概过程、如何配合、置管费用、置管后注意事项及日常维护等相关知识,减轻患者疑虑和紧张心理;充分调动病房内已置入PICC患者积极性使其现身说教,使置管适应证患者接受PICC。

(于乐静)

## 第三节　盲穿法直接穿刺置管困难及处理

### 一、穿破血管

穿破血管指穿刺时穿刺针刺破血管壁,导致局部形成血肿,是直接穿刺法最容易出现的穿刺问题。

(一)临床表现

送导管不畅,送管后患者诉疼痛和(或)回血状况欠佳。

(二)原因分析

外周静脉的血管壁较薄且表浅,穿刺动作粗暴或角度太大造成。

(三)处理方法

可以重新系止血带,缓慢将穿刺针和置管鞘一起往血管外退出少许,如果重新见到回血或回血状态通畅时,即可松止血带,再送置管鞘和导管。没有重新见到回血或患者诉疼痛,必须立即拔除穿刺针,切不可反复穿刺试探。

(四)操作技巧

1.体形瘦弱的患者　穿刺时应降低持针角度,建议<30°进针,穿刺针先进皮下走行1.0cm左右进入血管,导管在皮下有一段潜行的距离可对导管起到固定和减少穿刺点渗血作用。

2.较胖的患者　穿刺点应选择手指扪及最清楚,血管弹性最强的部位直接进针,建议穿刺角度>30°。

3.水肿的患者　确定穿刺部位后,先扎上止血带,轻轻按压所选血管,排开血管上方及周围的组织液,使血管充分暴露。

4.血容量不足或病情危重的患者　操作前热敷穿刺点上段血管,或在肢体上下扎两条止血带,使血管充盈。

5.其他　血管和穿刺进针点的选择也是很重要的,盲穿时由于穿刺针粗大,对于血管条件的要求很高,需保持穿刺点上方有一段粗直的血管,便于穿刺成功后推送置管鞘。

## 二、送置管鞘困难

送置管鞘困难指穿刺见回血后,无法完全推入置管鞘。

（一）临床表现

皮肤未绷紧时,表现为回血状态良好而送置管鞘困难。穿刺过浅时可表现为置管鞘内少量回血,或回血速度减慢甚至停止。穿刺过深时,多表现为置管鞘内无回血或少量回血。

（二）原因分析

送置管鞘时,未绷紧皮肤,穿刺点和血管固定不良;穿刺过浅,未完全进入血管就急于送鞘;穿刺过深,穿透血管壁致置管鞘无法送入体内。

（三）处理方法

如遇到阻力,不可将置管鞘强行推进血管。应该首先观察穿刺针的回血状态,如果回血状态良好而送置管鞘困难,只需重新绷紧皮肤,将血管固定即可。如果穿刺针回血状态不良时,可重新扎上止血带,判断穿刺针的位置。如穿刺过浅,可缓慢将穿刺针和置管鞘继续往血管前方送入,重新见到回血或感受到刺破血管的落空感后松止血带,再推送置管鞘。穿刺过深时,则缓慢将穿刺针和置管鞘往血管外退出一小段,重新见到回血或回血状态改变时,松止血带,再推送置管鞘。如果在推送置管鞘的过程中,患者诉穿刺部位胀痛,且经过上述方法调整穿刺针位置后仍然抽不出回血或局部出现明显的血肿时,必须立刻拔除穿刺针及置管鞘,按压10～15min,重新选择部位穿刺。

（四）操作技巧

对于年老、消瘦、皮肤松弛的患者,在穿刺成功后,应该注意绷紧皮肤。尽量避免在骨突出的地方进行穿刺,对于血管前方走向不明、弯曲明显、短小的情况,可以不将置管鞘全部推进血管,以免刺破血管。如置管鞘与体表夹角过大,可放低置管鞘,避免导管送入时在鞘口顶住血管壁,造成送管不畅。

## 三、导管送入困难

导管送入困难指穿刺血管顺利,但导管送入过程中遇阻,致使导管不能顺利送入。

（一）临床表现

送管过程中有阻力感,送管不顺畅,经过调整仍无法送管至预测长度。

（二）原因分析

患者情绪过度紧张;穿刺针机械性刺激导致血管痉挛;穿刺静脉分支较多;有陈旧性瘢痕或静脉瓣较多;静脉夹角;导管不在血管内。

（三）处理方法

1.情绪紧张　先暂停操作,询问患者的感受,通过聊天等方式分散患者注意力使其放松。

2.血管痉挛　如果送导管和退导管均感觉困难,感觉导管被拽住一般,可能为血管痉挛。此时应暂停送管,给患者饮温水,使用暖水袋热敷或轻轻地按摩置管侧上臂,一般休息15～30min或以后能够缓解。

3.误入分支　将导管退出至15～20cm处,重新送管,如果经过调整仍反复多次出现上述情况,应该考虑拔除导管,重新选择部位穿刺。避免反复调试造成血管内膜损伤。

4.静脉瓣　如遇静脉瓣阻挡,可能送管不畅,但抽回血及推注生理盐水通畅。处理方法为将导管后退2cm稍旋转,再边推生理盐水边送管。同时指导患者进行握拳和松拳的动作,通过肌肉的收缩和对血管的挤压,使静脉瓣被动运动,导管便顺势进入血管。

5.静脉夹角　可由助手将患者的手臂上举至穿刺侧头部通过调整手臂的姿势送入导管。

6.导管不在血管内　首先查看已置入导管的刻度,如果仅置入10cm左右,且抽不出回血,患者诉疼痛,可能是导管未进入血管内,应该拔除导管,重新穿刺。

(四)放松技巧

1.置管前了解患者喜欢何种类型的音乐,在置管的过程中,循环播放,听音乐可以舒缓人的不良情绪,帮助患者缓解陌生环境带来的紧张和不适应。

2.提供适合节令的热饮或甜品。甜味食品可以改善和稳定患者的不良情绪,温热的饮品可以促使血管扩张,促进血液循环。为患者免费提供饮品不但能够提高穿刺成功率还可以体现人文关怀,增进护患感情,提高护理服务质量。

(五)注意事项

有文献报道,血管痉挛时,可以静脉推注地塞米松(请示医生病情允许时)。如果通过活动手臂、休息等处理后,仍无法送入导管,应考虑拔管,勿强行送管以免损伤血管内膜,造成静脉炎或血栓。置管成功后,用超声沿血管走向探测导管走向,探测腋静脉、锁骨下静脉、颈内静脉,排除导管异位至以上静脉。

## 四、撤支撑导丝困难

撤支撑导丝困难是指导管送入体内后,撤除导丝时出现拔除困难。

(一)临床表现

导丝撤除一部分或完全撤不出。

(二)原因分析

置管时送入导管不顺,强行送入导管致使导丝弯曲变形;导管处在血管夹角处,造成撤导丝困难。

(三)处理方法

热敷手臂或休息片刻后再缓慢撤除导丝,或将导管退出少许改变体位,再撤导丝。

(四)注意事项

严禁强行撤除导丝,如通过以上处理仍不能撤除导丝,则立即将导丝连同导管一起拔除。

## 五、导管内抽不出回血

顺利送入导管并推注生理盐水冲管后,须抽回血判断导管是否在血管内,有时会出现导管内抽不出回血的情况。

（一）原因分析

1. PICC 在血管内打折。

2. PICC 开口紧贴血管壁。

3. 三向瓣膜式导管尖端瓣膜不灵活。

（二）处理方法

1. 血管内打折　边抽取回血边将导管缓慢向外拔出，直至能够抽到回血处停止，再重新送入导管。如此反复多次，导管送到原刻度后，仍抽不出回血，可以保留导管在原处，行 X 线摄片检查，了解其原因是否为导管尖端折住或异位。

2. 紧贴血管壁　拔出少许导管后，改变患者置管侧肢体角度，重新送入导管。

3. 瓣膜不灵活　注入生理盐水脉冲导管后立即回抽注射器活塞，通过上述开放关闭瓣膜的动作，调整导管瓣膜功能。

（三）注意事项

每位穿刺者都必须保证置入的导管能够顺利抽出回血，这是评估导管功能的重要步骤。病区护士在第一次使用导管时，除了必须查看 X 线定位片还应该抽回血，确保见到回血才能使用导管，特别是拟行化疗的患者。

## 六、误伤动脉

肘关节下盲穿置管静脉一般为浅静脉，动脉位置一般较浅静脉深，且动脉搏动感明显，一般不易误伤动脉。

（一）原因分析

穿刺过深或选择穿刺部位离动脉较近。

（二）临床表现

1. 进针时血管较难突破。

2. 血液从针尾向外涌出或喷出。

3. 针尾涌出血液为鲜红色。

（三）处理方法

当发现误入动脉后，立即拔出穿刺针，局部按压 15～30min，直到无出血为止，并加压包扎，严密观察渗血情况。

## 七、导管渗液

导管置入后检查导管功能时，需要对导管抽回血，脉冲冲管，可发现穿刺点处有液体流出。

（一）分析原因

主要是穿刺前检查导管不认真或操作中锐器损伤导管所致。

（二）处理方法

边冲盐水边将导管退出一部分，找到导管渗液的位置。如果渗液位置在体外部位，不影响导管的继续使用，可以对导管进行修剪。如果渗液位置在体内部分，则必须向患者讲明原因，更换导管，重新置管。

（三）注意事项

打开导管包装，预冲导管必须认真、仔细，摆放物品时应注意锐器绝对不要和导管放在一起,以避免在穿刺者不知情的情况下损伤导管。

(于乐静)

# 第四节　盲穿法改良塞丁格技术置管困难及处理

## 一、穿破血管

穿破血管指穿刺针头刺破血管后壁,导致局部形成血肿。

（一）临床表现

送导丝不畅,患者诉疼痛和(或)回血状况欠佳。

（二）原因分析

肘关节上血管位置较肘关节下深,穿刺角度过大造成。

（三）处理方法

详见本章第三节盲穿法直接穿刺置管困难及处理。

肘关节上皮肤较肘关节下薄,贵要静脉位置偏肘部内侧,该部位神经分布多,对疼痛的敏感性更高。穿刺者在有把握时,可将调试穿刺针位置的方法作为补救措施。无把握时,不建议穿刺者调整穿刺针的位置,因反复调整极易导致组织损伤及皮下淤血,给患者带来不必要的痛苦。

## 二、送置管鞘困难

处理方法同本章第三节盲穿法直接穿刺置管困难及处理。

## 三、导丝送入不畅

置管鞘尾端可见回血,导丝送入不畅或导丝头端纤曲成团。

（一）原因分析

导丝不在血管内,滞留在皮下组织内;进入血管分支;静脉瓣的阻挡。

（二）临床表现

1.导丝不在血管内　由于皮下组织较疏松,如穿刺不成功,导丝有可能在送入的过程中,进入皮下组织。表现为导丝置入不畅伴穿刺针尾端回血慢、少,此种情况多见于导丝未完全置于静脉管腔内。常常在退出时发现,导丝头端纤曲成团。

2.进入血管分支和静脉瓣阻挡　表现为置管鞘内回血通畅,针尾暗红色血液流出良好,导丝在送入良好的情况下突然出现送入不畅。

（三）处理方法

1.判断导丝不在血管内　应一并退出穿刺针和导丝,压迫穿刺点10min后重新穿刺。

2.判断导管在血管内　但有可能进入血管分支时,有以下两种方法。

(1)先撤出一段导丝,再缓慢送入。

(2)如果上述方法无效,再次确认导丝在血管内,可保留导丝在血管内,进行改良塞丁格技术的后续步骤。我院PICC护理门诊在临床置管中出现过送导丝不畅,送导管通畅的案例。分析原因为导丝和导管都在血管内,导丝进入了分支血管,经过扩皮、送入带扩张器的置管鞘、撤出导丝等步骤后,沿置管鞘送入的导管未进入分支,顺利进入了靶向静脉。因此,导丝异位入分支并不代表导管也会进入分支。

注意:穿刺者必须运用丰富的置管经验和专业知识综合判断导丝送入不畅的原因,再决定是否继续进行改良塞丁格技术的后续步骤。在无法判断导丝为何置入不畅时,建议将导丝连同穿刺针一起拔出,更换部位并再次评估血管后重新穿刺。因为在送管前进行的局麻、扩皮、推鞘等损伤性的操作,会给患者带来疼痛和组织损伤。

3.判断导丝因静脉瓣阻挡而送入不畅　可将导丝回撤一部分后,再重新送入。

(四)注意事项

送导丝有阻力,却又退不出时,一定要将导丝连同穿刺针一起退出,以免针尖斜面切割导丝,使导丝断入体内。拔出导丝后也应该检查导丝的完整性。

### 四、可撕裂型带扩张器的置管鞘送入困难

(一)原因分析

1.扩皮不到位。

2.穿刺点下方皮肤未绷紧。

3.操作者送置管鞘的手法不正确,力度把握不准,未顺着导丝的角度推送置管鞘。

(二)处理方法

1.扩皮时要一次性扩到位,如果扩皮太小,带扩张器的置管鞘难以进入血管,会增加患者的疼痛感还可能损伤鞘体,导致鞘体劈开。如果扩皮太大,会导致穿刺点出血多,甚至渗液,影响穿刺点的愈合。

2.绷紧穿刺点下方皮肤也是置管鞘成功送入的关键。绷紧皮肤可以固定皮肤和血管,这样在推送置管鞘的时候,皮肤和血管就不会随着外力而发生移动,导致送鞘困难。

3.送鞘时的机械性刺激导致血管痉挛,推送手法和力度的把握都和穿刺者的经验有关,规范操作者的手法,可以减少此类问题的发生。

### 五、可撕裂型带扩张器的置管鞘脱出血管

(一)原因分析

1.患者肥胖,血管较深,置管鞘进入血管的长度不够。

2.操作者未能妥善固定置管鞘。

(二)处理方法

操作者在置入可撕裂型带扩张器的置管鞘的同时,左手拇指应该始终固定置管鞘,直至鞘体推进血管。

(三)操作技巧

肥胖患者血管皮下深度可超过1.5cm,有部分上臂脂肪层较厚的患者,置管鞘鞘体几乎近60°进入血管。如果退出扩张器和导丝的同时未将置管鞘固定好,鞘体有可能弹出皮肤,因此必须同时固定好置管鞘的尾柄。

### 六、导管送入困难

详见本章第三节盲穿法直接穿刺置管困难及处理。

## 七、误入动脉

运用改良塞丁格技术在肘关节上穿刺时,因肱动脉与肱静脉伴行,在盲穿肱静脉时很容易误伤肱动脉,其处理方法详见本章第三节盲穿法直接穿刺置管困难及处理。

(于乐静)

# 第五节　B超引导下改良塞丁格技术置管困难及处理

## 一、穿刺失败

穿刺失败是指穿刺针没有刺中靶血管,是超声引导下穿刺最常见的问题。

(一)临床表现

1. 回血好,导丝送入不畅时,可能是穿刺针扎入过深所致。

2. 无回血,患者诉疼痛,可能是穿刺过浅或未扎到靶血管所致。

(二)原因分析

手、眼协调配合不好,导致探头和靶血管发生了偏移。穿刺者未能正确判断穿刺针的位置导致穿刺失败也是重要原因。

(三)处理方法

暂不松开止血带,将B超探头重新放置在靶血管上,轻轻活动针头,同时从屏幕上看到针尖亮点,了解穿刺针具体位置。可能有以下三种情况。

1. 穿刺针亮点在血管下方　则穿刺针可能已经穿透血管,应缓慢向上回抽针头,观察针尖亮点退至血管内时,同时观察回血,如回血通畅可重新送入导丝。

2. 穿刺针亮点在血管上方　则继续穿刺。

3. 穿刺针亮点在血管内　可尝试调整针头角度,同时观察穿刺针尾端回血情况,如回血通畅,穿刺针亮点在血管内,可继续送入导丝。为了避免疼痛及对血管、组织的损伤,一般不建议反复调整穿刺针位置。

(四)操作技巧

1. 体位　操作前协助患者取平卧或半卧位,充分暴露上肢,上臂外展90°,手心朝上,尽量外展。

2. 穿刺针的进针角度　操作者双手支撑在患者手臂两侧,左手持超声探头与皮肤呈90°,右手持塞丁格穿刺针,同时双眼注视超声屏幕,根据B超探头探测的靶血管深度选择进针角度,血管越深进针角度越大,血管越浅穿刺角度越小。将靶血管放在B超屏幕的中点,穿刺针从B超探头中点向下逐层刺入直至血管,穿刺速度应缓慢。

3. 正确判断B超引导下穿刺针进入靶血管　B超屏幕可看到针尖刺入靶向血管内的强回声显影。如果没有见到针尖的显影,可以观察到穿刺时针尖接触靶向血管壁时,血管上方有无塌陷,以及穿刺针成功进入血管后,血管壁有无回弹的显影。稍等片刻,暗红色的静脉血即从针尾溢出,最后导丝顺利置入才能证明穿刺成功。观察血管壁塌陷、回弹只能作为穿刺成功的参考标准,是因为穿刺针刺穿血管前后壁时也会出现同样的表现,只有从靶血管内清楚地看到穿刺针的强回声显影,并顺利送入导丝才是判断穿刺成功的可靠标准。

## 二、导丝送入不畅

原因分析、临床表现及处理方法详见本章第四节盲穿法改良塞丁格技术置管困难及处理。

B超引导下置管时导丝送入不畅的原因还有一点，即反方向持穿刺针穿刺。无论是三向瓣膜式PICC还是前端开口式PICC，穿刺针在针栓处都会有一个用于指示针头斜面的小标识。标识向上持针穿刺，才能保证针尖斜面向上进入血管，如果反方向持针，由于斜面向下，会影响导丝的置入。处理方法是，调整针尖方向，使标识在上，然后送入导丝。

## 三、可撕裂型带扩张器置管鞘送入困难或脱出血管

详见本章第四节盲穿法改良塞丁格技术置管困难及处理。

## 四、导管送入困难原因分析、临床表现及处理方法

详见本章第四节盲穿法改良塞丁格技术置管困难及处理。

## 五、误入动脉

肘关节上可供穿刺的静脉主要有贵要静脉、肱静脉和头静脉。其中贵要静脉和头静脉均属于浅静脉，没有动脉伴行；肱静脉属于深静脉，与肱动脉伴行。穿刺肱静脉时易误入动脉。

（一）原因分析

1. 超导下动、静脉判断错误，误将动脉当成静脉穿刺。

2. 选择穿刺部位离动脉较近，导针误刺入动脉。

（二）临床表现

1. 进针时血管较难突破。

2. 穿刺针尾涌出大量鲜红色的血液或血液从针尾向外喷出。

3. 置管鞘内喷出血液，按压上端血管后，仍可见大量鲜红血液涌出。

（三）处理方法

当发现误入动脉后，立即拔出穿刺针，局部按压15～30min，直到无出血为止，并加压包扎。更换另一侧手臂重新穿刺。重点交班，观察有无血肿形成。

（四）操作技巧

1. 超导下穿刺部位及血管的选择应尽量避开动脉或有动脉伴行的深静脉，特别是初学者或置管经验不足的穿刺者。

2. 熟练掌握超导下判断动、静脉指征：即先用B超探头找到肱动脉和肱静脉（俗称"米老鼠"），轻压不被压瘪并可见搏动的血管为肱动脉，旁边伴行的可压瘪、无搏动的血管为肱静脉。但对于有心血管疾病、血压低、循环差的患者，动脉也会出现被压瘪或搏动不明显的表现。有时也容易导致误将动脉判断为静脉的情况。找到"米老鼠"后向内、向上缓慢移动探头可找到首选的靶向血管—贵要静脉。

3. 如必须选择肱静脉置管，应将B超探头沿肱静脉上下探查，选择肱静脉与肱动脉分开、距离稍远的部位进针。

### 六、导丝滑入体内

导丝置入后,由于各种原因,导致导丝滑入体内。

(一)原因分析

1.穿刺者在操作的过程中疏于对导丝的固定。

2.扩皮太大或皮肤松弛。

(二)处理方法

置入可撕裂型带扩张器置管鞘时,一定要捏住导丝以免滑入体内。退扩张器和导丝时也要注意,左手固定置管鞘,右手中指和无名指夹住导丝,拇指和示指捏住扩张器一同退出置管鞘。需要注意的是,左手一定要固定好置管鞘,避免退扩张器和导丝时将置管鞘一同带出体外。

(于乐静)

## 第六节　PICC 原发性移位

2011 年版 INS 指南中提出,关于中心静脉输液装置移位的概念可以分为原发性和继发性 2 种,本节将重点介绍原发性导管移位。

### 一、定义

原发性 PICC 移位又可称为导管异位,是指发生在置管过程中,导管进入各种异常位置,包括进入对侧头臂静脉及锁骨下静脉,同侧或对侧颈内静脉、奇静脉、左侧或右侧胸廓内静脉,心包横膈静脉及右心房或右心室。异位发生的时间是在置管的过程中。如不及时调整导管位置易致静脉内膜损伤,使置管后静脉炎及血栓的发生概率增加,及时将导管调整至正确位置可以降低并发症发生的风险。

### 二、原因分析

1.胸腔占位　胸腔内占位性病变导致胸腔内压力增高或纵隔移位,可能导致置管过程中导管顽固性反折或异位。

2.血管变异　穿刺侧外伤史或手术史可能导致血管走行改变,有锁骨下静脉置管史及放疗史者可能造成血管内瘢痕形成,以上因素都可能导致置管过程中导管异位。

3.体位不当　当患者强迫体位、颈项强直、颈部纤维化、气管套管佩戴者、神志不清等无法配合偏头时,易发生异位。

4.头静脉穿刺　头静脉管腔直径相对较小,前粗后细,且高低起伏,大部分在锁骨下方汇入腋静脉,进入腋静脉处的角度较大,汇入锁骨下静脉时有一静脉瓣,PICC 推进至此时易反折入腋静脉或进入开口于此的胸外侧静脉。所以,头静脉异位发生率高于正中静脉和贵要静脉。

5.过度紧张　患者情绪紧张后易发生异位。

### 三、判断依据

1. 术中判断

（1）超声判断 PICC 原发性移位

①超声探头垂直于颈内静脉方向由上至下反复探查，观察颈内静脉有无强回声点（图 15—1）。

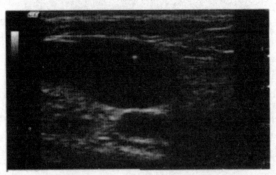

图 15—1　导管移位到颈静脉

②探头旋转 90°，纵向扫查颈内静脉内有无等号样强回声。

③若导管紧贴血管壁不易查清，可向导管中推入生理盐水观察，若超声可见水花，证明导管在颈内静脉（图 15—2）。

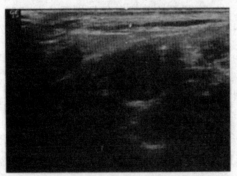

图 15—2　推入生理盐水超声下见水花

④可嘱患者咳嗽振动产生压力观察颈内静脉内有无强回声点。

⑤将超声探头放在锁骨下看到锁骨下静脉内有无导管强回声点（图 15—3）。

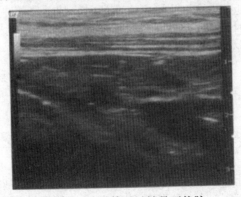

图 15—3　导管通过锁骨下静脉

⑥将血管超声探头换成心脏探头探查上腔静脉内有导管强回声(图15—4)。

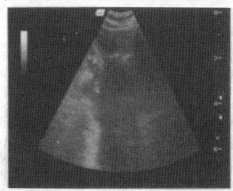

图15—4 上腔静脉内有导管漂移

(2)推注生理盐水,同时让患者仔细听耳部有无"咕噜咕噜"的水声及冰凉的感觉,此法可帮助判断有无颈内静脉异位。

2.术后判断

(1)胸部CR摄片定位:胸部CR摄片定位,是判断导管异位的"金标准"。

(2)模拟定位机:模拟定位机可以直观地观察和了解PICC的位置。

原发性移位在盲穿PICC时很难及时发现,在B超引导下置管,可初步排除颈内静脉、锁骨下静脉和腋静脉的原发性移位。

### 四、常见 PICC 原发性移位的表现及处理

1.原发性颈内静脉移位 导管进入颈内静脉是PICC最常见的原发性移位。表现为导管在置入过程中出现回弹。处理方法如下。

(1)调管:重新消毒铺巾,摆好患者体位,向患者解释体位配合的重要性,并确保患者掌握下颌转向肩部的方法。根据X线胸片测量导管从移位静脉退至锁骨下静脉的长度,在无菌条件下将导管退出所测量的长度5~15cm,指导患者下颌紧贴着胸骨转向穿刺侧肩部,边冲生理盐水边送管,直至将导管送至预测长度。顽固移位者可将患者取坐位或半卧位,退PICC到锁骨下,用生理盐水快速冲管,利用盐水的重力作用纠正移位;还可以给患者饮温水,使其放松。

(2)置管前告知并指导患者做向穿刺侧偏头的动作。具体方法为将头偏向置管侧,尽量将下颌向穿刺侧肩胛骨靠近,以避免导管移位至颈内静脉。置管中当导管送入到肩部时助手协助患者向穿刺侧偏头,以压迫颈内静脉。对不能配合者,可由助手用示指沿锁骨上缘横向下压颈静脉与锁骨上缘交汇处。

2.原发性腋静脉移位 表现为导管在腋下反折,置管者在送管过程中感到有阻力,无法抽到回血。处理方法为尽量避免头静脉穿刺,导管尖端快要到达患者肩部时,指导患者夹紧腋窝,以利于导管顺利通过,然后短距离匀速送管。

3.原发性锁骨下静脉移位 表现为置管中导管的顽固性反血和导管无法送到预测长度。处理方法如下。

(1)原位保留导管,按中短期导管使用时间保留,如有异常,及时拔管。

(2)如果导管移位至对侧锁骨下静脉其处理方法为重新消毒铺巾,模拟定位机引导下准

确测量拔出的长度,外露导管以无菌方式妥善处置。患者取半卧位,用生理盐水快速冲管并缓慢送管以纠正移位。

4.心房的原发性移位　体表测量置管长度不够准确,导管置入过深所致。患者可出现心慌、心悸、心律失常等症状。如患者出现心悸、心律失常时,经 X 线确定导管尖端位置后立即进行调整。临床上有些患者导管放置过深,进入右心房时并无明显的症状,通常是在置管后常规进行 X 线摄片时发现。

### 五、B 超在处理原发性移位中的作用

B 超引导下改良塞丁格技术可以使用 B 超判断原发性移位,表现为送导管至预测长度后,将超声仪探头垂直于颈内静脉方向,如观察颈内静脉有强回声点则缓慢退出导管至锁骨下静脉入口处,同时观察颈内静脉强回声点消失。

1.置管过程中让患者转头至术侧,尽量使下颌靠近肩部,使锁骨下静脉与颈内静脉之间形成锐角,操作者将导管连接 20ml 注射器,边推注生理盐水边缓慢送管(推注的速度大于送管的速度)。缓慢退出导管至锁骨下静脉入口处,同时观察颈内静脉强回声点消失。

2.由辅助护士用 8~10 块无菌纱布对折后压迫同侧颈内静脉,边推注生理盐水边送管。

(于乐静)

## 第七节　导丝完全滑入静脉的原因及处理

### 一、导丝完全滑入静脉的原因

1.不熟悉 PICC 结构及置管方法,改良塞丁格技术时将导丝送入体内过多,导丝随血流慢慢滑入体内。

2.送导丝有阻力且退不出,未将导丝连同穿刺针一起拔出,针头斜面把导丝切割断,使导丝断入体内。

3.在扩皮时刀片刀口方向对着导丝,垂直用力切割,把导丝切割断裂,使导丝滑入体内。

4.在送置管鞘时手法不对,没有将导丝捏住。

5.在撤除扩张器及导丝时,未夹住导丝,致导丝滑入体内。

### 二、导丝完全滑入静脉的处理

1.导丝一旦滑入体内,置管者要沉着冷静,勿慌乱,并安抚患者情绪,立即在肢体近心端扎紧止血带,阻断静脉血回流,防止导丝随血液循环进入近心端深层血管及心脏,并减少活动。

2.X 线胸片确定导丝在体内的位置。

3.立即请介入科医生会诊,取出导丝。介入科医生会诊时须注意及时和医生沟通,由于介入的医生不太熟悉 PICC 的结构和特性,PICC 护士在介入操作时应该全程关注和配合。

(于乐静)

# 第八节　特殊人群的置管安全

特殊人群包括小儿、老年人、危重患者和精神病患者。置管前充分与患者沟通、置管过程中操作者沉稳的心理素质、熟练的操作技术、严格的无菌操作及对操作过程中可能出现的意外及其预见性处理，都是确保 PICC 穿刺置管成功的重要因素。因此，要求 PICC 置管护士应具有丰富的临床经验，熟练的操作技能，以及较强的应对意外事件的处理能力，并经过专业培训，取得相关资质证书者方可进行此操作。

穿刺成功是送管顺利的先决条件，如果护士在 PICC 置管操作过程中对靶静脉缺乏信心，或者心情紧张，均可导致穿刺失败及送管不成功。在整个穿刺过程中，由于操作者技术水平差异、穿刺不当、测量不准或者静脉弹性差、血管畸形、静脉分叉、血管痉挛、体位不当及患者情绪高度紧张等因素都会导致 PICC 置入受阻或失败。现对静脉穿刺置管时常见疑难问题作以下分析。

## 一、小儿置管

### (一)小儿生理及心血管系统的特点

小儿在生理上、心理上、认知发育及情绪变化上，都和成年人有很大差异，而且不同的年龄阶段有不同的反应。因此，在 PICC 置入过程中，不仅要具备高超的静脉穿刺技术，而且应具备儿童生长发育等诸多方面的相关知识。笔者医院从 2009 年开展超声引导下改良塞丁格技术置管，到目前为止，已完成小儿置管 300 余例。小儿血管细小，爱哭闹不配合，对于 PICC 置管护士来说，小儿置管难度更大而且具有挑战性。

1. 小儿按年龄分期　小儿按年龄分为新生儿、婴儿、幼儿、学龄前期及学龄期五个阶段。新生儿为出生至生后的第 28 天；婴儿为 1 周岁以内；幼儿为满 1~3 周岁；学龄前期：满 4~6 周岁；学龄期为 7~14 周岁。本节描述的是满 1 周岁以上的幼儿至学龄前期小儿的 PICC 置管。

2. 小儿心脏特点　心脏四个心腔的容积出生时为 20~22ml，1 岁时约为出生时的 2 倍，2.5 岁时增加到 3 倍，7 岁时增至 5 倍(100~110ml)，以后增长相对缓慢，20 岁左右时为 240~250ml。心脏与体重平行增长，但左右心室增长不平衡。胎儿期因右心室负荷大，故新生儿右心室壁较厚，为 4~5mm，几乎与左心室相等。出生后左心室负荷增加，发育迅速，至 6 岁时室壁的厚度达 10mm(约为新生儿时的 2 倍)，而此时右心室壁的厚度不及 6mm。

3. X 线心脏显影　小儿期心脏体积相对较成年人稍大，心脏的位置随年龄增长而发生变化。2 岁以下幼儿心脏多呈横位，2 岁以后随着小儿的起立行走、肺及胸部的发育和横膈的下降等，心脏由横位逐渐转为斜位。小儿心脏的形状：小儿期为球形、圆锥形、椭圆形，6 岁后跟成年人心脏的形状相接近，为长椭圆形(图 15-5)。

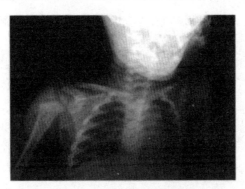

图15-5　1岁幼儿心脏的形状

4. 小儿血压　动脉血压的高低取决于心排血量及外周血管的阻力,婴幼儿心排血量较少,外周血管口径相对较粗,动脉壁柔软,动脉血压较低,以后随着年龄的增长而升高。

推算公式:收缩压=(年龄×2)+80mmHg

　　　　　舒张压=收缩压的2/3

收缩压高于或低于此标准20mmHg可考虑为高血压或低血压;静脉压的高低与心排血能力、血管的功能及循环血容量有关。学龄前儿童静脉压为40mmH$_2$O左右,学龄儿童约为60mmH$_2$O。

5. 小儿心率特点　小儿心脏神经以交感神经占优势,迷走神经兴奋性低,且心排血量有限,为满足生长发育及旺盛的新陈代谢,只有增加心率来提高排血量,故小儿心率快,随着年龄的增长心率逐渐减慢。新生儿心率120～140/min,1岁以内110～130/min,2～3岁100～120/min,4～7岁80～100/min,8～14岁70～90/min。

6. 小儿血管特点　动脉相对比成年人粗。动、静脉内径之比在新生儿为1:1,成年人为1:2,10岁以前肺动脉较粗,直径较主动脉宽,到青春期主动脉直径超过肺动脉。婴儿期肺、肾、肠及皮肤的毛细血管比成年人粗大,因此,这些器官供血良好,对生长发育、新陈代谢有良好作用。

7. 小儿置管静脉解剖结构及选择

(1)静脉解剖:上肢浅静脉起于手指两侧,在手背中部互相连接汇成手背静脉网。手背静脉网逐渐合并为两条比较恒定的静脉干,即头静脉和贵要静脉,头静脉起于手背静脉网的桡侧端,向上绕过前臂桡侧缘到前臂掌侧面,上行达到肘窝处,分出一静脉支,斜向内上方与贵要静脉相连成正中静脉,最后汇入腋静脉。贵要静脉起于手背静脉网的尺侧端,沿前臂内侧上行,在肘窝以下转入前臂掌侧,到达肘窝,继续沿肱二头肌内缘上行,到上臂的中点稍下方汇入肱动脉。上肢的深静脉都与同名动脉伴行,最后汇入锁骨下静脉。下肢静脉在足背内侧缘起于足背静脉网,经内踝前方,沿小腿及大腿的内侧上升,在腹股沟韧带下方汇入股静脉。

(2)静脉血管状况:直接影响PICC穿刺的成败。极度衰竭、严重呕吐、腹泻、脱水、高热的患儿常因血液浓缩、血液循环障碍、血管萎闭等导致PICC穿刺失败。

(3)血管弹性:新生儿大血管的弹性纤维少,故弹力不足,以后血管壁渐厚,弹性纤维增多,直到12岁时大血管的发育成熟程度与成年人相同。

(二)小儿置管前的安全管理

1. 签署知情同意书　置管前谈话非常重要,给患儿家属交代置管过程中可能存在的风险,如穿刺失败、导管尖端进入右心房等可能引起心律失常、心肌损伤等并发症。

2.置管前环境的准备 置管间温度适宜,保持在 24~26℃;湿度为 50%~60%;保持置管间环境安静,非工作人员严禁入内,减少不必要的人群穿梭。

3.置管护士的心理因素 小儿 PICC 置入成功率与临床护士操作技术娴熟度及护士稳定的情绪和良好的心理状态有关。近年来越来越多的研究资料证明,护士不良的心理状态是导致 PICC 穿刺失败的原因之一。患儿父母的焦虑情绪、PICC 价格、患儿不配合等因素均可导致置管护士的心理负担,情绪的变化直接影响护士的注意力、意识状态、定势状态及思维状态。因此,在整个 PICC 穿刺过程中,护士应具有良好的心理素质,遇到紧张或压力情绪时要学会自我调节,时刻保持清醒冷静的头脑。

4.置管前助手的准备

(1)成年人常规置管需要助手 1 人,小儿置管需要助手 2~3 人,1 人为主力助手,协助投递物品和协助固定置管手臂,另 1~2 人配合固定患儿躯体。

(2)备齐置管所需物品,避免反复投递拿取,造成污染和延长操作时间。

(3)主力助手和操作者配合默契。预先演练一下固定方式及确认固定部位。以免在置管中由于固定不到位,配合不默契导致置管的失败。

5.置管前患儿的准备

(1)镇静镇痛:有文献报道在给小儿置管时,使用地西泮肌内注射或水合氯醛口服可起到有效镇静的作用,但笔者医院 PICC 护理门诊尝试以上两种方法发现效果并不理想。笔者医院采用局麻方法为:置管前为患儿双手臂涂搽复方利多卡因乳膏,1h 后再进行穿刺。其效果优于水合氯醛和地西泮,且使用方便,安全性高。两只手臂都涂搽复方利多卡因乳膏的目的是防止穿刺不成功时可以替换另一只手臂,确保导管能顺利置入体内。需要强调的是在置管前须彻底清洗涂搽药膏手臂的皮肤,以免影响置管侧的皮肤消毒效果。复方利多卡因乳膏是能够渗透皮肤达到真皮层的浅表镇痛药。对浅表皮肤各种小手术镇痛效果较好。

(2)告知家属置管前 30min 勿给患儿大量的进食进饮,以免置管过程中哭闹导致呕吐或呛咳。

6.置管前特殊用物的准备

(1)玩具、糖果可以起到很好的安定情绪的作用,在置管过程中可以分散小儿的注意力,能给患儿满足感。

(2)准备充足的毛巾和病员服:小儿置管中可能哭闹较成年人更容易出汗,需要及时更换毛巾,避免患儿着凉。

(3)备好尿不湿:置管前常规让患儿排便,但是一般患儿的控制能力较差,加上对置管感到恐惧、紧张和害怕,容易产生便意。如果在已经建立无菌区域后患儿告知有便意,让其排便和不让排便均会造成无菌区域的污染,增加置管后感染发生的风险。所以要准备尿不湿以备不时之需,对于小儿是完全有必要的。

7.患儿的心理状态和置管前沟通

(1)1 月龄至 1 岁:处于感觉运动期,对陌生人或环境产生焦虑,依赖父母。PICC 置管时可让父亲或母亲更换隔离衣,戴口罩和帽子在室内陪同,让孩子有安全感,减少恐惧。护士在操作过程中应使用抚摸皮肤、轻声交谈等转移注意力的方法。利用抚慰物品(如奶嘴或棒棒糖)、唱歌、放音乐、亮色玩具等分散患儿注意力;助手尽可能多抚摸、拥抱和亲近患儿,消除患儿陌生感。

（2）1～3岁：由感觉运动期发展到运思前期，形成自主感，除使用婴儿期的各种方法外，应根据其心理特点采用如下方法。

①患儿表现出自我为中心的思维，易激动、哭闹、情绪不稳。应对患儿解释操作中可能看到的、听到的和感觉到的事情，重点强调操作中可以用哭或用其他方式表达不舒服的感觉，但不要随意乱动。有的患儿可能表现出消极行为或发脾气，尝试逃跑，必要时进行约束。

②患儿对语言和时间概念的认知有限。沟通时应借助行为动作，尽量减少使用医学术语，应通俗明了。运用模具做一些操作示范，让患儿了解整个操作过程。尽量缩短准备及操作的时间，治疗中常用耗材要做多些备份，以免在操作过程中因寻找物品而延迟操作时间。

（3）3～6岁的儿童：处于运思前期，其心理特征表现是以自我为中心的思维，对语言的掌握增强，但对时间概念的认识和对挫折的容忍有限。患儿希望自己能独立，把住院、生病看作是对自身的惩罚，害怕身体受到伤害、侵扰，表现出哭闹、压抑、攻击行为等。护士勿责怪患儿，应用简单易懂的词语解释整个穿刺过程，在患儿身上指出在哪里做操作，告知为什么做这个操作，做这个操作对他的好处是什么。鼓励患儿用言语表达自己的想法和感觉，允许父母陪伴患儿，对配合治疗的患儿给予表扬或以糖果、玩具奖励。

（4）6～14岁的儿童：处于具体运思期。这个年龄段的心理特点是有极强的求知欲和想象力，破坏力和创造力都很强，对事物有自己的判断力，愿意结交同龄伙伴。但自我控制能力差，情绪不稳定。在PICC置管前的解释中，使用一些简单的医学术语和解剖、生理的图表说明为什么要进行穿刺，允许患儿在穿刺前后提问，鼓励患儿主动参与到整个置管过程中来，在穿刺过程中给患儿提供一个相对隔离的空间，维持患儿自尊，对配合治疗的患儿给予表扬和奖励。

（三）小儿置管中的安全管理

1.无菌区域足够大　置管时一定要有足够大的无菌区域，尽量使用最大的无菌屏障。

2.选择合适的穿刺血管　小儿穿刺较成年人难度大，因为小儿不合作，所以其血管选择具有重要的意义。根据小儿年龄、治疗目的及小儿的具体情况，选择合适的血管。右侧贵要静脉是小儿PICC穿刺首选。如运用超声引导置管，肱静脉可以是备选血管，头静脉则是最后选择。新生儿PICC置管选择的血管包括颞浅静脉、耳后静脉、贵要静脉、腋静脉、头静脉和下肢的大隐静脉、腘静脉等。贵要静脉仍然是作为新生儿甚至早产儿PICC置管的首选。另外颞浅静脉、头部的耳后静脉、腋静脉也是可以考虑的血管，但是都存在优缺点，应该根据患儿血管的情况来选择。

（1）头部的耳后静脉、颞浅静脉：优点是血管膨出，无静脉瓣，易于四肢活动。缺点是患儿的头发会不断生长，需要在留置导管期间经常剔除毛发，给导管的固定带来一定困难，还会增加感染的风险。其次，家属看到患儿头部留置导管，不免会产生担心患儿脑部受损的想法。而且颞浅静脉和动脉在解剖上距离很近，容易误入动脉。

（2）腋静脉：优点是患儿的皮肤稚嫩薄弱，腋静脉很容易显露和触及，血管的走向直，管径相对较粗大，易于穿刺。缺点是新生儿，特别是早产儿的皮肤皱褶多，皮肤松弛，皮下脂肪少，穿刺不成功时，易致血肿，继而导致无法再选择该侧其他血管置管。

（3）大隐静脉：优点是血管相对清晰。缺点是大隐静脉置管的护理较困难，除做好常规护理外，因受体位的影响，而且下肢静脉置管出现并发症的概率较上肢静脉大，故更应注重预防感染、观察腿围的变化。

（4）患有先天性心脏病的患儿：在置管时应该首选左侧置管。

（5）颈部静脉：由于易造成胸腔内血管的损伤，故早产儿和新生儿不建议选择颈部静脉穿刺。

（6）小儿 PICC 置管避免穿刺的部位

①避免在关节部位穿刺，因小儿爱活动，肘部活动频繁易致导管折断，或发生机械性静脉炎、血栓和穿刺部位感染。

②避免选择已严重受损的血管，如弹性差、硬化的血管。

③避免对患侧肢体及手术同侧肢体的静脉进行穿刺。

3. 小儿上肢测量方法　小儿测量方法不同于成年人，将患儿术侧上肢外展与躯体呈直角，从穿刺点沿静脉走向至右胸骨旁线与第 2 肋间交点的长度即可，在测量体表长度时应尽量准确，0.5～1cm 的距离对小儿来说导管尖端的位置可能会有很大差异。

4. 助手的配合　助手的配合是非常重要的，主力助手要掌握固定的关键部位，和操作者一样穿手术衣，戴无菌手套将患儿置管侧的肘部和肩关节按住，另一名助手按住另一侧手臂和双下肢，避免患儿活动。

5. 血管充盈　血管充盈能有效提高一次穿刺成功率，充盈静脉的研究主要围绕止血带和局部使用药物两方面。正确系止血带是保证血管充盈的有效方法，研究发现系止血带时让患者手臂下垂；止血带绷扎的位置距离穿刺点 10～15cm，松紧适宜；系止血带的时间在 40～120s；止血带压力在 10.7～16.0kPa 时远端的静脉充盈达到最佳状态。系 2 根止血带法，即在穿刺点上下关节处或与穿刺点上下相距 15cm 处各系 1 根止血带，可代替患者握拳，使血管充盈理想，尤其适用于儿童、血管不固定、不充盈、无力握拳的患者。对长期输液且血管条件差的患儿穿刺前可局部热敷使血管充盈。

6. 穿刺时进针角度　小儿穿刺不论是改良塞丁格技术置管还是 B 超引导下改良塞丁格技术置管静脉穿刺进针角度非常关键，在操作中静脉穿刺必须根据静脉的深浅、粗细，充盈度等来调节进针的角度与深度。如对于血管表浅、管径小、管壁薄，且血管充盈不明显者，进针角度要小，角度宜<20°，穿刺成功后，将导丝送入 5～10cm 后轻柔松解止血带，严防粗暴松解止血带，以免穿刺针受外力作用移位而穿透管壁或部分脱出管壁。当患儿血管偏细、弹性较差、血流动力学异常或凝血机制障碍时，极易刺穿血管壁。

7. 患儿配合程度　如果置管患儿哭闹厉害，很容易出现送导引导丝或送导管不顺利的情况。如果发现送导丝不顺利，不要盲目将导丝退出，临床置管中常常遇到送导丝不顺利但送导管非常顺利的情况，分析原因有以下 2 种可能。

（1）导丝前端可能是静脉瓣阻挡。

（2）导丝前端进入颈静脉，是由于小儿上臂过短，穿刺点位置过高所致。

（四）小儿置管后的安全管理

1. 导管尖端定位　小儿期心脏体积相对较成人期稍大，心脏位置相对较高，导管尖端位置不应只参照在 X 线胸片上的投影是第 6～7 胸椎水平，还应看小儿心影，找到上腔静脉和右心房交界的位置。

2. 穿刺点出血　置管后患儿哭闹厉害，穿刺点出血比较多，须压迫止血，可用藻酸盐敷料压迫穿刺点，透明贴膜固定外加弹力绷带。使用弹力绷带一定要观察手指的末梢循环，发现指尖发白、发绀，置管侧手指冰凉，应立即松开弹力绷带。

（五）健康教育

1. 活动指导　置管后加强患儿及家属健康教育，要限制一些大幅度动作的活动。指导患儿不要玩弄 PICC 体外部分，以免损伤导管或将导管拉出体外。建议患儿做一些简单的活动上肢的动作，角度和运动量不宜过大，避免反血堵管、加重穿刺点出血及因出汗影响贴膜固定。

2. 穿松紧适宜衣服　衣服过紧影响肢端血液循环，穿脱衣服时易将导管拽出，因此，定时检查导管是十分必要的。

### 二、老年患者置管

老年患者皮肤松弛、皮下脂肪少，血管弹性低、易滑动，血管的脆性和通透性较强。在这种情况下，超声引导穿刺具有盲穿法不可比拟的优势，可在置管过程中直观地显示血管的解剖结构，根据血流信号快速探查到靶向血管的位置，并可观察到穿刺血管的血流状况、血管内径、管壁厚度、管壁与体表距离，增加了血管定位的精确性，具有实时引导，全程可见的优势。

（一）老年患者血管特点

1. 血管生理变化　随年龄的增长，老年人血管的结构也发生着变化。内膜增厚、粗糙，管腔狭窄，血流速度减慢。中膜纤维化、脂肪化、钙沉积。外膜组织松弛，弹性纤维磨损，血管弹性降低。由于血管结构发生了变化，导致血管脆性增加，弹性及韧性减弱，血管硬化。老年患者慢性病多，常多次反复住院，输液频率高，静脉穿刺及血管损伤多，修复较慢。

2. 皮肤改变　皮肤松弛、干燥及老化，皮下脂肪少，皱纹增多，表皮菲薄，血管弹性及韧性降低。

（二）老年患者置管前心理干预

1. 置管前患者最常见的心理反应有焦虑、恐惧、睡眠障碍。PICC 置管术作为一种应激源，会产生各种各样的心理反应。研究证明，应激源的可预料性和可控制性对应激反应有很大的影响。

2. 在临床护理工作中，护理人员应针对患者的需求特点，从患者的认知、行为、心理等方面考虑，有计划、有步骤地实施心理干预，消除患者心理负担。

（三）PICC 穿刺中的注意事项

1. 穿刺时绷紧皮肤非常关键。

2. 系止血带时间不宜过长，不宜系得过紧。

3. B超引导下穿刺时，对于易滑动血管，应在穿刺点上方固定血管，穿刺点下方绷紧皮肤，针尖刺入皮肤后，针尖先随血管移动，待血管位置稳定后，快速进针，成功率高。

4. 老年人回血慢，尤其在寒冷季节，回血更慢，置管过程中一定要注意保暖。

5. 皮肤松弛者，让助手协助绷紧皮肤，可有效避免操作者因推鞘不顺利而刺破血管。

6. 对老年人或有心脏病的患者，应防止心绞痛、心肌梗死或脑部疾病等意外。置管前了解患者有无因疼痛诱发心绞痛的病史，了解患者随身所备急救药品的位置，置管前建议穿刺好外周留置针备用。

7. 备好急救车及物品，做好应急措施，以防意外事故发生。

### 三、危重患者置管

病情危重患者，特别是肿瘤患者，治疗时间长，外周静脉血管条件差。护士夜班或患者抢救时可能无法快速建立外周静脉通路，护理安全存在很大隐患。PICC 置管是危重患者重要的生命通路，护士协助医生抢救患者生命的过程中，建立有效的给药途径，迅速给予急救药物至关重要。PICC 是 TPN 适用的重要通道。TPN 的应用是挽救 ICU 患者生命的重要环节，而 TPN 为高渗液体，必须从中心静脉导管输入。PICC 可快速输液，迅速增加患者血容量，也可测量中心静脉压。

（一）危重患者置管前的安全管理

1.选择经验丰富的操作者进行置管。

2.置管前与医生和责任护士沟通，了解置管过程中可能出现的问题及应对措施，以保证患者安全置管。

3.危重患者置管应在床边进行，保证床单元抢救设施完善，操作时须患者管床医生和责任护士在场。

4.置管前做好准备工作，如癌症晚期疼痛患者先给予镇痛药。置管前先在置管的另一侧穿刺好留置针作为备用抢救通道。

5.选择经验丰富的 PICC 护理门诊护士置管，确保置管速度和成功率。

（二）危重患者置管中的安全管理

1.在置管过程中严密观察患者的意识、心率、心律、血压、呼吸、氧饱和度和呼吸机工作模式及参数，一旦发生意外或突发病情变化，要立即通知医生和护士进行抢救。

2.危重患者因血管条件差或躁动，所以穿刺时固定血管非常重要，可让助手协助固定，有效提高成功率。

3.危重患者一般不宜搬动，一定要行床边 X 线摄片。置管后必须常规定位导管尖端位置，尽早发现导管移位并给予准确处理，确保导管位置正确。

（三）危重患者置管后的安全管理

1.防止导管滑脱

（1）妥善固定导管并加强巡视，特别是对昏迷、躁动的患者应加以注意，必要时使用约束带防止意外脱管。

（2）在为患者翻身、变换体位时，要先将导管固定好再行翻身操作，翻身后应及时检查管道。

（3）在抢救时要特别注意保护穿刺部位，以防导管脱落。

2.严格交接班　交接班时要注意导管是否固定良好并观察导管刻度，判断导管有无滑脱，做好记录。若敷贴出现卷边、松散、潮湿现象应及时更换敷贴，重新加以固定。

3.落实功能锻炼　患者自主活动能力低下时，护士应做好肢体的被动活动和按摩。

## 四、精神病患者置管

精神病患者是个特殊群体，他们多数无自知力，否认有病，拒绝治疗。输液时可出现激惹与反抗，危及自身及他人安全，甚至在症状的支配下甚至可出现冲动伤人、自杀、自伤等特殊行为。为了保证输液顺利进行，应对其进行保护性约束，因此，在置管过程会出现多种安全隐患。

1.精神病患者的思维、情感、意志活动偏离正常，自制力缺乏，不能正确认识和评价自己，社会功能退化。有些患者甚至兴奋躁动、挣扎、不合作而增加置管的难度，所以置管前良好的护患沟通能维持患者的基本需求,减轻患者的焦虑,增强自信与自尊。

2.精神病患者的行为常难以预测,置管前必须给予约束,防止置管过程中患者污染无菌物品和无菌区域。

3.精神病患者会因为外界的刺激而躁动,置管前 1h 给予置管部位涂搽复方利多卡因乳膏,消除或者降低进针时疼痛感。

4.保持安静的置管环境,调节舒适的温度和湿度。

5.精神病患者配合度不高,置管过程中可能挣扎及扭动肢体,不利于穿刺。因此,应由技术娴熟的护理门诊护士置管,能迅速将导管置入体内。

6.置管后穿刺点予以弹力绷带加压止血,要注意观察手指的末梢循环,发现甲床发白、发紫,置管侧手指冰凉,立即松开弹力绷带。

7.防止导管抓脱,妥善固定导管并加强巡视,防止意外拔管。

8.要求各班护士要注意观察导管刻度,判断导管有无滑脱,做好记录。若敷贴出现卷边、松散现象应及时更换敷贴,重新加以固定。

9.如果手臂被约束带固定,每天应定时活动四肢,促进血液循环,预防血栓的发生。

(于乐静)

# 第九节　PICC 置管后的护理干预

PICC 置管是一项侵入性操作,皮肤的正常屏障功能被破坏,PICC 虽有很好的生物相容性,但作为异物进入体内会引起相关并发症或其他异常情况的发生。主要包括静脉炎、静脉血栓、导管相关性感染、穿刺点感染、出血、渗液等。导管在使用过程中也可能出现异常情况,如导管堵塞、导管移位、导管断裂等。上述问题如不及时解决会影响使用效果或引发更加严重的并发症,给患者及家属带来精神和经济上的双重压力,无异于雪上加霜。因此我们应对 PICC 置管后的患者早期采取护理干预,有效预防并发症的发生。

## 一、PICC 置管后护理干预的基本原则

PICC 置管后早期进行护理干预可有效降低导管相关并发症的发生率,这一结论已广泛达成共识。面对众多的护理干预方法及病情各异的患者,遵循相关原则显得尤为重要。

（一）科学规范

干预措施应有依据,选择证据等级较高的研究结果所支持的处理方法。在效果接近的各种干预措施中,选择操作简便易行的干预措施。

（二）个体化

不同的个体因不同的治疗需求而选择了 PICC,那么在常规干预的基础上,还应在 PICC 置管后全面评估个体情况,实施有针对性的护理干预。

（三）全程干预

PICC 置管后的护理干预应该贯穿于 PICC 留置期间和拔除导管后 1 周。干预的内容包括提高患者自我护理能力、导管异常情况的自我观察和功能锻炼的指导。同时护士要全程(特别是患者治疗的间歇期和拔管后的 1 周)关注患者的疾病状况和检查结果,及时采取有效的干预措施,预防各种并发症的发生。

## 二、PICC 置管后早期相关并发症

### (一)穿刺点渗血

PICC 置管操作中,不论运用何种置管方式,都会破坏皮肤的完整性,形成创面,致使穿刺点出现渗血。如在运用改良塞丁格技术置管过程中,会在穿刺点处扩开 0.2～0.3cm 的皮肤切口,导致穿刺点渗血;再如盲穿－直接穿刺法置管时,由于穿刺针粗大,穿刺点也会出现渗血。另外,部分患者置管后,肢体活动过于频繁,凝血功能差也易出现穿刺点渗血。穿刺点渗血,多发生在置管后 1～3d。

### (二)导管脱出

有文献报道,导管脱出发生率在置管早期较常见。其发生原因包括以下三个方面。

1.固定不妥:早期因穿刺点渗血渗液多,贴膜内使用了纱布敷料或纱布敷料过大,影响贴膜对导管的固定,导管固定不牢。

2.肢体活动过度或外力的牵拉。

3.患者缺乏自我保护导管方面的意识及相关知识,贴膜松动、洗澡或出汗致局部导管松脱而未及时进行维护。

### (三)机械性静脉炎

机械性静脉炎是肘关节下 PICC 置管最早出现和最常见的并发症之一,以置管后 1 周内最为多见,可以发生在置管中和置管后的任何时段。其发生原因主要是导管作为异物刺激血管,并与血管之间摩擦,损伤血管内膜所致。置管中发生的机械性静脉炎多见于穿刺成功后,推送置管鞘,损伤血管内膜;送入导管时,未固定导管送入的方向,致使导管旋转式送入体内和(或)没有匀速送管等。置管后发生的机械性静脉炎多见于肘关节下置管者,由于手臂的伸屈,肌肉带动导管在穿刺点来回进出,摩擦穿刺点,对血管产生机械性刺激引起静脉炎。袁玲、周雪贞等学者还认为静脉炎的发生与局部血管管径及血流量有关;与剧烈运动、穿刺次数成正比。B 超引导下改良塞丁格技术置管患者机械性静脉炎的发生率显著低于关节下置管者。原因是关节上置管有效地避开了肘关节活动,关节上的静脉血管较关节下的血管位置相对深且粗大。

### (四)感染

与 PICC 相关的感染主要有两种类型:一种是局部感染,是指导管入口处红肿、疼痛、硬结,严重者有脓液流出,感染范围一般在 2cm 之内;另一种为导管相关的血流性感染(CRB-SI),定义标准是有全身感染症状,并且无其他明显感染来源。发生感染的主要原因是置管中、维护时无菌操作技术不严格;未按标准及时维护及更换维护用品,如穿刺点有分泌物及渗血、渗液时未及时更换敷料;患者体质较差,免疫功能低下者,如放化疗后的骨髓抑制、患者皮肤菌群迁移、自身有其他部位的感染等。

### (五)静脉血栓形成

PICC 作为异物进入体内,会很快被纤维蛋白和血浆蛋白所包围,血小板聚集,进一步发展成为血栓。早期发生静脉血栓的原因如下。

1.置管过程中的血管内膜损伤,被认为是导管相关性血栓形成的始动因素。主要是穿刺或置管不顺利时导管反复摩擦血管内膜,引起的局部血管内膜炎性反应,致使血小板的异常聚集。其次,导管尖端不在要求的范围内,会造成导管紧贴血管壁,持续性地对血管壁产生刺

激,使血管内皮发生剥蚀,潜在促使了血栓形成。

2.肿瘤患者血液处于高凝状态,特别是肿瘤晚期或进展期;还有部分患者服用内分泌治疗的药物如他莫昔芬(三苯氧胺),本身就有导致血栓形成的不良反应。

3.置管前未对患者血管状况进行评估,导致在管径细小的血管内置入了较大型号的导管。

4.置入导管后功能锻炼不到位,导致血流缓慢。

### 三、置管后早期护理干预

为了预防上述早期并发症的发生,置管后必须及时有效地采取护理干预措施。

(一)常规护理干预

适用于置管前经过综合评估未发现高危因素的患者。

1.加强患者教育　告知患者术后功能锻炼的重要性,加强导管日常维护知识的宣教,并定时检查患者落实情况,及时、正确地给予指导。

2.术后止血　置管后穿刺点处及时使用5cm×5cm的藻酸盐敷料或2cm×2cm的小纱布覆盖于穿刺点上压迫止血或吸收渗血渗液。藻酸盐敷料的作用是处理渗液和局部止血,它的特点及原理是添加海藻提炼纤维,促进肉芽生长、快速、大量、垂直吸收渗液,并形成凝胶,有效保护创面及周围正常皮肤,能吸收18倍自身重量渗液,具有止血功能;去除时无痛,不会导致创面的再次损伤。使用方法为将5cm×5cm的藻酸盐敷料两次对折后置于穿刺点上,覆盖10cm×10cm以上大小的透明贴膜,指导患者三指并拢轻轻按压穿刺点5～15min,并观察局部情况。置管后如藻酸盐敷料或纱布敷料渗血面积超过1/2时,应及时换药;如未超过1/2则48h内换药。渗血较多时除贴膜外可使用弹力绷带加压包扎2h,但要注意不要包扎过紧,以免引起血液循环障碍。

3.预防脱管　为了预防PICC脱出,首先医患双方都要引起足够的重视。其次,护士维护时一定要注意手法,揭膜前、消毒中、贴膜前必须核对导管刻度、避免维护时将导管带出体外,按照导管的原始刻度妥善固定导管。特别是置管后的初期,要加强观察患者导管的情况,各班次进行床边交接班。告知患者异常情况时,告知护士及时换药。

4.有效促进血液循环　血栓的发生与血流缓慢、血液高凝和血管内膜受损有关。特别是置管早期,由于导管的置入使血管内容积变小,血流更加缓慢,加上置管对血管内膜的刺激,所以早期的活动和功能锻炼尤为重要。特别是置管当天进行化疗的患者,由于输液量大,加重了穿刺侧肢体的循环负荷。所以,必须有效促进血液循环,否则置管侧肢体就可能出现早期肿胀和血栓。具体注意以下方面。

(1)加强肢体活动:输液时及时落实肢体活动和抬高肢体。由于很多患者为第一次置管,尽管护士会告知患者置入导管的材质十分柔软,输液时肢体活动不会导致药液发生渗漏,多数患者还是担心活动后会出现穿刺点的渗血和导管脱出,而限制置管侧肢体的活动,表现为肢体僵硬,不自如。护士发现这些情况时,应及时指导和纠正患者不正确的认识,帮助患者输液时活动手部,消除恐惧和顾虑。化疗期间,输液量大,患者卧床时间长,化疗反应导致身体不适,致使患者不愿下床活动,甚至疏于置管侧肢体的运动。对于上述情况,护士应积极鼓励患者,在输液结束后根据自己身体的情况,下床活动。

(2)多饮温开水:每日需饮温开水1000ml以上,尤其是晨起和睡前多饮温开水可使血液稀释,预防静脉血栓的形成。

(3)每日常规热水浸泡手足:水温 38～41℃,浸泡时间为 20～30min,每日早、晚各 1 次,以改善末梢循环(以患者能耐受为宜)。注意事项:①糖尿病患者因周围神经病变,不能正常感知外界温度,以及微循环障碍和血管病变使皮肤血管不能正常扩张,易发生烫伤,所以应特别注意水温的控制。②患有慢性心血管系统疾病及老年患者除了需要控制水温以外,浸泡时间不宜超过 20min。③空腹或过饱时都不宜进行温水浸泡。④手、足部有严重感染、外伤者禁用温水浸泡。

5.理疗 包括红外线照射治疗、紫外线或 TDP 照射(由 33 种元素组成的特定电磁波)。优点为可扩张血管,促进血液循环和新陈代谢,减轻疼痛,改善组织低氧,减少致炎物质产生。红外线照射治疗又称短波红外线,可穿过皮肤,透入人体组织深部 5～10mm 处,直接使肌肉、皮下组织等产生热效应。置管后第 1 天,如果穿刺点无活动性出血,可开始使用红外线照射治疗。置管当日避免照射,以免加重穿刺点出血。

(1)操作方法

①患者取仰卧位,置管肢体外展 45°,照射部位可着单衣。

②将灯移至穿刺点上方后沿肢体近心方向移动 3～5cm,避免在穿刺点正上方照射,灯距 20cm 左右。

③每次照射 15～20min,每日 1～2 次,3d 为 1 个疗程。

④照射治疗时,告知患者照射温度以能耐受为宜,防止发生低温烫伤。治疗结束时,观察照射部位有无反应。如术后第 4 天患者无特殊不适即停止红外线照射治疗。

(2)注意事项

①治疗时患者不得距离过近,以防止灼伤。

②照射过程中如有感觉过热、心慌、头晕等反应时,应立即告知护士。

③告知患者,特别是小儿,照射时避免直视,必要时用纱布遮盖双眼。

④老年人或小儿患者应密切观察局部反应,避免发生低温烫伤。

6.厚涂多磺酸黏多糖乳膏 厚涂多磺酸黏多糖乳膏能防止浅表血栓的形成,促进吸收,阻止局部炎症的发展和加速血肿的吸收。多磺酸黏多糖促进正常结缔组织的再生。通过作用于血液凝固和纤维蛋白溶解系统而具有抗血栓形成作用。另外,它通过抑制各种参与分解代谢的酶及影响前列腺素和补体系统而具有抗炎作用。多磺酸黏多糖还能通过促进间叶细胞的合成及恢复细胞间物质保持水分的能力从而促进结缔组织的再生。

(1)使用方法:①暴露穿刺点上方沿血管走向处皮肤,注意保暖;②取适量乳膏在贴膜外沿血管走向厚涂,动作轻柔不可用力按摩,一日 2～3 次,根据患者病情和置管状况可酌情增加范围和次数。

(2)注意事项:多磺酸黏多糖乳膏不能直接涂抹于破损的皮肤和开放性伤口,避免接触眼睛或黏膜。另外,不要涂抹到贴膜的边缘,以免导致贴膜松散。

(二)强化护理干预

在常规护理干预的基础上对于置管前综合评估,发现高危因素的患者选择特殊的处理措施来预防并发症的发生。

1.凝血功能差 血小板计数低于 $100 \times 10^9$/L,置管后使用两次对折的藻酸盐敷料压迫穿刺点,覆盖透明贴膜后,指导患者三指并拢按压穿刺处 10～15min 并使用弹力绷带外固定 2～

3h。

2.静脉炎高危人群　包括置管不顺利、多次穿刺或反复送管的患者,以及多个周期化疗后再置管的患者。置管后常规于穿刺点的上方(上臂)行湿热敷2～3d,每日2～3次,每次15～20min,并抬高上肢,多磺酸黏多糖乳膏外涂或水胶体敷料持续外敷上臂,既可预防也可治疗静脉炎。

3.血栓高危因素的人群　对实体瘤、肿瘤晚期、有血栓史、血液高凝状态、血小板>300×$10^9$/L等血栓高风险患者进行针对性干预治疗。

治疗方法:低分子肝素钠5000U,皮下注射,置管当日开始,每日1次,连续使用3～5d。异位调管及反复穿刺者,也可以采取该方法进行干预。由于低分子肝素钠具有抗凝血酶依赖性抗Ⅹa因子活性,具有抗栓作用。在使用过程中要注意观察全身有无出血情况和出血倾向。置管早期密切观察置管侧肢体有无肿胀、疼痛、皮温增高及皮肤颜色变化,及时行B超检查,及早排除静脉血栓形成。

### 四、制定观察表与建立维护手册

(一)制定观察表

为预防置管后早期并发症的发生,对置管患者早期实施常规护理干预部分置管患者还要实施全程干预预防血栓措施。护士要对实施措施情况记录备案,并签字负责(表15-1)。

表15-1　置管早期常规护理干预观察表和全程干预预防血栓表

| 日期 | 预处理时间 | | 多磺酸黏多糖乳膏厚搽加毛巾热敷(首选) | 神灯照射 | 如意金黄散合剂外搽 | 功能锻炼 | 签名 |
|---|---|---|---|---|---|---|---|
| | 置管当日 | | | | | | |
| | | | | | | | |
| | 置管后第1天 | | | | | | |
| | | | | | | | |
| | 置管后第2天 | | | | | | |
| | | | | | | | |
| | 置管后第3天 | | | | | | |
| | | | | | | | |
| 备注 | ①请在相应栏内打"√",并签名<br>②涂抹、热敷范围均应达到:穿刺点贴膜上方沿静脉走向15～20cm,宽约10cm。涂药后手臂包上保鲜膜用毛巾热敷<br>③如意金黄散调配剂量:3g如意金黄散加5ml蜂蜜或麻油调配<br>④神灯照射时间:每次照射15～20min,温度以患者能够耐受为宜(注意避免持续低温烫伤) | | | | | | |

(二)建立维护手册和患者信息档案

1.建立维护手册　置管结束后常规每人发放一本维护手册,手册上患者置管信息记录齐全,并留有PICC护理门诊联系方式,要求患者使用该导管进行治疗和维护时随身携带。患者在每次使用前出示此手册,护士进行导管维护后及时记录维护的情况。不论患者出院后在哪家医院使用、维护该导管,都能通过该手册上的记录了解患者置管及日常维护的全部信息,减少并发症发生。

2.建立患者信息档案 将患者病情、个人信息、置管及维护记录及时输入计算机管理系统。既方便调取留置 PICC 患者的相关信息,又可以加强对留置 PICC 患者的管理及各种数据资料的统计分析。

(于乐静)

# 第十节 PICC 相关性静脉炎的预防和处理

## 一、静脉炎的诊断标准

(一)静脉炎的定义

静脉炎是输液治疗中的最常见的并发症之一,其发生主要是由于各种原因导致血管壁内膜受损继发的炎症反应。长期输注高浓度、强刺激性药液,留置中心静脉导管或外周导管时间过长,局部感染等均是导致静脉炎的诱因。PICC 在留置过程中发生的静脉炎,包括机械性静脉炎、细菌性静脉炎、血栓性静脉炎及化学性静脉炎。

(二)静脉炎的诊断标准

美国静脉输液护理学会(INS)2011 年修订,静脉炎分级标准如下。

0 级:没有症状。

Ⅰ级:穿刺部位出现红斑,伴随或不伴随疼痛。

Ⅱ级:穿刺部位出现红斑及疼痛,和(或)水肿。

Ⅲ级:穿刺部位出现红斑及疼痛,形成条状痕或纹,可触及的静脉索。

Ⅳ级:穿刺部位出现红斑及疼痛,形成条状痕或纹,可触及的静脉索>2.5cm(1 英寸)。

## 二、静脉炎的发病机制

血管壁由内膜、中膜及外膜三层组成。当血管受到物理性刺激、化学性刺激、生物性刺激等都会引发血管内膜的炎性反应。释放组胺、5-羟色胺、缓激肽、前列腺素、前列环素等炎性介质,从而使细小血管扩张,血管通透性增加,血液从血管内渗出,形成局部炎性水肿,可导致机械性静脉炎或化学性静脉炎的发生。同时,血管内膜还具备抗凝及促凝双重效应,血管内皮细胞表面可通过主动而复杂的方式参与血小板功能的调节,血浆促凝因子激活,活化凝血因子的清除及纤溶过程,从而维持血液的液态特性,血管内皮细胞也可通过其生成的血管活性物质如 PGI2、ET、EDNO 等对血管张力进行调节,以保证适当而正常的血液流变学特性。当任何因素造成血管内皮细胞损伤时,均可不同程度地降低或削弱血管内皮细胞调节血小板功能以及凝血与抗凝血、纤维蛋白形成与溶解、血管张力调节等多方面的功能,从而促使血栓形成。

## 三、PICC 相关性静脉炎的预防

(一)机械性静脉炎

机械性静脉炎最常见于盲穿-直接穿刺法置入 PICC。留置导管导致的机械性刺激本身也是产生损伤的始发因素。主要是导管刺激血管内膜出现的无菌性炎症。多发生于置管后48~72h,1 周内最为多见。临床上发生的部位多为穿刺点上方肢体及肩胛部、腋下等部位。具体表现为穿刺点上方沿静脉走向的红、肿、热、痛症状。

1.机械性静脉炎的原因

（1）置管因素：穿刺及送管对静脉内膜的机械性损伤，是导致机械性静脉炎的主要因素之一。主要原因：①PICC 置管过程中导丝、置管鞘及导管对血管的刺激。②反复穿刺血管、送管不顺、置入困难造成的反复送管。③送入导管速度不均匀，刺激血管收缩引发血管痉挛。

（2）置管部位：当置管部位位于肘关节下及肘窝时，导管常随肘关节屈伸运动及牵拉而与血管壁发生摩擦，刺激静脉内膜、静脉瓣，造成血管内膜损伤及血管痉挛而引发静脉壁的炎性反应。肘上置管避开了关节活动，降低了机械性静脉炎发生率。

（3）导管型号选择：导管型号与血管内径不合适，导管型号过大，与血管内膜接触的概率就越大，发生摩擦的次数就越频繁，增加了静脉炎的发生率。建议在置管前运用 B 超，充分评估血管条件，根据血管内径合理选择导管，在满足治疗需要的前提下，选择最小的管径和最少管腔的导管。

（4）肢体活动：置管侧的肢体过度活动（特别是在置管初期）或剧烈运动，均会使肌肉发生收缩，导致肌肉挤压血管，血管与导管产生摩擦而致血管内膜损伤。屈肘运动时，导管因牵拉与血管壁发生摩擦，导致血管内膜损伤，增加静脉炎发生率。

（5）维护不当：①当 PICC 贴膜内出现潮湿、贴膜松脱未及时更换时，容易造成导管固定不牢，导管在贴膜内自由活动，特别是肢体活动时，导管随之被牵拉，造成导管对血管内膜的摩擦。②PICC 贴膜下放置过大的纱布敷料，减少了导管贴膜之间的接触面积，易发生导管固定不牢。③临床上经常会遇到患者 PICC 局部污迹多、不易清洁的情况，护士因担心局部清洁不到位，在消毒时会不经意加大消毒的力度，使导管进出体内，如此会导致机械刺激造成血管内膜损伤。

（6）心理因素：恐惧、焦虑、紧张等负性情绪带来巨大的心理压力，导致体内 5－羟色胺水平增高，5－羟色胺为强血管收缩药及平滑肌收缩刺激药，在其刺激下，血管平滑肌收缩增加，致使导管与静脉壁接触增加而易引发机械性静脉炎。同时，负性情绪可兴奋大脑皮质的交感神经，促使去甲肾上腺素的释放，大量去甲肾上腺素可导致血管痉挛、静脉收缩，导致局部血液循环障碍，促进血小板聚集。

（7）导管移位：PICC 尖端的理想位置应位于上腔静脉的下 1/3 处，因为此处血流量大，速度快，血流量可达到 2500ml/min，药物在静脉内局部停留时间短，不易造成血管内皮损伤。当导管移位至锁骨下静脉、颈内静脉或腋静脉时（图 15－6），由于局部血流速度较上腔静脉缓慢，药液在静脉内局部停留时间过长，当输注高浓度药物时，血管内皮细胞脱水，血管内皮暴露，且药物刺激血管内膜可使血管收缩、变硬，导致局部缺血、缺氧、坏死，引发静脉炎。

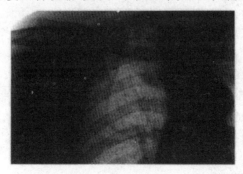

图 15－6　导管移位

（8）年龄和性别因素：老年人自身因素可出现静脉血流缓慢、回流不畅，静脉内压力增高，血管壁通透性增高的生理变化。置入 PICC 后进一步减缓了血流速度、增加了血管内膜的损伤，从而导致静脉炎的高发。Goodwin 等研究发现，女性相对男性血管管径窄，导管与静脉壁发生摩擦的可能性大，所以发生静脉炎的概率相对较高。

2.机械性静脉炎的预防

（1）置管前评估

①合理选择置管时间：正常状态下的血管内膜是十分光滑的。曾有学者称它为人体的"软黄金"。在血管内膜还未受到损伤之前置入 PICC 导管，可以减少置管后并发症的发生。但是临床上有很多护士还没有"主动静脉治疗"的观念常常将 PICC 作为抢救生命的"救命稻草"，在无法找到可以穿刺的外周静脉或患者病情危重时才想起为患者置入 PICC。而此时在穿刺血管已经损伤的情况下才进行置管，不但没有保护血管的作用，反而增加了置管后并发症的发

②合理选择穿刺部位：右上肢到达上腔静脉的路径较左上肢短，常被作为首选。目前临床使用 B 超引导下的改良塞丁格技术，显著降低了置管后静脉炎发生率，所以最佳穿刺部位为右肘关节上。手术后患者应尽量避免在术侧肢体进行穿刺，穿刺侧有放疗史的患者也应该避免在该侧肢体进行穿刺。

③合理选择穿刺静脉：肘关节上置管首选贵要静脉，其次是肱静脉，最后是头静脉。肘关节下置管首选贵要静脉，其次是肘正中静脉，最后是头静脉。同时选择弹性好、回流通畅的血管，避开关节、瘢痕、受伤、感染、曾经输注过高渗透性或强刺激性药物的血管。穿刺部位的正确选择能有效减少机械性静脉炎的发生。

（2）置管中规范操作

①加强 PICC 置管前沟通和交流，告知置管过程。能缓解患者紧张、焦虑的情绪，轻松配合置管。患者术前服用热饮（绿豆汤、银耳汤等），术中聆听舒缓的轻音乐，可减缓患者因紧张引起的血管收缩，减轻穿刺疼痛感。

②专人置管：Aglleatgl 统计发现，在美国 75% 静脉炎的发生与护士的穿刺技术有关。护理门诊护士专业知识扎实、操作技术熟练规范，置管经验丰富，且置管前充分评估或选择血管，一次性置管成功率高，并发症减少。

置管方式：建议改"盲穿"为 B 超引导下穿刺。优点是可以充分评估血管条件，直观地通过声像图，动态掌握导管置入的情况，提高置管和一次性置管成功率，减少机械性静脉炎、穿刺点感染、血栓等并发症的发生。有文献报道，B 超引导加改良塞丁格技术行 PICC 置管术的穿刺成功率达 91%~100%，传统 PICC 穿刺成功率为 60%~75%。笔者医院自 2009 年开始全面开展 B 超引导下改良塞丁格技术 PICC 置管，到目前为止已全部采用肘上置管，机械性静脉炎的发生率接近"0"。

③置管中观察患者的反应，置管操作动作轻柔，送管速度不宜过快，要匀速送管，一旦发生送管不畅、血管痉挛，则不可再强行送管，应暂停片刻后再行处理。

④预防导管异位：置管结束后立即摄 X 线胸片确定导管尖端位置。对未达预期位置者要引起重视，如反复多次调管仍异位者，按中、短期导管保留。

⑤妥善固定导管：减少导管摩擦刺激。

（3）置管后的观察：置管后及时采取预防措施，如局部厚涂多磺酸黏多糖乳膏，局部热敷

穿刺点上方的置管部位等,每日2～3次,以促进血液循环。

(二)细菌性静脉炎

由于护理操作过程不规范或患者抵抗力下降引起PICC穿刺处血管的细菌性炎症。主要表现为穿刺点周围或上方的皮肤出现硬结及穿刺静脉红、肿、热、痛,症状严重时可伴发热。

1.细菌性静脉炎的原因

(1)未严格执行无菌操作规程

①PICC置管和维护或导管使用过程中操作环境不符合要求。

②不注重手卫生,没有使用手部皮肤消毒剂或七步洗手法不到位,导致细菌侵入和交叉感染。

③操作的过程中,没有做到最大化无菌屏障。

④消毒方法不正确,消毒剂未充分待干,消毒不彻底致导管局部细菌滋生。

⑤消毒剂或无菌物品污染。

⑥冲封管、接输液未严格执行无菌操作。

(2)未严格执行维护操作规程:如未按时换药、更换输液接头、贴膜内潮湿、贴膜松脱、贴膜卷边未及时更换。未执行脉冲冲管、正压封管。输注高浓度肠外营养液及血制品前后未冲管,未更换输液接头致使细菌滋生。

(3)皮肤黏膜防御能力下降:肿瘤化疗患者长期慢性消耗及化疗药物的毒性反应,皮肤黏膜的屏障功能减退,患者抵抗力降低。

2.细菌性静脉炎的预防

(1)置管和维护区的环境要清洁,避免人员流动,建议最好在独立房间进行。

(2)每日开窗通风2次,每次30min,操作间每日多功能动态杀菌机消毒2次,每次2h。

(3)加强手卫生,操作前后按照七步洗手法洗手或使用手部皮肤消毒液。

(4)操作中严格执行无菌操作规程,操作中使用最大化无菌屏障。

(5)日常维护时应保持穿刺点及周围皮肤清洁,更换透明敷料每周至少1次,有卷曲或潮湿时及时更换。

(6)定期更换消毒剂及按照无菌技术的规范及使用时间使用无菌物品。

(7)规范正压冲洗导管,每日输液前后即用20ml生理盐水脉冲式冲管,取血、输注血液制品、脂肪乳、氨基酸后即用20ml生理盐水脉冲式冲管并更换输液接头,防止药液残留在管腔及接头内,成为培养基,导致细菌滋生及定植。

(8)加强营养,增强患者抵抗力。化疗患者骨髓抑制后及时应用粒细胞集落刺激因子以提高机体抗病能力。

(9)加强患者教育,提高依从性和自护能力。做好出院指导,保持护理的连续性。导管经确定不需要使用时,必须及时拔管。

(三)化学性静脉炎

PICC引起的化学性静脉炎较少见。主要表现为局部静脉的疼痛、肿胀,触及条索状静脉或有硬结,有压痛,周围皮肤充血、红肿,一般持续1～2周,而后逐渐消退,疼痛缓解,色素沉着,呈树枝状、条索状改变,严重时发生静脉闭塞。

1.化学性静脉炎的原因　与输注药物的渗透压、pH、微粒、血管毒性药物、药物稀释不足、留置针材质差导致对静脉的直接损伤有关。如肿瘤患者化疗前未置入PICC,从外周静脉输注化疗药物,可发生化学性静脉炎。

(1)正常血浆渗透压为 $280\sim310mOsm/L$,当渗透压 $<240mOsm/L$ 的溶液进入血管后水分子渗透至血管内皮细胞内造成细胞水肿、破裂而引起静脉炎;而渗透压 $>340mOsm/L$ 的溶液则会使血管内皮细胞脱水而引发静脉炎。

(2)正常血液 pH 为 $7.35\sim7.45$,溶液 $pH<5$ 为强酸;$pH>9$ 为强碱,因此输注强酸或强碱性溶液时必然会对血管内膜造成损害。

(3)当输注刺激性强、渗透压高的药物时,也可引起血管痉挛、周围组织水肿变性,甚至发生硬结,引发静脉炎。

(4)血管因素:置管前有外周静脉化疗史,血管内膜已经存在损伤,置管后更易引起静脉炎。特别是之前长期输注过高渗透性及 $7.35<pH<7.45$ 的溶液、已进行过化学治疗、上肢或胸部接受过放射治疗者。在高渗透性、强刺激性药物的刺激及放射线的损伤这些不良因素的长期作用下,使血管内膜受到严重损伤。

(5)操作中使用的有粉手套未能充分冲洗干净,存留的滑石粉对血管的刺激也可导致静脉炎。

(6)PICC 维护时导管尾端消毒,未将导管末端开口朝下或反折,导致消毒液沿导管进入血管,引起化学性损伤。

(7)少数患者因导管材质过敏可导致过敏相关的静脉炎,属化学性静脉炎。

2. 化学性静脉炎的预防

(1)对于接受外周静脉治疗时间较长的患者,PICC 置管前要做好充分评估,比如患者曾经使用过的输液工具、穿刺部位、既往治疗史和药物使用情况。本次治疗的疗程、使用的药物性质、患者的血管条件等。避免在有化学性静脉炎的血管穿刺。在已经有化学性静脉炎的静脉置管,可导致置管困难,并且置入后发生静脉炎的概率会大大提高。

(2)置管前要和患者充分沟通,让其配合和理解。

(3)PICC 置管和维护时应选择无粉手套操作。如为有粉手套时,应用生理盐水冲洗干净后再操作,以免手套上的滑石粉微粒接触导管,进入血管后对血管内膜造成刺激、损伤。

(4)PICC 置管和维护时,使用的消毒剂要待干,特别是使用乙醇溶液消毒时,应避开穿刺点,以免乙醇溶液进入血管,造成患者穿刺点疼痛和化学性静脉炎的发生。

(5)如为 PICC 材质过敏时,一经确诊,立即拔管。

(四)血栓性静脉炎

血栓性静脉炎是指静脉血管腔内急性非化脓性炎症同时伴有血栓形成。在临床上常见,可以引起显著性的不适和功能受限。病变主要累及四肢浅静脉和深静脉。临床一般将发生在浅静脉的血栓称为血栓性浅静脉炎,也称血栓性静脉炎。血栓性浅静脉炎分为损伤后血栓性浅静脉炎、感染性血栓性浅静脉炎、静脉曲张后血栓性浅静脉炎、游走性血栓性浅静脉炎、胸壁血栓性浅静脉炎五种类型。其中与 PICC 置管相关的血栓性浅静脉炎为损伤后血栓性浅静脉炎和感染性血栓性浅静脉炎。累及的静脉主要为浅表的外周静脉。其临床表现为置管肢体沿浅静脉出现硬条索状肿痛,压痛明显,沿静脉周围有的伴发红肿灼热炎症反应。也有少数患者仅仅表现为穿刺点周围有胀痛感、肩胛部及腋窝处有不适感。一般情况下 B 超检查就能确诊。其治疗、预防和护理同静脉炎处理,同步配合抗凝治疗。

#### 四、PICC 相关性静脉炎的处理

PICC 相关静脉炎的预防和处理方法类似,可能由于个体差异的不同,在局部用药上有所差别。

(一)机械性静脉炎

一旦出现机械性静脉炎应高度重视,立即采取处理措施,避免发展成为慢性炎症。指导患者抬高患肢,以利于静脉回流,减轻局部水肿,静脉炎部位给予对症治疗。

1.多磺酸黏多糖乳膏　是临床上最常用的预防和治疗静脉炎的外用药。使用时厚涂于患处即可。

2.双氯芬酸钠乳膏　为新型强效消炎镇痛药,主要成分双氯芬酸钠是前列腺素合成抑制药,具消炎镇痛的作用,临床上用于静脉炎的防治效果不低于多磺酸黏多糖乳膏,且价格相对较低廉。使用方法同多磺酸黏多糖乳膏。

3.75%乙醇溶液湿敷　具有局部麻醉、镇痛的功效,可减轻疼痛症状,增加患者舒适感。同时乙醇溶液具有穿透性强、扩张血管的特性,在使用药物之前先用 75%乙醇纱布局部湿敷10min,可以促进下一步药物更好、更快地吸收,从而提高疗效。

4.50%硫酸镁溶液湿敷　硫酸镁的高渗透性具有迅速消退局部炎性水肿的作用,同时镁离子具有保护局部血管内皮细胞、增强内皮细胞前列环素的合成及释放,增强抗凝活性,抑制血小板聚集,改善局部微循环,保护血管完整性的作用。硫酸镁在空气中具有易结晶的特性,所以使用时要经常添加药液,可以在其外辅以保鲜膜包裹,以保持纱布湿润,同时保护被服衣物避免沾染药液。建议在白天使用,以免因经常添加药液影响夜间睡眠,夜间可改用多磺酸黏多糖乳膏,两者交替使用,效果显著。

5.马铃薯片外敷　马铃薯含丰富的矿物质和蛋白质,其淀粉含量高,具有高渗透性从而减轻局部肿胀,同时马铃薯还含有胆碱烷衍生物茄碱和龙葵碱,具有兴奋平滑肌加速血液循环的作用从而达到活血消肿的目的。使用方法:马铃薯切薄片敷在病灶部位,范围超过病灶2cm 左右为宜。

6.伤口敷料

(1)水胶体敷料是由亲水性颗粒和疏水性聚合物组合而成,具黏性,有利于细胞的增殖、分化和移行,促进上皮细胞胶原蛋白的合成,加速微血管增生,保持局部组织正常生理代谢功能,局部覆盖水胶体敷料治疗静脉炎,可以显著改善局部红肿、疼痛,降低静脉硬化、坏死及渗出,而且它使用方便、操作简单、不易污染。

(2)软聚硅酮敷贴可附着于皮肤表面,在伤口周围创造密闭的环境,防止损伤新生肉芽组织,减少出血和疼痛。同时维持湿润的伤口愈合环境具有湿润、通透、防水、防菌的作用,有利于病变部位的加速愈合。

7.热敷或红外线照射　在热能的作用下组织温度增高,毛细血管扩张,血流加快改善血液循环,增加细胞的吞噬功能,促进炎症的消散;同时,还可松弛肌肉,减轻肌肉痉挛,降低感觉神经的兴奋性,减轻痛感。

(二)细菌性静脉炎

可常规按照机械性静脉炎处理,如果症状较轻时,予以水胶体敷料固定,还可选用 0.5%~1%活力碘湿敷穿刺点和(或)庆大霉素、地塞米松湿敷穿刺点。如有脓性分泌物时应取样

做细菌培养,革兰阳性菌应使用活力碘湿敷,革兰阴性菌使用庆大霉素湿敷效果更好。但应注意取样前避免使用消毒剂,以免影响培养结果。遵医嘱进行抗感染治疗,如效果不佳时可考虑拔管。

(三)化学性静脉炎

可常规按照机械性静脉炎处理。

(于乐静)

# 第十一节　PICC 穿刺点渗血的护理

由于穿刺破坏了血管的完整性,运用超声穿刺时扩皮及置管时推送置管鞘等原因,导致PICC 置管后血液沿导管直接从穿刺点渗出,多见于穿刺后 12～24h。有较少部分患者置管后数天,穿刺点仍有反复渗血现象,严重时 12～24h 更换贴膜 1～2 次。穿刺点渗血可影响穿刺点愈合并增加感染的机会。患者看见穿刺点渗血,也会造成一定的心理压力,从而被动地减少上肢活动,可能出现穿刺侧肢体肿胀,甚至继发该侧肢体血栓的形成。因此,PICC 置管后穿刺点渗血是需要预防和解决的问题。

## 一、PICC 穿刺点愈合的基本过程

PICC 置管中因为各种原因和外力作用均会引起局部组织损伤或断离,通过细胞再生进行修复的过程,称为创伤愈合的过程。该过程至少需要经过 1 周左右的时间。认识其病理基础是十分有必要的。

(一)急性炎症期

PICC 置管第 1 天,伤口出血,同时伤口周围会很快出现不同程度的炎症,渗出物和血凝块充填伤口,对伤口起到临时填充和保护作用。如果伤口无感染的现象,2～3d 炎症会逐渐消退。

(二)细胞增生期

上皮组织修复可经历上皮移动、细胞增生和上皮分化三个阶段。

1. 上皮移动　当局部上皮受损后,基底层细胞即由伤口周围向创面移动,伤后数小时上皮细胞开始分裂增生,逐渐覆盖创面。

2. 细胞增生　伤后第 2～3 天,伤口底部和周边开始新生肉芽组织,沿血凝块内的纤维素支架伸入,直至皮下。无感染创伤小的伤口,第 2 天上皮即可覆盖创面,第 3 天肉芽组织长满缺口。

3. 上皮分化　健康的肉芽组织填满伤口,其表面由再生上皮完全覆盖后上皮细胞增生停止,并开始上皮化生。

(三)瘢痕形成期

经过细胞增生期,伤口已经基本初步愈合,此时肉芽组织中的成纤维细胞大量合成,分泌胶原蛋白,在细胞外形成胶原纤维,成纤维细胞逐渐变成为纤维细胞。随着胶原纤维大量增加,毛细血管和纤维细胞也减少,肉芽组织变成致密的瘢痕组织(图 15—7)。

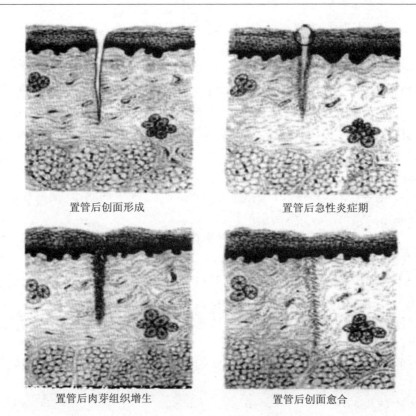

置管后创面形成　　　　　　　　　置管后急性炎症期

置管后肉芽组织增生　　　　　　　置管后创面愈合

图 15－7　PICC 置管后伤口愈合过程

## 二、PICC 穿刺点渗血的原因

### (一)全身因素

1. 患者自身因素　长期营养不良,肿瘤恶病质、严重贫血、肥胖、糖尿病等。

2. 营养状况　蛋白质和维生素在组织再生中极为重要。严重的蛋白质缺乏,尤其是含硫氨基酸缺乏、维生素 C 缺乏及锌元素的缺乏均会导致伤口的渗血,延缓伤口的愈合。

3. 血小板计数　血小板参与机体的凝血过程,并释放纤维蛋白原等凝血因子,在生理性止血过程中起非常重要的作用。当血小板减少时,凝血机制被破坏,出血时间延长,穿刺点易渗血不止。曾有研究发现:血小板计数$<20\times10^9$/L 的患者组 50% 发生持续渗血$(20\sim50)\times10^9$/L 组的患者仅 7.69% 发生持续渗血,$>50\times10^9$/L 组的患者置管后无持续渗血。因此,当血小板计数低于 $20\times10^9$/L 时,应谨慎行 PICC 置管术,遵医嘱输注血小板及止血治疗,严密检测血小板计数后再行置管,置管前后应做好充分的止血准备。

4. 凝血功能　肝功能异常、白血病、出凝血时间延长等易引起出血。

5. 药物影响　使用肝素等抗凝药物,肝素可抑制凝血酶的作用,干扰凝血酶的形成,诱发渗血。另外,某些抗肿瘤药物中的细胞毒药物也可以延缓伤口的愈合。

6. 卧位　患者穿刺侧侧卧位,使该侧肢体静脉回流受阻,静脉压升高,造成穿刺点渗血。

7. 可能存在的因素

(1)情绪状态与持续渗血的关系:曾有关于不同情绪状态患者 PICC 穿刺点持续渗血比较的报道。情绪状态可能是持续渗血的一个重要影响因素。其机制可能是患者对置管心理压力大,精神高度紧张,儿茶酚胺分泌增多,垂体分泌促肾上腺素,促使分泌大量的肾上腺素并进入血液循环,导致心搏加快,血管收缩、血压升高。

(2)单纯输注红细胞与持续渗血的关系:大量输入红细胞后,会造成血液稀释性凝血成分减少,进一步加重血小板计数和其他凝血功能下降。有文献报道观察 PICC 置管后渗血情况,22 例患者在 PICC 穿刺前单纯使用了浓缩红细胞治疗,未输血小板或其他凝血因子,其中 5 例穿刺后出现持续渗血症状,发病率 22.73%,而未单纯输注浓缩红细胞患者组渗血发病率为2.86%。

(二)局部因素

1.局部血液供应 穿刺点皮肤薄、弹性差、皮肤松弛、皮下脂肪少、局部血液回流不畅可以造成伤口渗血。

2.感染 伤口感染增加了局部张力,同时伴有大量的渗出物,导致局部的渗血。

(三)穿刺技术

1.置管护士的操作 局部反复多次的穿刺;扩皮的创面较大较深,穿刺血管推送置管鞘时的动作生硬,导致血管和组织的机械性损伤。

2.穿刺套件的选择 穿刺针及置管鞘型号越大管径就会越粗,对穿刺部位皮肤和血管损伤相对会越大,易造成渗血。

3.穿刺点的选择穿刺的位置靠近肘关节或肘下,活动时皮肤和组织的牵拉,影响伤口的愈合。

(四)维护技术

1.过于频繁的穿刺点换药 置管后穿刺点消毒剂的刺激可影响穿刺点愈合,诱发渗血。

2.维护手法不当 穿刺点形成的血痂,其实是机体本身对穿刺点的一个保护层,应当让其自行脱落。维护过程中机械地将其剥离,会破坏刚刚形成的肉芽组织,导致出血。

(五)健康教育

1.患者缺乏 PICC 自我护理知识,置管后的功能锻炼过度,造成伤口的渗血。

2.穿刺后局部按压压迫的时间不足,以及按压的力度和松开的力度不均衡。

### 三、PICC 穿刺点渗血程度的判断标准

目前,INS 指南尚未描述有循证依据的 PICC 穿刺点渗血的判断标准。临床护士针对穿刺点的描述评估和记录方面存在一定的不严谨性和片面性。本文从局部渗血面积、患者活动后渗血程度、渗血持续时间 3 个方面描述了穿刺后局部渗血的判断标准。由于缺乏临床效果及观察的循证数据,仅供参考和作为经验的分享。

1.笔者医院按局部渗血面积设计分度标准

所采用的纱布厚度为 8 层,大小为 1cm×1cm。

无渗血:敷料未见渗血。

少量渗血:24h 内无菌纱布外观可见 1/3 的新鲜血渍或陈旧血渍。

中量渗血:24h 内无菌纱布外观可见 1/2 大小的新鲜血渍。

严重渗血:24h 内无菌纱布外观可见 2/3 大小的新鲜血渍,并从无菌敷料边缘渗出。

2.笔者医院依据置管后患者活动后渗血程度自行设计判断标准

0 度:患者置管术后活动未出现出血情况。

轻度渗血：患者活动时穿刺点渗血。

中度渗血：患者平卧时穿刺点渗血、渗透敷料。

重度渗血：患者穿刺点渗血不止，沿 PICC 导管壁流出。

3. 单纯以 PICC 穿刺点出血量或出血程度来判断并不能完全说明 PICC 穿刺点渗血的情况。在临床护理过程中，会有一部分患者的 PICC 穿刺点出现少量渗血直至数周都不愈合的情况，此时仅用活动后的渗血程度或置管后敷料吸收血液后的浸渍面积划分方式很难准确描述穿刺点出血情况。我院按渗血持续时间自行设计了判断标准，以弥补以上两种判断方法的不足。

0 级：置管后 24h 穿刺点敷料可见渗血，未出现新鲜出血情况。

Ⅰ级：穿刺点渗血持续 2～3d。

Ⅱ级：穿刺点渗血持续 4～5d。

Ⅲ级：穿刺点渗血持续 6d 或 6d 以上。

## 四、PICC 置管术后穿刺点渗血的护理

（一）置管前评估

1. 了解常规检查结果　置管前了解患者血常规、出凝血时间及肝功能等常规检查结果，认真评估患者的情况，排除 PICC 置管禁忌证，对血小板计数 $<20\times10^9/L$，出凝血时间延长、严重肝功能损害的患者应该考虑暂不行 PICC 置管术。

2. 了解患者是否正在使用抗凝药　使用抗凝药患者，置管后注意观察穿刺点渗血情况。如果患者急需进行 PICC 置管，而血小板又高于正常，可在血管外科医生指导下遵医嘱进行短期、小量抗凝处理。

3. 评估患者血管情况　包括血管的管径粗细、血流量的大小，并根据患者的情况选择适合的穿刺针和导管。不恰当地使用较大型号的导管和塞丁格套件，会增加对组织的损伤，造成局部出血。

4. 穿刺前应了解患者静脉走向及静脉情况　充分评估血管的弹性及显露状况，选择弹性好、走向直的血管进针。肘关节下行常规 PICC 置管术时，穿刺时建议从肘关节下 2～3cm 处进针，建议从皮下走行 0.5～1cm 后再进入血管，不建议直接刺入血管。以利于导管固定和减少穿刺点渗血。穿刺点尽量不靠近关节。进行肘关节上的改良塞丁格 PICC 置管时，穿刺点在肘窝以上，减少肘关节的活动造成的伤口出血，对于肘关节上多少厘米处置管其出血发生率最低，尚未见有循证依据的报道。穿刺争取一次成功，避免反复抽插穿刺针，损伤血管。不论是常规 PICC 置管还是改良塞丁格 PICC 置管，导管送入预定长度拔出置管鞘时，均应立即在局部按压止血，一般按压穿刺点 2～3min，凝血机制差者按压的时间可适当延长。置管术中也应该多与患者沟通，告知患者出血原因，缓解紧张焦虑情绪。

（二）心理护理

置管护士应在置管后次日到患者的床旁了解 PICC 穿刺点渗血的情况，加强沟通和反馈，取得理解和配合。

（三）观察穿刺点渗血情况

PICC 置管后 24h 内密切观察穿刺点有无渗血的情况，及时准确地评估穿刺点渗血情况。并根据穿刺点出血情况来决定更换 PICC 穿刺点贴膜的时间及置管侧肢体肘关节的活动度。

同时观察患者有无其他出血倾向，如皮肤有无出血点和瘀点、瘀斑，有无鼻腔、口腔黏膜和牙龈出血等。

**(四)测量臂围变化**

置管前患者肘关节以上 10cm 处测得的臂围值为基础值。置管后穿刺点反复出血的患者每日应该定时间、定位置进行臂围的测量，并做好记录，与穿刺前进行比较，以防止因为穿刺点反复的出血诱导机体凝血系统而产生血栓。

**(五)PICC 穿刺点换药**

1.PICC 穿刺点护理及换药的操作步骤、消毒剂和敷料类型必须按照操作规范和指南进行。必须由有能力进行 PICC 穿刺点护理及有换药能力的护士进行该项护理操作。确定 PICC 置管术后穿刺点愈合良好的患者再次换药时，可以考虑不在透明敷贴下方放置纱布或伤口敷料。

2.无菌纱布或无菌透明敷料均可用于覆盖穿刺部位。

3.必须按规定的间隔时间进行 PICC 穿刺点的护理及换药，当敷料不论何原因出现完整性受损、潮湿、松动、体液或血液渗出污染，或出现穿刺点感染时必须立即进行穿刺点的换药及护理。

4.如将纱布敷料与透明贴膜一起使用，则视同纱布敷料，每 48 小时更换 1 次。

5.进行 PICC 穿刺点换药时，用无菌活力碘棉球由穿刺点轻轻向外螺旋消毒皮肤，消毒时注意力度不宜过重，以免破坏了新生的肉芽组织，导致伤口渗血。

**(六)物理止血方法**

1.压迫止血法　临床应用较多的有纱布及敷料压迫止血法、点压止血法及弹力绷带加压止血法。

压迫止血法其作用机制为小血管受损后局部血管收缩，激活血小板黏附聚集，填塞伤口，从而有效制止出血。压迫局部渗血点，可堵塞皮肤与穿刺针之间的空隙，防止血液渗出。其优点为保持穿刺点局部清洁干燥，减少患者不必要的失血，预防感染，降低由此给患者带来的顾虑和紧张情绪，使患者舒适。

点压止血法是指穿刺点用示指和中指局部按压 30min 或 30min 以上防止出血的方法。凝血功能差的患者可以选用透明敷贴固定后指压穿刺点 10～30min 止血的方法，减少 PICC 置管术后伤口的出血。特别适用于穿刺点位于肘正中或肘关节上置管位置在 5cm 以内的患者。

弹力绷带加压止血方法为使用弹力绷带缠绕置管侧肢体 2h 加压包扎，该方法适合小儿和年老皮肤组织松弛的患者。加压包扎法缺点是容易导致肢体肿胀，影响局部的血液循环。而且对于置管后留置导管期间突发渗血的止血效果并不是十分满意。

2.局部冷疗　穿刺点放冰块行局部冷敷，在使用中应指导患者在可以承受的状态下勿将冰块撤除。渗血严重时指导患者置管肢体制动 30min，24h 内限制上肢用力和肘关节的伸屈活动，可行前臂的内旋和外旋活动。避免在留置导管的肢体测量血压，翻身时避免留置导管的肢体受压。

**(七)药物止血方法**

1.肾上腺素

(1)作用机制：肾上腺素对血管作用取决于血管平滑肌中受体的分布情况，受体兴奋就可以使外周血管收缩,从而起到迅速止血的目的。通常小动脉和毛细血管前括约肌的受体远较静脉为高。全身用药时,肾上腺素对静脉的收缩作用不甚显著,局部用药时可使静脉平滑肌缓慢而持续地收缩,和去甲肾上腺素相比,肾上腺素化学性质稳定,作用强度适中。而且,肾上腺素用于PICC穿刺点止血的机制主要是使穿刺点周围的血管黏膜收缩而减少穿刺点渗血。

云南白药具有止血、活血化瘀、抗炎、愈伤的药理作用。其机制是:缩短伤口出血时间及凝血酶原时间,改善血流状态,加快微循环,对抗致炎因子造成的炎症,促进碱性成纤维细胞因子(bFGF)和血管内皮生长因子(VEGF)的生成,促进肉芽组织的增生。临床外用方法:在外涂前先用75％乙醇溶液擦拭局部,促进血管扩张,加快药物吸收和弥散。但对PICC穿刺点,应该避免乙醇溶液的接触,以免刺激穿刺点,产生疼痛。

(2)使用方法:临床上使用的肾上腺素为1mg/(ml·支),加10ml生理盐水稀释为1∶1000～1∶2000的溶液。取一块1cm×1cm的无菌小纱布,将其浸湿后放于PICC穿刺点渗血处,然后在无菌小纱布上再放置一块同样大小或稍大的无菌纱布,最后贴上透明贴膜。该方法还应特别注意以下事项。

①浸有肾上腺素的小纱布不要太湿,以免影响透明贴膜的固定。

②在浸有肾上腺素小纱布上面再放置一块差不多大小的干燥无菌纱布。干燥纱布可以防止药液影响透明贴膜的固定。

③所有操作必须保证无菌。

④更换敷料后一旦有新的渗血并超过敷料的2/3时,一定要及时按上述方法重新换药。

⑤护理中应做好患者健康教育,指导患者适当限制手臂活动,下床活动、咳嗽、呕吐或排便时要用手轻轻按压穿刺点,防止出血。平卧输液时,上肢垫以软枕抬高,卧床时不要压迫置管手臂,保护血液循环。

(3)优点:直接作用于局部止血。在临床病例中,减少了因穿刺点渗血而反复多次更换透明敷料给患者带来的心理压力,同时还降低了护理人员的工作量。肾上腺素的药价较凝血酶原等药物价格低,操作简单,减少患者的经济负担。

2.明胶海绵　明胶海绵主要成分是药用明胶,为白色或微黄色、质轻软而多孔的海绵状物质,具吸水性、揉搓不易崩碎且不溶于水的特点。置于出血部位可吸收超过其自身重量许多倍的血液。血液进入明胶海绵孔隙后,血小板迅速破裂,释放出血小板因子,促进血液凝固,同时明胶海绵有支架作用,使血块黏附于出血处而不易脱落,达到止血目的,临床常用于局部止血。明胶海绵能吸收穿刺点周围渗血、渗液,使透明敷料能够更好地固定导管,还可以减少意外脱管发生。

3.云南白药粉　有相关的文献报道,外涂云南白药,并外覆纱布和透明敷贴,可以较好防止水分蒸发。临床将云南白药应用于PICC时,护士须考虑无菌操作和药物是否会促使导管老化等问题,以保证患者安全地留置PICC。

4.凝血酶类药剂　有文献报道,在穿刺点局部给予凝血酶粉剂或针剂的棉球加压包扎,出血停止后更换敷料,一般可在1～2d好转。

(八)健康教育

置管后活动太过频繁容易造成伤口局部渗血,而不活动置管侧的肢体又会增加该侧肢体发生血栓的可能。因此,正确适量的活动,是促进置管侧肢体血液循环、减少出血的有效保证。在患者进行 PICC 置管术后、治疗间歇期和请假外出期间,护士应指导患者学会留置 PICC 的自我护理。

1. 置管术后的活动指导

(1)指导患者 PICC 置管术后,平躺输液或休息时,可以予以软枕抬高穿刺侧肢体,使其高于胸廓水平,促进血液循环。

(2)适当限制穿刺侧臂部活动,尤其是肘关节下置管和肘关节上置管位置在肘关节上 5cm 以内的患者。置管当日活动应该局限在手腕部,而非手肘关节处,活动时幅度也不能太大。穿衣服时应先穿置管侧肢体,脱衣服时应先脱未置管侧肢体。

(3)穿刺部位术后 48h 更换敷贴 1 次,贴膜发生卷边等异常情况时及时告知护士处理。

(4)置管后手臂活动的"三步曲"

第一步:腕关节的运动。

第二步:握拳运动,注意指导患者握拳时避免用力,因为用力握拳,会导致上臂肌肉的收缩运动,而加重伤口的出血。

第三步:手指弹钢琴运动。

以上三个步骤,可以在患者置管后第 1 天进行,如此运动既可加强肢体血液循环,还可避免因肘关节运动诱发的伤口出血。注意嘱咐患者勿用力握拳及旋腕,以免肌肉收缩导致伤口出血。对于穿刺侧肢体活动过度,导管有少量渗血、渗液的患者,指导其适量活动,避免过度活动也十分重要。

2. 治疗间歇期间的指导

(1)向患者及家属介绍 PICC 的注意事项,卧床患者翻身拍背时,避免置管侧手臂长时间受压迫。

(2)治疗间歇期如果出现穿刺点出血较多时,可立即用手按压穿刺点,局部压迫止血后到医院就诊。

(3)肿瘤患者治疗间歇期,专科治疗结束后 7~14d,为防止骨髓抑制高峰期导致的 PICC 穿刺点渗血,应加强穿刺点观察并避免剧烈运动。

(于乐静)

# 第十二节　PICC 穿刺点周围皮肤过敏的护理

## 一、概述

过敏体质的患者易发生 PICC 贴膜过敏,炎热的夏天患者出汗,皮肤潮湿,透明贴膜不透气,可使部分不过敏的患者皮肤处于应激状态,发生局部过敏反应。如果患者对 PICC 材质过敏可直接导致拔管。有过敏史的患者如再次置管,引起局部组织变态反应的可能性较高,过敏合并感染时可导致导管相关血流感染的发生。PICC 过敏出现时间主要发生在置管前中期,过敏范围大部分多见于贴膜以内和贴膜周边,症状以轻中度为多见,重度过敏者临床较少见,一般经治疗和护理后症状均能缓解,保留导管功能至治疗结束,少数患者症状缓解不明显,拔除 PICC 后好转。

## 二、人体皮肤的结构

人的全身表面都覆盖着皮肤,是人体的第一道防线,具有十分重要的功能。皮肤的厚度因年龄、性别、部位的不同而各不相同。健康皮肤应该是细润、光滑、富有光泽和弹性的。皮肤是由表皮、真皮、皮下组织三部分组成的。表皮与外界接触最多,只有普通纸那么薄,最厚处也只 0.2mm。真皮在表皮下层,与表皮分界明显,真皮内部的细胞很少,主要由植物纤维结缔组织构成,与皮肤的弹性、光泽、张力等有很重要的关系。真皮层由血管、神经、毛囊、皮脂腺、汗腺等组织构成。皮下组织由大量脂肪组织散布于疏松的结缔组织中而构成。

## 三、发病机制

机体受抗原(包括半抗原)刺激后,产生相应的抗体或致敏淋巴细胞,当再次接触同一种抗原后在体内引起体液性或细胞性的免疫性反应,由此导致组织损伤或机体生理功能障碍,称为变态反应,又称过敏反应。根据机体再次接触同一抗原时发生反应的速度,可分为速发型和迟发型变态反应。前者发生于数秒至数十分钟,与抗体有关。迟发型变态反应发生于 24～48h,与抗体无关,与致敏淋巴细胞有关。属于变态反应的皮肤病种类很多,与 PICC 穿刺点周围皮肤过敏有关的皮肤病属于变态反应性接触性皮炎。变态反应接触性皮炎是指接触物本身基本无刺激性或毒性,大部分人接触后不发病,只有少数人在接触该物质后经过一定时间的潜伏期,当再次接触该物质 12～48h 或以后,在接触部位及其周围发生的皮炎,变态反应接触性皮炎的发病机制属于Ⅳ型迟发型变态反应。作为接触性皮炎的抗原,大多是简单化学物质,属半抗原,必须与载体蛋白结合成完全抗原后才能引起机体的敏感。接触性皮炎的载体蛋白是表皮细胞的膜蛋白。皮炎的临床表现一般无特异性,由于接触物的性质、浓度、接触方式及个体的反应性不同,发生皮炎的形态、范围及严重程度也不相同。轻症时局部呈淡红至鲜红色红斑,稍有水肿,或有针尖大密集的丘疹,重症时红斑肿胀明显、多数丘疹、水疱甚至大疱。水疱破裂则有糜烂、渗液和结痂。皮炎的部位及范围与接触物接触部位一致,境界非常鲜明。机体高度敏感时皮炎蔓延范围广泛。患者自觉症状大多有瘙痒和烧灼感或胀痛感,少数严重病例可有全身反应,如发热、畏寒、头痛、恶心等。接触性皮炎的病程有自限性,一般去除病因后,处理得当,1～2 周可痊愈,但在接触过敏原时可再发。反复接触或处理不当,可以转为亚急性或慢性皮炎,呈红褐色苔藓样变或湿疹样改变。接触性皮炎的诊断一般不难,根据接触史、接触部位或身体暴露部位突然发生边界清晰的急性皮炎、皮疹,多为单一形态、除去病因后皮损很快消退等特点,易与其他皮炎鉴别。接触性皮炎的预防和治疗是寻找致敏原,原因去除后,给予适当处理,能迅速痊愈。其次是尽量避免接触已知的过敏原,慎用易致敏的外用药。当接触致敏物质或毒性物质后,立即用大量清水将接触物清洗干净,病程中避免搔抓、肥皂水洗及热水烫洗,不使用可能产生刺激的药物,以利皮损及早康复。

## 四、引起 PICC 穿刺点周围皮肤过敏的原因

(一)内源性因素

1.过敏体质　体质过于敏感的人免疫反应灵敏度超出了应有的程度和范围,并对人体不会产生伤害的外来物质进行中和或消化,这样就会伤害到机体的一些正常细胞、组织和器官,从而引发局部甚至全身性的过敏反应。患者本身具有的过敏性体质,在皮炎的发病中起主导

作用。如有药品过敏史或海鲜类食品过敏史,进食此类药物和食物会发生全身皮肤过敏的患者,其 PICC 置管处局部皮肤过敏常常也不可避免。

2.内环境的改变 由于肿瘤患者接受放、化疗后,出现精神紧张、失眠、过度疲劳、情绪变化等精神改变,特别是化疗药物毒性反应导致的胃肠道反应以及感染病灶、新陈代谢障碍和内分泌功能失调等,引起机体内环境的不稳定,使皮肤敏感性增加,易发生过敏样改变。

3.性别因素 男性比女性更易发生过敏反应。由于女性皮肤细嫩,一般认为女性比男性更易产生皮肤刺激反应。但 Robinson 通过研究 4 种刺激物对不同性别人群刺激程度的研究结果发现,男性的汗腺较女性发达,男性比女性对各种刺激反应更加敏感。

(二)外源性因素

1.材料因素

(1)消毒剂:如乙醇溶液、安尔碘等消毒剂。因乙醇对皮肤有一定的刺激性,可能导致 PICC 穿刺点周围皮肤过敏。

(2)PICC 透明贴膜:部分患者对透明贴膜上的粘胶过敏,出现接触性皮炎症状。皮肤过敏反应均在透明贴膜范围内,身体其他部位没有出现皮肤过敏现象。

(3)医用胶布:部分患者对胶布上的粘胶过敏,包括医用布胶布和纸胶布。患者皮肤过敏反应均在胶布固定的范围之内,呈长条状。

(4)PICC 材质:PICC 材质导致过敏的文献报道较少,吕瑞京等报道了 1 例 PICC 过敏引起静脉炎的护理。报道称患者置管后第 7 日开始主诉左上臂肿胀,查体左臂臂围为 32cm,较术前增加 2cm,伴红肿,皮温较高,沿导管有压痛,后两日红肿加重,质硬,臂围增加,皮温不降,上臂在红肿基础上出现了水疱,血管 B 超未发现静脉血栓;置管后第 10 天拔除导管,拔除导管时患者左上臂从置管部位至肩胛处红肿,呈凹陷性,局部皮温较高,臂围为 34cm,有一大水疱约 3cm×2cm 呈浆液性。PICC 材质为高级医用硅胶材料制成,其柔软性和生物相容性好,长期留置于血管内对人体而言仍然是异物。人体自身具有的防御机制对进入体内的异物产生一种免疫反应,特别是当导管体外部分自由进出体内与血管产生摩擦时,机体免疫系统中的 T 淋巴细胞、肥大细胞和补体可产生皮肤反应和形成局部水肿。由于 PICC 材质导致的过敏较少见,临床上比较多见的还是 PICC 穿刺点周围皮肤过敏。

2.季节因素 临床观察发现 PICC 穿刺点皮肤过敏有季节性,PICC 皮肤过敏以夏季和冬季较多见。特别是夏季,出现 PICC 穿刺点周围皮肤过敏反应的患者明显高于其他季节。夏季时,气温高,汗液分泌多,汗液积存在固定的贴膜下,增加了对置管处皮肤的刺激,很容易引起穿刺点周围皮肤潮红、皮疹、瘙痒,甚至出现小水疱、渗液、化脓等过敏现象,给患者带来了痛苦,严重者导致拔管,影响患者的治疗。而冬季由于皮肤干燥,皮屑增多,加上天气寒冷毛孔收缩,同样增加了患者过敏的概率。

3.维护不及时和自洁不够 患者依从性不强,PICC 留置期间不按时进行导管维护或 HCC 置管后害怕导管出现问题,长时间不洗澡,不更衣,皮脂屑和衣服毛屑吸附在贴膜的周围,使贴膜局部边缘出现了一层黑垢,引起皮肤瘙痒造成局部皮肤过敏。

## 五、临床表现及诊断标准

PICC 穿刺点周围皮肤的皮损主要发生于导管及贴膜接触部位,有一定形态,边界清楚。通常情况下,多数患者经积极处理后过敏症状缓解,PICC 可继续保留,皮肤遗留暂时性色素沉着。有部分患者过敏现象持续存在,拔出导管后好转。

(一)临床表现

多数 PICC 过敏患者自觉症状有穿刺点周围皮肤瘙痒、烧灼感或胀痛感,无明显全身反应。根据局部皮肤反应和自觉症状可大致分为轻、中、重度三种情况。轻度表现为 PICC 穿刺点周围仅有轻微皮肤瘙痒及红斑(面积为 5cm×5cm 以内);中度表现为皮肤瘙痒感明显,PICC 穿刺点周围透明敷料下皮肤出现散在红斑、丘疹、潮湿(面积为 5cm×5cm 以上),部分散在粟粒状皮疹;重度表现为瘙痒难忍,可大面积红疹、局部肿胀、水疱、糜烂、渗出(面积在10cm×10cm 以上),抓痒后可使发红的面积增大,夜间不能入睡或睡眠差,影响其生活甚至治疗效果。

(二)PICC 过敏反应疗效评价标准

1. 痊愈　瘙痒停止,置管处皮损全部消退或留有色素沉着,无再次新发皮疹。

2. 显效　瘙痒显著减轻,渗出停止,丘疹、红斑消退 60% 以上。

3. 有效　瘙痒减轻,渗出停止,丘疹、红斑消退 20%～59%。

4. 无效　治疗后皮损消退<20%。

## 六、PICC 穿刺点周围皮肤过敏的治疗

可以按照接触性皮炎的治疗方法处理。治疗原则是首先要确定过敏原,去除过敏物质,给予局部对症处理,抗过敏治疗。

1. 一般治疗

(1)寻找致敏原,去除病因并避免再次接触:查找引起 PICC 穿刺点周围皮肤过敏的原因,避免维护时使用易致过敏的物品,如导管、消毒剂、贴膜、胶布、天气等因素。

(2)对症处理:对透明贴膜过敏的患者改用剪口纱布交叉固定,对乙醇溶液过敏者改用0.9% 的生理盐水清洁局部皮肤。

2. 局部治疗　根据皮损情况适当选择外用剂型药物,用药时应避开 PICC 穿刺点。

(1)急性期皮疹:无渗液,皮损为轻度红斑、丘疹、小水疱时,可用炉甘石洗剂外搽。有渗液时,可用 0.02% 呋喃西林、3% 硼酸或生理盐水湿敷。根据皮损渗出的严重程度可采取持续湿敷或每次湿敷 30～60min,每日 2～3 次,晚间可外用硼酸氧化锌软膏。伴有感染时可给予1% 莫匹罗星软膏(百多邦)外用,每日 2～3 次,使用时注意避免接触导管。

(2)亚急性皮疹:皮损干燥后外用糖皮质激素软膏,如 1% 氢化可的松软膏、0.25%～0.5% 地塞米松软膏、0.1% 曲安西龙软膏(去炎松)等,每日 2～3 次。

(3)慢性期皮疹:选用糖皮质激素软膏或霜剂,每日 2～3 次,或焦油类软膏如 10% 黑豆馏油软膏或 10% 鱼石脂软膏。

3. 全身治疗

(1)抗组胺类药:氯苯那敏(扑尔敏)4～8mg,每日 3 次,口服;赛庚啶 2mg,每日 3 次,口服;开瑞坦 10mg,每日 1 次,口服;咪唑斯汀缓释片(皿治林)10mg,每日 1 次,口服。

(2)糖皮质激素:皮损严重或泛发的患者,可酌情使用激素治疗,泼尼松 30～40mg/d,分 3～4 次口服;或氢化可的松 100～200mg,加入 5%～10% 的葡萄糖溶液 500ml,每日 1 次,静脉滴注。待炎症控制后逐渐减量。

(3)非特异性脱敏治疗:10% 葡萄糖酸钙溶液 10ml 或 10% 硫代硫酸钠溶液 10ml 静脉注

射,每日 1 次;或维丁胶性钙 2ml,每日 1 次,肌内注射;或 10％葡萄糖溶液 500ml 加维生素 C 1～3g,每日 1 次,静脉滴注。

(4)对症治疗:有继发感染者可选用抗生素。

## 七、PICC 穿刺点周围皮肤过敏的护理

(一)护理评估

患者留置 PICC 导致的过敏性皮炎已成为不可忽视的并发症。置管前要对患者进行全面的评估,仔细询问患者过敏史及对过敏的耐受度等,重视置管前患者身体体质的评估,严重过敏体质者一般避免置管,症状较轻的患者在导管留置期间应采取防治措施,可有效地减少 PICC 穿刺点周围皮肤过敏性皮炎的发生。评估内容如下。

1.询问过敏史　主动评估患者是否过敏体质,有无消毒剂、药品及食品过敏史等。

2.询问患者日常有无皮肤瘙痒等过敏症状　在置管前详细询问和评估,及时告知过敏发生的可能性及预防处理措施,让患者充分理解,以避免引起不必要的护理纠纷。有皮肤过敏史者,可在 PICC 置管前做过敏试验,将贴膜贴在上肢前臂掌侧,观察贴膜下皮肤反应,不严重者可行 PICC 置管。

3.评估病情　是否为恶病质、体质虚弱的患者,治疗状况、精神和心理状态等。

4.季节因素　评估家庭条件及家庭周边环境对置管的影响。如夏季炎热,患者住偏远的山区,治疗间歇期无法保证正常维护,发生各种并发症的概率会增加。

(二)预防过敏

1.留置 PICC 前后要询问有无消毒剂和药物过敏史,如有则在 PICC 维护和静脉治疗时避免使用过敏的消毒剂和药物。

2.建议优先选用透气性好的抗过敏贴膜,可减少过敏反应的发生。多家医院常规使用普通透明贴膜作为 PICC 换药首选,普通透明贴膜特点为透气性差、粘贴牢固等特点,但其透气性差易导致贴膜下皮肤出现过敏症状。为减少过敏反应的发生可优先使用透气性能好的抗过敏贴膜预防皮肤过敏反应的发生。在此基础上如再有皮肤过敏症状出现时可改用无菌纱布固定导管和穿刺点周围皮肤,可增强过敏部位皮肤透气性,保持局部皮肤清洁干燥。

3.加强营养,增强机体抵抗力,避免食用易致皮肤过敏的食物,如虾蟹、牛肉、羊肉、扁豆、竹笋、香菜、芹菜、芒果等。

4.天气炎热时,留置 PICC 患者要在凉爽的环境下活动,活动时不能出汗,防止汗液浸渍贴膜下的皮肤导致皮肤过敏,建议高温时在有空调的室内活动。

5.加强健康教育,及时维护,保持皮肤的正常功能状态。

(三)护理措施

1.医院应成立静脉治疗小组　规范 PICC 置管及维护人员的操作和手法,加强理论和技能操作的培训。规范 PICC 置管和敷料更换操作流程,制定规范的操作版本。特别是病区护士维护时,要加强培训使护士的维护操作技术规范统一,减少人为因素导致的并发症。

2.心理护理　PICC 置管后术肢局部皮肤过敏给患者带来不同程度的紧张、焦虑甚至恐惧。单纯抗过敏药物治疗只能缓解躯体症状不能减轻患者心理负担。而护理人员耐心、细致的心理安慰可稳定患者情绪,满足患者安全的心理需求。鼓励患者表达自己的感受,增强患者心理舒适感,提高患者对治疗的依从性。每天专人换药和观察病情变化,结合每位患者过

敏情况,予以耐心解释,安慰患者,同时介绍治疗方法,使其对治疗、护理有一定认识和了解,可以减轻患者焦虑、恐惧心理,能正确对待留置 PICC 导致的皮肤过敏现象,积极配合治疗护理。

3.饮食及生活护理 询问患者有无食物、药物过敏史。指导患者进食营养丰富、清淡易消化食物,忌辛辣、刺激性食物及海鲜类产品和易致敏加重湿疹的食物,例如鱼、虾、蟹、牛肉、羊肉、鸡肉、花粉、葱、蒜、生姜、花椒等,禁烟酒。如皮肤局部红肿严重、伴有水疱者,可每天用金银花、野菊花各 20g 煎水分次口服。金银花、野菊花具有清热、消肿散毒作用,可促进机体排出过敏毒素,多喝水,每天饮水量 1000ml 以上。

4.局部和全身用药的反应和处理

(1)局部皮肤的用药护理:根据患者 PICC 穿刺点周围皮肤的过敏反应状况,酌情对症使用软膏或局部湿敷时,均应注意避开穿刺点,保持穿刺点干燥,并妥善固定好导管。用生理盐水清洗局部皮肤后在局部皮肤以无菌的方式涂搽软膏,如导管穿刺点周围皮肤有红斑、丘疹时可涂搽炉甘石洗剂,具有清凉、止痒、消肿的效果,有效缓解瘙痒不适等过敏症状,增加患者舒适感。避免患者搔抓皮肤,可减少局部感染机会。伴有感染时使用百多邦软膏外搽,以螺旋式手法轻柔按摩患处,使药物充分渗透吸收。百多邦对需氧革兰阳性球菌有很强的抗菌活性,可有效控制局部的皮肤感染。如有渗出需用药物湿敷时,一定要注意湿敷的纱布不可过湿,药水浸湿纱布层应以不滴水为宜,覆盖于穿刺点周围,每次 30~60min,每天 2~3 次。及时了解患者主观感受和局部皮肤转归情况,及时进行调整。对有过敏先兆症状者及早使用地塞米松软膏外搽,地塞米松为肾上腺皮质激素类药,具有抗炎、抗过敏等作用,可避免局部过敏范围扩大或消除症状。

(2)全身用药的药物观察:观察患者用药反应及症状,及时进行调整和指导。如口服氯苯那敏的主要不良反应为嗜睡、口渴、咽喉痛、困倦等,应及时告知患者,减少患者的心理负担。

5.局部过敏源的处理

(1)消毒剂的处理

①消毒剂的选择:置管及日常维护时,常规询问有无消毒剂过敏史,建议首选 INS 指南推荐的氯己定作为维护时的消毒剂,其次为 0.5%~1%活力碘、聚维酮碘或 0.1%苯扎溴铵,以减少过敏现象的发生。选用刺激性小的 0.5%~1%活力碘、聚维酮碘消毒皮肤。不推荐使用安尔碘,因其含有乙醇成分,可致皮肤过敏。

②消毒方式的改变:以下消毒方式仅推荐给有过敏现象的患者维护时使用,不作为常规维护方法。对乙醇溶液过敏的患者可用 0.9%氯化钠溶液清洁 PICC 穿刺点周围的皮肤,再用活力碘行消毒处理,以减少乙醇溶液对皮肤的刺激。如为非乙醇过敏的患者,局部皮肤用乙醇溶液和活力碘彻底消毒待干后,再用生理盐水将活力碘清洗干净,待干后用康惠尔水胶体透明贴固定 PICC。减少了消毒液对皮肤的不良刺激,缓解了消毒液在局部皮肤的长期残留而导致持续刺激局部皮肤引起的过敏性皮炎。

(2)PICC 固定贴膜的选择

①抗过敏透气贴膜:日常维护预防皮肤过敏时建议使用抗过敏贴膜,如 10cm×12cm IV3000 和 3M 的抗过敏贴膜来替代常规的不透气透明贴膜。抗过敏贴膜不但具有防止水及细菌侵入,防止感染,易观察,粘贴牢固等优点,其还具有高透气性,保持与皮肤同步呼吸,提供上皮细胞再生的湿润环境,其低致敏性黏合剂,减少了 PICC 置管患者局部皮肤过敏的发

生。临床上常规使用的 10cm×11.5cm 3M－HP 透明贴膜粘贴牢固,能防止细菌和水的侵入,减少感染机会,便于观察局部皮肤,价格适中,为临床所接受。但其透气性比较差,尤其夏天气温较高,汗液较多,部分患者对贴膜上的粘胶过敏,易致 PICC 置管局部皮肤发生过敏。

②康惠尔水胶体敷料:随着湿性伤口愈合理论越来越被接受,作为伤口愈合敷料的水胶体敷料被临床广泛应用。康惠尔水胶体敷料是以强亲水性的羟甲纤维素钠颗粒、低过敏性医用敷料为主体,同时加入藻酸钙,具有更强的吸收性,很少引起过敏,能防止细菌及微生物入侵渗透,能渗透蒸汽,且有弹性,能顺应皮肤的移动,且黏性好,密闭的半透膜保持局部低氧张力,刺激释放巨噬细胞及白细胞介素,改善局部血液循环,加速炎症消退;水胶体敷料吸收渗液,保持穿刺部位干燥,减少菌落生成,同时水胶体有溶解纤维蛋白的作用,保证局部组织正常代谢。由于水胶体透明贴具有扩张血管、促进血液循环、改善组织细胞缺氧、减少致炎物质产生、减轻血管对导管刺激的敏感性等作用,同 3M 无菌透明贴相比,可明显降低 PICC 夏季过敏性皮炎的发生率,且用法简单、方便,无不良反应,使用安全。皮肤过敏也是皮肤损伤的一种表现,水胶体敷料之所以能够使过敏的皮肤得到康复,是因为其具有低敏性,能吸收伤口渗出液(包括汗液),维持适宜的氧分压,促进血管和肉芽组织形成,维持创面适宜的温度,促进伤口愈合的特点。皮肤发生过敏反应,如果不能妥当处置,往往导致皮肤破损、感染,严重者甚至拔管。使用水胶体敷料处理透明膜过敏反应越早,处理越及时,缓解率越高;过敏反应越严重,皮肤修复所需时间越长,换药次数越多。进行 PICC 置管及护理过程中应该密切观察患者的皮肤状况,一旦发生过敏反应,应及时处理,选择适宜的敷料,缓解过敏症状,延长导管的使用时间,以减少患者痛苦。

③无菌剪口纱布固定导管:发生过敏反应后如使用上述材料后仍然没有缓解过敏症状,可在局部涂搽药物或湿敷后,改用无菌纱布来覆盖局部皮肤和固定导管。纱布可增强过敏部位皮肤的透气性,保持局部皮肤的清洁干燥,减少汗液的刺激,快速改善皮肤过敏症状。缺点是导管固定不牢固,容易污染,且无法观察导管刻度。患者活动时导管容易移位导致脱管,使患者活动受限,增加换药次数,增加经济成本。使用方法:常规消毒后,用 2 块 8cm×8cm 的剪口纱布,将一块剪口纱布置于 PICC 穿刺点处,上下交叉固定导管,将穿刺点外的导管卡住,纵向紧贴于皮肤上,将导管体外部分置于纱布上,加强导管的固定,减少导管和皮肤的摩擦;另外再打开一块纱布与之对齐覆盖导管,然后用纸胶布固定好,最后用剪成筒状的透明丝袜袜套或弹力网眼护套固定。可缓解过敏症状和减少脱管的发生。由于固定后不能直接观察导管情况,患者穿脱衣服时应加以注意,先脱健肢,再脱术肢;先穿术肢,再穿健肢。同时,纱布容易污染、潮湿,护士应加强关注,每班严格交接,发现异常及时处理和维护,但最长 48h 必须更换敷料,且维护时要关注导管刻度,以防脱管和感染。透明丝袜袜套或弹力网眼护套弹力下降时应及时更换,必要时可增加纱布的厚度,确保固定效果。维护频率可根据患者局部症状和维护状况决定。症状严重时可每天更换纱布 1～2 次,使用纱布固定时,最长 48h 必须更换 1 次。

6.日常维护 每日加强观察和倾听患者主诉,观察患者置管上肢和穿刺点处有无红、肿、热、痛等。穿宽松纯棉衣物,以减轻导管对局部组织的摩擦刺激。每日测量穿刺侧臂围、观察导管外露长度并记录皮肤的变化。天气炎热时注意保持穿刺点皮肤的清洁干燥,避免潮湿。维护时穿刺点及周围皮肤消毒处理后一定要晾干消毒剂后才能固定贴膜。皮肤过敏期间适当增加换药频率。指导患者修剪指甲,勿用手搔抓,防止抓伤皮肤。换药时应避免外露导管直接接触皮肤,可用无菌纱布隔离保护,注意局部透气。指导患者注意日常生活,避免在高温下进行户外运动,宜在阴凉、通风处活动,避免出汗过多而导致局部皮肤浸渍。在置管后应定期仔细观察置管处皮肤情况,发生过敏反应后立即对患者进行心理安慰,耐心解释,并尽快采取更换敷贴、外敷药物等相关措施,尽量避免局部过敏范围扩大、症状加重,并且在短时间内使过敏反应得到有效缓解。

（四）护理评价

PICC皮肤过敏反应治疗护理后及时进行效果评价,可设计舒适度评价表格,如临床治疗过程中局部皮肤有无疼痛不适,自我感觉症状有无好转,睡眠质量有无改善,患者是否担心、焦虑、恐惧等。

（五）健康教育

1.置管前告知患者置管后可能发生的并发症、置管后维护时的注意事项,教会患者观察穿刺局部有无渗漏、穿刺点局部有无红、肿、热、痛等。提高患者的自护能力,一旦发现有过敏症状,及时告知护理人员以便采取相应措施。

2.指导患者适当锻炼,选择适合自己的一些活动,高温下避免户外活动,以免出汗过多,在阴凉、通风处休息。保持PICC穿刺点及周边清洁干燥,及时修剪指甲,局部禁止用手抓挠。

3.指导患者注意饮食卫生,忌辛辣、刺激性食物,特别是发病期。避免进食海鲜类食物,避免进食易引起过敏的蔬菜水果,如莴笋、莴苣、韭菜、芒果等。可根据自己的身体状况,适当选择适合自己的保健食品服用,提高免疫功能,改善体质,提高生活质量。

4.指导患者穿着棉质内衣,其柔软、亲和性对皮肤的刺激很小。

5.精神要愉快,生活要有规律,不要过度劳累。

（于乐静）

# 第十三节　PICC堵管的预防及处理

## 一、PICC堵管类型和原因

堵管是PICC留置过程中最常见的导管故障。王秀荣等2002年报道PICC堵管发生率可达21.3%,并随留置时间的延长而增加。蒋丽报道Gould等研究表明导管堵塞中57%为血栓栓塞,27%为非血栓因素,16%为机械性因素。堵管与冲封管手法不当及使用静脉高营养液后导管冲洗不彻底、患者凝血机制异常等因素有关。了解PICC堵管的类型和原因、掌握其预防方法及规范的处理是导管管理成功的关键。导管堵塞不仅延误患者治疗,增加感染概率,造成患者紧张不适,还会使部分患者因堵管而导致拔管,重新置管增加患者费用,其中部分患者由于血管条件差不能重新置管而失去静脉通路。

PICC堵塞的判断标准①通畅:能抽出回血且输液顺利,液体经中心静脉导管的重力滴速达到80/min以上(与导管型号有关)。②部分堵塞:能够输入液体但输液速度减慢,不能抽出回血。③完全堵塞:既不能输入液体,也不能抽出回血。临床上PICC堵塞根据原因可分为三大类:一是血栓性堵管,二是药物性堵管,三是机械性堵管。

（一）血栓性PICC堵塞

由于血液凝结所致,血液随着患者运动或胸腔内压力增高或导管移位而反流入导管,在管腔内形成血凝块或血栓。血栓性导管堵塞的常见类型为导管内栓塞及纤维蛋白鞘形成。①导管内栓塞:血液凝固在导管管腔内,造成不全或完全堵塞。②纤维蛋白鞘:导管留置时间较长,血液不断冲击导管头部,纤维聚集在导管出口处,纤维蛋白在导管头部形成蛋白鞘套,形成单向的"瓣膜"。可出现以下两种情况:只允许液体输注,而无法从导管回抽液体;液体经导管尖端流出,因纤维蛋白鞘套形成,药液无法进入血循环,而是沿鞘套和管壁间反流至皮下。造成血栓性堵管的原因主要有以下几个方面。

1.PICC 冲封管不到位　冲封管不及时且手法不规范是导致管腔内血栓性堵管和药物沉积性堵管最常见的原因。采用"A-C-L"导管维护程序能有效预防 PICC 堵管的发生。不规范的维护手法常见以下几种情况。

(1)冲封管手法不正确:封管液一般选用等渗盐水和稀释肝素液,如液体量过少,推注时未采用脉冲冲管和正压封管手法,导管腔内未达到正压,导致血液反流,凝血块堵塞导管。护士未能正确理解脉冲与正压封管的作用与目的;在培训时只重视理论传授,而缺乏实际操作指导,特别是资历浅的护士,理论与实际不能很好结合;护士对并发症的认识和重视不够。

(2)冲封管不及时:输注血液制品、高浓度或黏滞性药品时,未及时冲管;或慢速度泵入化疗药物时,未定时冲管,导致药物在管腔内沉积或血液反流;治疗间歇期的患者带管回家后长时间未冲管,肿瘤患者治疗间歇期回家受当地客观医疗条件的限制,患者随意性较强,依从性不高,未按规定时间 7d 内维护 1 次或见导管内有反血时未及时返院冲管。临床上导管堵塞的案例多为带管回家后返院治疗的患者,有数据显示治疗间歇期的患者返院后发生堵管的概率为住院患者的 3 倍左右。

(3)经导管采血后未彻底冲洗导管和更换接头:护士操作不够严谨,对经 PICC 采血操作流程认识不够。经导管采血后未将导管彻底冲洗干净,导致血液中的成分附着于导管壁,造成导管堵塞。

2.上腔静脉压力增高　上腔静脉综合征及剧烈咳嗽、用力大便均可使上腔静脉压力增高致血液反流至管腔引起导管堵塞。

3.导管移位　在排除冲封管因素导致的堵管后,如患者仍频繁出现堵管现象,则应建议患者立即复拍 X 线胸片,确定导管尖端位置,了解有无导管移位。PICC 移位至颈内静脉会使导管尖端朝上,血液反流至导管内而引起 PICC 堵塞。或脱管导致导管尖端位置过浅、移位于左右头臂静脉时导管易紧贴血管壁,造成血液反流。

(二)药物沉淀导致的 PICC 堵塞

1.输注两种或多种不相容药物或药物间有配伍禁忌,有配伍禁忌的两组药物间没有充分冲管。如中成药与多种药物存在配伍禁忌,易导致药液浑浊、沉淀,输注此类药物后,冲管不彻底易在导管内沉淀引起管腔变狭窄导致堵塞。

2.输注的药物浓度过高产生结晶,如长期静脉输入高营养、高渗性、高 pH、高刺激性药物,由于高浓度的药物分子颗粒大、黏稠性高、输液速度慢,易在导管内沉淀引起管腔狭窄、阻塞,发生堵管。如甘露醇、抗肿瘤中成药苦参等。

3.肠外营养液中的脂肪乳等高黏度较大分子类药物,脂肪乳剂易在导管内沉淀,造成脂肪乳沉积、管壁内蜡状沉淀,发生导管阻塞的概率比其他任何液体都高。

4.新鲜血液、人体白蛋白、血浆等血制品,因黏稠度相对较高,容易附着于管腔内膜,且不易冲洗干净,引起导管管腔的部分或完全堵塞。

（三）机械性 PICC 堵塞

1.贴膜粘贴过紧压迫导管或导管体外部分打折、导管角度摆放不当、肢体过度活动导致导管或连接导管的输液器打折，发生输液故障后，未及时排除。

2.静脉瓣、静脉痉挛、输入较冷液体（或输血）、输液袋走空压力发生变化致堵管。

3.导管接头松动、脱落：PICC 尾端接头与输液器接头连接处固定不妥，患者翻身或上厕所时牵拉输液器导致接头松动或脱出；护士主动巡视不到位，特别是晚夜间患者及家属大多在休息，对患者关注度相对降低，导致导管反血堵塞。

## 二、PICC 堵管的预防

（一）加强专业技术培训

1.加强 PICC 置管评估和维护质量控制，规范和统一维护手法。

（1）PICC 置管前要评估患者病情和血管条件，尽量选择静脉瓣少，血管粗直、路径相对短的血管，如关节上的贵要静脉和肱静脉，且根据血管的粗细选择合适型号的导管，以减少对血管的刺激。避免导管摩擦损伤血管形成血栓性静脉炎，导致导管堵塞的发生。

（2）很多临床科室由于留置 PICC 患者不多，对 PICC 的认识和了解不全面，对并发症的认识和重视不够，导致对护士的培训不到位；在培训时重视理论传授，护士对脉冲与正压的作用及目的未能完全理解，缺乏实际操作指导，特别是年轻护士，理论与实际不能很好地结合。

（3）导管堵塞的发生大部分是和护士的维护手法有关系，特别是冲封管技术。在国内大多数开展 PICC 技术的医院里，PICC 置管由专职护士执行，而维护病房护士都参与，如果一个人的手法一次冲封管不到位就可导致堵管发生。所以，对护士的培训很重要，必须人人过关，才能有效减少堵管的发生。笔者医院的 PICC 维护示范和实践考核均是真人演练，操作规范和临床实际手法统一版本。

2.正确应用"A-C-L"导管维护程序能有效预防 PICC 堵管的发生。

（1）评估：每日使用前评估导管的功能状态，输液前抽回血确定导管是否在血管内。

（2）冲管：输液前后用生理盐水 10～20ml 或预充式冲洗器 5～10ml 脉冲式冲洗导管，生理盐水在导管内形成小漩涡，可将附着在导管和血管壁的残留药液冲洗干净。

（3）封管：输液结束冲管后用生理盐水或肝素盐水正压封管，预防血液反流至管腔内形成血凝块或血栓导致堵管。

冲管不彻底也会造成血液凝结和药物沉积造成管腔阻塞引起堵管，所以冲管时机、冲管生理盐水量和手法很重要。及时、正确地脉冲冲管＋正压封管能有效预防堵管的发生。

（二）PICC 的观察与维护

1.观察导管通畅情况　每日输液时加强巡视，注意观察液体的滴数。更换液体应及时，防止输液瓶内液体滴尽、调节器关闭所致的血液反流；使用输液泵、注射泵应设置报警值；若液体滴入不畅，切勿用力挤压导管，避免将小凝血块冲入血管导致血栓。导管堵塞的早期迹象包括液体滴速少于每分钟 50 滴（液体经中心静脉导管的重力滴速一般应达每分钟 80 滴以上）、回抽血液有阻力、输液泵经常报警或监测中心静脉压波形不明显等。定期脉冲冲管、正压封管和及时规范更换输液接头是预防导管堵塞的关键所在。

2.防止导管折叠、扭曲　当堵塞发生时，应先检查导管是否打折、有无体位压迫等原因。特别是对于烦躁、意识不清的患者，应向患者或其家属解释 PICC 维护的重要性，观察 PICC

通畅情况,必要时可使用约束带。

3. 导管的固定 贴膜应无张力性粘贴,粘贴时要注意导管摆放角度,BD导管圆盘前端勿顶住穿刺点,巴德导管减压套筒处勿顶住穿刺点,对肘上置管的患者,护士既要考虑到患者的舒适度,又要考虑到不会因患者活动而导致导管打折。

4. 合理选择封管液和液体量 使用三向瓣膜式导管或一般疾病患者,可单用生理盐水正压封管;血小板减少症、血友病,以及对肝素过敏者应避免使用肝素盐水作为封管液。但对于前端开口式导管或特殊疾病,如病情危重、心力衰竭、酸中毒、肿瘤等,由于患者可能伴有区域性循环障碍,血液黏稠度增加,使用肝素盐水比生理盐水封管效果好;使用小剂量肝素稀释液封管,可有效减少 FⅡa、FⅩa 等凝血因子在导管外壁及血管壁的吸附,减少导管堵塞的发生。

（三）导管尖端位置的确定

置管完毕一定要及时拍摄 X 线以确定导管尖端是否在上腔静脉下 1/3,以免因导管尖端位置过浅造成导管漂移移位引起堵管。留置导管期间在维护手法统一规范的情况下如仍然发生堵管,则应高度重视立即摄片观察有无导管漂移或移位颈内静脉。

（四）非导管因素的堵管预防

1. 精密输液器的使用 对于使用 PICC 或其他导管行静脉治疗的患者建议使用侧孔针设计的精密输液器,通过减少不溶性微粒产生和其过滤功能来减少导管堵管的发生。输液微粒是指输入的液体中存在的非代谢性颗粒杂质,其直径一般为 $1\sim15\mu m$,微粒随药液进入导管内可致导管堵塞且不易溶解;进入血液后,可致红细胞聚集形成血栓,引起栓塞或静脉炎;普通输液器采用的输液过滤介质的孔径一般在 $15\mu m$,对 $6\sim10\mu m$ 的微粒截留几乎没有作用,而精密过滤输液器的终端过滤器采用 $5\mu m$ 或 $3\mu m$ 孔径的过滤介质,可以滤除药液中 90% 以上的不溶性微粒。可阻碍 $\geqslant5\mu m$ 和 $\geqslant3\mu m$ 的不溶性微粒进入人体,$3\mu m$ 孔径的精密输液器效果比 $5\mu m$ 孔径的精密输液器更显著。有效阻止微粒进入导管或人体,以免造成堵管或对人体的危害。

2. 输液接头的使用 PICC 的连接装置建议使用无针输液接头,不建议使用肝素帽连接。由于肝素帽是和输液器的针头连接,容易造成针刺伤引起导管相关性血流感染,且针头斜面反复穿刺肝素帽的胶塞,容易将胶塞带入导管或体内,造成导管堵塞或人体伤害。而无针输液接头是无针连接,不会有橡胶微粒带入导管和体内,也不会造成针刺伤。

3. 持续缓慢滴注或微泵 液体输注速度缓慢,部分药物容易沉积在导管壁;导管部分反折或体位压迫而造成导管部分堵塞,因液体输注速度缓慢而不易被发现,护士应加强观察并每 $6\sim8$ 小时冲洗导管 1 次,避免药物或血液堵塞管腔。

4. 高浓度药物和药物配伍禁忌 加强护士药物知识培训,提高护士专业能力是降低 PICC 药物性堵管的关键。使用高黏度大分子药物如甘露醇、脂肪乳剂、血液制品及经 PICC 采血后应及时冲管,若使用大静脉营养袋应每 4 小时冲管 1 次,如静脉营养液混合葡萄糖后最高浓度可达 23%,输入时间长达 $24\sim48h$,溶质极易黏附在管壁周围,出现结石样堵塞;输注黏稠度较高的液体及血制品后必须先用 $10\sim20ml$ 生理盐水进行冲管,冲洗干净后才能封管。输注脂肪乳剂后不能直接使用肝素稀释液冲管与封管,因为脂肪乳剂与肝素存在配伍禁忌。当班护士加强观察,对滴速减慢或停止且导管外可见白色絮状物时应及时处理,可通过改变 pH 来改变沉淀物的溶解能力,达到溶解和清理阻塞导管的目的。冲管时转动导管外露部分,以便将沉积在下面的脂肪乳剂冲走。各种化疗药物输注间用生理盐水冲洗导管,防止药物发生结晶。

（五）疾病因素

1.排除禁忌置管的患者　例如有上腔静脉压迫或有血栓史的患者。

2.血液高凝的患者　加强全身和置管侧肢体的功能锻炼,促进血液循环。晚间睡眠穿刺肢体适当抬高。留置 PICC 期间可根据病情酌情使用抗凝药物,用药期间观察有无出血反应;特别是服用华法林期间,须监测 INR 比值来调整药物剂量并监控出血的发生。

3.对于咳嗽剧烈和频繁或须使用拐杖的患者,建议选择三向瓣膜式导管,以减少导管反血的发生。

（六）建立 PICC 堵管高危人群评估表

穿刺前全面评估患者,每班认真交接班。对上腔静脉压力增高的患者,置管后作为堵管高危人群进行护理和相关知识教育,指导患者避免用力咳嗽、屏气、排便,以及穿刺肢体的剧烈活动。及时处理患者咳嗽、便秘等症状。用力咳嗽、排便、呕吐后及时用生理盐水冲管。高凝患者经 PICC 缓慢滴注或使用微泵时,护士应酌情增加冲管的次数并使用肝素盐水封管。

（七）健康教育

置管后加强患者及家属的健康教育,增加依从性,配合落实日常维护和功能锻炼。住院期间教会患者学会自我观察,如发现敷贴潮湿、污染、卷边,应及时更换;发现导管内有回血,应及时报告护士进行处理。做好治疗间歇期或出院患者宣教,在治疗间歇期,应定期进行导管维护。保证敷贴粘贴牢固,保持局部清洁干燥,每周回医院更换敷贴、接头及冲封管,如导管体外部分有血液反流,要及时返院冲封管;如有周围或远端肢体肿胀、侧支血管末梢扩张或置管侧肩背部的不适,要及时来院复诊。饮食宜清淡,以低脂肪、低胆固醇食物为主,少食多餐,避免过热、煎炸、油腻食物,多吃富含维生素 A、维生素 C、维生素 E 的水果和蔬菜等。指导患者多饮水,补充水分有助于稀释血液,降低血液黏稠度。

## 三、PICC 堵管的护理

堵管发现得越早,处理起来效果越好。堵管时间越长,溶管越困难,甚至可能会溶不通,导致拔管。机械性堵管一般采取相应措施和护理后,很快就能解除堵塞症状。赵洁等报道,堵管后经溶栓处理无效导致拔管的占 PICC 非计划拔管的 3％,所以在临床护理工作中,要加强导管功能的评估和观察,减少并发症的发生。

（一）导管不完全堵塞

临床表现为能够输入液体但输液速度减慢,不能抽出回血;或回抽时阻力很大。

1.肝素盐水回抽法

（1）方法:将导管贴膜取下,同时取下输液接头,用 10ml 注射器(内装 2～5ml 肝素盐水)直接连接导管尾端,尽量回抽血凝块,回抽的过程中会有部分肝素盐水进入管腔,反复多次可使血凝块溶解。肝素钠是一种黏多糖类物质,分子中含 40％硫酸根,分子中带有强大的阴电荷,在多个凝血环节发挥抗凝作用,在体内和体外均有抗凝作用,因此它能抑制导管内血栓继续形成,阻止血栓深入发展,阻断堵塞物表面血小板凝集及纤维蛋白的形成。pH 对导管堵塞有一定的影响,当 pH 呈弱酸性(pH＝6.5)时,经过轻微搅拌后堵塞物可溶解。肝素钠的硫酸根呈酸性,可降低 PICC 内 pH,使堵塞物易于溶解。所以,肝素钠虽然本身对于形成的血栓无直接溶解作用,但综合以上情况,仍有一定的溶栓作用。

（2）注意事项：血凝块堵塞可先用注射器轻轻地回抽，尽可能将血凝块从导管中抽出。反复回抽时切忌将空气注入体内，同时避免因用力过大将导管带出体外。注意不可用暴力冲管来清除血凝块，以免使导管损伤、破裂或造成栓塞。

2.改变 pH 可提高溶解度

（1）方法：2011 年版 INS 指南关于清理导管阻塞的方法为低剂量滴注阿替普酶可有效促进血流恢复，在阻塞导管腔中滴注 0.1％盐酸用于溶解低 pH 药物沉淀，而滴注碳酸氢钠则用于溶解高 pH 药物沉淀。在阻塞导管腔中滴注 70％乙醇溶液、氢氧化钠可用于清理静脉输注脂肪乳（尤其是应用全营养混合液）所致的堆积物。在临床使用时对易溶于碱性溶液的沉积物堵塞，可用 5％碳酸氢钠溶液灌注处理，然后闭管 1h。对钙或磷酸盐沉淀堵塞，可用 0.1％盐酸灌注处理；对脂质沉积物阻塞如脂肪乳堵管时，可用 70％乙醇溶液灌注处理清除堵管。滴注乙醇溶液可能损坏某些聚氨基甲酸乙酯材质的导管，须阅读并遵循厂商使用指导说明。

（2）注意事项：使用此类药物溶管时一定要注意了解清楚导管阻塞的原因，切忌随意使用。溶管后建议将导管内液体回抽弃之，避免将药物冲入体内，以免造成身体不适。

（二）导管完全堵塞

临床表现为既不能从导管内输入液体，也不能从导管内抽出回血。

1.尿激酶疏通导管堵塞　尿激酶溶栓是临床最常见的用于疏通 PICC 堵塞的方法。导管堵塞时间在 24h 内进行溶栓效果最理想。尿激酶具有抗栓、溶栓作用，它可以直接作用于内源性纤维蛋白溶解系统，能催化裂解纤溶酶原成纤溶酶，不仅能降解纤维蛋白凝块，亦能降解血循环中的纤维蛋白原、凝血因子 V 和凝血因子 Ⅷ 等，从而发挥溶栓作用。它是一种高效的血栓溶解剂，又是人体内存在的蛋白质，不良反应小，故应用于静脉导管堵塞是比较安全、理想、有效的方法。

由于尿激酶用量小，且在导管内存留未参与体循环，未见引起出血等不良反应的报道。溶栓治疗时，应使用负压注射技术，尿激酶的使用浓度为 5000U/ml。目前，使用尿激酶溶栓的方法有 2 种，一种是直接用 10ml 注射器连接导管溶栓，另一种是使用三通连接导管和 2 个 10ml 注射器；医用三通阀内部构件为三通的柱体，因能通过调控阀门并回抽注射器形成负压，从而控制和改变流体的流向作用而运用于导管的溶栓中。但由于 PICC 导管横截面积小，三通形成的负压也相对较小且固定，导管完全堵塞时不能将尿激酶全部回吸，导致尿激酶与血栓接触的量小，从而影响再通效果且操作较复杂。直接用 10ml 注射器和导管连接时护理人员回抽尿激酶注射器可以通过自己的调控适当加大力度，使导管内形成理想的负压状态，停止回抽注射器时药液可被负压吸入导管内，导管内的负压状态优于使用三通阀。我院 PICC 使用的方法是直接用注射器和导管连接进行溶栓，效果理想。

（1）注射器直接连接法：取 10000U 尿激酶 1 支加 0.9％氯化钠注射液 2ml 稀释成 5000U/ml，用 10ml 注射器抽取 5000U/ml 的尿激酶 2ml，排净空气后直接与导管连接（去掉输液接头），回抽注射器 5～6ml 后，使导管内产生负压，如有导管夹则夹闭导管，如无导管夹则反折导管尾端，分离注射器，排净空气后连接导管打开导管夹然后轻轻回放注射器，如此连续回抽、回放几个来回，利用导管内负压进行药品交换，将尿激酶溶液置换进导管，保留 15～30min 后再抽吸导管，如不通则继续。如通畅后，则将药物抽出 2～3ml 后弃掉，再用 0.9％氯化钠注射液脉冲的方式冲洗导管。

（2）三通管连接法：取 10000U 尿激酶 1 瓶加 0.9％氯化钠注射液 2ml 稀释成 5000U/ml，

用 10ml 注射器抽取 5000U/ml 的尿激酶 2ml,通过三通管将导管(去掉输液接头)和注射器连接紧密,一边接尿激酶注射器,一边接 10ml 空注射器,先使导管与 10ml 注射器相通,回抽注射器 5～6ml,使导管内产生负压,再使导管与尿激酶注射器相通,利用负压将尿激酶注入 PICC 内,保留 15～30min 再抽吸导管,如不通则继续重复几次。如通畅后,则将导管内药物及溶解掉的血液回抽 2～3ml 后弃掉,再用 0.9％氯化钠注射液 10ml 以脉冲的方式冲洗导管。

(3)注意事项:①尿激酶应以无菌生理盐水或注射用水稀释,每毫升含尿激酶 5000U,以免药效下降;②尿激酶注射液注入导管待血栓溶解后,应将注射液全部抽出,防止血栓和药物进入人体内;③经导管内注入尿激酶注射液时量不宜过多,充满导管即可,避免特殊患者引起出血等不良反应;④溶栓用的尿激酶注射液应现配现用;⑤2011 年 INS 指南指出在阻塞的 CVAD 中滴注药物和(或)溶液进行导管清理时,可能须进行加压滴注。用于导管清理的注射器型号不应超过 10ml,且应遵照厂商说明书使用。

2.指腹揉搓配合尿激酶处理 PICC 堵塞  刘为红等报道的指腹揉搓配合尿激酶处理 PICC 堵塞适用于堵塞比较严重的导管,如堵管时间长或导管尾端可见回血者。尿激酶注射器直接与导管连接进行溶栓的同时配合指腹揉搓导管,可使体外堵塞血凝块变松、变碎易脱落,亦使尿激酶与血栓接触多,增强溶栓效果。

(1)操作方法:操作者洗手、戴口罩、揭膜、消毒穿刺部位及导管,移除输液接头,消毒外露的导管至尾端,用 10ml 注射器抽取 5000U/ml 尿激酶 2ml,直接与导管紧密连接。戴无菌手套,回抽注射器 5～6ml 后,使导管内产生负压,然后轻轻回放注射器,如此连续回抽、回放几个来回,利用导管内负压进行药品交换,在回放的同时,将导管放于左手拇指和示指之间,从导管接口处开始轻轻揉搓至穿刺点 1cm 处,重复回抽、回放、指腹揉搓 3 个步骤(禁止用力推,避免造成血管栓塞)。如果 30min 未通,则暂停抽吸,在注射器与导管紧密相连的状态下保留 30min,再按上述步骤重复回抽、回放、指腹揉搓 30min,仍不能通畅再保留 30min,如此反复直至导管通畅。如未抽出回血,可稍转动导管或缓慢将导管退出 0.5～1cm,尝试抽出回血。如通畅后,则将导管内药物及溶解掉的血液回抽 2～3ml 后弃掉,再用 0.9％氯化钠注射液 20ml 以脉冲的方式冲洗导管。

(2)注意事项:严格无菌操作,彻底洗手,戴无菌手套并严格按换药消毒面积消毒。揉搓的范围为导管接口处至穿刺点 1cm 处,揉搓力度适当,禁止将血凝块推入体内。用指腹揉搓时动作轻柔,切忌将导管带出体外。

3.更换连接器解决分体式 PICC 堵塞  临床上 PICC 堵塞除了存在导管部分堵塞和完全堵塞外,还可出现一种单向通畅的现象,即回抽血液比较通畅,但静脉输注时却发现滴速很慢,进行导管冲洗时阻力很大,与回抽血液的通畅程度不相符,而且此现象多见于分体式的 PICC。针对这种情况一般采取的处理方法为更换导管尾端的连接器就可缓解导管堵塞,分体式导管的连接器由减压套筒和带金属柄的翼形部分组成。分体式导管连接器发生堵塞的原因与导管的结构有很大关系。赵林芳等也对此进行过文献报道。目前临床上使用的 PICC 有一体式导管和分体式导管两种。一体式导管为前端修剪式,分体式 PICC 是由导管和减压套筒两部分组成,导管前端是三向瓣膜式的,为封闭状态,前端不易反血,置管后根据测量长度尾端进行导管修剪后,导管再和连接器连接组成。由于连接器的金属柄和导管相连接处的导管内径是导管最狭窄的部分,连接处不是一体化的结构,人工连接时上下接头的地方均可能存在缝隙,加上金属柄的材质为金属结构,不同于硅胶,反复回抽血液或输注的血液制品及药物的沉积物容易在此处聚集,造成导管堵塞,出现回抽不通畅现象。

(1)处理方法:操作前护士要了解导管尖端位置,评估修剪连接器后导管尖端位置是否仍处于上腔静脉安全处,处理前要向患者及家属交代清楚,确保治疗安全。操作者洗手、戴口罩,按无菌换药的程序揭取贴膜、消毒穿刺部位及外露导管,消毒外露的导管至尾端。将备好的 PICC 连接器和无菌剪刀放置无菌盘内,并预冲好连接器减压套筒和带金属柄的翼形部分备用。了解外露导管长度,建议外露导管长度≥5cm,以方便修剪和安装连接器,避免导管滑入体内。如外露长度不足 5cm 时,将体内导管缓慢拖出共达 5cm 时,将导管尾端朝上,无菌剪刀与导管呈 90°,用无菌剪刀一次性剪掉尾端的连接器扔掉;安装新的减压套筒和带金属柄的翼形部分,安装时注意导管与金属柄连接时要将导管推到底,并避免打折,之后将减压套筒和带金属柄的翼形部分锁定,连接注射器抽回血 1~2ml 弃之,更换注射器抽取生理盐水后进行导管冲洗,冲洗完后取下注射器连接输液接头,连接输液器观察输液滴速,了解导管通畅情况。如更换连接器后抽取回血有阻力或输液不畅时,则再考虑进行下一步的导管内溶栓术。

(2)注意事项:修剪导管时一定要注意保证外露导管长度≥5cm,以免出现导管滑入体内的意外发生;修剪导管时要注意无菌剪刀一定要锐利,修剪的边缘要整齐,勿将导管剪出毛茬;更换导管连接器时,导管和减压套筒一定要连接紧密。处理完后要拍片确定导管尖端位置,以确保治疗安全。

(于乐静)

## 第十四节 PICC 破损或断裂的处理

### 一、PICC 体外断裂的护理

导管破损或断裂是 PICC 置管后的严重并发症,如导管体外破损未能及时发现,可导致导管断裂,断裂的导管可随血液回流进入患者体内形成导管栓塞;如体内断裂,导管将直接随血液回流进入体循环,成为导管栓塞。导管超长时间使用可引起导管变脆使导管容易发生原位断裂,碎裂,远端栓塞。导管断裂片段可沿血流迁移至远端到达上腔静脉,右心房,右心室,肺动脉及其分支之一,导管最终漂浮及栓塞的位置取决于导管长度、重量、材料和柔软度。

栓塞的异物除导管外,还可能是穿刺用的导丝,如果穿刺时操作有误损伤导丝,也可使导丝断裂进入体循环。栓塞的异物可导致严重并发症,但由于缺乏大量研究,真正的并发症发生率尚无定论。可能的并发症包括心肌穿孔或最终坏死、心肌梗死、心脏瓣膜穿孔、心律失常、心脏骤停。感染性并发症包括继发感染性心内膜炎、真菌性动脉瘤、肺部感染。致死率取决于异物栓塞的时间及位置。据一项研究显示,当异物位于右心室时死亡率是最高的,位于腔静脉次之,位于肺动脉时死亡率最低。

(一)导管或导丝断裂的原因

1.置管过程中操作不当

(1)送管:沿置管鞘送管时,如送管不畅,置管护士可能会将导管回撤重新送管,如沿置管鞘回撤导管,导管可能被置管鞘损伤,且肉眼无法观察,当磨损的导管被送入静脉后,可能出现导管在体内断裂。

（2）采用改良的塞丁格技术置管时：如穿刺后，导引导丝沿穿刺针送入不畅时，导丝与针尖锋利的斜面摩擦，可能导致导丝结构的破坏，导丝柔软端扭曲变形甚至不能将其从穿刺针芯中拔出；当再次穿刺时，已经扭曲变形的导丝不得再次使用，否则，扭曲的导丝进入体内可能发生断裂，从而成为导丝栓子。

（3）修剪导管不当：PICC置管操作应由受过专业培训的护理门诊护士进行，巴德公司生产的三向瓣膜式导管结构为尾端开口，导管长度需要通过尾端修剪来完成，护士在进行尾端修剪时，应注意剪刀平齐导管，使导管尾端修剪整齐光滑，避免毛茬和斜边，如护士不熟悉导管结构和修剪方法，有毛茬或斜边，可能导致患者在带管过程中导管与连接器滑脱而进入体内。

（4）护士不熟悉导管结构和置管规程：在置管过程中违规操作破坏导管结构，而置管护士在置管过程中未能发现或意识到导管的损坏，可能导致导管在患者带管过程中发生断裂。

2.维护不当

（1）暴力冲管：冲管时如遇阻力过大，仍进行暴力冲管，可能使导管发生体内或体外破裂。

（2）导管固定不妥：不论是三向瓣膜式导管，还是前端开口式导管，如果在维护固定时，使导管尾端与连接器成为直角或锐角，导管随着患者的上肢活动而打折，久而久之，导管易在打折连接处发生断裂。

（3）上肢烫伤或外伤的患者留置PICC期间如需进行外科换药，而换药者不清楚导管体外摆放和固定的位置，在修剪清理伤口上的纱布时，可能误将体外部分导管剪断或剪破，从而使导管滑入体内。

（4）患者因素：如遇不合作或意识不清的患者，护士未能妥善使用约束带约束患者，曾有报道一名颅内肿瘤患者，躁动时将自己右上肢肘关节上的PICC咬断，体外留有残端，护士及时发现并拔出了PICC。

3.注射造影剂时，对非耐高压导管使用了高压注射器进行了加压注射。

4.护士在拔除PICC时，遇拔管困难，暴力拔管，可导致导管断裂在体内或体外。在拔除PICC后，应立即检查导管结构的完整性。

5.置入式输液港功能障碍，即无法抽吸回血或输液时伴有局部疼痛和（或）皮下水肿，可能是导管破裂的前兆。输液港可发生导管夹闭综合征，更换导管、从置入式输液港分离导管过程中也可能导致导管损坏或置入式输液港远端部分的破裂。

（二）导管破损或断裂的预防

1.置管前

（1）严格遵守置管操作流程，用生理盐水预冲导管，仔细检查导管有无渗水渗液处，尤其是尖端和尾端，确保设备完整，如可疑导管破损或已破损，应立即更换，并联系厂家分析导管破裂的原因。笔者医院自1999年置入第一根PICC至今，尚未在置管前发现有导管断裂的现象。但出现过一例三向瓣膜式导管拔管后发现导管结构异常的事件：护士拔管后常规检查导管结构及完整性时发现导管40cm刻度处有透明的两小段，经测量，发现导管变薄透明部分长度增加了约2mm。与厂家联系后仍无法解释导管结构破坏的原因。

（2）值得注意的是聚氨酯材质的导管在生产后3～5年即老化，丧失力度，易于折断，因此使用聚氨酯材质的导管时，护士应仔细查询出厂日期，确保导管安全留置。

2.置管中

（1）当穿刺针或穿刺鞘仍在血管内时，绝不能用力回拉导管或导丝。PICC护理门诊护士在置管过程中应避免将已经送入体内的导管经置管鞘外撤后再次送入,因外撤的过程置管鞘边缘可能损伤导管。

(2)改良塞丁格技术置管时,从塞丁格穿刺针中粗暴或用力送入或回撤导丝时,可将导丝尖端在针尖斜面锋利处切断在血管腔内;置管护士不适当地使用导丝可导致导丝在血管内打结或打折,导丝可在这些部位折断。如果穿刺不顺利,撤出导丝有困难时,需请介入科和血管外科协助用介入或手术方式取出导丝。如果穿刺后导丝不能顺利进入血管,正确的处理方法为:将导丝连同穿刺针一起拔出体外,重新穿刺时启用新的塞丁格套件。

(3)修剪三向瓣膜式导管时,必须使导管尾端修剪平滑,无毛茬,并将连接器金属部分完全推入导管内,再将导管与减压套筒连接并锁牢。

(4)使用切割器修剪前端开口导管时,正确选择配套的切口,在导管进入切割器前,完全拉起切割刀片,检查切割孔内确实处于通畅无刀片状态才能放入导管。导管进入切割器后,只能修剪一次,切忌将导管在切割器内来回滑动,不要随意按下或轻按切割器,以免损伤导管。

(5)送管时如遇阻力,不可强行送入,避免导管发生钝性及机械性损伤。

(6)严格执行置管操作流程,如遇置管困难,须请介入科医生协助置管时,置管护士应做直接助手并指导,以免介入科医生不熟悉导管结构及改良塞丁格技术,错误破坏导管结构,导致导管断裂等不良事件的发生。

(7)建议采用强化聚氨酯材质的输液港,采用预先修剪的导管和防断裂结构,以预防锁骨夹闭综合征及导管断裂。

3.维护

(1)使用施乐扣锁定导管固定翼,维护时将导管与连接器处摆放成钝角,以免导管打折受损。

(2)保护穿刺点,促进穿刺点愈合,在穿刺后1周内推荐使用藻酸盐敷料,以利吸收穿刺点渗血、渗液,并可促进伤口愈合,更换敷料时避免刺激未愈合的穿刺点,避免清洗穿刺点已经形成的血痂,促进导管尽快固定于穿刺点,避免导管在体内外移位。

(3)冲洗导管时如发现有阻力,不可强行推注,此时,须打开贴膜,仔细检查导管有无打折,如有打折应重新妥善固定导管;如导管堵塞,则应实施导管内溶栓措施;如排除堵管和导管打折,应指导患者调整体位,判断导管开口有无紧贴血管壁;如以上处理还有阻力,则应行X线胸片检查,确认导管有无在体内异位和打折,并给予相应处理。

(4)正确选择消毒药消毒皮肤,不可将胶布直接粘贴在导管上,以免造成导管老化和破损。在维护的过程中不能使用乙醇溶液消毒导管,因乙醇溶液可促使聚氨酯材质的导管老化。含有聚乙二醇成分的软膏涂在聚氨酯材质的导管上,可以促使导管的聚氨酯材质浑浊、膨大和破裂。聚乙二醇是很多抗菌软膏常用的原料,例如百多邦软膏的主要成分为莫匹罗星,软膏基质为聚乙二醇。因此PICC留置期间出现的穿刺点感染,不建议使用各种抗生素软膏局部涂抹。

(5)每次冲封管时须关注导管有无漏液,如有体外破损,应给予修复或拔管。

(6)使用透明贴膜固定导管,以方便护士观察穿刺点状况及贴膜下导管有无破损。我院曾有一例患者出院后返院进行维护,护士在未揭开贴膜观察导管刻度时发现导管连接器处已经断裂了80%,于是修复导管,免于断裂的导管进入体内。

(7)患者更衣时动作粗暴可能导致导管意外折断,指导患者更衣时,应在适当光线下暴露整个导管或使用管套(将袜子自脚跟以上剪断,保留脚脖一段套在导管体外部分,保持管套外光滑,不易被衣服带出),以免意外折断。

4.拔管

(1)导管老化:导管使用次数过多或结构完整性受损时,导管易断在血管内或漂浮到心脏内。当导管到了使用期限时仍功能良好,极少数患者为了节约,拒绝拔管。此时护士应告知患者如不拔管,可能存在导管材质老化,易发生体内断裂的危险,一旦发生体内断裂,易发生导管栓塞。所以为了患者安全,导管一旦到达使用寿命时应及时拔管。

(2)拔管时如遇到阻力,不能强行拔管,以免导管断裂在体内。在拔管的过程中,最重要的是间断的,缓慢的牵引,而不是直接作用于穿刺点。护士必须佩戴无菌手套,将导管放置到无菌区域,如遇到阻力,应停止拔除,改变上肢位置再行尝试;如果导管拔出一定长度后受阻,足以在不含导管的地方系止血带,可以系止血带后再拔管;如依旧存在阻力,可以暂时固定导管,请血管外科医生处理。如患者体内有血栓或纤维蛋白鞘形成,可能难以拔出导管,此时须按静脉痉挛处理(给予热敷)再拔管,如仍不能拔出,则须进行 B 超检查确认是否有血栓形成,并请血管外科医生处理。

5.培训

(1)对 PICC 护理门诊护士及病区护士进行培训,使之熟悉导管材质、结构、型号及使用注意事项,能够区分聚氨酯抗高压型导管和硅胶材质导管,能够区分前端开口和三向瓣膜式导管,避免导管断裂等不良事件发生。

(2)除了对病区护士进行培训,还须对 CT、磁共振及其他影像学检查的相关科室护士进行培训,以避免非抗高压型 PICC 发生被高压注射器推注造影剂而致使导管破损的情况发生。

(3)PICC 护理门诊应重视患者教育及维护手册的作用,组织形成各省的 PICC 维护网络。护士应在每次维护后认真填写患者维护手册,以保证患者在带管出院期间能够拥有完整的 PICC 信息,从而得到各地区医院给予的正确维护。

6.应急预案

(1)制定 PICC 体内及体外断裂的应急预案,对 PICC 护理门诊及病区护士进行培训,并将应急预案及急救电话填写在患者的维护手册,保证患者的安全。

(2)与 CR 室及介入科医生做好沟通,如患者发生体内导管断裂时,患者能及时得到相关合作科室的处理。

(三)导管发生体外断裂的处理

导管断裂可能在护士维护时发现体外部分砂眼或断裂;患者报告导管脱出,导管不完整;置管过程中将导管回撤通过置管鞘或穿刺针而损坏或切割断导管;患者自行损坏导管;拔管时导管断在体内或体外;或常规拔管后检查导管不完整。

无论置入三向瓣膜式导管或前端开口导管,一旦发现导管损坏,都应立即夹闭或封闭导管,防止空气栓塞,并等待进行修复(修剪破损导管,重新安装减压套筒)。

1.三向瓣膜式导管　如导管发生体外断裂,且断裂残端距离穿刺点有 5cm 以上,可采取修复导管的方式进行挽救。

(1)如导管仅有砂眼,应立即固定导管,专人守护,患者置管肢体制动,三向瓣膜式导管应避免进一步被连接器切割而发生完全断裂;连接 20ml 注射器,冲洗导管,确认导管破损位置。

（2）如导管体外完全断裂，应逆穿刺点方向小心揭除贴膜，隔透明敷料按压住体外残端，专人守护，避免断裂的导管进入体内。

（3）协助患者平卧位，置管侧上肢外展 90°。

（4）确定修剪导管的位置。

（5）按照置管操作规范铺巾消毒，戴无菌手套，冲洗手套；将无菌剪刀与导管横切面垂直，快速剪断破损或断裂的部分。

（6）用活力碘消毒导管尾端。

（7）安装连接器，确定减压套筒与金属柄锁牢。

（8）再次脉冲冲管，确定导管通畅。连接无针输液接头。使用 10cm×12cm 透明贴膜妥善固定。

（9）拍片定位，导管尖端如在上腔静脉，则可继续使用。如导管尖端不在上腔静脉，则作为中或短期导管保留。

（10）将事件原因及处理过程书写在护理记录单上，上报安全事件到护理部。

2.前端开口式导管　因前端开口式导管尾端为一体结构，没有独立包装的连接器可以使用，因此，如果发生断裂或损坏，只能选择拔除导管。如在拔管过程中出现导管断裂，但剩余部分还有足够长度可做拔除的话，则应夹紧导管继续拔除，同时注意防止空气栓塞。如果拔管过程中出现穿刺点处断裂，应立即用止血钳夹住导管并在上肢系紧止血带，以防止断裂的导管进入体内。同时注意系止血带松紧适宜，应检查桡动脉有无搏动，不能阻碍动脉血流。

3.修复导管的注意事项　导管修复只是一个短期的措施，修复后的导管不应该使用超过所推荐的时间。PICC 护理门诊护士应该关注对于不慎重使用或者扩大使用修复导管的现象，因此，一些导管厂商已经停止使用修复工具包。PICC 护理门诊护士应该权衡利弊，在某些时候，拔除损害的导管并重新置入新的导管是明智的选择。

### 二、PICC 体内断裂的处理

1954 年有学者第一次报道导管断端导致的右心房栓塞以来，在随后 20 多年间，又陆续有多例导管栓塞的报道，其中还不包括有很多无症状未被发现和确诊的患者。国外有学者统计了约 1650 位留置 PICC 患者中，有 11 名儿童被确定 PICC 断裂，需要手术取出断裂导管。随着各种导丝导管设备在血管内频繁使用，具有导管栓塞危险的人群数量仍在增加，以往的方式是开胸或开心手术，1964 年，临床报道了第一例使用支气管活检钳取出一根不锈钢弹簧导丝断端。以下就导管和(或)导丝栓塞的处理做一讨论和说明。

（一）置管上肢腋下系止血带

由于断裂的导管或导丝进入体内将成为医源性静脉血管内异物，可能在体内纠结成团，漂浮在血管内或阻塞肺动脉入口，并且可能引发一系列的不良症状。包括败血症、心内膜炎、心肌坏死、血管和心脏穿孔、心包积液、血栓形成阻塞动静脉、血栓栓塞、心律失常甚至猝死。因此，如果拔管中出现导管在体内完全断裂，或者在改良塞丁格技术置管过程中发生导丝断裂在体内时，应立即在置管上肢腋下系止血带。

（二）清除血管内异物

导管断端是否应该清除的问题，血管内异物是否必须取出可以参考以下两点：血管内异物正在或即将对人体造成危害；取出该血管内异物可能造成的副损伤和风险要小于给身体带来的益处。有时血管内异物的存在可能给身体带来不利，但患者没有任何症状，此种情况下须权衡利弊决定是否需要立即去除断端。

（三）经血管取出导丝或栓塞导管

1. 适应证　可用介入方法取出的医源性血管内异物须具备以下几个特点：X线可视性；柔顺性较好；无明显倒刺；可捕获性较好；未与血管壁融合。

对于长期滞留于体内，无症状的医源性异物，特别是老年患者是否要取出，取出后是否引起血管撕裂，血栓脱落引起肺梗死等并发症尚未见文献报道，也有待进一步探讨。

2. 禁忌证　下列情况禁忌采用经血管取出血管内折断的导管或导丝技术

（1）当待清除的导管或导丝附近有大血栓时，操作可能使血栓脱落。

（2）当存在血管或心脏穿孔时，当已知导管或导丝位于血管外时。

经血管清除血管内异物技术发生断端不能取出的概率为 10%，其原因为：①断端位置不好（完全在远端肺动脉）；②未能识别的血管外位置（如胸腔）；③断端留置时间太长，紧附着于血管内膜；④导管栓塞或导丝太短（<3cm），没有游离端适合于圈套技术。

3. 并发症　断端滑入肺动脉导致肺动脉栓塞、断端移位、向远端迁移、心律失常（多为良性）和操作导管也进入血管中成为导管栓子。

4. 定位　在进行经血管清除导管或导丝栓子前，应先定位断端并确定血管和心腔的位置，清除导管近、远端游离及其周围情况。据文献报道导管栓塞发生频次依次为：上腔静脉、右心房、上腔静脉-右心房、右心房-肝静脉、降主动脉胸段、右心室、颈内静脉、锁骨下静脉、肝静脉、下腔静脉、肺动脉及左右分支、降主动脉胸段。异物断裂的近心端即为最易接近的一端。进入循环的深度一般不超过右心房，除非整个断端进入肺动脉。

5. 取出技术　全部操作在透视和持续心电监测下进行。传统选择股静脉或肘前静脉，选用颈内或锁骨下静脉时，需谨慎防止空气栓塞。异物取出的操作要点主要有 2 点：①如何使用抓取器材在血管腔内准确地将异物牢牢抓住，防止其漂移；②如何将异物顺利地撤出血管腔。

（1）常用于抓取异物的介入器材包括：鹅颈捕捉器、异物钳、长导丝对折而成的自制圈套器等几种。

①鹅颈捕捉器是最常用的器械，优点是操作简便，抓取范围大，可调节套圈直径。抓取异物时用力要适度，圈套器外套管的长径与异物的长径要平行。

②异物钳也是一种有效的方法。优点是抓取牢靠，不足之处是输送鞘管直径较大，不易到达纡曲的血管及小分支。

当异物与血管壁融合时，最好先采用导管和（或）导丝将粘连处剥离，再进行捕捉。

（2）尽量置入足够粗的输送鞘：正常成年人的股静脉可使用 14~18F，股动脉稍小，将异物拉入鞘管内，然后将鞘管小心撤出体外。如遇无法收入鞘内的异物，可将其拉至穿刺部位，局部血管剖开，取出异物后再修补血管。另外，在捕获异物后回撤过程中，应注意回拉的力度，避免质地坚硬、表面不光滑的异物刮、刺、划伤血管壁。异物取出的并发症较少，主要是血管穿孔、破裂。造成血管穿孔、破裂的原因包括异物与血管壁致密融合，强力回收造成血管壁撕裂；异物回收入鞘或回撤至穿刺处之前，划伤血管壁。预防措施包括捕获异物后回撤过程中，应注意回拉的力度，同时适度旋转回收装置及异物，减轻损伤程度。

（3）介绍基本环或圈套技术：采用的是一种最简单、最常用的设备（一根对半折叠并插入导管的长导引钢丝),一根 8F 薄壁导管和一根细径导引钢丝(0.53mm)制作基本环。这种技术的优点是取材方便、柔韧、环大小可变、经皮穿刺、相对安全,成功率高。如果导管残端没有可供圈套的游离端,这一技术则无法使用。

①采取标准塞丁格技术将导管送入血管。

②制作好捕捉器(基本环或圈套)。

③在透视下将大捕捉器送入导管残端所在的血管或心腔,使捕捉器与导管残端估计平面呈 90°。

④反复调整捕捉器大小,将导管断端套入,要套上导管残端,其必须有一段游离。当残端随环移动时,说明套入成功。

⑤一旦圈套成功,则通过导引钢丝前送导管接近残端加以固定。

⑥回拉导丝逐渐收紧捕捉器,使导管残端固定在引导导管尖端,继续收紧圈套,一起从静脉中抽出导管,将断端拿掉(极少数情况下,导管纠结成团需切开静脉才能取出)。如遇异物与血管壁紧密融合的情况,可以考虑放弃取出,规避风险。

(4)短时间内发生的异物,一经证实首先应给予低分子肝素抗凝,以防继发血栓的发生,且尽量将异物保留在原发部位,这样对患者损害最小,并发症少,容易处理。

(5)在介入取异物过程中,应根据血管的直径选择合适型号的捕捉器,注意套取异物一端的长度应足够长,以防滑脱;若一端卡在小血管内,发现越拉越长时应及时退回,以免拉断异物,这时须耐心反复多次牵拉;漂移至肺动脉的异物,由于呼吸、心脏搏动的影响,透视下显影差、位置很不稳定,须交换导丝等其他器材辅助;由于异物细、软,常感觉不到抓住异物的张力,这时应边撤捕捉器、边观察异物是否随捕捉器运动;取出异物后应检查异物的完整性,重新透视检查有无残存异物。

(6)冯促进等学者报道如为导丝断裂在体内,可在确定血管内异物有磁铁吸引性之后,在体外给予磁铁吸引住导丝,使之固定,避免进一步的位置移动。但是使用磁铁体外吸引导丝至合适的部位其安全性有待探讨,磁铁在体外吸引血管内导丝,导丝可能在静脉内紧贴静脉内膜移动,可能会造成静脉内膜的损伤。

### 三、PICC 拔管困难的处理

PICC 拔管困难很少见,纤维蛋白鞘形成是拔管困难的重要因素,拔管困难可能与局部炎症反应有关,导管在血管内圈套打结也可能导致拔管困难。置管后,导管表面会迅速形成一个蛋白层,厚约 100nm,主要有纤维蛋白原、伽马球蛋白、白蛋白、脂蛋白和凝血因子。纤维蛋白原强烈吸引血小板聚集使之释放促血栓形成化学物质,伽马球蛋白促进白细胞黏附使之释放凝血物质,炎症因子和纤维蛋白降解因子白蛋白通过降低血小板和白细胞黏附对抗上述反应,凝血因子 XI、XII、激肽释放酶原和激肽原等参与并加重上述反应。

(一)拔管困难的非手术处理

1.维护护士在每次使用导管前后及每次维护时均应评估导管功能状况,观察有无穿刺点渗液情况。

2.如遇拔管困难,不可强行拔出,应首先给予热敷处理再行拔管,如无效,则应立即请介入科或血管外科处理。

3.如导管断裂在体内,且与静脉内膜无粘连,可采用介入的方法取出断裂的导管,如导管与血管内膜粘连,则应请血管外科行导管－静脉剥离手术取出导管。

（二）拔管困难的外科处理

笔者医院血管外科统计6例拔管失败的患者,均为男性,年龄5～12岁,均因患白血病置管化疗,未用抗凝药,经头静脉置管4例,贵要静脉置管2例,5例拔管困难(失败),1例拔管时折断,所有患者术前均经X线或彩超明确置管途径及有无血栓。

1.手术方法　采用小切口分段探查,向近端牵拉感知粘连部位;游离粘连的血管内壁和导管,完整拔除导管,结系近端。

2.粘连部位　4例经头静脉置管的患者,1例位于头静脉中段,3例位于头静脉汇入腋静脉或锁骨下静脉处的头静脉段。2例经贵要静脉置管患者,1例粘连部位为贵要静脉近腋静脉处,1例于贵要静脉中段折断。病理变化肉眼观导管表面灰白色薄层,紧密包绕导管,并与血管内膜粘连。

（三）PICC血管内打结的处理

PICC血管内打结虽不常见,但其软而细的特性使其在血管打结的风险增加。由于没有造影技术的支持,在PICC置管过程中送管困难时或在患者带管期间都有可能发生导管打结。

1.导管打结的类型

（1）PICC自身打结:可能发生在置管过程中,也可能发生在患者留置PICC期间。笔者医院曾有一例患者经右侧贵要静脉置管,在置管后20d发生贵要静脉、肱静脉血栓,后经保管溶栓处理后复查B超示栓塞静脉血流恢复。在置管后50d又发生导管滴注不畅,经X线胸片证实导管在体内腋静脉处形成圈套。因拔管可能导致圈套形成死结,因而拟请介入科取出导管,但患者坚决要求保留导管,遂请介入科医生在透视下采用松解结扣技术成功,而使患者保留导管至治疗结束(带管233d)。

（2）PICC与其他导管打结:可见于已经放有起搏导管的患者,起搏导管可经贵要静脉、股静脉、锁骨下静脉、颈内静脉穿刺,在透视下将电极导线送入右心房,越过三尖瓣,进入右心室。一般起搏器电极导线直径为3mm,常规4Fr规格PICC外径为1.34mm,5Fr导管外径为1.67mm,比起搏器电极导线几乎细一半,在送入PICC的过程中,PICC有可能会与电极导线缠绕,一般尽量避免与起搏器在同一侧穿刺,以减少电极导线与PICC汇合的静脉路径,减少导管与导线缠绕的可能。在为此类患者PICC置管时,建议在透视下置入PICC,以避免PICC与起搏器电极导线缠绕打结。

（3）PICC与心内结构打结:此并发症极为少见。心内结构异常时,如心房内纤维条索、感染性心内膜炎后心内膜及瓣膜瘢痕等,此时PICC如发生体内断裂或置管过深,进入右心房、右心室,可能与这些结构发生缠绕打结。

2.松解结扣处理

（1）如果怀疑导管打结,应做前后位、左或右前斜位等多体位观察,以确认导管是否真正打结。如果未真正打结,只用简单回撤导管即可排除。

（2）松解结扣技术:一旦导管打结的结论成立,就不能在没有透视的情况下再操作导管。一种方法是收紧打结,将其撤至外周血管,然后用套管技术或手术切开法将导管取出。如果以上简单措施不成功,应考虑:①胸廓切开取出打结的导管;②当导管套住心内结构时,手术切开心脏取出打结导管;③当不能用介入方法取出导管,不能耐受开心或开胸手术时,在患者知情同意的情况下可选择切去多余的导管部分,将近端缝合在皮下组织或筋膜上,将打结的导管留在血管或心腔。

（3）并发症：①血管或心腔损伤，在操作过程中，如果导丝送入不当，导致导丝穿透导管，导丝可能损伤血管内膜或心内膜甚至穿孔。②静脉痉挛或静脉炎，如果经过小静脉进行操作，则可能发生静脉痉挛或静脉炎。③血胸，颈内静脉、锁骨下静脉如果发生撕裂伤或穿透伤，由于不能直接压迫止血，可能发生血胸。④血栓栓塞形成。

（于乐静）

# 第十五节　PICC 意外脱管的原因及处理

PICC 在留置过程中，尾端的固定会明显高于皮肤平面。在日常生活中，容易摩擦、牵拉导管，使导管意外脱出。无菌敷料在一定程度上保护了 PICC，但它又常常会出现粘贴不良的情况，比如无菌敷料卷边、潮湿、积液积气等。这些都是 PICC 在留置过程中脱管的危险因素。因此，要密切观察和注意 PICC 敷料的使用状态，及时更换，加强带管期间的健康教育，防止各种因素导致导管意外滑脱出体外。

## 一、PICC 意外脱管的原因

（一）导管固定不妥

1. 消毒剂未充分待干，就覆盖无菌透明贴膜，降低了贴膜的黏度，导致贴膜固定不牢。

2. 洗澡时，贴膜内进水或较长时间的盆浴、泡澡致使贴膜内产生水蒸气。

3. 贴膜内的纱布过大，导致导管和贴膜粘贴不良。

4. 置管后需要进行预处理，敷药或涂药时的药膏多半是油剂，和贴膜接触后导致贴膜松散。

5. 无菌敷贴过小，无法完全覆盖导管。

6. 患者出汗多，贴膜潮湿不易固定，导管容易随患者身体活动而脱出。

（二）带管者自身的因素

1. 患者穿衣、睡觉时，无意识地拉扯导管导致其脱出。

2. 保留体外导管部分过长，导致导管外露过多，增加了导管脱出的危险因素。

3. 输液治疗中，患者活动不慎，牵扯输液管的同时也牵拉了 PICC，导致导管的脱出。

4. 患者活动过于频繁，剧烈运动（如打羽毛球、骑马）等。

5. 患者对无菌贴膜过敏或穿刺点感染时采用纱布固定，以及因皮肤干燥、脱屑、瘙痒而不慎将贴膜抓破导管带出。

6. 老年患者和消瘦的患者，皮下脂肪少，皮肤松弛，导管易于滑动。生理、心理、行为功能及感知能力均减退。而小儿患者，由于不合作的原因，也是导管容易脱出的原因。

（三）护理操作失误

1. 更换敷料时，因操作不慎，带出导管。

2. 消瘦、意识不清患者翻身时牵拉导管，输液管长度不够及受压导致导管脱出。

3. 没有经过 PICC 专业培训的护理人员，错误地认为 PICC 等同于留置针，而将导管拔除。

## 二、PICC 脱出的高危时期

PICC 由于未能像 CVC 那样，通过缝线将其稳妥地固定在皮肤上，而是通过透明贴膜直接与皮肤粘贴。因此，导管固定的是否牢固，与透明贴膜粘贴得是否得当有很大的关系。当透明贴膜粘贴不牢固时，导管脱出的发生概率便随之增高了。如果能在导管脱出的高危时期之前，提前告知患者可能出现的问题和存在的风险，引起患者的高度注意和重视，就可以在一定程度上减少意外脱管的发生。

（一）首次置管后 1 周

患者首次置管后，由于还没有完全适应导管，必然存在一些不适应的情况，容易遗忘手臂处导管的存在，如果过度活动或者不恰当运动均易导致导管的脱出。

（二）高温、湿热天气

天气湿热状态下，机体为了散热排除多余的容量，便会产生大量的汗液，导管处由于透明贴膜的覆盖会产生更多的汗液，汗液会降低透明贴膜和导管与皮肤之间的粘贴性，使导管失去有效固定，稍活动就会脱出体外。曾有报道夏天用置管侧的手臂扇扇子和年轻人之间的疯逗使暴露在体外的导管脱出的病例发生。

（三）穿刺点出现渗血、渗液、皮肤过敏等异常情况时

夏季天气炎热，皮肤汗腺分泌旺盛，增加对皮肤的刺激，容易引起过敏反应，采用纱布固定或涂抹药膏时，使导管缺乏有效固定和保护，容易发生意外脱出。渗血渗液时，会降低透明贴膜的粘贴性，使导管失去有效的固定。

（四）出院带管期间

出院后患者因角色的转换，在正常工作和生活时缺乏自我保护的意识，将导管意外脱出。

## 三、PICC 意外脱出的护理

（一）PICC 意外脱管的预防

1. PICC 置管术前护理

（1）患者准备：术前了解患者的凝血功能及血小板情况，以防置管后穿刺点渗血较多，增加 PICC 脱出体外的发生概率，更增加患者的恐惧感。协助患者清洁穿刺侧皮肤，去除多余的油脂和污渍，增加透明贴膜和导管的粘贴性。更换宽松棉质的病员服。

（2）术前谈话：PICC 作为异物将置入患者体内，必然会让患者感到恐惧不安。加强置管前宣教是十分有必要的，将如何改良穿刺侧衣袖、洗澡时如何避免打湿穿刺点及错误的自我护理方法和留置 PICC 期间异常情况的图片制成画册，耐心细致地给患者进行讲解，消除患者的担忧并积极配合置管。

2. PICC 置管术后的护理

（1）置管术后 1 周内均需要密切观察穿刺点有无渗血、肿胀等异常情况，尤其是置管术后 24h 内，更是观察的重要时期。可以在穿刺点局部选用藻酸盐敷料或选用至少 4～6 层的无菌纱布吸收渗血，防止 PICC 意外脱出。

（2）带管期间、治疗间歇期间均应详细讲解自我维护的方法，意外脱管发生的原因和处置流程。对于脱管发生的高危人群建议使用施乐扣固定，防止脱管。

3. 强化对护理人员相关技能的培训，提高操作水平，规范正确的操作

（1）尽量选择在肘关节上穿刺，防止因手臂屈伸对肌肉牵拉，造成导管脱出。

（2）留置导管时，体外的导管部分不宜过多。正常情况下，肘上改良塞丁格置管术，成年人肘上三向瓣膜导管不带延长管保留 5～6cm，小儿肘上不带延长管保留 7cm。前端开口式导管外露刻度一般为"0"。

（3）无菌贴膜每周更换 1～2 次，但渗血或渗液多时应及时更换。

（4）输注药物时，应以别针固定输液管道于衣服或领口上，以避免输液管牵扯而导致导管的脱出，如有疼痛、出血、渗液等情形，应立即告知护理人员。

（5）经常观察导管滴速，发现滴速减慢时应及时查明原因，妥善处理。

（6）选择透气性好、黏性大的无菌透明贴膜。

（7）换药揭开贴膜时，因贴膜的自黏性易带出导管，可一手揭贴膜，一手用消毒棉签固定导管。

（8）监测长度：换药的操作前、操作中、操作后都必须监测导管的外露长度，特别是没有经验的护理人员，发现问题及时处理。

（二）导管固定装置的固定与使用

1. 导管固定装置的使用标准

（1）2011 年版 INS 指南指出，PICC 固定装置的使用及固定方法应按照操作规程和（或）实践指南中的要求加以规范，并要求操作护士必须熟练掌握 PICC 装置固定的适当方法及相关设备的使用。在临床护理中，因为操作护士不熟悉导管固定装置正确使用方法，错误安装固定装置，导致患者导管发生脱出的情况发生。所以，在使用固定装置时，必须要先进行操作护士的培训，这是至关重要的环节。在没有进行操作护士培训的前提下，使用固定装置，可能增加导管意外脱出的概率。

（2）2011 年版 INS 指南指出 PICC 固定装置的使用，可以最大限度地减少连接处导管的移动，并预防导管脱落及连接失败。在临床护理中，导管固定装置可以预防导管的意外脱管，但并不能做到 100% 有效。加上固定装置的材质容易引起一部分患者的皮肤发生过敏性皮炎，特别是在炎热的夏天。患者因为局部皮肤的瘙痒，不自觉地搔抓皮肤，因而增加了局部感染和导管被意外拽出的概率。所以，操作护士在准备给患者使用固定装置的时候，必须先对患者进行评估，了解患者是否适合使用该装置，皮肤敏感和过敏性体质的患者请慎用。

2. 2011 年版 INS 指南导管固定装置的操作标准

（1）如果可能，导管固定设备推荐使用胶带固定或缝合。多个研究表明外周静脉导管可减少总体并发症并延长留置时间。一项研究表明使用导管固定设备可减少外周中心静脉导管置管发生感染的风险。一项随机对照试验表明，排除不使用固定设备的对象，儿童患者进行 PICC 时缝合相比胶带固定发生并发症的风险更低。

（2）透明贴膜及其他敷料常常用来帮助固定导管，但目前还没有足够的证据表明在静脉导管连接处单独使用这些敷料有益处。一项外周静脉导管的随机对照实验表明，联合使用带有完整固定功能的外周静脉导管和静脉固定敷料可与标准的带有固定设备的外周静脉导管的作用相当。但要注意这些结果并不适用于所有类型的外周导管。

（3）使用可替代缝合固定的血管通路固定装置可以减少针刺伤的风险，文献报道可使用固定钉替代缝合固定，减少锐器损伤的风险。然而相关研究非常有限，且没有表明有何收益，可能并不适合用于非镇静的患者。

(4)任何固定方法的使用都应有证据支持,且须进行风险受益分析。然而缝合固定可能增加针刺伤的风险。同时由于缝合伤口邻近置管部位且可在缝合部位形成生物膜,增加感染的风险。缝合固定可考虑在特殊人群中使用,如儿童患者,或皮肤不完整而不能使用胶带或使用机械固定设备的患者。

(5)如果固定血管通路装置用的缝合线出现松动或不再完整,则应该拆除并使用其他方法固定或再次缝合。

(6)脱落出的导管在加用导管固定设备前不可再次插入血管,导管的固定应选择脱出部位,并在再次使用前评估合适的血管置管部位。

在临床护理中,由于护士不具有给患者进行缝合技术的资质,在置管后是不能给患者进行缝合操作的。再加上缝合产生的疼痛需要进行的局部组织麻醉和改良塞丁格置管术中的局部麻醉是有所不同的,没有医生的医嘱这些都不是我国护士能够进行的操作范围。儿童PICC置管后的缝合由于技术要求更高,实施起来更加受到限制,所以在我国进行PICC置管后的缝合甚少。

(三)PICC特殊人群的局部保护

1. 老年患者 老年人的皮脂分泌减少,皮肤容易出现干燥和瘙痒,再加上老年人的记忆力、思维反应的灵活性降低,在带管期间往往容易遗忘导管的存在,不自觉地挠抓瘙痒部位,造成导管意外脱出。其护理方法如下。

(1)护理中可以使用宽松的棉布袜子,剪去两头,套在穿刺侧上肢,包裹导管外露的尾端部分。该方法特别适合在冬天使用,可以起到较好的固定和保护作用。

(2)告知患者穿脱衣物时先穿置管侧的肢体,脱衣服时先脱无导管侧肢体。

(3)加强老年患者的皮肤护理,局部可以给予护肤霜涂搽,但应该注意的是涂搽的范围不宜过大,避免接触到无菌贴膜。

(4)2011年版INS指南指出,局部的防护措施如使用指套等,推荐在认知受限的儿童及老年患者或在有意外脱落风险的患者中使用。特制的干净塑料防护套可用于儿童,预防意外脱落或血管损伤。因此,可以根据每位患者的体质、行为及心理状况的综合评价来进行。

2. 意识不清患者 此类患者主要包括接受麻醉的患者,使用镇静药或处于昏迷状态的患者,由于烦躁、感觉和知觉障碍,将导管拽出体外的发生概率较高。特别是神经内、外科患者。护理措施如下。

(1)可以酌情使用关节固定设备(如托板、手臂夹板或手指固定板等)适当固定肢体,防止导管的扭曲及脱出。但是弯曲的部位(如手指、手臂)不宜长时间固定,应注意维持患者肢体的功能性体位。另外,护士在使用的过程中,还应该了解患者发生压疮的风险,进行局部皮肤的检查和评估,采取适当的干预措施。避免皮肤的破溃。有大量的文献报道出现皮肤破溃风险及已经出现的皮肤压疮的进展,与使用固定设备导致的血液循环不畅有关。

(2)烦躁的患者可以考虑使用约束带固定肢体,但应该注意约束带的舒适性。2011年版INS指南局部防护操作指南中特别提出:制动设施或局部防护措施的实施应保护血液循环,且不影响血管置管部位的可视性,并应遵循使用说明书,所选的制动设施或局部防护措施不应干扰处方药物的流速、给药方法以及对血管置管部位的评估及导管的固定。

(3)选用丝袜将导管外露部分套在置管侧的手臂,避免将导管带出。

(4)询问患者导管固定部位的舒适性,如不适会增加患者挠抓导管的概率。

(5)对烦躁不安的患者,可以使用身体制动设备(如约束带)保护血管通路装置的穿刺部位。使用中,应定期拆除身体固定设备,以便对肢体循环状态进行评估和观察。但是身体制动设备不应作为常规操作设备,应尽量避免使用。一旦患者身体条件允许,则立即拆除身体制动设备。

3. 小患儿  在小儿留置 PICC 治疗中,除了无菌敷料和导管接头的固定外,特别强调 3M 自黏性绷带的使用。正确使用自黏性绷带可以很好地保护导管,防止患儿玩耍导管的尾端,将导管带出。

(1)使用方法:取自黏性绷带一段,使其处于无牵拉的自然状态,环形缠绕患儿留置导管部位一圈,将 PICC 的尾端部分包裹进去。并轻压自黏性绷带的重叠部分,固定绷带即可。

(2)自黏性绷带使用的注意事项:包裹时应特别注意绷带松紧度,不能影响肢体的静脉回流,指导患者和家属自我观察,一旦出现肢体的疼痛和肿胀及时告知护士;对于不规则的部位可以适形裁剪包系、固定,包裹绷带如果出现重叠或黏在一起时,应该及时更换新的绷带或者解开绷带重新捋平,以免造成局部不适。

4. 消瘦患者预防重点在于妥善固定。

(1)对于特别消瘦和皮肤松弛的患者,可以多使用一个透明贴,将延长管的部分全部覆盖,仅保留导管的输液接头在外面,增加导管的固定面积。

(2)每次换药时,消毒穿刺点及周围皮肤后,必须等干燥才能覆盖敷料,避免在皮肤潮湿的时候贴膜。

(3)固定时应从中心向四周按压,以减少滞留在敷料内的空气,使导管固定更加牢固。

(4)体外部分导管的摆放:肘关节下置管按照"S"形,肘关节上塞丁格置管"U"形固定,勿采用直线固定导管,以便患者活动时导管受到外力牵拉有一定的余地。

(5)除定期更换敷料外,敷料有污染或松动时应该立即更换。

(6)使用施乐扣导管固定装置,可以防止导管的移动,提高导管的安全性。在使用过程中,须注意观察皮肤局部情况,有异常及时处理。

5. 敏感体质患者  敏感体质患者留置 PICC 后,用透明贴膜固定导管时,贴膜下皮肤出现红肿、瘙痒,严重者皮肤破溃、渗液,给导管固定带来困难,影响导管安全留置,同时还增加患者经济负担。因此,防止皮肤过敏反应并同时防止导管滑脱的固定方法是预防重点。

(1)操作方法:常规消毒后,将 1 块纱布从正中纵向剪开 3~4cm,纱布剪口置于 PICC 穿刺点,纵向紧贴于皮肤,将导管体外部分置于纱布上,另 1 块纱布与之对齐覆盖导管,然后用弹力护套或剪成筒状的袜套固定。

(2)指导患者穿脱衣服时注意保护,防止导管意外脱出。护士每日应加强观察的次数、频率。严格执行床边交接班,接班人员必须确认导管的位置正常方可。

(3)选用纱布敷料覆盖穿刺点时,由于纱布容易潮湿、受污染,更容易滑脱出体外。护士应根据患者的不同情况适当增加维护次数。

(4)夏季天气炎热,皮肤汗腺分泌旺盛,会增加对皮肤的刺激,容易引起过敏反应,给患者带来不适。对此类患者在天气炎热时,要加强健康教育,指导保持身体皮肤清洁和干燥,减少出汗。出院期间,不要在人多的公共场所逗留。在家中休息静养时,可将室温调节到人体感觉舒适的 27~28℃较好。

(5)该方法不适用于带管间歇期,在家休息的患者,有可能因为观察不到位而导致脱管。

#### 四、留置 PICC 期间的健康教育

1. 指导患者平日衣服袖口不可过紧，以免在穿脱衣服时把导管带出。

2. 在家休息期间，一旦出现贴膜的松散、卷边时，必须立即到医院进行专业的处理。

3. 导管滑出，禁忌盲目插入，先固定脱出的导管，由专业护士根据情况修剪导管或拔管。

（于乐静）

# 第十六章　护理管理

## 第一节　安全管理与风险管理

护理安全是患者在接受护理的全过程中,不发生法律和法定规章制度允许范围以外的心理、机体结构或功能上的损害、障碍、缺陷或死亡。包括一切护理缺陷和安全隐患。护理安全已成为衡量护理服务质量的重要指标,护理管理也应该从保障患者安全着手,加强护理安全管理。随着医疗护理水平的发展,人们越发注重安全管理,随之出现一些提高安全,防范风险的方法,新的理念的产生和运用给医疗护理工作者带来了启发,现将加强护理安全的新进展综述如下:

### 一、使用根本原因分析法

(一)概念根本原因分析(RCA)

是一种回溯性失误分析工具,分析已发生的不良事件,从错误中找出系统中的弱点并加以矫正,以避免类似事件再发生。根本原因分析主要精神在于发掘事件发生过程,探讨事情发生原因,以找出系统或流程中存在的问题并加以改进。它通过广泛收集主客观资料并进行系统分析,充分发掘系统中的缺陷,所得的结果较全面。

(二)具体方法

RCA 共有四个阶段。第一阶段:RCA 前的准备:组织 RCA 团队,情境简述,事件相关资料收集(包括人员、记录、设备、地点,尽快收集包括目击者说明、观察资料、物证及书面文件证明)。第二阶段:找出近端原因:以更具体的方式叙述事情的发生始末(包括人、时、地、如何发生),并确认事件发生的先后顺序,用时间线和流程图描述;列出可能造成该事件的护理程序,执行过程是否与设计相一致;另一方面评估设计的操作程序;列出事件的近端原因(人为因子、技术因子、设备因子、可控制及不可控制的外在环境因子、其他因子);再收集资料以佐证近端原因,针对近端原因做即时的介入措施。第三阶段:确认根本原因:列出与事件相关的组织及系统分类(人力资源系统、资讯管理系统、环境设备管理系统、组织领导及沟通系统);从系统因子中筛选出根本原因;确认根本原因间的关系。第四阶段:制定和执行改进计划。

(三)分析结果

1. 系统原因　是护理缺陷的根本原因有资料显示,75%的医疗缺陷来自系统的问题。护理缺陷显示系统不同程度缺陷达 81.5%。韩光曜分析的护理缺陷有系统原因的占 70.7%,绝大多数护理缺陷并不是孤立的,是众多环节因素中的某一个或几个发生改变所致。既有系统原因,也有个人原因,则应着眼于改进系统而不是惩罚个人。Nolan 等认为,虽然难以对导致人犯错误的人本原因加以改进,但可以对系统过程加以改进,以减少缺陷的发生,保障医疗安全。

2. 教育培训因素　是最常见的根本原因美国医疗机构评审联合委员会(JCAHO)在 2000 年对美国医疗缺陷的根本原因调查显示,培训和沟通不足是最常见的原因,超过 50%。主要存在的问题有安全意识观念的缺乏,缺少正确的工作流程和工作方法,缺少相应的培训,如特殊药物的使用、新药配伍禁忌、相应专科理论、基础护理、操作技能、专科应急处理能力及患者防跌倒等有关知识的宣教。这些护理缺陷的发生与缺乏相应的培训有关。

3.沟通因素　主要发生在输液、发放口服药、特殊检查等方面,因与患者的沟通不足,语言使用不当,专业术语过多,导致患者不理解,引发缺陷。另外工作人员之间沟通也存在问题,急诊化验结果电话通知出错,口头医嘱错误等。

4.工作任务因素　包括工作负荷、人员数量、人员结构等因素。

5.组织管理因素　包括制度、工作流程、组织结构等。

6.环境设备因素　包括设备、布局等。因无床栏、卫生设施欠妥、微泵故障等原因引发缺陷。

(四)对策

改善系统和护理工作流程。护理管理人员应加强护理工作各环节的管理,对各类制度和流程进行梳理,简化和标准化关键程序。护理部对口服药发放流程、长期液体编制程序、手术患者交接程序等进行改善。改善流程中涉及给药、输血、采血、特殊临床检查及其他治疗时,至少使用2种方法辨识患者身份(不含患者的房号或床号),对昏迷患者使用腕带标识识别身份。针对漏发药现象,增设定时器,以此来提醒护士发药,减少漏发现象。有关药品的贮存,如药品外观相似或发音相似易混淆的,同一药品不同剂量,静脉使用液体与外用药等应分开放置。对高浓度药物、10%氯化钾和10%氯化钠应分开放置并有醒目标识。加强设备管理,及时更换不符要求的床、卫生设施,制定各类仪器及设备操作程序,定期保养,及时维修。

## 二、引入患者安全文化的理念

美国卫生文化和卫生安全专家凯泽教授将其定义为:个人或机构行为的一种整体模式,以共同的信仰和价值为基础,不断努力,将服务过程中可能引起的患者伤害降至最低。患者安全文化作为一种新的安全管理理念已受到了越来越多的管理者的重视,并尝试将其运用到护理管理中,着力培养和影响护士对患者安全的信念和态度,促使其安全护理行为的养成,从而改善患者安全。通过将安全文化视为一种管理思路运用到护理管理工作中去,即管理者在日常工作通过启动护士自我意识、感悟工作责任、唤起有意注意、调控负性情绪、引导正确的归因方式等营造人本安全氛围;不断提高护士业务素质等方面,培养和影响护士对安全护理的信念和态度,以促使安全护理行为的养成,减少差错、事故的发生。

1.患者安全走访　患者安全走访也称为管理者走访,由美国 Allen Frankel 博士首先提出,它是指医院领导者应经常走访基层,一般 1 周 1 次,询问一些有关患者安全的具体的问题,如:"你认为领导者应该怎么做才会使你的工作对患者来说更加安全?"等,可给领导者找出安全隐患的机会,讨论其原因,并记录交谈中的一些关键信息,加以分析,同时对系统做出改进。

2.自愿报告系统自愿报告系统　提供了一个发现错误并从错误中学习的机制。自愿报告系统成功的关键是非惩罚性的环境、报告方式的简洁、及时有效的反馈。自愿报告系统与安全文化互为因果,自愿报告体系鼓励人们暴露自己的错误,同时向其他人发出警示,长此以往,可形成一种人人关心安全的良好的安全文化氛围,而良好的安全文化氛围又可使人们自觉地将自己的差错等主动报告,形成一种良性循环,促进安全文化建设。这需完善相关制度,建立一种不带惩罚措施的护理缺陷报告制度。

有调查显示,去除惩罚机制,医疗缺陷的报告率显著上升,达 10 倍甚至 20 倍。目前我国医疗安全不良事件报告系统尚未健全,多数医院都设有医疗护理差错强制性报告系统,严重的医疗护理事故必须上报,但针对一些并未或轻微引起患者损伤的差错,医护人员可能会因担心受惩罚而采取隐瞒态度,这样不仅无法避免差错的再次发生,而且可能会为发生更严重的安全事故埋下隐患。传统的管理理念使管理者在分析和处理护理差错或事故时,注重分析个人护理行为中不安全因素,对个人加以责罚,而忽视管理制度或流程上的缺陷,这种做法无益于从根本上杜绝差错的发生,治标不治本。国内护理管理者应转变观念,对出现的问题应着重及时改进系统,淡化对个人的处理。此外建立一个安全公正的文化环境,是提高员工安全责任与态度的重要保证,鼓励积极上报不良事件,使管理者及时发现潜在的缺陷并制定改善措施,前瞻性的预防护理差错和不良事件的发生。

3. 团队合作与沟通交流技巧训练 在患者照顾中常需多学科、多部门的合作,因此团队合作在提供更安全的患者照顾中发挥着非常重要的作用。周立宁认为护理管理者应鼓励和培养护士间的团队协作精神,倡导在繁忙的工作中相互提醒、相互监督,弥补工作中的缺陷或漏洞,防范护理差错。员工间的相互监督和坦诚交流源于高度的信任,这也反映了医院安全文化水平。

4. 患者为患者安全 2004 年 10 月 WHO 成立全球患者安全联盟,并提出了"患者为患者安全"等 6 个行动计划,将公众纳入患者安全项目,鼓励患者为患者安全把关,教导患者及其家属主动咨询,共同杜绝各种医疗错误的发生。

5. 各种教育和培训活动 在医疗机构内和全社会开展患者安全文化建设的教育活动,使医务人员了解并执行医疗行为规范,使社会、民众和媒体认识到医疗错误的发生不应只苛责个人,系统与制度的持续改进才是最重要的,从而有利于安全文化的建设与良好、和谐的医疗环境的建立。

6. 合理配置护士人力资源,加强对护理队伍整体素质的培训 合理调配护理人力资源,合理排班,实行弹性排班制,层级管理制,新老护士搭配进行排班,以减轻超负荷工作状态。临床近 70% 的治疗、护理、生活服务是通过护士来完成的,担任多重角色的转化,因此,作为医院管理者须十分重视护理人员的身心健康,合理配置人力资源,为护士的身心健康提供保障,使护士充分认识到自己的重要作用,从而更加努力工作,提高护理质量,使患者安全系数增加。

## 三、建立风险管理机制

1. 护理工作具有连续性、动态性、直接性和具体性,与患者接触时间长,任何一项活动执行不当均可影响患者安全。即使护理人员严格遵守"三查七对"制度,仍会发生护理不安全事件。随着临床医学发展,高新技术应用,也使护理工作的难度和风险增高,使护理人员出错几率相对增加。

2. 风险评估机制已成功运用在工业领域。医疗机构引进该机制,根据病情和相关信息,对急诊患者、危重患者、手术患者、入院患者、转院患者等进行相应的风险等级评估、量化分析,让患者和医护人员对病情的严重性和预后都能有明确的概念,指导临床治疗。这样既能降低医疗执业风险,又能保障患者的知情权和就诊安全。

### 四、管理建议

护理安全关系到护患的根本利益,直接影响着医院的环境和经济效益,因此科学的护理管理可以有效地回避护理风险,防范和减少护理纠纷,为患者提供优质、安全的护理服务。任何一家医院都不可能杜绝医疗差错、事故的发生,卫生行政部门和医疗机构的目标是如何对此进行最有效的防范,如何最大限度地减低给患者和医疗机构带来的损失,这是医疗系统永远努力的方向。

(许春英)

## 第二节　护理质量管理控制

控制工作是管理的重要职能之一。管理活动中的控制是一个复杂并反复进行的工作过程。质量是医院管理的核心,是在市场竞争中立于不败之地的关键。

### 一、概念

护理质量控制是一种有目的的管理行为,其实质是保持(或改变)管理对象的某种状态,使其达到管理者预期的目的。例如医院的护理部为了保证或改善护理质量,通过检查收集病房和护理人员工作情况的信息,并根据预定标准进行衡量、评价,然后再发出指示或采取奖惩措施进行信息反馈,对下属进行干预或纠正偏差,进行控制。

护理质量控制是护理管理工作的核心和重点,内容涵盖护理工作的方方面面:基础护理、危重症护理、技能操作、护理文件书写、健康教育、安全管理等。

护理质量控制工作贯穿在护理质量管理活动的全过程中。护理质量管理活动中控制的过程也就是主客观逐步统一的过程。护理管理者能否对管理对象的变化状态进行有效的控制,主要取决于两方面的因素:一是要有明确的目的;二是要有实现目的的相应手段。护理质量控制,首先必须要有明确的护理质量指标,同时还必须具有必要的人力、物力、财力、信息及组织机构。

### 二、护理质量控制的意义

控制职能是质量管理的基础,质量管理靠对质量形成过程中出现的偏差进行控制。富有成效的控制是任何事业取得成功的关键。护理质量控制职能是与质量管理的计划、决策、人员管理等活动密切联系在一起,作为管理过程的整体发挥管理作用。

1. 有效的管理者应该注意合理授权给下属　组织成员的工作成效评价的有效性在许多方面也与控制工作的质量直接相关。管理中经常出现管理者不愿意授权的情况,主要是因为害怕下属犯错误自己承担责任,有时宁愿自己做事来避免授权。如果形成一种有效的控制系统,可以提供授予了权力的下属工作绩效的信息和反馈。管理者可以做到始终督促他人,以保证应该采取的行动事实上已经在进行,保证他人应该达到的目标事实上已经达到。

2. 与管理基本职能构成一个相对封闭的循环　控制是管理职能循环中最后的一环,如果没有控制,也无法知道组织成效如何,也不能决定是继续往前走,还是暂停下来或者往后退一步,这就有赖于控制职能。控制不仅可以维持其他职能的正确活动,而且在必要时可以改变其他职能的活动。它通过纠正偏差的行动与计划、组织、领导职能紧密结合,使管理循环过程顺利进行。例如当护理质量控制发现原订目标和标准不能实现时,管理者可能采取调整原计划、重新确定目标或标准的行动;也可能调整组织机构;或重新配备合适人选;还可能采取加强领导和指导的重大改变,以便纠正偏差,完成工作任务。因此,控制与其他管理职能紧密联系,具有重要和关键的作用。

3.决策目标决定控制内容,控制工作为实现决策目标服务 通过控制还可以在计划完成、目标和标准实现的基础上,发现问题、找到经验和循踪追击,制定出继续改进、提高的目标和标准,使组织再完美一些。

4.计划工作与控制工作密切相关 控制是质量计划实施的保证,质量计划是控制的标准和依据;计划是针对未来的,但环境和条件总在变化,由于管理者自身素质、知识、技能、经验等限制,制订计划时不可能完全准确、全面;计划在执行中也会发生未预料的情况。计划和目标为控制工作规定了衡量业绩的标准。控制可以依据标准对计划进行监测,发现偏差时进行纠正;或修正计划、目标;或制订新的控制标准,这样控制既发挥了执行和完成组织计划、实现组织目标的保障作用,又可使组织"维持现状",使组织活动趋于稳定。例如护理工作计划的目标和标准需靠质量控制来保障实现。因此,控制职能同计划职能之间具有内在联系,管理学家把二者看成是一把剪刀的两个刃,缺少任何一个刃,剪刀也就没有了。控制之所以重要还在于它监督目标是否按计划实现;监督上级的权力是否被滥用;控制工作在管理的各项职能中还是一个关键职能,控制不仅可以维持其他职能的正确活动,而且在必要时可以改变其他职能的活动。护理质量控制工作对于衡量标准的执行程度,揭示标准执行中的偏差以及指明纠正措施等均非常重要。此外,控制的意思在现代管理中,不仅是管辖、监视而已,它还包括了持续改进的意思。

### 三、护理质量控制类型

将管理的控制手段采取在生产或服务行动开始之前、进行之中和结束之后,关注生产的。输入环节—操作过程—终末结果。三个环节,就形成了控制的三级结构,即前馈控制、同期控制、反馈控制这三种控制的基本类型,也是护理质量控制的基本方法。

1.前馈控制 前馈控制又称预先控制,是运用所能得到的最新信息,包括上一个控制循环中所产生的经验教训,反复地对可能出现的结果进行认真预测,然后与计划要求进行比较,必要时进行调整计划或控制影响因素,以确保目标的实现,能避免预计出现的问题。是一种防止问题发生而不是问题出现后再去补救的管理手段。前馈控制的纠正措施作用在计划执行过程的输入环节上,工作重点是防止所使用的各种资源在质和量上产生偏差,是通过对人力、财力、物力和资源的控制来实现的。其优越性在于面向未来,通过控制影响因素,而不是控制结果来实现控制目的。

2.同期控制 同期控制又称过程控制或环节质量控制,是管理人员对正在进行的各种具体工作方法和过程进行恰当的指导、监督和纠正。同期控制的纠正措施作用于正在进行的计划过程之中,是在执行计划过程中对环节质量的控制,这是护士长经常使用的一种控制方法,其有效性很大程度上取决于管理者的素质与能力,以及护士对管理者指示的理解程度。例如护士在护理活动过程发生错误时,护士长予以纠正;或各班护士在履行每日职责时如发现有错误及时纠正。如每日查对医嘱有错及时纠正等即属此类。护理质控很重要,但质控不是几个管理者所能掌控的,它关系到护理工作的方方面面,最好全员参与。现在,大多数医院采取的是三级质控体系,即由护理部成员、各科护士长组成的护理质量管理委员会对全院的护理质量进行监控;各大科由科护士长、病区护士长及各科护理骨干组成的护理质量控制组对所管辖的病区护理质量进行监控;科室由护士长及 2～3 名护理骨干组成的科内质控小组对本病区的护理质量进行监控。护士长可以在科室成立单项护理质控小组,让护士人人参与到护理质量管理中来,细化管理,对护理质量实施单项控制。

3. 反馈控制 反馈控制又称后馈控制或结果质量控制,这类控制作用发生在行动之后。主要是对行为之后的质量评价。是分析工作的执行结果,并与控制标准相比较,发现已经产生或即将出现的偏差,分析其原因和对未来的可能影响,及时拟订纠正措施并予以实施,防止偏差继续发展或再度发生。

反馈控制为管理者提供关于计划效果的真实信息;也可通过对计划执行结果的评价达到增强员工积极性的目的,也是最重要的质量控制内容。反馈控制是一个不断进行的过程,管理过程中的各种信息会直接影响控制的结果。因此,质量信息的反馈应当做到灵敏、准确、及时,使反馈控制为管理者提供关于计划效果的真实信息,也可通过对计划执行结果的评价达到增强员工积极性的目的。例如护理质量控制中的一些统计指标、管理指标。如"褥疮发生率"、"基础护理合格率"、"护理差错事故发生次数"等统计指标即属此类的控制。

前馈控制是以未来作导向的控制,是用来防止预期问题的发生;同期控制是一种发生在一项活动进行之中的控制;反馈控制是发生在活动结束之后的一种控制。控制三级结构给管理者提供了考虑控制内容的框架及控制工作的切入点,将质量分为基础、过程、终末来分层管理,针对性强,有利于组织、有利于检查和评比;同时也反映了质量的基本规律,例如护理质量的基础、过程、终末结果,同其他事情一样,有开始,有过程,有结尾,三级质量管理是人们容易理解和接受的方法。然而,按照全面质量管理的基本思想,三级质量管理结构也存在一些问题,主要是单靠管理部门控制质量,忽视了全员参与质量管理的现代质量观点;另外,不够重视经济管理等。

### 四、护理质量控制的过程

护理质量控制工作的过程包括 3 个基本程序:确立工作标准;根据标准衡量成效,并将实际绩效与标准进行比较;采取管理行动来纠正偏差或不适当的标准。

1. 确立标准 标准是计量现实和预期工作成果的尺度,也是对重复性事物或概念所做的统一规定。标准应当反映组织结构中各层次、各种不同职位的立场观点。标准是根据计划而制订的,是计划工作的具体化,是在完整的计划程序中选出的对工作成果进行衡量的关键点。

确立护理质量控制标准,首先应明确控制的对象,即体现目标特性和影响目标实现的要素。例如对于护士为卧床患者更换床单操作的控制,应首先明确操作过程是控制的重要因素之一;然后建立为卧床患者更换床单操作程序中各个主要环节的质量标准。

护理质量控制的对象有护理工作和提供护理的人员,控制标准应针对这两方面来制定。护理服务质量的控制应抓住影响护理服务质量的关键点制定出标准。

2. 衡量成效 此阶段是为了确定实际工作成效的。管理者首先需要收集必要的信息,然后将实际成效与标准进行比较,确定计划执行的进度和出现的偏差。

在实施过程中,要考虑到衡量的精度和频率的问题。所谓精度是指衡量指标能够反映出被控制对象多大幅度的变化,精度越高,越能准确反映管理活动状况,但同时也越复杂。频率是指对被控对象多长时间进行一次考核和评定,频率越高,越能及时掌握情况,但同时也增加了监测机构的工作量,或者根本做不到。在护理质量控制工作中,许多问题很难定出精确的标准,工作成效也难以用定量的方法进行衡量。因此,除了用定量的方法进行考核和评定外,大量的定性指标要规定得尽量具体,并按不同的重要性用一定的级数表示出来,最后用权重方法进行综合评价,使定性的指标趋向定量。

3. 纠正偏差 这是控制的关键。其重要性就在于体现了控制职能的目的,并且通过采取管理行动来纠正偏差,可以把控制和其他管理职能界定,共同处理。而且偏差的出现总有一定的原因。系统变化不只是受到控制影响的作用,还受其他一些影响因素的作用,找到这些因素也就找到了导致偏差的原因。找到偏差的原因后,应根据偏差的大小和控制能力,制定纠正偏差的方案。在某些活动中难免会出现一些偏差,但要确定可以接受的偏差范围。衡量成效要通过实际绩效与标准的比较找出偏差,并确定是否在可以接受的范围,如护理技术操作合格率控制在 90%~95%,低于 90%则不能接受。管理者要把握好偏差的大小和方向,这是非常重要的。

## 五、护理质量控制注意问题

护理管理中的控制是按设定的护理目标,建立起完善的控制体系,通过若干方法和步骤,采取若干措施或通过调整,达到预期目的的管理方法。应用控制的理论和方法研究护理管理控制工作,应结合护理的特点,研究和遵循护理工作规律,以求得实际效果。

护理管理者能否对管理对象的变化状态进行有效的控制,主要取决于两方面的因素:一是要有明确的目的;二是要有实现目的的相应手段。护理质量控制,首先必须要有明确的护理质量指标,同时还必须具有必要的人力、物力、财力、信息及组织机构。完整的质量控制有以下几个基本观点。

1. 完善的控制组织层次 首先要建立健全控制组织,明确分工,包括各级质控职责、任务以及各种制度等。其次是根据全医院质量控制总体要求,制定具体的可操作的控制计划,包括控制内容、检查时间、评价方法和标准等。要注意服从全局。医院控制组织可分为决策层(院级领导)、控制层(质控办)、协调层(职能部门)、执行层(科级领导)和操作层(全院工作人员),组成稳定的控制组织层次。这一控制组织的关键,是落实好院长对质量控制负全责的制度;护理副院长对护理质量控制负主要责任;护理部对质量负检查控制责任;科护士长、护士长负具体责任。要落实好分级负责制,这是控制工作做得好坏的基本要求。完善的控制系统使控制工作有利于纠正偏差,当出现偏差时,应责任分明,责任与负责执行质量管理计划的岗位职务相适应。

2. 综合和关键问题控制 护理质量的内涵和外延扩展,更要求控制涉及的范围要广泛,既包括技术质量,又包括生活服务和心理护理质量,还包括环境管理、与其他科室和卫生技术人员协调、配合的质量。物资供应、患者膳食质量、护校的教学质量等均会影响护理质量。因此,为实现对患者最终的高质量护理,应对影响质量的多方面因素进行综合治理。管理者在护理质量控制工作中,还应着重于计划完成的关键性问题和实现质量计划的主要影响因素上。关键点的选择是一种管理艺术,质量控制的重点则放在容易出现偏差或偏差造成的危害较大的环节上。

3.标准合理且与计划相一致 应建立客观、准确、有效、适当的质量标准。标准太高或不合理,不会起到激励作用;标准不准确,不能测量,控制工作就会失败。质量控制系统的建立要反映质量计划所提出的要求。确立质量控制标准和控制手段也都要依据质量计划,质量控制过程中应力求使实际活动与计划目标相一致。在设计质量控制系统、运用控制技术进行控制活动之前,必须制订质量计划,控制系统要反映计划所提出的要求。

4.直接控制 直接控制原理的指导思想是:合格的人员发生差错最少,并能及时觉察,及时纠正,减少或防止出现偏差。直接控制相对于间接控制而言,是控制工作的重要方式,以采取措施保证所属人员的质量,提高人员素质,而不只在工作出现了偏差后采取纠正措施,追究责任。下属人员越能胜任所担负的职务,自身就越能觉察执行计划的偏差,及时采取措施纠正偏差。因此,在护理质量管理中,应不断提高护理人员的医德、医风、专业、心理、体格等素质,保证提供护理的人员质量。

5.树立全面质量管理观点 护理服务对象是患者,任何疏忽和处理不当,都会给患者造成不良甚至严重后果,护理质量事关重大。护理质量是在护理人员操作中形成的,应按照形成规律进行管理,在重视作为反映护理目的性的终末质量的同时也应贯彻预防为主,加强作为控制手段的基础质量和环节质量的控制,真正实施全过程的控制。全面质量管理使质量管理从单一角度转变为多角度,成为全员参加的、全过程的、全方位的质量管理,使质量管理从总体控制和深化程度上均达到了新水平。首先要抓好教育,开展不同层次的、有吸引力的质量活动,吸收生产一线的护理人员参加改进质量,采用团队形式发现问题、解决问题;其次要进行定期和不定期的质量考核,使人人参加质量管理。护理质量控制是护理工作永恒的主题,培训—检查—反馈—再检查,是护理管理者应遵循的质控方法,是护理质量持续提高的保障。质量控制组织一般都有,医院质量控制委员会—护理质量控制委员会—科室质量控制小组。但在各级质控组织中,只有核心人员重视质量,质量才能提升。院长重视—护理部主任重视—护士长重视—护士重视,如果领导不抓质量,再健全的组织,也只能是纸上谈兵,应付上级检查。

(许春英)

# 第三节 护理质量管理评价

## 一、概念

护理质量的评价是护理管理中的控制工作。随着国家和军队护理学科水平的不断提高和发展以及医学模式的转变,人们的健康观、服务观、质量观都发生了较大的改变,原有的评价指标有待进一步调整和扩大。

护理质量评价的目的在于:可以衡量工作计划是否完成,衡量工作进展的程度和达到的水平;检查工作是否按预定的目标或方向进行;根据提供护理服务的数量、质量,评价护理工作需要满足患者的程度、未满足的原因及其影响的因素。为管理者提高护理质量提供参考;评价指标和批准的确立是质量控制的主要形式和护理的指南;通过评价工作结果,可以肯定成绩,找出缺点和不足,并指出今后的努力方向。也可通过比较,选择最佳方案,如选用新技术、新方法等;可检查护理人员工作中实际缺少的知识和技能,为护士继续教育提供方向和内容。

医院护理质量评价指标是说明医院护理工作中某些现象数量特征的科学概念和具体数值表现的统一体，它由一个名称和一个数值组合而成。护理质量的评价和比较可在医院之间进行，也可在同一医院内的不同科室之间进行。一项护理质量评价指标只能反映医院护理工作的某个或某些侧面，只有当不同来源和用途的各个方面护理质量评价指标有序地集合在一起，形成护理质量评价指标体系，才能对医院的全面护理质量发挥评价作用。

## 二、原则

（一）进行护理质量评价时应遵循两项原则

1. 实事求是的原则　即评价应尊重客观事实，将实际执行情况与制订的标准进行比较，而标准应是评价对象能够接受的，并在实际工作中能够衡量的。

2. 对比要在双方的水平、等级相同的人员中进行，就是所定标准应适当，不可过高或过低 9 过高的标准不是所有的护士都能达到的。

（二）进行护理质量评价要设立评价指标

一项质量指标就是一项原则、程序、标准、评价尺度或其他能保证提供高水平护理的测量手段，是反映护理工作质量特性的科学概念和具体素质的统一体。设立这个指标是一项复杂的系统工程，要紧紧围绕进行护理质量评价的目的来设置。因此，每一项指标的设置都应建立在科学、充分的论证和调研，以及对收集的数据进行准确统计分析的基础上。指标的设置除了遵循科学性原则外，还应遵循以下原则：

1. 实用性和可操作性　即确定的指标应能切实反映护理质量的核心，能合理解释护理质量现象，同时应考虑质量管理的成本因素。指标的概念和原理要便于理解，指标的计算公式、运算过程也要简单实用。

2. 代表性和独立性　即选择能反映目标完成程度的指标。如患者满意度较好地反映了服务水平、技术水平和管理水平，具有一定的代表性。指标还应具有独立的信息，互相不能替代。

3. 确定性和灵敏性　指标必须客观、确定、容易判断，不会受检查人员的主观因素的影响。指标还应有一定的波动范围，以区别质量的变化。

## 三、护理质量评价指标体系构成

护理质量控制的对象主要包括护理工作的质量和护理人员的质量两个方面。护理质量评价指标体系按管理层次可分为医院间评价指标体系和医院内评价指标体系。医院间评价指标体系适用于上级卫生管理部门了解和评价各医院护理质量水平和情况，为辅助决策提供依据；医院内评价指标体系适用于医院了解和评价各科室护理单元的护理质量水平和状况，奖优罚劣，提高医院护理服务水平。

传统的护理质量评价指标主要侧重临床护理质量。随着整体护理模式的广泛应用和护理工作内涵与功能的扩展，护理质量评价也应由上述狭义的概念发展为广义概念。我国按管理流程分为要素质量、环节质量和终末质量。

（一）要素质量评价

要素质量是指构成护理工作的基本要素，主要着眼于评价执行护理工作的基本条件，以

"组织、机构"为取向。即建立在护理服务组织结构和计划上的评价内容,着重在执行护理工作的背景方面,包括组织结构、人员配备、资源、仪器设备等,可以影响护理工作质量的条件。如护理部管理质量标准就属于这一类。

1. 机构和人员　建立健全与等级医院功能、任务和规模相适应的护理管理体系。可设置2~3级质控组织,即护理部专职质量监控组;科(总)护士长级(专科)质量监控组;护士长级(病区)质量监控小组,定期进行质量控制与改讲活动。

2. 环境、物资和设备　反映医院设施、医疗护理活动空间、环境卫生监测、护理装备水平及物资设备等合格程度。如各护理单元是否安全、整洁、舒适、便捷,床单位设备齐全,护士站离重患者单元的距加床数等,常规物品器械消毒灭菌合格率、每年引进护理新仪器设备总值或占全院构成护理物资设备完好率、急救物品完好率等。

3. 知识和技术　反映护理业务功能与水平、开展的技术服务项目及执行护理技术常规的合格程度。如护理人员"三基"水平达标率、护理人员年考核合格率、护理人员年培训率、开展整体护理病自成比、年发表论文数、年科研成果或革新项目数等。

4. 管理制度　护理工作有计划并按计划落实,规章制度健全并严格贯彻执行,护理资料齐全并尽量达到算机管理"如年计划目标达标率。

(二)环节质量评价

环节质量管理注重在护理工作的过程中实施控制,以"护理人员"为取向,将偏差控制在萌芽状态,属前馈控制,如各种护理标准的制定等。长期以来,国内医院将环节质量管理作为质量监控的重点,并取得了一定的经验。

目前国内医院进行护理环节质量评价最常用的指标主要包括以下两类:患者护理质量指标,如基础护理合格率、患者对护理工作满意度等。护理环境和人员管理指标,如病区管理合格率、急救物品准备完好率等。部分医院还增加了一些反映护理观察和诊疗处置及时程度的指标,如护理处置及时率等。

(三)终末质量评价

即评价护理服务的最终结果,以"患者"为取向。如患者伤口的护理情况,是否保持干燥,反映护理服务效果的褥疮发生率等。这是从患者角度评价所得到的护理效果与质量,属于传统的事后评价和后馈控制。

护理结果的标准选择和制定影响的因素比较多,有些结果不一定说明是护理的效果,它还与其他医疗辅助诊断、治疗效果及住院时间等综合因素有关。毕慧敏等认为护理效果的评价应该从对患者产生的结果和对医院的影响两方面进行分析,前者包括临床护理效果、患者满意率和健康教育效果;后者包括对医院质量、医院形象和医院经济效益等方面的影响。

护理服务结构、过程、结果三方面综合性评价,基本上反映了护理质量。目前,卫生部制定的对各级各等医院护理的评审标准,即属于综合性评价标准体系。以上三个方面的质量标准是不可分割的整体,它反映了护理工作的全面质量要求,三者之间的关系是:进行护理要素质量评价,可掌握质量控制的全局;具体护理过程环节质量评价,有利于落实措施和保证护理工作的正常进行;终末护理结果质量评价,可反馈控制护理质量。

### 四、护理质量评价的组织机构及方法

护理质量评价是一项系统工程,建立完善的质控组织是护理质量管理中至关重要的问

题。医院护理指挥系统即护理部主任一科护士长一护士长的三级行政管理系统,也是医院的护理质量控制系统。也可根据医院规模的大小,选派具有丰富临床经验的护士长组成质控小组,经常深入基层,直接获取护理工作信息,向护理部反馈。

有管理研究者认为所采用的控制方法主要有:垂直控制与横向控制相结合。以及预防性控制与反馈控制相结合的方法。还有研究者从评价的主客体和过程方面对护理质量评价方法进行了阐述,即评价的主体由患者、工作人员、科室、护理部、医院及院外评审机构构成系统;评价客体由护理项目、护理病历、护士、科室和医院构成系统;评价过程按收集资料—资料与标准比较—作出判断的系统过程实施。

(一)按照护理质量评价的对象分类

1.护理项目 护理项目是质量评价的基本单元,传统的护理质量评价主要将护理项目作为评价对象,如特护、护理技术的操作合格率等。

2.以病例为评价对象 护理工作模式向以患者为中心进行转变,而护理评价尚未很好地关注整体病例的评价,即按照病例分型识别和评价患者的护理需要程度。

3.以病种为评价对象 病种质量评价体现了宏观和微观的结合,主要病种的护理质量在一定程度上可以反映专科和医院的护理质量水平。

4.以患者满意度为评价对象 从患者的观点看,护理效果质量是评价质量的主要内容。全面质量管理就是要达到让顾客满意的效果,达到他们的期望,满意度则平可以在住院患者中进行,也可以选择出院患者为调查对象。这方面的研究比较多。

(二)护理质量评价的形式

常见的评价形式有:医院外部评价、上下级评价、同级间评价和患者评价,也可以是垂直控制与横向控制相结合的方式。

医院分级管理评审委员会是由卫生行政部门组织,针对各级医院的功能、任务、水平、质量、管理进行综合评价,是院外评价的主要方式。护理部、科护士长、护士长形成的三级质控组织采用护士长自查,护理部、科护士长逐级检查,或科室间、病室间进行同级交叉检查的方式,对护理质量标准,定期或不定期进行质量评价。

护理部主任对科护士长,科护士长对护士长,护士长对护士,自上而下层层把关,环环控制,即垂直控制。如逐级进行定期或不定期的检查、考核,护理部坚持日夜查岗制度,节假日查房制度,各类质量检查制度等;科护士长负责所属科内病区护士长的护理质量及病区管理质量控制;护士长负责对每个护理人员工作质量控制,把好医属关、查对关、交接关、特殊检查诊疗关等。

由于护理工作质量受人与人之间、部门之间、科室之间的协调关系等多种因素的制约,横向关系因素的质量控制如医护之间的质量控制、病房与药房、化验室等技术部门和后勤部门的质量控制,这些因素均对护理质量控制有较大的影响,所以只有做到垂直质量控制与横向质量控制紧密结合,才能使质量控制完善而有效。

(三)从护理质量评价指标中找问题

作为管理者,要使护理质量取得好的效果,就要树立全员参与的管理思想,充分调动起每一位护理人员的积极性,让他们有竞争的后劲,使护士工作从被动变为主动,能从患者的需要出发,自觉寻找工作中的治疗问题;提高解决问题的能力,改进质量,为患者提供完善的护理服务;使全员参与的管理思想渗透到每名护士心中,并贯穿于临床护理的各个环节,体现全员、全过程、全部门质量控制的全面质量管理思想,充分体现高度的民主性和广泛的群众性,挖掘每位护士管理潜能。

管理者应不断对制定的所有规章制度进行审视,发现有隐患或已经陈旧不再适用临床专业的快速发展或患者需求的制度时,需要重新修改制定,实现组织管理科学化、工作制度化、操作规程化、陈设规格化等,实施规范化临床护理服务,从而达到不断改进、提高的目的。

作为管理者,应坚持持续改进的观点,在原有水平基础上不断改进-树立新的目标-再改进-再树立更高的新目标,达到不断提高的目的。

1. 护理质量评价方法有三种

(1)回溯性的评价方法-护理质控组定期对前一阶段的工作进行汇报,归纳总结工作中存在的弊端和隐患,以不断提高。

(2)以患者需要为中心的评价方法-走到患者身边实地考察,了解患者的需求和对护理工作的建议,同时了解到患者对护理人员的评价。

(3)护理质量保证模式-了解科室基础护理、环节质量、终末质量等是否到位,从而找到改进的方法。

管理者应建立畅通的反馈系统,上级、同级、服务对象、医生护士、学生、进修生等,通过不定期、随机抽样进行实地评价或定期、专项检查等形式,找出工作中存在的弱点以及需要改进的地方。

2. 从护理质量评价指标查找问题　反映护理工作效率的指标有-出入院患者数、平均住院日、床位使用率、特护患者数、一级护理人次等。

护理人员完成工作所付出的努力,效果如何,这些指标能反映护士的工作水准,护理管理人员可从护理质量评价指标中查找问题。

要素质量指标-提供护理服务的基础和保证条件:如抢救器械是否完好、备用药物是否过期,以避免延误抢救时机。

环节质量指标-护理人员执行护理业务活动时的质量;执行医嘱、观察病情、技术操作、文件书写等每个护理操作环节。

终末质量指标-从患者的角度评价护理效果。患者的行为、健康状况是否改进、知识技能是否增加、满意度如何。

管理者应定期统计、分析临床护理工作中不应发生的疾病、并发症、伤残以及不良事件,从反面对临床护理质量进行评价与监测,找出潜在的问题,提出改进措施,不断提高护理质量。

(许春英)

# 第四节　护理质量管理持续改进

护理质量管理是一门管理科学。护理质量管理依靠经验管理是不够的,必须改进现代质量管理理论和方法,要系统、规范、科学。这给护理质量管理提出了更高的要求,探讨现代护理模式下的护理质量管理持续改进的最佳方法,成为每一位护理管理者面临的重要课题。

### 一、问题管理模式

（一）基本概念

问题管理（MBP）模式是在管理中运用不断提出问题的方法，进而循序渐进地分析、解决问题的管理模式，此前被广泛应用于企业管理中。问题管理的哲学基础就是从现实通向完美的路是由问题铺就的，每解决一个问题，离完美就近一步。这种管理方式将挖掘问题、归结问题、处理问题作为切入点，它能将繁琐低效的管理变得更加简单有效，并能够让全员参与到护理质量管理的各个环节中去。

（二）问题管理的特征

第一，它是在拓展全体员工的思维深度，激活员工对工作现状不闻不问的消极态度；第二，它把由经理人士和其他管理人员执行的管理延伸到全员管理；第三，它倡导一种危机意识，即员工不仅要完成自己岗位职责，而且要对自身岗位提出问题，还可以对整个单位的经营管理与服务提出问题；第四，它将问题的发现变成一种经常性的活动和制度；第五，将管理工作建立在问题解决核心上，而不是原来的仅仅依靠组织体系传达，从而使管理的层次扁平化；第六，问题管理强化了所有领导和普遍员工的权责意识，培养了责任心；第七，问题管理能促使人们超越自我，给组织带来活力，又极大地降低了组织风险等。

（三）问题管理方式、步骤

进行问题管理是管理理念上的重大转型。首先在观念上，确立问题是可以管理的，管理人员可以在很大程度上对护理质量问题加以控制、引导和化解，使问题不致恶化为危机。更为重要的是，要把这一观念转变为具体行动并体现到日常的工作细节上，渗透到每一个病区、每个护士的工作中，只有这样，才能有效避免危机的发生。

1. 发现问题　建立一套完整而科学的问题管理机制，制定问题管理制度，引导和督促质量检查小组、护士长与临床护士一起查找护理质量问题，及时发现问题，并建立问题预警系统。

2. 回溯分析　按照护理部各项制度以及护理操作规范，护理管理、工作流程对发现的质量问题进行回溯分析，透过现象看本质，找到问题产生的最终根源，为最后解决问题、改进绩效提供依据。

3. 解决问题　针对找到的质量问题根源，各级护理工作者对属于自己职权以内的问题，应立即采取措施，予以解决；对不属于自己职权范围内的问题、需要与其他部门协作解决的问题或暂时无法解决的问题，都应拿出处理意见和建议，为最终的解决方案提供线索。

4. 绩效改进　通过发现问题、回溯分析、解决问题，护理部都应及时制定和完善新的工作标准，并且监控每个病区、每个岗位及时执行，按新的管理制度进行管理，按新的工作标准进行考核，真正实现。解决一个问题，就前进一步；越往前走，工作标准就越高，绩效就越好的良性循环。

（四）完善"问题管理"机制

对问题管理有了大致了解还远远不够，配合该管理方式的还应该有完整的实施组织与机制。

1. 建立质量问题管理组织，使之形成制度体系　成立问题管理组织：由该机构负责问题管理模式实施的工作，包括由护理部主任、各科护士长负责质量问题的汇总、初审、业务指导，以及检查、监督工作。病区护士长则是问题管理的具体实施者,全面负责本科室质量问题的管理。

明确问题管理的责任目标:把发现质量问题作为各级护理管理者必须完成的任务加以明确,规定每个护理管理人员都必须以发现质量问题作为管理的出发点,各科护士长每月都必须发现并处理一定数量的问题。护士长必须对本科室发现的质量问题进行跟踪解决,设立问题库,定期在科内会议上、护士长会议上、科委会上、质量讲评会上进行讨论与分析。

2. 建立质量问题的网络化管理体系 制定质量问题管理网络图,并下发至每个病区,达到全体护士知晓、全体护理管理人员目标明确的目的。

3. 制定发现和解决问题的管理、监督、检查、考核办法 制定质量问题管理的规定:规定要对全体护理管理人员提出共性要求和具体岗位的特殊要求。共性的要求有:对提高护理质量要有建设性的意见与建议,借鉴国内外现代化管理经验确定质量问题管理的技术和手段等。除共性要求外,还应针对不同科室、具体岗位提出适应本科室、岗位要求的特殊要求。通过护理部组织的质量问题诊断例会及各科科内会议等形式来发现和解决问题:每周召开科委会,对各科体系方面的问题进行诊断并且分析、确定解决问题的方法;定期召开质量检查小组会议,及时发现和解决每一层面的质量问题。

规范质量问题管理模式工作程序:各级护理管理人员找到问题产生的根源后,对属于自己处理权限内的问题,要立即采取措施,予以解决;对不属于自己权限内的、需要与其他部门协作解决的或一时无法解决的问题,要拿出相应的处理意见、建议,并按时填写《护理管理人员处理质量问题登记表》,送交上一级管理者确认签批。护理部对此可分系统按月、季进行统计考核,由护理部进行汇总总结,对实施中确有成效的措施,应及时将其内容纳入有关管理制度和标准。

定期评比奖惩:对各级护理管理人员中找问题准、多,实施效果好或应付敷衍了事的,护理部根据汇总情况进行评定、奖惩,并作为考评管理人员的依据之一。

4. 建立预警系统,消除问题隐患

(1)满意度预警:以患者满意度为主,建立满意度预警。采取的形式包括,发放患者满意度调查表,深入病房了解等,对患者满意度作出评价。调查、了解的对象包括所有的住院患者以及门诊就诊患者。患者的评价方式:满意、较满意、一般、不满意、意见及建议。通过以上方法,发现存在的问题和缺陷,并作为护理部工作改进和对管理人员考核的一个依据,以此降低护理工作的投诉率。

(2)病区质量预警:以护士长工作为主,以基础护理、消毒隔离、护理书写等项目为辅,建立病区质量预警。实行病区动态管理,及时了解病区内出现的各种问题,予以解决,特别是隐患问题。对于病房工作的管理要常做常新,连同病区护士一起在病房的日常工作中,发现、提出、分析及解决问题。还应设定病区管理问题库,将经常出现的问题、对病区管理方面有建设性启示的问题、可能会造成严重后果的问题等储存、汇总、分析、讨论。

(3)培训预警:以继续教育为主,建立培训预警。对于护士在业务学习、业务查房、月考核等方面,发现问题,立即解决。对于常见的问题,能够在护士长管理及个人考核上加以调整,以避免重复出现类似问题,护士长对病区中每位护士在继续教育方面的情况都熟悉。护士长亦每月按时对护士进行理论、操作方面的考核,以此来保证护士们的基础护理、基本操作技能的质量。

5.建立、健全相关配套制度,完善问题管理机制

(1)优化目标管理:将护理部的各项质量检查目标层层分解落实到各个病区、各个岗位,并通过层层签订责任书,以合同的形式固定下来。各病区都按 PDCA(计划—实施—检查—改进)循环方式对其责任目标实施管理。

(2)建立标准化考核管理体系:制定病区、岗位工作标准和考核细则,组成各质量检查小组,每月进行检查,及时通报出现问题的病区,并跟踪其整改的措施及效果。对于重复出现的问题实行双重处罚,防止问题的反复出现,使得管理失效。

## 二、护士长现场管理控制在质量持续改进中的作用

护理质量是医院质量管理中重要的子系统,护士长作为护理质量的关注者与直接责任者,对护理质量的管理与持续改进起着至关重要的作用。质量持续改进是以全面质量管理思想为指导,重视过程管理,突出环节质控,提高终末质量的一种新的质量管理理论。现场管理则是强调用科学的管理制度、标准和方法,为一线护士提供现场的指导、指引、培训、监督、检查,规范护理行为,提高护理质量。

随着医疗模式的转化,新的身心整体护理模式对护理质量提出更高的要求。护士长作为基层管理者,面对纷繁复杂的人群和高要求的过程与结果,问题复杂多变,预先控制防不胜防,只有通过重视与强化现场控制,关注质量督导的全过程,随机应变,才能尽可能保证护理质量与安全,有效地控制偏差积累,提升护理管理执行力,满足患者需求,使护理管理质量始终处于一个不断改进、不断创新的过程。

(许春英)

# 第十七章 医院感染控制

## 第一节 护理管理与医院感染

医院感染学是研究医院感染发生、发展、控制和管理的一门科学。而医院感染管理是依据医院感染的发生、发展的客观规律,使用现代化管理理论,对医院感染控制的各个环节实施科学的决策、计划、监测和控制的一种活动。医院感染管理贯穿于护理管理的全过程,现行的医院感染控制的关键措施,如消毒灭菌、隔离技术、无菌技术操作等是护理工作的基础,因此,护理管理在医院感染预防控制中具有自身的特殊性与重要性,护理质量管理是医院感染管理的重要组成部分,是医院感染预防控制的核心。近代护理学创始人南丁格尔是医院感染预防与控制的先驱者,其于1856年创办世界第一所正式的护士学校,提出"最重要的,医院不能给患者带来伤害(Above all, Hospitals should do the patients no harm)"。南丁格尔通过加强护理管理手段,积极倡导改善医院环境,切断医院内各种传播因素、传播途径,积极预防感染发生并防止感染扩散,最大限度地降低医院感染发病率,促进患者康复。

因此,加强对护理程序、护理技术与医院感染的发生规律研究,以及它们之间的相互关系的研究探索,是护理工作者和医院感染管理工作者的共同目标。

### 一、护理管理与医院感染管理

医院感染预防与控制和护理工作密切相关,国外有专家认为,没有预防感染护士,就无法推动和贯彻医院感染工作,这充分说明了护理管理在医院感染管理中的重要性。医院感染管理是一个复杂的系统工程,护理管理则是该系统的重要一环,它的运行状况会直接影响整个医院感染管理的质量与水平。护理的本质:从广义角度来说,是增进和保持健康,预防疾病,有利于疾病的早期发现、早期诊断、早期治疗,通过护理调养达到康复。从狭义角度来说,就是以患者为中心,为患者提供全面的、系统的、整体的护理。

护理管理是医院管理的重要组成部分,在预防和控制医院感染的全过程中,护理管理起着决定性的作用。护理人员和护理管理者是预防和控制医院感染的主力。从患者入院到出院的每一环节都离不开护士的管理,护士接触患者最密切。护士在为患者治疗、护理过程中,任何一项操作都是一种医院感染的危险因素。因此在医院感染预防和控制中,护理管理系统起着决定性的作用。医院感染预防措施的具体实施者是护理人员,护理管理与医院感染控制存在着交叉管理。医院感染的预防与控制往往取决于护理措施的落实。因此,加强护理管理和文化修养,规范执行各项护理技术及手卫生规范,是避免医源性感染的主要措施。

1854—1856年克里米亚战争,由于当时的战地医院条件非常恶劣,南丁格尔带领护理人员等通过加强清洁卫生、隔离、病房通风、戴手套、加强伤员营养、清洗伤员伤口、改善环境卫生等措施,使战士的死亡率由42%下降到2.2%。自19世纪中叶南丁格尔倡导科学护理以来,清洁、消毒、灭菌、无菌操作和隔离技术等日益为护理界所重视。人们通过大量的临床实践认识到,严格执行消毒灭菌原则、无菌技术操作,正确运用隔离技术和护理管理制度是预防医源性感染的重要手段。

（一）护理管理与医院感染预防

俗话说"三分治疗，七分护理"，这句至理名言是对医疗实践的科学总结。说明了护理工作在疾病治疗中的重要性。医院感染的预防和控制贯穿于护理活动的全过程，涉及护理工作的诸多方面，WHO通过调查提出了有效控制医院感染的关键措施，即消毒、灭菌、无菌操作，实际上这些都是护理工作的基础。

任何护理工作都离不开消毒、灭菌和隔离技术。曾有报道，由于直肠体温表擦拭不干净，消毒不彻底，造成新生儿沙门菌感染迅速扩散，6周内就有25例新生儿感染。经过实行隔离患儿、彻底消毒体温计和停止直肠测温（改用腋表）等综合管理和护理措施，才得以控制。国外有研究报告表明，因点眼药造成感染的发病率可高达44%，点眼药除可导致铜绿假单胞菌传播外，还会引起黄杆菌污染。

大量的事实充分说明，预防感染的措施首先涉及护理人员，护理人员是预防感染的主力。欧美各国多数医院管理机构都认为，没有医院感染监控护士，就无法推动和贯彻预防医院感染的各种措施。我国大量流行病学调查资料分析证明，医院护理管理工作做得好，医院的感染管理工作也就做得好。所以，把预防医院感染工作列入护理工作的议事日程，作为护理质量控制的必要指标来抓，是摆在护理管理者面前的一个亟待解决的重要课题，也是全体护理管理者应有的职责。护士长是科室护理的管理者，也是科室医院感染工作的领导者。

（二）护理工作存在的问题

1. 医院感染知识缺乏　护理人员对医院感染监测及预防控制相关知识缺乏。我国现行的护理在校教育对院内感染监控相关知识的学习涉及较少，而毕业后继续教育又没有将其作为护理学科的重点科目，所以目前部分护理人员还缺乏与之相应的知识和技能，造成相关理论不扎实、基本概念不清晰、常用物品清洁消毒技术不熟练以及缺乏对职业暴露危险性的认识。

2. 对医院感染管理缺乏足够的认识　部分护士长及护理人员总认为医院感染管理是感染管理科的工作，主要是对感染预防控制的"内涵"质量管理认识肤浅，对工作缺陷带来的危害认识不足，因此在管理上还缺乏力度。近年来医院感染监控的质量虽然有了明显提高，但不同地区、不同医院的感染预防控制发展不平衡。

3. 医院消毒隔离所需设施不健全　如住院患者没有卫生处置设施，缺乏洗手池及洗手、干手设施；消毒供应中心布局不合理，缺乏合格的消毒灭菌器械。职业防护用品配备不当，不能达到有效的防护。

4. 护士数量配备不足　县级以下基层卫生院护士缺编严重，护士缺编使护士只注重完成打针、输液、发药等治疗性工作，而对消毒、隔离、手卫生、标准预防措施、口腔护理等医院感染干预措施及制度的落实不到位。因此应加强护理组织领导，建立合理有效的管理体系，配备足够的人员及设施，有效地实施医院感染预防控制。

## 二、加强护理管理成效，预防医院感染

医院感染管理是一个复杂的系统工程，护理管理是该系统的重要子系统，护理子系统的运行状况会直接影响整个医院感染管理质量与水平。为实现预防和控制医院感染的大目标，护理系统应主动和独立地制订出行之有效的管理制度和预防措施。

（一）健全组织机构，提高护理管理水平

建立健全组织机构及各项规章制度是降低医院感染的重要途径。做好预防医院感染工

作,主要取决于行之有效的规章制度。在医院感染管理委员会的指导下,组成医院感染管理护理监控系统及指挥系统,由护理部与各病区护士长及兼职的院内感染监控护士组成三级管理系统。明确职责,制订计划,提出相应的具体工作要求及措施,负责医院感染的预防及监测,它既是护理人员质量评定的标准和检查组考核成绩评比的依据,又是预防医院感染的重要保障。依照《医院感染管理办法》和有关国家的法律法规,完善和落实各项规章制度是搞好医院感染管理的重要保证。医院感染预防控制工作取决于行之有效的规章制度。在制订各项规章制度时,必须要注意结合医院的实际情况,使规章制度切实可行;各项规章制度必须根据医院的发展变化和科学技术的发展,在执行过程中不断修正和完善。

（二）充分发挥护理管理作用

护士长是科室质量管理的关键,也是医院感染预防与控制措施执行力的关键。医院感染管理委员会及护理部应加强各科室护士长对医院感染预防控制工作的认识及管理。医院感染监控工作能否有效地提高,护士长起着决定性的作用。医院感染管理几乎渗透到护理工作的每一个环节、每一项技术操作、每一项护理措施及需要护理的每一个患者中,甚至医疗废物的分类及管理。因此,护理管理的力度是控制医院感染的有效措施。护士长作为科室的管理者,实施和督促科室人员遵守预防医院感染的各项护理措施。护士长和监控护士的思想作风、业务技术和组织管理能力与医院感染发生率有着密切关系。因此,医院感染管理科和护理部必须加强对他们的教育。

（三）落实医院感染预防控制措施的重点环节

医院重点部门的患者其免疫防御功能都存在不同程度的损伤或缺陷。医院环境中病原体种类多、人员密集,增加了患者的感染机会。特别是高龄、婴幼儿及其他严重疾病或机体免疫功能降低或受损的患者,是医院感染的高危人群。针对高危人群,任何护理操作都要严格执行操作规范及操作流程,尽量减少介入性操作,护士护理患者前后要认真洗手或消毒剂擦手,同时要保持室内环境清洁、空气新鲜。

医院感染重点科室、重点环节,如 ICU、供应室、血液透析室、手术室等,应根据各专科情况,建筑布局,洁、污流程设计和设备等符合医院感染管理要求,使无菌区、清洁区、半污染区、污染区分布合理,区与区之间有实际屏障,人流、物流保证不逆行。手术室、骨髓移植病房等安置空气净化装置。配备充足的手卫生设施,医务人员配备小包装的手消毒剂,可随时随地擦手,减少污染,预防因医务人员手传播耐药菌的感染。制订适合各部门实际工作的感染管理预防控制制度,实施医院感染预防控制指南(手术部位感染、呼吸机相关性肺炎、导管相关性血流感染、留置导尿管相关尿路感染),并进行督促检查及依从性监测,确保预防措施落实到位。通过重点管理促进医院感染综合预防措施的实施,逐步达到科学化、规范化管理,保障患者和医务人员的健康安全。

（四）重视护理操作依从性监测,提高护理质量

危重患者护理过程监测,如危重患者床头抬高 30°口腔护理措施实施依从性监测、血管导管护理过程监测、导尿管护理过程监测等。血管导管护理规范的遵守情况是监测内容之一;数据以标准化的形式进行记录;在导管插入或对导管进行护理前后是否进行了手部卫生;导管插入部位皮肤消毒是否正确、是否有消毒纱布或聚氨酯敷料覆盖;对导管插入日期以及最近一次导管给药方式的更改是否作了记录;是否做到每 48 小时更换纱布敷料或者每 7 天更换半透膜敷料,并对更换时间进行记录等。用所监测的数据说话,使医院感染的各项工作预

防控制措施持续地处于良好的运行状态,使每个护理人员认真执行各项护理操作技术规范,用有限的资源获得最大的预防控制感染效果。

(五)加强教育和培训,强化控制感染意识

加强护理人员医院感染知识的培训,是提高医院感染预防控制水平的基本保证,随着新传染病的出现和新医疗技术的应用,医院感染不断发生,同时也会影响到医院工作人员的健康。医务人员特别是护理人员对医院感染知识的掌握有限。针对护理人员对感染管理重要性认识不足,缺乏系统的医院感染管理知识和消毒灭菌知识,必须加强对全院护理人员进行医院感染知识的培训教育,把医院感染知识培训纳入护理业务学习计划之中。医院感染科每年应采取多种形式的医院感染知识培训,举办医院感染学习培训,组织专题学习讲座、知识竞赛、海报、宣传栏、观看录像等方式进行全员培训。使护理人员掌握医院感染管理的法律法规及相关医院感染预防控制技术指南、多重耐药菌医院感染预防与控制、医务人员安全及暴露后的处理措施。强化多重耐药菌感染危险因素、流行病学以及预防与控制措施等知识,使医务人员重视多重耐药菌医院感染预防与控制,有效地实施多重耐药菌感染预防控制措施。

通过学习教育使护理人员掌握医院感染的相关法律、法规、规章制度及基础理论,基本知识,基本技能,正确执行各项医院感染管理规章制度及措施,最大限度地减少医院感染发生,保障医疗安全和患者安全。

(六)落实岗位职责,保证各项措施的顺利实施

预防和控制医院感染是涉及全体医务人员的系统工程,护理人员是该项工程的主力军。从入院患者的合理安排一直到离院患者的终末处置,任何一个环节疏忽都有可能造成医院感染的发生。必须明确各级护理人员职责,把医院感染控制工作落实到每个班次、每个护士、每个护理操作环节。在管理上,护理部着重抓病房管理、医疗用品的消毒与灭菌、隔离与无菌技术以及危重患者的护理及侵入性操作管理,按照护理操作程序和质量标准进行操作,如留置导尿、静脉留置针、呼吸机等操作标准,并强化护士训练,使护士操作正规化,过程规范化。注意个人防护,防止职业暴露。预防针刺伤,护士由于经常与注射器等锐利器械接触,易发生针刺伤。据有关资料统计,每年约有 100 万例意外针刺伤的发生,有 20 多种血源性传染病可通过针刺伤传染。所以,在操作时要严格按照操作规程,对用后的一次性注射器、输液器等锐利物品应按要求处理好,并充分认识针刺伤的危险性。

(七)建立长效监督机制,持续质量改进

医院感染管理与护理质量管理是紧密相连的。没有管理,就谈不上质量。质量管理分环节质量和终末质量。终末质量是目标,环节质量是基础,二者相辅相成,缺一不可。把医院感染预防与控制工作纳入医疗护理质量评价中。护理部抓环节质量为主,把医院感染控制纳入月质量检查内容,制订具体的考评细则;医院感染科以抓终末质量为重点,采取随机检查与定期监测相结合的办法,并将检查、监测结果及时反馈给各科室,发现问题及时提出整改措施,由护理部督促实施,再由医院感染管理科进行效果评价,做到每周有检查、每月有监测、每季有分析,并以医院感染质量检查通报的形式下发到各个科室,使全院各个部门都能了解医院感染管理信息及其发展动态。

总之,护理管理和医院感染管理关系密切。护理部与医院感染管理科的通力协作是护理管理在预防医院感染管理中走向科学化、规范化的桥梁,护理部应该充分发挥管理职能,把预防感染工作贯穿于护理管理的始终,本着以质量管理为核心,技术管理为重点,组织管理为保

证的原则,充分发挥护理管理在医院感染控制中的协同作用,运用现代管理和质控手段,利用和结合 PDCA 循环,评价和提高护理管理效果,从而有效地预防和控制医院感染的发生,提高医疗护理质量。

(李婉珺)

# 第二节　消毒灭菌

根据消毒物品的性质选择消毒灭菌方法,消毒灭菌方法有物理方法、化学方法和生物方法三种。选择消毒灭菌方法时既要保护消毒物品不受损坏,还要使物品器械达到消毒或灭菌的目的。

## 一、物理灭菌方法

物理灭菌法的特点是杀菌效果可靠,性能稳定,对自然环境无污染。干热、湿热、射线、微波等方法均为物理灭菌方法。物品灭菌方法首选压力蒸汽灭菌。

1.机械除菌法　利用机械阻留、静电吸引的原理,除去空气、物体表面、医疗用品上污染的微生物。机械除菌虽不能杀灭病原微生物,但可以大量减少污染微生物的数量和感染机会,常用的方法有冲洗、刷洗、擦拭、通风和过滤等。

2.热力灭菌　热力灭菌经济、简便易行,是医院最普遍采用的方法,包括干热和湿热方法。玻璃器材、油剂类和干粉类等宜选用干热灭菌,因为蒸汽不能穿透油类、干粉类等,达不到消毒灭菌效果。

(1)高压蒸汽灭菌(湿热灭菌):高压蒸气灭菌是一种迅速而有效的灭菌方法,也是使用最广泛的灭菌方法。高压蒸汽灭菌器根据冷空气的排除方式可分为下排气和预真空式(包括脉动真空)压力灭菌器。下排气式压力灭菌器的工作原理是利用重力置换,将冷空气由灭菌器底部排出,空气排除不彻底,所需灭菌时间长。而预真空式(包括脉动真空)压力灭菌器的工作原理是利用机械抽真空的方法,抽出冷气,形成负压,使蒸汽快速地穿透物品而达到灭菌,其优点是空气排除彻底,所需灭菌时间短,灭菌温度 132℃,维持 4 分钟(压力蒸汽灭菌参数见表 17-1,17-2)。

表 17-1　压力蒸汽灭菌参数

| 设备类别 | 物品类别 | 温度 | 所需最短时间(分钟) | 压力 |
|---|---|---|---|---|
| 下排气式 | 敷料 | 121℃ | 30 | 102.9kPa |
| | 器械 | 121℃ | 20 | 102.9kPa |
| 预真空式 | 器械、敷料 | 132℃～134℃ | 4 | 205.8kPa |

表 17-2　快速压力蒸汽灭菌(132℃)所需最短时间

| 物品种类 | 灭菌时间(分钟) | |
|---|---|---|
| | 下排气 | 预真空 |
| 小带孔物品 | 3 | 3 |
| 带孔物品 | 10 | 4 |
| 不带孔物品＋带孔物品 | 10 | 4 |

（2）干热灭菌：适用于耐热不耐湿、气体不能穿透的物品灭菌，如玻璃器材、油剂类和干粉类等物品。

灭菌参数一般为 160℃、120 分钟，170℃、60 分钟，180℃、30 分钟。注意灭菌时物品不应与灭菌器内腔底部及四壁接触，灭菌后温度降到 40℃以下再开启灭菌柜门。灭菌物品体积不超过 10cm×10cm×20cm，油、粉剂厚度不超过 0.6cm，凡士林纱布条厚度不超过 1.3cm，装载高度不超过灭菌器内腔高度的 2/3，物品间留有空隙。

3. 紫外线消毒　紫外线是一种低能量的电磁辐射，因其穿透能力弱，仅能杀灭直接照射到的微生物，因而通常用于室内空气和物体表面的消毒，且应经常保持灯管的清洁。

紫外线消毒使用的紫外线是 C 波紫外线，其波长范围是 200～275mn，杀菌作用最强的波段是 253nm、7nm。微生物细胞中的核酸碱基对紫外线吸收能力强，辐射后引起核酸的突变，从而抑制 DNA 的复制而达到消毒作用；紫外线对细菌、病毒、真菌、芽孢和衣原体均有杀灭作用，但紫外线穿透力弱，不适用于物品的灭菌。适用于空气、环境表面的消毒。房间空气消毒时紫外线灯功率（瓦数）≥1.5W/m³，照射时间最少不低于 30 分钟。使用紫外线灯直接照射消毒，室内不得有人。空气消毒器可在室内有人的情况下使用。

（1）紫外线消毒效果

1）对表面的细菌：将不同细菌以 $10^5 \sim 10^6$ cfu/片菌数污染在玻璃片上，用辐射强度为 $70\mu W/cm^2$ 的 30W 紫外线灯照射 3 分钟，对大肠杆菌和金黄色葡萄球菌平均杀灭率达到 99.9％以上；对枯草杆菌黑色变种芽孢照射 15 分钟，杀灭率亦可达到 99.9％以上，对白色念珠菌杀灭 99.9％则需要 $100\mu W/cm^2$ 照射 3 分钟。

2）对空气中的细菌：在实验室内安装 30W 紫外线灯，功率不少于 1.5W/m³，照射 30～60 分钟，对空气中自然菌杀灭率达到 90％以上。

（2）紫外线消毒机理：目前认为，紫外线杀菌机理有以下几种观点。

1）对细菌核酸的破坏作用：细菌核酸的 DNA、RNA 受到紫外线照射后核酸的碱基被破坏，从而核酸失去复制、转录等功能，导致细菌死亡。

2）对菌体蛋白的破坏：紫外线使菌体氨基酸的结构受到破坏，从而使蛋白质失去生物学活性，导致细菌死亡。

3）紫外线可以破坏菌体核糖：菌体核酸链中的核糖吸收紫外线后，造成核酸链断裂致细菌死亡。

（3）紫外线强度监测：紫外线强度应每半年进行一次。用紫外线灯辐照强度仪进行监测的方法：开启紫外线灯 5 分钟后，将测定波长为 253nm、7nm 的紫外线辐照计探头置于被检紫外线灯下垂直距离 1m 的中央处，特殊紫外线灯在推荐使用的距离下测定，待仪表稳定后，所示数值即为该紫外线灯的辐照度值。紫外线灯辐照强度仪每年应标定一次。

紫外线强度照射指示卡监测法：开启紫外线灯 5 分钟后，将指示卡置于紫外线灯下垂直距离 1m 处，有图案一面朝上，照射 1 分钟，紫外线照射后，观察指示卡色块的颜色，将其与标准色块比较，读出照射强度。

结果判定：普通 30W 直管型紫外线灯，新灯管的辐照强度应≥$90\mu W/cm^2$，使用中紫外线灯照射强度≥$70\mu W/cm^2$ 为合格；30W 高强度紫外线灯的辐射强度≥$180\mu W/cm^2$ 为合格。

4. 环氧乙烷灭菌　适用于不耐高温、湿热的诊疗器械的灭菌（如电子仪器、光学仪器）。100％纯环氧乙烷的小型灭菌器，灭菌参数见表 17－3。

表 17－3　小型环氧乙烷灭菌器灭菌参数

| 环氧乙烷作用浓度 | 灭菌温度 | 相对湿度 | 灭菌时间 |
|---|---|---|---|
| 450～1200mg/L | 37℃～63℃ | ·40%～80% | 1～6 小时 |

5.低温甲醛蒸汽灭菌　大量的医疗设备不能耐受高温灭菌,一些设备在高温灭菌情况下使用寿命明显缩短、因此,低温甲醛蒸汽灭菌器广泛应用于不耐高温医疗器械的灭菌。低温甲醛蒸汽灭菌器的工作原理是甲醛醛基的瞬间激活＋迅速降解技术,瞬间灭菌能力增加 50 倍,大幅度减少甲醛的浓度及使用量,明显增加灭菌速度和灭菌效果。灭菌参数见表 17－4。

表 17－4　低温甲醛蒸汽灭菌参数

| 气体甲醛作用浓度 | 灭菌温度 | 相对湿度 | 灭菌时间 |
|---|---|---|---|
| 3～11mg/L | 50℃～80℃ | 80%～90% | 30～60 分钟 |

6.过氧化氢等离子体灭菌　等离子体是电子在电场中加速运动时,碰撞气体分子并导致气体分子电离,产生电子、离子、原子、分子、活动自由基和射线等而形成的高度电离的气体云。是一种安全、简便、低温、快速且无残留毒性的灭菌方法。

(1)灭菌原理:等离子体消毒灭菌技术始于 20 世纪 60 年代。等离子体是低密度的电离气体云,气体云含有的自由基、单态氧、紫外线等都具有很强的杀菌作用。

(2)适用范围:目前,等离子体灭菌主要用于怕热医疗器材的消毒灭菌。包括内镜设备、电源设备、电子仪器、光学纤维及起搏器导线、内置或外置的除颤器、激光机头、立体定位设备、其他金属器械等。但灭菌物品及包装材料不应含植物性纤维材质,如纸、海绵、棉布、木质类、油类、粉剂类等。灭菌参数见表 17－5。

表 17－5　过氧化氢等离子体低温灭菌参数

| 过氧化氢作用浓度 | 灭菌腔壁温度 | 灭菌周期 |
|---|---|---|
| ＞6mg/L | 45℃～65℃ | 28～75 分钟 |

## 二、化学消毒方法

化学消毒是指用化学消毒剂作用于微生物,使其蛋白质变性,失去正常功能而死亡。化学消毒剂根据其化学性质可分为以下几类。目前常用的有醛类、过氧化物类、烷基化气体类、卤素类(含氯、含碘消毒剂、酚类、醇类、季胺类、胍类)消毒剂等。根据杀菌作用的强弱分为灭菌剂、高效消毒剂、中效消毒剂、低效消毒剂。醛类、烷基化气体类、过氧化物类属灭菌剂。

(一)化学消毒剂的选用原则

1.杀菌谱广,作用快速。

2.性能稳定,便于储存和运输。

3.无毒无味,无刺激,无致畸、致癌、致突变作用。

4.易溶于水,不着色,易去除,不污染环境。

5.不易燃易爆,使用安全。

6.受有机物、酸碱和环境因素影响小。

7.作用浓度低,使用方便,价格低廉。

虽然多年来国内外研究者对化学消毒剂进行了广泛的筛选,但至今没有发现一种能满足上述全部条件的消毒剂,因此,在消毒时要根据消毒目的和消毒对象的特点,选用合适的消毒剂,因每种消毒剂都有它的适用范围。

（二）人用消毒剂与物用消毒剂的概念

1. antiseptic 和 disinfectant 的区别:这是目前国际上使用的两个表示消毒剂的单词。Antiseptic 是指用于有生命的人和动物的消毒剂,disinfectant 是指用于无生命的硬质表面和物品的消毒剂。为了避免对人体造成伤害,人用消毒剂刺激性小、低毒。

2. 在美国,人用消毒剂由食品药品管理局(FDA)按照药品进行管理,物用消毒剂由环境保护局(EPA)按照抗菌杀虫剂管理。在我国人用消毒剂与物用消毒剂均由国家卫生部按照消毒产品(卫消字)进行管理。我国人用消毒剂与物用消毒剂的区分按照消毒剂的使用说明书中的使用范围进行判断,有的消毒剂的范围既包括人用又包括物用。在美国人用消毒剂与物用消毒剂混用是违法行为。

3. 最佳人用消毒剂有醇类(乙醇、异丙醇)、含碘消毒剂、双胍类消毒剂(氯己啶)。

（三）常用化学消毒剂及方法

1. 灭菌剂

(1)醛类:醛类消毒剂包括甲醛、戊二醛等,对所有病原微生物都具有较强的杀灭作用(包括对芽孢的杀灭),其溶液的杀菌作用不受有机物质的影响,对金属、颜料、纤维均无腐蚀作用。

1)甲醛作为一种优良的消毒剂曾广泛应用于医学消毒。由于甲醛为重要的致癌物质,我国已规定禁止用甲醛空气消毒及熏蒸消毒。由于价廉和灭菌效果显著,近年来低温甲醛蒸汽灭菌器广泛应用于临床。

2)戊二醛:为高效灭菌剂,对细菌繁殖体、芽孢、分枝杆菌、真菌和病毒均有杀灭作用,且对金属、玻璃、橡胶、塑料制品均无腐蚀性,对皮肤、黏膜刺激性较小。性能稳定,在碱性情况下杀菌效果最好。2%戊二醛目前是最优的器械消毒灭菌剂,灭菌需要 10 小时。

3)邻苯二甲醛:0.55%邻苯二甲醛(OPA)是一种新型醛类高水平消毒剂。在 1994 年开始用于内镜消毒而发现其具有良好的消毒效果,国外对邻苯二甲醛的消毒作用进行了许多研究,已经将其开发成为一种新型的高效消毒剂并 1999 年通过了美国 FDA 认证。与戊二醛相比,具有广谱、高效、低腐蚀、作用时间短等优点。邻苯二甲醛是一种有很好应用前景的化学消毒剂。

(2)烷基化气体消毒剂:烷基化气体消毒剂主要有环氧乙烷、环氧丙烷等。作用机理主要是通过对微生物的蛋白质、DNA 和 RNA 的烷基化作用,干扰微生物酶的正常代谢使之死亡。这类化合物主要作为气体消毒。特点为:①杀菌谱广,杀菌力强,对各种微生物都有较好的杀灭力,可作为灭菌剂;②易于挥发,消毒后无残余毒性;③穿透力强,对物品无损害。环氧乙烷是目前最主要的低温灭菌方法之一,但过量的环氧乙烷残留可引起患者的灼伤和刺激,灭菌后的物品需经解析后才能使用。

(3)过氧化物类消毒剂:过氧化物消毒剂具有强氧化能力,各种微生物对其十分敏感,可杀灭所有微生物。这类消毒剂包括过氧化氢、过氧乙酸。过氧化物类消毒剂的优点是:可分解成为无毒的成分,在物品上不留残余毒性;为无色透明液体,无染色之弊害;杀菌能力强,多作为灭菌剂使用。缺点是:由于化学性质稳定性差,可腐蚀物品,刺激、损害皮肤黏膜。

过氧乙酸曾广泛用于医疗器械消毒,20 世纪 90 年代以后由于戊二醛、碘伏、二氧化氯及各种含氯消毒剂应用的增多,过氧乙酸的应用大为减少。

目前国内外已经研制出过氧化氢（$H_2O_2$）低温等离子灭菌器，广泛用于不耐湿、不耐高温的医疗器械的灭菌，是内镜等器械有效的灭菌方法，具有灭菌温度低、速度快、不产生有毒残留物等优点。$H_2O_2$低温等离子灭菌器不能处理尼龙、聚纤维和液体制品；不适用于过长或过细物品的灭菌，灭菌物品长度需<31cm，内径>6mm；需要特定的包装材料。

3%的过氧化氢（$H_2O_2$）又称为双氧水，适用于破伤风及气性坏疽等感染的伤口冲洗，1.0%～1.5%的过氧化氢口腔含漱使用。

（二）中效消毒剂

1.含碘消毒剂（人用消毒）　碘和碘伏（聚维酮碘）是一类高效、广谱消毒剂，能杀灭细菌、芽孢、病毒、噬菌体、分枝杆菌、原虫、真菌等病原体，应用范围广泛。

碘伏是碘与不同载体（表面活性剂、聚合物、天然物）结合而成的溶合体，可缓慢释放碘，保持较长时间的杀菌作用。碘伏主要用于皮肤、黏膜的消毒，是良好的外科洗手消毒剂。一般碘酊的使用浓度为2%，碘伏使用浓度为0.3%～0.5%。

2.醇类消毒剂（人用消毒）　醇类消毒剂的作用原理是破坏菌体蛋白质的肽链，使细菌蛋白质变性凝固而死亡。

此类消毒剂的优点是：①作用时间快；②性质稳定；③无腐蚀性；④基本无毒；⑤可与其他药物配成酊剂，起增效作用。

缺点是：①不能杀灭细菌芽孢；②受蛋白质影响大。目前国内使用最多的品种是乙醇，国外则多为异丙醇。最常应用于皮肤消毒，乙醇常作为其他消毒剂的助溶剂、增效剂使用，是许多复方消毒剂的主要成分，是优良的手消毒剂。

3.含氯消毒剂（物用消毒）　含氯消毒剂是指溶于水中能产生次氯酸的化合物，属于高效广谱消毒剂，广泛用于医疗、卫生、公共场所、餐饮业、托幼机构及家庭消毒，是医院常用的消毒剂。在医院的应用主要有以下四个方面：①医疗用品的消毒；②医院环境消毒；③医院餐厅和洗衣房消毒；④医院污水消毒。含氯消毒剂近年来发展较快的是二氧化氯。目前已有二氧化氯发生器，稳定性二氧化氯溶液以及粉剂、片剂等固态含二氧化氯产品。含氯消毒剂广泛应用于浸泡消毒及物体表面擦拭消毒，一般使用浓度范围含有效氯浓度为250～1000mg/L，作用时间30～45分钟。感染性疾病患者使用后的物品、环境等用有效氯浓度为500～1000mg/L的消毒剂消毒。

4.二甲基乙内酰脲卤化衍生物消毒剂（物用消毒）　二甲基乙内酰脲简称甲基海因，其卤化衍生物是国内外近年来应用较为普遍的一类消毒剂、广谱杀菌剂，对藻类和真菌也有杀灭作用。主要有二氯海因、二溴海因、溴氯海因等。

二溴海因具有以下优点：①杀菌谱广；②杀菌作用强；③稳定性好；④影响消毒效果因素小，pH、温度、有机物等的影响均较小；⑤消毒后无残留毒物；⑥使用安全，不产生难闻的刺激性氯味，用于水的消毒不产生可致癌的三氯甲烷，对消毒物品基本无损害。

（三）低效消毒剂

1.双胍类消毒剂（人用消毒）　洗必泰（氯己啶）属于低效消毒剂，是一种常用的皮肤黏膜消毒剂，具有杀菌范围广、毒性小、性质稳定、不易分解、成本低、使用方便等优点，在临床得到广泛应用。一般多制成复方制剂，乙醇作为溶剂，可加强其杀菌效果，是速干手消毒剂的主要成分。主要用于皮肤黏膜的消毒（如手部皮肤、外科手术部位、外科伤口、创面的消毒，妇产科及泌尿科消毒、口腔护理等）。

2.季铵盐类消毒剂(人用消毒)　目前使用的有苯扎溴铵(新洁尔灭)、氯苄烷铵(洁尔灭),其作用机理是可以改变细菌胞浆膜的通透性,使菌体物质外渗,阻碍其代谢而使细菌死亡。

季铵盐类消毒剂属于低效消毒剂,具有除臭、清洁和表面消毒的作用。此类消毒剂的优点是:毒性与刺激性低,气味小;无色,不会污染物品,无腐蚀、漂白作用;水溶性好,使用方便;性质稳定,耐热、耐光、耐储存。但对部分微生物杀灭效果不好;受有机物影响较大;配伍禁忌较多;价格较高,医院较少使用。

季铵盐类消毒剂是一种阳离子表面活性剂,注意不能与阴离子清洁剂(肥皂、合成洗涤剂)合用,水质硬度过高时,应加浓 0.5～1 倍,避免使用铝制用具,与碘、硼酸、过氧化物等有配伍禁忌。

双链季铵盐消毒剂属于中效消毒剂,能有效杀灭细菌繁殖体、真菌、乙型肝炎病毒等微生物,对细菌芽孢也有一定的杀灭作用。

(李婉珺)

# 第十八章　肿瘤放射治疗的护理

## 第一节　放射治疗的概述

放射治疗(radiation therapy)是治疗恶性肿瘤的主要并且极为有效的手段之一,与手术和化疗并列为恶性肿瘤治疗的三大基石。放射治疗在头颈部肿瘤、宫颈癌、膀胱癌、前列腺癌、非小细胞肺癌以及皮肤癌的治疗中,能够替代手术治疗并且使患者能够获得良好的疾病控制,并能最终转化为患者的长期生存。同时除了以上列举的部分可以根治的恶性肿瘤以外,放射治疗可以使大量的其他类型的肿瘤患者获得明显的姑息治疗效果,最常见的就是疼痛症状的缓解。

DeVita等和Souhami等学者的报告中指出,对于所有实体肿瘤患者而言,放射治疗能够实现长期的肿瘤控制的比率也仅仅为15%左右,而手术的比例为20%。因此,放射治疗是较为重要的治疗之一。相反,尽管很多患者均接受了化学治疗,但化疗对总的肿瘤治愈率的贡献极为有限,仅为5%~10%。这也是化学治疗能够治愈的恶性肿瘤比率偏低的原因。Tubiana在1992年指出,并不是忽略了化学治疗的意义,而是有必要认识到放射治疗作为根治性治疗技术之一的重要性。

### 一、放射治疗的历史

1895年,伦琴发现了X线;1896年,居里夫妇发现了元素"镭",3年后,第一例肿瘤患者经放射治疗而治愈。1913年,Coolidge研制成功了X线管,1922年,深部X线机投入生产。在同年召开的巴黎国际肿瘤会议上,Coutard和Hautant报告晚期喉癌可以通过放射治疗治愈,但是产生了较为明显的并发症。从20世纪50年代开始,随着钴-60远距离治疗设备的制造生产,放射治疗也逐渐发展成为独立的医学学科。在60年代,电子直线加速器投入生产,70年代以镭为射线源的近距离治疗系统建立。近20年来,随着科学技术的进步,放射肿瘤学逐步开展了三维适形放射治疗(three dimensional conformal radiation therapy, 3DCRT)、调强放射治疗(intensity modulated radiation therapy, IMRT)以及立体定向放射治疗(stereotactic body radiation therapy, SBRT)等高新技术。近年来,图像引导放射治疗(image guided radiation therapy, IGRT),容积调强放射治疗(volume modulated radiation therapy, VMAT)和自适应放射治疗(adaptive radiation therapy, ART)等技术成为学科研究和发展的热点。同时,质子加速器和重离子加速器的生产并投入使用,将使肿瘤放射治疗学进入到一个更为崭新的境界。

### 二、放射治疗的目的

放射治疗是给予一定的肿瘤靶区准确而均匀的放射剂量,同时尽可能地减少周围正常组织的受照射剂量的治疗方式。

1.根据其治疗目的的区别,可以分为两类

(1)根治性放射治疗:目的在于达到治愈肿瘤,同时尽可能提高生存质量。对放射线敏感的肿瘤,如果肿瘤靶区的放射剂量足够高,就可以达到根治肿瘤的效果。在根治性放射治打过程中或者治疗结束后,可能发生一些不可避免的放射性毒副作用,但是这些毒副作用应该在可以接受的限度之内。

(2)姑息性放射治疗:目的在于缓解患者的临床症状,在一定程度上控制肿瘤的生长,并且尽可能地延长生存。这一类治疗的放射剂量较低,一般不会产生较为严重的正常组织放射性毒副作用。

2.根治性治疗 在特定情况下,姑息性治疗时,肿瘤消退较好,患者耐受性较佳,可以将姑息性治疗改为根治性治疗。下面列举部分根治性放射治疗的具体应用。

(1)乳腺癌:早期乳腺癌(已知无转移病灶),手术治疗可以达到 $50\%\sim70\%$ 的肿瘤局部控制率,术后胸壁以及淋巴结引流区的放射治疗可以使局部控制率上升至 $70\%\sim90\%$。

(2)膀胱癌:放射治疗也能根治膀胱癌,据报道最高的 5 年生存率可以超过 $50\%$。

(3)非小细胞肺癌:早期肿瘤($T_{1\sim2}N_0M_0$),应用立体定向放射治疗的技术,予以肿瘤靶区较高且均匀的放射剂量,可以实现肿瘤局部控制率类似于手术治疗的效果,达到 $90\%$ 以上。

(4)宫颈癌:除了原位癌,其余期别的宫颈癌可以通过腔内放射技术和外照射放射技术联合进行治疗。根据肿瘤分期的不同,肿瘤局部控制率也不同,Ⅰ期肿瘤可以达到 $70\%$ 而Ⅳ期肿瘤仅仅为 $5\%$。

(5)前列腺癌:即使临床出现了局部侵犯的征象,放射治疗仍然可以达到和手术相似的治疗效果,即 10 年局部控制率为 $50\%$ 左右,而化疗的作用极为有限。

(6)淋巴瘤:对于霍奇金淋巴瘤,放射治疗可达到对肿瘤的 $50\%$ 左右的局部控制率,如果同时配合化疗,这个比率可以上升至 $80\%$ 左右。

(7)鼻咽癌:放射治疗是鼻咽癌的主要治疗手段,早期鼻咽癌仅仅通过放疗就能治愈。对于出现颈部淋巴结转移的晚期病患,放疗联合全身化疗或者单克隆抗体治疗,也能获得满意的长期局部控制率。

### 三、放射治疗的放射源及设备

现在最理想的放射治疗设备是光子能量为 $5\sim18MeV$、电子能量为 $4\sim22MeV$ 且能量可调的高能线性直线加速器(linear accelerator,LA),以及以 $^{60}Co$、$^{137}Cs$、$^{125}I$ 等为放射源的局部插植近距离治疗机。这些放射源的照射可以做到完全符合肿瘤体积的治疗需要,从而最大限度的杀灭肿瘤细胞,提高治疗效果。

(一)放射源的种类

放射使用的放射源现共有三类。

1.X 线治疗机和各种加速器产生的不同能量的 X 线。

2.放射性核素发出的 $\alpha$、$\beta$ 和 $\gamma$ 射线。

3.各种加速器产生的电子束、质子束、中子束、负 $\pi$ 介子束及其他重粒子束等。

这些放射源可以内照射和外照射两种基本照射方式进行治疗。除此之外,还有一种方式是核素治疗,即利用人体不同器官对某种放射性核素的选择性吸收,将该种放射性核素注入人体内进行治疗,如 $^{131}I$ 治疗甲状腺癌、$^{32}P$ 治疗癌性腹水等。

(二)放射治疗设备

1.X 线治疗机 治疗的 X 线机根据其能量高低分为临界 X 线($6\sim10kV$)、接触.X 线($10\sim60kV$)、浅层 X 线($60\sim160kV$)以及高能 X 线($2\sim50MeV$)。除高能 X 射线主要由直线加速器产生以外,其余普通 X 线机由于深度剂量低、能量低、易于散射、剂量分布差等缺点,目前已被钴-60 治疗机和直线加速器取代。

2.$^{60}$Co 治疗机　钴在衰变中释放的 γ 射线平均能量为 1.25MeV,和一般深部 X 线机相比,具有以下优点:①最大剂量点在皮下 5mm,所以皮肤反应轻;②在骨组织中的吸收量低,因而骨损伤轻;③穿透力强,深部剂量较高,适用深部肿瘤治疗;④旁向散射少,射野外组织量少,全身积分量低;⑤与直线加速器相比,结构简单,维修方便,经济可靠。

其不足之处是存在着物理学方面的半影问题。造成$^{60}$Co 治疗机的半影问题的原因有 3 种,即几何半影、穿射半影和散半影。半影的存在造成了射野放射剂量的不均匀性。前 2 种半影是由机器设计造成的。临床上,采用复式限光筒或在限光筒与患者皮肤上放遮挡铅块,可以相对消除几何半影;采用同心球面遮光机可以相对消除穿射半影。目前,$^{60}$Co 治疗机有固定式和螺旋式两种类型。

3.医用直线加速器　加速器的种类很多,在医疗上使用最多的是电子感应加速器、电子直线加速器和电子回旋加速器。它们既可产生高能电子束,又能产生高能 X 线,其能量范围在 4~50MeV。其中的电子回旋加速器既有电子感应加速器的经济性,又有电子直线加速器的高输出特点,而且也克服了两者的缺点,其输出量比直线加速器高许多,其能量也容易调制较高。无疑,电子回旋加速器将成为今后医用高能加速器发展的方向。

现今,利用质子或重离子组成的射线作为治疗媒介,聚焦能量作用于肿瘤组织的医用治疗加速器已经在世界范围内出现,在放射肿瘤学界,形象地称此为"质子刀"或者"重离子刀"。目前,全球有质子/重离子中心 46 个,其中 33 个中心具备治疗肿瘤的现代化设施。2014 年 6 月,随着上海市质子重离子医院(附属于复旦大学肿瘤医院)成功完成首例临床试验,为一名 71 岁的前列腺癌患者进行首次治疗,标志着中国第一家拥有质子重离子放疗技术的医疗机构诞生了。

(三)临床对放射线的合理选择

从物理和剂量学角度来看,临床上理想的射线在组织中造成的剂量分布,应尽量符合放射剂量学原则。

1.照射肿瘤的剂量要求准确。

2.对肿瘤区域内照射剂量的分布要求均匀。

3.尽量提高肿瘤内照射剂量,降低正常组织受量。

4.保护肿瘤周围的重要器官不受或少受照射。

浅表肿瘤如皮肤癌、蕈样霉菌病、乳腺癌胸壁复发等,可以用穿透力较强的深部 X 线或低能电子线治疗;一侧的头颈部肿瘤也可用电子线,以保护深部的正常组织。对于大多数胸腹部病灶,深部剂量往往是首先考虑的重点,往往需要应用高能 X 线。

(边丽)

# 第二节　放射治疗的敏感性与影响因素

## 一、肿瘤内在因素

不同组织学来源的肿瘤对放疗的敏感性是不同的,如恶性淋巴瘤及精原细胞瘤等对放射线敏感性较高,而脑胶质瘤及恶性黑色素瘤等对放射线较为抵抗。细胞凋亡是放疗致使肿瘤细胞死亡的主要机制之一。淋巴瘤等原本即具有凋亡倾向的肿瘤细胞在放疗后更易发生凋亡,而脑胶质瘤细胞等无凋亡倾向故其放疗后也不易发生凋亡。

不同分化程度的肿瘤细胞对放疗的敏感性也是不同的,因放疗主要作用于增殖中的未成熟的细胞,故肿瘤分化程度越低、细胞增殖越快其对放疗的敏感性越高。但因肿瘤分化程度越低其恶性程度越高,此类肿瘤虽然对放疗敏感但其也更易复发及转移,故患者的预后多较差。

处于不同细胞分裂周期的肿瘤细胞对放疗的敏感性是不同的,细胞的分裂周期包括:DNA 合成前期($G_1$ 期)、DNA 合成期(S 期)、DNA 合成后期($G_2$ 期)及有丝分裂期(M 期)。就中国仓鼠细胞所作的体外实验的研究结果显示,对于放疗最敏感的细胞时相是 $G_2$ 期和 M 期,$G_1$ 期和早 S 期的放射敏感性次之,晚 S 期的放射敏感性最差。这种不同细胞周期时相中放射敏感性的差异较富氧细胞与乏氧细胞之间放射敏感性的差异更大。肿瘤体积的大小对其放疗敏感性也有较大的影响,较小的肿瘤瘤体内血运好、乏氧细胞少对放疗较为敏感;反之,肿瘤体积较大则对放疗较为抵抗。

### 二、肿瘤所处微环境的外在因素

富氧和乏氧是影响肿瘤放疗敏感性最为重要的外在因素之一。氧在放射线及生物体相互作用中所起的作用叫做氧效应。在乏氧及空气情况下达到相同生物效应所需的放疗剂量之比为氧增强比(oxygen enhancement ratio,OER)。氧效应只发生在照射期间及照射后数毫秒内,随着氧水平的增高放射敏感性有梯度性的增高,最大的变化出现在 0～20mmHg。氧效应的机制比较公认的理论为"氧固定假说"。带电粒子通过组织后产生很多电子对,但电子对的寿命只有 10m 秒,生物物质吸收射线后会形成自由基,自由基为高度活性分子可击断化学键造成 DNA 的损伤,在有氧存在的情况下,氧与自由基形成有机过氧基并在靶分子上形成 ROOH,于是损伤被固定下来。氧在肿瘤基质中扩散时将被肿瘤细胞所消耗,当肿瘤细胞层厚度超过了氧的有效扩散距离后细胞将会死亡,但在坏死边缘部位的细胞仍具有一定的活性,是慢性乏氧的肿瘤细胞。同时肿瘤血管还可以周期性的开放和关闭,导致短暂的一过性的急性乏氧。直径<1mm 的肿瘤是充分氧合的,超过这个大小即会出现乏氧。肿瘤富氧时对放疗多较敏感,而乏氧时因无放疗损伤氧固定则肿瘤对放疗较为抵抗。其他一些细胞因子及信号转导通路等对肿瘤的放射敏感性也有较大的影响。如酪氨酸信号转导通路、生长因子、NF-κB、肿瘤坏死因子(tumor necrosis factor,TNF)、肿瘤坏死因子受体(tumor necrosis factor receptor,TNFR)及 P53 等。

(边丽)

# 第三节 放射治疗的原则与禁忌证

### 一、放射治疗的原则

放射治疗的原则是在多学科综合治疗的大前提下,根据患者肿瘤的分期、放射敏感性,患者治疗愿望、社会经济水平等因素综合考虑,在没有放射治疗禁忌证的情况下,予以根治性或者姑息性放射剂量,以不造成严重放射性毒副作用为前提,实现对肿瘤的治疗。下面为常见肿瘤的放射治疗适应证。

（一）头颈部肿瘤

1.鼻咽癌各期 以根治性放疗为主。早期病例仅需要单纯放疗，局部晚期病例则以放疗为基础，联合全身化疗或者单克隆抗体治疗。同时视情况行辅助手术治疗。

2.舌癌 Ⅰ、Ⅱ期可行放疗或手术治疗达到根治目的，但放疗可保存功能，应该以放疗为主；Ⅲ、Ⅳ期可考虑化疗、放疗和手术的综合治疗。

3.鼻腔恶性肿瘤（未分化癌、鳞癌、腺癌、恶性淋巴瘤和恶性肉芽肿等） Ⅰ、Ⅱ期，手术或放疗均可以实施；Ⅲ期，术前放疗＋手术＋术后放疗；Ⅳ期，姑息放疗＋化疗或手术＋放疗＋化疗（未分化癌、恶性淋巴瘤等可先行化疗）。

4.扁桃体癌 以放疗为主，早期局限于扁桃体窝可行手术＋放疗。病理类型为放疗不敏感的肿瘤考虑术前放疗＋手术。

5.喉癌 Ⅰ期声门癌，首选放疗（与手术效果相当），能够尽可能保护患者发声功能；Ⅱ、Ⅲ、Ⅳ期，以手术为主，选择术前或术后放疗。

6.眼部肿瘤 眼睑基底细胞癌和鳞癌，手术或放疗均可；而眼球内肿瘤考虑立体定向放射治疗或三维适形放射治疗。

（二）胸部肿瘤

1.肺部肿瘤

（1）小细胞肺癌：局限期，以同步放化疗为主要的根治性治疗模式，局部病灶较大，可以实施诱导化疗后再辅以同步放化疗，少量病例诱导化疗后，可以考虑有无手术指征；广泛期，以全身化疗为主，化疗后病灶疗效评价达到完全消退或者部分消退的病例，可以补充胸部放疗，化、放疗后完全缓解患者需要补充全脑预防性放疗。

（2）非小细胞肺癌：手术治疗为主。肺上沟瘤可以行术前放疗，提高手术切除率；对于术后残端阳性或者纵隔淋巴结出现多站转移的病例，需要术后补充放疗；拒绝或不能耐受手术的Ⅰ、Ⅱ、Ⅲ期均可行放疗。对于Ⅳ期病例，放疗的目的在于缓解症状，如咯血、明显咳嗽，胸背部疼痛等。

（3）肺转移瘤：三维适形放疗或者立体定向放射治疗，尤其是立体定向放疗能够实现与手术类似的治疗效果，目前在世界范围内应用广泛。

2.食管癌和贲门癌 颈段和胸上段肿瘤手术难度大，手术切缘常不能保证充分，应首选放疗；而对于术后分期为 $T_{3\sim4}N_{1\sim3}$ 的病例，术后辅助放疗可提高肿瘤局部控制率，减少纵隔瘤床的复发。

3.乳腺癌 Ⅰ期，保留乳房的局部手术＋术后根治性放疗或改良根治术；Ⅱ期，改良根治术±放疗±化疗±内分泌治疗；Ⅲ期，新辅助化疗±放疗＋改良根治术（或根治术）＋术后放疗＋化疗±内分泌治疗；Ⅳ期，化疗和内分泌治疗为主±局部放疗±局部手术。保乳手术后的放疗区域为同侧乳腺及瘤床，而改良根治术后放疗的范围包括同侧乳腺所在的胸壁及锁骨上淋巴结引流区。

（三）腹部恶性肿瘤

1.胃癌 早期胃癌以手术为主；中晚期胃癌术前放疗和新辅助化疗可以提高手术切除率和患者生存率，术中和术后放疗也是常用的辅助治疗手段，采用三维适形或者调强放射治疗技术可减轻放疗的毒副作用和保护周围正常组织。

2.结肠癌 Ⅰ期结肠癌以手术治疗为主，可以不补充术后放化疗；Ⅱ、Ⅲ期，手术，术中放疗＋术前或术后放疗＋化疗可提高肿瘤局部控制率和患者长期生存率；Ⅳ期，以全身化疗为主，手术和姑息放疗可以缓解肠道梗阻等症状。

3.直肠癌和肛管癌　早期病例，单纯手术或腔内放疗、适形放疗即可，并能保留肛门功能；而 Dukes $B_2$ 和 C 期，术前放疗可提高手术切除率，为低位直肠癌创造保肛手术治疗机会。对于直肠癌术后证实肿瘤穿透肠壁（$T_{3/4}$），周围有淋巴结转移（$N_{1+}$），有相邻脏器受累以及术后有残留病灶者（$R_1$ 切除），均需采用术后辅助放疗。

4.胰腺癌　确诊时常常已属晚期，根治放疗仅应用在肿瘤能手术切除，但由于其他原因患者不能耐受手术或拒绝手术者；但是姑息性放疗可应用于晚期患者已有远处转移，局部疼痛较重者的姑息止痛治疗。

5.肝癌　三维适形放疗或者调强放射治疗配合介入放疗，肿瘤缩小后可再手术。对于体积较小的肝脏原发肿瘤或者转移肿瘤，应用立体定向放射治疗技术，可以取得较高的局部控制率，而对周围正常肝脏及其他腹腔脏器影响较轻。

6.胆道癌　放疗主要应用于不宜手术的胆管癌，对术后残存或复发患者可起到姑息减症作用。

(四)泌尿系统肿瘤

1.肾癌　肿瘤恶性程度高或瘤体过大，估计初期手术有难度的病例可以选择术前放疗。术后有肿瘤残存，肿瘤体积较大或病灶穿透肾包膜，有区域淋巴结转移，或肾静脉受侵宜选择术后瘤床区域放疗。

2.膀胱癌　浸润性膀胱癌需手术、放疗和膀胱灌注化疗结合的综合治疗；而术前、术中及术后放疗均可以取得较好的疗效。

3.前列腺癌　由于三维适形放疗、调强放射治疗以及弧形调强放射治疗技术的进展，放疗已成为中晚期前列腺癌的主要治疗手段。$A_1$、$A_2$、$B_1$ 期：前列腺癌根治术或放疗＋内分泌治疗；$B_2$ 期：前列腺癌根治术＋盆腔淋巴结清扫术＋内分泌治疗，若淋巴结阳性加用术后放疗或放射治疗＋内分泌治疗；C 期：放射治疗＋内分泌治疗或内分泌治疗＋前列腺癌根治术；D期：根治性放疗或姑息性放疗＋内分泌治疗。

近年来，自适应放射治疗技术（ART）的提出和更新，已经逐步应用于临床。而前列腺癌正是 ART 应用的研究热点。ART 是在三维适形放射技术、调强放射技术和图像引导放射技术的基础上发展而来的综合新技术，利用 CT 图像引导实现肿瘤治疗计划在线更新，使整个放疗过程成为一个自我修正的动态循环系统，实现了更为精确的放射治疗。

4.阴茎癌　放疗为其主要治疗手段之一，早期可首选放疗，中晚期病例可采用局部放疗＋手术的治疗模式。

(五)女性生殖系统肿瘤

1.宫颈癌　各期均可放疗。但是需要注意的是，宫颈癌的放射治疗是外照射和内照射技术联合应用的范例。对于未能手术的患者或者术后病变残留的患者，常常需要的普通外照射一定放射剂量后，补充腔内放射剂量，尽可能地保护患者的邻近器官及其功能。

2.子宫内膜癌　各期均可放疗，注意事项同宫颈癌。

3.卵巢恶性肿瘤　诊疗以手术和全身化疗为主，晚期或顽固病灶可行局部姑息放疗；而全腹腔照射由于化疗的进展已很少应用。

4.外阴阴道癌　各期均可放疗。

（六）中枢神经系统肿瘤

1.浸润性生长的恶性胶质瘤等　该类型肿瘤常常出现局部复发,应尽量切除肿瘤后给予瘤床区域的放疗。

2.髓母细胞瘤、生殖细胞瘤、恶性淋巴瘤等化疗敏感肿瘤　放疗＋化疗。

3.深部肿瘤或主要功能区肿瘤　若手术难度大和危险性较大,或患者因其他原因不能耐受手术者,肿瘤边界清晰的实体瘤(如颅咽管瘤、听神经瘤等),其直径小于3cm及垂体瘤,可行适形放疗、X刀或者γ刀。

（七）造血系统恶性肿瘤

1.霍奇金淋巴瘤　ⅠA、ⅡA期,部分患者仅仅放疗即可治愈,视患者情况可以予以全身化疗;而ⅠB、ⅡB、Ⅲ期,则需要放化疗联合的治疗模式;对于Ⅳ期患者,治疗以化疗为主,局部淋巴结引流区域可以补充辅助性放疗。

2.非霍奇金淋巴瘤

（1）低度恶性:Ⅰ、Ⅱ期患者,以放疗为主,视情况予以全身化疗;Ⅲ、Ⅳ期,则以全身化疗为主,补充局部放疗。

（2）中度恶性:Ⅱ期以上化疗＋局部放疗。

（3）高度恶性:以化疗为主,局部病灶区域补充局部放疗。

3.多发性骨髓瘤　化疗为主。放疗仅用于病变局限的骨髓瘤、病理性骨折固定术后、脊髓压迫综合征或者难治性局部剧痛患者的姑息止痛治疗。

4.白血病　放疗主要用于中枢神经系统白血病(全脑、全脊髓放射治疗)、睾丸白血病和慢性白血病的巨脾症。

（八）软组织肿瘤

软组织肉瘤的治疗已从单一的外科治疗转变为手术为主的综合治疗。术前放疗可应用于肿瘤生长较快,肿瘤较大,估计手术切除困难或者分化差的复发性肿瘤;术后放疗可应用于局部肿瘤切除术后且不准备再做更彻底的手术时,估计手术切除可能不彻底者,广泛性切除术后仍有残留病变者或者多次术后复发的病例;单纯放疗可应用于肿瘤较小,患者因其他原因不能手术或拒绝手术者,术后复发但肿瘤较小者或者病变晚期的姑息减症放疗。

（九）皮肤癌

多数皮肤癌对放疗敏感,放疗可以取得较高的治愈率,同时对美容和功能的影响较小。

（十）转移瘤

1.骨转移瘤　对局部骨转移的放疗,80%～90%的患者可较快缓解疼痛,同时可不同程度控制局部肿瘤增殖,减少骨相关事件的发生,防治病理性骨折。

2.脑转移瘤　只要病情允许,均需做全脑放疗。全脑放疗前后针对颅内局部病灶可以加用三维适形放疗、X刀、γ刀等局部治疗。

3.肝转移病灶、肺转移病灶、肾上腺转移病灶　三维适形放疗或者立体定向放射治疗可取得很好疗效。

（十一）肿瘤急症

1.上腔静脉综合征　胸部及纵隔肿瘤体积较大压迫上腔静脉,从而导致的一系列颜面水肿、颈静脉怒张、呼吸困难等症状和体征。其引发因素常常为肺癌或者淋巴瘤。对于这类患者,往往需要进行急症放疗,照射压迫上腔静脉的局部区域,杀伤肿瘤,缓解症状和体征。

2.脊髓压迫征 恶性肿瘤侵犯椎体,导致其骨质结构破坏,稳定性失衡,压迫椎管内的脊髓,导致肢体感觉麻木、运动障碍,甚至是大小便失禁等。部分肿瘤直接侵犯脊髓亦可出现上述症状和体征。这类型患者也需要行急症放疗,尽早缓解患者症状和体征,尽可能减少如椎体病理性骨折、截瘫等严重事件的发生。

## 二、放射治疗的禁忌证

放射治疗没有绝对的禁忌证,根据患者的病情、身体状况、常规血液学指标、放射治疗的目的等因素综合决定。同时,相对禁忌证随时间、经验、设备等不断变化而有所改变。除各种肿瘤的特殊禁忌证外,下列情况可视为禁忌证:①患者一般情况差,已经呈现恶病质者;②血常规检查结果中,A细胞低于 $3.0×10^9/L$,血小板低于 $50×10^9/L$,血红蛋白低于 $80g/L$ 者;③重要器官(如心、肺、肝、肾等)功能严重不全者;④对放射线中度敏感的肿瘤已有广泛远处转移,或经足量放疗后近期内复发者;⑤肿瘤在已有严重放射性损伤部位出现的复发;⑥空腔脏器伴有深部溃疡或者已经穿孔,以及放射治疗部位出现大量积液者。

另外,部分特定的放射治疗存在特有的禁忌证。例如,在肺部肿瘤的立体定向放射治疗中,环绕"支气管树"2cm 的区域内是不适宜行 SBRT 治疗的。在现有的经验中,这部分患者实施 SBRT 治疗有可能导致气管或者支气管破裂,难以修补,进而影响患者长期生存。

(边丽)

# 第四节 放射治疗常见的并发症

## 一、皮肤反应

皮肤中的表皮和真皮对放疗的反应是有所区别的。

表皮为早反应组织,放疗后较快的出现放射并发症,但随着表皮基底层干细胞的增殖分化和对损耗功能细胞的再补充,其并发症多可自愈。

低能 X 线放疗机(kV 级)应用时,射线的最大剂量沉积点临近皮肤表面,因此表皮通常成为了剂量限制性器官。放疗开始后的第 2～3 周(10～15 次放疗)皮肤可出现红斑,继而出现的表皮基底层干细胞群耗竭可导致干性及湿性脱皮,严重的湿性脱皮可进一步发展为溃疡。

高能 X 线加速器应用时(MeV 级),其最大剂量沉积点在皮下 0.5～4cm,在总剂量 60～66Gy(表皮基底层的放射剂量为 40～50Gy)的常规分割放疗方案中,表皮的放射损伤通常为干性脱皮和色素沉着。疗程的总时间对表皮放射并发症的发生有较为明显的影响。在标准的 6～8 周分割放疗的总剂量不变的情况下,总疗程每缩短 1 周则皮肤的总耐受剂量将降低 3～4Gy。

根据美国国立癌症研究所(NCI)的治疗相关性反应分级指南(CTC AE),皮肤的急性放疗反应分为Ⅳ度:Ⅰ度,为皮肤红斑、充血,伴有烧灼感,后变为暗红伴有脱屑,为干性脱皮;Ⅱ度,皮肤红斑、色素沉着,充血、水肿、疼痛、瘙痒、片状脱屑,为湿性脱皮;Ⅲ度,为皮肤水肿、水疱形成,可伴有糜烂和渗出,为湿性脱皮;Ⅳ度,为皮肤的放射性溃疡,为严重的皮肤急性放疗反应,其临床表现为皮肤放射区域内出现边界清楚并有灰白色坏死组织覆盖的溃疡伴有剧痛。

轻一中度的皮肤放射性并发症如红斑、干性脱皮、色素沉着等往往不需要进行特殊处理即可自行好转:重度的皮肤放射性并发症如湿性脱皮、溃疡等则需保持创面干燥、清洁、预防局部感染,创面局部可用促表皮生长因子等局部外用,如溃疡经久不愈可考虑行手术切除及植皮治疗。

真皮属于晚反应组织,同时其位于兆伏级 X 线最大剂量沉积点的范围内,因此放片后真皮可能出现晚期放射并发症,表现为放射区域皮肤的萎缩、纤维化及毛细血管扩张等。在关节活动部位的皮肤严重纤维化,会影响正常的关节活动功能,致使患者的生活质量下降,如头颈部肿瘤患者放疗后,面部及颈部皮肤的严重纤维化将导致患者张口及颈部活动的障碍。目前尚无有效药物可逆转纤维化,因此避免这种情况发生的最好方法为预防和放疗过程中患者的功能锻炼,如头颈部患者在放疗疗程中注意进行张口练习及转颈练习等。

### 二、口腔黏膜反应

口腔黏膜的急性反应是限制头颈部肿瘤患者放疗剂量提高的主要因素之一。其机制为放疗导致黏膜基底层干细胞快速凋亡,从而无足够的干细胞向成熟细胞分化,使得黏膜层正常细胞代谢死亡后即表现出相应的症状。

主要表现为黏膜红斑、斑片状黏膜炎、假性黏膜以及融合性黏膜炎等,患者可出现为口腔疼痛、发热、口腔黏液分泌增多等症状。口腔黏膜的晚期反应多为黏膜变薄、柔韧性消失及黏膜下硬化,但其对多数患者的日常生活并无明显影响。口腔放疗后组成味蕾的细胞及相应的神经纤维会有所损伤,味觉会出现异常或减退,但多数组成味蕾的细胞会在放疗数月后增生而使患者味觉有所恢复。

黏膜细胞的更新速度较皮肤的细胞更快,因此放疗导致的黏膜急性反应也较皮肤反应更早。通常 6～7 周的常规分割方案放疗可在疗程开始后的 2 周出现口腔黏膜红斑及斑片状的黏膜炎。

同表皮一样,口腔黏膜的急性反应程度同总疗程时间及单位时间的总放疗剂量关系密切。当总放疗剂量不变而总疗程时间缩短 1 周时,多数患者会出现持续 4 周的斑片状黏膜炎,少数患者甚至出现融合性黏膜炎;当总疗程时间缩短至 4 周时,所有患者皆会于放疗的第 3 周出现融合性黏膜炎并持续 3～6 周。大部分头颈部肿瘤患者行常规分割方案(60～70Gy,30～35 次,6～7 周)放疗后皆会出现斑片状或融合性的黏膜炎,这也反映了口腔黏膜的最大耐受剂量。

### 三、睡液腺反应

唾液腺对放疗极为敏感,当给予(10～15)Gy/5 次放疗后,唾液腺中浆液细胞即出现快速凋亡而使唾液的分泌量减少,当双侧腮腺的受照剂量超过 40Gy 后,腮腺的唾液分泌即会停止并可持续 4 周以上。永久性的口干是临床上唾液腺功能丧失的主要指标,其原因为浆液细胞和黏液细胞的凋亡导致浆液分泌及黏液分泌减少。M 胆碱受体激动剂毛果芸香碱可促进唾液腺中浆液和黏液的分泌从而减轻口干的症状,临床研究显示其在放疗前及放疗中使用可保护部分的唾液腺功能的药物。其他如阿米福丁等对唾液腺也有一定的保护作用。

唾液腺的毒性反应分度为:Ⅰ度,唾液轻微增稠,轻微味觉改变;Ⅱ度,浓稠黏液性唾液,显著的味觉改变,饮食习惯改变以及分泌唾液引起的相关症状;Ⅲ度,急性唾液腺坏死,唾液分泌引起严重症状(浓稠唾液/口分泌物或作呕),需要鼻饲或全肠外营养,影响个人日常生活活动。

## 四、消化道反应

按照发生的时间,放疗后 90 日内发生的为急性反应,90 日后发生的为晚期反应。

胸部肿瘤放疗过程中常会伴发有食管的放疗并发症。食管的急性反应为放疗后食管黏膜基底层干细胞耗竭所致,表现为食管黏膜的局部炎性反应。患者多存胸骨后烧灼感、吞咽疼痛、吞咽梗阻等,并多发生于(20~40)Gy/(10~20)次时,同步化疗可使急性反应发生时间提前且症状加重。轻度的食管急性反应可不予特殊处理,中—重度的急性反应可加强营养支持(胃肠内或胃肠外营养)、抑酸药,加用局部麻醉药及激素,症状严重时可暂停放疗待其好转。

食管的晚期反应为肌层坏死及黏膜下层纤维化所引起的食管良性狭窄,患者多表现为吞咽困难,主要的治疗方式为食管扩张或食管支架置入。

在腹腔肿瘤的放疗中,大部分胃肠道组织都在放疗野内。当放疗剂量超过 40Gy 时常会伴有一定程度的胃肠毒性反应。胃肠的黏膜组织同皮肤一样属于早反应组织,根据放疗部位的不同,急性放射性胃肠黏膜炎的临床表现可为胃炎或肠炎(表现为恶心、呕吐、腹痛、腹泻)。当应用(50~54)Gy/(25~27)次的放疗分割方案时,胃肠黏膜的早期反应通常不是剂量限制性因素,即使发生了较严重的早期反应,停止几次放疗往往能够使患者症状明显好转并在一定程度上恢复胃肠道的功能。胃肠黏膜急性反应的根本原因在于黏膜前体增殖细胞(如小肠隐窝细胞)的耗竭,当无增殖功能的分化成熟的绒毛细胞死亡后无新生细胞加以补充,从而导致相应症状的出现。

胃肠的晚期反应主要为黏膜下组织的纤维化及溃疡的形成,表现为胃肠道管腔的狭窄、慢性溃疡、消化功能减退及排便习惯的改变,主要的治疗为对症支持及外科手术治疗。目前研究认为应用可溶性受体阻断 TGF-P,的活性及应用生长抑素类似物抑制胰酶分泌对胃肠道放射性炎症的发生有一定的预防和治疗作用。

胃肠道黏膜的毒性分度为:Ⅰ度,无症状,仅临床检查或诊断所见,无需治疗;Ⅱ度,进食困难/疼痛,腹痛,腹泻,出现黏液便或血便;Ⅲ度,剧烈腹痛,需要肠内营养或者肠外营养支持,需要内科治疗。

## 五、神经系统反应

脑的放疗并发症主要发生在放疗后的数月至数年内,不同的损伤类型在发生时间上可有重叠。一过性的脱髓鞘(嗜睡综合征)及脑白质病通常发生在放疗后的最初 6 个月内,放射性脑坏死可发生于放疗后 6 个月,也可发生于放疗结束 2~3 年后。放疗后第 1 年内脑的组织病理学改变通常发生于脑白质,在放疗结束 6~12 个月后脑灰质也可出现组织病理学改变并可伴有毛细血管扩张及局部出血等明显的血管损伤,而放疗后 1~2 年内出现的放射性脑坏死通常显示出混杂性的组织病理学改变。

脊髓放射性损伤的潜伏时间、组织病理学改变及耐受剂量等同脑很相似。脊髓的亚急性放疗反应通常为可逆的脊髓脱髓鞘改变,可发生于 36Gy/18 次的分割方案放疗后,但通常出现于放疗结束数月后并可持续至 1 年以上。脊髓脱髓鞘改变主要表现为低头屈颈触电样征(Lhemitte 征),患者放疗后发生脊髓脱髓鞘改变并非预示着患者以后会发生永久性放射性脊髓病。化疗、热疗、外科手术等都可能使放疗造成的脊髓损伤进一步加重。脊髓晚期放疗反应的表现为永久性放射性脊髓病或是脊髓截瘫等。其组织病理学改变包括两种:第一种发生于放疗后的 6～18 个月，主要为脊髓白质的脱髓鞘和坏死；第二种发生于放疗后的 1～4 年，主要表现为血管损伤。

外周神经的放疗反应主要发生于神经丛及神经根，其较脊髓的放疗反应更为常见，但通常在临床上未得到足够的重视。60Gy/30 次分割剂量的放疗可造成外周神经 5% 以下的放射损伤，但如继续增加放疗剂量则其发生放疗反应的概率会明显上升。例如，乳腺癌患者腋窝及锁骨上区域放疗可能损伤臂丛，表现为感觉和运动功能的缺失，多发生于放疗后 6 个月到数年内。其组织病理学的改变主要是进行性的血管损伤、纤维化及神经纤维的脱髓鞘。

神经系统的放疗并发症无特效药物解救，临床上可加用激素及神经营养药物缓解症状。

## 六、肺放疗反应

肺的放疗反应包括两种不同的综合征。急性放射性肺炎：放疗后 2～6 个月出现；慢性放射性肺炎：放疗后数月至数年内缓慢进展的肺纤维化。

急性放射性肺炎的临床表现通常为肺顺应性下降、气体交换能力的下降、进行性的气紧和干咳，当残留肺组织的储备功能不足时心肺衰竭可能会在短时间内发生。治疗上以吸氧、扩张支气管、预防感染及应用激素减轻炎症为主。肺纤维化目前无有效的治疗措施，临床上以对症支持治疗为主。放疗导致急性放射性肺炎和肺纤维化所损伤的靶细胞是不同的。在急性放射性肺炎中，放疗主要作用的靶细胞是肺泡Ⅱ型细胞和血管内皮细胞；而在放射性肺纤维化中，放疗主要作用的靶细胞是血管内皮细胞和成纤维细胞；除此之外炎性及纤维源性的细胞因子也是其损伤发生的重要原因之一。

放射性肺炎的毒性分度为：Ⅰ度，无症状，仅临床检查或诊断所见，无需干预；Ⅱ度，有咳嗽、气紧等症状，需要干预，影响工具性日常生活活动；Ⅲ度，症状加重，需要吸氧，影响个人日常生活活动。

## 七、泌尿系统反应

肾脏同肺一样也属于最敏感的晚反应器官之一，其放射性损伤发展缓慢，可能在放疗数年后才会出现明显的症状。放疗导致的肾脏损伤主要有：临床表现为蛋白尿、多尿（尿液浓缩障碍）及高血压的放射性肾病；因溶血及红细胞生成素的生成减少所致的贫血；临床表现为持续性蛋白尿的轻度肾炎。研究显示，肾部分照射的患者可能在 10 年后发生肾性高血压。

肾脏的放疗晚期反应的形成机制非常复杂，目前的研究显示肾小球内皮细胞损伤是导致肾小球硬化和晚期肾间质纤维化的关键因素。放疗后肾素－血管紧张素系统激活了血纤维蛋白溶酶原活化抑制因子－1（PAI－1），并促进了血纤维蛋白单体在肾小球中的沉积，从而导致了肾小球硬化的发生。同时放疗后肾小管上皮细胞的丢失会导致血纤维蛋白单体渗漏进肾间质并诱发了肾间质纤维化。治疗上以对症和减轻肾脏负担为主。

肾脏毒性的分度为：Ⅰ度，肌酐水平增加大于 0.3mg/dl，或者超过基线的 1.5～2.0 倍；Ⅱ度，肌酐超出基线 2～3 倍；Ⅲ度，肌酐超出基线 3 倍或大于 4.0mg/dl，需要住院治疗。

相对于其他组织的上皮细胞来说，膀胱及尿路上皮细胞更新较慢，因此放疗导致尿路上皮细胞丢失的损伤反应也要经过较长的时间才会表现出来。在放疗开始 4～6 周后膀胱可出现急性反应，其组织病理学改变为膀胱黏膜的充血和肿胀，如同时伴有感染则可使损伤加重，甚至出现黏膜剥脱和溃疡；放疗后 6 个月至 2 年内膀胱可出现亚急性反应，其组织病理学改变为血管性的局部缺血、进行性的黏膜剥脱、溃疡甚至是瘘管形成；放疗 10 年内膀胱可出现晚期反应,其组织病理学改变为膀胱壁的纤维化并导致膀胱容积减少。研究证实应用阿司匹林及黏多糖(如肝素)可减轻膀胱的急性放射反应及晚期纤维化并恢复黏膜的屏障功能。

膀胱毒性的分度为:Ⅰ度,显微镜可见的血尿,轻度增加尿频,尿急,排尿困难,夜尿,尿失禁;Ⅱ度,中度血尿,尿频,尿急,排尿困难,夜尿,尿失禁,需要导尿和膀胱冲洗;Ⅲ度,大量血尿/需要输血治疗,需要静脉输注药物和住院,需要择期内镜、放射学或手术治疗。

## 八、心脏放疗反应

心脏对放疗的耐受性高于肾和肺,但低于脑和脊髓,心耳及冠状动脉的近心段对放疗最为敏感。在放疗后的 6 个月至 2 年内,最常见的心脏放疗损伤是放射性心包炎并伴有不同程度的心包积液,在大部分患者中这种放射性心包炎是无症状的并可自发消失。在放疗后的 10～20 年内,最常见的心脏放射损伤是缓慢进展的放射性心肌病,其临床表现为心室射血分数降低及传导阻滞。在组织病理学上,心肌的放疗损伤反应主要表现为广泛的心肌间质及血管周围间质纤维化同时伴有心肌细胞的丢失。血浆心房促尿钠肽(ANP)可在心脏放射性损伤的早期即出现升高,其可成为预测心脏放射性损伤的标志物。

心脏毒性的分度为:Ⅰ度,无症状或轻微,仅临床检查或诊断所见,无需治疗;Ⅱ度,中度症状和体征,需要轻微,局部或非侵入性治疗,影响年龄相适应的工具性日常生活活动;Ⅲ度,重症或医学上明显但不会立即危及生命,需要住院治疗或延长住院时间,影响个人日常生活活动。

## 九、肝脏放疗反应

肝脏的放疗耐受性稍高于肾和肺,其功能亚单位的排列同样成平行结构,因此肝脏局部对放疗的耐受性要远高于全肝对放疗的耐受性,只有在全肝受照时肝脏的放疗耐受性才是限制放疗剂量大小的关键因素。肝脏的放射性损伤主要有急性期和晚期两个阶段:急性期的放射性肝炎主要发生于放疗后的 2～6 周,其临床表现为肝大、肝功能异常及腹水,其组织病理学改变为小叶中心静脉的血栓形成和阻塞、肝细胞的丢失及萎缩;晚期的放射性肝病多发生于放疗后的 6 个月至 1 年以后,其组织病理学改变为小叶中心和门脉周围区域的进行性纤维化。实验室检查显示氨、胆红素、LDH 和碱性磷酸酶异常升高。治疗上以保肝治疗为主。

肝脏毒性分度:Ⅰ度,轻微症状,无需治疗;Ⅱ度,有症状;需要内科治疗;Ⅲ度,重症或医学上表现明显但不会立即危及生命,需要住院治疗或延长住院时间,影响个人日常生活活动。

## 十、骨髓抑制

骨髓中的各种造血细胞属于早反应组织,放疗后骨髓中造血细胞的丢失会激发加速再增殖的过程。在单次 4Gy 的全身放疗后造血干细胞的恢复需经 2～4 周才能达到正常水平。在更高剂量的放疗后干细胞可能出现持续减少,但此时通过造血干细胞的加速增殖还可使外周血细胞组成成分维持于正常水平。因此,此时检查外周血情况并不能反应造血干细胞放射性损伤的严重程度。再程放疗也可使干细胞持续减少并使其低于临界水平,残存干细胞反复放疗后自我更新的能力也会明显下降,在这种情况下任何额外的放射损伤(即使是很低的放疗剂量)也可能造成骨髓衰竭的严重后果。造血生长因子如 G—CSF、GM—CSF、红细胞生成素及白介素－11 等可加速造血干细胞的再增殖,促进造血细胞的恢复,对放化疗中的骨髓造血细胞有一定的保护作用。

骨髓毒性表现为相关血液学指标下降。Ⅰ度、Ⅱ度和Ⅲ度分别对应白细胞、血小板、血红蛋白等指标不同程度的下降。

（边丽）

# 第五节　肿瘤放疗患者的护理

肿瘤患者在接受放射治疗过程中,会出现不同程度的毒性反应和心理问题。有针对性的程序化护理能减轻患者的毒性反应,预防并发症,提高放疗患者的依从性及治疗效果。

## 一、放疗前后的护理

（一）放疗前准备

1.放疗知识宣教及心理护理

（1）放疗知识宣教:简明通俗地向患者及家属介绍放疗的作用、放疗的实施步骤、放疗时间及疗程、可能的不良反应及需要配合的注意事项,放疗过程中的饮食和生活指导等。

（2）心理护理:加强护患沟通;鼓励患者表达自身感受,鼓励患者家属和朋友给予患者关心和支持;进行个体化的心理护理,教会患者自我放松,消除焦虑、恐惧心理,使患者积极配合治疗。

（3）制作放疗知识及护理方法的宣教手册和影像资料。

2.饮食指导　放疗前鼓励患者进食高热量、高蛋白、高维生素、易消化的饮食,以增强体质,嘱患者戒烟、忌酒,忌食辛辣、过热、过硬等刺激粗糙的食物。对全身状况差的患者进行对症支持治疗,使其能耐受放疗。

3.身体准备

（1）摘除金属物质:放疗时金属物质可形成次级电子,使其相邻的组织受量增加,出现溃疡且不易愈合,所以接受头颈部照射的患者在放疗前应摘除金属牙套,气管切开的患者将金属套管换成塑料套管或硅胶管,避免造成损伤。

（2）口腔预处理:头颈部肿瘤放疗会影响牙齿、齿龈、颌骨,故放疗前必须做好口腔的处理。保守治疗照射范围内的患齿、充填龋齿、拔除短期内难以治愈的患牙和残根,如有严重的牙龈炎,要积极对症处理,避免诱发放疗并发症。

（3）评估全身状况,纠正贫血、控制感染。如有伤口,应妥善处理,一般待伤口愈合后开始放疗。

（二）治疗配合

1.照射野皮肤护理　在放疗过程中,照射野皮肤会出现放疗反应,其程度与放射源种类、照射剂量、照射野的面积及部位等因素有关。护士应做好健康宣教,使患者充分认识皮肤保护的重要性,并指导患者掌握照射野皮肤保护的方法。

（1）充分暴露照射野皮肤,避免机械性刺激,建议穿柔软宽松、吸湿性强的纯棉内衣,颈部有照射野的患者应穿柔软的衣领或低领开衫,减少刺激,便于穿脱。

（2）保持照射野皮肤的清洁干燥,特别是多汗区皮肤如腋窝、腹股沟、外阴等处。照射野皮肤可用温水软毛巾温和地清洗,瘙痒时切忌抓挠,禁用碱性肥皂搓洗;不可涂乙醇、碘酒及对皮肤有刺激性的药物;局部禁贴胶布,禁用冰袋和暖具。

（3）剃毛发宜用电动剃须刀,以防损伤皮肤造成感染。

（4）外出时防止暴晒、风吹雨淋及冷热等物理刺激,使用遮阳伞或衣服遮挡。

（5）保持照射野标记清晰,以保证治疗准确。

2.饮食指导及营养支持 对于全腹或盆腔放疗引起的腹泻,宜进少渣、低纤维、不易产气的食物。严重腹泻时需暂停放疗,给要素饮食或完全胃肠外营养。放疗期间嘱患者多饮水,以增加尿量、增加毒素排泄,减轻全身放疗反应。

3.放疗患者造血系统反应的护理 放疗可使造血系统受到影响致外周血常规下降,尤其是大范围照射如颅骨、脊柱、骨盆、肋骨、脾等部位时,可造成骨髓抑制,使白细胞下降,以致出现严重感染。因此,应密切观察、定期检查血常规变化并注意有无发热现象。

4.头颈部肿瘤放疗护理 头颈部放疗患者由于射线的影响,唾液分泌减少,口腔自洁能力下降,容易发生龋齿及口腔感染,从而诱发更严重的放疗并发症或后遗症,因此,做好口腔清洁是放射治疗中的重要环节。

(1)饮食以软食易消化为宜,禁烟酒,避免过冷、过热及辛辣饮食对口腔黏膜的刺激。

(2)每日用软毛牙刷刷牙,建议用含氟牙膏。

(3)保持良好的口腔卫生,餐后睡前漱口,清除食物残渣,预防感染和龋齿的发生。

(4)鼻咽癌患者每日用生理盐水冲洗鼻腔 1～2 次,鼻腔干燥者可滴无菌液状石蜡湿润,鼻塞可用麻黄碱。口腔照射应摘掉义齿,加强口腔卫生,每次饭后用软毛牙刷刷牙,生理盐水含漱每日 3 次。

(5)喉癌患者由于反射功能降低,嘱其尽量将痰液及脱落的坏死组织吐出,预防误吸引起肺部并发症。如因肿瘤压迫或放疗后喉头水肿引起呼吸不畅甚至窒息,需备好气管切开包、吸痰器及氧气以应急。同时密切观察血压、呼吸的变化以防止大出血。

(6)指导患者进行张口训练,预防放射性张口困难。张口训练是预防放疗后颞颌关节纤维化的重要方法。通过被动张口、咬合、支撑、搓齿等动作,活动颞颌关节和咀嚼肌群,防止颞颌关节强直和咀嚼肌萎缩。

张口训练的方法:①大幅度张口锻炼,口腔迅速张开,然后闭合,幅度以可忍受为限,2～3分钟/次,3～4 次/日;②支撑锻炼,根据患者门齿距选择不同大小的软木塞或木质开口器(直径 25～45cm),置于上、下门齿之间或双侧磨牙区交替支撑锻炼,张口强度以能忍受为限,保持或恢复理想开口度(>3cm),10～20 分钟/次,2～3 次/日;③搓齿及咬合锻炼,活动颞颌关节,锻炼咀嚼肌,每日数次。放疗期间即开始张口锻炼,长期坚持,作为永久性功能锻炼。

(7)颅脑肿瘤患者放疗期间观察有无颅内压增高症状,预防癫痫发作。

5.胸部放疗护理

(1)食管癌放疗护理:食管癌照射后局部黏膜反应较重,会出现暂时的疼痛和吞咽困难,并非病情加重,应做好解释以减轻患者的焦虑。指导患者进食软食,避免刺激性食物及烟酒,每次进食后可饮温开水冲洗食管以减轻炎症和水肿。对于严重吞咽困难或进食后呕吐者应遵医嘱补液。注意观察有无呛咳及生命体征的变化,发现食管穿孔、出血,应立即禁饮禁食并报告医生。

(2)肺癌放疗护理:肺癌患者放疗期间,注意预防感冒,以免诱发放射性肺炎。放射性肺炎一般发生在放疗结束后,少数病例可发生于放疗中,注意观察放射性肺炎的早期症状。发生放射性肺炎应遵医嘱对症处理。

(3)乳腺癌放疗护理:保持照射野清洁干燥,不宜穿戴内衣,避免局部受压与摩擦。患肢体避免采血、注射、负重,肩部忌挎包。在放疗过程中肺也会受一定的影响,应注意观察放射性肺炎的症状。

6.腹部、盆腔放疗护理 腹部照射后会出现胃肠功能紊乱,发生放射性肠炎,表现为腹痛、腹泻、黏液血便等症状。腹泻较重的患者应遵医嘱给予调整胃肠功能药物，记录大便次数，应特别注意并发症的发生，如肠源性感染、肠道大出血、肠穿孔。严重的放射性肠炎应注意患者的一般情况、生命体征和水电解质等的变化，及时合理补充液体。同时注意饮食护理，给予高蛋白清淡饮食，少食多餐。厌食或不能进食者，应补充肠外营养液。

盆腔放疗可能引起放射性直肠炎、膀胱炎、小肠溃疡、出血等反应。如果出现放射性膀胱炎应嘱患者多饮水，重度放射性膀胱炎应遵医嘱膀胱灌注。如出现尿路刺激征，应进行抗感染治疗，嘱患者不憋尿，保持外阴及尿道清洁，预防尿路逆行感染。为避免直肠狭窄和肠黏膜溃疡出血，应嘱患者放疗中保持体位不变，避免对直肠的损伤。

7. 全身反应的护理　部分患者出现疲劳、虚弱、食欲缺乏、恶心呕吐、睡眠障碍等全身症状，机体免疫力下降。应对症处理并注意加强饮食营养、改善全身状况。为患者提供安静的休养环境，睡眠障碍者可使用药物帮助睡眠，防止跌倒、坠床的发生。

8. 心理护理　当放疗反应出现时，会使患者的心理负担加重。应加强护患之间沟通，根据患者具体情况，有针对性地做好阶段性健康教育，引导患者参与治疗，使患者对放疗每一阶段出现的不没反应有所了解，减少惊慌恐惧，指导患者掌握应对方法。通过进行床边护理、健康宣教小讲课、召开公休座谈会，增加护患、患患之间交流的机会，介绍成功病例、宣传肿瘤防治知识，使患者增强战胜疾病的信心，从而顺利地完成治疗。

9. 营养支持　放疗后患者会出现食欲缺乏，头颈部放疗患者会出现口干、味觉改变、口咽疼痛等不同程度的口腔黏膜反应，影响进食；放疗后消耗增加，患者体重下降，全身反应加重，严重者可导致治疗中断。科学合理的营养饮食可促进组织修复，提高治疗效果。放疗患者饮食要注意以下几方面。

(1)放疗开始的 7～10 日内，饮食应清淡，尽量避免酸、甜等增加唾液分泌的饮食，减少唾液分泌，减轻腮腺急性反应症状。

(2)饮食品种丰富，搭配合理，保证高蛋白、高热量、高维生素、低脂饮食。多吃煮、炖、蒸等易消化的食物，禁烟酒，忌冷硬、过热、油腻、辛辣食物。

(3)根据放疗反应进行饮食调整，少食多餐，保证足够营养和水分的摄入。

(三)放疗后健康指导

1. 放疗结束后，告诉患者后期仍可能出现放射反应，以免出现反应时患者误认为病情复发或加重，感到惊慌，做好放疗后的宣教工作?

2. 放疗结束后应注意照射野皮肤的保护，避免感染、损伤及物理性刺激，防止风吹及雨淋、阳光暴晒。

3. 养成良好的口腔卫生习惯，预防龋齿。放疗后 2～3 年内不能拔牙，如需要拔牙，需向牙医提供头颈部放疗史，采取相应措施，以免诱发颌骨骨髓炎或骨坏死。

4. 预防感冒，及时治疗头面部感染，以免诱发放射性肺炎、头颈部蜂窝织炎，因反复发作的蜂窝织炎可加重日后张口困难和皮肤软组织纤维化。

5. 头颈部放疗患者应坚持张口训练，放疗时及放疗后鼓励说话，锻炼咬肌，避免放疗后说话困难。

6. 气管切开需要带管出院的患者，指导患者和家属掌握气管套管自行处理的正确方法。

7. 禁烟酒，科学合理营养，注意劳逸结合，生活有规律。

8. 定期复查　住院患者出院后 1 个月复查，以后根据情况每 3 个月或 6 个月复查。如病情变化，应及时就诊。

## 二、急性放射反应的护理

### (一)照射野皮肤反应

放射治疗常采用外照射,皮肤反应不可避免。皮肤放射毒性反应分为四级,皮肤放射反应的分级与护理,见表18-1。

表18-1　皮肤放射反应分级与护理

| 分级 | 临床表现 | 治疗 | 护理措施 |
|---|---|---|---|
| Ⅰ级 | 皮肤瘙痒、红斑、轻度色素沉着及干性脱皮 | 局部涂薄荷淀粉 | 保持局部干燥、清洁,避免局部刺激,禁用肥皂、毛巾擦洗,切勿用手抓挠 |
| Ⅱ级 | 皮肤红斑、色素沉着,充血、水肿,疼痛、瘙痒、片状脱屑 | 局部涂比亚芬软膏、止痒霜、紫草油、清鱼肝油、炉甘石洗剂;促进表皮生长的药物局部喷涂 | 保持局部清洁、干燥,避免衣领等粗糙物对照射皮肤的损伤,宜穿宽松、无领、柔软的上衣 |
| Ⅲ级 | 局部红肿、疼痛、水疱形成、糜烂和结痂,湿性脱皮 | 消炎软膏或硼酸溶液、湿润烫伤膏等湿敷;局部可外用金因肽、贝复济促进表皮生长的药物;应酌情暂停放疗 | 尽量保持局部干燥、暴露,切勿覆盖或包扎,外出注意防晒;皮肤出现结痂、脱皮时,禁用手撕剥,防止继发感染 |
| Ⅳ级 | 溃疡坏死性皮炎,溃疡深达肌肉、骨骼、剧痛 | 切除坏死组织加植皮 | 应尽量避免此类反应出现 |

### (二)头颈部放疗患者的口咽黏膜反应

根据美国放射肿瘤协作组(RTOG)急性放射损伤分级标准,将黏膜放射毒性反应分为Ⅳ级。口腔黏膜反应的分级与护理,见表18-2。

表18-2　口腔黏膜反应的分级与护理

| 分级 | 临床表现 | 护理措施 |
|---|---|---|
| Ⅰ级 | 口腔黏膜充血,唾液分泌减少,轻度口干,稍有疼痛、进食减少 | 避免进食过热、过硬及刺激性食品,建议进软食,适当增加水分摄入;餐后睡前用口泰或朵贝尔漱口液漱口<br>经常用清水含漱使口腔湿润,增加舒适度 |
| Ⅱ级 | 片状黏膜炎,有小片状假膜,明显充血,咽部灼热疼痛,能进半流或流质 | 根据患者口腔细菌培养结果选择适宜的漱口液,如1%碳酸氢钠、0.5%过氧化氢液、淡盐水、口泰漱口液等;<br>用金喉健或氯酮液喷于口腔,口腔溃疡冻涂口腔创面,丁卡因糖块于餐前15分钟含服;用0.1%～0.2%利多卡因含漱液于餐前含服。<br>用法:每次饮入漱口水后需在口腔中含含5～10分钟,每日4～5次;可改善进食引起的疼痛症状,可适当应用镇痛药<br>雾化吸入2次/日,20分钟/次,雾化吸入可以使口咽湿润舒适,可起到保护口咽黏膜、消炎止痛、促进溃疡愈合的作用 |
| Ⅲ级 | 融合的纤维性黏膜炎,可伴重度疼痛、发热 | 禁食,给予鼻饲饮食或静脉营养支持<br>应用麻醉性漱口水或利多卡因喷雾<br>口腔自洁困难者,由护士完成口腔护理遵医嘱应用抗生素预防感染,口腔局部用药同Ⅱ级黏膜反应<br>酌情暂停放疗,积极支持治疗<br>疑有真菌感染者可用5%碳酸氢钠液漱口及抗真菌治疗 |
| Ⅳ级 | 溃疡、出血、坏死 | 此期应暂停放疗<br>局部对症处理和静脉应用抗生素<br>积极支持治疗,促进溃疡愈合 |

（三）消化道反应的护理措施

1. 对恶心、呕吐患者,可给予止吐药物,于放疗前 1 小时应用可起到预防作用。

2. 对腹痛患者可予以 654-2、阿托品行解痉治疗。

3. 应用保护肠黏膜的药物,如蒙脱石散,蒙脱石散对放疗引起的消化道黏膜损伤有保护和治疗作用。

4. 服用乳酸杆菌制剂如丽珠肠乐,抑制肠道病原菌繁殖,防止蛋白质发酵。

5. 并发肠道感染者可细诺氟沙星、小檗碱、新霉素。

6. 腹泻患者可配合应用洛哌丁胺或复方樟脑酊加颠茄合剂。

7. 放射性直肠炎的局部治疗蒙脱石散 3g＋肾上腺素 0.5mg＋氢化可的松 100mg＋维生素 B,20.3g＋生理盐水 30ml,保留灌肠,2 次/日。

（四）急性放射性肺炎的护理

1. 大剂量肾上腺皮质激素　常用药物为甲泼尼龙。在大剂量激素冲击治疗时应预防性使用抗胃肠道应激性溃疡药物。在疗程结束后继续给予中等剂量泼尼松口服,50mg,一日 3 次,待病情缓解后逐步转入低剂量维持治疗,逐渐停药。

2. 给予维生素 C、维生素 B₆、肌苷、ATP、辅酶 A 等药物,以给予营养支持治疗,促进肺组织的修复。

3. 必要时吸氧,止咳化痰,同时给予支气管扩张剂等对症治疗,以保持呼吸道通畅。

（五）骨髓抑制

当造血系统受照射后,表现为外周血的白细胞和血小板下降,贫血出现较晚。护理措施如下。

1. 当白细胞低于 $3\times10^9/L$、血小板低于 $50\times10^9/L$ 时,暂停放疗,同时使用药物,注意观察用药后反应,护理患者时注意严格无菌操作。

2. 注意休息,经常开窗通风,保持室内空气清新。

3. 合理营养　少吃多餐（每日 4～6 餐）,进食瘦肉、豆制品、菠菜等,有助于血常规的恢复。饮食上以流质或半流质为主,高蛋白饮食,如牛奶、鸡蛋等。

4. 减少探视,避免去公共场所,避免接触传染病患者、动物及其排泄物,室内禁养盆栽植物。

## 三、心理支持

心理干预和心理治疗配合放疗是肿瘤康复治疗中的重要一环。在整个放射治疗周期,适当的心理干预是非常重要的。主要的心理支持包括以下几个方面。

1. 加强护患沟通,建立良好关系。引导患者倾诉焦虑、恐惧,释放情绪。

2. 开展多样化的健康宣教,提高认知,减轻焦虑。医务人员向患者介绍肿瘤放疗的相关知识,以正确的态度对待放疗的不良反应,积极配合治疗。让已顺利完成放疗的患者谈治疗体会和经验,引导患者正确认识肿瘤,调整好应对治疗的心态。开展以家庭为中心的健康教育,利用家庭及社会相关成员,鼓励患者,减轻了因恐惧肿瘤而产生的焦虑、抑郁心理。

3. 开展各种形式的娱乐活动,转移患者注意力,丰富社交活动,调节心理状态,减轻患者的心理压力,提高生存质量。

（边丽）

# 第六节 放疗护理查房在放疗科临床中的应用

为适应放疗科临床工作,提高放疗护理质量,我院开展多种形式的护理查房,借此来推进整体护理的深入开展,形成"以患者为中心"的护理查房模式,使护理查房逐渐规范化,科学化和制度化。这对提高护士整体素质和护理质量起着重要的作用,现总结如下。

## 一、方法

### (一)有计划地组织护理查房

每周组织一次科室的护理查房,由科护士长主持,每月院里组织一次护理查房,由护理部主持,有针对性地选择疑难、危重病例进行分析、提问,对责任护士作出的护理诊断、护理措施与医生的治疗计划相比较,评价护理效果,促使患者得到全面优质的护理,使护士和实习生们懂得如何为患者提供全身心的整体护理。

### (二)挑选合适的护理查房对象

由护士长或责任护士主持,选择一个放疗科常见病或多发病病例,介绍病情和收集资料,并制定放疗护理措施,放疗健康教育等。

### (三)定期整理上报放疗护理查房的内容,保存完整的记录资料

## 二、形式与内容

### (一)整体护理查房

在整体护理贯穿护理全过程中,按护理评估、护理问题、预期目标、护理措施、护理评价、健康教育的护理程序进行查房,让护士掌握整体护理知识,并按护理程序护理患者,尽量满足患者的需求。

### (二)个案查房

选择一个放疗科常见病或多发病病例,从病因、诊断治疗、临床护理、护理措施和评价、健康教育、预防保健措施等进行查房,全面复习基础理论,巩固放疗科护士的专科知识,并让实习生对专科疾病有所了解,对临床实习有指导作用。

### (三)特殊病例查房

遇特殊病例随时进行护理查房,护士长根据病例提出护理问题和要点逐一进行讨论,参加查房的每位护士都可根据自己的经验和所查阅的文献积极发言,提出自己的见解,通过讨论得出最佳的护理方案。

### (四)护理缺陷查房

由于带教老师没有认真执行医院的规章制度,通过此病例查房,规范了放疗科的各项护理操作规程,并完善了各项规章制度,从而加强了护士的责任心,减少了差错事故的发生。

### (五)进行护理评价

护理评价是保证查房质量,提高查房内涵防止流于形式的重要手段。在查房结束时,科室护理查房由放疗科护士长进行总结讲评,对查房内容、主讲人的专科技术水平与沟通能力、对患者的人文关怀等进行评价,表扬并肯定护理查房中的长处,指出不足,以期得到更好的改进,达到预期的目的。

（六）评价护理查房时

由科护士长督促落实查房中提出的每项护理措施,并在查房后 3d 内由护理部再次检查有关护理措施的落实及效果。

### 三、评价

（一）有利于整体护理的深入开展

应用护理程序进行护理查房,把护理患者的问题放在首位,逐步形成“以患者为中心”的护理查房模式。

在整体护理模式下,以护理程序为框架,为患者做出了护理诊断,提出了护理措施,督促护士认真实施,同时重视护理效果的评价,着实为患者解决了疾病健康知识等方面的实际问题,也促进了护士对放疗专科知识和工作技能的进一步提高。对整体护理的深入开展起到积极的推动作用。

（二）有利于提高护士的综合素质

通过护理查房激发了护士的学习热情和求知欲,培养她们的正确思维方式,做到“活学活用勤思考”,使护士在理论知识、专业技巧、操作技能等都得到全面的提高,从而提高了临床护士的综合素质。

（三）有利于提高护士的沟通技巧

在护理查房中加强了护士与患者的沟通与交流,使患者对护士更加信任,更有利于护理工作的开展,从而提高了护士的沟通技巧,提高了护理质量,并提高了患者的满意度。

（四）护理查房的重要性

随着医学模式及健康观念的转变,为适应工作的需求。培养新理念,成为具备多学科知识的护理人才是当前护理工作的需要,而护理查房是培养护理人员业务素质水平的一个必要过程。所以要搞好放疗科临床护理工作,就必须加强护理查房。只有护理查房落实到位,对做好临床护理工作有着极其重要的意义。

（边丽）

## 第七节　放疗患者护理安全隐患的分析与对策

放疗是治疗恶性肿瘤的主要手段之一。放疗同时不可避免地损伤肿瘤周围正常组织,导致患者出现不同程度的毒副反应及并发症,有的甚至危及生命,而护理操作是否规范、执行各项规章制度是否出现差错,直接影响患者生存质量。所以,在护理工作中应最大限度的消除患者的安全隐患,保障放疗患者的安全。

### 一、护理安全隐患分析

（一）责任心不强规章制度执行不严格

有些护士责任心不强,工作不负责任,有章不循,违规操作,给患者造成痛苦和伤害。由于责任心不强引起的投诉占所有投诉的 25.0%。如查对制度执行不严格,导致配错药、打错针;给化疗药物时巡视不够,未能及时发现渗漏而引起局部反应;病情观察不及时、不仔细,未能及时发现病情变化而延误抢救时机;抢救物品不到位、抢救器材失灵等,直接危及患者生命安全。

（二）专业理论知识缺乏护理操作技能不精

由于专业理论知识的欠缺，对病情变化和并发症的预见性不够，未能采取一些必要的防范措施；护士操作技术不精，抢救患者不能及时建立有效的静脉通道；对知识更新与新技术培训不重视，对一些新仪器、设备操作不熟练，延误患者治疗和抢救时机。

（三）护患间缺乏有效沟通

由于护理人员缺乏社会经验及与患者交流沟通的技巧，对患者及家属的提问，回答简单生硬、不予重视，引起患者反感。

（四）法律意识淡薄，护理记录不规范

护理人员的法律意识淡薄，对医疗文件重要性的认识远没有上升到法律程度。临床工作中常出现护理记录不及时、不严谨、漏记、错记、补记、涂改、医护记录不一致等现象，特别是对患者心理状态的评估及防范措施记录不重视。

（五）患者的心理因素

在各种疾病中，癌症给人以巨大的精神压力并使患者产生不良情绪，尤其是晚期癌症患者，由于疾病预后差、生活质量严重下降、无法忍受疼痛、缺乏情感支持及经济负担过重等原因，易使患者产生恐惧、抑郁和厌世情绪，甚至出现自杀等行为。有报道，58％的自杀者有抑郁症状。另外，患者不遵守医护人员的指导，擅自外出，造成意外事件的发生等情况。

## 二、护理安全隐患的防范对策

护理安全是指在护理全过程中，患者不发生法律和法规制度允许范围以外的心理、人体结构或功能上的损害、缺陷或死亡。放疗护理中潜在的不安全因素与其他专科护理相比更容易造成对患者的伤害，因此，加强对放疗护理各环节的管理，对保障患者的治疗、护理安全十分重要。

（一）转变安全观念加强安全文化建设提高护士安全意识

目前，我院大力倡导以下安全理念：①护理高风险，严谨可防范护理风险虽然无处不在，但只要采取严谨的态度，许多风险是可以避免的。②弱化苛责个人文化，强化系统分析，改进文化。就是要让护士能在一个正确做事容易、犯错却难的优良系统中工作。建立护理安全标识系统、安全护理警示牌、休息日护士长查房制、安全应急预案等。

（二）进一步强化核心制度实行护理安全责任制

制定了护理部－科护士长－病区护士长安全护理责任制，签约了护理安全目标责任书，完善了对护理人员的评价激励体系，制定了处罚奖励细则。对查对制度、交接班制度、危重患者抢救制度、消毒隔离制度等核心制度，要求护理人员人人熟知，考核过关。

（三）加强专业知识和技能培训

加大"三基"培训及考核力度，熟练掌握各项操作技术，特别是静脉穿刺技术的训练，因为肿瘤患者的血管由于经过反复穿刺和化疗药物的刺激，可发生血栓静脉炎，加上全身营养差，导致静脉穿刺更加困难。常常由于护士多次穿刺而致患者不满意，甚至投诉。为此，我们一方面加强穿刺技术的训练，同时重点培养病房护士穿刺，保证静脉穿刺的成功率，减少患者的痛苦。

加强肿瘤专科知识的学习，提高专科理论知识和技能水平，每人准备学习记录笔记本，病区每周进行两次专科理论知识学习，每月一次专科理论知识考试，每季度进行一次理论知识应知应会考试,护理部不定期检查并考查所学内容。只有掌握相关知识技能,才能通过患者微小的变化看到问题的本质,做出正确的决策,从而保证患者的安全。

(四)强化法律意识提高护理文件书写的内涵质量

举办护理文件书写培训班,要求从法律角度规范书写,必须遵循科学性、真实性、完整性、及时性,并与医疗文件同步的原则。根据护理成级考核标准,科护士长每周下病房检查 2 次,护理部每月检查 1 次,对发现的问题及时反馈,提出整改措施,并与病区护士长考核标准挂钩。

(五)掌握沟通艺术提高沟通内涵质量

作为肿瘤科护士要有高度的同情心、更多的爱心和良好的沟通技巧,积极与患者及家属进行沟通交流,对患者提出的疑问要耐心、细心地给予解释说明,对患者过激的语言行为应给予体谅、安慰,以实际行动感召患者,增进患者及家属对我们的理解与信任,提高满意度,杜绝护理纠纷。

(六)重视心理护理预防自杀行为的发生

做好健康教育评估,加强心理疏导。护士在日常工作中不仅要重视对疾病的护理,更应遵循"以人为本"的原则,重视患者的心理需求。患者入院时,护士必须认真仔细的做好健康教育评估,了解患者的情绪是否低落、悲观、消极、厌世等,观察患者的日常行为有无异常,有无自杀倾向,根据评估结果制定护理计划,对有心理障碍者根据其原因有针对性的予以疏导,通过我们热情的态度、温和的语言和耐心的解释,影响患者的感受认知情绪和行为方式等,减轻患者心理障碍,同时帮助患者得到社会的支持,提高生活质量。

完善科室规范化制度,加强安全护理防范措施,制定《住院患者自杀倾向应急预案》和《住院患者自杀应急预案》及《住院患者自杀处理规范》等,对有明显自杀倾向的患者对其进行耐心疏导,同时取得患者家属的配合,转移患者可能用来伤害自己的物品,安排病床时,避免靠窗,房间尽量靠近护士站,窗户安装防护网,患者 24h 有家属陪同,不得离开病区。同时,护士加强巡视,尤其注意对厕所、浴室、配餐间等隐蔽地方的重点巡视。

总之,作为肿瘤科护士,不但要有高度的责任心、同情心和奉献精神,还要有良好的沟通技巧和服务态度、扎实的专业理论知识和技能。要做好护理安全工作,加强教育、提高认识是前提;加强防范是关键;提高素质技术经验是核心;加强管理完善机制是保障。近年来,我院放疗科患者的满意度达 95% 以上,发生护理差错和纠纷明显减少,为患者提供了有序和安全的治疗护理环境,做到了安全护理。

(边丽)

# 第八节 头颈部肿瘤放疗护理

头颈部肿瘤是指除颅脑以外的头、颈部发生的肿瘤,包括眼、耳、鼻腔、鼻窦、口腔、口咽、鼻咽、下咽、喉、涎腺和甲状腺等。射治疗是给予肿瘤靶区准确、均匀的剂量,而周围正常组织接收低剂量,从而在正常组织放射损伤很小的情况下根治恶性肿瘤。头颈部肿瘤应遵循着这样的原则,既要在如此狭小的范围内消灭肿瘤,同时又必须尽量减少损伤,达到根治的目的。

## 一、放疗前护理

1.心理护理 大多数患者对放疗的缺乏理解,放疗前向放射治疗的患者和家属的知识介绍有关放疗知识,如放疗定位,规划设计,处理程序和放射治疗可能的反应,需要配合的事项的保护的重要性;向患者说明放射治疗,皮肤反应,多饮水,保持口腔清洁防止口腔黏膜反应,运动器官精确放疗时呼吸动度合作的重要性;在病房备用通俗易懂的宣教资料,使患者摆脱焦虑和恐惧,积极配合治疗。

2. 患者的身体准备　给患者以高蛋白质,高维生素饮食,增强体质;患者的一般状况较差,应加以调整,如贫血,纠正脱水,低蛋白及水、电解质紊乱等。白细胞小于 $4 \times 10^9/L$,血小板低于 $80 \times 10^9/L$ 应该治疗后再放疗及肝、肾功能检查。头和颈部病变尤其是照射野通过口腔时应取下义齿,良好的口腔护理,如洁齿,用朵贝尔氏液漱口。放疗前应先拔除龋齿,对牙周炎或牙龈炎者也应采取相应治疗后再进行放射治疗。

## 二、放疗中护理

1. 眼睛、鼻子、耳朵放疗期间应使用抗生素滴润滑油,以防止感染,保持照射部位整洁舒适。根据需要鼻咽、上颌窦冲洗,保持局部清洁,提高放射敏感性。气管切开患者保持气道通畅,观察有无喉水肿和准备应急救药物。脑肿瘤患者放疗期间,观察颅内压增高症状,如头痛、恶心、呕吐等,应立即通知医生给予治疗。

2. 督促患者做口腔功能锻炼,放射性张口困难的防治。张口运动是放疗后颞颌关节纤维化一种重要方法。通过被动张口、支撑、搓齿、咬合运动,活动颞下颌关节和咀嚼肌,防止颞下颌关节强直和咀嚼肌萎缩。张口功能锻炼,快速张开口然后闭合,幅度以可以忍受为限,每次 2~3 分钟,3~4 次/d。支撑练习,根据患者的门齿的距离选择不同大小的软木塞或木质开口器(直径 2.5~4.5cm),置于上、下门齿之间或双侧磨牙区交替支撑锻炼,开放程度能够承受的极限,维持或恢复理想的开口(>3cm),每次 10~20 分钟,2~3 次/d。搓齿及咬合锻炼,活动颞颌关节,一天几次咀嚼肌的锻炼。

3. 讲清放疗期间吸烟饮酒的危害性,以防加重口腔黏膜反应,戒烟酒。督促患者按时漱口(饭后、睡前)养成良好卫生习惯。随时观察放疗后患者口腔黏膜变化,对不同种类口腔感染患者可选择不同的漱口液漱口,并遵医嘱给予抗生素和抗真菌药。摄入高蛋白、高维生素饮食,促进黏膜愈合。进微冷无刺激的流质或软食,并应少量多餐。吞咽困难的患者应给予吸管,避免食物刺激口腔黏膜。口腔溃疡、严重疼痛影响进食者,进食前可给止痛剂如 1‰ 地卡因喷雾,也可用 Vit $B_{12}$ 含服,既止痛又促进黏膜溃疡愈合。

4. 主动向患者介绍环境,消除患者陌生和紧张感,提供安全、安静、舒适的环境。多与患者交流,耐心解释病情及有效的治疗方法,消除患者的心理顾虑,使其能积极配合治疗。

## 三、放疗后护理

放疗结束后应继续予以支持疗法,增强免疫功能和骨髓功能,做好照射野的皮肤护理,避免放射性的溃疡。预防感冒,及时治疗头面部的感染。气管切开患者需要带管出院的,指导患者和家属掌握气管套管处理的正确方法。定期复查很重要,住院患者出院后 1 个月复查,以后每 3 个月复查 1 次,1 年后无特殊情况可半年复查 1 次。如病情有变化,及时来院复查。

(焦品莲)

# 第九节　鼻咽癌放疗护理

鼻咽癌是我国常见的恶性肿瘤之一,放射治疗是目前首选治疗方法。早期鼻咽癌放疗后5年生存率为70%～90%,中晚期鼻咽癌放疗后5年生存率为20%～30%。在放疗中,射线照射在体表接近肿瘤部位的同时,对人体正常组织也会产生一定的影响,造成局部或全身的放射不良反应与损伤。因此,放射治疗的同时要注意不良反应的治疗及护理。治疗时间长、副反应大、费用高,如何使患者顺利完成全程放疗,给护理工作提出更高的要求,健康教育尤为重要。

## 一、心理护理

放疗前护士应做好健康宣教,多数患者对放疗知识缺乏,护士应向其及家属介绍有关放疗知识,放疗中可能出现的副反应及需配合的注意事项,使患者消除恐惧心理,帮助其建立有利于治疗和康复的最佳心理状态。护士应具备高度同情心和责任感,尊重患者,热情关怀患者,与患者建立良好的关系,尽量消除不良刺激,取得家属配合,满足患者情感上的需要,稳定患者的焦虑情绪,医护人员对患者的解释务求一致,精细的护理和精湛的技术,可减轻患者的痛苦,护士应给与更多的关怀和爱心,帮助患者建立起坚强的意志,增强战胜疾病的信心,更好的配合治疗。

## 二、口腔护理

在放疗前仔细检查口腔牙齿,有龋齿在放疗前修补,不能修补的牙齿或残根应给予拔除,消除口腔牙龈一切疾患,再进行放射治疗,嘱患者每日饭后用含氟牙膏刷牙,多贝尔氏液漱口或生理盐水漱口,嘱戒烟酒,以防口腔黏膜反应。

## 三、放疗前护理

照射前指导患者保护照射野皮肤对预防放射性皮炎的重要性,皮肤放射性反应的严重程度不仅与剂量有关,与放疗期间局部护理也有关系。尽量避免衣领等对颈部照射野内皮肤的摩擦,忌搔抓,不可带化纤类的围巾,忌暴晒。嘱其穿全棉柔软内衣,照射野可用温水和柔软毛巾轻轻沾洗或轻拍,局部禁用肥皂擦洗或热水浸洗。禁用碘酒、酒精等刺激性消毒剂,忌用化妆品外涂,不可贴胶布,因氧化锌为重金属,在进入放射治疗室时不可带金属物品,以免增加射线吸收,而加重皮肤损伤;并指导患者保持照射皮肤划痕线清楚,切勿洗脱照射野标志。

## 四、放疗中不良反应的护理

1.骨髓造血系统,对放射线高度敏感,在放疗后第2周就可出现全身反应,主要表现为白细胞、血小板下降,指导患者每周一为血常规检查日,要及时抽血化验,发现白细胞低于$4.0×10^9/L$,血小板低于$80×10^9/L$时,应考虑暂停放疗,配合升白药物治疗,并注意加强营养,进食具有补气养血的食品,如:鸡、鸭、鱼、肉、猪肝、大枣、赤豆、黑米粥、香菇、黑芝麻、菠菜等及新鲜蔬菜和水果。忌辛辣刺激性食物。

2.消化道反应　表现为食欲不振,味觉减退,恶心、呕吐、甚至腹泻或腹痛等,可用药物治疗,如胃复安、思密达等,饮食以清淡流食为主。食物细软易吞咽、消化、吸收,并以少量多餐的方式,保证营养总热量的摄入。

3.放射性口腔黏膜炎,口腔黏膜出现糜烂、溃疡,溃疡引起剧痛,是鼻咽癌最常见的放疗反应,一般在放疗 1～2 周后出现(10～20Gy,黏膜炎 I 级),常伴有轻度味觉改变、口干和唾液变得粘稠,味觉改变和受照射区域黏膜充血明显加重,伴疼痛(30～40)Gy,黏膜炎 II 级)患者进食受限,仅能进软食或半流,放疗 5～6 周(50～60Gy)时甚至更早时间,大片假膜形成,口干及咽喉剧痛(黏膜炎 III 级),此时,患者因咽痛而致进食困难,指导患者进食清凉,无刺激的食物,在饭前 30min 口含或吞咽少量的(利多卡因 50ml,庆大霉素 80 万单位,地塞米松 25mg,生理盐水 500ml)口服溶液,可减轻疼痛水肿,黏膜溃疡用(复合维生素 B,维生素 C,复方新若明,黄连等量碾成 1 米)点在溃疡处,效果佳并注意保持口腔清洁,每日大量饮水约 2000～3000ml,加快毒素排泄。

4.照射野皮肤反应的护理,皮肤反应如红斑,干性脱皮及湿性脱皮,红斑为 I 度放射性反应,一般不做处理,可自然消退,干性皮炎如瘙痒可用 3%,薄荷淀粉局部使用,对湿性皮炎 II～III度,应采取暴露方法,避免感染,外涂抗生素药膏,如:烧伤湿润膏,康复新软膏,使用促进表皮生长的药物,III 度皮肤反应时应密切观察其变化,必需时停止放疗,指导患者勤剪指甲,切勿用手指抓挠,防感染。

5.急性放射性腮腺炎,一般出现在放疗后第 1～3 天,主要表现为一侧(个别为双侧)的腮腺区肿胀疼痛,严重者局部皮肤红,皮温增高,并伴有发热由于腮腺导管很细,放疗使导管上皮细胞水肿致使唾液潴留所致,无特效治疗手段,仅为对症处理,关键在于预防,指导患者在放疗前几次,尽量不吃任何可能导致唾液分泌增加的食品,即可避免。

6.鼻腔出血　放射线在杀死癌细胞的同时,也会引起鼻腔,鼻黏膜损伤,使正常的分泌功能及清洁功能丧失或降低而继发感染,并使鼻咽部癌组织坏死脱落而出血,护士应密切观察生命体征变化,严密观察出血量,指导患者将口中血液吐出勿咽下,以便准确估计出血量,同时又可避免血液误咽胃内引起恶心、呕吐,加重恐惧。少量鼻出血者,指导用手捏两侧鼻翼 10～15min 同时用冰袋或湿毛巾敷前额和后颈,用 10%麻黄素 0.1%肾上腺素浸润纱条或凡士林油纱条后行鼻孔堵塞止血,头偏向一侧,保持呼吸道通畅,迅速建立静脉通路,止血补液。

7.指导加强下颌关节功能锻炼的意义　防止下颌关节功能障碍,咀嚼肌颞颌关节受到照射可引起不同程度的张口困难、颈部活动受限,放疗期间应根据身体情况做一些适当的活动,作颈前后左右手缓慢旋转运动,每日放疗时指导患者张口,咬瓶塞或光滑的小圆木等,并按摩颞颌关节,提高生存质量。

## 五、放疗后护理

告诫患者勿用手挖鼻腔、擤鼻涕,打喷嚏是不要过于用力,以免引起鼻黏膜出血,保护后放射野内皮肤,原有的皮脂腺分泌功能和皮肤保护功能均被破坏,出现皮肤干燥、变薄,皮肤愈合能力下降,此时要特别注意保护放疗区皮肤清洁,避免化学及物理性刺激,预防感冒,繁殖发生急性蜂窝织炎,注意口腔卫生。放疗后 3 年内勿拔牙,避免诱发颌骨骨髓炎,坚持张口锻炼,防止咀嚼肌及周围组织纤维化,以防止发生张口困难,指导患者定期复查。

(焦品莲)

## 第十节　喉癌放疗护理

### 一、心理护理

由于手术造成心理障碍和形象改变,影响进食功能,患者易产生不良的心理情绪。放疗前要全面评估患者,根据患者的文化层次和理解水平,帮助患者正确认识放疗,耐心解释放疗的过程、作用及可能发生的副反应、处理方法和注意事项,介绍与同病种的患者交流,消除患者的紧张感和恐惧心理。同时要做好患者家属的思想工作,家属心情的好坏可直接影响患者的情绪,调动家属协同护理的主观能动性,护理人员与家属除了给患者生活上的帮助外,应更多地给予患者精神上的鼓励。鼓励患者正确对待疾病,树立战胜疾病的信心,以良好的心态接受放疗并顺利地完成治疗计划。

### 二、饮食护理

喉癌患者放疗期间应选择高蛋白、高维生素、清淡易消化、营养丰富易吞咽的食物,如鲜奶、鸡蛋、甲鱼、新鲜的蔬菜、水果等。患者多饮水,每日超过 2000mL,保持大便通畅,同时还有利于毒素的排泄,保证全程放疗顺利完成。

### 三、保持口腔及咽喉部清洁

喉癌手术后或放疗后,涎腺组织分泌功能受损,唾液减少,口腔自洁功能差,口腔黏膜不同程度的充血、溃疡、糜烂,容易造成口腔炎。从开始放疗就鼓励能够自理的患者坚持餐后漱口,保持口腔、喉部清洁。督促早晚用软毛牙刷刷牙。采用 5% 的碳酸氢钠溶液漱口,改变口腔环境,必要时口腔护理,每日 2 次。出现口腔炎或溃疡者,给予康复新含漱,每天 3 次~5次,或遵医嘱静脉用药。

### 四、放疗并发症的防护

喉癌患者放疗治疗期间要密切观察病情变化,最常见的并发症是喉头水肿,主要表现为声嘶、咽下疼痛、吞咽困难、口干、厌食、乏力等,一般在放疗后 2 周~4 周症状明显。

1.咽下疼痛影响进食者,可于饭前 15min~30min 口服庆普合剂 10mL,小口咽下,以减轻进食疼痛。饭后温水漱口后康复新液口服,促进黏膜修复,严重时补液对症支持治疗。保证患者在放疗期间必要的能量、热量,减轻放疗反应,利于组织修复。喉头水肿严重时可遵医嘱静脉输注地塞米松 10mg。

2.放疗期间引起的咽部疼痛、充血等喉头水肿者,痰液黏稠不易咳出的患者,可每日用庆大霉素 $8×10^4$ U+沐舒坦 30mg+地塞米松 5mg+生理盐水 2mL 氧喷雾化吸入,每天 2 次,带气管套管的患者可采取持续湿化法,以输液方式将生理盐水 100mL 通过头皮针缓慢滴入气管内,每小时滴入 1mL~2mL。以利于气道湿化,鼓励患者深呼吸和有效咳嗽,协助叩背,使痰液松动易于排出。严重时遵医嘱抗感染、抗水肿治疗,严密观察呼吸情况,确保呼吸道通畅。

### 五、气管套管的护理

因喉癌术后造瘘口内置气管套为开放性伤口,放疗中引起的放射性皮炎是各种细菌易于感染的主要途径,气管内套管的清洗及管口周围皮肤的护理尤为重要。

1. 放疗期间气管套管每日更换 1 次或 2 次。一般将金属气管套管换成塑料套管,以减轻气管黏膜的反应。亦有一部分患者在造瘘口愈合良好的情况下,可在放疗前半小时先将被更换套的金属套管置于 75％的乙醇中浸泡消毒。在行放疗中暂时拔除金属气管套管,放疗后及时将备用好的套管按照气管套管更换流程及时更换。

2. 更换时气管套管可用呋喃西林棉球消毒瘘口周围皮肤,切口及周围皮肤放疗期间尽量不要使用乙醇消毒,以免皮肤长期受刺激产生糜烂,加重局部的皮肤反应。气管套管要使用生理盐水冲洗干净,以免乙醇浸泡消毒后的套管刺激引起患者呛咳。造瘘口周围皮肤黏膜如有糜烂时,可根据医嘱在更换,套管前予百多邦外涂,或者天舒新外喷,防止感染并促进局部修复。

3. 用无菌 U 形开口纱布垫套管。开口上方用短胶布粘贴,避免胶布与皮肤接触。套管纱布垫要保持清洁干燥,如被分泌物污染,应及时更换,保持清洁干燥。

4. 气管套外口用双层纱布遮挡,减少灰尘、细菌、病毒的侵入。将换下的套管先置于 3％的过氧化氢中浸泡 15min,然后用清水清洗干净备用。

5. 妥善固定气管套管,松紧适宜,以能置入 2 指或 3 指,患者感觉舒适为宜。固定带选用宽约为 1cm 的全棉带子,以减少对颈部照射野皮肤刺激,每天更换,保持清洁。

### 六、颈部照射野皮肤的护理

1. 放射治疗时要保持颈部照射野皮肤的清洁、干燥,防止感染,保持照射野界线清楚,切勿洗脱照射野标记。

2. 照射野内皮肤勿用手指搔痒,忌擦肥皂,禁贴胶布,穿无领棉质衣物。避免冷热刺激,冬季注意保暖,夏天避免阳光直射。

3. 放射性皮炎大多在放疗开始后 2 周~3 周出现,常有瘙痒、疼痛等不适症状。可于清洁放射区皮肤后,射线防护喷剂外喷,或者富林蜜外涂,每日 2 次或 3 次,局部不必常规清洗。如皮肤表面有污染,可酌情清洗,坚持用药至放疗结束。

### 七、易感人群的护理

患者是易感人群,放疗期间应每周至少检查白细胞 1 次,正确抽取血标本,当白细胞低于 $3.0×10^9$/L,遵医嘱给予相应处理,如给予升白细胞治疗。告知患者注意休息,不与感冒患者接触,不去公共场所,预防交叉感染。

### 八、做好出院宣教

实施延伸服务,出院前 1d 床位护士到患者床前,详细交代出院后注意事项及复诊时间,告知患者放疗结束后,放射线的后续作用并没有从身体上消失,在体内持续 1 个月~3 个月,仍需继续颈部保护照射野皮肤的完整性,1 个月内仍不能用肥皂、沐浴露等刺激性的洗剂,也不能用过热的水烫洗及用毛巾搓洗。可进行一些轻微的活动以促进新陈代谢,增进食欲,提高全身的免疫功能。定期复查,放疗后 1 个月复查 1 次,以后每 3 个月复查 1 次,1 年以后每半年复查 1 次。

做好喉癌患者放疗前、中、后的综合护理,加强对患者放疗期间的全面观察及护理,对保证放疗计划顺利进行具有积极作用,不仅可以减轻患者放疗反应带来的痛苦,还可最大限度减轻并发症的发生,起到提高放疗效果的作用。

(焦品莲)

# 第十一节　乳腺癌术后放疗护理

乳腺癌已经成为我国女性中常见的肿瘤之一,且呈现逐年上升趋势,严重威胁女性的健康。而目前大多采用放射方法来预防乳腺癌手术后局部复发的重要有效方法之一,但是放疗过程中通常会产生很多的不良反应,癌症的痛苦等会给患者带来沉重的心理负担,产生的抑郁、焦虑、恐惧等不良情绪也严重影响患者的治疗。随着人们的生活方式不断转变,健康护理越来越显重要,乳腺癌患者都会希望采用舒适的放疗护理措施来预防并发症发生以及减轻乳腺癌带来的痛苦。

## 一、放疗前护理

1.大多数患者对于放射治疗比较陌生,对于放射治疗认识不够,且了解到放射治疗会带来较多的不良反应,如外形变化等,容易产生焦虑、恐惧情绪,影响治疗效果。因此护士应该及时与患者进行有效的沟通,在行动上和心理上都给予患者支持与鼓励,认真倾听患者的倾诉,向患者讲解放疗相关的知识和放疗期间要主要的事项,与患者建立良好的护患关系,帮助患者树立战胜疾病的信心。同时在治疗过程中可能会产生不同程度的疼痛,护士应该采用不同的方式尽量减轻患者的疼痛度,使患者更好地对抗疾病。

2.当患者食欲下降而不进食时,护士应该向患者提出建议并告知患者营养与身体恢复有重要的关系,使患者认识到营养的重要性,并多鼓励患者食用高热量、高维生素食物,但是不要吃生、冷、硬的食物。对于营养不够的患者可静脉补充营养或者采用胃管为患者输入营养。

## 二、放疗中护理

放疗环境要保持空气清新,预防感冒。患者在放疗期间穿着要宽松,最好穿棉质衣服,保持照射野皮肤的洁净、干燥,不戴胸罩,以防摩擦皮肤此外,外出的时候尽可能穿长袖衣服或者打伞,避免阳光照射造成皮肤感染。在放疗期间要定期监测血像变化,每周为患者检测血常规,密切观察血象变化,留意患者的大小便颜色和性质,有无内脏出血等,如果发现有异常情况立即报告医师进行处理。

## 三、放疗后护理

化疗后皮肤恢复是一个比较缓慢的过程,认真指导患者正确护理皮肤,因为在放疗后皮肤纤维化,会有不同程度色素沉着,要指导患者洗澡时体表不可用力擦拭,防止损伤皮肤。同时在放疗后要积极进行功能锻炼,心情要舒畅,注意休息,防止阳光曝晒和风吹雨淋。

### 四、并发症护理

1.放射性肺炎  因为肺部距离胸部较近,所以在放射过程中肺部也会有一定的影响,放疗后一般都会发生放射性肺炎,临床表现一般为咳嗽、发热等。因此在患者采用药物治疗或雾化吸入治疗肺炎的同时也要鼓励患者多饮水,做好生活护理,密切关注患者的体温变化,如果出现发热应该给予卧床休息,进行物理降温。

2.骨髓抑制护理  放疗期间要定时检查血常规,观察 WBC 及 PLC 的变化,遇到异常就立即报告医生,停止放疗。在放疗病室要保持通风,减少探视,注意个人卫生,避免其他并发症发生。

3.放射性皮炎  放疗最常见的并发症是放射性皮炎,如果在护理方面做不好会加重皮炎的病情,甚至出现继发性感染。对于轻度的放射性皮炎可以轻拍按摩,涂上抗过敏药物。出现水泡可以用无菌注射针吸取泡液,局部涂上烧伤膏等保护创面。

### 五、出院指导

护士对准备出院患者做好卫生方面的宣教工作,嘱咐患者生活要规律,放疗后身体免疫力会有所下降,指导多进食高维生素高热量食物,全面补充营养,平时要坚持做好肢体功能锻炼,增强自身抵抗力,但不要疲劳运动,注意多休息,定期回医院复查。平时要进行自我检查,如果发现有异常及时来医院检查,及早发现及早治疗。

(焦品莲)

# 第十二节  宫颈癌放疗护理

宫颈癌是最常见的妇科恶性肿瘤之一,居妇科恶性肿瘤之首,它严重威胁妇女的健康和生命。放疗是治疗宫颈癌的主要手段之一,适用范围广,各期均可使用,疗效好,但放疗可引起很多毒副反应,因而有的患者被迫中断放疗,不能保证放疗治疗的延续性,从而影响放疗效果,降低了患者的生活质量及生存率。

接受放疗的同时,实施综合护理,包括心理护理、饮食护理、放射野皮肤护理、白细胞减少护理、放射性肠炎护理及阴道冲洗护理。

1.心理护理  根据患者不同的心理动态,主动与患者进行交谈,对患者坦诚相告病情,并向患者介绍医院高超的放疗技术及先进的放疗设备,列举放疗成功的实例,再通过放疗成功患者的现身说法,使患者消除心理负担,建立信心和勇气积极接受放疗。

2.指导患者进食高蛋白、高热量、高维生素、低脂易消化的饮食,不吃盐制、油炸等食物;鼓励患者多饮水,每日饮水 2500～3000mL;如出现放射性肠炎反应时,宜进食少渣、低纤维素饮食,避免辛辣刺激、易产气食物,如豆浆、碳酸类饮料等。

3.放射野皮肤护理,指导患者放疗期间穿清洁、宽松、柔软、棉质的开身内衣;避免放射野皮肤摩擦受压,尤其注意皱褶处皮肤的保护,保持放射野皮肤清洁、干燥、标记清晰,局部可用温水软毛巾轻轻沾洗,禁用肥皂及粗毛巾擦洗,放射野不可涂抹化学油膏及粘贴胶布。夏季鼓励患者启用空调,指导患者调节室温以不出汗为宜。并根据放射性皮炎的分度做相应的处理,Ⅰ度、Ⅱ度放射性皮炎的患者不需要停止放疗,对于放射野皮肤瘙痒者,指导用温水软毛巾轻轻沾洗局部皮肤,待于后外洒爽身粉止痒或外涂苏肤,避免用手搔抓;严重Ⅲ度、Ⅳ度放射性皮炎的患者应立即停止放疗,并根据皮肤创面的情况,清除痂皮和渗出物,少量渗出物者,用无菌棉签轻轻拭去,如有脓性渗出物时先用3%双氧水清洗创面,再用生理盐水清洗创面待干或用无菌棉签拭干,再予金因肽联合双料喉风散均匀喷洒覆盖整个创面,每天1次,必要时每天2次。另外,还加强观察局部皮肤情况并做好记录。

4.白细胞减少的护理　Ⅰ、Ⅱ、Ⅲ度白细胞减少的患者,指导患者加强营养、注意休息,保持口腔、肛周、会阴部清洁,减少探视及外出,必要外出时要戴口罩,叮嘱Ⅱ、Ⅲ度白细胞减少的患者暂停放疗;Ⅳ度白细胞减少的患者,应指导患者停止放疗,并实施保护性隔离,具体措施是安排患者住单间,限制外出、探视及陪护,加强口腔、肛周、会阴部护理,严密监测体温,严密观察易感部位(口腔、肛周、会阴部)有无感染,每日对病房进行紫外线消毒2次,每次1h,如白细胞≥$1.0×10^9$/L,同时无感染症状,可解除隔离,如白细胞恢复≥$3.0×10^9$/L,应通知患者进行放疗。

5.放射性肠炎的护理　放疗期间密切观察患者腹泻、腹痛情况,如轻度反应以保守治疗为主,口服易蒙停、黄连素止泻;中、重度反应者口服易蒙停、黄连素止泻同时予止血、抗炎、补液治疗,预防电解质平衡紊乱,严重者需暂停放疗或调整放疗计划。

6.阴道冲洗护理　每日或隔日用生理盐水250mL和甲硝唑100mL冲洗阴道1次,冲洗过程中要密切观察阴道分泌物的颜色和量,有无臭味和无出血,如有阴道大出血暂停冲洗,并报告医生处理。

(焦品莲)

# 第十三节　直肠癌术后放疗护理

放疗是直肠癌术后综合治疗中常见的治疗方法,可使原来局部复发危险性高的患者复发率明显减少,治愈率随之有较明显上升,但放疗期间会出现一系列副反应,常见的有恶心、呕吐、食欲下降、腹胀、腹痛、腹泻、排便里急后重、排稀便或干结;小便有膀胱刺激征;照射野皮肤色素沉着甚至溃烂;白细胞下降等。

## 一、心理评估和心理护理

癌症患者大都经历了大手术、长疗程、高医疗费的治疗过程,思想负担重,情绪波动大,受到了肉体和精神的双重打击,甚至对继续治疗产生恐惧,丧失信心,不愿配合治疗。护理人员应对患者高度负责,从患者入院开始就进行耐心细致的心理护理,放疗前应向患者讲解治疗方法、疗效,放疗中向患者讲解配合方法,鼓励患者说出心理的感受和要求,根据患者的具体情况进行个体化指导,同时做好家属的思想工作,给患者更多的关怀和爱,消除患者的恐惧和焦虑心理,提高其治疗信心,顺利完成治疗计划。

## 二、放疗前准备

1.提醒患者进放疗室前先摘下身上佩戴的金属物品,如手表、钥匙等。

2.听从放疗室工作人员指挥,正确摆好体位。

3.放疗前沐浴,保持皮肤清洁,穿着棉质内衣,减少刺激。

4.术后伤口完全愈合后方可行放疗。

### 三、饮食指导

肿瘤为消耗性疾病,放疗为损伤性治疗,放疗期间患者会出现许多胃肠道反应,如恶心、食欲减退、腹胀、稀便等,所以饮食护理非常重要,指导患者进食高热量、高维生素、高蛋白易消化饮食,如:蔬菜、水果、软饭、鱼类等,避免进食辛辣刺激、粗糙、油腻、干硬饮食,腹泻时避免进食易产气的食物,如:牛奶、豆浆、番薯等,可以食用粥类。放疗期间多饮水,3000ml/d以上以利排毒。食欲不好时少量多餐,但放疗前后30min避免进食,放疗后卧床30min以减轻反应。反应重者根据医嘱给予静脉补液。

### 四、皮肤护理

放疗期间照射野皮肤充血,色素沉着,皮肤瘙痒,指导患者勿用手搔抓,保持照射野皮肤清洁、干燥,保持标记线清晰,避免使用肥皂、浴液等擦洗,穿着宽松、棉质内衣,保持会阴部、肛门的清洁,射野皮肤不要涂含金属的药油、药膏、贴胶布等以免加重皮肤反应,休息时保持局部皮肤通风、暴露,在患者放疗后配合使用皮肤保护凝胶效果很好。若皮肤有破损及时给予换药处理。

### 五、排便护理

放疗期间易出现稀便、腹痛、大便次数增多、肛周下坠感、疼痛等,主要是因为小肠受过量照射引起的,放疗时我们给患者使用有孔泡沫板可以减少小肠的受照射体积,有助于减轻肠道反应。急性放射性直肠炎根据医嘱口服黄连素0.3g 3次/d或诺氟沙星0.2g 3次/d严重者给予思密达6g加入温开水50～100ml内保留灌肠1次/d便后温开水清洗肛周。指导患者进食清淡易消化饮食,少量多餐。

另外,直肠放疗对膀胱、尿道也有影响,出现血尿、尿频、尿急、尿痛时提示出现放射性膀胱炎,鼓励多饮水、多排尿;放疗前使膀胱充盈,减少膀胱受照射量。

### 六、预防感染

放疗可影响骨髓造血功能,杀伤正常血细胞,放疗期间每周监测血象,出现头晕、乏力、食欲减退时应注意白细胞计数、血小板计数是否正常,白细胞低于 $3.0 \times 10^9$ /L 时给予升血治疗;若皮肤溃烂,应及时给予换药处理;皮炎结痂时要自然脱落,避免用手撕剥或自行剪切,以防止感染。必要时给予抗生素应用。

### 七、放疗后指导

1.放疗后仍然注意射野皮肤保护,不要搔抓或擦洗,避免感染和骤冷骤热,以防引起溃疡。

2.注意摄入高蛋白、高维生素、高热量易消化饮食,保持大小便通畅,防止腹泻和便秘,如有异常,随时来院复诊。

3.保持心情愉快,适量活动。

(焦品莲)

# 第十九章　手术护理

手术患者进入手术室期间,手术室护士应热情接待患者,按手术安排表仔细核实患者,确保患者的手术部位准确无误。在手术间的空调环境中,应注意手术患者的保温护理,防止患者在手术过程受凉感冒,影响术后康复。在手术中的输液、输血是手术室常用的治疗手段,掌握有关输液、输血的理论知识和操作技能,是配合手术的保证。围手术期患者的途中转运、手术台上的安全保护等均是手术室护士应重视的方面。

## 一、患者的接送

手术当日手术室负责接送的人员,应将手术患者由病区接到手术室接受手术。为防止接错手术患者以及防止患者的照片、药物、物品遗失,在手术患者按程序离开或返回病房、进入手术室等候区、进入手术间、手术前等不同时间、地点有交接工作时,交接双方共同核对患者姓名、病区、性别、手术部位、手术名称、病历和住院号及患者所带物品等。

## 二、患者的核对

### (一)患者识别方法

对手术患者的核对是落实正确识别患者、保证患者安全的重要措施。患者核对流程见图19—1。

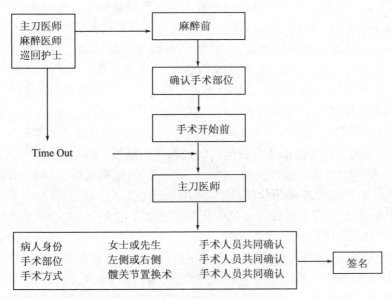

图19—1　患者核对流程

### (二)腕带

患者腕带标记病区、姓名、性别、年龄、床号、住院号。

## 三、患者的保温护理

患者在手术过程中易发生低体温,这一现象容易被医务人员所忽视,有研究显示大约

50％的手术患者中心体温低于 36.6℃,33.3％患者中心体温<35℃,而人体体温调节系统通常将中心体温调节恒定在 37℃。全麻手术超过 3h,一般手术超过 2h,容易出现术中低体温。术中低体温对患者造成的危害是十分严重的,针对造成术中低体温的原因进行有效预防是围手术期护理的一个重要内容。

（一）手术患者术中低体温的危害

1.增加伤口感染率　轻度的体温降低也可直接损害机体免疫功能,尤其是抑制中性粒细胞的氧化杀伤作用,并减少多核白细胞向感染部位的移动。此外,低温可减少皮肤血流和氧供,并抑制组织对氧的摄取。研究发现,围手术期低温还与蛋白质消耗和骨胶质合成减少有相关性。以上因素的共同作用导致围手术期低温患者伤口感染率增加。有报道表明,择期结肠切除手术中出现低温的患者伤口感染率可以增加两倍,并且住院时间延长约 20％。

2.影响凝血功能　体温降低可使循环血流速度减慢,血中血小板数减少,降低血小板功能,降低凝血因子的活性,血细胞聚集度升高,并且具有激活血纤维蛋白溶解系统作用。出血时间与皮肤温度成反比,严重低温可导致弥散性血管内凝血发生。

3.影响机体代谢　体温每升高 1℃,机体代谢率增加一倍,每下降 1℃,代谢率下降一半。适度体温降低可以降低细胞氧耗,提高机体对缺氧的耐受能力,因而对机体有保护作用。心脏手术时将中心体温降到 28℃,以保护心肌和中枢神经系统,在主动脉弓手术时常需将中心温度降至 20℃以下,目的是为保护大脑。另一方面,低温又导致静脉淤滞和局部组织氧供减少,进一步引起深静脉血栓形成;低温使药物在肝脏的代谢速度减慢,吗啡的作用可延长 20 倍。

4.增加心血管并发症　低温下肺血管对缺氧的反应性降低,通气/血流比(V/Q)比例失调而导致缺氧加重。研究发现术中低温的患者术后心肌缺血的发生率是术中体温正常者的 3倍。同时,研究表明,低温可引起低钾,而且一定范围内体温的降低与血清钾的降低成正比。低钾是导致室速、室颤等心律失常的重要原因,严重时还可能引起心衰。低温还可降低心肌对儿茶酚胺的反应性。其次,低温引起的寒战也显著增加了围手术期氧耗和二氧化碳的生成,寒冷引起心脏传导阻滞的加剧和心肌收缩力的降低会因吸入麻醉剂而加重。麻醉恢复期间,寒战患者为产生更多的热量会增加氧耗,身体的反应为心输出量增加、心动过速、高血压和心肌局部缺血。当中心温度低于 37℃时,室速和心脏异常的发生率将增加 2 倍。

5.延缓术后恢复　体温降低使多种药物的代谢速度减慢,使麻醉苏醒延迟;寒战、不适感增加 40％;肾上腺功能显著增强;使中枢神经系统变迟钝,影响机体识别和运动功能;增加组织吸收;减少机体的代谢及麻醉药物的排泄,从而延长了麻醉药物的作用时间。包括肌松剂异丙酚,如体温下降 2℃,可使维库溴铵的作用时间增加 1 倍多。而药物代谢的减慢显著延长了麻醉恢复时间和术后恢复室的停留时间。

6.低体温可延长住院时间　低温会通过各种因素,导致患者在 ICU 和病房的住院时间延长。上述几种因素导致的后续治疗受影响,直接造成术后恢复时间延长。其原因是低温使中枢神经系统变迟钝,影响了机体识别和运动功能;增加了组织吸收、减少了机体的代谢及排泄麻醉药物,从而延长了麻醉药物的作用时间。其他研究表明,低温患者死亡率高于体温正常患者,尤其是严重创伤患者。近来的研究表明,体温下降 2～3℃可明显增加创伤患者死亡的可能性。中心温度降至 32℃的患者死亡的危险性很高。

（二）术中低体温发生的原因

导致患者术中低体温的原因包括以下方面:

　　1.手术室低温环境　手术室环境的温度通常控制在22～24℃。有研究显示保持适当的室内温度有助于维持患者体温。但由于外科医师要求较低的室温以求舒适，而造成室温过低，使患者体温下降。

　　2.麻醉剂的应用　麻醉剂有扩张血管、抑制体温调节的作用，从而导致体温下降。围手术期使用的所有麻醉剂均影响体温调节。另外，麻醉时采用机械通气吸入干冷气体等，也会引起体温下降。

　　3.皮肤保暖作用的散失　皮肤具有调节体温的功能，完整的皮肤具有天然的屏障作用。皮肤是体内热量散失的主要部位，手术过程中皮肤消毒时，裸露皮肤面积较大、碘酒酒精涂擦患者皮肤上的挥发作用、使用低温或未加温液体冲洗体腔或手术切口、大手术体腔（如胸腹腔）长时间开放暴露等因素，引起外周血管收缩反应、热量丢失，体核温度可下降至33～35℃。这是手术导致体内热量散失的重要原因。

　　4.输液和输血　手术过程中患者由静脉输入大量与手术间等温的液体和血液，则对患者机体中体液造成"冷稀释"作用，从而导致患者体温下降。

　　（三）预防术中低体温的综合保温措施

　　体温是人体主要生命体征之一，正常体温的维持对于维持人体各项功能至关重要。在围手术期为预防低体温的发生常采用主动保温措施，应用的方法包括：

　　1.监测体温　在手术过程中注意监测体温，维持体温在36℃以上。

　　2.随时注意调节室温　维持室温在22～24℃，不能过低。

　　3.保暖　可采用暖水袋、电热毯、压力气体加温盖被，或盖被覆盖、穿脚套等措施对患者保暖，确保患者围手术期温暖、舒适。其中压力气体加温盖被是目前较新的一种方法，它具有使用方便、安全、有效等特点，可对体温下降的危害起到预防作用。

　　4.输注液加温　使用恒温加热器、温箱或血液制品加温器等加温设备，对输入体内的液体和血液制品加温至37℃，可以预防低体温的发生，并防止体温下降。液体加温输入的方法可以使用压力气体加温器、保湿加温过滤器等。已存在休克和低温的手术患者可采用加温器加压快速输注37℃的液体以尽快恢复有效循环血容量，避免因低血容量休克而死亡。研究表明液体或血液制品加温至36～37℃是安全、舒适的，且对药液成分无影响。但注意部分药物如青霉素、维生素、代血浆等不能加温。

　　5.冲洗液加温　在进行术中体腔冲洗时，应注意使用温箱将冲洗液加温至37℃左右，可避免体内过多热量散失，防止术中体温下降。

## 四、术中输血输液

　　手术中的输液、输血是保持充足的血容量，保持水、电解质在体内相对稳定（包括水在细胞内外的容量、各种电解质的浓度、总渗透压及酸碱度）。输血和输液是临床常用的治疗手段，是护士的一项基础的护理操作技术。

　　（一）输液

　　1.静脉输液原理　静脉输液是利用液体静压原理与大气压的作用使液体下滴。同时当液体瓶具有一定高度，针尖部的压强大于静脉压时，液体即输入人体的静脉内。因此，无菌药液自输液瓶经输液管通过针尖输入到静脉内应具备的条件是：

　　（1）液体瓶必须有一定的高度（具有一定的水柱压）。

（2）液体上方必须与大气压相通（除液体软包装袋外），使液体受大气压的作用，当大气压大于静脉压时，液体向压力低的方向流动。

（3）输液管道通畅，不得折叠、扭曲、受压，针头不得堵塞，保证针头在静脉内。

2.常用液体的种类及作用

（1）晶体溶液：晶体溶液分子小，在血管内存留时间短，对维持细胞内外水分的相对平衡起着重要的作用，有纠正体内电解质失调的显著效果。手术室常用的晶体液体有：①生理盐水（0.9％氯化钠）、复方氯化钠。②5％～10％葡萄糖溶液：提供水分和热量。③5％碳酸氢钠和11.2％乳酸钠：可以调节酸碱平衡。④20％甘露醇：有脱水利尿的作用。

（2）胶体溶液：胶体溶液分子量大，在血管中存留时间长，对维持血浆胶体渗透压，增加血容量及提高血压有显著效果。手术室常用的胶体有：①低分子右旋糖酐：平均分子量2万～3万，可改善微循环和组织灌注量，同时还能覆盖红细胞、血小板及血管内膜，增加静脉回心血量和心输出量，降低血液黏滞度。②中分子右旋糖酐：平均分子量7万～8万，输入体内后能提高血浆胶体渗透压和扩充血容量。③佳乐施（含4％琥珀酰明胶的代血浆）：输入人体能增加血浆容量，使静脉回流量、心输出量、动脉血压和外周灌注增加，其产生的渗透性利尿作用有助于维持休克患者的肾功能。④白蛋白：为正常人血清，可补充蛋白质。

3.输液点滴速度与输液时间计算方法

（1）已知每分钟滴数，计算输完总液量所需用的时间：

输液时间（分）＝液体总量（ml）×15/每分钟滴数

（2）已知总量与计划需用的时间，计算每分钟调节的滴数：

每分钟滴数（滴）＝液体总量（ml）×15/输液时间（分）

4.输液过程中的观察

（1）应严格无菌技术操作，严格"三查七对"制度，避免给患者造成不应有的伤害。

（2）输液过程中，注意观察液体滴注是否通畅，各连接部位是否有渗漏现象，输液管道是否有扭曲、折叠、受压。

（3）检查进针部位有无渗漏，有无皮下肿胀。

（4）输液过程中，注意观察患者全身反应，有无发热、寒战的症状出现。

5.常见的输液反应及防治

（1）发热反应：表现为发冷、寒战、发热，轻者发热于停止输液数小时内体温可恢复正常。严重者初起寒战，继之高热，并伴有头痛、恶心、呕吐等症状。

防治措施：①溶液和输液器必须做好去热源的处理。②严重反应者应立即停止输液，对输液管路和溶液进行检测。③对发热者给予物理降温，观察生命体征，必要时按医嘱给予抗过敏药物或激素治疗。④反应轻者可更换溶液和输液管路后，减慢输液速度继续输液。

（2）急性肺水肿：由于输液速度过快，短时间内输入过多液体，使循环血容量急剧增加，心脏负担过重造成，表现为胸闷、气促、咳嗽、咳粉红色泡沫痰，严重时稀释的痰液可由口、鼻涌出，听诊肺部出现大量湿性啰音。

防治措施：①输液的速度不宜过快，尤其是老年、儿童和心脏病患者。②出现症状，立即停止输液，协助麻醉医师进行紧急处理，按医嘱给予强心利尿的药物。③给患者高浓度吸氧，最好使用经过50％左右的酒精湿化后的氧气。④在病情允许的情况下进行端坐，必要时，进行四肢轮扎，减少静脉回心血量。

（3）静脉炎：在输注浓度较高、刺激性较强的药液或静脉内放置刺激性大的塑料管时间太长时，而引起的化学性或机械性的局部炎症；也可因在输液过程中，无菌操作不严格而引起局部静脉的感染。表现为沿静脉走向出现条索状红线，局部组织发红、肿胀、灼热、疼痛，有时伴以畏寒、发热等全身症状。

防治措施：①严格执行无菌技术操作，对血管有刺激性的药物如肾上腺素、氢化可的松等稀释后使用，并防止药物渗出血管外。②停止在此部位的静脉输液并将患肢抬高制动。③局部热敷：用 50% 硫酸镁溶液进行湿热敷，每日两次，每次 20min。④超短波理疗：每日一次，每次 15～20min。

（4）空气栓塞：由于输液管道中气体进入静脉而导致严重症状，患者有突发性胸闷、胸骨后疼痛、眩晕、血压低，随即呼吸困难、严重发绀，患者述有濒死感。

防治措施：①输液前护士首先检查输液管路的密闭性，穿刺前将空气排尽。②如需加压输液，必须严密观察，防止空气输入。③出现空气栓塞症状后，立即将患者置于左侧卧位，该体位有利于气体浮向右心室尖部，避免阻塞肺动脉入口，气体可随心脏舒缩使空气形成泡沫，分次小量进入肺动脉。

（二）输血

输血是将全血或某些成分血通过静脉或动脉输入体内的方法。输血是手术室常用的操作技术。

1.常用血液制品的种类及特点

（1）全血：①新鲜血：其保存血液中原有成分，可补充各种凝血因子及血小板。②库存血：虽含有血液的各种成分，但随着保存时间的延长，血液中某些成分损失也增多，因此血液酸性增高、钾离子浓度上升。

（2）血浆：血浆是血液中的液体部分，主要为血浆蛋白。保存时间长，可发挥与全血相似的作用。

（3）成分血：根据血液内各成分的比重不同，将其加以分离提纯。成分血的优点是一血多用，节约血源，且副作用少。成分血分为两类：①有形成分：包括红细胞类（压积红细胞、冰冻红细胞、洗涤红细胞、少白细胞红细胞）；白细胞类（干扰素、白细胞浓缩液、转移因子）；血小板类（冷冻血小板、血小板浓缩液、富血小板血浆）。②血浆成分：包括新鲜液体血浆、冷冻血浆、干燥血浆、白蛋白制剂等。

2.输血的注意事项

（1）根据输血医嘱，凭提血单取血：护士应与血库人员共同严格认真核对患者的住院号、姓名、性别、病室、床号、血型、血液种类、血袋号、交叉配血试验结果、血量、采血日期以及保存的外观等。

（2）仔细检查血液的质量：正常库存血分为两层：上层为血浆呈淡黄色，半透明；下层为红细胞呈均匀暗红色，两者界限清楚，无血凝块。若发现血浆变红或浑浊，有泡沫或两者分界不清等，说明血液可能有变质不能输入。

（3）检查血袋外包装：血袋外包装出现封口不严、破裂、标签模糊不清或脱落，也不可应用。如有可疑，及时联系血库专职人员。

（4）血制品的保管：血制品从血库进入手术室必须放入指定的低温运输箱内由专人运输。保存时应根据不同血制品的保存要求进行相应保存。

(5)实行两人核对原则:血制品送到手术间后,实行两人共同核对的原则,严格按照查对项目、质量要求、包装要求认真进行核对。

(6)取回的血应尽快输用,不得自行贮血。输前将血袋内的成分轻轻混匀,避免剧烈震荡。不得向血液制品中添加任何药品。在正常情况下,除了0.9%氯化钠溶液,不得向血液制品和输血系统中添加任何其他溶液或药物,如需稀释只能用静脉注射生理盐水。

(7)输血过程中应先慢后快,再根据病情和年龄调整输注速度,并严密观察受血者有无输血不良反应,如出现异常情况应及时处理:①减慢或停止输血,用静脉注射生理盐水维持静脉通路;②立即通知值班医师和输血科(血库)值班人员,及时检查、治疗和抢救,并查找原因,做好记录。

(8)输血过程中应该对患者动态监测体温、脉搏和血压,至少要保证在每次输血开始前15min、开始后15min及输血完毕几个时间段进行监测和记录。输血过程中产生不良反应时应及时报告处理及与血库联系,同时做好记录。

(9)疑为溶血性或细菌污染性输血反应,应立即停止输血,用静脉注射生理盐水维护静脉通路,及时报告上级医师,在积极治疗抢救的同时,做以下核对检查:①核对用血申请单、血袋标签、交叉配血试验记录。②核对受血者及供血者ABO血型、Rh血型。用保存于冰箱中的受血者与供血者血样、新采集的受血者血样、血袋中血样,重测ABO血型、Rh血型、不规则抗体筛选及交叉配血试验。③立即抽取受血者血液加肝素抗凝剂,分离血浆,观察血浆颜色,测定血浆游离血红蛋白含量。④立即抽取受血者血液,检测血清胆红素含量、血浆游离血红蛋白含量、血浆结合珠蛋白测定、直接抗人球蛋白试验,并检测相关抗体效价,如发现特殊抗体,应行进一步鉴定。⑤如怀疑细菌污染性输血反应,抽取血袋中血液做细菌学检验。⑥尽早检测血常规、尿常规及尿血红蛋白。⑦必要时,溶血反应发生后5~7h测血清胆红素含量。

(10)患者如连续输入多袋血,应在两袋血之间给予间隔,即输完一袋血后,采用0.9%氯化钠输入,待管道内的余血冲尽后,再开始输下一袋血。

(11)有输血反应或输血事故的情况发生时,应该对该情况的过程进行全面的记录,记录包括:发作的日期和时间、临床表现、采取的处理措施、效果等,并上报相关部门备案。

3.常见的输血反应及防治

(1)发热反应:血液、储血器、输血器或输血操作过程被致热原污染,或多次输血后,在受血者血液中产生了白细胞凝集素和血小板凝集素,当再次输血时,对输入的白细胞和血小板发生作用,产生凝集。并在单核-巨噬细胞系统被破坏(主要在脾脏)时,即可引起发热反应。患者在输血过程中或输血后1~2h,表现发冷、发热、寒战,体温突然升高38~41℃,并伴有头痛、恶心、呕吐等症状。

防治措施:严格按无菌技术进行输血操作,使用一次性输血器。出现症状,立即停止输血,将输血器及剩余的血液一同送往化验室进行检验,对症处理:有畏寒、寒战者给予保暖处理,高热者给予降温处理。按医嘱给予抗过敏药物:异丙嗪、肾上腺皮质激素等。

(2)过敏反应:大多数患者的过敏反应发生在输血后期或即将结束时。表现轻重不一,轻者出现皮肤瘙痒、荨麻疹、轻度血管性水肿(表现为眼睑、口唇水肿);重者喉头水肿,出现呼吸困难,两肺可闻及哮鸣音,甚至发生过敏性休克。

防治措施:预防措施为采血时勿选用有过敏史的献血者,献血者在采血前4h不宜吃高蛋白和高脂肪的食物。宜食少量清淡食物或糖水。出现过敏反应,轻者减慢输血速度,密切观察。根据医嘱给予抗过敏药物如异丙嗪、肾上腺皮质激素等。重者立即停止输血,并给予对症治疗:呼吸困难者,给予氧气吸入;喉头水肿严重时,配合气管插管或气管切开;过敏性休克者,给予抗休克治疗。

(3)溶血反应:一般发生在输血10～15ml后,患者可主诉头胀痛、四肢麻木、腰背部剧烈疼痛和胸闷。继续发展出现黄疸和血红蛋白尿,同时伴有寒战、高热、呼吸急促和血压下降等症状。后期出现少尿、无尿等急性肾功能衰竭症状可导致迅速死亡。此外,溶血反应还可伴有出血倾向。

防治措施:认真做好血型鉴定和交叉配血试验,严格执行查对制度和血液保存规则。出现症状,立即停止输血,并保留余血,做进一步原因分析。保持静脉输液通畅,以备抢救时静脉给药。按医嘱给予碳酸氢钠,碱化尿液,防止或减少血红蛋白结晶阻塞肾小管。密切观察生命体征和尿量并记录。对少尿、无尿者,按急性肾功能衰竭护理。

### 五、患者的保护

进入手术室的患者不是以单纯的疾病代称"甲状腺"或"冠状动脉搭桥",他们是需要做手术的人。离开那些术后将照顾他们的亲人,来到手术室他们将单独面对一次令人迷惘和可怕的经历。因此,患者来到手术室需要得到手术室护士的真切关心和照顾。其保护措施包括:

(一)患者的途中转运措施

1.各种车、推床应有安全带或护栏。患者由病区到手术室时,每个患者的转运途中需要始终有人一直照顾他,固定好患者安全带和围栏,防止患者摔伤。

2.到病房接送患者时严格遵守患者的查对制度。

3.在接送患者过程中,确保患者温暖、舒适、不被伤害。

4.必要时,危重手术患者应有麻醉及手术医师陪同接送,防止患者在途中出现病情变化。

5.患者转运过程中,避免不必要的颠簸碰撞,应将患者安全送入手术室。

6.患者身上携有输液管、引流管的,应保持管子在正常位置,避免发生液体反流或管子脱落。

(二)患者在手术间的保护措施

在进入手术室时,患者在感情上的需要可能和身体情况一样各有不同。手术室的护理工作要做到让患者在回忆他们的手术经历时感到满意。

1.患者从上手术推床到躺至手术床的过程中,应注意随时遮挡患者,保证患者的隐私权不受侵犯。

2.患者在手术床上应注意使用约束带约束,防止患者从手术床上坠落。

3.患者进入手术间,必须有人看护。患者不能单独留在手术间。

4.患者在手术室期间,注意给患者保暖,避免体温过低或过高。

5.手术结束,气管插管拔管阶段,护士应守候在患者身边,防止患者烦躁,导致坠床或输液管道的滑脱。

6.手术结束后,由麻醉医师、手术医师和手术室护士等协助将患者从手术床移至推床,移动过程应注意防止各类引流管的脱落。

7.手术结束后由手术医师、麻醉医师协助送患者至麻醉复苏室。

### 六、物品的清点

随着新、高、尖手术的不断开展,手术器械、手术敷料也在不断更新,以及手术室与供应室的一体化管理,促使了手术室对清点核对制度的规范化。清点核对制度是手术室工作中非常重要的制度之一,严格清点核对制度能完全避免异物遗留体腔。坚持在术前、术中、术后"三人四次"清点核对制度,以保证患者的安全,避免器械在回收、清洗、灭菌过程中的丢失。

(一)清点原则

1.严格执行"三人四次"清点制度。"三人"指手术医师第二助手、器械护士、巡回护士;"四次"指手术开始前、关闭体腔前、关闭体腔后、术毕(缝完皮肤后)。

2.在一些腔隙部位如膈肌、子宫、心包、后腹膜等的关闭前、后,刷手护士与巡回护士应共同清点物品。

3.术中临时添加的器械、敷料,器械护士与巡回护士必须在器械台上及时清点数目至少两次,并检查其完整性,及时准确记录无误后方可使用。

4."三不准"制度的执行。刷手护士在每例手术进行期间原则上不准交接换人;巡回护士对手术患者病情、物品交接不清者,不许交接班;抢救或手术紧急时刻不准交接班。

5.清点物品时坚持"点唱"原则。器械护士大声数数,巡回护士小声跟随复述。

6.准确及时记录所有手术台上物品,器械、巡回护士两人核对无误后并在手术器械敷料清点单上签全名。

(二)清点内容

1.器械　包括普通器械、内镜器械等所有手术台上的器械。手术开始前严格核对器械是否齐全完整,功能是否良好,螺丝是否松动、完整等;手术中,凡使用带有如螺丝、螺帽、弹簧、支撑杆等小配件的器械时,使用之前和使用之后都应仔细检查其数目及其完整性。内镜器械术前必须检查镜面,有无破损或模糊不清,对操作钳、钩,配件、盖帽、胶皮等进行清点检查,确保其完整性,并由巡回护士记录。

2.敷料　主要包括纱布垫、大纱布、小纱布、小纱条、棉片、棉球等。清点时必须分类清点,检查其完整性并防止重叠及夹带。小纱条、棉片等物品严禁重叠在一起清点,必须将其摊开,检查正、反两面是否一致;手术中严禁裁剪纱布、纱垫等敷料制作成其他的敷料使用。

3.其他　包括手术刀片、电刀笔、线轴、缝针等,手术中刷手护士随时监控所有物品如对缝针数目进行清点,随时了解缝针去向。

(三)清点时机

手术前,器械护士提前 20～30min 洗手上台,整理台上所有器械、敷料,执行清点查对制度。

1.第一次清点　手术开始前整理器械时,由器械护士与巡回护士对台上所有用物进行面对面的一对一点唱,巡回护士边记录边复述,有错时要及时指出并再次点唱。原则上所有用物,尤其对纱布垫、纱布、棉片、缝针、棉球、电刀笔、吸引头、刀片等小件物品必须点唱两遍。点唱、记录双方确认名称、数目无误后方可使用台上用物,如有疑问时应及时当面纠正核实,杜绝错误记录的发生。

2.第二次清点　在关闭体腔前,器械护士与巡回护士对手术使用的所有器械敷料至少清点两遍,并在清点单上写明清点数目,清点无误后手术医师方可关闭体腔,刷手护士对器械数目及去向应做到心中有数。

3.第三次清点  第一层体腔关闭结束时,器械护士、巡回护士及医师第二助手,对术前及术中添加的器械进行至少两遍的清点,并在清点单上写明清点数目。

4.第四次清点  手术结束缝完皮肤时,器械护士与巡回护士清点手术使用的所有器械、敷料数目,并在清点单上写明清点数目。需要清洗的器械集中放置在清洗箱内,巡回护士填写器械交接卡,器械护士核查后,密闭送入供应室或清洗间,进入清洗、打包、灭菌流程。

(四)清点注意事项

1.当有器械、纱布垫、纱布、缝针、棉片等掉下手术台时器械护士应及时提醒巡回护士拾起,放于固定地方,任何人未经巡回护士许可,不得拿出手术间。

2.深部脓肿或多发脓肿行切开引流时,创口内所填入的纱布数目,应详细记录在手术护理记录单"其他"栏内,手术结束后请主刀医师签名确认,作为提示外科医师在手术后取出时与所记录的数目核对,防止异物遗留体腔。

3.术中如送冰冻、病理标本检查时,严禁用纱布等手术台上的用物包裹标本,特殊情况必须记录用物名称及数目并签名确认。

4.有尾线的纱布,手术前、后检查其牢固性和完好性,防止手术过程中的断裂、脱落。

5.手术台上污染的器械,器械护士与巡回护士清点无误后,在手术台上用无菌垃圾袋密闭保存,防止在清点过程中加重污染。

6.器械在使用过程中,发现有性能上或外观上的缺陷无法正常使用必须更换时,刷手护士在器械上用丝线作标记,以便术毕更换。

7.手术切口涉及两个或两个以上部位或腔隙,关闭每个部位或腔隙时均需注意清点。

8.建立"手术器械、敷料清点单"使用制度。目前,国内大部分医院都采用了"手术器械、敷料清点记录单"来客观、动态记录手术过程中使用的器械、敷料,并且需要刷手护士和巡回护士签名确认。

(五)清点意外

1.术中断针的处理  断针处理的最终目标是必须找到断针并确认其完整性。

(1)根据当时具体情况马上对合核查断针的完整性,初步确定断针的位置,缝针无论断于手术台上或手术台下,器械护士应立即告知手术医师并请巡回护士应用寻针器共同寻找。

(2)若断针在手术台上找到,器械护士将缝针对合与巡回护士共同核对检查确认其完整性后,用无菌袋装好,妥善放于器械车上,以备术后清点核查。

(3)若断针在手术台下找到,巡回护士将缝针对合与器械护士共同核对检查确认其完整性后,袋装好,用消毒钳夹住放于消毒弯盘内,以备术后清点。

(4)倘若在手术台上或台下都未找到,行 X 线摄片寻找。

2.术中用物清点不清的处理

(1)手术中器械护士一旦发现缝针、纱布等有误时即刻清点,并告知手术医师、巡回护士协助共同寻找。

(2)仔细寻找手术野、手术台面、器械车、手术台四周及地面、敷料等。

(3)如寻找未见,立即报告护士长,并根据物品性质联系放射科摄片。

(4)最终目标是寻找到缺少的用物,确保不遗留于患者体腔及手术间防止造成接台手术清点不清。

## 七、护理记录

随着经济和科技的快速发展、高等教育的普及、人权意识的加强及法制建设的日益完善，人们的法律意识不断强化，对医疗服务的要求也不断提高，医疗决策参与及追究医疗责任的诉讼增加。各种法律法规的完善需要人们去执行，《医疗事故处理条例》中明确规定：护理记录是病历的组成部分，护士对患者的护理过程应做到客观记录，患者有权复印病历以及医院应为患者提供病历复印或复制服务。因此，规范护理记录，是执行各项规章制度的重要体现和保护护患双方安全的保证，是《医疗事故处理条例》中"举证倒置"预防护理纠纷自我保护的法律武器。

（陈琰）

# 第二十章　消毒供应中心护理

## 第一节　检查、包装及灭菌区的感染管理

检查、包装及灭菌区属于清洁区,其工作任务是将已去除污染的清洁干燥物品妥善包装并灭菌。因此,凡进入检查、包装及灭菌区的物品,必须是已经过合格的去污清洗过程的清洁干燥物品。该区内应划分为检查、包装和灭菌两个区域。所有已灭菌物品与未灭菌物品均应严格的分区域放置。有条件的医院应购置双扉压力蒸气灭菌器,以便于无菌与非无菌物品严格分放,避免弄混而造成不必要的损失甚至感染。用后即弃的一次性物品,原则上不可灭菌后再使用。经过监测发现已发出的物品灭菌不合格时,应立即采取回收措施,并同时向医院感染主管部门报告。

### 一、包装材料

检查、包装及灭菌区所用的包装材料或容器,除要求清洁、干燥外,还必须有利于灭菌过程中排出空气和灭菌因子(如环氧乙烷、等离子、蒸气等)的穿透,并能屏蔽细菌防止灭菌后的再污染,而且对灭菌物品不黏着、不发生反应、无毒和无其他副作用。不同的包装材料,保持灭菌包的无菌状态的期限不同。包括硬质容器、一次性医用皱纹纸、纸塑袋、纸袋、纺织品、无纺布等应符合 GB/T19633 的要求。纺织品还应符合以下要求:为非漂白织物;包布除四边外不应有缝线,不应缝补;初次使用前应高温洗涤,脱脂去浆、去色;根据材料的要求,必要时应有使用次数的记录。

（一）纺织品

用于灭菌包装的纺织品材料的类型有:100％纯棉、涤棉混纺及人造纤维。多年来标准灭菌包装所用的都是每平方英寸 140 根纱的、未漂白的、双层厚度的棉布。在一些机构中,已使用涤棉混纺、人造纤维及非织造材料替换了这类包装。

任何单层纺织品纱线之间的空间都大到足以让微生物甚至尘粒通过。为了减少这种传递,已在针织包装材料的设计上采取了 2 种方法:使用多层材料或增加每平方英寸的纱支("纱线密度"),从而使纱线间隙变小;此外,由于这些纺织品中的棉纤维会将水分虹吸到包装内,因此可用化学品处理纤维,使之防水。这种多层组合、更紧密的纺织和化学处理使得现代纺织品可适用于无菌包装。纺织品可重复用,而且每次使用之间需要洗烫,要在带灯光源的检查包装桌上检查,去掉了脱落纤维且完好无破损,方可正常使用。

（二）无纺布

无纺布(非织造布材料)包装材料由塑料聚合物、纤维素纤维制成,或将洗过的纸浆压成片(不是在织布机上织成)制成。通常用于医疗机构的非织造材料都是一次性的,因此必须用完即弃。

非织造布材料的纤维间隙很小且随机排列,显著减少了微生物或尘粒被转移的可能性。材料是否耐虹吸从而渗透水分,是取决于所用纤维的。如塑料聚合物是不能渗透水分的,反之由未处理的洗涤纸浆制成的包装材料就很容易被打湿,这一大类材料耐久性大不相同。洗

涤纸浆产品很容易被锐器撕破或穿孔,反之,诸如纺粘烯烃等聚合物即无纺布较不易被撕破和穿孔。

（三）硬质容器

若使用容器包装,应选择既可阻挡微生物,又具有良好蒸气穿透性的、有筛孔而且可关闭的硬质容器。市场上出售的饭盒之类的容器和软膏缸等,无论加盖与否,均不宜用作灭菌物品的包装,因为这类容器不利于空气排出和蒸气穿透,达不到灭菌的目的。有条件的医院可购置自动启闭式硬质器材配套箱,但要特别注意消毒鼓,以及筛孔关闭的质量。否则,灭菌后的物品易在保存和使用过程中再次污染。调查和监测表明,灭菌贮槽存放的已灭菌敷料的上面及周边部位极易遭到污染,而中心部位的污染率较低。因此,新规范已经取消贮槽作为灭菌物品的包装材料。

（四）纸、纸塑袋子

可采用纸塑包装或纸包装,打开后一次性使用。纸、纸塑包装对延长保存期及减少布纤维污染有一定的意义,应予以推广使用,国际上大多数医院的灭菌包装材料均采用非织布类材料包裹,以减少布纤维带来的微粒污染。

## 二、包装一般要求

总的来讲,灭菌物品的包装,应有利于空气的排出及蒸气（灭菌因子）的穿透。盘、碗、盆等应尽量开盖、单个包装,若多个包装在一起,所有的开口应朝向同一个方向,而且个体间要用毛巾或布隔开（图 20—1）,以利蒸气穿透。注射器的管芯应抽出,导管应先用蒸馏水润湿,以便于热的穿透。输液器导管可缠绕于输液瓶上,不可因其扭结或挤压而影响蒸气与空气的置换。灭菌物品的打包或捆扎以不致松动散开为度,且不可过紧。最好用化学指示胶带粘封,使打包与监测合二为一;切忌用别针、大头针等封包。缺点是易造成棉纤维的二次污染和不利于保存,应避免多个容器一起包装,提倡使用一次性注射器和输液器确保患者安全。

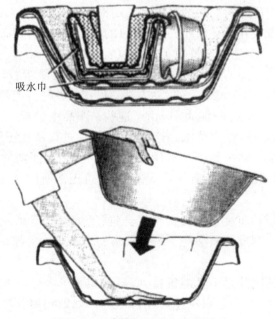

吸水巾

图 20—1　个体间用毛巾或布隔开

包装手术器械时,可用硬质配套箱包装或先用带孔的硬质方盒,外面再用布包或无纺布包装,以便促进空气的排出和蒸气的穿透,确保灭菌的质量;同时,也可避免手术器械因运送、挤压而损坏。

各类器械包不易过大,用下排气压力蒸气灭菌器灭菌的器械包一般尺寸宜小于 30cm×30cm×25cm,且重量通常不超过 5kg;而用预真空压力蒸气灭菌器灭菌的器械包不应大于30cm×30cm×50cm,重量不超过 7kg。包装后的物品要尽快(1~2h 内)进行灭菌,不得长时间放置,以防止污染及热原质产生。这些规定必须符合 WS310.1－2009 医院消毒供应中心第 1 部分《管理规范》中对灭菌包装材料应符合 GB/T19633 的要求。开放式的储槽不应用于灭菌物品的包装。纺织品包装材料应一用一清洗,无污渍,灯光检查无破损。硬质容器的使用与操作,应遵循生产厂家的使用说明或指导手册。其清洗消毒应符合本规范中规定的流程。

## 三、包装环境要求

包装间应有较高的洁净度,有条件的最好安装空气净化设备。室内湿度宜维持在 30％－60％,并需保持一定的照明度,以利于操作。最理想的是在操作台的适宜部位设置光源及放大镜,以便于检查清洗后的物品是否达到质量要求,其中要特别重视精密仪器的关节、齿槽等清理难度大的部件的质量检查。

为减少棉絮的散落,对所有的布包、敷料的准备及包装应在隔离、封闭且通风良好的敷料包装间进行(最好能在洗衣房进行)。组装间内的墙壁、天花板等室内建筑材料应不产生静电、不吸尘,且不应有暴露的管道和电线,以防止棉絮和灰尘附着其上。

工作台及地面应经常保持清洁,至少每日湿式擦拭 1 次。空调的空气过滤网必须定期清洗。包装前半小时工作室内应进行清洁卫生,并限制人室人员。操作时穿专用工作服,必要时洗手或戴手套,防止包装过程中微生物、热原质及微粒的污染。按照卫生部规范保持工作室内温度 16~21℃,相对湿度,30％~60％,换气次数,10 次/小时的规定,详见表 20-1。

表 20-1　工作区域温度、相对湿度及机械通风换气次数要求

| 工作区域 | 温度(℃) | 相对湿度(％) | 换气次数(次/小时) |
|---|---|---|---|
| 去污区 | 16~21 | 30~60 | 10 |
| 检查、包装及灭菌区 | 20~23 | 30~60 | 10 |
| 无菌物品存放区 | 低于 24 | 低于 70 | 4~10 |

## 四、包装技术要求与方法

待灭菌的手术器械和其他医疗物品必须加以包装以确保其在使用前的贮藏期内保持无菌状态。如上所述,包装材料性质对保证和保持无菌是非常重要的。在准备任何包装时,都必须遵循规范的操作,以确保达到预期的目的。

灭菌物品包装分为闭合式包装和密封式包装。手术器械采用闭合式包装方法,应由 2 层包装材料分 2 次包装。密封式包装如使用纸袋、纸塑袋等材料,可使用 1 层,适用于单独包装的器械。封包要求包外设有灭菌化学指示物。高度危险性物品灭菌包内还应放置包内化学指示物;如果透过包装材料可直接观察包内灭菌化学指示物的颜色变化,则不放置包外灭菌化学指示物。闭合式包装应使用专用胶带,胶带长度应与灭菌包体积、重量相适宜,松紧适

度。封包应严密,保持闭合完好性。纸塑袋、纸袋等密封包装其密封宽度应≥6mm,包内器械距包装袋封口处≥2.5cm。医用热封机在每日使用前应检查参数的准确性和闭合完好性。硬质容器应设置安全闭锁装置,无菌屏障完整性破坏时应可识别。灭菌物品包装的标识应注明物品名称、包装者等内容。灭菌前注明灭菌器编号、灭菌批次、灭菌日期和失效日期。标识应具有追溯性。

　　一些较重的成套器械可能需要在托盘角处有更多的保护以防止撕裂。可用角落保护器或用特制的金属包装盒进行保护。

　　器械准备好后,必须用适当的包装材料将其包住。按顺序使用2个封套确保对包内物品进行充分保护。这些包装可能是2个双层厚度的纺织品包装,2个非织造包装,或两者兼而有之。这种双层包装程序基本上在一个包内创造了一个包。先用一个包把物品包起来,然后使用第二个。将第二个或外包装用胶带捆起来,以保持闭合,胶带上有标签以识别其内物品。

　　选择适当尺寸的包装非常重要。包装必须足够大,能完全将要包装的物品包住,并能让包装的所有边边角角都安全地折进去。然而,包装材料过大会妨碍灭菌剂渗透和排出。包装的折叠应足够紧以保护其中物品,但不要太紧,以免妨碍空气的排出和灭菌剂的渗透。

　　当包装也用于创造一个无菌区(如手术中的器械台)时,必须足够大,至少要超过台子四边30cm。

　　包装必须适当折叠以保护其中物品,并使其中的物品在使用时以无菌的状态打开。必须始终按相同的顺序折叠,以使打开包装的人能建立起移动和保存时间的标准模式。最常用的两种方法是"方形折叠"或"直线法",此法用于包装大型包裹和成套器械,特别是在将包装用于创建无菌区时。"信封折叠"或"对角线法"用于大部分成套器械的小包装及单个物品的包装。

　　(一)方形折叠直线法(如图20-2)

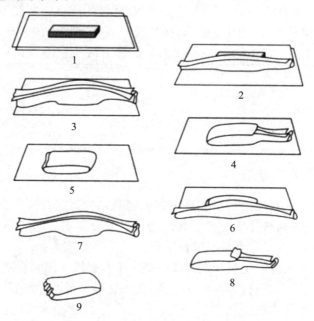

图20-2　方形折叠连续包装(直线法)

　　1.将包装纸按纵长跨放于桌上。将织物包或器械托盘正放于包装纸中心或与边缘平行。

2.将桌前方的包装纸边折到包裹或托盘顶部,盖住包裹或托盘的下半部,然后折回,形成套状。

3.将包装纸对面的边折到包裹或托盘上半部,然后折回形成套状,与先前的套重叠。

4.将包装纸左边平整地折盖过包裹,然后折加,形成套状。

5.将包装纸右边折盖住包裹,与先前的折叠重合,形成一个平整的包裹,然后折回形成套状。

6～9.用于大包裹和器械托盘的第二个包装纸的操作与第一个包装相同。

10.通常用灭菌指示带封住包裹。

(二)信封折叠(对角线法,图 20-3)

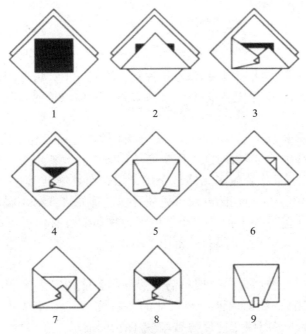

图 20-3　信封折叠(对角线法)

1.将方形包装纸按对角线放在工作台上,使其一角指向台前方。将要包装的物品与包装纸顶角和底角的一条线成直角,放在包装纸中央。

2.将底角折盖住物品,然后折回,形成一个垂片或折翼,这将用于使用包裹时像巴掌一样打开包装。

3.将包装纸左角折盖住物品然后折回,形成一个折翼。

4.将包装纸右角折盖住物品,与先前的折叠交错,然后折回形成一个折翼。

5.将包装纸顶角折盖住物品,将折翼卷进先前的左右折缝里,留下一个可见的小垂片,以便在无菌环境中打开。

6～8.以同样的方式包装第二层。

9.用灭菌指示带封住包装。

(三)同时包装法(图 20-4)

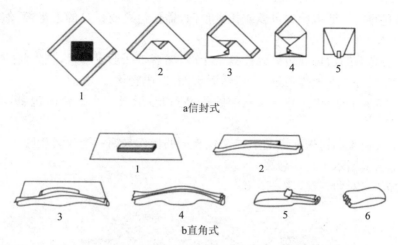

图20—4 同时打包

　　一些机构现在使用新方法来包装物品,这种新方法使用了2层非织造布材料制成的包装纸,其边缘由厂商粘在了一起。这一同时包装法服务于同样的目的,即连续的2层包装,以保护器械免受污染。

　　医院连续打包的方式已经延续很多年。1994年,美国同时打包的方式被引入,考虑到在打包和开包时可以节省时间,节省时间可以提高工作效率和节省资金。通常这种打包方式称为双重连续打包,"双重"意味着包裹无菌包是用2层包布,"连续"意味着1层包布包好后再用另1张,制造"包中包"连续包装的方式可以使开包者首先打开第1层,然后打开里层,使用包内灭菌物品。在手术室另外1种方式在使用灭菌物品前没有内层可打开。使用双层包布十分重要,因为单层可以作为另一层的后备用于阻隔保护。双层包布也为医院日常使用提供了必需的牢固度。

　　双层连续包是按照传统原理多层棉布需要建立尽可能的安全保证,外层包布作为尘罩,在手术室双层包装被用做"无菌保证",现在新的面料技术可在每层包布内提供尽可能的保护,这样可以排除手工用多层棉布包裹物品,建立保护的需求。在如今外层包布作为尘罩,在进入手术室前去除"防尘包布"的操作已经不太使用,对于硬质容器盒、纸塑袋、一次性无菌包或其他无菌包,不需要去除外层尘罩,如需延长无菌包的存放,可加塑料尘罩。

　　选择正确的包布尺寸:包布要够大,各个边角可以包容所有物品。但过多的包装材料会影响灭菌因子的穿透和释放。包布要包紧物品,但不能太紧,太紧也会影响灭菌因子的穿透和释放。包布建立无菌区域:需要用包布建立无菌区域时(如手术器械台),它们必须要够长,4边至少都要超出台子边缘30cm,按保持无菌防止污染的需求必须2次打开无菌包。无需2次打开的无菌包:硬质容器盒、纸塑袋(无需双层纸塑袋)、一次性使用盘、一次性器械台罩、敷料包中手术衣。

　　同时包装节省时间和劳动。定义为同时用2层包布包裹时包布的边缘由厂家缝合,双层仍提供防微生物的保护,并且保证了所需的牢固度节省了时间和劳动,同时打包用包布的构造是2层包布的2面被缝合在一起,缝合使用超声热压工艺,因此包布上是没有用化学物质缝合的。包布在打包时无需数包布,打开时也可以同时打开。

　　美国的研究即根据2家医院及第三方实验室对于4家医院的研究,同时打包在包裹和打开时节省时间,同时对于包内物品的保护等同于双层连续打包用包布。同时打包的益处是节省时间。方形折叠只取第 1 步到第 5 步及第 10 步和信封折叠只用第 1 步到第 5 步及第 9 步（1980 年美国医疗仪器进步协会的版权）的包装法也用于这种包装方式。确保一次折叠盖住了所有包内物品。使用这种包装法的好处在于包装物品和无菌打开包装时节省了时间。

包好包裹后，包裹必须安全闭合。推荐使用灭菌指示带。使用灭菌指示带有若干目的。它可以安全地封住包装纸，通过颜色变化提供外部可见的指示，来说明包装已经过灭菌条件处理。它还可以作为识别包内物品的标签，而且在使用时可以很容易地取下来。

包好的包裹不能用别针、回形针或其他锐利物品封住。锐利物品会刺穿包装材料，打破纤维，造成微生物可进入并污染包内物品的开口。也不能用纸夹，因为它们会在处理或贮藏过程中意外脱落。

（四）袋子包装

袋子常被用来包装重量轻的单个物品，特别是需要看得见物品时使用。袋子不得用于重型或大件物品，因为封条被拉紧，袋子可能会被打开。这些成形的袋子是各种材料制成的，包括纸张、聚乙烯、玻璃纸、特卫强（Tyvek 纺粘烯烃）及各种纸塑复合物。物品放在袋内，在使用打开时，要使其可抓握住的一端（如器械的指环）首先露出来。

必须注意选择正确尺寸的袋子。在物品及袋子封口处留至少 10mm 的空间非常重要。若物品离封口太近，袋子或封口可能会破裂。袋子太大可能会使其中物品移动过多，太小物品也可能扎破封口。

热封是应用最广的密封方法。有专门的热封机。必须按厂商说明使用热封机。使用这些机器时，员工应小心，不要让热烫的热封口烫伤自己。

对于纸塑袋，一般的密封操作是将袋子开口端放在密封机口处，当密封口热了就压下去，然后放开，等封口冷却。这一过程使塑料粘在纸上。封上之后，应进行检查，确保其完整（无皱褶）且紧闭。对于塑料袋，操作是一样的，只是在封口冷却前不需要放开密封机口。这一过程使 2 层塑料熔在一起。在压力下冷却封口，可避免热塑料伸展，袋子和封口变得脆弱。供应室员工使用热封机时，应小心不要被烫伤。在使用前应检查温度（加热设置）是否适当，以确保密封完全。

有些纸塑袋和塑料袋是自动密封的。折叠袋子末端的粘胶条盖住开口进行密封。这种封口必须小心折叠，以免出现间隙或皱褶，微生物会从间隙或皱褶进入并污染其中物品。

不能用夹、别针、回形针或任何其他锐利物来封住纸塑袋和塑料袋。这些封闭方法可能会损坏包装材料的完整性。

一些塑胶聚合物除了被用于非织造布，还可以挤压成不同厚度的片。在此过程中，非常薄的薄片（厚度小于 1mm）上可能形成小孔。因此，推荐用于包装的塑料薄膜至少厚 2mm（一张单层片或两张片合计均可）。

水在液体或蒸气状态下都不能渗透塑料膜；因此塑料膜不能用作蒸气灭菌的包装材料。袋子的设计是有一面为纸，以便渗入蒸气。若物品是"双层消毒袋包装"（即物品放在一个消毒包装袋中，袋子又放在第二个较大的袋中），必须是纸面对纸面，塑料面对塑料面，以便渗入灭菌剂。内包绝不能折叠。除了非常小的物品外（它可能需要被包住），不需要双层包装。环氧乙烷能被塑料膜吸收并使其通过，但灭菌所需的湿度不能达到。因此设计用于环氧乙烷灭菌的塑料袋也应有一面是纸的，或有一面是 Tyvek（特卫强）材料。不使用聚氯乙烯（PVC），因为它很少被 EO 渗透，而且在灭菌周期后还有很长一段时间都残留有气体。

在灭菌后经常使用塑料膜（即保持无菌的覆盖物）来提供水分和灰尘透不过的屏障。

（五）硬质容器包装

特殊设计的金属或塑料容器也用于包装要灭菌的物品，通常是成套手术器械。这些容器包装系统有以下组成部分：一个用以保护其中无菌物品移动的顶盖，顶部及底部或活门上有孔，以排出空气和使灭菌剂进入和排出。微生物过滤系统或密闭的活门，关上后可保持其中物品的无菌性。

硬质容器包装系统必须在每次使用后拆开并清洁。拆掉一次性过滤器并丢掉。可使用温和的洗涤剂清洗容器。大部分容器制造商推荐使用 pH 值为中性的洗涤剂。应向容器制造商咨询有关可用的洗涤剂和过滤器的问题。容器应用干净的水彻底冲洗，因为残留的清洁剂会导致起斑。也可用自动化系统清洁容器（如清洗机和消毒机）。

在组合容器包装系统进行再使用时，应检查垫圈，若有撕裂、破损或不再柔软，应进行更换。大部分系统使用滤纸和固定架。过滤纸通常是按规格裁切的非织造布包装片，通过固定架固定在容器上。必须小心，确保固定架稳固。若其不稳固，过滤片可能会移动，污染容器内的物品。这一问题通常只有在手术室中打开容器时才会发现。有一类容器包装系统使用的是活门，而不是滤纸和固定架。必须按制造商的说明检查活门，看其是否正常工作。若活门不能正常工作，可能会妨碍灭菌过程。

（郭凯）

# 第二节　洗手与无菌操作

洗手和无菌技术是所有医疗、卫生、保健机构中最普遍而又非常重要的课题，也是防止通过医务人员的接触而传播疾病的关键环节，对降低医院感染的发生率起着不可替代的作用，供应室工作人员的洗手和无菌操作技术尤为重要。本章将着重对洗手和无菌操作技术分别加以较详细的叙述。

## 一、洗手

洗手是预防医院感染发生的最重要的措施之一。大量流行病学调查表明，在医院病房里，医院感染通常是直接或间接借手传播的，这个途径往往比经空气传播更具有危险性。据美国田纳西州报道，因洗手不彻底，曾导致 280 名住院患者发生感染，死亡 8 人。又有报告称，因拇指漏洗而导致医院感染暴发流行，当时曾被称为拇指综合征。我国某医院也曾因洗手肥皂被沙门菌污染，引发了新生儿室沙门菌感染的暴发流行，造成 9 名新生儿死亡。

医院工作人员的手接触带菌患者后，在一定时间内即成为该种病菌的载体，并有可能使这些细菌在人与人之间传播。有些感染的发生虽具有共同的来源，如外环境的贮菌场所及定植耐药菌的播散人，但一般也是通过手的间接接触而传播的。

许多流行病学调查证实，手是传播医院感染的罪魁祸首。然而，手又无法进行灭菌处理，因为有效的灭菌方法通常不能用于皮肤，有效的消毒剂用于皮肤也往往毒性太大，尤其是皮肤本身的菌群又比附着在无生命物体上的更难以消除和杀灭。因此，经常洗手，防止外来菌定植及传播则成为非常必要和可行的预防感染的重要手段。

纵观医院感染的历史，从奥地利的塞麦尔维斯通过漂白粉水洗手使产褥热的死亡率由 10% 下降至 1%，到现今的单因素分析，仅洗手一项措施就可使医院感染发生率下降 50%。这足以说明，认真洗手在医院感染控制中的巨大作用。

（一）皮肤上的居住者

60多年前，医学界(Price,1938)就认识到，活动在人类皮肤上的微生物大致可分为暂住菌和常住菌两大类，手部皮肤也不例外。

1.暂居菌　暂居菌，或称为过路菌，处于宿主的皮肤表面或角质层下表皮细胞上，原来不存在，主要是通过接触而附着在皮肤上的。它的数量和组成差异很大，主要取决于宿主与周围环境的接触范围。有人用实验证明，在病房工作时，由不同操作项目沾到手上的细菌数可多达 $10^7$；护士为患者做气管吸引过程中手上沾到细菌数可达 $10^8$；因给患者清洗会阴部而污染的手的细菌数竟可多达 $10^{10}$ 以上。但是，大部分暂住菌群与宿主皮肤结合得并不紧密，可用机械方法清洗掉或化学消毒剂消除。同时，从外环境附着在皮肤上的细菌，受到皮肤微生态自净因素的制约，在一般情况下，经过一定的存活时间，暂住菌群便会自行消亡。

有人做过试验：将伤寒杆菌涂布在手掌上，15min内细菌便会死亡。但在特定条件下，如在皮肤损伤处或湿度较大的地方，有些细菌，尤其是革兰阴性菌及金黄色葡萄球菌会定植在皮肤上。它们具有致病性，有时可造成医院感染的暴发流行。

2.常居菌　常居菌又称常驻菌、固有细菌，是皮肤上定植的正常菌群，经常存活在皮肤毛囊和皮脂腺开口处。它们一般藏身于皮肤缝隙深处，生活并繁殖。常住菌的种类及数量经常保持恒定状态，其中大部分无致病性，亦即对宿主无害。例如，表皮葡萄球菌及丙酸杆菌存在于皮肤的深部，如汗腺、皮脂腺及毛囊中，只有对免疫功能低下的宿主它们才可能致病而有害。

在一般人群中约有5％～25％可携带金黄色葡萄球菌及某些病毒；65％～100％人的皮肤上有表皮葡萄球菌等，美国皮肤病专家曾研究皮肤定植菌群状况，绘成图形象地告诉我们皮肤定植菌的生存状态(图20-5)。其中约有20％不能用常规取样法获得，也无法用清洁剂消除，通常需要用含抗菌成分的清洗剂，通过某种方法并作用一定的时间，才能被杀灭或被抑制。

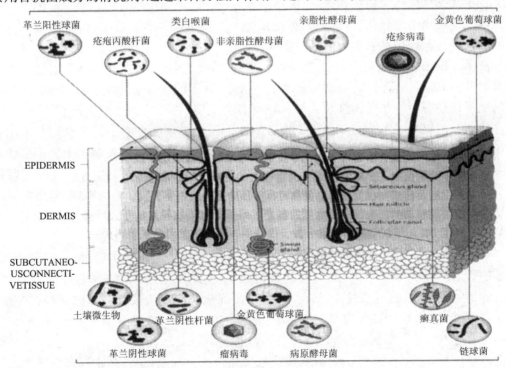

图20-5　皮肤定植菌生存状态

常住菌可通过皮肤脱屑及出汗等途径转化为暂住菌；暂住菌可通过摩擦、定植或未被及时清除等机遇而转化为常住菌。因此，充分掌握手部皮肤微生态知识，有助于理解借手传播感染的机制，从而强化洗手意识。

（二）洗手的目的及定义

洗手的目的是为了清除和抑制手部皮肤上的微生物（暂住菌和部分常住菌），切断通过手传播感染的途径，是防止感染扩散的最简易有效而又最重要的一项措施。洗手既是任何医疗、护理工作者接触患者前必须做的第一件事，也是他们离开患者或隔离区域前要做的最后一件事。在供应室内重要的是接触清洁物品和无菌物品之前与接触污物之后必须认真洗手。

从预防感染角度讲，美国疾病控制中心（CDC）将洗手定义为：将手涂满清洗剂泡沫，并对其所有表面细致地进行强而有力的短时揉搓，然后用流动水冲洗的过程。单纯用肥皂或清洗剂揉搓洗手，可使皮肤脂肪乳化，并使附着的微生物悬浮于表面，再用水将它们冲洗掉，这个过程称为机械性去除污染；若用含有抗菌药物的洗涤剂洗手，可杀死某些微生物或抑制其生长，则称之为化学性去除污染。

（三）手部卫生

对医务工作者来说，所谓手部卫生的含义通常有手部皮肤保护、洗手、手部消毒、外科洗手和消毒。这里分别予以叙述。

1.手部皮肤保护　从预防感染的角度讲，操作者坚持洗手制度并持之以恒至关重要，但也必须注意保护手部皮肤。粗糙的皮肤，或手上有湿疹、炎症和微小的裂口，致病微生物就可在这些部位大量地聚集和繁殖，甚至引起感染、发炎，从而有可能传播更多的病菌。特别是耐药菌株。医务人员必须经常注意保护双手，在做户外劳动时最好戴上保护性手套。医务人员的手上若出现感染性伤口或甲沟炎等，决不能再参与任何需要用手直接接触患者的工作和在供应室内工作。由于工作需要，医务人员往往每天不得不反复多次洗手或消毒，因此一定要准备效果良好的保护用品来保护双手的皮肤。

2.洗手　英国感染控制护士对洗手技术的调查结果表明，89％的护士洗手时忽略了部分手的表面；56％忽略了部分拇指；28％忽略了手指背面；16％忽略了指间；16％忽略了手掌，不正确的洗手往往漏掉一些关键部位。所有观察者均发现，右利的护士左手比右手洗得干净，反之亦然。我国煤炭总医院对外科工作人员的洗手调查也再次证实了通常总是左手比右手洗得干净，且经微生物学检测，左手细菌数也明显比右手少。同时，还发现护士比医生洗得干净，手上的细菌数及携带致病微生物数，护士也明显低于医生。我国卫生部对部分医院的抽样检查也发现，护士洗手常漏洗拇指及指间，且洗手后不擦干即开始无菌操作，或用白大衣擦手而造成再次污染。据某医院细菌学检测，医务人员手的合格率只有49％。正确的洗手方法是保持手部卫生、防止耐药细菌定植和切断感染传播途径的有力措施。

（1）洗手的方法：用普通皂液搓揉至少15s，可清除和降低暂居菌的密度，一般认为，能使手表面的暂居菌减少 $10^3$（1000倍）。在通常情况下，使用肥皂和水的正确洗手方法是：①取下手上的饰物及手表，打开水龙头，沾湿双手；②接取无菌肥皂液或用洁净的肥皂；③充分搓洗15s，注意指尖、指缝、拇指、指关节等处，搓洗的范围为双手、手腕直至腕上 10cm 处。洗手的步骤为掌心对掌心，掌心对手背，双手互握，洗指尖，洗拇指；④流动水冲洗；⑤以擦手纸巾或安全帽包住水龙头将其关闭，或用肘、脚或感应式开关关闭水龙头，防止再污染即洗手六步法；⑥取擦手巾（纸）擦干双手。

大多数护理工作,如为患者数脉搏,协助患者坐起、躺下、铺床等,手上污染菌数并不很多,一般为 $10^3\sim10^5$,正确的洗手可使细菌数减少到 $0\sim10^2$,通常已可防止经手传播的交叉感染。但洗手方法必须符合规范要求,以保证洗手的效果。

洗手用的水必须是优质的自来水或消毒过的水,不应使用预先用热水器加热到 37℃ 的水,因为这种水通常容易被绿脓杆菌及其近似的假单胞菌和军团菌或其他革兰阴性杆菌污染。这类细菌能在水中顺利繁殖,甚至有人称它们为"嗜水杆菌"。温流动水有助于肥皂更好地发挥作用,也可多冲掉些附着不牢固的污物。如果有必要用温水洗手,则应将水加热后立即使用,或使用前现用热水和凉水调和。绝对不可为了防止溅水或使水流柔和些而将纱布缠绕或挂套在水龙头上,因为湿纱布有利于绿脓杆菌生长和繁衍。也不要只套一个胶管而不做任何清洁从而导致污染,更不应用脸盆内的存水洗手,因为不流动的水是细菌的良好"培养基",洗手的结果不但不能减少手上的细菌量,还可能会适得其反,甚或造成经手传播致病微生物。

(2)洗手的设备:洗手设备是保证洗手质量的重要方面,总的要求是实用、方便而效果良好。齐全的洗手设备可供医务人员有选择地应用不同的洗手或消毒方法。在洗手设备中尤其要注意下述各项:

1)洗手池的设置:洗手池必须数量充足,布置合理,每个病房内或紧靠门口处必须有洗手池。在需要洗手后进行侵入性诊断操作的房间或其紧邻处,也必须有洗手池。多个患者合住的大病房内,特别是重症监护病房内,最好设置多个洗手池。

2)水龙头的开关:有效的洗手需要流动水,水龙头最好是用肘或脚、膝操纵开关的。如果是用手开关的,要教会工作人员和患者习惯用避污纸巾或安全帽包住水龙头再关上。水龙头应看作是接触传播感染的危险装置,因为当人们去洗手时,首先是用污染的手接触水龙头打开水源,这无疑已污染了水龙头的开关。而且,在洗完手后又用手去关闭水龙头,又使刚洗净的手从开关处重新遭受污染。如若在水龙头旁的适宜位置设放安全帽或避污纸巾,并统一规定洗手后用清洁的手拿安全帽或纸巾去关闭水龙头,即可防止再污染的危险。这一做法并不需要额外的开支与设备。

3)肥皂的卫生:对肥皂的要求是质量好、刺激小,并易于保持干燥,因为液体肥皂或潮湿的肥皂可成为不少细菌的良好生活处所;在许多情况下肥皂可受到污染。湖南医科大学附属医院对洗手肥皂进行检测后发现,盛放在肥皂盒中的肥皂带菌率为 100%。其中带致病菌率为 42.9%。于是,他们改用线绳悬挂肥皂,其带菌率随即降至为 16.7%,其中致病菌率仅为 8.3%。有人报道,阴沟杆菌能在潮湿肥皂表面增殖,细菌数可达 $10^9/cm^2$。由此可见,保持肥皂干燥至关重要,最好办法是将肥皂放在一块磁铁上即肥皂吸力器,或用线绳将它悬挂起来,至少应采用多孔的皂盒,并悬挂起来以避免存水。

如果采用液体肥皂,必须加入适量的消毒剂,或经灭菌后封闭并通过挤压容器或感应式出液器使用。也可应用含有洗必泰的肥皂液,但每次用完后容器必须更换,或清洗、消毒后才能再装入含消毒剂的新鲜肥皂液;切勿未用完就添加新液,以防止细菌在溶液中生长。

4)毛巾的应用:检测证实,反复应用的潮湿棉织毛巾上可集聚大量细菌。若用这样的毛巾擦手,很容易使洗过或消毒过的手再污染,因此擦手巾最好是用后即丢弃或使用一次性擦手纸巾。若不得不重复使用棉织毛巾,那么必须是清洁而干燥的。

5)热风烘干器:近年来采用的烘干器,是利用热风将洗后的手吹干。这一方法可明显减轻洗手后再污染。但是,对烘干器也有不同的看法:有些人强调气流中同样可携带致病菌;但多数人则认为,气流中的细菌数量很少,干燥过程中手被污染的可能性较小。总的说来,在一般情况下可以用热风烘干器,但不推荐手术室使用。主要问题是热风的干燥速度较慢,医务人员往往在手还未完全吹干时就离开了。

(3)手套与洗手:在手可能被强致病微生物污染的场合,或者实行各种无菌操作时,操作者必须戴手套,目的是保护患者和防止工作人员双手遭污染。因此,在双手有可能遭污染的场所都应该准备手套。不过,无论如何在病房和供应室工作中不能总是戴着手套,因为戴手套的手易于在无意的接触中污染外环境。应执行的原则是,1副手套只用于1位患者的1个部位的护理操作,接触下一个患者前必须换手套,并在换上新手套前按规定洗手,在供应室的污染区可以戴手套操作,但是脱掉手套一定要洗手,离开污染区时也一定要洗手。

(4)洗手的指征:由于洗手是非常重要和最有效地防止感染传播的措施之一,所以在医院环境里非紧急的情况下,医务人员在下列各场合都应该认真地洗手:①在进入和离开病房前;②处理干净的物品前;③处理污染的物品后;④使用厕所前、后;⑤无菌操作前、后;⑥与任何患者长时间和密切接触后;⑦戴手套前和脱手套后;⑧在护理特殊易感患者之前;⑨在接触伤口前、后;⑩在护理感染患者或可能携带具特殊临床或流行病学意义的微生物(如多重耐药菌)的患者之后;在高危病房中接触不同患者之前;在离开供应室的污染区时,进入清洁区及无菌区之前。

3.手部消毒 从卫生学角度讲,手部消毒比洗手有更高、更严格的要求。医务人员在接触污染物品或感染患者后,手部被大量细菌污染,如换药后手上污染菌量可达$10^9$,这时仅用洗手方法,只能减少有限的细菌数,达不到预防交叉感染的要求。在手接触大量强致病性的微生物后,为了尽快消除污染到手部的细菌,以保证有关人员不遭感染,或防止致病菌在患者和工作人员之间扩散,必须进行严格的手部消毒。

(1)手部消毒的指征:消毒主要是为了清除或杀灭外来的暂住菌,特别是其中的致病菌。在医院环境的一般情况下,在下列各神场合应该按规定实行手部消毒:①实施侵入性医疗、护理操作之前;②护理免疫力低下的患者或新生儿之前;③接触伤口前后;④接触黏膜、血液等体液和分泌物等之后;⑤接触被致病微生物污染的物品之后;⑥护理具传染性或有多种抗药性细菌定植的患者之后;⑦在特殊情况下,因条件限制,无法按规范要求洗手时,手部又无可见的污染,可用手部消毒替代洗手。

(2)消毒剂的选择:对消毒剂性能的总的要求是:作用速度快,不损伤皮肤、不引起过敏性反应,并且对当前或近期存在的致病微生物有杀灭效果。这种理想的消毒剂目前较少。实践证明,75%酒精、0.5%碘伏或0.5%洗必泰酒精溶液、洁肤柔加透明脂酸比较适用,而且后三者与皮肤结合后具有后效功能,可保持手部清洁2h左右,但对某些病毒、细菌芽胞无效。为了去除抗力较强的致病菌,有时还可采用相应有效的消毒剂等。

(3)消毒的方法:最常见的是用75%酒精、0.5%碘伏或0.5%洗必泰酒精溶液仔细涂擦双手及手腕,并待双手自然干燥。若手被抗力较强的微生物污染或疑有污染,则必须先充分用肥皂、流动水冲洗擦干后,再用相应杀菌消毒剂消毒。这一方法应仅在必要时用,因为这类消毒剂对皮肤刺激性较大,易损害皮肤。

4.外科洗手和消毒 外科洗手和消毒是保证手术成功的重要环节。有人在术后检查外科医护人员所戴的橡皮手套时发现,约有24%手套有刺破的针眼;另有人做实验,证明从刺破

的针眼中可逸出 $10^9$ 个细菌;还有报告说,手上的致病微生物能通过破损的针眼进入手术切口,并引起患者术后败血症。

外科洗手和消毒的目的是为了清除参加手术的医务人员手上的各种细菌,防止细菌从他们手上转移至手术部位,即使手套破裂,也不会有细菌落在切口上。因此,采取这一措施,不仅应能完全消除手部的暂住菌,还要尽可能杀灭常住菌,达到几乎无菌状态并维持较长时间的抑菌作用。然而,常住菌往往位于皮肤深部,洗手和消毒不易去除,而且在手术过程中,由于术者出汗,一旦手套破损就有可能酿成切口感染。为了防止手套内部因潮湿而被细菌污染,需要使用有后效作用的消毒抗菌剂(如 0.5％洗必泰酒精、0.5％碘伏、洁肤柔等来消毒手术者的双手和手臂)。

(1)外科洗手消毒的设备:除常规卫生洗手及消毒所需各项设备外,必须有供刷手时,特别是清洗指甲及指间关节用的无菌刷。无菌刷通常有一般刷和海绵刷两类,还有灭菌后可重复使用及一次性使用之分,它们在降低微生物密度上的效果相同。重复使用的刷子,应分别包装或放在带盖的容器内经灭菌后才能再用。必须注意的是,不能使用木背刷子,因为木材有微孔,能吸附异物并不易彻底消毒灭菌。

(2)外科洗手消毒的指征:在外科,对操作者或手术者的双手的清洗和灭菌均必须有严格的要求,尤其在下述场合都应实行充分的洗手和消毒:①每次大、小手术之前;②进行侵入性操作前;③接生或助产前;④护理特别容易感染的患者前。

(3)外科洗手消毒的方法及步骤:关于外科洗手消毒问题,虽然在总的要求和目的上各地无多大区别,但在具体做法上存在着一定差异。比如,在搓擦所需要持续时间上有不同认识,而且尚无定论;在用消毒剂搓擦前是否一定要刷洗双手也有人提出了异议等等。所以,下面所述各项只是常用的一般规律:①摘去手上和臂上各种饰物;②剪短指甲,检查双手需消毒部位的表皮有无创伤及裂口,如有伤、裂口或皮肤病,则不能参与手术或侵入性操作;③用肥皂和流动水仔细搓洗双手、前臂至肘上 5cm 处,清除脏物和暂住菌,并用无菌巾擦干;④用灭菌刷接取适量的 0.5％碘伏溶液(或 0.5％洗必泰酒精溶液等),先刷指甲、指缝、手掌、手背及腕关节以上 5cm 范围内,用螺旋式刷法计数 20 次;同法刷另一只手,再接取药液刷至前臂到肘关节以上 5cm 部位,共刷 3min 以上或消毒所需的时间;⑤再取另一灭菌刷及适量 0.5％碘伏溶液按上述刷手步骤重复刷 2min(全过程持续 5min);⑥抬起双手保持高过肘部的位置,并远离身体,以背开门进入手术室,避免再受污染;⑦取无菌擦手巾,然后将擦手巾斜对角折叠,先由一手从手腕往上慢慢移擦至肘上,不得回擦;⑧另取一擦手巾,以相同方法擦干另一只手臂;⑨取适量的 0.5％碘伏或 0.5％洗必泰酒精溶液,搓擦双手至腕关节以上 5cm 处,直至药液挥发干燥,以保证手术全过程中戴手套的手部不致出现细菌。外科洗手和手消毒全程时间不应超过 2～6min(避免长达 10min),避免长时间洗手导致的皮肤损伤和浪费时间。

必须注意,消毒药液的容器不能敞口使用,以避免药液挥发,影响有效浓度和防止因遭受污染而生长细菌,更不能用碗、盘等盛放消毒药液。接取消毒药液的正确方法是:将消毒药液封闭在下部开口的瓶内,利用压力或脚踏开关,通过连接开口的管道流取药液。随用随取药液,取后立即自动关闭。

目前,国内少数医院已采用较先进的外科消毒洗手装置,它不仅自动启闭输送洗手药液,连洗手用水也经过紫外线自动消毒处理,能更可靠地保证手术前洗手的效果。

有效的洗手、手消毒及外科手消毒,都要求医务人员在操作中不得佩戴任何饰物,而且操作或手术所需的物品均安排在举手可及之处。供应室工作虽然不需外科洗手,但是,供应室工作者应了解外科洗手全过程,做好外科洗手的物品准备,如手套一定无破损、无针孔、无滑石粉颗粒,手刷符合刷手要求达到无菌,又不损伤皮肤等条件。

(四)手部卫生学标准及检测

卫生部颁发的《消毒管理办法》中规定,医院的医务人员手上的细菌总数不得超过 8cfu/cm²;产房、婴儿室的工作人员手上不得检出沙门菌。这个卫生学标准曾在我国实行了多年。1994 年 1 月,卫生部又以卫医发(1994)第 2 号《关于进一步加强医院感染管理工作的紧急通知》和《医院感染管理规范(试行)》向全国医院提出新的要求:在层流洁净手术室、层流洁净病房、普通手术室、产房、新生儿室(母婴同室病房)、早产儿室、普通保护性隔离室、供应室无菌区、烧伤病房、重症监护病房、医务人员手上的细菌数不应超过 5cfu/cm²;儿科病房、妇产科检查室、注射室、换药室、治疗室、供应室的清洁区、急诊室的抢救室、化验室、各类普通病房工作的医务人员手上的细菌数不应超过 10cfu/cm²;传染病房的工作人员不得超过 15cfu/cm²;医务人员的手上不得检出致病性微生物,如乙型溶血性链球菌、金黄色葡萄球菌、沙门菌等,并应定期(每 1～3 个月)监测。有关监测结果应作为全院工作人员在职教育或培训的资料,以督促工作人员注意洗手及个人卫生,做好无菌操作,增强积极预防医院感染的意识。

对已经过洗手和消毒的手部皮肤,要求不得检出致病性微生物。应不定期地抽查参与手术的医务人员刷手后的手部细菌学培养结果,并随时指导、监督有关人员认真刷手、消毒。手部微生物检测方法可采用无菌棉拭子法、肉汤浸润法或琼脂平板法。

在伯明翰急救医院(Birminghan accident hospital)经过一系列洗手消毒试验及研究,提出了测定洗手消毒效果的采样液为:在 100ml 林格溶液(Ringersolution)中加入 1% 卢布罗(Lubrolw)、0.5% 卵磷脂、1% 吐温 80(Tween80)等适当中和剂的溶液;若使用的是氯或碘的消毒剂,则培养液中加入 0.1%～0.5% 硫代硫酸钠作中和剂。

总之,医务人员为了保持手部皮肤卫生,或为了某些手术操作需要而进行认真的洗手和消毒,是预防医院感染的重要而有效的措施。所以,每所医院都应建立一个相关人员都能严格执行的洗手制度。这个制度的总的原则是:在日常工作中采用卫生洗涤,即用普通快速六步的洗手方法来保持手部卫生;在手部可能被大量微生物或强致病微生物污染时,应在洗手的基础上再进行必要的手部消毒;在实施外科手术、接生、侵入性操作或其他严格的无菌操作前,必须采用外科手消毒法。

## 二、无菌操作技术

通过物理或化学方法消除或杀灭一切活的微生物(包括致病和非致病),称为灭菌。经过灭菌检测合格的物品称为无菌物品。保持无菌物品不遭污染,以及保证无微生物侵入机体,以免引起感染的操作,称为无菌技术,这是预防医院感染的一项重要而基本的技术。无菌技术的操作规程是根据科学原理制定的,所以操作过程中的任何一个细小环节都不允许违反规范要求,否则就可能造成医源性感染。为此,所有医务人员,尤其是医生和护士,都必须加强无菌观念,并精确、熟练地掌握这一技术,严格遵守操作规程,以保证患者安全并尽快康复。

(一)无菌技术的基本原则

无菌技术是一项非常严密的操作技术,它必须考虑和杜绝多方面的污染因素,才能保证达到无菌。一般来说,实施无菌操作必须遵循以下几项基本原则。

1.应明确无菌区和非无菌区　凡已经过灭菌而未被污染的区域称为无菌区,如已灭菌的物品,已铺好的无菌盘,已消毒过的手术野和穿刺部位等。否则,称为非无菌区或有菌区。

2.进行无菌操作的环境要清洁、宽阔,并根据需要控制人员流动　关于室内空气细菌总数,根据不同条件有不同的要求。每日应按规定进行室内环境清洁,有条件的单位可采用空气净化装置,严格控制空气中的细菌含量。目前国内生产的净化装置种类较多。高效静电灭菌型室内空气净化机,它采用大气量、高效率地循环过滤室内空气,达到除尘、除菌,去除异味的效果。经煤炭总医院钟秀玲、北京医科大学刘君卓教授等人现场实验证明,该机三级电场,在额定电压下可100%地消除空气中的细菌;在连续8人流动污染开机净化下,空气细菌数仍能保持在200cuf/m³以下,达到了卫生部Ⅱ级环境卫生标准;经50支卷烟连续污染2h的开机净化试验表明,对去除$CO$、$SO_2$、$NO_2$烟尘、异味等均有较好的效果,也能在一定程度上净化被高浓度甲醛和$CO_2$污染的空气。该机有吊式、壁挂式、柜式结构和安装于中央空调风管系统的EL系列,可用于大面积空气净化,具有红外线感应电子开关,人们入室内自动开机,人去室空后运转半小时自动关机;亦可手动开机,适用于封闭式的手术室、产房、新生儿室和母婴同室、ICU、供应室的无菌物品存放间等部门的空气净化。

近年来,一般医院仍多采用紫外线照射法进行空气消毒。虽然它使用较方便,但一旦停止照射,空气中细菌数则会很快开始复升,在0.5～2h内即可恢复到原来水平,同时还必须注意防止紫外线灯在照射时产生的臭氧刺激人体而产生的恶心、头晕或其他中毒症状。

3.无菌操作前工作人员要戴好帽子和口罩,防止微生物通过头发上的灰尘、头皮屑及飞沫等途径造成污染。操作前应修剪指甲,并根据需要认真洗手、进行手消毒或外科手消毒,并按要求戴好手套等。

4.取放无菌物品时必须面向无菌区　夹取无菌物品时必须使用无菌持物钳(单个包装经灭菌后应干燥保存,无菌操作时打开即用,可维持4h的无菌状态)。手臂应保持在腰部或治疗台面以上的本人视野之内(因视野以外,难以监察并保证无菌物品不遭污染)。操作时手臂不可接触无菌物品或跨越无菌区;身体应与无菌区保持一定的距离。不可面对无菌区、无菌物品谈笑、咳嗽,或打喷嚏,以防喷出的飞沫落入无菌区内。

5.手术、治疗或检查等无菌操作开始时,所准备的无菌医疗用品只限于特定患者使用。如果所备物品未使用完,也应视为已被污染,并不得转为他用。无菌持物钳同样不可与手术台和治疗盘的任何部位接触,以防污染。

6.无菌操作时,所用的灭菌物品,如无菌盒,换药碗及弯盘等,其内面及边缘均应视为无菌区;外面则为非无菌。提取这类物品时应用手托物品的底部,避免触及边缘及内面。需要打开无菌包时,应先以手去揭开左、右二角,最后揭开内角,不可污染包布的内面。无菌包一经打开,逾期即使未使用,也应视为有菌。凡已取出的无菌物品虽未使用,也不可再放回无菌容器内。在供应室内打开的无菌包即视为有菌,不得下发使用。

7.任何接触创伤面、侵入人体内或插入管腔的器物必须保证无菌,包括覆盖伤口、创面、手术切口的敷料,以及注射用具和各种导管等。

8.经灭菌的物品应保存在严密完整的包装内和清洁、干燥、消毒处理后的环境里。布包保存期为1～2周,纸塑包装可按包装材料及厂商建议适当延长保存期。如超过期限应重新进行灭菌处理。由于微生物可通过毛细管作用侵入内部,所以布包受潮后,里面的无菌物品有可能遭污染,应予以重新灭菌。

（二）无菌容器的使用

临床常用的无菌容器有无菌罐、无菌盘和无菌贮槽等。无菌容器必须配有能严密地盖住容器口的全部边缘的盖子，即盖子不能小于容器口或嵌在容器口内。国内有可启闭的手术器械贮存硬质容器，并且有密码锁防止在运输和贮存中的污染。

为了保证物品无菌，且便于随时取用，应正确实行下述各条使用方法：

1. 打开无菌容器时，应将盖内面向上置于稳妥处或保持于手上。手不可触及盖的内面及边缘。关闭时，盖子必须由后向前移动，直到覆盖整个容器。

2. 从无菌容器中夹取物品时，必须用无菌持物器械，并不可触及容器的边缘。物品取出后应立即将容器盖严。若采用小包装，则不需要无菌持物钳。因此，提倡小包装，即可以减少污染又方便操作。

3. 无菌容器一经开盖后，限于 24h 之内使用，超过 24h 要重新灭菌。

（三）无菌盘的设置

为了短时间存放无菌物品和便于实施各项无菌操作，常将无菌治疗巾铺在洁净的、干燥的治疗盘内，建成一无菌区－无菌盘，如注射盘、换药盘、气管切开护理盘和吸痰盘等。它们均有较严格的无菌要求，操作时通常应注意以下 3 点。

1. 操作要求规范化，通常是：取 1 个无菌双层治疗巾，提起同一边的两角，使成对折，无菌面向内，置于清洁盘内，开口置于近身侧。掀开盘中的无菌巾时，先用手捏住巾的上层两外角掀起，使无菌面向上，然后将上层反折再反折，形成 4 层置于对边，此时露出下层无菌面，即可按需要和操作规程在无菌面上放置应准备的无菌物品。

2. 铺无菌盘所用的治疗巾除需保证无菌外，还必须干燥、完好。

3. 准备妥当的无菌盘必须于 4h 内应用，且使用 1 次后即需更换。

（郭凯）

# 第三节　无菌物品存放区的感染管理

无菌物品存放区属于清洁区管理范围。灭菌处理后的物品，在正常情况下已属无菌，即从灭菌柜取出时包装完整、包布干燥、含水量不超过 3％（手感干燥，如潮湿则不可作为无菌物品使用）、化学指示剂变色均匀等都符合要求标准。未落地再污染的无菌物品，必须由专用清洁推车或灭菌柜的自配无菌车运送至无菌物品存放区。

无菌物品存放区要求与包装区相同的洁净度，因此建筑应尽可能靠近灭菌区，与一般通道完全隔开，终端可成为完全封闭并控制无关人员接近的区域。进出无菌区仅限于负责运送和发放无菌物品的人员。非无菌物品严禁进入。外购的一次性使用无菌物品，必须先去掉外包装后方可进入无菌物品存放区。为了避免存放期间再污染，室内空气按规定进行净化。即便是直接管理人员，也应尽量减少在无菌物品存放区的进出与停留时间，并避免用手直接触摸无菌包。

有条件的医院，可安装空气净化装置，并与其他区域保持正压状态。进入无菌区人员，应保持手卫生，以保证无菌物品存放区清洁。所有已灭菌的无菌包，都应注明有效期。有效期已过物品应重新清洗、包装和灭菌后方可使用。即使在有效期内，无菌包一旦拆开，未使用，亦应重新包装灭菌。

## 一、无菌物品储存

灭菌后物品应分类、分架存放在无菌物品存放区。一次性使用无菌物品应去除外包装后，进入无菌物品存放区。物品存放架或柜应距地面高度 20～25cm，离墙 5～10cm，距天花板 50cm，以减少来自地面，屋顶和墙壁的污染。无菌物品应分类放置，按灭菌先后顺序排列，在无菌有效期内遵循先进先出计划发放原则，已灭菌的物品绝不可存放于水管活塞下。室内相对湿度应控制在 70％以下，温度控制在 24℃以下，换气次数 4～10 次/小时；我国南方较潮湿，可采用除湿机，并保持良好的照明系统。放置无菌物品的金属架子和柜子应定期擦拭清洁。地面、天花板、空调通风口的滤过网等必须经常加以清扫或清洗，并制订书面清洁规程。物品放置应固定位置，设置标识。接触无菌物品前应洗手或手消毒。消毒后的物品应干燥、包装后专架存放。

## 二、无菌物品储存有效期

达到环境温度 24℃以下，相对湿度在 70％以下，换气次数 4～10 次/小时的规定时，使用纺织品材料包装的无菌物品有效期宜为 14 天；未达到环境标准时，有效期宜为 7 天。医用一次性纸袋包装的无菌物品，有效期宜为 1 个月；使用一次性医用皱纹纸、医用无纺布包装的无菌物品，有效期宜为 6 个月；使用一次性纸塑袋包装的无菌物品，有效期宜为 6 个月；硬质容器包装的无菌物品，有效期宜为 6 个月。

## 三、无菌物品发放

无菌物品发放时，应遵循先进先出的原则。发放时应确认无菌物品的有效性。植入物及植入性手术器械应生物监测合格后，方可发放。发放记录应具有可追溯性。应记录一次性使用无菌物品出库日期、名称、规格、数量、生产厂家、生产批号、灭菌日期、失效日期等。运送无菌物品的器具使用后，应清洁处理，干燥存放。

## 四、无菌物品的分发与换取

无菌物品的分发，原则上应下送。在下送途中，所有专用无菌分发车必须有防止污染的屏障，如使用全封闭式推车。无菌分发车应严格与污染物品回收车分隔开，两者均采用专人、专车、专线运送，尤其要避免撞车。分发人员不可接触污染物品，并制订防止交叉污染的流程。所有接触无菌物品的器具，均应按需要进行有效的消毒。分发余下的物品应视为已污染，不可再进入无菌物品存放间，需重新灭菌。严格认真的管理和科学的操作流程，是供应室为临床提供无菌物品的保证，必须重视工作的每一个环节，否则就可能前功尽弃。

应该特别提及的是，一些科室有时限于条件或临时急需而派人去供应室直接换取物品时，也必须按无菌原则进行。尤其是运送污染物品的托盘、容器及工作人员的手一定要经过适当处理后方可领取无菌物品。有人调查发现，换取物品者的手及托盘等容器常污染有大量细菌，无疑会使已灭菌物品重遭污染。比较可取的办法是：换取者用污染托盘，通过回收窗口与供应室回收人员一起清点已用过的物品，然后按要求洗手或快速手消毒。供应室通过内部信息传递系统，告知有关人员所取物品的数量，而无菌物品存放室人员则用另一已灭菌的托盘，将无菌物品从领取窗口交给换取者。这样就大大降低了无菌物品在换取过程中的污染概率。

目前,一些医院如深圳人民医院采用了电脑控制的全面质量管理,取得了较为成功的经验。他们在无菌物品存放处前设一面墙,在墙上,医院需要无菌物品的各科室,均设有专用的双门互锁传递窗。这种窗为双门,无菌物品存放处有一面可开启窗口,并放入科室所需的无菌物品。关闭后,相关科室即可从另一面(外面)用钥匙打开窗口,取走所需无菌物品。每一个窗口的内、外两面(两道门)采用自动控制和联锁装置,二窗不能同时打开,即一面窗口打开,另一面窗口则自动关闭,较有效地避免了交叉污染。另外,无菌物品存放区的正压净化设施又成为防止污染空气侵入的另一道防线。

(郭凯)

# 第四节 一次性物品的感染管理

这里还必须强调,进入无菌区的一次性医疗器具必须按照相关"一次性使用无菌医疗器械的管理"规定进行严格管理。

随着医学技术的进步和科技水平的提高,一次性使用无菌医疗用品愈来愈广泛地应用于临床诊疗过程。一次性注射器、输液器和输血器,用于介入性诊疗的各种一次性导管,用于外科缝合的一次性肠线,以及一次性尿管等,虽然提高了临床工作效率,促进了诊疗技术的发展,但由于这些无菌器械大都由 PVC 材料制成,其用后的处理已成为医疗机构面临的一大问题。此外,因生产过程、生产条件等不完善而导致的一次性用品不能达到无菌、无热原等标准,也为临床使用带来了很大的威胁。仅以临床最为常见的注射为例,据世界卫生组织提供的一份调查资料,全世界每年约有 120 亿人次的注射,经估算,其中因注射器具污染而导致乙肝病毒感染的约 800~1600 万人、丙肝病毒感染的约 230~470 万人、HIV 病毒感染的约 8~16 万人,因这些感染而促使约 130 万人早逝和丧失 2600 万个生命年;直接医疗费用高达5.35亿美元。由此可见,一次性使用的无菌医疗器具从生产、经营到临床使用、用后处理等各环节必须建立严格的标准和监督管理机制。我国自 20 世纪 70 年代末 80 年代初在临床开始使用一次性无菌医疗器具起,使用最多的是一次性输液器、输血器及注射器。为规范一次性使用无菌医疗器具的生产和确保产品的使用安全,我国自 1987 年开始先后颁布了有关一次性使用输液器、注射器、输血器、采血器、塑料血袋等 8 种产品的国家标准,分别从物理、化学、生物等方面规定了强制性要求。国家药品监督管理局颁布的《无菌医疗器具生产管理规范》及无菌器械的《生产实施细则》对生产企业的制造条件、质量管理及销售等方面予以了规范,以进一步确保产品质量。此外,卫生部会同相关部门相继颁布了《关于严禁废弃的一次性医疗器具流入市场的紧急通知》《关于加强一次性使用输液(血)器、一次性使用无菌注射器临床使用管理的通知》等文件,专门对医疗机构采购、使用一次性无菌医疗器械及其用后处理等环节进行了明确的规定。在 2006 年的《医院感染管理办法》中,对一次性无菌医疗用品的管理更为明确,要求医疗机构在使用一次性无菌医疗用品的管理中必须达到以下要求:

1. 医院所用一次性使用无菌医疗用品必须由设备部门统一集中采购,使用科室不得自行购入。

2. 医院采购一次性使用无菌医疗用品,必须从取得省级以上药品监督管理部门颁发的《医疗器械生产企业许可证》、《工业产品生产许可证》、《医疗器械产品注册证》和卫生行政部门颁发的卫生许可批件的生产企业,或取得《医疗器械经营企业许可证》的经营企业购进合格产品;进口的一次性导管等无菌医疗用品应具有国务院药品监督管理部门颁发的《医疗器械产品注册证》。

3. 每次购置,采购部门必须进行质量验收,订货合同、发货地点及货款汇寄账号应与生产企业或经营企业相一致,并查验每箱(包)产品的检验合格证、生产日期、消毒或灭菌日期及产品标识和失效期等;进口的一次性导管等无菌医疗用品应具有灭菌日期和失效期等中文标识。

4. 医院保管部门专人负责建立登记账册,记录每次订货与到货的时间、生产厂家、供货单位、产品名称、数量、规格、单价、产品批号、消毒或灭菌日期、失效期、出厂日期、卫生许可证号及供需双方经办人姓名等。

5. 物品存放于阴凉干燥、通风良好的物架上,距地面≥20cm,距墙壁≥5cm;不得将包装破损、失效和霉变的产品发放至使用科室。

6. 科室使用前应检查小包装有无破损、失效,产品有无不洁净等。

7. 使用时若发生热原反应、感染或其他异常情况,必须及时留取样本送检,按规定详细记录,报告医院感染管理科、药剂科和设备采购部门。

8. 医院发现不合格产品或质量可疑产品时,应立即停止使用,并及时报告当地药品监督管理部门,不得自行做退货和换货处理。

9. 一次性使用无菌医疗用品用后必须按当地卫生行政部门的规定进行无害化处理;禁止重复使用和回流市场。

10. 医院感染管理科须履行对一次性使用无菌医疗用品的采购、管理和回收处理的监督检查职责。

在有关一次性使用无菌医疗用品的用后处理中还规定,医务人员必须把用后的锐器(针头、穿刺针等)放入防渗漏、耐刺的容器内,并做好无害化处理。规定中还要求医院应根据当地环保部门的管理条例设置焚烧炉,而且废气排放应符合国家环保部门颁布的标准。有条件的地区可由卫生行政部门与环保部门协商建立专门的处理场所,对医院污物进行集中处理。目前执行的是国务院《医疗废物管理条例》和《卫生部医疗机构医疗废物管理办法》集中处理。

一次性使用无菌医疗用品的质量及在临床使用过程中的管理不仅关系到患者的健康、生命安全和感染控制,同时,对社会及医务人员自身的健康也具有重要的意义,因此各医疗机构有责任、有义务不断加强其管理的规范化,并将其列为医院感染管理的重要一环。并严格按照 2006 年 9 月 1 日开始实施的《医院感染管理办法》规定加强管理。

(郭凯)

# 第五节　无菌操作技术

通过物理或化学方法消除或杀灭一切活的微生物(包括致病和非致病),称为灭菌。经过灭菌检测合格的物品称为无菌物品。保持无菌物品不遭污染,以及保证无微生物侵入机体,以免引起感染的操作,称为无菌技术,这是预防医院感染的一项重要而基本的技术。无菌技术的操作规程是根据科学原理制定的,所以操作过程中的任何一个细小环节都不允许违反规范要求,否则就可能造成医源性感染。为此,所有医务人员,尤其是医生和护士,都必须加强无菌观念,并精确、熟练地掌握这一技术,严格遵守操作规程,以保证患者安全并尽快康复。

## 一、无菌技术的基本原则

无菌技术是一项非常严密的操作技术,它必须考虑和杜绝多方面的污染因素,才能保证达到无菌。一般来说,实施无菌操作必须遵循以下几项基本原则。

1. 应明确无菌区和非无菌区 凡已经过灭菌而未被污染的区域称为无菌区,如已灭菌的物品,已铺好的无菌盘,已消毒过的手术野和穿刺部位等。否则,称为非无菌区或有菌区。

2. 进行无菌操作的环境要清洁、宽阔,并根据需要控制人员流动 关于室内空气细菌总数,根据不同条件有不同的要求。每日应按规定进行室内环境清洁,有条件的单位可采用空气净化装置,严格控制空气中的细菌含量。目前国内生产的净化装置种类较多。高效静电灭菌型室内空气净化机,它采用大气量、高效率地循环过滤室内空气,达到除尘、除菌,去除异味的效果。经煤炭总医院钟秀玲、北京医科大学刘君卓教授等人现场实验证明,该机三级电场,在额定电压下可 100%地消除空气中的细菌;在连续 8 人流动污染开机净化下,空气细菌数仍能保持在 200cuf/m³ 以下,达到了卫生部Ⅱ级环境卫生标准;经 50 支卷烟连续污染 2h 的开机净化试验表明,对去除 CO、$SO_2$、$NO_2$ 烟尘、异味等均有较好的效果,也能在一定程度上净化被高浓度甲醛和 $CO_2$ 污染的空气。该机有吊式、壁挂式、柜式结构和安装于中央空调风管系统的 EL 系列,可用于大面积空气净化,具有红外线感应电子开关,人们入室内自动开机,人去室空后运转半小时自动关机;亦可手动开机,适用于封闭式的手术室、产房、新生儿室和母婴同室、ICU、供应室的无菌物品存放间等部门的空气净化。

近年来,一般医院仍多采用紫外线照射法进行空气消毒。虽然它使用较方便,但一旦停止照射,空气中细菌数则会很快开始复升,在 0.5~2h 内即可恢复到原来水平,同时还必须注意防止紫外线灯在照射时产生的臭氧刺激人体而产生的恶心、头晕或其他中毒症状。

3. 无菌操作前工作人员要戴好帽子和口罩,防止微生物通过头发上的灰尘、头皮屑及飞沫等途径造成污染。操作前应修剪指甲,并根据需要认真洗手、进行手消毒或外科手消毒,并按要求戴好手套等。

4. 取放无菌物品时必须面向无菌区 夹取无菌物品时必须使用无菌持物钳(单个包装经灭菌后应干燥保存,无菌操作时打开即用,可维持 4h 的无菌状态)。手臂应保持在腰部或治疗台面以上的本人视野之内(因视野以外,难以监察并保证无菌物品不遭污染)。操作时手臂不可接触无菌物品或跨越无菌区;身体应与无菌区保持一定的距离。不可面对无菌区、无菌物品谈笑、咳嗽,或打喷嚏,以防喷出的飞沫落入无菌区内。

5. 手术、治疗或检查等无菌操作开始时,所准备的无菌医疗用品只限于特定患者使用。如果所备物品未使用完,也应视为已被污染,并不得转为他用。无菌持物钳同样不可与手术台和治疗盘的任何部位接触,以防污染。

6. 无菌操作时,所用的灭菌物品,如无菌盒、换药碗及弯盘等,其内面及边缘均应视为无菌区;外面则为非无菌区。提取这类物品时应用手托物品的底部,避免触及边缘及内面。需要打开无菌包时,应先以手去揭开左、右二角,最后揭开内角,不可污染包布的内面。无菌包一经打开,逾期即使未使用,也应视为有菌。凡已取出的无菌物品虽未使用,也不可再放回无菌容器内。在供应室内打开的无菌包即视为有菌,不得下发使用。

7. 任何接触创伤面、侵入人体内或插入管腔的器物必须保证无菌,包括覆盖伤口、创面、手术切口的敷料,以及注射用具和各种导管等。

8.经灭菌的物品应保存在严密完整的包装内和清洁、干燥、消毒处理后的环境里。布包保存期为1~2周,纸塑包装可按包装材料及厂商建议适当延长保存期。如超过期限应重新进行灭菌处理。由于微生物可通过毛细管作用侵入内部,所以布包受潮后,里面的无菌物品有可能遭污染,应予以重新灭菌。

## 二、无菌容器的使用

临床常用的无菌容器有无菌罐、无菌盘和无菌贮槽等。无菌容器必须配有能严密地盖住容器口的全部边缘的盖子,即盖子不能小于容器口或嵌在容器口内。国内有可启闭的手术器械贮存硬质容器,并且有密码锁防止在运输和贮存中的污染。

为了保证物品无菌,且便于随时取用,应正确实行下述各条使用方法:

1.打开无菌容器时,应将盖内面向上置于稳妥处或保持于手上。手不可触及盖的内面及边缘。关闭时,盖子必须由后向前移动,直到覆盖整个容器。

2.从无菌容器中夹取物品时,必须用无菌持物器械,并不可触及容器的边缘。物品取出后应立即将容器盖严。若采用小包装,则不需要无菌持物钳。因此,提倡小包装,即可以减少污染又方便操作。

3.无菌容器一经开盖后,限于24h之内使用,超过24h要重新灭菌。

## 三、无菌盘的设置

为了短时间存放无菌物品和便于实施各项无菌操作,常将无菌治疗巾铺在洁净的、干燥的治疗盘内,建成一无菌区一无菌盘,如注射盘、换药盘、气管切开护理盘和吸痰盘等。它们均有较严格的无菌要求,操作时通常应注意以下3点。

1.操作要求规范化,通常是:取1个无菌双层治疗巾,提起同一边的两角,使成对折,无菌面向内,置于清洁盘内,开口置于近身侧。掀开盘中的无菌巾时,先用手捏住巾的上层两外角掀起,使无菌面向上,然后将上层反折再反折,形成4层置于对边,此时露出下层无菌面,即可按需要和操作规程在无菌面上放置应准备的无菌物品。

2.铺无菌盘所用的治疗巾除需保证无菌外,还必须干燥、完好。

3.准备妥当的无菌盘必须于4h内应用,且使用1次后即需更换。

（郭凯）

# 第二十一章　超声科护理

## 第一节　超声检查基本知识

### 一、基本概念

**（一）超声波的定义**

指频率超过20000Hz，超过人耳听力范围的高频声波。超声波属于机械波的一种，传播超声波的媒介物质叫作介质。目前应用于医学诊断超声波频率在1~20MHz，其中又以2~14MHz最为常用。

**（二）超声诊断定义**

利用超声波的物理特性和人体组织器官的声学特性相互作用而产生的信息，经处理后形成图形和曲线，借此进行疾病诊断的一种无创性物理检查方法。

### 二、成像原理

目前使用的超声诊断仪都是建立在回波的基础上，其物理基础便是人体内的声阻抗值是不同的，当声波穿过不同的组织器官对，其回声产生相应的变化，从而可提取各种诊断信息。

液性物质诸如胆汁和尿液等均匀的介质中没有超声反射，仪器接收不到该处的回声，在声像图上表现为无回声（无反射型）；肝、脾在声像图上表现为低回声（少反射型）；血管壁、结石在声像图上表现为高回声（多反射型肺、胃肠道在声像图上表现为强回声（全反射型）。

### 三、设备及分类

**（一）超声发展概况**

见表21—1。

表21—1　超声发展简史

| 时间 | 发展概况 |
| --- | --- |
| 18世纪 | 发现压电效应 |
| 20世纪20年代 | 首次将声纳用于探测潜艇 |
| 20世纪50年代 | A型超声 |
| 20世纪60年代 | M型超声 |
| 20世纪70年代 | B型超声（灰阶实时超声）；双功能超声仪（B型＋频谱） |
| 20世纪80年代 | 彩色多普勒超声仪（B型＋彩色＋频谱） |
| 20世纪90年代 | 新技术的开展（超声造影、谐波成像、超高频探头、三维超声） |

**（二）超声设备分类**

1. A型超声　为幅度调制型超声，是将回声以波的形式显示出来，根据回声波幅的高低、多少、形状及有无进行诊断（图21—1）。因其一维波形显示的局限性，目前仅用于眼科检查。

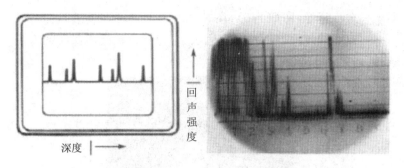

图 21－1　A 型超声：超声信号幅度为纵坐标，传播时间为横坐标

2.B 型超声　为辉度调制型超声，是将回声信号以光点的形式显示成二维图像，光点的灰度等级代表回声强弱，可以实时显示正常组织与异常组织的二维断面图像（图 21－2、图 21－3），目前广泛应用于临床。

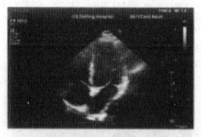

图 21－2　心脏 B 超

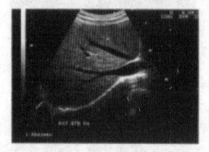

图 21－3　肝脏 B 超

3.M 型超声　是辉度调制型中一个特殊的类型。是 B 型超声的一种特殊显示方式，能够显示体内各层组织对体表的距离随时间变化的曲线、表现为一维时间运动曲线图（图 21－4），常用于心脏检查，即 M 型超声心动图，用于分析心脏和大血管的运动幅度，观察瓣膜活动等。

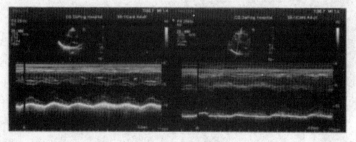

图 21－4　M 型超声

4.D 型超声　通称为 Doppler 超声，是利用多普勒效应的原理，对运动的器官和血流进行检查。广泛应用于临床的是彩色多普勒超声及经颅多普勒超声诊断。

(1)彩色多显勒血流显像(图21-5):在二维图像上通过彩色编码实时显示血流方向、速度及血流性质,不同方向的血流以不同的颜色表示,通常设定流向探头的血流为红色,背离探头的血流为蓝色。

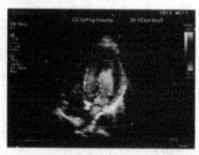

图21-5 二尖瓣血流(CDFI)

(2)频谱多普勒(图21-6):曲线横轴代表时间,纵轴代表血流速度,从频谱曲线上可以了解血流性质、方向、流速等血流动力学参数。频谱多普勒分为脉冲多普勒(PW)和连续多普勒(CW)两种。

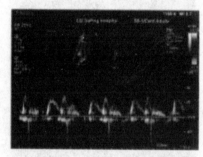

图21-6 二尖瓣血流(PW)

(3)彩色多普勒能量图:是彩色多普勒超声技术的发展,其主要特点为不受探测角度的影响,能显示彩色多普勒所不能显示的低流量和低流速血流。

(4)经颅多普勒超声:用较低频率的多普勒超声探查颅内动脉,显示为多普勒频谱图,用来诊断各种脑血管疾病,如脑血管畸形、脑动脉瘤,脑血管痉挛等。

5.对比超声(超声造影)　向心血管腔内、脏器内注入某种能产生声学对比效应的物质,借以更清晰地显示组织结构、血流状态和病变,可以作为诊断疾病的一种新技术、新方法(图21-7)。

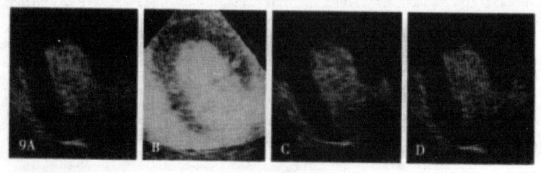

图21-7 超声造影

6.介入超声　在超声引导下。将某种器械插入器官组织内部吸取活组织、注入药物进行诊断及治疗(图 21—8)。

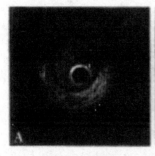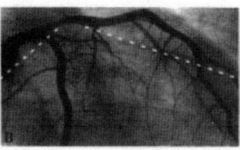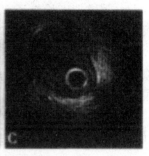

图 21—8　介入超声

7.三维超声　是近年来发展起来的医学影像技术,能直观地显示立体图像,可提供比二维超声更为丰富的信息。主要用于心脏、产科疾病的研究与临床诊治,在妇科、眼科、腹部及周围血管成像等方面也有一定的应用(图 21—9)。

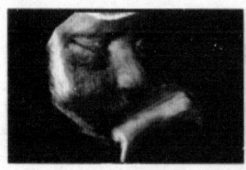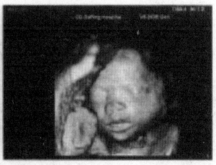

图 21—9　胎儿颜面部三维成像

### 四、超声检查临床应用

1.确定占位病变的物理性质。

2.检查脏器的形态、大小及结构。

3.测定心功能。

4.检测血流。

5.监测胎儿生长发育。

6.检测积液。

7.介入、术中超声。

8.健康体检、防癌普查等。

(杨舜舜)

## 第二节　常规超声检查患者准备

1.检查腹部彩超(肝、胆、胰、脾、肾及腹部血管)的患者要求空腹 8～12h 以上检查,减少肠道气体干扰和胆汁排空。尤其是胆囊息肉或结石的患者,前 1d 要少吃油腻食物。

2.经腹部超声检查子宫、输卵管、卵巢前均需饮水 500～800ml,患者有迫切的尿意时,可要求检查。一般妊娠 9 周以后不需饮水即可检查,检查低置胎盘下缘和前置胎盘时,需少量饮水,暴露子宫内口为宜,以明确胎盘下缘与子宫内口的关系。

3.阴道超声检查子宫、卵巢前需排空小便,此项检查方法简单、快捷,可减少以前常规憋尿之苦。但月经期和阴道出血过多者以及未婚女性不宜做阴道超声检查。

4.泌尿系彩超检查患者,需憋尿检查,膀胱超声检查需要充盈膀胱。男性患者检查前列腺、精囊腺同样需要先充盈膀胱至发胀的感觉。经超声医师确认后,再排空膀胱,为保证残余尿量的测量准确,应注意:不要反复多次排尿,同时排空膀胱后在 5min 内进行超声测量。

5.行上下肢血管超声检查者,宜穿宽松衣裤,避免对血流显示影响。行颈部超声检查者(如甲状腺及颈部血管),应避免穿高领衣衫。

6.对小儿、昏迷、躁动、精神异常的患者,采取安全措施防止坠床,必要时在医师指导下使用镇静药;对该类患者及危重患者安排优先检查。

(于普艳)

# 第三节 超声造影检查护理要点

超声造影(ultrasonic contrast)又称声学造影(acoustic contrast),是利用造影剂使用后散射回声增强,明显提高超声诊断的分辨力、敏感性和特异性的技术。随着仪器性能的改进和新型声学造影剂的出现,超声造影已能有效地增强心肌、肝、肾、脑等实质性器官的二维超声影像和血流多普勒信号,反映和观察正常组织与病变组织的血流灌注情况,已成为超声诊断的一个十分重要和很有前景的发展方向。有学者把它看作是继二维超声、多普勒和彩色血流成像之后的第三次革命。

## 一、超声造影检查适应证和禁忌证

(一)适应证

1.肝超声造影 提高检出率;病变的定位及定性;疗效判定;门静脉血流研究。

2.肾超声造影 提高肾动脉狭窄的检出率;对移植肾血管彩色多普勒超声有困难者也极有帮助;有助于肾肿瘤的检出。

3.脾超声造影 有助于脾肿瘤、脾外伤及脾梗死的诊断及其范围的评价。

4.胰腺肿块超声造影 提高肿块良、恶性判断能力。

5.乳腺肿块超声造影 提高肿块良、恶性判断能力。

6.淋巴结超声造影 对识别癌的淋巴结转移有肯定性的帮助。

(二)禁忌证

1.对超声造影剂内任何成分过敏者。

2.近期有急性冠心病症状或临床确定的不稳定性缺血性心脏病患者。

3.右向左分流、严重肺动脉高压者(肺动脉>90mmHg),不能控制的高血压患者、急性呼吸窘迫综合征患者。

4.妊娠及哺乳期妇女。

5.适龄<18 岁或>80 岁患者。

6.进行体外冲击波疗法前 24h 应避免使用造影剂。

## 二、超声造影检查护理要点

**(一)检查前护理要点**

1.向患者做好相关知识的介绍。

2.指导患者或家属签署超声造影剂使用知情同意书。

3.告知患者检查中的注意事项。

4.训练患者轻度呼吸或屏气。

5.用物准备:常规静脉穿刺用品、一次性5ml注射器2支、20G留置针1支、100ml生理盐水1袋、三通1个。急救物品准备:除颤仪、心电监护仪、氧气、简易呼吸气囊、吸痰器等。急救药品准备:肾上腺素、阿托品、地塞米松、琥珀氢化可的松等。

6.建立静脉通道:认真评估血管,常规选择左上肢相对粗直、有弹性、无静脉瓣、易于固定的静脉进行穿刺,多以头静脉、肘正中静脉、贵要静脉为佳,便于操作检查。对保留中心静脉置管的患者,注入3~5ml 0.9%氯化钠注射液冲管以确保管道通畅及冲净导管内残留液体以免影响造影的效果,若通畅可将造影剂直接注入中心静脉管。对静脉通道建立困难的患者,可尝试在医师超声引导下进行穿刺。静脉通道建立后连接三通开关,以便配药直接注药。

7.认真阅读和掌握声诺维造影剂配液流程

(1)打开配液穿刺器盖子,顺时针旋转,将预先吸入5ml 0.9%氯化钠注射液的注射器连接到配液穿刺器上。

(2)取下药瓶上的塑料弹盖,将药瓶滑进配液穿刺器的透明套筒内并用力压,使药瓶锁定在特定位置。

(3)推动活塞杆,将注射器内的5ml 0.9%氯化钠注射液推注入瓶中。

(4)剧烈振荡20s直至瓶内溶液混合均匀(乳白色液体)。

(5)确认可以准备开始注药时,将整个系统倒置,将声诺维抽入注射器。

(6)将注射器从配液穿刺器中旋出后立即注射。

8.声诺维造影剂调配注意事项

(1)抽吸造影剂时如不慎抽吸过量,不应再注回瓶内。

(2)瓶内或抽吸到注射器内的造影剂不能加压。

(3)静脉通道的管径不能小于20G,以避免注射时因机械冲击而导致微泡受损。

(4)注射时应在三通接头正末端连接含造影剂的注射器,侧方接口连通含生理盐水的注射器,并注意阀门的方向。

**(二)检查中护理要点**

1.再次核对患者信息,协助患者进检查室,扶患者上检查床,避免其坠床或跌倒。有引流管者妥善放置,防止脱落。

2.按检查部位要求采取相应体位,嘱患者勿移动身体、变换体位。

3.检查时注意保暖,防止患者着凉。

4.再次确认静脉通道是否通畅。

5.在医师确定好病变部位,调节好造影模式后,按医嘱准确抽取检查所需剂量,抽造影剂前用力摇晃5s左右,使之混匀;禁止回推(瓶内压力增加会破坏微泡)。

6.检查中至医师告知可以推注声诺维造影剂的时刻起,护士要再次检查静脉通道是否通畅,回抽静脉血证实该静脉通道确保在血管内。在听到医师指令后护士将配制好的声诺维造影剂迅速倒置摇晃3～5s,抽取造影剂后连接静脉通道,快速团注进入静脉,快速注入药物,随之用5ml生理盐水冲管,保证药量准确且快速注入静脉。声诺维造影剂经人体血运3～5min最后经肺循环代谢,大概15min代谢完毕。推药后,护士要严密观察患者生命体征变化情况,特别是呼吸及面色表情。

7.检查完毕,指导患者到观察区休息30min,告知如有不适及时通知工作人员。

(三)检查后护理要点

1.造影结束后观察30min,密切观察患者呼吸、血压、脉搏情况,有无头痛、心悸,胃肠道不适症状如恶心、呕吐等,静脉穿刺部位有无淤血、肿胀等情况,警惕迟发型变态反应型过敏反应发生。若无不适再拔出留置针,并协助患者按压静脉穿刺点3～5min。

2.使用中心静脉导管的患者造影后应注射10ml生理盐水以脉冲式正压封管。

3.告知患者及家属取片和报告的时间、地点,以及回家后继续观察,如有不适及时电话联系。

(杨舜舜)

# 第四节　介入超声检查护理要点

介入超声是指在超声显像引导下将穿刺针、导管、药物或操作器械等正确放置到所要到达的病灶、囊腔、体腔或特定部位达到定性诊断和治疗目的的一种技术。超声介入技术作为现代超声医学的一个分支,在1983年哥本哈根世界介入性超声学术会议上被证实确定,已经成为医学三大诊疗体系之一。

## 一、介入超声检查适应证和禁忌证

(一)介入超声的适应证

1.诊断性超声介入

(1)穿刺抽液化验检查。

(2)穿刺抽吸细胞学检查。

(3)穿刺切割组织病理检查。

(4)穿刺和置管后注药行治疗。

(5)术中介入超声诊断。

2.治疗性介入超声

(1)抽液(注药或不注药)。

(2)引流(单纯、清洗或加注药)。

(3)药物注入(乙醇、抗生素、血凝剂、抗肿瘤药物及免疫抑制药等)。

(4)物理能量导入(射频、微波、核素、冷冻、高强聚焦超声、激光灯等)。

(二)介入超声的禁忌证

1.灰阶超声显示病灶或目标不明、不清楚、不稳定者。

2.严重出血倾向者。

3.伴大量腹水者。

4.穿刺路径无法避开大血管及重要脏器者(粗针及治疗性穿刺更为禁忌)。

5.化脓性感染病灶如脓肿可能因穿刺路径而污染胸膜腔或腹膜腔。

## 二、介入超声检查护理要点

(一)术前准备要点

1.环境准备　操作间使用面积不小于 20m²,易于清洁、灭菌,保持低尘,入室戴帽,戴口罩,光线充足,调节检查室温度(22~24℃),防止患者受凉,采用三氧机消毒,每天 2 次,每次 2 小时,必要时随时消毒。

2.物品准备

(1)器械准备:准备无菌穿刺包、引导架、穿刺活检针、标本瓶、自动活检穿刺枪、导管针、导丝、引流管、负压吸引器等。

(2)药物准备:2%利多卡因,止血药及抢救药。

(3)固定液准备:10%的甲醛、95%乙醇。

(4)设备准备:要求有图像清晰、分辨率高的超声诊断仪,并配有专用超声引导穿刺探头及引导架,治疗设备需备有激光治疗仪,微波治疗仪、射频治疗仪、高能聚焦超声治疗仪及冷冻治疗仪等。

3.患者准备

(1)检查血常规和凝血功能。

(2)必要时检查心功能、肝功能及肾功能。

(3)治疗前 1 周停用抗凝药(如阿司匹林等)。

(4)做好患者及其家属的术前谈话,并签署知情同意书。

(5)严格查对制度,评估患者基本情况(禁忌空腹,需家属陪同)。

4.操作者准备　洗手,戴口罩,严格无菌技术操作,防止交叉感染。

(二)术中配合要点

1.体位选择　患者体位根据病灶或目标所在部位可选取仰卧位、侧卧位或俯卧位。预期操作时间较长,在相应病床位置铺垫增厚,以使患者能长时保持稳定体位。

2.选择穿刺点　用灰阶超声显示病灶或目标后,确定皮肤进针点。

3.配合医师进行消毒和铺无菌单,探头使用无菌探头保护套,局部麻醉后用穿刺探头扫描病灶或目标,迅速将穿刺针沿预设穿刺路径进入预设穿刺点,根据具体病情的要求完成穿刺活检、抽液引流、注入药物或导入能量等诊断或治疗操作。如:协助取活检,根据取材不同选用不同的标本固定液如:组织标本用 10%的甲醛进行标本固定;甲状腺细胞学检查,涂片后用 95%乙醇固定。根据不同检查需要留取各种引流液送检。

4.术中严密观察患者面色及生命体征的变化,必要时心电监护。

5.术后评估患者情况,嘱按压穿刺点及针道处 30min,防止出血。搀扶穿刺活检患者坐位休息,无不适再送往观察区休息,禁忌让患者突然起床变换体位,防止血管迷走神经性晕厥发生,做好患者的安全防护。

6.介入治疗后病员需有医生陪同回病房。

(三)术后护理要点

1.介入操作完毕后,患者留观 30min,2d 内保持伤口干燥,卧床休息 6~12h(如果是浅表及小器官穿刺不需卧床休息）。

2.查对后将病理标本贴上患者信息,将病理标本及时送检,留患者或其家属电话。

3.用物处理　超声探头因有保护套,擦干净耦合剂后用消毒湿巾擦拭即可,引导架、穿刺枪应送往供应室清洗、消毒、打包后备用。其余用物按医疗废物处理规范处置。

（四）并发症的预防及处理原则

1.超声科应常备抢救车及急救器材,实行定位放置,定人保管、定期检查,每班交接,有记录。

2.制订急救预案,定期进行急救培训,科室人员熟悉急救流程,在出现急救患者时,按急救预案进行抢救。

3.住院患者病情危重时,必须由主管医师陪同检查;使用造影剂及麻醉药物前询问过敏史,避免再次接触过敏药物。

4.患者一旦出现病情变化,应即刻停止检查或治疗,门诊患者立即通知院内急救出诊,住院部患者应同时通知病房医师尽快赶到现场,并就地做好抢救工作。

5.开展介入超声必须严格掌握适应证、禁忌证。操作者必须事先验证所用超声引导系统的准性,并且具备了做精确穿刺的理论知识和实际经验;在实施介入操作时,若目标不清,针尖位置不确定,不宜进行活检或治疗操作。

6.穿刺操作要求准确、快速、一次到位,禁止针尖在显示不清条件下反复试穿。

7.介入治疗后,必须认真严密观察病情。任何异常情况发生,如疼痛加剧、胸闷憋气、咯血、尿血等,必须认真查清原因,同时给予针对性的有效治疗。情况严重的病例,应及时请内、外科及影像科大会诊,以明确原因,及时正确处理。

8.介入超声突发抢救主要有三类:血管迷走神经性晕厥、过敏反应及内出血,针对以上情况应事先准备好急救的设备及药物,完善科室急救预案。具体处理如下。

（1）血管迷走神经性晕厥的处理:使患者平卧位,解开衣领和裤带,给予保暖、吸氧,监测生命体征,通常片刻后可自行清醒。如意识恢复较慢、血压过低、心动过缓者可肌内注射阿托品 0.5mg。

（2）过敏反应抢救。

（3）内出血的处理

①若患者出现精神紧张或烦躁、面色苍白、手足湿冷、心率加快,甚至神志不清或昏迷情况,应立即建立静脉通路,补充血容量,心电监护监测生命体征。

②同时行超声检查,明确是否为内出血,视病情给予止血药或输血治疗。可运用超声造影确定出血位置,行局部凝胶海绵止血、微波消融或外科手术。

③做好抢救记录,住院患者记录随病历,门诊患者的记录由科室妥善保管。

（4）治疗检查过程中突然发生心搏骤停时的处理

①通知急诊科出诊,请急诊医师带除颤仪到现场处理。

②立即行胸外心脏按压:将患者就地平卧位,用左手掌根置于患者胸骨中下 1/3 处,另一手置于前一手背上重叠,使肩、肘、腕在同一直线上,垂直下压,按压深度>5cm,频率为≥100/min,保证每次按压有效。

③人工呼吸:使用球囊面罩人工通气,保证面罩不漏气,频率为每分钟 10～12 次,每次送气时间约 1s,按压与通气比例为 30:2。

④静脉输液：0.9％氯化钠尽快建立静脉通道，肾上腺素 1mg 静脉推注，若心率未恢复，可3～5min 重复。

⑤待医师赶到后，将患者的抢救过程及用药与医师交接，按医嘱用药，继续抢救。

⑥如患者意识及生命体征恢复，可转至病房或急诊科处理，如未恢复应积极抢救，及时做好抢救记录，住院患者记录随病历，门诊患者记录由科室妥善保管。

（杨舜舜）

# 第五节　经食管超声心动图检查护理要点

经食管超声心动图（TEE）是将超声探头置入食管内，从心脏的后方向前近距离探查其深部结构，避免了胸壁、肺气等因素的干扰，故可显示出清晰的图像，提高对心血管疾病诊断的敏感性和可靠性，也便于心脏手术的超声监测与评价。

## 一、TEE 检查的适应证和禁忌证

（一）TEE 检查的适应证

TEE 主要用于常规经胸超声检查成像困难或者有关结构显示不够满意、致使诊断难以明确的各种心脏或大血管疾病患者。

（二）TEE 检查的禁忌证

1. 咽部或食管疾病。

2. 严重心血管疾病　巨大心脏、重症心力衰竭、严重心律失常、急性冠状动脉综合征、严重高血压、低血压或休克等。

3. 其他系统疾病　剧烈胸痛、腹痛、咳嗽、哮喘，症状未控制者；严重感染、传染性疾病、凝血功能障碍及体质极度虚弱者。

4. 局部麻醉药物过敏。

5. 对于精神障碍或过度紧张等不能配合检查的患者应禁用或慎用。

## 二、TEE 检查的护理要点

（一）检查前准备要点

1. 护士仔细阅读检查申请单，核对患者信息（姓名、性别、年龄、ID 号），确认患者信息、检查方式的正确。

2. 心理护理和健康宣教　在常规宣教的基础上重点告知经食管超声心动图检查的目的及注意事项，检查后可能出现的正常现象（如咽部不适、恶心、呕吐、呛咳）及并发症（心律失常、食管穿孔、咽喉部出血），进行针对性护理，消除患者紧张、焦虑的不良情绪。

3. 指导患者或家属签署经食管超声心动图检查知情同意书。

4. 患者检查前 12h 内禁食，检查前取下义齿，检查前 10min 吞服 1％利多卡因凝胶麻醉咽部，密切观察患者有无麻醉药物过敏反应。

（二）检查中护理要点

1. 再次核对患者信息，协助患者进检查室，扶患者上检查床避免坠床或跌倒。

2. 采取左侧卧位，嘱患者解开衣领及裤带，使头前倾，下颌内收，以减少脊柱的前凸度，于口侧垫以毛巾,在毛巾上放置弯盘,以盛接口腔流出的唾液及呕吐物。待咽部充分麻醉后,帮助患者含妥撑口器,以防患者牙齿损伤探头。

3.指导其做深呼吸,不能吞咽唾液,让其自然流出,在探头插入过程中如有阻力,不能强行插管,让其休息片刻,然后借吞咽动作将其端部送入。

4.检查过程中密切观察患者的病情变化,全程心电监护,防止患者将口腔分泌物吸入气道导致窒息。

5.检查结束后询问患者情况,评估有无不适,协助下检查床。

6.指导患者到观察区休息30min,如有不适及时告知护士。

(三)检查后护理要点

1.准备护士定时巡视观察区,询问患者有无不适,及时发现不良反应。

2.观察30min,患者无不适后方可离开观察区;嘱咐患者2h内不宜饮食,4h后可进流质软食。

3.告知患者及家属领取报告的时间与地点,以及回家后继续观察,如有不适及时电话联系。

4.清洗探头,用含酶的溶液去除黏液,以2%戊二醛液浸泡30min,再用流动清水冲洗管体,晾干后备用。

(于普艳)

# 第六节　超声科分诊护士的素质要求

在市场经济下,医院也在面临着竞争,谁拥有优质的服务、精湛的技术、良好的人才素质,谁就拥有信誉、拥有患者。随着现代护理的迅速发展,护理模式已由以往单一的"以疾病为中心"的功能制护理逐步转变为"以患者为中心"的整体护理,对护士的要求也随之提高。随着人们生活水平的提高,人们对健康越来越重视,超声检查已成为常规检查项目,前来超声检查的人越来越多,这给超声科的工作带来很大的压力,也对分诊工作提出了更高的要求。分诊护士的举止言谈、仪表、行为规范、人格素质能给患者留下第一印象。这一印象直接关系到患者的情绪、心态变化等。因此,作为超声科的分诊护士,应当具备良好的心理素质、高尚的道德和真挚的同情心、敏锐的观察力、美好的语言、积极而又稳定的情绪,使分诊工作有条不紊地进行。

## 一、道德素质要求

道德素质是素质培养的核心,没有良好的道德素质,其他素质的提高就是一句空话。高尚的医德要求医护人员全心全意为患者服务。这一高尚的医德并不是抽象的。它要求护士首先要理解患者、尊重患者。

## 二、心理素质要求

护士的心理素质是指从事护理工作的心理能力的综合表现,包括护士的认知能力、思维反应能力、注意力、记忆力、应变力以及情态、意志、气质、性格等。这些能力的培养也绝非一朝一夕之事,而是在长期工作实践中通过学习、锻炼才能培养出的自身良好的心理素质。护士良好的心理素质能消除患者的烦躁与苦恼,良好的心理素质能把家庭的不悦消失在上班的路上,以一种文雅、恬静的表情,落落大方的姿态对待患者,患者才能认可护士,才能和护士交流真情实感。

### 三、业务素质要求

在有了良好的道德素质和心理素质后,踏实而丰富的业务素质有助于适应和做好超声分诊工作。因为前来超声检查的患者来自全院各科室,身患不同疾病,针对检查部位的不同、检查前所需准备不同,预约登记时耐心地给患者做好解释工作就显得极其重要。如胆、胰、腹主动脉、门静脉、肾动脉等超声必须空腹;输尿管、膀胱、前列腺、子宫附件等下腹部超声必须膀胱充盈;颈部超声前取下项链等佩戴物等等。针对不同层次的患者,使用通俗易懂的语言给患者解释清楚,做到不厌其烦。因此必须具有多学科的知识才能胜任此项工作,这就要求分诊护士更新观念、更新知识,在学习好本专业知识外,还必须掌握边缘学科的知识,如心理学、行为医学、社会医学等。因为社会是复杂的,病种是多样的,人际关系是多元化的。用心理学知识去分析患者就诊时的心理变化,如烦躁、焦虑、担心等,用行为医学知识分析患者就诊时的不良行为,并给予纠正,分诊护士要随时给予患者行为护理,给患者创造一个优雅、清洁的候诊场所。

### 四、注重首因效应

首因效应是人们首次接触某一事物而获得的感知所形成的第一印象,对判断、评价事物具有重要的作用。因此,分诊护士的首因效应相当重要。分诊护士的着装、气质和风度直接关系到患者对医院、医护人员的判断和评价。所以,分诊护士上岗时应该仪表端庄,微笑服务,热情接待每一位患者,对患者一视同仁,在语言、表情和动作中应注意表达出同情和关怀,亲切称谓患者,使患者感到温暖和体贴,由此产生安全感和被尊重感,取得患者对护士的信任和依赖。

### 五、掌握沟通技巧

沟通是人与人之间信息的传递,是意见、情感、观点、思想等的交换过程,以此取得彼此间的了解、信任及良好的人际关系。分诊护士接待患者时的面部表情、身体姿势、声调速度、手势、眼神等都能影响沟通的效果。分诊护士面带微笑接待患者是进行沟通的第一步,微笑可使患者消除陌生感,增加对护士的信任。在分诊过程中,护士应熟练运用安慰性语言、告知性语言和形体语言,注重与患者沟通的技巧,如合适的、亲昵的称谓,在给患者做解释工作时应保持合适的距离,直视对方,始终要面带微笑,使患者在等待检查的过程中不焦急、不烦躁。这样既能减轻护患、医患和医护之间的矛盾,又能减少患者的投诉,提高患者的满意度。

### 六、具有敏锐的观察力

经常巡视候诊患者,及时发现危重患者,做到及时发现及时抢救,避免意外事故的发生。观察输液患者的输液情况,是否有肿胀、针头脱出、针头堵塞,是否需要接瓶或拔针等。适时地做好健康知识宣教,利用板报、宣传画册或直接与患者交谈,根据患者的需要和患者的学习能力,有针对性地进行卫生常识、某些疾病防治知识、各种检查治疗知识、心理卫生知识、就诊知识等的宣教。

## 七、保持稳定愉快的情绪

护士的情绪变化,对患者有着直接的影响。可亲可敬的表情、和善文雅的举止,可调节医疗环境,稳定患者的情绪,取得患者的主动配合。因此,分诊护士上岗后无论有什么不愉快的事都不能影响自己的情绪,要知道良好的情绪、优美的语言可以治病,反之则可以致病。这要求护士要加强心理控制,培养自制力,做到急事不慌、纠缠不怒、悲喜有节,保持稳定愉快的情绪,既有利于自身工作,又有利于医院的声誉。

分诊护士是医院护理的重要一环,是具体体现医院优质服务的窗口。作为超声科的分诊护士,需要极具爱心、细心和耐心,并具备相当专业医学、护理知识,面对不同层次的患者,耐心地做好解释工作至关重要,这是做好分诊工作的前提;同时还需要多学科的知识来丰富自己的头脑,才能给患者提供满意的服务,使患者树立战胜疾病的信心并加深对我院医疗护理工作的信赖。

(于普艳)

# 第七节　护患沟通在超声科的应用

随着社会的发展和进步,人们对就医水平的要求越来越高,而在患者多、工作量大的超声科,要想管理好患者,使其有序的做好检查,沟通是一个非常重要的环节,从患者的划价、预约、检查前的准备及健康教育等方面,窦离不开护患沟通,护患沟通是护士应该掌握的一项很重要的服务技能,是实现以认得健康为目的需求,是医崇人文精神的需求,是减少纠纷的需求,在超声护理工作中,护士应充分认识到护理沟通的重要性,仔细观察患者的个体差异,应用适当的沟通技巧,让沟通成为改善护患关系的纽带,通过护患沟通感到满意,从而也切实提高超声护理的服务教育。

在超声检查过程中心理沟通,也是护理中的一项重要工作,必不可少,护患之间的沟通,其实是人与人之间的心理沟通过程,能否准确的把握沟通的心理特点、应用好心理沟通的方法、明确心理沟通对护理人员的基本要求是做好护理工作的重要环节。下面就超声护理工作中与患者沟通时应做的几个方面介绍如下:

1. 运用好语言沟通技巧　护患关系中语言交流的艺术性是非常重要的沟通技巧、患者在惧怕疾病的同时,情绪特别不稳定、烦躁不安,特别需要医护人员的安慰、关心体贴,而此时的语言沟通就尤为重要,俗话说"良言一句三冬暖,恶语伤人六月寒"。护士美好的语言犹如和煦的春风能吹散患者心理的忧郁,能改变患者的心境,增强安全感。如患者来做超声检查时,护士应主动迎接并自我介绍,语言自然温和热情礼貌,让患者与家属到大厅等候时,应说"请""谢谢",与患者或家属交谈时态度要诚恳,认真谈吐护士要文雅、主动去营造一种具有亲和力的环境,融洽护患关系,提高患者的信誉感和满意度。

2. 主动掌握倾听的沟通技巧　在与患者的沟通中,要以耐心接纳的态度认真倾听患者的顺序。患者一来医院就自觉着处于脆弱依赖的地位,把自己的健康也寄托在医护人员身上,同时又很惧怕检查的结果不好,还有的家属又不忍心把检查结果让患者知道,因此,医护人员应设身处地考虑患者的要求,从患者的利益角度去着想,形成真挚的同情心,同时对患者的体

— 716 —

贴与关怀,善待每一位前来检查的患者,让患者感受到别人的关重视,从而建立良好的护患关系。

3.应注意培养健康的情绪　在与患者的接触时,应注意保持愉快的情绪,以笑容相对,从自己开朗乐观来影响患者的情绪,对待患者要宽容和让步的精神,开发人的宽宏大量,善解人意的一面。

4.提高自身素质,做好健康教育　超声科护士应该重视自身修养,美化自身的言行举止满足多元化知识结构的需要,掌握对不同疾病的健康教育内容,适应现代化护理工作的需要。多与患者沟通,向患者详细讲解有关疾病的知识,提高他们的认识,使患者对有可能发生的病情变化有充分的了解,并且能识别病情的先兆,发生的简单自我处理方法。让患者产生信任感,使患者心理上得到满足。达到促进健康的目的,促进良好的护患关系。

护患关系质量直接影响着和谐诊疗环境,而护患之间沟通则是建立良好护患关系的关键,他直接影响着超声检查的导向流程。因此,在超声科护理工作中做好与患者的沟通与交流至关重要。

(于普艳)

## 第八节　超声科常见纠纷原因及护理干预措施

随着人们文化水平的提高、医学知识的普及和法律意识的增强,医疗护理纠纷的发生率呈大幅度上升的趋势。超声检查是一种无创性诊断措施,是妇科肿瘤及产科胎儿的产前诊断中最重要的检查手段。由于工作量较大,患者检查时间较长,患者常因等候时间长等原因发生纠纷。为患者创造良好的就诊环境,仔细观察、分析患者可能出现的心理问题,及早给予疏导和干预,利用良好的语言表达能力与患者进行沟通,加强管理,做好检查前的准备及合理安排检查时间,提高工作效率,缩短患者等候时间,可有效保证超声科工作有序进行,减少纠纷的发生。

### 一、常见纠纷原因

1.患者和家属因等候时间较长而出现焦虑急躁情绪。由于产科疾病的检查手段主要是B超,胎儿宫内发育情况、肿瘤生长部位及大小均需B超协助诊断,超声必须仔细观察,工作量很大。妇科及早孕患者需要在膀胱充盈的情况下做检查。患者常常因上床检查后发现膀胱充盈欠佳检查失败,需喝水憋尿后再行检查。个别患者甚至反复2~3次;中后期妊娠患者,特别是4维超声检查时可因胎儿位置欠佳,须待患者活动后胎儿位置改变进行再次检查。

2.妇科和产科患者集中于超声中心排队取号,秩序较乱,个别患者或家属有插队现象。患者之间容易出现纠纷。

3.护理人员在接待患者时没有问清检查目的及孕周,没有妥善安排患者检查顺序及对患者的告知,如腹部检查患者憋尿及憋尿程度,阴道检查没有告知患者排尿。患者进入诊室检查时发现准备不足而重新憋尿或上厕所,既浪费时间,患者对此也有意见。

4.由于工作量大,部分患者被安排于就诊的转天来做超声检查,而工作人员又没有耐心解释,患者对此不理解。

5.由于妇产科的特殊情况,如可疑宫外孕、卵巢扭转、黄体破裂或阴道出血等,患者病情危急,若排队,患者及家属非常着急,会和工作人员发生冲突;而安排此类患者及时就诊,没有和其他患者沟通好也容易造成纠纷。

6.工作人员态度不好,解释工作做得不好而引发的纠纷比例较高。如对于憋尿或排空膀胱的解释过于简单,患者不能理解。对于当天不能安排的患者不能给予合理的解释或患者离家较远,如郊县或更远的患者本身就有一定的情绪,B超做不了本身就有情绪,态度不好很可能引起纠纷。

7.患者隐私保护不当时容易引起纠纷。患者的隐私包括不愿被人看到的身体部位和不愿被人知道的事情两方面。超声科护理人员在工作中经常会遇到这两方面的问题。因此,应持慎重的态度自觉保护好患者的隐私,避免无意的侵权行为,减少医疗纠纷。

## 二、对策

1.注重对接诊人员的基础知识及素质培养,增强责任心。护理人员应注重专业知识的培养,因妇产科工作专业性强,要求护理人员具备一定的专业理论知识和鉴别诊断能力。对于妇产科急症的症状能够分辨并及时安排就诊,可有助于患者的急救,为抢救生命提供时间。如宫外孕患者,患者主要症状是停经和阴道出血,医生申请报告单注明宫外孕待除外,有经验的工作人员,对此类患者及时安排超声检查,一旦发现腹腔出血,担架护送病房,可挽救患者生命。此类患者家属情绪焦虑、暴怒,如不及时安排,难免发生护理纠纷。

2.护理人员在接待患者时要了解检查要求,如医嘱是经阴道超声还是腹部超声。阴道超声嘱患者排空膀胱,腹部超声嘱患者喝水憋尿并告知憋尿程度,憋好尿再进行检查。

3.向患者耐心做好解释工作,合理有效安排工作程序,嘱已进入诊区的患者做好检查前的准备工作,包括憋尿等。

4.为患者初步估计等候时间,征求患者意见,如无紧急情况,可安排至转天或患者的最佳时间。对于急诊患者,如高度怀疑宫外孕破裂等危及患者生命的病例,及时安排接诊,并注意观察患者生命体征变化。

5.强化服务意识,改善服务态度,加强护患沟通。对护理人员进行医德医风、职业道德教育,培养高度的职业责任感,树立以患者为中心的观念,全心全意为患者服务,提高患者满意度和信任度。使护理人员从思想上、观念上、行为上处处为患者着想。妥善有序安排检查,耐心解释,做好护患沟通。

6.评估患者需求,对于比较急的患者,适当安排就诊时间。对外地患者及时给予安排就诊,并向其他患者做好解释工作,避免纠纷发生。在进入诊室前评估患者憋尿情况,避免因憋尿不足反复出入诊室,浪费宝贵的诊疗时间。患者也会因反复的出入而产生烦躁情绪,言语之间难免会对医护人员有意见,矛盾激化时会产生纠纷。

7.产科和妇科患者分开,避免排很长的队伍。在超声科安置大型电子屏幕,显示排序号码,患者知道自己的位置,可根据排队顺序安排自己的时间。如等候时间较长时可回家等候或做些其他事情,估计时间差不多再回来。

8.加强巡视,采用目视管理法注意观察每一位候诊患者的一般情况。如有的患者腹痛不好意思插队,也不及时和工作人员联系,或请求先做检查被拒绝后就在那里默默忍受,而殊不知此类患者可能是宫外孕腹腔出血或卵巢囊肿蒂扭转。因此,患者有要求时应分析并仔细询问病情并及时安排就诊。发现患者面色苍白等情况,应考虑休克早期,可安排患者休息后及时安排就诊。

9.对做阴道和乳腺 B 超检查的患者实施严密遮挡,避免暴露隐私部位,尊重患者隐私权。一个诊室一位患者,待患者检查完毕再给下一位检查。杜绝男性非医务人员进入诊区。对患者的检查结果保密,做到公共场所不议论患者病情,不泄露个人隐私。

门诊是医院的服务窗口。我院超声科因其独特的首诊和必备的检查项目,工作量很大,同时,住院患者的超声检查也在门诊完成,而她们又要优先,门诊患者的检查会受到一定的影响。这就需要护理人员合理安排患者就诊。对于当天无法完成超声检查的患者,在耐心解释的同时预约下一次检查的时间。对于检查前的准备既要便于检查,又要兼顾患者的感受,如憋尿,帮助患者估计检查时间,据此憋尿,若尿已憋足,可适当安排及时检查。

(于普艳)

# 第二十二章 放射检查护理

## 第一节 CT 检查护理

### 一、CT 常规检查护理

(一)CT 普通检查护理

1. 检查前护理

(1)信息确认:患者凭检查信息通过 PACS 系统进行预约、登记确认。留取联系电话,遇特殊情况便于通知患者。

(2)检查分检:护士或登记员根据检查信息进行分检,指导患者到相应地点等待检查。

(3)评估核对护士仔细阅读检查申请单,核对患者信息(姓名、性别、年龄、检查部位、检查设备等)。详细询问病史,评估患者病情,核实患者信息、检查部位、检查方式,对检查目的要求不清的申请单,应与临床申请医师核准确认。

(4)健康教育:护士进行分时段健康教育,特殊患者采取个性化健康教育,讲解检查整个过程、检查所需时间、交代检查注意事项,以及需要患者配合的相关事宜。健康教育形式:口头宣教、健康教育手册、视频宣教等。

(5)去除金属异物:指导或协助患者去除被检部位的金属物件及高密度伪影的衣物,防止产生伪影。

(6)呼吸训练:护士耐心指导胸、腹部检查患者进行呼吸训练。胸部检查应指导患者先吸一口气,再闭住气,保持胸、腹部不动,防止产生运动伪影;腹部检查可以直接屏气。

(7)镇静:对小儿、昏迷、躁动、精神异常的患者,采取安全措施防止坠床,必要时遵医嘱使用镇静药。

(8)指导腹部检查患者正确饮水。

(9)PACS 系统呼叫:及时应用 PACS 系统呼叫患者到检。

2. 检查中护理

(1)再次核对患者信息,协助患者进检查室、上检查床,避免坠床或跌倒。有引流管者妥善放置,防止脱落。

(2)按检查部位要求设计体位,指导患者勿移动身体变换体位。

(3)检查时注意保暖,避免患者着凉。

(4)做好患者非照射部位的 X 线防护。

(5)检查结束后询问患者情况,协助下检查床。

3. 检查后护理 告知患者及家属取片与报告的时间、地点。

(二)CT 增强检查护理

1. 检查前的护理

(1)信息确认:患者凭检查信息通过 PACS 系统进行预约、登记确认;在申请单上准确记录患者身高、体重、联系电话。

（2）评估核对：护士仔细阅读检查申请单，核对患者信息（姓名、性别、年龄、检查部位、检查设备等），详细询问病史（既往史、检查史、用药史、现病史、过敏史等），评估患者病情，筛选高危人群。核实患者信息、检查部位、检查方式。

（3）心理护理和健康宣教：在常规宣教的基础上重点告知增强检查的目的及注意事项、合理水化的重要性，注射对比剂后可能出现的正常现象（口干、口苦、口腔金属味、全身发热、有尿意等）和不良反应（如恶心、呕吐、皮疹等），进行针对性护理，消除患者紧张、焦虑的不良情绪。

（4）指导患者或家属签署碘对比剂使用知情同意书。

（5）认真评估血管，安置18～20G静脉留置针；注意保护，防止留置针脱出。

（6）对比剂常规加温准备。

2.检查中的护理

（1）高压通道的建立与确认：连接高压注射器管道，试注水，做到"一看二摸三感觉四询问"，确保高压注射器、血管通畅。

（2）患者沟通：再次告知检查注意事项，以及推药时的身体感受，缓解患者紧张情绪。

（3）心理安慰：对高度紧张患者在检查过程中护士通过话筒给予安慰，鼓励患者配合完成检查。

（4）严密观察：注射对比剂时密切观察有无局部和全身症状，防止不良反应的发生，做到及时发现、及时处理。

（5）防止渗漏：动态观察增强图像对比剂进入情况，及时发现渗漏。

（6）检查结束后询问患者情况，评估有无不适，协助下检查床。

（7）指导患者在观察区休息15～30mm，如有不适及时告知护士。

3.检查后的护理

（1）定时巡视：准备护士定时巡视观察区，询问患者有无不适，及时发现不良反应。

（2）合理水化：指导患者进行水化（每小时不少于100ml）以利于对比剂的排出，预防对比剂肾病。

（3）拔留置针：观察15～30min，患者无不适后方可拔取留置针，指导正确按压穿刺点，无出血方可离开观察区。

（4）告知患者及家属取片与报告的时间、地点，以及回家后继续观察和水化，如有不适及时电话联系。

## 二、CT 常见部位检查护理要点

（一）头颈部与五官 CT 检查护理要点

头颈部与五官 CT 包括颅脑、鞍区、眼眶、鼻和鼻窦、颞骨及内听道、鼻咽口咽、喉部、口腔颌面部等部位肿瘤、炎症、外伤等病变的检查和头部及颈部血管成像等。

1.检查前的准备要点

（1）评估核对：核对患者信息，阅读检查单，确定检查方式（平扫、增强）。

（2）心理护理与健康教育：护士主动与患者沟通，组织患者观看健康教育视频和健康教育手册。

（3）患者适当进食、饮水。

（4）去除头颈部所有金属异物（包括活动性义齿）。

（5）女性患者检查前将发结打开，指导扫描时头部保持不动。

（6）鼻咽部及颈部检查时训练患者屏气，不能做吞咽动作。

（7）增强者指导患者或家属签署碘对比剂使用知情同意书，筛查高危因素、建立静脉留置针等。

2. 检查中的护理要点

（1）体位设计：患者仰卧于检查床，头先进，头部置于头架上，保持正中位，人体长轴与床面长轴一致，双手置于身体两旁或胸前。

（2）眼部扫描时要求闭眼，并保持眼球固定不动，因故不能闭眼者，可指导患者盯住一目标保持不动。小儿做眼部 CT 需要自然睡眠或遵医嘱口服水合氯醛，安睡后方可检查。

（3）鼻咽部及颈部检查时按技师口令进行屏气，不做吞咽动作。

（4）增强检查患者需观察注射对比剂后有无局部和全身的异常反应。

3. 检查后的护理要点　参照 CT 普通检查和增强检查后的护理。

（二）胸部及食管纵隔 CT 检查护理要点

1. 检查前的准备要点

（1）评估核对：核对患者信息，阅读检查单，确定检查方式（平扫、增强）。

（2）心理护理与健康教育：主动与患者沟通，组织患者观看健康教育视频和健康教育手册。

（3）患者适当进食、饮水。

（4）去除胸部所有的金属异物（包括文胸、带有拉链的衣服）。

（5）指导训练患者屏气。

（6）婴幼儿或不配合者检查前采取药物镇静。

（7）增强者指导患者或家属签署碘对比剂使用知情同意书，筛查高危因素、建立静脉留置针等。

（8）食管纵隔 CT 检查前准备碘水，碘水配制：100ml 温开水＋2ml 碘对比剂，浓度 0.02%。

（9）其他参照普通或增强检查前的护理。

2. 检查中的护理要点

（1）体位设计：患者仰卧于检查床上，可以取头部先进或足先进，保持正中位，人体长轴与床面长轴一致，双手置于头上方。

（2）食管纵隔检查体位设计前需指导患者喝两口碘水，再含一口碘水在口腔内。检查时技师通过话筒指示患者将口腔里的碘水慢慢咽下即刻扫描。通过碘对比剂缓慢下咽的过程扫描查看检查部位的充盈缺损像，提高周围组织的分辨率和对比度。

（3）扫描时配合技师的口令进行屏气，叮嘱患者尽量避免咳嗽，并保持肢体不动。

（4）增强检查患者需观察注射对比剂后有无局部和全身的异常反应。

3. 检查后的护理要点　参照 CT 普通检查和增强检查后的护理。

（三）冠状动脉 CTA 检查护理要点

多层螺旋 CT 冠状动脉造影（MSCTCA）作为一种无创、安全性高的新技术已广泛应用于临床。冠状动脉造影检查是评价冠状动脉变异和病变，以及各种介入治疗后复查随访的重要诊断方法,具有微创、简便、安全等优点。但是冠状动脉 CTA 检查受多种因素的影响,如心率、呼吸配合、心理、环境等因素的影响,检查前护理准备质量是决定检查是否成功的关键。

1. 检查前的准备要点

(1)环境及物品的准备:为患者提供安静、清洁、舒适的环境,安排患者到专用心脏检查准备室或候诊区域;挂心脏检查识别牌。物品准备:脉搏血氧饱和度仪(Prince−100B)、心电监护仪、氧气、计时器或手表等。药品准备:美托洛尔(倍他乐克)药片。

(2)评估核对:阅读申请单,核对患者信息,明确检查目的和要求,评估患者病情、配合能力、沟通能力(听力)、心理状态,详细询问病史(既往史、检查史、用药史、现病史、过敏史等)、筛查高危人群,必要时查阅心电图和超声心动图检查结果,重点掌握患者基础血压、心率和心电图情况,并记录在申请单上。

(3)健康教育和心理护理:护士集中对患者进行健康宣教,讲解检查目的、心率准备和呼吸配合的重要性,以及检查中快速注射对比剂时全身发热的现象,让患者对检查过程和可能出现的问题有较全面的了解,尽量减少由于紧张、恐惧心理而导致的心率加快。告诉患者检查当日可适当进食、不禁水,避免空腹或饱餐状态下检查;空腹时间过久易导致低血糖,引起心率加快或心率不稳(特别是糖尿病患者);过饱出现不良反应时易发生呕吐。

(4)心率准备

1)患者到达检查室先静息 10~15min 后测心率。

2)测心率,按心率情况分组,60~80/min 为 1 组;80~90/mm 为 2 组;90/min 以上或心律波动>3 次、心律失常、老年人、配合能力差、屏气后心率上升明显的为 3 组。64 排 CT 心率控制在 75/min 以内,双源 CT 或其他高端 CT 可适当放宽。

3)对静息心率>90/min、心律波动>3 次或心律失常,对 β 受体阻滞药无禁忌证者,在医师指导下服用 β 受体阻滞药,以降低心率和(或)稳定心律;必要时服药后再面罩吸氧 5~10min,采用指脉仪或心电监护仪持续心电监护,观察服药及吸氧前后心率或心律变化情况,训练吸气、屏气,心率稳定后可检查。对于心律失常的患者,了解心电图检查结果,通过心电监护观察心率或心律变化规律,与技师沟通、确认此患者是否进行检查;对于心率>100/min 或无规律的心律者可以放弃检查。

(5)呼吸训练:重点强调如何吸气、屏气,什么时候出气的要领,训练方式分四种:①用鼻子慢慢吸气后屏气;②深吸气后屏气;③直接屏气;④直接捏鼻子辅助。根据患者不同情况采取不同训练方式,重点强调呼气幅度保持一致,防止呼吸过深或过浅,屏气时胸、腹部保持静止状态,避免产生呼吸运动伪影,屏气期间全身保持松弛状态,观察屏气期间心率和心律变化;1 组患者心律相对平稳(波动在 1~3/min),训练吸气、屏气后,心率呈下降趋势且稳定可直接检查;2 组反复进行呼吸训练,必要时吸氧(浓度为 40%~50%)后继续训练,心率稳定可安排检查,检查时针对性选择吸氧。

(6)选择 18G 静脉留置针进行肘前静脉穿刺。对旁路移植(搭桥)术后患者在对侧上肢建立静脉留置针。

2. 检查中的护理要点

(1)设计体位:仰卧位、足先进、身体置于检查床面中间,两臂上举,体位舒适。

(2)心电监测:安放电极片,将电极片、导线及双臂置于心脏扫描野外。连接心电门控,观察心电图情况,确认 R 波信号清晰,心率控制理想,心律正常,心电图波形不受呼吸运动和床板移动影响。

(3)呼吸训练:再次训练患者呼吸和屏气,观察患者可稳定大约 5s 屏气的时间及屏气后心率和心律变化规律。

(4)必要时指导患者舌下含服硝酸甘油片。

(5)连接高压注射器管道,试注水,做到"一看二摸三感觉四询问";确保高压注射器、血管通畅。

(6)再次告知检查注意事项,以及推药时的身体感受,缓解患者紧张情绪,对高度紧张的患者在检查过程中护士通过话筒给予安慰,鼓励患者配合完成检查。

(7)动态观察增强图像对比剂进入情况,及时发现渗漏。

3. 检查后的护理要点　参照 CT 增强检查后的护理。

(四)主动脉夹层患者 CT 检查护理要点

主动脉夹层是指动脉腔内的血液从主动脉内膜撕裂口进入主动脉壁内,使主动脉壁中层形成夹层血肿,并沿主动脉纵轴扩张的一种较少见的心血管系统的急性致命性疾病,早期正确诊断是取得良好治疗效果的关键。

1. 检查前的准备要点

(1)开设绿色通道:对怀疑有主动脉夹层的患者应提前电话预约,按"绿色通道"安排检查。告知家属检查相关事宜和注意事项,要求临床医师陪同检查,通知 CT 室医师和技师做好检查准备。

(2)护士准备好急救器材、药品、物品,随时启动急救程序。

(3)病情评估:包括意识、面色、血压、心率、呼吸、肢体活动、肾功能以及发病时间与发病过程,快速查看检查申请单、核对信息、详细询问病史、筛查高危因素。

(4)呼吸训练:检查前指导患者正确呼吸及屏气,屏气一定要自我掌握强度,以能耐受为准,切忌过度屏气,以防引起强烈疼痛不适及夹层破裂。

(5)指导家属签署碘对比剂使用知情同意书,快速建立静脉通道。

2. 检查中的护理要点

(1)正确转运:搬运患者时动作要轻稳,避免大动作引发夹层破裂。

(2)体位设计:仰卧位、足先进、身体置于检查床面中间,两臂上举(无法上举的患者也可以放于身体的两侧)。

(3)注意保暖:避免受凉引起咳嗽而导致夹层破裂。

(4)技师扫描时注意控制注射对比剂的量和速度。

(5)患者监测:严密观察病情和监测生命体征,出现脉搏细速、呼吸困难、面色苍白、皮肤发冷、意识模糊等症状,提示可能因动脉瘤破裂出现失血性休克,应立即停止扫描,通知医师抢救,必要时行急诊手术,做好记录。

(6)疼痛性质的观察:如突发前胸、后背、腹部剧烈疼痛,多为撕裂样或刀割样,呈持续性,患者烦躁不安、大汗淋漓,有濒死感,疼痛放射范围广泛,可向腰部或下腹部传导,甚至可达大腿部,提示动脉瘤破裂,应启动急救应急预案。

3. 检查后的护理要点

(1)扫描中发现有主动脉夹层应按放射科危急值处理,禁止患者自行离开检查室,并立即电话告之临床医师检查结果,由专人或在医师陪同,用平车将患者立即护送回病房或急诊科,勿在 CT 室停留过久。

（2）告知家属 30min 内取片及报告。

（五）肺栓塞 CT 检查护理要点

肺栓塞是指以各种栓子阻塞肺动脉系统为其发病原因的一组临床病理生理综合征,其发病率高、误诊率高和死亡率高。多层螺旋 CT 肺动脉造影是对急性肺动脉栓塞的一种无创、安全、有效的诊断方法。

1.检查前的准备要点

（1）开设绿色通道:对怀疑有肺栓塞的患者应提前电话预约,对病情急、重、危者应立即按"绿色通道"安排检查。告知家属相关检查事宜和注意事项,要求临床医师陪同检查,通知 CT 室内医师和技师做好检查准备。

（2）护士准备好急救器材、药品、物品,随时启动急救程序。

（3）病情评估:查看检查申请单,核对信息,严密观察其有无口唇发绀、呼吸急促、胸闷、气短、胸痛、咯血等表现;心电监护,测量生命体征及血氧饱和度的变化;评估心、肺、肾功能情况。重点了解胸痛程度,必要时提前使用镇痛药。

（4）吸氧:给予高浓度氧气吸入,以改善缺氧症状,缓解患者恐惧心理。

（5）呼吸训练:检查前指导患者正确呼吸及屏气,屏气一定要自我掌握强度,以能耐受为准,切忌过度屏气,以防引起强烈疼痛、不适及栓子脱落。

（6）去掉胸部所有金属物品及高密度衣物,防止产生伪影,影响图像质量。

2.检查中的护理要点

（1）正确转运:重点指导正确转运患者,摆好体位,避免大动作导致静脉血栓脱落,发生意外。

（2）体位设计:仰卧位、足先进、身体置于检查床面中间,两臂上举（无法上举的患者也可以放于身体的两侧）。

（3）注意保暖,避免受凉,防止咳嗽引起栓子的脱落。

（4）技师扫描时注意控制注射对比剂的量和速度。

（5）患者监测:严密观察病情和监测生命体征,重点观察呼吸频率和血氧饱和度的变化,并做好记录。

3.检查后的护理要点

（1）扫描中发现有肺栓塞应按放射科危急值处理,禁止患者自行离开检查室,告诉患者及家属制动,并立即电话告之临床医师检查结果,由专人或在医师陪同下用平车将患者立即护送回病房或急诊科,勿在 CT 室停留过久。

（2）告知家属 30min 内取片及报告。

（六）腹部 CT 检查护理要点

CT 腹部检查分上腹、中腹、盆腔、全腹,包括肝、胆、脾、胰、胃、肾、肾上腺、肠、膀胱、子宫和附件等。腹部脏器复杂、相互重叠,空腔脏器（胃、肠、膀胱）因含气体和（或）液体及食物残渣,位置、形态、大小变化较大,可影响图像质量和检查效果,因此做好腹部 CT 检查前各环节的准备至关重要。

1.检查前的准备要点

（1）患者评估:仔细询问病史、检查史、过敏史,注重患者其他检查的阳性体征和结果,如

B超、肝功能、胃镜、肠镜、消化道钡剂及甲胎蛋白等,确定患者能否饮水、饮水量和时间,确认是否进行增强检查。

(2)胃肠道准备:①检查前 1d 晚餐进清淡饮食,晚饭后禁食 4～8h,不禁饮(急诊除外);②检查前 1 周禁止胃肠钡剂造影,必要时对胃肠钡剂造影者可先行腹部透视,以了解钡剂的排泄情况;③年老体弱者胃肠道蠕动减慢,必要时给予清洁灌肠或口服缓泻药帮助排空。

(3)心理护理:护理人员可针对不同文化层次患者的心理状态,分别进行解释和疏导,用通俗易懂的语言讲解与患者病情有关的医学知识,使患者对疾病的发展和转归有较明确的认识,缓解患者紧张情绪,使其积极配合检查。

(4)患者准备:防止金属伪影,患者需取下身上所有带金属的衣裤、物品、饰品,解除腹带及外敷药物,提供检查服。

(5)呼吸训练:呼吸运动是影响 CT 检查质量的重要因素,扫描时呼吸运动不仅会引起病灶遗漏和误诊,而且对于判断胃肠道走行和分析病变的结构都有很大影响。因此检查前需对患者进行屏气训练,保持呼吸平稳,均匀一致,直至患者能够准确接受口令。

(6)对比剂准备

1)常用对比剂种类

①高密度对比剂:常用的有 1％～2％有机碘溶液,800～1000ml 温开水加 10～20ml 碘对比剂,这种对比剂在 CT 上显影良好,能满意地标记被检器官,便于观察胃肠道的走行。但浓度过高、剂量较大时常能遮蔽部分胃壁组织,对胃黏膜改变不能较好显示,限制了对癌肿的检出和浸润深度的判断。

②等密度对比剂:纯水作为对比剂方便、价廉、无不良反应;不会产生高密度的伪影。CT 平扫时即可与胃壁构成良好的对比,有利于病变的诊断和分期,是胃部 CT 检查最理想的对比剂。

③低密度对比剂:气体是 CT 仿真结肠内镜检查中理想的肠道内对比剂,气体能较好地充盈扩张肠管,气体的弥散性好,比液体对比剂更容易到达盲升结肠;气体扩张肠管均匀,使用气体作为对比剂,可以通过定位片来判断肠道内气量是否充足,可随时补充气量。

2)对比剂的应用

①水可用于上、中腹的胃肠充盈。

②1.2％的口服对比剂适宜于胃部平扫患者的充盈准备。

③1.5％的口服对比剂较适宜于胃部直接增强的对比剂充盈准备。

④0.8％的口服对比剂适宜于中消化道的肠道充盈准备。

⑤0.6％的口服对比剂适宜于下消化道的肠道充盈准备。

3)饮用对比剂的量和时间

①上腹检查前 0.5h 服水 200～300ml,检查前 10mm 服水 200～300ml。

②上中腹部:患者于检查前 1h、30min 各服用 300ml,检查时加服 200～300ml。

③下腹部检查前 4h、3h、2h 分别服用 300ml,检查前 1h 排空膀胱 1 次,加服 300ml,患者自觉膀胱充盈即行 CT 检查。膀胱造瘘者应夹闭引流管,待膀胱充盈后再做检查。

④全腹部检查前 4h、3h、2h 分别服用 300ml,检查前 1h 排空膀胱 1 次,再服 300ml,患者自觉膀胱充盈后加服 300ml 口服对比剂即行 CT 检查。

⑤胰腺 CT 扫描时,往往出现胰头、胰体、胰尾与胃、十二指肠及空肠部位分辨不清的情

况,从而导致诊断困难,为了使胰腺与胃肠道影像区分开来,衬托出胰腺的轮廓与形态,提高诊断正确性,因此选择最优良对比剂浓度及吞服时间帮助医师判断及区分病变与生理解剖部位,提高诊断率。扫描前30min口服2%的对比剂300ml,空肠部分得到充盈满意,达到衬托目的,扫描前加服2%的对比剂200ml,以达到胃体部及十二指肠空肠完全显示。

4)饮用对比剂的目的

①使胃及十二指肠充盈与邻近组织形成对比度,便于观察胃壁、黏膜及胃腔情况。胃充盈使肠道下移,充分暴露肝、胆、脾、胰。

②充盈膀胱与邻近组织形成对比度,便于观察膀胱壁、黏膜及腔内情况,尤其是膀胱腔内充盈缺损性病变的显示。

③子宫、附件与邻近组织形成对比度。

④胃肠道充分扩张,获得了腹盆腔各段肠道的良好充盈相,有助于胃肠道病变的早期发现、病变的定位和定性,同时因伪影的减少或消除,图像质量明显提高,更有利于实质脏器的显示与观察。

5)饮用对比剂的注意事项:筛查患者无碘过敏、结石、胰腺炎、出血、严重腹水、排尿困难、重大急诊外伤及禁食、禁水等情况后再指导患者喝碘水。重症胰腺炎、急性消化道出血、穿孔、肠梗阻等患者禁食禁水,对体质较弱、心肺功能不全的患者禁止大量饮水。

(7)检查前用药:必要时扫描前10min肌内注射山莨菪碱注射液20mg,山莨菪碱针为胆碱能神经阻滞药,能对抗乙酰胆碱所致的平滑肌痉挛,使消化道的平滑肌松弛,使胃和肠管充分扩张,以减少胃肠蠕动。青光眼、前列腺肥大、尿潴留等患者禁用。

2.检查中的护理要点

(1)体位设计:患者仰卧,足先进,双臂上举伸直,身体尽量置于床面正中间,侧面定位线对准人体正中冠状面。特殊情况可根据观察部位的需要采用侧卧位或俯卧位。

(2)女性盆腔检查时必要时用2%~3%的碘水300~600ml保留灌肠,使盆腔内的小肠、乙状结肠、直肠显影。

(3)对已婚女性患者,推荐检查时置入阴道气囊或填塞含碘水的纱条,以显示阴道和宫颈的位置。

(4)特殊患者的护理

1)严重腹水的患者因横膈受压迫平卧困难,可垫高胸部高度以不影响扫描床进出为准。

2)神志不清者,需家属陪同(陪护人员进行合理的X线安全防护)。

3)幼儿检查时护士将室内灯管调暗,家属陪同,防止患儿坠床,同时注意保暖。

4)CT尿路成像患者进行延迟扫描时,技师可根据肾盂积水情况决定延迟扫描时间,一般15~30min进行第一次延迟扫描,中、重度积水者3h左右再进行第二次扫描,护士要告知患者延迟扫描时间。

5)为诊断或鉴别肝血管瘤可于注射对比剂后5~7min再做病灶层面扫描,护士注意提示患者扫描时间。

3.检查后的护理

(1)腹部检查前禁食,检查完毕需协助患者下检查床,防止发生低血糖、体位性低血压。

(2)膀胱过度充盈者小便时排泄不易过快、过多,防止发生虚脱和低血压。

(3)检查后可进食。

（七）CT仿真肠镜检查护理要点

CT仿真肠镜指将螺旋CT扫描所获得的原始数据进行后处理,对空腔器官内表面进行三维重建,再利用计算机的模拟导航技术进行腔内观察,并赋予人工伪色彩和不同的光照强度,最后连续回放,即可获得类似纤维肠镜行进和转向直视观察效果的动态重建图像。目前CT仿真肠镜检查技术临床应用的可靠性和实用性日趋成熟,在结肠癌定位、定量和定性诊断中发挥着重要的作用,但是检查前肠道的准备和检查中配合的好坏是决定检查成功与否的关键因素。

1.检查前的护理要点

（1）患者评估:排除检查禁忌证(月经期、妊娠期、肠道出血等)。检查前1周是否做钡剂检查,评估患者肠道准备及排便情况,判断是否可以进行检查。

（2）饮食准备:患者检查前1d吃清淡、无渣饮食(稀饭、面条等),晚餐后禁食,20:00至24:00可饮糖盐水,以减轻患者饥饿感,24:00后禁水。

（3）肠道准备

1)蓖麻油:取蓖麻油30ml,在检查前晚餐后服用,然后饮温开水800ml,蓖麻油服后3～4h排便,2～3次排便后肠道清洁。

2)番泻叶:番泻叶作用慢,因此要求患者在检查前1d午餐后以番泻叶30g用沸开水500mi浸泡0.5h后饮服,番泻叶服后7～8h排便,3～5次排便后肠道清洁。晚餐后再用20g番泻叶泡水100ml服用,效果更佳。由于导泻作用非肠内所致,故患者常有腹痛、腹胀,甚至血便。因腹泻持续时间较长,因此年龄大、体弱者应慎用。

3)和爽:规格为1包68.56g,检查前晚餐后禁食,晚餐后1h给药,1～2包溶水2～4L,以1L/h的速度口服,排出物为透明液体时结束给药,或遵医嘱。

4)清洁灌肠:对于便秘患者,服用蓖麻油、番泻叶效果不好者,可提前1d清洁灌肠再服泻药。

（4）心理准备健康宣教:检查前要耐心、细致地向患者讲解CT仿真肠镜检查的必要性和过程,告诉患者此检查无痛苦、无创伤,消除患者紧张心理,取得患者信任与配合,完成检查。

（5）呼吸训练:指导患者扫描时正确屏气,避免产生呼吸伪影,影响图像质量。

（6）检查前用药:扫描前30min肌内注射山莨菪碱注射液10～20mg,以抑制肠道痉挛,降低管壁张力,充分扩张肠管,减少因肠蠕动而造成的伪影,注射前询问患者有无禁忌证。

2.检查中的护理要点

（1）物品准备:双腔止血导尿管(18～20号)1根、20ml空针1副、血压计球囊1个、止血钳子1把、液状石蜡(石蜡油)、棉签1包、纱布1张、手纸、治疗巾1张。

（2）左侧卧位:双下肢弯曲,臀部垫治疗巾;选择双腔止血导尿管(18～20号),充分润滑导管前端及肛门口,呈螺旋式插入肛门6～10cm,气囊内注入10ml气体。

（3）充气体位:取左侧、右侧、俯卧位经肛门注入空气(1000～1200ml)充盈肠道,总注气量因人而异,以结肠充分扩张,患者感觉轻微腹胀为宜,嘱患者尽量控制排气。保留肛管,在定位片上观察结肠管充气情况,以基本显示各段结肠(八段法:直肠、乙状结肠、降结肠、脾曲、横结肠、肝曲、升结肠、盲肠)作为充盈良好的参照;如果结肠充气不理想,可继续追加一次,当患者诉腹胀明显时停止打气,夹闭导管,嘱患者平卧,立即行CT扫描,扫描时嘱患者平静吸气后屏气。

(4)观察病情:肠道充气时根据患者具体情况,注意打气的速度、压力和插管深度,打气时主动与患者交流,询问患者的感觉,有无头晕、恶心、腹痛,观察患者面色等。

(5)扫描时发现肠腔内有液平面时立即俯卧位扫描。

(6)扫描完毕图像质量符合要求后通过尿管抽出肠腔内气体,抽出气囊内气体。观察有无腹胀、腹痛、呃逆等症状。拔出尿管,清洁肛门。

3. 检查后的护理要点

(1)扫描结束后留观 30min,密切观察腹部体征。

(2)肌内注射山莨菪碱注射液的患者检查结束待肠蠕动恢复、肛门排气后方可进食。

(3)腹部胀气时可按顺时针方向按摩,加速气体排出,减轻腹胀。对检查结束后出现腹痛、腹胀明显者,应严密观察病情变化,并指导适当走动。并交代患者如腹部异常、不适立即就诊。

(4)为避免发生低血糖反应,必要时可静脉补液。

(八)CT 仿真胃镜检查护理要点

胃溃疡和胃癌是消化科常见的疾病,以往主要依赖于胃镜或 X 线钡剂检查。胃镜检查仅能观察病灶的腔内改变,在有食管狭窄的患者,胃镜无法顺利通过,无法明确病灶下端的情况;胃镜和 X 线钡剂对于病灶的浸润程度和病灶与周围脏器的关系以及远处转移的情况都无法明确。CT 仿真胃镜检查可以弥补上述缺陷。

1. 检查前的准备要点

(1)饮食准备:检查前 1d 晚上吃少渣易消化的食物,20:00 后禁食,24:00 后禁饮。

(2)消化道准备:如遇幽门梗阻患者,在检查前 1d 晚上洗胃,彻底洗净胃内容物,直到冲洗液清晰为止。幽门梗阻患者不能在当天洗胃,因洗胃后可导致胃黏膜颜色改变,影响诊断。

(3)患者评估:排除检查禁忌证(胃出血、穿孔等)。评估患者消化道准备情况,判断是否可以进行检查。

(4)心理护理、健康宣教:向患者讲解整个检查过程及身体感受,缓解患者紧张情绪,使其主动配合检查。

(5)呼吸训练指导患者扫描时正确屏气,避免产生呼吸伪影而影响图像质量。

(6)检查前用药:扫描前 30min 肌内注射山莨菪碱注射液 10～20mg。注射前询问患者有无前列腺疾病、青光眼等禁忌证。

2. 检查中的护理要点

(1)体位设计:常规为患者仰卧,足先进,双臂上举伸直,身体尽量置于床面正中间,侧位定位线对准人体正中冠状面。特殊情况可根据观察部位的需要采用侧卧位或俯卧位。

(2)口服产气剂:检查时先设计好体位,嘱患者口服产气剂 1～2 包后快速仰卧位扫描。发现液平面时再俯卧位扫描。

(3)呼吸配合:扫描时在技师的口令下配合吸气与屏气,扫描时勿打嗝。

3. 检查后的护理要点

(1)检查后指导患者休息 15～30min 无不适后方可离开。

(2)肌内注射山莨菪碱注射液的患者检查后待肠蠕动恢复、肛门排气后方可进食。

(3)为了避免引起低血糖反应,必要时可静脉补充液体。

(徐琦)

## 第二节　常见造影检查护理

### 一、食管吞钡(碘水)检查患者护理要点

食管吞钡(碘水)造影检查是诊断食管病变的基本方法,检查是以透视为先导,摄取适当的点片,以显示病变的细节,结合形态及运动功能变化做出诊断。

（一）适应证

1.有吞咽困难或咽部不适需明确诊断者。

2.疑食管肿瘤、异物、贲门痉挛、食管静脉曲张及食管先天性疾病。

3.了解纵隔肿瘤、甲状腺肿快、心血管疾病所致的食管外压性或牵拉性改变。

4.疑食管肿瘤或经食管镜及拉网检查发现而常规检查未发现者和食管癌普查或常规检查疑有食管肿瘤及食管病变,但不能确诊者,应做双对比检查。

5.疑有食管穿孔、食管气管瘘、吞咽动作失调、腐蚀性食管炎,用食管碘水检查。

（二）禁忌证

1.腐蚀性食管炎的急性炎症期。

2.食管穿孔、食管静脉曲张大出血时。大出血后,检查时服用稀钡。

3.食管气管瘘、食管纵隔瘘者,但此时确需检查,可用水溶性碘剂或碘油。

4.完全肠梗阻者禁用钡剂检查。

5.先天性婴幼儿食管闭锁者气管食管瘘或球麻痹(延髓性麻痹)者。

6.对碘过敏者禁用碘水检查。

7.心肺功能不全,重度衰竭的患者。

8.抗胆碱药物禁忌者,不宜做双对比检查。

（三）护理要点

1.检查前的护理要点

（1）患者的评估:护士仔细阅读检查申请单,核对患者信息(姓名、性别、年龄、检查部位等),详细询问病史,评估患者病情,确认患者信息、检查部位、检查方式的正确。

（2）消化道准备:检查前一般不需禁食,但进食后不宜立即进行食管检查,以免因有食物残渣黏附在黏膜上影响检查结果。贲门痉挛、食管裂孔疝、食管下端贲门部肿瘤者需禁食空腹;食管内食物潴留多时,造影前要尽量抽出。

（3）环境准备:调节室内温度为 22～24℃,湿度 40％～60％,保持环境清洁、整齐,冬天注意保暖。

（4）心理准备与健康教育:加强与患者的沟通,给患者讲解食管吞钡(碘水)检查的目的、过程和注意事项及配合技巧。钡剂色白、气香、无味,碘剂无色透明、味略苦涩,检查时先让患者含一大口钡,在医师的指令下嘱咐患者一口咽下,同时进行摄片,含在口腔里的钡剂量不宜过多,避免吞下时呛咳;过少不能充分充盈食道黏膜;尽量全部吞下,避免喷出污染屏幕或衣物,造成照射伪影;吞下过程中,头尽量后仰,保持头部不动,以保证检查质量。

（5）对比剂准备:稠钡剂,钡水比(3～4)∶1,调成糊状,约 40ml;碘剂 40～50ml。配制钡剂浓度应适宜,太浓导致患者吞咽困难,头部的摆动不便于食管的透视观察及摄片;太稀的钡

剂使食管黏膜显影不充分,有可能导致小病灶的遗漏,造成漏诊;若为观察食管异物,可吞服钡棉,观察其钡棉搁置和挂住在异物上的特征。有梗阻者,用40%～50%稀钡。

(6)急救物品、药品、器材的准备:配备急救车、各种抢救药品、氧气筒、氧气枕、血压计、心电监护仪、吸痰器、平车、急救包等,定期检查,保持100%完好无损。

(7)碘水造影的患者检查前签署碘对比剂使用知情同意书。

(8)指导或协助患者去除被检部位的金属物件及高密度伪影的衣物,以防止伪影的产生。

2.检查中的护理要点

(1)再次核对患者信息。

(2)协助患者进机房,让其取站立位,后背紧贴检查床,必要时用约束带固定患者于检查床上,避免检查床转动时患者跌倒。有引流管的应妥善固定,防止牵拉、脱落。

(3)将准备好的钡剂放置在固定架上,便于患者取放。

(4)再次交代检查中的注意事项及配合事宜。

(5)先胸腹常规透视,再根据病情采用不同的体位,在医师的指令下吞服钡剂(碘剂)检查。

(6)检查中注意观察患者的反应。

3.检查后的护理要点　检查完毕后协助患者清洁口腔,根据病情嘱其多饮水,多食含粗纤维的食物,加速钡剂的排泄;同时告知患者次日解大便为白色,不用紧张;如排便困难者可使用缓泻剂和灌肠促进排便。碘水造影的患者需观察有无不良反应的发生。

## 二、上消化道钡剂(碘剂)检查患者护理要点

上消化道造影是指从口咽至十二指肠水平部,包括食管、胃、十二指肠造影检查。

(一)适应证

1.胃　慢性胃炎、胃下垂、胃黏膜脱垂、胃排空延迟、胃癌、胃溃疡、贲门失弛缓症、胃食管反流、胃和十二指肠反流、胃空肠吻合狭窄。

2.十二指肠　十二指肠壶腹炎、十二指肠球部溃疡、十二指肠憩室、肠系膜上动脉综合征、十二指肠手术后复查。

3.先天性胃肠道异常者。

4.腹上区肿块需明确与胃肠道的关系。

(二)禁忌证

1.食管吞钡(碘水)检查禁忌证。

2.急性胃肠道穿孔、急性胃肠炎者。

3.急性胃肠道出血,一般在出血停止后2周,大便隐血试验阴性后方可检查。如临床急需检查,可在准备应急手术的条件下进行。

4.肠梗阻,尤其是结肠梗阻者。但对单纯不全性或高位小肠梗阻,为明确原因可酌情用稀钡或碘剂检查。

(三)护理要点

1.检查前的护理要点

(1)患者的评估:护士仔细阅读检查申请单,核对患者信息(姓名、性别、年龄、检查部位等),详细询问病史,评估患者病情5确认患者信息、检查部位、检查方式的正确。

（2）消化道准备：造影前 1d 不要服用含铁、碘、钠、铋、银等药物；造影前 1d 不宜多吃纤维类和不易消化的食物。造影前 1d 晚餐吃少渣、不易产气饮食，如稀饭等。禁食、水 6～8h。

（3）环境准备：调节室内温度为 20～24℃，湿度 40%～60%，保持环境清洁、整齐，关闭门窗。冬季注意保暖。

（4）心理护理与健康教育：向患者讲解上消化道钡剂检查的目的、过程和注意事项，训练配合技巧。说明钡剂色白、气香、无味，碘剂无色透明、味略苦涩，检查时在医师的口令下吞服钡剂，可能会出现恶心、呕吐症状，深呼吸可以缓解；检查中体位会出现改变，如有不适及时告诉医务人员；检查后嘱患者多饮水，加速钡剂的排泄，同时告之患者次日所排大便为白色，不用紧张。

（5）对比剂准备：钡水比例为 1∶1.5，总量 60～100ml 或碘水 60～100ml。

（6）急救物品、药品、器材的准备：配备急救车、各种抢救药品、氧气筒、氧气枕、血压计、心电监护仪、吸痰器、平车、急救包等，定期检查，保持 100% 完好无损。

（7）碘水造影的患者检查前签署碘对比剂使用知情同意书。

（8）指导或协助患者去除被检部位的金属物件及高密度伪影的衣物，以防止伪影的产生。

2.检查中的护理要点

（1）再次核对患者信息。

（2）协助患者进机房，让患者背靠于检查床上，双手交叉上举拉住头顶固定环，用约束带固定患者。有引流管的应妥善固定，防止牵拉、脱落。

（3）将准备好的钡剂放置在固定架上，便于患者取放。

（4）再次交代检查中的注意事项及配合事宜。

（5）按照医师指令吞服造影剂，依次进行各部位的摄片检查。

（6）检查过程中密切观察患者的病情变化，发现异常及时处理等。

（7）加强安全管理，防止体位改变引起不适或坠床。

### 三、钡灌肠检查护理要点

钡灌肠即从肛门插入一根肛管，利用灌肠机灌入钡剂，再通过 X 线检查，可用于诊断结肠占位、肠息肉、炎症、溃疡、梗阻、先天性巨结肠等病变，也可作为下消化道内镜检查的补充检查。

（一）适应证

1.结肠肿瘤、息肉、溃疡、憩室、结核等器质性病变及腹腔肿瘤。

2.肠梗阻　鉴别低位小肠梗阻与结肠梗阻。

3.肠套叠（有一定的治疗作用，但要注意套叠的时间，避免肠道因长时间缺血而坏死，灌肠时压力过大而穿孔）。

4.结肠先天性异常如巨结肠等。

（二）禁忌证

1.结肠活动性大出血、穿孔、坏死。

2.急性阑尾炎、急性肠炎或憩室炎者。

3.妊娠期妇女。

4.结肠病理活检后（24h 内）。

5.心力衰竭、呼吸衰等全身情况差者。

6.高龄患者(相对禁忌)。

(三)护理要点

1.检查前的护理要点

(1)患者的评估:护士仔细阅读检查申请单,核对患者信息(姓名、性别、年龄等),详细询问病史、过敏史,评估患者病情,确认患者信息的正确。同时了解患者有无其他检查,如同时进行 CT 腹部检查,应安排患者先做 CT,再做钡灌肠。

(2)消化道准备:造影前 2d 不要服用含铁、碘、钠、铋、银等药物;造影前 1d 不宜多吃纤维类和不易消化的食物;造影前 1d 晚上,吃少渣饮食,如豆浆、面条、稀饭等。禁食、水 6～8h。检查前排空大便,清洁灌肠后 2～3h 行钡灌肠(若查巨结肠则无需洗肠)。

(3)环境准备:调节室内温度 22～24℃,湿度 40%～60%,保持环境清洁、整齐,备好屏风和窗帘,保护患者的隐私,关闭门窗,注意保暖。

(4)心理护理与健康教育:为患者及其家属讲解钡灌肠的目的、过程和注意事项。告知患者在灌钡肠的过程中,感到腹胀有便意时,尽量憋住,深呼吸可缓解,如不能耐受,请及时告知。检查中床会转动,不要紧张。

(5)灌肠溶液准备:常用 1∶4 的钡水悬浊液(800～1000ml 水中加入 150～200g 的硫酸钡)。成人每次用量 800～1000ml,小儿 200～500ml。溶液温度 39～41℃。

(6)灌肠物品准备:灌肠机、肛管、血管钳、液状石蜡、棉签、卫生纸、纱布、手套、一次性中单、治疗巾、便盆、温度计。

(7)急救物品、药品、器材的准备:配备急救车、各种抢救药品、氧气筒、氧气枕、血压计、心电监护仪、吸痰器、平车、急救包等,定期检查,保持 100% 完好无损。

(8)指导或协助患者去除被检部位的金属物件及高密度伪影的衣物,以防止伪影的产生。

2.检查中的护理要点

(1)再次核对患者信息,询问是否行清洁灌肠,评估患者的情况,有无高危因素。

(2)携用物至检查床旁,解释操作目的、灌肠时的反应、配合要点及注意事项。

(3)洗手、戴口罩;关闭门窗,打开屏风。

(4)扶患者上检查床取左侧卧位,臀下垫一次性尿布,脱裤至膝部,将臀部移至床沿,双膝屈曲。用棉被遮盖患者胸、背、腹部及下肢,给患者保暖,注意保护患者隐私。

(5)戴手套,将准备好的灌肠液充分搅拌后倒入灌肠机水封瓶内,连接好管道和肛管。用棉签蘸液状石蜡润滑肛管前端 8～10cm。

(6)左手暴露肛门,用液状石蜡润滑肛门,右手持肛管轻轻插入肛门 7～10cm,嘱患者张口呼吸。

(7)协助患者取平卧位,改变体位时注意防止肛管脱落(将肛管用钳子固定在床沿),嘱患者双手交叉抓住检查床上的铁环,用约束带固定好患者,防止坠床。

(8)先行腹部透视,再行钡剂灌入及适当充气。正确使用灌肠机遥控器,设置灌肠压力为 7～8kPa;按压顺序,气泵→充气→压力→充钡→关充钡→关充气。

(9)当钡剂充盈至回盲部时根据医师指示停止灌钡。

(10)停止摄片后,解开约束带,用止血钳夹闭橡胶管,弯盘置于肛门前,左手暴露肛门,右手用纱布包住肛管并将其拔出,放入弯盘内,用纸巾擦净肛门,协助患者穿好衣裤,搀扶患者下检查床,嘱患者自行排便。

(11)操作中的注意事项

①插管时应轻柔,避免损伤直肠黏膜而引起出血与疼痛。

②妥善固定患者,避免床转动时患者从检查床上坠落或肢体撞伤。

③灌肠过程中严密观察患者神态、面色、呼吸,询问有无腹痛、腹胀等异常情况,及时发现、及时处理。

④观察钡剂灌入是否通畅,肛管有无打折、脱落等。

⑤严格掌握灌肠液的温度、量与灌肠的压力,温度过低易引起肠痉挛,过高易烫伤,量太少达不到回盲部,量太多会使腹内压过度增高。

3.检查后的护理要点

(1)整理用物。

(2)告知患者因钡剂不吸收,排出的大便为白色属正常现象,检查后 2～7d 大便仍是白色。

(3)检查后嘱患者立即上厕所,尽量排出注入直肠内的钡剂。为老年、体质虚弱、行动不便的患者提供移动的坐便器。

(4)嘱患者多饮水,食粗纤维食物,促进钡剂的排出。若为长期便秘者,可使用缓泻剂或灌肠帮助排便,避免钡剂长时间遗留于肠道内形成钡石。

## 四、排粪造影检查护理要点

排粪造影是一种检查肛门直肠部功能性疾病的新兴检查方法。是将一定量的钡糊注入被检者直肠内,在符合生理状态下对肛门直肠及盆底行静态和动态观察。如直肠黏膜脱垂、直肠套叠、直肠前突、会阴下降综合征、盆底痉挛综合征、子宫后倾、直肠癌术后和肛门成形术后功能观察等,也是决定治疗方式的可靠依据。

(一)适应证

1.临床上有排便困难、便秘、黏液血便、肛门坠胀、排便时会阴及腰骶部疼痛,而经临床指肛、钡灌肠和内镜检查未见异常者。

2.大便失禁、直肠癌术后及肛门成形术后了解肛门直肠功能者。

(二)禁忌证

1.病重、体质弱、心肺功能衰竭者。

2.肛门手术或外伤未痊愈者。

(三)护理要点

1.检查前的护理要点

(1)患者的评估:护士仔细阅读检查申请单,核对患者信息(姓名、性别、年龄等),详细询问病史、过敏史,评估患者病情,确认患者信息的正确。同时了解患者有无其他检查,如同时进行 CT 腹部检查,应安排患者先做 CT,再做排粪造影。

(2)环境准备:调节室内温度 22～24℃,湿度 40%～60%,保持环境清洁、整齐,备好屏风和窗帘,保护患者的隐私,关闭门窗,注意保暖。

(3)心理护理:讲解检查程序,帮助患者了解检查相关内容,消除紧张心理;了解患者在自制便桶上,X 线透视下进行排便有胆怯、羞愧、紧张的心理,不能正确用劲排便,钡糊排出不符合排粪要求,影响检查结果和诊断,多用激励性语言鼓励、肯定,避免用生硬、埋怨、责怪的语气。

(4)健康宣教

①检查前嘱患者排空小便,避免膀胱过度充盈压迫直肠,影响钡糊保留。检查前不需要做肠道准备,因为直肠通常处于空虚状态,对检查无影响。清洁灌肠后,直肠内残留液体将冲淡对比剂,使对比剂和直肠黏膜的黏附性降低,影响检查结果,因此不主张清洁灌肠。

②注入钡糊时,嘱患者收紧肛门,有便意时深呼吸,在医师的指导下排出钡糊,否则影响检查结果;在排钡糊时教会患者正确使用腹压。

③女性患者在检查结束后,要及时取出阴道内的标记物。

④对于排便困难的患者,可使用缓泻剂或灌肠促进钡剂排出,以免钡剂遗留于肠道,加重排便困难。

(5)对比剂配制标准:250ml 水＋35g 医用淀粉＋1 袋(250g)钡剂,先将医用淀粉加入冷水搅拌均匀,水沸腾后将搅拌均匀的医用淀粉缓慢倒入,加入过程中不断搅拌以免成块,直至形成均匀稠厚的糊状物再加入钡剂,加热至沸腾后冷却备用。

(6)肛门和阴道标记物的制作:为使肛管显示清楚,用市售鸡肠线,缝制成约 3.5cm 长有一定硬度的小条浸泡钡剂,放入肛管内以显示其轮廓,便于准确画出排便前的肛管轴线。女性患者,用一浸钡纱条放入已婚女性患者阴道内,以显示直肠阴道隔。

(7)其他物品准备:注钡器、镊子、止血钳、肛管、液状石蜡、自制阴道标记物送入钢条、一次性手套、自制便桶、橡胶单、治疗巾、卫生纸、纱布等。

(8)指导或协助患者去除被检部位的金属物件及高密度伪影的衣物,以防止伪影的产生。

2.检查中的护理要点

(1)再次核对患者信息,评估患者的情况,有无高危因素。

(2)携用物至检查床旁,解释操作目的、配合要点及注意事项。

(3)洗手、戴口罩;关闭门窗,打开屏风。

(4)扶患者上检查床取左侧卧位,臀下垫橡胶单和治疗巾,脱裤至膝部,将臀部移至床沿,双膝屈曲。用棉被遮盖患者胸、背、腹部及下肢,给患者保暖,注意保护患者隐私。

(5)戴手套,润滑肛管前端。

(6)左手暴露肛门,用液状石蜡润滑肛门,右手将肛管轻轻插入直肠 2～3cm,嘱患者张口呼吸。

(7)右手用止血钳固定肛管位置,避免脱出,医师抽吸钡糊后经肛管注入直肠。

(8)注射完毕右手持止血钳夹闭肛管,用纱布包裹住肛管轻轻拔出。

(9)肛门内放入标记物,女性患者放入阴道标记物(未婚、未育女性除外)。

(10)协助患者标准侧位端坐于排便桶上,两足踏平、双腿并拢、双手放于膝盖处、两股骨平行,与身体纵轴呈直角,以显示耻骨联合下缘,照片要包括尾骨尖,否则测量不准,甚至无法测量。

(11)在透视下分别摄片。

(12)操作中的注意事项

①钡糊配制时要有一定的浓稠度和可塑性,与正常粪便相似:太稀排泄太快不能很好显示直肠黏膜的情况,影响检查结果和准确性;太浓影响操作。对于排便极其困难的患者,钡糊

可相对稀薄些。

②详细询问女性患者有无婚史,未婚女性阴道内不能放置浸钡标记物。

③由于检查床过窄,患者转换体位时保护好患者,避免坠床。

④注射钡糊时,严密观察患者神志、面色、呼吸等,有便意时嘱患者深呼吸,收紧肛门,避免钡糊溢出,影响检查结果。

⑤插入肛管时,动作轻柔,避免损伤直肠黏膜。若患者肛周有痔(疮)或直肠脱出于肛门口,左手分开组织露出肛门口,再插入肛管。

3.检查后的护理要点

(1)整理用物。

(2)检查后嘱患者立即上厕所,尽量排出注入直肠内的钡剂。为老年、体质虚弱、行动不便的患者提供移动的坐便器。

(3)嘱患者多饮水,食粗纤维食物,促进钡剂的排泄。

## 五、盆腔造影检查护理要点

盆腔造影是在 X 线透视下,经右下腹穿刺点穿刺注射碘对比剂入盆腔内,以观察盆腔的解剖形态、轮廓,或结合排粪造影以诊断盆底功能性疾病。

(一)适应证

1.有排粪造影检查的适应证者。

2.做过肛门直肠功能性疾病手术后症状仍不改善或没有改善者。

3.有盆底沉重感、直立时背痛、卧位症状缓解者。

4.直肠腹膜疝、间隔腹膜疝、阴道腹膜疝、网膜腹膜疝等。

(二)禁忌证

1.碘对比剂过敏者。

2.腹膜炎、腹壁感染、腹膜粘连。

3.尿潴留、肠道胀气、胃腹腔引流。

4.出血体质。

5.病重、体质弱、心肺功能衰竭者。

6.肛门手术或外伤未痊愈者。

(三)护理要点

1.检查前的护理要点

(1)患者的评估:护士仔细阅读检查申请单,核对患者信息(姓名、性别、年龄等),详细询问病史、过敏史,评估患者病情,确认患者信息的正确。

(2)环境准备:调节室内温度 22～24℃,湿度 40%～60%,保持环境清洁、整齐,备好屏风和窗帘。

(3)心理护理与健康教育:护士主动与患者交流、沟通,关心、爱护患者。为患者及其家属讲解盆腔造影检查的目的、过程和注意事项。告知患者碘对比剂应用的安全性及相关不良反应,碘对比剂具有一定的浓度和黏度,注入腹腔易刺激腹膜,可能会引起腹痛。

(4)对比剂的准备:碘对比剂 20～30ml,检查前详细询问相关用药史及过敏史,签署碘对比剂使用知情同意书。

(5)检查前嘱患者排尽大小便。

(6)急救物品、药品、器材的准备。

2.检查中的护理要点

(1)再次核对患者信息,评估患者的情况,有无高危因素。

(2)携用物至检查床旁,解释操作目的、配合要点及注意事项。

(3)洗手、戴口罩,打开屏风,保护患者的隐私。

(4)穿刺的护理:检查床倾斜45°,患者斜靠上面,穿刺部位选择在右下腹或肚脐下两横指处,严格无菌操作,以防腹腔感染。穿刺针头选择9♯针头,穿刺不能过深或过浅,过深对比剂会进入肠腔;过浅则注入腹腔,使对比剂刺激腹膜引起疼痛。盆腔造影穿刺时应用无痛注射技术,解除患者的思想顾虑,分散其注意力,取合适体位,便于进针。注射时做到"二快一慢",即进针快、拔针快、推药速度缓慢并均匀,在X线的透视下注射对比剂20~30ml。

(5)病情的观察:由于注射体位及穿刺部位的特殊性,患者有恐惧害怕的心理,在穿刺注射时,应严密观察患者的神志、面色、呼吸等,患者有无面色苍白、大汗淋漓等表现;与患者交流,鼓励患者表达,从患者的语言中进行病情的观察;在摄片过程中,患者若感觉不适可及时告诉医师。

3.检查后的护理要点

(1)让患者在候诊室休息30min,观察有无腹痛、恶心、呕吐等症状。发现病情变化及时处理,并做好记录。

(2)嘱患者多饮水,以促进对比剂的排泄。

## 六、膀胱造影检查护理要点

膀胱造影是运用导尿术注100~150ml对比剂入膀胱内,以观察排尿形态动力学变化,主要用于排尿困难或尿失禁的患者查找病因。

(一)适应证

1.膀胱肿瘤、憩室、结石、结核、慢性炎症及其所伴随的挛缩。

2.瘘管。

3.膀胱功能性病变。

4.脐尿管未闭、囊肿、输尿管反流,输尿管囊肿等先天性畸形。

5.膀胱外压性病变。

(二)禁忌证

1.严重血尿。

2.泌尿系统感染。

3.尿路狭窄。

4.碘对比剂过敏。

5.严重的心、肝、肾功能不全及其他严重的全身性疾患。

(三)护理要点

1.检查前的护理要点

(1)患者的评估:护士仔细阅读检查申请单,核对患者信息(姓名、性别、年龄等),详细询问病史、过敏史,评估患者病情,确认患者信息的正确。

（2）环境准备：调节室内温度 22～24℃，湿度 40％～60％，保持环境清洁、整齐，备好屏风和窗帘，以保护患者隐私。

（3）签署碘对比剂使用知情同意书。

（4）配制对比剂：碘剂：0.9％氯化钠注射液＝1∶1，配制量 100～150ml。

（5）用物的准备：一次性导尿包、消毒剂、急救药品及物品。

（6）心理护理与健康教育：护士主动与患者交流、沟通，关心、爱护患者。为患者及其家属讲解膀胱造影检查的目的、过程和注意事项。

2.检查中的护理要点

（1）再次核对患者信息，评估患者的情况，有无高危因素。

（2）携用物至检查床旁，解释操作目的、配合要点及注意事项。

（3）医师洗手、戴口罩，打开屏风，保护患者的隐私。

（4）体位的摆放：患者平卧于检查床上，臀下垫橡胶单及中单，脱下右裤腿，两腿分开放于检查床两侧，充分暴露会阴部；患者双手上举，握住头顶固定环。

（5）插管的护理：插管时按照导尿术进行消毒，严格遵守无菌技术操作原则，动作轻柔；插管成功后，排空膀胱内的尿液，避免对比剂浓度的稀释造成膀胱及尿路显影的清晰度不够。

（6）注入配制好的对比剂后先摄一张保留尿管的影像片，再摄患者排尿形态的动力学变化。患者因紧张或自身疾病的原因排不出尿而无法观察时，应多鼓励患者。

（7）病情的观察：注射碘对比剂时严密观察患者病情的变化，有无不良反应的发生。

3.检查后的护理要点　检查结束后再次询问患者有无不适的异常感受，要求患者在候诊处休息 15～30min，严密观察患者血压、心率、呼吸，防止迟发反应的发生。

### 七、四重造影检查护理要点

四重造影即排粪造影、盆腔造影、膀胱造影和女性明道内放置浸钡标记物四者结合同时造影。先盆腔造影，再行膀胱造影（不摄排尿动力学变化），最后结合排粪造影观察排便及排尿形态动力学变化。

（一）适应证

除有排粪造影和盆腔造影适应证者外，同时伴有泌尿系症状，如压力性尿失禁者。

（二）禁忌证

同盆腔造影禁忌证，同时有膀胱、尿道炎者。

（三）护理要点

1.检查前的护理要点

（1）患者的评估：护士仔细阅读检查申请单，核对患者信息（姓名、性别、年龄、检查部位等），详细询问病史、过敏史，评估患者病情，确认患者信息、检查部位、检查方式的正确。

（2）环境准备：调节室内温度 22～24℃，湿度 50％～60％，保持环境清洁、整齐，备好屏风和窗帘。

（3）心理护理与健康教育：护士主动与患者交流、沟通，关心、爱护患者。为患者及其家属讲解四重造影检查的目的、过程和注意事项。告知患者碘对比剂应用的安全性及相关不良反应；碘对比剂具有一定的浓度和黏度，注入腹腔易刺激腹膜，可能会引起腹痛。

（4）对比剂的准备：碘对比剂 20～30ml；碘剂：生理盐水＝1∶1 比例配制 200ml 备用。检查前详细询问相关用药史及过敏史,签署碘对比剂使用知情同意书。

(5)检查前嘱患者排尽大小便。

(6)急救物品、药品、器材的准备。

(7)备一次性导尿包1个。

2.检查中的护理要点

(1)再次核对患者信息,评估患者的情况,有无高危因素。

(2)携用物至检查床旁,解释操作目的、配合要点及注意事项。

(3)洗手、戴口罩,打开屏风,保护患者的隐私。

(4)穿刺的护理:检查床倾斜45°,患者斜靠上面,穿刺部位选择在右下腹或肚脐下两横指处,严格无菌操作,以防腹腔感染。穿刺针头选择9♯针头,穿刺不能过深或过浅,过深对比剂会进入肠腔;过浅则注入腹腔,使对比剂刺激腹膜引起疼痛。盆腔造影穿刺时应用无痛注射技术,解除患者的思想顾虑,分散其注意力,取合适体位,便于进针。注射时做到"二快一慢",即进针快、拔针快、推药速度缓慢并均匀,在X线的透视下注射对比剂20～30ml后行盆腔造影。

(5)按导尿术放置尿管,排净尿液,从尿管注入配制好的对比剂200ml,拔出尿管。

(6)按排粪造影的操作步骤注入钡糊,在肛门和阴道放置标记物。

(7)协助患者标准侧位端坐于排粪桶上,左侧靠近荧光屏,双腿并拢,双手放于膝盖处。

(8)在X线的透视下,同时进行尿路造影、排粪造影和阴道造影检查。

(9)检查完毕,协助患者穿好裤子,再次查对患者。

3.检查后的护理要点

(1)让患者在候诊室休息30min,观察有无腹痛、恶心、呕吐等不良反应。发现病情变化及时处理,并做好记录。

(2)嘱患者多饮水,以促进对比剂的排泄。

(3)嘱患者多食粗纤维食物,以便钡剂的排出,若为长期便秘的患者,可口服缓泻剂或灌肠帮助排便,避免钡剂长时间遗留于肠道内形成钡石。

(唐晓燕)

# 参考文献

[1]赵爱平. 手术室护理[M]. 北京:人民卫生出版社,2012.

[2]王欣然,杨莘,韩斌如. 急危重症护理手册[M]. 北京:北京科学技术出版社,2012.

[3]邓秀珍. 经椎间孔腰椎椎体间融合术治疗腰椎滑脱19例围术期护理[J]. 齐鲁护理杂志,2013(07):91-92.

[4]鄢淑清,毕红颖. 内科护理[M]. 北京:人民卫生出版社,2013.

[5]徐茂凤. 内科护理[M]. 北京:人民卫生出版社,2010.

[6]王立新,姜梅. 实用产科护理及技术[M]. 北京:科学出版社,2008.

[7]郝云霞,朱俊,于丽天,王曼,杨艳敏,谭慧琼,刘庚,杨志敏,张炜,张艳娟,章晏. 心脏性猝死高危患者家庭成员心肺复苏培训方法的研究[J]. 护理研究,2013(07):659-661.

[8]章泾萍. 临床护理技能标准操作规程[M]. 北京:军事医学科学出版社,2012.

[9]许蕊凤. 实用骨科护理技术[M]. 北京:人民军医出版社,2009.

[10]刘桂华. 胰腺癌17例围术期完全胃肠外营养护理[J]. 齐鲁护理杂志,2012(18):53-54.

[11]张波,桂莉. 急危重症护理学[M]. 北京:人民卫生出版社,2012.

[12]耿爱芹. 羊水栓塞5例急救护理[J]. 齐鲁护理杂志,2012(06):61-62.

[13]王晓军,许翠萍. 临床急危重症护理[M]. 北京:中国医药科技出版社,2011.

[14]温贤秀. 实用临床护理操作规范[M]. 成都:西南交通大学出版社,2012.

[15]付平,林国礼. 新生儿及小儿护理技术改进[J]. 中国民族民间医药,2011(01):100.

[16]孙燕,易祖玲. 骨科护理[M]. 北京:人民军医出版社,2010.

[17]吴荷玉,王萍. 急性冠状动脉综合征早期冠状动脉血运重建术的手术配合[J]. 中华护理杂志,2011(12):1220-1221.

[18]李俊华,程忠义,郝金霞. 外科护理[M]. 武汉:华中科技大学出版社,2013.

[19]王瑛,季艳玲,吴鹏. 老年骨折患者危险因素分析与综合护理干预[J]. 齐鲁护理杂志,2013(16):49-50.

[20]袁丽,武仁华. 内分泌科护理手册[M]. 北京:科学出版社,2011.

[21]赵东红,王健. 羊水栓塞5例急救护理[J]. 中华护理杂志,2012(06):557-558.

[22]刘杰,吕云玲. 内科护理[M]. 北京:人民卫生出版社,2010.

[23]岳晓红,闫翠云,张玢玢. 妊娠期糖代谢异常筛查的临床研究[J]. 护理研究,2012(24):2271-2272.

[24]卢根娣,席淑华,叶志霞. 急危重症护理学[M]. 上海:第二军医大学出版社,2013.

[25]王晓红,王国标,邱平. 儿科护理[M]. 武汉:华中科技大学出版社,2013.

[26]王兴民. 消化病诊疗护理手册[M]. 济南:山东大学出版社,2013.

[27]任辉,余珊. 内科护理技术[M]. 北京:人民卫生出版社,2012.

[28]王丽娟,孙苗芳. 非酒精性脂肪肝病运动疗法的研究进展[J]. 中华护理杂志,2014

(05):588－592.

[29]石兰萍.临床内科护理基础与实践[M].北京:军事医学科学出版社,2013.

[30]王青尔,周婷婷,吕桂兰,孙慧敏,谌璐,钱凯,李涛彧,俞雨生.关键监测指标在腹膜
透析患者容量管理中的应用效果[J].中华护理杂志,2014(06):661－666.

[31]邱丽清,蔡文智.内科护理学实验指导[M].北京:科学出版社,2013.

[32]李静.48 例肝性脑病的护理体会[J].中国伤残医学,2013(04):314－315.

[33]黄行芝,刘庆,彭树兰.临床护理实用手册[M].北京:人民军医出版社,2011.

[34]李一杰,张孟,何敏.急救护理[M].武汉:华中科技大学出版社,2013.

[35]邓秀珍.经椎间孔腰椎椎体间融合术治疗腰椎滑脱 19 例围术期护理[J].齐鲁护理
杂志,2013(07):91－92.